TRAITÉ PRATIQUE

DES

MALADIES DE LA PEAU

PARIS, — IMPRIMERIE DE E. MARTINET, RUE MIGNON, 2.

TRAITÉ PRATIQUE

DES

MALADIES DE LA PEAU

PAR

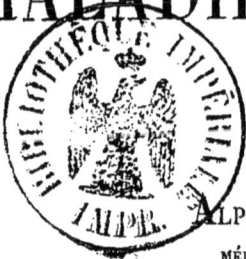

ALPH. DEVERGIE

MÉDECIN DE L'HÔPITAL SAINT-LOUIS,

PROFESSEUR AGRÉGÉ DE LA FACULTÉ DE MÉDECINE DE PARIS,

MEMBRE DE L'ACADÉMIE IMPÉRIALE DE MÉDECINE,

OFFICIER DE LA LÉGION D'HONNEUR.

TROISIÈME ÉDITION

PARIS

VICTOR MASSON ET FILS

PLACE DE L'ÉCOLE-DE-MÉDECINE,

MDCCCLXIII

AVANT-PROPOS

La première question que se pose le médecin en abordant un malade est une question de diagnostic.

C'est aussi celle que se pose un élève lorsqu'il entre dans un hôpital, et qu'il s'approche du lit d'un malade.

Pourquoi ne serait-ce pas la première à traiter dans un livre qui est destiné à diriger le praticien et l'élève?

En effet, le médecin qui se bornerait à la connaissance de la cause d'une maladie de la peau, sans être à même d'en préciser l'espèce et la forme morbide, d'où peuvent découler des indications thérapeutiques spéciales, n'agirait qu'en empirique aveugle; c'est ce que l'on faisait il y a soixante ans, lorsque les mots *dartres* et *herpès* s'appliquaient à toutes les affections cutanées, et lorsque le *soufre* était considéré comme l'agent curatif de toutes les dartres. Une pratique éclairée repousse de pareils errements.

Le diagnostic posé, le médecin connaît par les études qu'il a faites, ou qu'il a dû faire en d'autres temps, les phases par lesquelles la maladie peut passer, quelles en sont les causes possibles, et quelles indications thérapeutiques elles réclament.

L'élève a au contraire tout à apprendre sous ces divers rapports; de là l'exposition descriptive des maladies qui doit suivre de près l'étude des méthodes de diagnostic. Mais, avant cette étude, ne faut-il pas que l'élève jette un coup d'œil d'*ensemble* sur la branche de l'art de guérir dont il va s'occuper. Or, rien de plus propre à lui faire atteindre ce but que

l'étude des classifications basées : ici, sur l'anatomie pathologique ; là, sur les produits des sécrétions ; ailleurs, sur les
causes des maladies ; plus loin, sur des idées plus ou moins
hypothétiques. Il est ainsi initié aux questions de doctrines
anciennes ou modernes, et préparé à entendre le langage des
professeurs qui se livrent à l'enseignement des affections
cutanées.

Classifications, anatomie pathologique, méthode de diagnostic, description dans un ordre donné des maladies cutanées, leurs espèces, leurs causes, leur marche et leur thérapeutique, tel est l'ensemble de faits que comporte la *pathologie
spéciale*.

On peut alors se livrer avec fruit à l'étude des causes générales des maladies de la peau, où viennent naturellement se
dérouler les doctrines diverses ; puis à celle des médications
générales qui constituent une thérapeutique d'ensemble ; en
un mot, à l'étude de la *pathologie générale*.

Telle est la marche suivie dans cette troisième édition. En
l'adoptant, nous avons cru être plus logique et imprimer à cet
ouvrage un cachet plus pratique encore que celui que nous
nous sommes efforcé de lui donner dans les éditions précédentes. Nous pensons avoir satisfait en cela aux besoins des
études qu'un long enseignement nous a fait connaître.

TABLE ALPHABÉTIQUE.

FIN DE LA TABLE ALPHABÉTIQUE.

TRAITÉ PRATIQUE

DES

MALADIES DE LA PEAU

On est frappé tout d'abord des formes variées que présentent les maladies de la peau par rapport à celles des autres tissus; mais pour s'en rendre compte, il suffit de prendre en considération deux ordres de faits :

1° La texture compliquée de la peau, qui n'a pas d'analogue dans l'économie : aussi le tissu muqueux, dont l'organisation est la plus compliquée après la peau, est-il celui dans lequel le médecin constate plus de formes morbides différentes.

2° La situation de la peau, qui permet de voir le mal dans toutes ses phases, dans toutes ses formes, tandis que nous n'observons jamais les formes morbides des autres tissus que dans l'état le plus avancé de la maladie, alors qu'elles ont subi des complications, et lorsque la mort nous permet leur examen.

Les maladies de la peau se présentent sous des aspects variés et très intéressants à connaître au double point de vue de l'anatomie pathologique et du diagnostic. Quelques médecins, et j'ai été un des premiers à le faire, ont même pensé que l'anatomie normale de la peau pourrait servir de base à une classification. Ainsi, maladies de l'épiderme : *psoriasis, ichthyose, lèpre vulgaire, pityriasis;* — maladies de l'appareil chromatogène : *pityriasis versicolor* et *nigra, vitiligo;* — maladies du névrothèle ou corps papillaire : *lichen, prurigo;* — de l'appareil diapnogène, *sueur fétide, intertrigo;* — de l'appareil blennogène, *acné sébacée*, etc. Telle était, par exemple, la division que M. Cazenave et moi nous avions professée pendant quelque temps; mais nous n'avons pas tardé à

1

abandonner cette classification, attendu qu'elle ne peut satisfaire au classement des formes variées de ces maladies. D'ailleurs, la description de là structure de la peau sur laquelle elle reposait était celle de MM. Breschet et Roussel de Vauzème. On a découvert depuis que cette anatomie n'était pas exacte.

Aujourd'hui la structure de la peau est envisagée comme se réduisant à deux couches : l'épiderme et le derme. Le premier, composé de deux lames, l'une interne, dans laquelle se trouvent les cellules pigmentaires, c'est le corps muqueux, ainsi que les cellules épidermiques à noyau ; le second ne comportant que les lames épidermiques dans lesquelles tout noyau a disparu. On y admet de plus les glandes sudorifères, les glandes sébacées et les poils. Cet état simple ne saurait rendre compte des formes morbides cutanées. Or, l'anatomie pathologique, les transformations organiques exceptées, est, suivant nous, le contrôle le plus certain d'une anatomie bien faite. Quand un tissu, comme la peau, est composé de plusieurs tissus élémentaires, chacun d'eux peut être malade isolément. S'il y existe de plus des appendices glanduleux ou autres, ils peuvent aussi devenir malades indépendamment du tissu où ils siégent, de sorte que dans ces divers cas la forme pathologique représentera l'élément anatomique. On regarde l'épiderme et le corps muqueux comme étant le produit d'une exhalation des capillaires sanguins du derme, et non pas comme dérivant d'organes spéciaux cutanés. Comment donc alors expliquer le siége de toutes ces formes variées de maladies ? Breschet, prenant pour point de départ les fonctions de la peau, avait cherché les origines diverses de ces fonctions ; son anatomie satisfaisait à la physiologie. Nul anatomiste n'a eu la pensée de prendre la forme morbide élémentaire pour but de ses recherches, et cependant c'est le point de comparaison le plus certain. Ces diverses circonstances ont conduit à tenir compte de la forme pathologique telle qu'elle se présente à notre observation, sans trop nous préoccuper de son siége anatomique. On manque en effet d'éléments suffisants pour le préciser. On est convenu de donner des noms particuliers à chacune des formes morbides de ces tissus ; nous allons les faire connaître, ainsi que leur signification.

Depuis Plenck, qui le premier conçut la pensée de ranger les maladies de la peau dans une classiflcation basée sur l'anatomie pathologique (productions morbides cutanées); depuis Willan, qui a restreint les formes morbides de Plenck à huit classes, on admettait généralement, et avec raison, des affections vésiculeuses, bulleuses, papuleuses, tuberculeuses et squameuses.

Les progrès dans l'observation des altérations de tissu des maladies de la peau nous ont conduit à compléter ce tableau imparfait, et à faire connaître que, sous le rapport de l'anatomie pathologique, il existe des maladies à formes élémentaires *simples* et des maladies à formes élémentaires *composées*.

Toutefois on a naturellement divisé en trois grandes sections les affections du tissu cutané : maladies de la peau maladies des poils et maladies des ongles. Les maladies de la peau, à formes simples comportent onze classes, ainsi qu'elles sont énumérées dans le tableau ci-après; quant aux formes composées, elles constituent autant d'espèces de maladies.

Disons tout de suite, par rapport aux formes composées, que, suivant nous, qui les avons fait connaître en presque totalité, elles sont aussi *primitives* que les formes simples, opinion que MM. Cazenave et Hardy n'ont jamais admise, et dont il nous faut donner la preuve autant qu'il nous est possible de le faire; mais déjà on saura que si nos collègues de l'hôpital Saint-Louis ne partagent pas toutes nos idées à cet égard, ils en sont très rapprochés. Ainsi ils reconnaissent qu'il est possible de voir réunies les formes morbides que nous avons décrites, et qui étaient restées pour la plupart inconnues; mais quelques-uns regardent ces formes morbides *composées* comme des maladies *compliquées* d'autres maladies, tandis que je soutiens que non-seulement elles sont primitives et que beaucoup d'entre elles se montrent bien plus souvent que les maladies à forme *simple*. Quelle peut donc être la cause de cette opposition?

Et d'abord, en ce qui concerne les maladies composées que M. Cazenave considère comme des maladies compliquées, il faut que l'on sache qu'il en est au moins deux dont la description remonte à une époque assez éloignée : c'est l'*eczema impetiginodes* ou impétigineux, décrit par Willan, et le *lichen urticatus* du même auteur. Que si l'on ouvre l'ouvrage de M. Cazenave, article

Eczema impetiginodes, on lit : « Soit que l'on ait *primitivement observé des vésicules d'eczema rubrum*, comme cela arrive le plus ordinairement ; soit que la marche de l'inflammation *ait été tellement rapide*, que ses produits ne se soient montrés à nous qu'à un degré plus avancé, *il arrive souvent* que l'eczéma se présente à un état qui *tient à la fois* et des affections vésiculeuses et des affections pustuleuses. » Nous voilà bien rapprochés, on en conviendra, par cette phrase ; car, suivant M. Cazenave, on n'a même pas le temps de voir les vésicules de l'eczéma, qui sont comme si elles *n'existaient pas ou n'avaient jamais existé*. De là à la forme composée primitive il n'y a qu'une nuance à peine appréciable. Mais comme les formes composées primitives détruiraient toutes les idées de Willan admises et propagées par Biett, M. Cazenave s'arrête à ce point, et préfère supposer une complication qui, en thèse générale, ne se présente que dans le cours des maladies.

Eh bien ! il en est des autres formes comme de celle-là. Pour second exemple admis par tous les auteurs, je citerai le *lichen urticatus*, qui débute par une papule au centre d'une plaque d'urticaire ; celle-ci disparaît pour laisser persister la papule lichénoïde ; mais, au lieu de durer comme le lichen, elle se guérit beaucoup plus facilement.

Or, si ces faits sont constants pour deux formes cutanées composées et connues depuis de longues années, pourquoi ne le seraient-ils pas pour les analogues que nous avons fait connaître, dont on ne nie pas d'ailleurs l'existence, mais que par des idées systématiques on regarde comme des complications.

Dans le pemphigus herpétiforme, ce n'est ni le pemphigus proprement dit, ni l'herpès. Les bulles de pemphigus sont beaucoup moins volumineuses en général. Elles sont symétriquement disposées par couronnes ou courbes presque complètes, qui gagnent de plus en plus du terrain par la circonférence. Or, la forme composée de ces affections, en général, implique une modification du traitement d'où dépend la guérison. Il y a donc lieu d'insister sur ces formes composées.

Nous donnons ici le tableau d'ensemble qui les représente, et nous allons entrer ensuite dans la partie descriptive des éléments pathologiques qui donnent naissance à ces affections.

MALADIES DE LA PEAU CLASSÉES D'APRÈS L'ANATOMIE PATHOLOGIQUE.

Maladies de la peau.

ÉRYTHÉMATEUSES.

Érythèmes.
Urticaire.
Roséole.

VÉSICULEUSES ET BULLEUSES.

Herpès *à petites vésicules.*
    circiné,
    nummulaire.
    à grosses vésicules.
    zona.
    labial.
    phlycténoïde.
    iris.
Eczéma.
Pemphigus.
Rupia.
Gale aqueuse.

PUSTULEUSES.

Impétigo.
Ecthyma.
Sycosis pustuleux.
Acné miliaire.
    rosacea.
    indurata.
Gale pustuleuse.

PAPULEUSES.

Strophulus.
Lichen.
Prurigo.
Gale lichénoïde ou canine.

TUBERCULEUSES.

Lupus.
Sycosis tuberculeux.
Lèpre tuberculeuse.
Éléphantiasis des Grecs.

ÉPIDERMIQUES, SQUAMEUSES ET CORNÉES.

Pityriasis.
Psoriasis.
Psoriasis pilaris.
Lèpre vulgaire.
Ichthyose.
Cors et verrues.
Productions cornées.
Pellagre.

SÉBACÉES.

Acne punctata.
Acne sebacea.
Acné tuberculoïde ou molluscum.

CHROMATEUSES.

Pityriasis versicolor.
Pityriasis nigra.
Achromie.

HÉMATEUSES.

Purpura.
Scorbut.

A PRODUCTIONS VÉGÉTALES.

Favus ou teigne.
Herpès tonsurant.
Porrigo decalvans.
Circiné.
Pityriasis versicolor?.

A PRODUCTIONS ANIMALES.

Gale.
Maladies pédiculaire.
    capitis.
    corporis.
    pubis.

Formes composées.

Lichen urticans.
Herpès eczémateux.
Herpès lichénoïde.
Eczéma impétigineux.
Pemphigus herpétiforme.
Rupia impétigineux.
Impétigo ecthymateux.
Sycosis impétigineux.
Sycosis herpétiforme.
Lichen eczémateux.
Lupus herpétiforme.
Psoriasis herpétiforme.
Psoriasis eczémateux.

Maladies des poils.

Plique.
Canitie.
Alopécie.

Maladies des ongles.

Hypertrophie.
Atrophie.
Onyxis,

PREMIÈRE CLASSE. — *Maladies erythémateuses.* — Tout état érythémateux de la peau suppose une inflammation efflorescente et congestive de tissu, caractérisée par une rougeur *rosée* apparaissant brusquement et disparaissant dans un espace de temps assez court. La rougeur disparaît sous la moindre pression du doigt; elle est avec ou sans turgescence de la peau; elle cesse d'exister soit en quelques heures, soit en quelques jours; elle ne laisse pas de traces de son passage et n'amène aucun produit de sécrétion.

En pathologie cutanée, on ne compte que trois affections de ce genre : l'érythème, l'urticaire et la roséole ; mais plusieurs fièvres éruptives présentent aussi les mêmes caractères.

Chose remarquable, dans certains états érythémateux, la peau est tuméfiée dans la totalité de son épaisseur, au point de faire parfois des saillies considérables, et cependant ce n'est là qu'une efflorescence passagère. Ainsi le mode de rougeur avec absence de toute sécrétion humorale ou épidermique constitue le cachet de l'état érythémateux.

DEUXIÈME CLASSE. — *Maladies à formes vésiculeuse et bulleuse.* — Chacune de ces expressions a sa signification propre qu'il faut peindre, car elle devient, aux yeux du médecin, un élément de diagnostic.

On entend par *vésicule* une production morbide formée par une enveloppe épidermique remplie de sérosité limpide, mais dont le volume est assez ténu dans certaines affections, l'eczéma par exemple, pour que les plus grosses vésicules ne puissent être aperçues à l'œil nu qu'en y portant le plus grand soin, ou avec le secours de la réflexion de la lumière du soleil; il y a plus, il existe des maladies vésiculeuses dans lesquelles la loupe permet seule de distinguer les vésicules, ainsi qu'on l'observe dans les variétés d'herpès nummulaire et circiné. Mais la vésicule peut être assez volumineuse pour égaler le volume d'un grain de millet, comme dans la gale dite papuleuse; celui d'un grain de chènevis ou d'une petite lentille, comme dans la gale aqueuse, l'herpès phlycténoïde et le zona, et surtout dans le rupia. Ainsi le caractère commun, c'est une petite *vessie* remplie de sérosité limpide, depuis le plus petit diamètre non appréciable à l'œil nu, jusqu'au volume d'une petite lentille. Au delà, la forme morbide constituée par les mêmes éléments change de nom et prend celui de *bulles*. Ici la plus petite bulle a le volume d'une lentille ; les bulles les plus communes dépassent celui d'un haricot ; quelques-unes acquièrent les dimensions de l'ampoule d'un vésicatoire d'assez grande dimension. Il n'existe qu'une seule maladie que l'on dise bulleuse, c'est le pemphigus ; mais comme dans le *rupia*, le volume de la vésicule est très voisin de celui des plus petites bulles de *pemphigus*, il est des auteurs qui ont compris le rupia dans les affections bulleuses. Alors pourquoi n'y pas comprendre le *zona*, l'*herpès phlycténoïde*, la *gale vésiculeuse*, maladies dans lesquelles les moindres vésicules sont très appréciables ? On scinderait ainsi avec beaucoup plus de justesse les deux catégories d'affections, et l'on dirait alors : maladies *vésiculeuses*, celles dans lesquelles les vésicules ne sont pas ou sont à peine appréciables à l'œil nu : *eczéma, eczéma impétigineux, herpès circiné, nummulaire, herpès longitudinal, herpès iris, gale canine ;* maladies *bulleuses*, celles dans lesquelles les vésicules sont très appréciables à la vue et peuvent même acquérir le volume d'une forte ampoule : *zona, herpès phlycténoïde, gale aqueuse, rupia, pemphigus*. Si, en général, la vésicule n'est formée que par une lame épidermique soulevée par de la sérosité dont la nature est toujours alcaline, il en est qui contiennent une autre production morbide, je veux parler d'une fausse membrane qui se rencontre assez fréquemment dans les vésicules du zona, et parfois dans quelques bulles de pemphigus. L'existence de la fausse membrane, toujours secondaire d'ailleurs, dénote une affection plus profonde qui entraîne avec elle l'ulcération du derme, et qui devient appréciable lorsque l'on a mis à nu la production pseudo-membraneuse par la déchirure de la vésicule. Aussi, dans les éruptions vésiculeuses sans production pseudo-membraneuse, la superficie du derme est seule affectée ; il ne sécrète et ne s'écoule jamais que de la sérosité (eczéma, herpès circiné ou nummulaire, labial, phlycténoïde, gale aqueuse). Dans le cas contraire, la sérosité devient bientôt lactescente, puis purulente (zona, pemphigus). Enfin, dans le rupia, où une plus ou moins grande épaisseur de peau est malade et quelquefois même sa totalité, il se sécrète à la fois, et mêlés ensemble, de la sérosité, du pus et de l'ichor ; de là une croûte d'un gris sale qui reflète la nature des trois sécrétions.

TROISIÈME CLASSE. — *Maladies à forme pustuleuse.* — Que doit-on entendre par l'expression de *pustule ?* Au premier abord, cette question paraît oiseuse, et cependant on va bientôt juger de son importance. A part la nature du fluide qui soulève l'épiderme dans la pustule, rien ne ressemblerait plus à une vésicule qu'une pustule, si ce n'était encore l'engorgement inflammatoire du tissu de la peau qui l'accompagne ; aussi les caractères essentiels de la pustule consistent-ils dans l'existence du pus, production morbide particulière, et dans l'engorgement. Cet engorgement, qui ne se rencontre pas dans les affections vésiculeuses en général, suppose une peau plus profondément affectée au début de la maladie. Aussi ouvrez une pustule à sa naissance, détachez-en l'épiderme, et vous trouverez le tissu de la peau érodé, granuleux comme dans l'ulcération. C'est qu'en effet l'ulcération est la compagne obligée de la formation du pus. Or, les pustules se présentent sous deux aspects tout à fait différents, qui deviennent des caractères diagnostiques des maladies cutanées. Dans les unes il y a prédominance très grande de la vésicule purulente sur l'engorgement, comme dans l'impétigo, l'ecthyma ; dans les autres, l'état inverse a lieu, ainsi qu'on l'observe dans l'*acné* et le *sycosis pustuleux.* Cette disposition s'observe à un tel point, que, dans les deux premières affections, on aperçoit à peine l'engorgement, et dans les dernières on voit peu la vésicule purulente ; aussi la première catégorie est-elle formée par des pustules plates, et la seconde par des pustules conoïdes. Dans l'impétigo, les pustules sont tellement petites, qu'on leur a donné une dénomination particulière ; on les nomme *psydraciées*, petites pustules. Elles sont presque toujours confluentes agglomérées. Dans 'ecthyma, les pustules sont larges, isolées, ombiliquées à leur centre par un point noirâtre, qui à sa base se relie à une fausse membrane. Aussi l'ecthyma donne-t-il lieu à des cicatrices comme la variole. La gale pustuleuse est dans le même cas, mais à un moindre degré. Les pustules de la gale ne présentent jamais de fausses membranes. C'est donc à tort que l'on dit que la gale est compliquée d'ecthyma : c'est une forme spéciale que nous nommons *gale purulente*. Dans ces trois affections, peu ou pas d'engorgement dans chaque pustule. Dans l'acné, au contraire, dans le sycosis pustuleux, on observe un engorgement considérable, de forme conique, qui est terminé par une vésicule purulente. C'est toujours aux dépens d'un follicule sébacé que se produit la pustule de l'acné; aussi lorsque cette pustule est arrivée à maturité, on en fait sortir comme d'un furoncle une sorte de bourbillon formé par du pus et de la matière sébacée. Lors de la guérison de ces pustules, il reste une cicatrice toujours plus ou moins allongée, très apparente, ou du moins apparente au dos et à la figure, et d'autant plus visible que la peau est plus épaisse. La pustule du sycosis comprend toute l'épaisseur de la peau, et ne saurait produire les mêmes phénomènes; elle est d'ailleurs très volumineuse, et elle acquiert quelquefois le volume d'une noisette.

Dans ces diverses affections, le produit morbide est du pus; mais dans l'impétigo il est moins purulent que dans l'ecthyma, et il possède la propriété de se concréter sous la forme d'une croûte d'un jaune doré, ressemblant un peu à du miel concret : de là le nom de *mélitagre* donné à cette affection.

Le siége du sycosis au menton ou dans la barbe vient éclairer complétement le diagnostic de ce genre de pustule.

QUATRIÈME CLASSE. — *Maladies à forme papuleuse.* — Que doit-on entendre par *papule?* Ce mot pourrait être synonyme de *bouton sans pus;* c'est un petit engorgement inflammatoire à forme pyramidale dans quelques cas, arrondi dans d'autres, mais qui n'a ni vésicule séreuse complète ni vésicule purulente. La disposition conique des papules l'a fait assimiler aux papilles de la peau; quelques personnes pensent même que ce sont les papilles de la peau à l'état inflammatoire. C'est là une erreur que M. Cazenave a accréditée à tort, suivant nous : ni dans le *lichen*, ni dans le *prurigo*, ni dans le *strophulus*, ni dans les *syphilides papuleuses* que comporte cette catégorie de maladies, il n'y a de papules malades et hypertrophiées. Ce qui le prouve, ce sont les considérations suivantes.

Les papilles de la peau sont généralement disposées par paires

et en lignes courbes, dans un ordre parfaitement symétrique. Or,
quelle que soit l'espèce d'affection papuleuse, elle n'est jamais
symétrique que dans un seul cas, celui de syphilide, où les papules sont disposées sous la forme de *lignes courbes elliptiques*.
Mais d'abord, toutes les papules sont très éloignées les unes des
autres, et la courbure de leur disposition n'a aucun rapport avec
les lignes papillaires auxquelles nous faisons allusion. Ensuite il
y a si peu de ressemblance entre la papule morbide et la papille,
qu'il est impossible de les assimiler entre elles. D'ailleurs cette
ligne courbe peut se présenter dans toutes les directions, dans la
longueur comme dans la largeur des membres, et rien de semblable ne se montre dans la disposition des papilles.

Le *lichen* est une affection de la partie *interne* des membres et
de la partie *antérieure* du tronc. Le *prurigo* est une maladie de
la partie *externe* des membres et de la partie *postérieure* du dos ;
de sorte qu'il faudrait scinder en deux catégories les affections
des papilles. Si dans ces deux affections, les papilles étaient le
siège du mal, comment leur état pourrait-il constituer deux maladies fort distinctes d'ailleurs. Le lichen est une maladie de la
jeunesse, le prurigo une maladie de l'âge avancé. La surface de
la pulpe des doigts est hérissée de papilles ; elle n'est jamais
atteinte par le lichen. Évidemment ce siège présumé est mal
fondé. On l'a supposé tel en raison de l'excitation générale que
les maladies à forme papuleuse entraînent, et parce qu'on a
tenu à faire de ces affections des maladies du système nerveux
en général. Mais il nous est impossible de trouver la moindre
analogie entre l'état anatomique et l'état morbide. Quoi qu'il
en soit, la forme papuleuse se montre dans cinq maladies : le
strophulus, le *lichen*, le *prurigo*, la *syphilide papuleuse* et la *gale
lichénoïde*. C'est un bouton ou élevure conoïde inflammatoire dans
lequel les expansions nerveuses doivent entrer pour quelque
chose, car la démangeaison en forme généralement l'un des
caractères ; je dis généralement, et, en effet, dans le strophulus,
la démangeaison est peu marquée ; elle est nulle dans la syphilide papuleuse. L'organisation pathologique de ces papules n'est
donc pas la même dans toutes, et ce qui le prouve d'ailleurs,
c'est que si l'on écorche une papule de lichen, il n'en résulte

qu'un *suintement séreux ;* si l'on excorie par le grattage une papule de prurigo, *il s'en écoule du sang.* Enfin, si la papule pathologique n'était qu'une inflammation de la papille, comment expliquerait-on le prurigo sans papule qui produit les démangeaisons les plus vives et les plus violentes, sans qu'il y ait la moindre altération à la peau? Il semble naturel d'admettre que, dans ce cas, la peau devienne hérissée de papilles enflammées. Comment enfin, dans la gale lichénoïde, la papule est-elle toujours terminée par une petite vésicule séreuse?

CINQUIÈME CLASSE. — *Maladies tuberculeuses.* — *Tubercule.* On peut donner du tubercule à peu près la même définition que de la papule, à la différence du volume ; car le tubercule est un *gros bouton charnu sans vésicule séreuse et sans pus,* mais, comparativement à la papule, le volume est énorme ; car si la papule atteint le diamètre d'une petite lentille, c'est alors une papule syphilitique : or il est des tubercules qui ont le volume de la plus forte noisette, ainsi que cela a lieu dans le sycosis. Il est très important de ne pas attacher au mot *tubercule* la signification qu'on lui accorde généralement. Il ne s'agit pas du tubercule, au point de vue de la nature de la matière organique qui le forme, mais seulement d'un état d'apparence charnue et inflammatoire de la peau, dont le volume est assez considérable et varie d'un gros pois à une noisette.

A part la syphilide tuberculeuse et la lèpre tuberculeuse, il est peu d'affections de la peau qui puissent retracer l'image des affections que l'on nomme tuberculeuses en dermatologie. Le lupus est généralement pris pour type ; or dans le lupus les tubercules proprement dits sont rares : on y rencontre plutôt une peau épaissie, charnue, compacte et uniforme, qu'une saillie limitée, circonscrite, avec épaississement de la peau, comme l'indique la dénomination qui nous occupe. Dans la lèpre, au contraire, les tubercules cutanés sont beaucoup plus dessinés ; et quant au sycosis tuberculeux, ce sont des tumeurs inflammatoires plus ou moins confluentes, plus ou moins circonscrites, avec une sécrétion variable à la surface. En sorte que le mot tubercule, en fait de pathologie cutanée, doit être surtout interprété en raison de la forme et de l'induration du tissu de la peau, plutôt qu'en raison de la *nature* des saillies qui en forment le caractère. La peau n'a pas été transformée organiquement, si ce n'est dans quelques lèpres fort anciennes. Ici donc aucune idée des tubercules cancroïdes ou scrofuleux : c'est la forme qu'il faut voir plutôt que le fond.

SIXIÈME CLASSE. — *Maladies épidermiques, squameuses et cornées.* — Cette catégorie comporte sept maladies à forme primitive, dans lesquelles la sécrétion épidermique joue un rôle principal. Ainsi, *pityriasis, psoriasis, lèpre vulgaire, ichthyose, cors* et *verrues, productions cornées* et *pellagre,* sont autant de maladies dans lesquelles, sous une forme ou sous une autre, le symptôme dominant est la *sécrétion épidermique* ou *cornée.* La forme de l'épiderme sécrété ou produit en constitue en grande partie les caractères principaux. D'une autre part, dans ces sortes d'affections, ou la peau est superficiellement atteinte, ou elle l'est profondément, sans que la nature du produit morbide soit changée; de là la nécessité de faire connaître tout d'abord les formes diverses de ce produit, sauf à chercher l'explication de ces variétés de formes.

La peau peut se borner à produire une poussière farineuse à sa surface; c'est ce que l'on observe dans le pityriasis le plus superficiel, ou dans l'ichthyose au plus faible degré. Dans les deux cas, apparence de peau saine, sauf celui où, comme dans le pityriasis versicolor, qui amène souvent cet état farineux, la peau est colorée.

En dehors de cet état farineux ou de poussière, la peau ne paraît pas malade, et cependant l'affection peut persister pendant longtemps dans cet état. Il y a plus, sous l'influence d'une cause variable, la maladie peut prendre un caractère beaucoup plus tranché, et donner lieu à de petites lamelles qui se détachent facilement, ou même à de nombreuses lamelles qui se superposent et qu'on enlève à l'état de grosse poussière. Enfin elle peut prendre un caractère aigu, comme dans le *pityriasis rubra,* et alors la peau s'enflammer, s'épaissir, exhaler une certaine transpiration séreuse, et engendrer un grand nombre de lamelles épidermiques plus ou moins larges qui se séparent incessamment de la peau.

Ainsi, quel que soit l'état plus ou moins profond de l'affection, quel que soit son état aigu, la sécrétion reste la même, de l'épiderme, toujours de l'épiderme.

Comment ne pas voir là des organes spéciaux qui sont malades, et qui auraient pour fonctions d'engendrer l'épiderme, ainsi que l'avaient avancé Breschet et Roussel de Vauzème: car si l'épiderme n'est qu'une exhalation des vaisseaux capillaires sanguins de la surface de la peau, comme on l'admet aujourd'hui, la production épidermique est peu explicable quand la peau est saine; et la peau est trop profondément affectée dans le *pityriasis rubra* pour ne produire que de l'épiderme ! Enregistrons cependant tout de suite ce fait, qu'à part le *pityriasis rubra*, le *psoriasis* et la *pellagre*, dans lesquels la peau est évidemment le siége d'une inflammation aiguë ou chronique, c'est là un phénomène fort remarquable que cette faculté de la peau à sécréter de l'épiderme sous des formes diverses. Ici, et au premier degré, comme je le disais tout à l'heure, poussière ou état farineux de la peau; puis, dans un autre cas, lamelle en grosse poussière; dans un troisième, squames; dans un quatrième, écailles; dans un cinquième, tubercules cornés; dans un sixième, productions allongées, ressemblant à des cornes ou à des prolongements cornés semblables à ceux de la peau du porc-épic. Indiquons maintenant les produits morbides que chacun de ces mots exprime.

L'état *farineux*, de *poussière fine*, se traduit de lui-même à la pensée. Une *lamelle*, ou lame épidermique, suppose une surface plus ou moins large d'épiderme détaché ou adhérent, mince, partout uniforme, ressemblant à une pelure d'oignon, pour prendre un terme de comparaison qui, quoique vulgaire, exprime pourtant parfaitement la pensée. Une *squame* est une superposition irrégulière de plusieurs lames épidermiques qui donne à ces lames un aspect blanc opaque, mais non pas nacré. L'*écaille* suppose une superposition plus ou moins étendue de lamelles épidermiques, dont le nombre est si considérable et où les lamelles sont si étroitement unies, que la surface de l'écaille a pris un aspect nacré, qui a conduit à leur comparaison avec une écaille de poisson.

On nomme *verrue* un épaississement limité et lenticulaire de la peau, à forme généralement arrondie, car il en est d'ovoïdes, d'étalées, ayant une assez grande étendue sur la face palmaire des doigts; mais tandis que dans les variétés précédentes l'épiderme -semble être soustrait à la vie de la peau, dans celle-ci, au con-traire, il conserve encore de la vitalité : aussi la verrue saigne-t-elle quand on la coupe au centre même de l'épiderme qui la con-stitue, ou au moins quand on approche de la surface du derme, et voit-on une pluie sanguine suinter à la surface de la section, sang qui paraît indiquer la section des vaisseaux qui servent à la produc-tion de la verrue. Il règne aussi dans les *cors* une certaine orga-nisation : si les uns ne paraissent que le résultat de la compres-sion, et s'ils ne consistent que dans un épiderme épaissi pour constituer les *cors* dits *plats*, il en est d'autres, nommés *cors à clous*, dans lesquels il y a évidemment une organisation vitale morbide toute particulière.

Quant à ce que l'on appelle *cornes*, ce sont des saillies ou pro-tubérances plus ou moins allongées, fusiformes et conoïdes, tantôt uniques, tantôt multiples, et quelquefois assez nombreuses pour tapisser toute la surface du corps.

Elles vivent et s'entretiennent aux dépens d'une organisation vasculaire spéciale de la peau, et elles contractent des adhé-rences si prononcées avec ce tissu, qu'il est impossible de les en détacher autrement que par la section à l'aide de l'instru-ment tranchant. Telle est d'ailleurs la densité de ces productions, qu'elles développent parfois par leur percussion mutuelle un bruit très sonore.

SEPTIÈME CLASSE. — *Maladies sébacées.* — Au point de vue de l'anatomie pathologique, les maladies sébacées ont pour caractère anatomique une hypersécrétion de matière grasse, allant jusqu'à l'état morbide, sans que la matière *soit altérée* au point de chan-ger de nature. Ainsi il existe trois maladies de ce genre, ce sont l'*acne punctata*, l'*acne sebacea* et l'*acné tuberculoïde* ou varioloïde. Dans ces trois affections, les follicules sébacés sont malades; ils sécrètent de la matière grasse dans une proportion plus grande que dans l'état normal. Cette matière a peut-être pris elle-même des qualités spéciales qui la rendent plus ferme, plus épaisse, plus solide, mais elle reste à l'état graisseux. Dans deux autres maladies, le follicule est malade, mais il s'enflamme très franchement, tourne à l'état de suppuration et donne naissance à des pustules : c'est ce qui a lieu dans les *acne rosacea* et *indurata*. Dans les trois premières affections sébacées que nous signalons ici, il en est une où l'hypersécrétion de la matière est très lente et très épaisse : de l'état d'huile elle a passé à l'état de matière concrète ; elle a peu à peu rempli outre mesure le canal excréteur du follicule, l'a dilaté et est venue se faire jour à son ouverture extérieure. Là, au contact de l'air, cette matière noircit et se montre par un petit point très visible, et en même temps très dense. Cette coloration est-elle l'effet du contact avec des corps sales ? Cela est douteux, quoique ce ne soit pas impossible. Toujours est-il que si l'on vient à presser la peau sur deux points opposés, on chasse cette matière du canal du follicule sous la forme d'un petit ver, à l'extrémité duquel un micrographe, M. Simon, a trouvé un insecte plus ou moins analogue à celui de la gale. Il reste le canal folliculaire très dilaté, qui ne se rétrécit qu'avec peine assez pour reprendre ses dimensions premières. Quant au follicule lui-même, il y a tout lieu de croire qu'il est détruit. En effet, une fois le canal folliculaire complétement vidé, il ne se remplit plus.

Dans une seconde variété, celle de l'*acne sebacea*, l'hypersécrétion de matière grasse est incessante : tantôt c'est la matière huileuse de la sueur grasse qui s'échappe sous forme de rosée ; tantôt c'est une matière grasse qui transsude et se concrète à la surface de la peau pour y former une couche sale que l'on enlève avec l'ongle : et telle est l'abondance de cette sécrétion, que la maladie a pu, dans certains cas, s'étendre à la fois à toute la surface du corps, quoique généralement elle soit limitée à la figure. Il en résulte toujours un aspect hideux. Si l'on gratte cette sécrétion avec les ongles, on observe que la peau elle-même n'a pas notablement perdu de sa teinte ordinaire, et qu'elle n'est pas très sensiblement épaissie.

Enfin, dans la troisième variété, qui se montre de préférence sur le tronc, la matière folliculeuse hypersécrétée se rassemble en lobules ou saillies arrondies sous l'épiderme qu'elle distend, dont elle se fait une enveloppe assez mince pour apercevoir la couleur, d'un blanc jaunâtre, de la sécrétion. Si l'on vient à fendre cette enveloppe, on en fait sortir la matière sébacée. Toutefois, dans l'enveloppe, l'épiderme n'est pas seul; il semble que le follicule, en s'hypertrophiant, ait soulevé une couche superficielle du derme, qui d'ailleurs donne un peu de sang par la section de la pellicule qui l'enveloppe.

Il y a donc dans ces trois formes morbides, non-seulement une hypersécrétion, mais un changement dans la consistance de la matière sécrétée, qui a pour effet une concrétion anormale moindre dans l'*acne sebacea*, plus grande dans l'*acne punctata*, plus grande encore dans l'acné *tuberculoïde*.

Huitième classe. — Que dire, au point de vue de l'anatomie pathologique, des maladies *chromateuses*, aujourd'hui que la matière colorante de la peau n'est considérée que comme un produit d'une exhalation des capillaires de la surface du derme? Pourquoi cette matière colorante s'accumule-t-elle dans des points et ·des surfaces variables de la peau pour y former des taches circonscrites, tantôt d'un jaune verdâtre, comme dans les taches *hépatiques* et le *pityriasis versicolor*, tantôt noirâtres, comme dans le *pityriasis nigra?* Et puis pourquoi, dans d'autres cas, cette décoloration complète de la peau (achromie, *vitiligo*), qui dans les quatre-vingt-dix-neuf centièmes des cas est accompagnée d'un cercle de matière verte ou brunâtre, très foncé, autour de la coloration de la peau et décroissant d'intensité au fur et à mesure que l'on s'en éloigne? Plus tard, cette sorte d'accumulation d'une matière colorante, que l'on peut dire anormale, va accidentellement prendre un certain caractère aigu, amener des démangeaisons, produire un état furfuracé de la peau, et, suivant certains micrographes, développer des parasites végétaux. Tout cela est encore bien vague, au point de l'anatomie pathologique : bornons-nous donc à enregistrer les faits sans pénétrer plus avant, dans la crainte d'entrer dans de vicieux errements.

Neuvième classe. — *Maladies hémateuses.* — Ici la comparaison de l'état pathologique est plus complète. On sait que dans le purpura le sang transsude des vaisseaux capillaires au dehors, en s'arrêtant très probablement au tissu cellulaire qui enveloppe ces vaisseaux; tandis que dans le scorbut, il s'infiltre dans le tissu cellulaire ambiant, pour y former des taches ecchymotiques, et parfois des épanchements sanguins. Dans les deux cas, la coloration qui en résulte ne disparaît pas par la pression du doigt, ce qui différencie ces deux maladies de toute rougeur inflammatoire. Le purpura est limité au tissu de la peau, et souvent aux couches les plus superficielles; le scorbut, au contraire, pénètre plus ou moins profondément dans le tissu cellulaire. Que cet état tienne à la fluidité du sang ou à toute autre cause plutôt générale que spéciale à ce fluide, cela importe peu au point de vue du diagnostic et de l'anatomie pathologique; toujours est-il que le caractère de l'infiltration sanguine devient le cachet de ces affections.

DIXIÈME CLASSE. — *Maladies à productions végétales.* -- Depuis l'application du microscope à l'étude des produits de sécrétion morbide, on a constaté qu'il existait un certain nombre de maladies dans lesquelles il se développait à la peau une série de végétaux analogues aux champignons ou productions mucédinées : telles sont les variétés de *teigne*, d'*herpès tonsurant*, la mentagre, certaines variétés d'herpès, le *porrigo decalvans*, etc.; toutes ces productions sont composées de tubes simples ou ramifiés, contenant des spores ou granules, et de tubes vides sans sporules, offrant d'ailleurs l'aspect de chapelets articulés ou non articulés.

Cette substance organique contenue constitue la matière fécondante de la maladie, en ce sens qu'elle peut se transmettre par sa poussière organisée (spores) d'individu à individu. Peut-elle se produire spontanément chez un sujet donné? C'est là une question repoussée par les naturalistes : toutefois les faits pathologiques ne sont nullement en rapport avec cette manière de voir; et malheureusement il est difficile d'aborder la question en présence des repaires que se sont créés à cet égard les partisans de l'opinion opposée. Si, par exemple, nous disons qu'il existe des faits où l'inoculation était impossible d'individu à individu, on répondra que le contact n'est pas nécessaire, puisque les spores sont transportées par l'air ambiant! Si l'on ajoute que certaines maladies à champignon ne se transmettent pas par contact, comme le *pityriasis versicolor*, on dira : c'est que, dans les contacts, le sujet contaminé n'était pas dans des conditions suffisamment maladives pour permettre aux spores de se développer! Que répondre à de pareils moyens échappatoires! Quoi

2

qu'il en soit, faisons connaître d'une manière sommaire ces productions végétales.

Les végétaux qui croissent sur les animaux vivants sont tous des cryptogames, et ils ne comportent que des algues et des champignons. Il ne peut se développer à la peau que des champignons.

Le champignon est formé par des filaments, d'abord simples, puis ramifiés, composés d'une cellule allongée sans cloisons, et contenant çà et là des spores.

Lorsque les filaments sont cloisonnés bout à bout, on donne à ce champignon le nom de *mycélium*.

Le champignon des animaux présente deux espèces de mycélium : le mycélium nématoïde ou filamenteux, et le mycélium membraneux.

Le mycélium filamenteux est le plus commun de tous; il est formé de fibres lâchement entrecroisées. Dans le mycélium membraneux, les filaments sont tellement rapprochés, qu'ils constituent une sorte de membrane plus ou moins épaisse. Le système reproducteur se compose d'un réceptacle, *sporange* ou *thèque*, et de *spores* contenues dans les sporanges. Les spores sont tellement ténues, qu'on ne peut les voir à l'œil nu, et qu'elles constituent une poussière fécondante susceptible de pénétrer dans les ouvertures et les plicatures les plus déliées de la peau.

Leur forme est ovoïdale, sphéroïdale, fusiforme ou triangulaire à angles arrondis. Elles sont extrêmement dures et très difficiles à aplatir. Leur couleur varie; elle est brune, jaunâtre, grise ou presque incolore. Toutes sont formées de cellules dépourvues de noyau. Leur enveloppe extérieure (cellulose) est celle qui offre de la résistance; elle est tapissée d'une utricule azotée qui renferme un liquide tenant des granulations en suspension.

On appelle *réceptacle* l'organe sur lequel reposent les sporanges, lorsque les spores ne sont pas nues, et où se trouvent les spores, lorsque celles-ci sont à nu.

Enfin le réceptacle peut être supporté par un pédicule (pédoncule, stipe, tronc).

Tout champignon ne peut vivre qu'aux dépens de produits animaux plus ou moins altérés et contenant des principes azotés. Plus les produits renferment ces principes azotés dans une proportion considérable, plus le développement des champignons est rapide.

Il ne peut pas se montrer de champignons sur un *tissu par-faitement sain*, au dire des naturalistes. Il faut que les fluides sécrétés ou que la peau elle-même soient dans de mauvaises con-ditions de vie pour que le champignon déposé par contact, ou transmis par l'air ambiant, vienne à germer. Il en est, sous ce rapport, de l'homme comme des végétaux. D'où la conséquence que, dans le traitement d'une maladie végétante, il y a toujours deux indications à remplir : détruire ce végétal ; modifier l'état de l'organe ou de l'organisme qui a donné lieu à son développe-ment ou qui l'a favorisé. Cette dernière indication a toujours été passée sous silence par les partisans absolus de la micrographie pathologique. Stilling et Hannover ont montré que l'inoculation des *saprolegnia* réussissait toujours quand elle était faite sur des animaux déjà malades. Les expériences de MM. Bourguignon et Renault sur la gale des *animaux* viennent encore à l'appui de cette opinion.

Quant au milieu ambiant, si l'acide carbonique est nécessaire aux algues qui se développent dans les cavités, l'oxygène de l'air est un des éléments de nutrition des champignons qui croissent sur la peau.

Une fois la spore à l'état de germination, elle prend un dévelop-pement considérable, et sa reproduction a lieu avec une rapidité effrayante. Elle donne naissance au champignon qui, au moyen de ses ramifications, se propage. Cette extension s'opère non-seule-ment à l'extérieur, mais encore à l'intérieur de la peau et des poils. Notons d'abord que la ténuité des spores est telle, qu'elles peuvent pénétrer à travers les ouvertures les plus fines, les plus petites, et que les filaments auxquels elles donnent lieu par leur germination sont tout aussi ténus ; de là chez les insectes la mort rapide par la pénétration du mycélium dans le tissu même de l'insecte ; de là pour la peau de l'homme l'introduction du mycélium autour des cheveux, dans la partie implantée dans la peau jusqu'au bulbe, là où se réfléchit l'épiderme, comme aussi la pénétration du *trichophyton* jusque dans le canal médullaire des cheveux. Dans l'herpès tonsurant cette pénétration a lieu par

plusieurs moyens : 1° ce corps pénétrant (spore) est plus dur que
le tissu ; 2° il est probable qu'il contracte des adhésions fortes
avec le tissu au fur et à mesure qu'il se multiplie ; 3° il est extrêmement ténu ; 4° il végète, s'étend, chasse tout devant lui, s'enfonce
entre les cellules et se propage en avant, en vertu du point d'appui
qu'il a contracté par derrière ; aussi détermine-t-il quelquefois
des congestions allant jusqu'à la suppuration, sous l'influence de
ce travail incessant.

M. Ch. Robin admet de plus, en dehors de ces conditions, une
résorption de la matière organique sous l'influence de la pression
du corps plus dur que le tissu.

Quoi qu'il en soit, les maladies dans lesquelles on a reconnu, à
l'aide du microscope, la présence de productions organiques végétales, sont au nombre de six : le *favus*, l'*herpès tonsurant*, le *porrigo
decalvans*, la *mentagre*, le *pityriasis versicolor* et l'*herpès circiné*.
Chez toutes on a constaté la présence d'un champignon plus ou
moins complexe, auquel on a donné les noms suivants : Pour la
teigne (*porrigo favosa*, *scutulata*), l'*achorion* de Link et Remak,
champignon voisin du genre *oïdium*, *mycoderme de la teigne*,
Gruby ; il est formé d'un *mycélium membraneux* composé de tubes
sporophores et de *spores*. — Pour l'*herpès tonsurant* (*rhizo-phyto-
alopécie*, Gruby), le *tricophyton*, de θρὶξ, τριχὸς, cheveu, φυτὸν,
plante, de Malmsten, végétal uniquement formé de spores qui, en
se développant ou en se multipliant, donnent naissance à des filaments articulés formés par des spores enchaînées en filaments moniliformes qui, en se développant, rentrent dans la substance du
cheveu en en suivant la direction et la longueur, et pénètrent
même dans leur canal central. — Pour la *mentagre*, le *microsporon
mentagrophytes*, Ch. Robin, ou *mentagrophyte*, Gruby. Il diffère
du microsporon d'Audouin par ses spores plus volumineuses, ses
filaments et ses ramifications plus grandes, comme aussi par le
siége qu'il occupe, en ce que, placé dans la profondeur du follicule pileux de la barbe, entre le poil et la paroi du follicule, il ne
pénètre jamais dans la substance du poil, comme le trichophyton
tonsurant. Ce champignon, suivant d'autres, ne serait que le trichophyton. — Pour le *pityriasis versicolor*, c'est le *microsporon
furfur*, Ch. Robin (*fungus s. epiphytus pityriasis versicoloris*, Th.

Sluyter), à spores très ténues, dont les amas adhèrent à l'épiderme.
— Enfin pour le *porrigo decalvans*, le *microsporon Audouini*, Gruby,
trichophyton decalvans et *trichomyces decalvans*, Malmsten, qui
diffère du *trichophyton tonsurans* par le plus petit volume de ses
spores et par ses branches nombreuses courbées et ondulées.

Quant à l'*herpès circiné*, M. Baerensprung y a découvert une
espèce particulière de mycélium incolore, formé de petits éléments articulés, ressemblant à un collier de perles, et constituant
des filaments étendus et ramifiés qui s'anastomosent parfois. Ces
filaments sont ronds, ovales ou allongés, et contiennent de petits
granules ou spores. Toutefois on est généralement porté à le considérer comme plus ou moins identique avec le trichophyton (1).

(1) Un microscope doit être lourd, ou bien fixé sur un plan solide, afin d'éviter
toute vacillation (ceux de M. Georges Oberhauser réunissent cette condition à
leur supériorité non contestée). On ne doit jamais s'en servir sans vérifier la propreté parfaite du miroir réflecteur, du jeu des lentilles et des deux verres supérieur et inférieur de l'oculaire.

Avant de placer un objet, il faut mettre son microscope à l'état le plus complet d'éclairage. A cet égard, il faut donner au miroir une inclinaison en rapport
avec la réflexion la plus complète de la lumière, et de plus imprimer un mouvement de rotation au microscope à droite et à gauche pour chercher le rapport le
plus direct avec les rayons lumineux. En général, ce n'est pas une trop vive
lumière qu'il faut chercher; elle fatigue et nuit à la netteté des objets. Il y a
plus, il faut que la lumière d'éclairage soit d'autant plus faible, que l'on se sert
d'un jeu de lentilles plus fort.

Ces précautions prises, il faut s'assurer de la netteté du verre *porte-objet* et
du verre de recouvrement; celui-ci doit être très mince, et d'autant plus mince,
que l'on se sert d'un jeu de lentilles plus fort, attendu que leur foyer est beaucoup plus court.

En thèse générale, des lentilles fortes ne sont des instruments utiles qu'entre
les mains de personnes qui ont une grande habitude du microscope. Il faut que
le praticien se borne à un grossissement de 150 à 200 diamètres.

Pour procéder à l'examen, il faut en général prendre un objet qui ait le moins
d'épaisseur possible, le déposer sur le verre porte-objet, le recouvrir de la lamelle
de verre, et alors mettre sur le bord de celui-ci une à deux gouttes d'eau distillée. L'eau s'introduit entre les deux verres, et laisse en macération le produit
morbide à examiner; puis on procède à cet examen.

Dans le cas d'un résultat négatif, il ne faut pas s'en tenir là. Il faut faire glisser
l'un sur l'autre les deux verres, en exerçant une douce pression, de manière à
étendre et à étaler des spores qui sont souvent accumulées et invisibles, et qui
deviennent alors très appréciables.

Lorsqu'il s'agit d'un favus, il est convenable de mettre le champignon tout

Donnons maintenant la description des trois principaux champignons admis par tout le monde.

1° TRICHOPHYTON, Malmsten (de θρίξ, cheveu, et φυτὸν, plante), de la tribu des TORULACÉS (Léveillé), caractérisé par l'absence de réceptacle et par des spores continues.

Caractères. — Végétal formé uniquement de spores rondes ou ovales, transparentes, incolores, à surface lisse, Intérieur homogène; spores d'un diamètre variant entre $0^{mm},003$ et $0^{mm},008$; en moyenne, $0^{mm},005$. Ces spores apparaissent dans la racine des cheveux sous forme d'un amas arrondi. Elles donnent naissance à des filaments articulés, constitués par des spores enchaînées en filaments moniliformes, qui, en se développant, rampent dans l'épaisseur de la substance du cheveu, dans la direction de leur longueur. (Gruby, *Recherches sur les cryptogames qui constituent la teigne tondante de Mahon, ou l'herpès tonsurant de Cazenave.*)

Guensburg aurait découvert un an auparavant, dans la plique polonaise, un végétal tout à fait semblable au précédent, auquel il aurait donné le nom de *trichomaphyte.* Vogel le considère comme identique avec lui; mais il nous semble qu'il doit exister entre eux une certaine différence, parce que les effets de ces deux champignons sur les cheveux ne sont pas les mêmes. Tandis que dans l'herpès tonsurant l'abondance de spores détermine l'atrophie et la cassure du cheveu à 2 ou 3 millimètres de sa sortie de la peau, les cheveux de la plique, au contraire, se tuméfient, s'allongent, s'entrecroisent et suintent même, ce qui

entier, ou même ses fragments, en macération dans l'eau pendant vingt-quatre ou quarante-huit heures, et mieux encore dans la glycérine, substance qui, d'après les observations de M. Ch. Robin, paraît être le meilleur dissolvant. Ici l'écrasement entre les lames de verre devient indispensable, attendu que la matière faveuse est toujours plus ou moins en granulations sèches et d'un certain volume. En s'adressant à un jeune favus, on trouvera des portions qui refléteront l'image de l'échantillon que nous avons donné. Un favus de formation déjà ancienne ne produit que des spores et des tubes sporophores plus ou moins brisés.

Les recherches à faire pour le microsporon deviennent un peu plus délicates. Il est souvent difficile de l'isoler de l'épiderme sur lequel il trace. Il faut toujours choisir, pour faire cette observation, des lamelles épidermiques excessivement fines, aussi franches que possible, et au besoin les mettre en macération dans de l'eau pendant quelques heures. Il sera bon de se servir d'objectifs de différents diamètres pour s'assurer de l'existence du cryptogame.

n'a pas lieu dans l'herpès tonsurant, dont les cheveux sont secs et recouverts d'une espèce de cendre.

MM. Legendre et Bazin considèrent le champignon de la mentagre comme n'étant autre chose qu'un trichophyton, c'est-à-dire un végétal entièrement formé de spores et sans *mycélium;* il se développerait de la même manière dans le follicule et au dehors.

Ce serait encore le trichophyton que l'on retrouverait dans le *porrigo decalvans* (teigne achromateuse); de sorte que le microsporon n'existerait plus que dans le *pityriasis versicolor. (Dictionnaire de Nysten,* par Robin, art. TRICHOPHYTON.)

MICROSPORON, Gruby. — Filaments *ondulés,* suivant la direction des fibres des cheveux, transparents, larges de 0^{mm},002 à 0^{mm},003; pas de granules à l'intérieur; ils se bifurquent quelquefois sous un angle de 30 à 40 degrés. Les filaments et les branches constituent la couche interne d'une gaîne que forme le végétal autour du cheveu; les sporules forment la couche externe. Ces spores ou sporules couvrent les tiges et quelquefois leurs branches. Elles sont pressées les unes contre les autres.

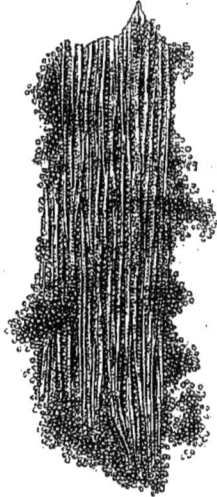

Herpès tonsurant (trichophyton).

Elles sont ordinairement rondes et quelquefois ovales; toutes sont transparentes, sans granules à l'intérieur.

MICROSPORON AUDOUINI, Gruby. — Cette espèce a été constatée dans le *porrigo decalvans* par M. Gruby. On vient de voir plus haut que, suivant MM. Legendre et Bazin, ce serait le trichophyton que l'on rencontrerait dans cette maladie.

Quoi qu'il en soit, il diffère du *trichophyton tonsurant* par des branches nombreuses, ondulées, par des spores granuleuses plus petites et toujours dépourvues de granulations à l'intérieur, par l'adhérence de celles-ci aux tubes ou filaments et à leurs branches.

Il naît à la surface des cheveux de l'homme, en dehors du follicule, depuis le niveau de la peau jusqu'à une hauteur de 1 à 3 millimètres au-dessus de sa surface, et forme une couche autour du cheveu, épaisse de 0^{mm},015. Ces cryptogames sont rouges et feutrés, de manière à constituer un tuyau autour de chaque cheveu.

Dans ces deux espèces, les filaments (*trichomata*) ont les caractères extérieurs des filaments du *mycélium* ou système végétatif, c'est-à-dire qu'ils sont ramifiés, sans articulations, peu ou point granuleux.

Telle est la description qu'en donne M. Robin dans son ouvrage *sur les végétaux parasites* et dans son *Dictionnaire*. Quant à l'enroulement dont il est ici question, et dont nous avons représenté des dessins dans les planches de notre 2ᵉ édition, il peut se rencontrer : 1° dans le pityriasis du cuir chevelu et de la barbe; 2° dans le *porrigo decalvans* et dans beaucoup d'autres affections, dans le lieu même d'élection désigné, c'est-à-dire à la sortie du cheveu ou du poil, et qu'il pourrait peut-être précéder la manifestation des spores. M. Gruby, à qui nous avons montré cet enroulement, a déclaré que ce n'était là qu'un état épidermique que l'on pouvait faire naître artificiellement par le grattage. Il est bien vrai que si l'on vient à couper une portion de l'épaisseur d'un cheveu et à enlever son enveloppe sur la moitié de sa surface, on fait naître, ainsi que l'a opéré plusieurs fois un de nos internes, M. Mauvais, d'après les indications de M. Gruby, un état qui a beaucoup d'analogie avec celui que nous dépeignons, et que nous avons reproduit sous deux formes dans notre planche micrographique. On peut même l'opérer aussi en rebroussant la membrane externe du bulbe sur le corps du cheveu; mais nous l'avons très souvent observé dans les états morbides, et nous ne l'avons presque jamais vu sur des cheveux sains, parfaitement exempts de pityriasis ou farine. C'est donc là un état maladif. Cet état figure d'ailleurs des ceps de vigne enroulés autour d'une tige, et M. Baerensprung les a représentés dans les planches de son *Mémoire sur l'herpès circiné*, sous la désignation suivante : «pellicule supérieure du cheveu épaissie, fendillée en forme de réseau.» Il la considère comme précédant la formation du *trichophyton*.

On le rencontre, en effet, dans cette maladie, et coïncidant avec les spores du trichophyton. C'est, suivant nous, un état morbide d'une réflexion de l'épiderme de la peau sur la membrane extérieure du cheveu, mais ce n'est probablement pas une production végétale. M. Robin ne la regarde pas non plus comme étant de cette nature.

Il est constant que dans le sycosis tuberculeux et pustuleux, dans l'impétigo sycosiforme, dans le pityriasis de la barbe, dans l'herpès circiné de la barbe, dans le *porrigo decalvans* de la barbe et du cuir chevelu, on ne trouve souvent pas autre chose, sauf, comme nous le dirons, l'atrophie du poil ou sa tuméfaction dans certaines circonstances. En vain, dans un grand nombre de cas de ce genre, on y cherche des spores, et quand celles-ci se sont montrées, c'est que probablement il s'agissait d'affections chroniques, et non exceptionnelles, et non pas d'affections suppurantes ou sécrétantes. Non-seulement j'ai suivi toutes les phases microscopiques de ces affections, mais encore trois internes de l'hôpital les ont poursuivies partout et avec le plus grand soin. Il y a plus, j'ai soumis à M. Ch. Robin des cheveux provenant de la circonférence de la limite immédiate d'un *porrigo decalvans* dont l'origine ne remontait pas à plus de quinze jours ou un mois : c'étaient des plaques de 1 à 2 centimètres de diamètre. Je ne lui ai pas fait connaître l'origine de ces cheveux, sur lesquels j'avais observé l'enroulement à forme végétante dont je viens de parler, et j'en ai reçu la réponse écrite suivante : « *Les cheveux que vous m'avez fait remettre sont parfaitement sains.*» Ce qui veut dire exempts de spores, quoiqu'ils eussent l'enroulement le plus beau. Ainsi, pour le dire en passant, c'était un *porrigo decalvans* dont les cheveux étaient, au dire d'un de nos micrographes les plus expérimentés, parfaitement sains, et qu'il fallait, suivant M. Bazin, traiter par l'épilation quand même et par les lotions de sublimé. Suivant nous, ces cheveux étaient malades de deux manières : par leur bulbe amaigri, atrophié, sans enveloppes adhérentes extérieures. Plus nous réfléchissons à la cause de cet enroulement, plus nous nous arrêtons à l'hypothèse où l'on admettrait que l'épiderme se réfléchit, dans l'état naturel, de la peau sur le cheveu, ce qui n'est pas nettement formulé par les anatomistes, et ce qui est très probable, pour former à la sortie du poil une enveloppe épidermique qui se prolongerait sur la membrane propre du cheveu dans une faible étendue. Du moment que l'on opérerait l'avulsion du poil, on arracherait cette membranc, qui, par contractilité de tissu, viendrait former ces enroulements fibrillaires que je signale. L'effet se produirait difficilement et rarement sur le cheveu sain, parce que la gaîne épidermique, très adhérente au cheveu, se casserait nettement lors de son arrachement; il serait plus manifeste quand cette lame épidermique serait malade. Tout en donnant cette explication, je trouve quelques objections à y faire. D'abord on distingue très bien en dehors de ces ondulations l'épiderme arraché; il y est en lanières relevées dans divers sens. En second lieu, on voit d'abord cet enroulement ondulé dans un point, puis, au-dessus de lui, une portion de cheveu saine et sans enroulement, puis un enroulement nouveau. Si cet état provenait de la cause que nous supposons exister un moment, l'enroulement serait continu et décroissant, il n'enverrait pas de prolongements filiformes sur le poil où existe un bulbe, comme je l'ai fait dessiner sur la planche de micrographie. En troisième lieu, on devrait le retrouver sur beaucoup de cheveux sains : or, sur onze personnes sur lesquelles j'avais pris au hasard des cheveux, je n'ai observé ces enroulements que sur *tous* les cheveux de l'une d'elles, et celle-ci avait un peu de pityriasis. Il faut ajouter que la spore est le caractère essentiel du champignon; il est vrai que j'ai observé des filaments allongés, pendant le développement du trichophyton de l'herpès tonsurant, sur les cheveux les moins malades. Au surplus, ces détails ne dussent-ils servir qu'à mettre en garde les praticiens contre l'existence d'un parasite, qu'ils auraient leur côté d'autant plus utile que cet enroulement n'aurait pas encore été signalé.

MICROSPORON MENTAGROPHYTE de Gruby, découvert en 1842, ou *cryptogame de la mentagre*. — Spores partout en quantités innombrables, adhérentes d'une part à la surface interne de la gaîne du poil, d'autre part au poil; elles sont tellement fixées à la gaîne, qu'on ne peut les en séparer sans les détacher; rondes et très petites; filaments ou tiges granulés à l'intérieur, et se bifurquant sous des angles de 40 à 80 degrés; rameaux striés. Il se montre principalement dans le follicule pileux des poils de la face, et en particulier du menton (mentagre), de la lèvre supérieure et des joues.

Il diffère du *microsporon Audouini* par des spores plus volumineuses, des ramifications et des filaments plus grands. Il diffère encore par le siége, attendu qu'il est situé dans la profondeur du bulbe pileux, entre lui et la membrane épidermique, et non pas dans l'épaisseur de la substance de la portion de poil placée dans le bulbe, comme le trichophyton tonsurant, ni autour de la partie aérienne du cheveu, près du derme, comme l'est constamment le microsporon d'Audouin.

M. Gruby nous a fait voir ce cryptogame, mais sur une préparation dont nous ne connaissions pas l'origine. Or il résulterait de la description des effets pathologiques de ce cryptogame, que « toutes les parties de poil qui sont envahies par lui se couvrent d'écailles blanches, grises et jaunâtres. Ces écailles auraient de 2 à 6 millimètres sur 3 à 8; à bords anguleux, un peu déprimés et traversés de toutes parts par des poils. Ces écailles sont très adhérentes à la peau et aux poils. » (Ch. Robin.)

Je me demande ce que peut être cette maladie dont on dépeint la forme. Je ne vois là aucun des caractères proprement dits de la mentagre, et je crois entrevoir un pityriasis de la barbe. Il faut bien le dire, les micrographes ne sont pas dermatologistes, et pour donner un nom à un champignon, nom qui exprime la maladie à laquelle il imprime un cachet tout particulier, il faut puiser les originaux de ses observations à une source bien authentique, c'est-à-dire auprès d'un dermatologiste incapable de commettre une erreur de diagnostic. (On appelle cette mentagre *dermophytique*. Il est probable que pour bien voir ce champignon, il faut diviser le bulbe sur sa longueur.)

MICROSPORON FURFUR de Ch. Robin (*fungus s. epiphytus pityriasis versicoloris* de Th. Sluyter, 1847). — Cellules allongées et ramifiées (*fila, filamenta, trichomata*); partie de spores réunies en groupes ou amas, ayant

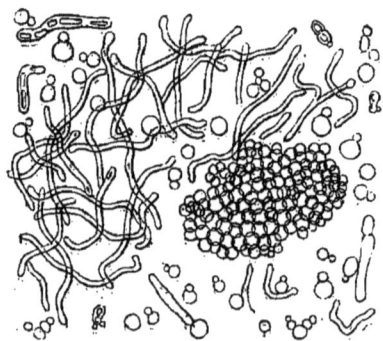

Pityriasis versicolor (microsporon furfur).

seulement quelques centièmes de millimètre de diamètre. Le champignon est situé dans les squames épithéliales, ne dépassant jamais leur surface. Formées par des cellules fort étroites, allongées, pâles et ramifiées, ces spores ont seulement $0^{mm},004$ à $0^{mm},006$ de diamètre; elles sont sphériques, réfractent faiblement la lumière; leurs amas adhèrent à l'épiderme; les plus grandes sont généralement au centre des amas. C'est à ce végétal que les micrographes attribuent la couleur jaune verdâtre du *pity-riasis versicolor* (erreur complète).

Genre des Oïdiés, Léveillé. Achorion, Link et Remak (*Achorion Schœnleinii*, Remak; *mycoderme de la teigne*, Gruby, 1841 et 1842; *achorion Schœnleinii*, Remak, 1845; *champignon de la teigne scrofuleuse*, Vogel, 1847).

Schœnlein est le premier qui ait fait connaître la nature du champignon de la teigne en 1839 (*Archiv für Anat. und Physiol.*, p. 82, de J. Mueller).

Le champignon de la teigne se compose d'une enveloppe extérieure, *stroma* ou *gangue amorphe*, d'un sixième de millimètre d'épaisseur. Ce n'est pas véritablement une membrane, car on ne peut pas la séparer de la substance centrale. Elle ne dérive ni de l'épiderme, ni d'une exsudation albumineuse. Elle contient : 1° le *mycélium*, ou système végétatif du champignon; 2° le réceptacle, ou support des organes de reproduction; 3° ces organes, ou spores.

La matière centrale retirée de cette enveloppe représente, au microscope, d'abord un grand nombre de spores libres ou réunies en chapelet, des tubes flexueux, ramifiés, non cloisonnés, vides ou contenant de rares granules, enfin des tubes droits ou courbes, sans être flexueux, quelquefois, mais rarement ramifiés. Quant aux spores, elles ont en général une forme ronde ou ovale; leurs bords sont nets, mais moins accentués que dans le trichophyton ou dans le *microsporon mentagrophyte*. Leur volume peut varier de $0^{mm},003$ à $0^{mm},007$. Ces spores n'ont pas la régularité ordinairement propre à ces organes de germination. Il en est d'ovoïdes, de sphériques, de presque quadrilatères ou triangulaires.

Pour examiner au microscope, soit des cheveux sains, soit des cheveux malades, il faut d'abord les avulser complets, c'est-à-dire avec leur bulbe, les mettre sur une goutte d'eau étendue sur le support; placer un verre très mince à recouvrement, et procéder à un premier examen. Au bout de dix minutes de macération du poil dans l'eau qui a été mise entre les lames de verre, on saisit fortement les deux verres superposés entre les doigts, on fait frotter le cheveu en divers sens par le verre à recouvrement, et l'on observe de nouveau : alors les spores se sont séparées du cheveu, celui-ci est devenu plus transparent, et l'on aperçoit les spores en nombre considérable, disséminées sur les côtés du cheveu ou du poil.

De la description d'ensemble à laquelle nous venons de nous

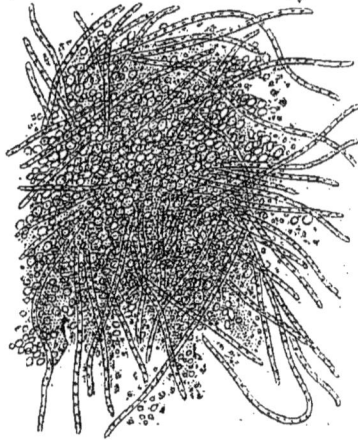

Teigne (achorion).

livrer, il ressort que notre collègue M. Bazin a appelé de nouveau l'attention sur une complication de plusieurs des maladies des cheveux et de la barbe, que les micrographes avaient fait connaître, mais dont l'autorité en pareille matière n'avait pas été assez grande pour en faire prévaloir les conséquences. Mais les travaux de M. Bazin sur la teigne et sur ces maladies l'ont conduit à professer une doctrine trop absolue, à savoir, que du moment qu'il existe un cryptogame, ce parasite est la cause du mal, et qu'il suffit de le détruire pour guérir la maladie; qu'on y parvient à l'aide de l'épilation et de lotions de sublimé, agent parasiticide par excellence. Depuis, M. Bazin est revenu sur cette opinion trop exclusive. Pour nous, tout en rendant justice aux travaux importants de notre honorable collègue, nous dirons qu'il y a toujours lieu, en effet, de se préoccuper de l'existence ou de l'absence d'un cryptogame dans certaines de ces maladies; que la présence d'un cryptogame peut être cause ou effet; que le cryptogame peut, dans bon nombre de cas, être cause de la permanence de l'affection; qu'il y a toujours lieu de le détruire; mais que, pour le détruire, l'épilation est le moyen exceptionnel; que toutes les préparations mercurielles, sulfureuses, l'huile de cade et une foule d'autres, sont plus ou moins parasiticides, et qu'une fois le champignon détruit, la maladie peut parfaitement persister; que dès lors on peut rencontrer la maladie existant encore, quoiqu'il n'y existe plus de champignon; que l'achorion est le champignon le plus complet de tous : il est composé d'un mycélium, de tubes sporophores et de spores. Les autres sont des champignons plus rudimentaires ou moins complets.

En résumé, les maladies parasitaires connues aujourd'hui sont au nombre de sept. Ce sont : la *teigne* et ses deux variétés principales, *favosa* et *scutulata;* le *porrigo decalvans*, l'*herpès tonsurant*, la *plique*, l'*herpès circiné*, le *pityriasis versicolor*, et le *sycosis* ou *mentagre*.

ONZIÈME CLASSE. — *Maladies à productions animales.* — Dans quelques maladies, on observe des insectes particuliers : dans la gale, l'*acarus;* dans la maladie pédiculaire, le *pediculus capitis*, le *pediculus corporis*, et pour la région du pubis, le *pediculus pubis*.

Voici les caractères qui sont communs à ces insectes. Insectes aptères, à corps aplati, avec enveloppe coriace, diaphane à son centre. Tête distincte, ovale ou triangulaire, avec un petit mamelon charnu, renfermant un petit suçoir; deux antennes; deux petits yeux ronds. Corselet presque carré. Six pattes grosses et d'une égale longueur.

Ils sont ovipares; leurs œufs portent le nom de *lentes*. Les mâles ont le bout de l'abdomen arrondi, tandis qu'il est échancré chez les femelles, qui n'ont pas d'aiguillon.

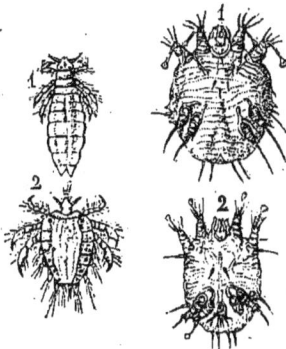

P. corporis.
P. pubis.

Acarus mâle
et femelle.

Acarus. — Insecte d'un tiers de millimètre en longueur et d'un quart en largeur; couleur blanchâtre rosée. Il a une face dorsale et une face ventrale; la première plus ou moins arrondie, suivant que l'insecte est plus ou moins plein. La tête, ou les organes de manducation, occupe une extrémité du corps et l'ouverture anale l'autre. Les pattes sont au nombre de huit, quatre en avant et de chaque côté de la tête, quatre en arrière; toutes prennent naissance à la face ventrale. Les pattes antérieures sont terminées par un long tube armé d'une ventouse, et les postérieures par un long poil. Ces appendices sont les principaux organes de la progression.

L'enveloppe extérieure du corps est continue dans son ensemble. On ne trouve pas de thorax distinct de l'abdomen. Le corps n'est qu'une cavité où sont contenus les organes de la nutrition. Des appendices de diverses espèces occupent la face dorsale ; ils sont destinés à la progression en prenant point d'appui ; ils sont durs, cornés, et, sous de faibles grossissements, ils représentent des poils. Cette face est sillonnée par des rides ou plicatures qui se distendent quand l'acarus se gorge de liquide. Derrière la naissance des pattes antérieures et au devant de la pièce sternale se trouve une fente transversale par où s'opère la ponte ; aussi cette fente manque-t-elle aux acarus femelles qui ne l'ont pas accomplie ; cependant il y a encore doute à cet égard, car il existe à la région anale une ouverture qui en est voisine.

L'œuf est un corps ovoïde régulier, ayant une extrémité un peu plus arrondie que l'autre. Ce n'est qu'après dix jours d'incubation que l'insecte est formé ; le onzième jour, l'insecte fait effort pour sortir de son enveloppe ; l'œuf se fend transversalement ou longitudinalement pour lui donner passage. La larve ou insecte nouveau-né n'a que six pattes, et il jouit cependant de plus d'agilité que l'acarus à huit pattes. Ce n'est que huit ou dix jours après l'éclosion qu'il est pourvu de ses huit pattes. (Voyez, pour plus de détails, l'excellent ouvrage de M. Bourguignon sur la gale, *Traité de la gale de l'homme*, 1852.)

DOUZIÈME CLASSE. — *Maladies composées.* — Leurs éléments pathologiques rappellent ceux que nous avons fait connaître à l'occasion des formes élémentaires que nous avons décrites.

DIAGNOSTIC GÉNÉRAL DES MALADIES DE LA PEAU.

Il y a deux manières d'établir le diagnostic d'une maladie de la peau : ou par la *forme anatomico-pathologique primitive* de la maladie, ou par ses *productions morbides secondaires*. La première méthode est sûre, non sujette à erreur ; elle pose un diagnostic à l'abri de toute méprise. Mais, malheureusement, la forme anatomico-pathologique de la maladie est trop souvent éphémère ; elle n'a parfois que quelques heures de durée, et, comme le médecin n'est généralement pas consulté au début de l'affection, mais bien après plusieurs semaines, plusieurs mois, le phénomène primitif a disparu pour faire place à un produit de sécrétion permanent. Ainsi, l'*ecséma*, l'*eczéma impétigineux*, l'*impétigo*, les variétés d'*herpès*, le *rupia*, l'*ecthyma cachecticum*, l'*ecthyma*, et bien d'autres affections, sont dans ce cas. Cependant les maladies que je viens de citer sont les plus communes. Ainsi, pour les variétés d'*eczéma*, les vésicules primitives sont remplacées par un état de la peau criblée de petites ouvertures d'où transpire, sous forme de pluie, de la sérosité jaune et limpide. Dans l'*impétigo*, dès le troisième ou le quatrième jour, ce n'est plus qu'une croûte purulente que représentent les nombreuses pustules confluentes de cette maladie. Dans le *rupia* et dans l'*ecthyma cachecticum*, ce sont des croûtes noirâtres d'aspect gangréneux qui remplacent des vésicules ou bulles primitives qui ne durent que quelques jours ; et ainsi de suite. De sorte qu'en regardant comme une source d'appréciation fort exacte, et comme donnant au diagnostic quelque chose de très positif, l'élément morbide, si le médecin n'a pour donnée que cet élément, il lui fera le plus souvent défaut.

C'est parce que j'ai été frappé de ce fait, que j'ai cherché à trouver une méthode de diagnostic basée sur les produits morbides secondaires ; voie dans laquelle Alibert était déjà entré en partie dans sa première classification, en fondant sur eux quelques-uns de ses groupes. Cette donnée a un très grand avantage, car le produit morbide est *permanent*, tant que la maladie existe ; si des onctions, des pommades, l'ont fait disparaître, il suffit d'abandonner la maladie à elle-même, sans application d'aucun topique pendant quelques jours, pour voir reparaître la sécrétion qui lui est propre. D'ailleurs, dans les cas les plus difficiles et dans l'incertitude entre deux ou trois affections, rien n'empêche de se rattacher en second lieu à l'élément anatomico-pathologique. Mais par ma méthode, qui est disposée par voie d'exclusion, ou l'on arrive tout de suite et du premier coup à diagnostiquer l'affection, ou l'on est amené à un groupe de deux ou trois maladies que des circonstances de localité, de siége, de disposition générale permettent de distinguer facilement. Depuis longues années, elle est soumise à l'appréciation des élèves qui suivent ma clinique à l'hôpital ; je lui ai donné la publicité des journaux ; et j'ai toujours vu un tel empressement à l'adopter, qu'elle doit avoir des avantages sur celle donnée par Willan, la méthode de Willan étant plutôt une classification qu'une méthode de diagnostic.

Je divise les maladies en deux grandes classes : *maladies sécrétantes* et *maladies non sécrétantes* (voy. le tableau, page 34). Rien de plus facile à résoudre que cette question. Y a-t-il croûte, les linges sont-ils tachés, le médecin reconnaît tout de suite la sécrétion. S'il n'y a pas d'apparence de ce genre, le malade, quelque peu intelligent qu'il soit, répond toujours à la question de savoir si la maladie *a jeté* ou *n'a pas jeté*; il dit même ce que la maladie *a jeté*.

Ceci posé, et dans l'hypothèse où l'affection est sécrétante, il faut chercher à reconnaître ce qu'elle sécrète. Ce sera de la *sérosité*, de la *sérosité purulente*, de la *sérosité purulente et sanieuse*, du *pus*, de la *matière grasse*. Chacune de ces catégories de sécrétions comprend un groupe de maladies, comme on peut le voir dans le tableau suivant. Rien de plus facile, d'ailleurs, à distinguer que ces produits de sécrétion. La *sérosité* ne fait pas naître de croûtes, elle salit le linge, l'empèse, y imprime une tache d'un gris roussâtre; la *sérosité purulente* peut produire une croûte, mais cette croûte, peu épaisse d'ailleurs, est d'un jaune grisâtre; ce n'est pas la croûte de pus desséché, avec sa couleur d'un jaune dit purulent. Quant à la sérosité purulente et sanieuse, ce n'est ni le reflet jaune du pus, ni le reflet jaune grisâtre du pus et de la sérosité, ni le noir de la sanié gangréneuse; c'est une croûte d'un gris noirâtre qu'il suffit d'avoir vue une fois pour la reconnaître toujours, et qu'il n'est même pas nécessaire d'avoir vue.— La *matière grasse* se reconnaît à son aspect d'un gris sale, poisseux, mou, s'enlevant avec l'ongle et s'écrasant entre les doigts.

Prenons donc un exemple pour diagnostiquer une maladie sécrétante. Soit un malade qui se présente au médecin, affecté d'une maladie de la peau à la jambe avec *croûte purulente*. En se reportant au tableau, on trouve cinq maladies qui peuvent donner du pus: l'*acné*, la *gale pustuleuse*, le *sycosis pustuleux*, l'*impétigo* et l'*ecthyma*. Ainsi, dès l'abord, par ce premier fait que la maladie est sécrétante, par cette seconde circonstance qu'elle sécrète du *pus*, voilà quarante maladies écartées, et le diagnostic n'a plus à porter que sur cinq affections de la peau. Vous raisonnerez alors par voie de localisation,

MÉTHODE

POUR SERVIR AU DIAGNOSTIC DES MALADIES CUTANÉES LES PLUS COMMUNES.

Maladies sécrétantes.

SÉROSITÉ.

Eczéma.
Pityriasis rubra aigu.
Eczéma lichénoïde.
Herpès phlycténoïde.
Zona.
Gale séreuse.
Pemphigus.
Intertrigo sécrétant.

SÉROSITÉ PURULENTE.

Eczema *impetiginodes*.

SÉROSITÉ PURULENTE ET SANIEUSE.

Rupia.
Ecthyma cachecticum.

PUS.

Acné purulente.
Gale pustuleuse.
Sycosis pustuleux.
Impétigo.
Ecthyma.

MATIÈRE GRASSE.

Acne sebacea.
Acne punctata.

Maladies non sécrétantes.

ROUGEUR FUGACE.
Érythème.
Urticaire.
Roséole.
Intertrigo non sécrétant.
Couperose érythémateuse.

ROUGEUR PERSISTANTE.
Purpura.
Scorbut.

ROUGEUR ARRONDIE *avec furfures*.
Herpès circiné.
Herpès nummulaire.

ROUGEUR DIFFUSE *avec furfures*.
Pityriasis.

COLORATION JAUNE VERDATRE.
Pityriasis versicolor.

COLORATION BRUNE.
Pityriasis nigra

DÉCOLORATION.
Achromie.

FURFURES.
Pityriasis.

SQUAMES *avec épaississement de la peau et rougeur*.
Psoriasis.
Lepra vulgaris.

SQUAMES *sans rougeur*.
Ichthyose.

PAPULES *avec rougeur*.
Lichen aigu.
Strophulus.

PAPULES *avec rougeur et squames*.
Lichen pilaris.

PAPULES *sans rougeur*.
Lichen chronique.
Prurigo.

TUBERCULES.
Sycosis tuberculeux.
Lupus.

PRODUCTIONS VÉGÉTALES.
Favus.
Herpès tonsurant
Porrigo decalvans.

PRODUCTIONS ANIMALES.
Pediculus.
Pulex.
Acarus.

en disant: La maladie n'existe qu'à la jambe, donc ce n'est ni la *gale*, maladie générale et siégeant principalement aux mains, aux jointures, etc.; ni le *sycosis*, maladie du menton; ni l'*acné*, maladie de la figure ou du dos. Donc ce ne peut être qu'un impétigo ou un ecthyma. Reportez-vous alors aux caractères distinctifs de ces deux affections, et vous reconnaîtrez facilement celle à laquelle vous avez affaire. Eh bien ! j'ai pris là, à dessein, un des cas les plus compliqués.

Si nous nous adressons à la catégorie des maladies non sécrétantes, nous verrons que le médecin doit tenir compte de phénomènes divers : la *rougeur* de la surface malade, qui ne se dessine que par ce phénomène; la *coloration jaune verdâtre*, *brune*, ou la *décoloration :* ce sont des conditions qui frappent tout d'abord. Mais, pour la rougeur, il faut voir si elle est *persistante*, ou si elle *disparaît* sous une pression très légère du doigt; si sa forme est nettement *circonscrite* et *régulière*, ou si au contraire elle est *diffuse*. Sont-ce des *squames* ou des *papules*, ou des *tubercules*, qui frappent tout d'abord à la vue de la maladie, voilà autant de catégories d'affections dans lesquelles on trouve une ou deux maladies, et par conséquent le diagnostic en est d'autant plus facile.

Seulement, en procédant au diagnostic ce tableau à la main, il faut que le médecin résolve nettement la question de *sécrétion;* et il ne s'agit pas ici d'une sécrétion temporaire, accidentelle, d'un moment, mais d'une sécrétion qui a une certaine durée et qui a été sensible pour le malade. Cette première question vidée, il faut bien observer, ou la nature de la sécrétion, et la caractériser, ou le phénomène apparent du mal dans l'affection non sécrétante. Nous ne doutons pas qu'avec quelque soin le médecin ne puisse facilement arriver au diagnostic : or, dans l'état actuel de la pratique médicale, c'est, suivant nous, rendre un grand service que de mettre les médecins en état de connaître à quelle affection cutanée ils ont affaire, afin de ne pas formuler une prescription banale contre une *dartre*, ainsi qu'on l'a fait si souvent jusqu'alors. (Malgré cette méthode facile, c'est à l'élément anatomo-pathologique qu'il faut encore s'adresser dans les cas douteux.)

ANATOMIE DE LA PEAU COMPARÉE A SA PATHOLOGIE. — Pendant longtemps la peau fut regardée comme un tissu composé de deux couches superposées, l'épiderme et le chorion. Après les travaux de Malphigi, les anatomistes s'accordèrent à reconnaître comme intermédiaires à ces deux tissus le corps muqueux et le corps papillaire.

Le derme était le canevas de la peau ; le corps papillaire s'y trouvait superposé et résultait d'un assemblage de petites éminences formées par les extrémités des nerfs et des vaisseaux, qui, après avoir passé par les trous dont était criblé le chorion, se groupaient en petits pinceaux dans un tissu spongieux érectile ; organes essentiellement nerveux suivant les uns, nerveux et vasculaires suivant les autres, parce qu'ils y admettaient l'existence de vaisseaux exhalants et absorbants.

Quant au corps muqueux, c'était un produit sécrété par les papilles et destiné à les lubrifier. Il renfermait en outre la matière colorante.

Bichat mit en doute l'existence du corps muqueux comme tissu propre, et le considéra comme une couche vasculaire chargée de la triple fonction d'exhalation, d'absorption et de production de matière colorante.

Gaultier émit sur le corps muqueux de nouvelles idées. Il le regarda comme étant formé de quatre couches : la plus profonde, à *bourgeons vasculaires* ou *sanguins* ; la deuxième, *albuginée profonde*; la troisième, *membrane brune ;* et la quatrième, *albuginée superficielle :* la première et la troisième seules douées d'organisation et remplissant les fonctions d'exhalation et d'absorption.

Chaussier a constamment nié l'existence de ces quatre couches.

Enfin, MM. Breschet et Roussel de Vauzème furent conduits à revenir aux idées anciennement émises en considérant la peau comme formée de deux feuillets superposés, le chorion et l'épiderme.

Quoi qu'il en soit de ces divergences sur les tissus lamelleux de la peau, on admettait l'existence de vaisseaux exhalants et absorbants. On avait même mesuré leurs orifices dans un espace donné, et Leeuwenhoek avait porté le nombre des vaisseaux sudoripares jusqu'à 14400 pour une ligne carrée. Verheyen et Sténon décrivirent des glandes sudoripares ; Bidloo les fit dessiner (*Anatomie du corps humain*, etc., Utrecht, 1750, in-folio, tab. 4, fig. 6). Il les considérait comme concourant à former des papilles. Monro, Fontana, Prochaska, Cruikshank, Albinus, Meckel, Mojon, décrivirent des tractus flexueux et spiroïdes qui se détachent de la face interne de l'épiderme, mais ils nièrent qu'ils fussent canaliculés. Henri Eichhorn (de Gœttingue) chercha à démontrer pourquoi tant d'auteurs en avaient nié l'existence.

Breschet et Roussel de Vauzème, reprenant l'étude complète et microscopique de la peau tant chez l'homme que chez les cétacés, donnèrent une description qui satisfaisait plus complétement aux fonctions de ce tissu, mais qui nous parut encore bien incomplète en regard des formes variées que présentent les maladies cutanées. A leurs yeux, la peau est composée d'une trame solide, c'est le derme, recouvert d'épiderme engendré lui-même par un appareil dit *blennogène*, qui se compose de glandes sous-dermiques et d'un canal qui va verser à la surface du derme une matière solidifiable. La sueur serait sécrétée par des glandes d'une autre espèce placées dans l'épaisseur du derme, ayant aussi leurs canaux exhalants et constituant l'appareil *diapnogène*. Les liquides seraient absorbés par des vaisseaux d'inhalation qui se perdraient dans l'épaisseur du derme. La matière huileuse de la peau serait fournie par les follicules sébacés, ainsi qu'on l'admet depuis longtemps; et enfin la matière colorante serait produite par un appareil dit *chromatogène*, formé d'un tissu parenchymateux et glanduleux avec des vaisseaux exhalants très courts.

Certes, rien de plus satisfaisant au point de vue physiologique que cette description; elle répond à tout, elle rend compte de l'accomplissement de toutes les fonctions. Malheureusement elle ne satisfait pas à la pathologie cutanée, puisqu'elle place très profondément des organes qui donnent lieu à des maladies très superficielles; et, pour n'en citer qu'un exemple, elle met les organes sécréteurs de l'épiderme au-dessous du derme, alors que les variétés de *pityriasis*, dans lesquelles l'épiderme est le principal produit de sécrétion, sont les maladies les plus superficielles de la peau. Au surplus, les anatomistes plus modernes en ont fait justice. Malheureusement, s'ils ont détruit un échafaudage qu'ils regardent comme imaginaire, ils ont mis à la place

quelque chose de moins satisfaisant encore, ainsi qu'on va le
voir.

Il n'y a réellement, suivant eux, dans la peau, que deux couches, le derme et l'épiderme. Le derme contient, dans son épaisseur les follicules, les glandes, les vaisseaux et les nerfs, et à sa
surface les papilles. L'épiderme est composé par une substance
homogène. Le derme est un tissu aréolaire à mailles plus ou
moins larges, suivant les diverses parties du corps ; les aréoles
sont remplies par un tissu cellulaire adipeux, et traversées par
les vaisseaux et les nerfs de la peau. Les papilles, que l'on a mal
à propos décrites comme des appendices distincts du derme,
appartiennent à sa face superficielle. Ce sont de très petites
saillies ou éminences conoïdes parfaitement visibles à la langue,
disposées en doubles lignes très distinctes à la peau des mains,
à la plante des pieds, et surtout à la pulpe des doigts ; elles sont
si ténues sur la généralité de la surface de la peau, qu'elles y ont
plutôt été admises par analogie que *de visu*.

Là où elles sont très distinctes, elles constituent des saillies du
derme, pénétrées par beaucoup de filets nerveux et de ramuscules
vasculaires à tissu presque érectile. L'œil, armé du microscope,
reconnaît d'ailleurs dans le derme une fibre cellulaire proprement dite, une fibre de noyau, et une troisième espèce de fibre
qui appartient au tissu fibreux élastique. Ces diverses fibres entrent aussi dans la composition des papilles, car au point où
celles-ci se détachent du derme, on voit les fibres de ce dernier
tissu se diriger en masse dans le plan horizontal et se relever
dans le plan perpendiculaire pour constituer les cônes papillaires.

On trouve d'ailleurs dans le derme les follicules sébacés ; ils y
existent dans toute l'étendue de la peau, excepté à la paume des
mains et à la plante des pieds. Ils abondent surtout là où il y a
des poils, aux environs des orifices, dans les plis de l'aine et de
l'aisselle. Leurs orifices viennent se montrer très distinctement à
la surface de la peau. De la grosseur d'un grain de millet et souvent beaucoup plus petits (de 1/2 millimètre à 1 millimètre), ils
ont la forme d'une petite ampoule ; ils sont en général simples
et discrets, excepté au nez, où ils sont très rapprochés ; quelques-uns sont très agglomérés.

Partout où il y a des poils, les conduits des follicules sébacés s'ouvrent dans la gaîne du poil lui-même, et chaque poil reçoit souvent dans sa gaîne le produit de plusieurs follicules sébacés qui l'entourent avec symétrie.

Les anatomistes modernes admettent encore l'appareil sudoripare découvert par Breschet et Roussel de Vauzème, appareil glanduleux formé par un enroulement vasculaire dont le canal excréteur vient s'ouvrir, en traversant les papilles du derme et l'épiderme, jusqu'à la surface de la peau. Ces appareils glanduleux existent partout, aussi bien à la paume des mains qu'à la plante des pieds, et tel est leur nombre, qu'Eichhorn compte cinquante ouvertures de canaux sur une surface d'une ligne carrée, ou douze ouvertures sur un millimètre carré.

On nie l'existence de l'appareil blennogène ou sécréteur de l'épiderme, ainsi que celle de l'appareil chromatogène.

Suivant les anatomistes modernes, l'épiderme est un produit exhalé à l'état liquide par les capillaires sanguins à la surface du derme. Cette exhalation n'est pas amorphe; elle est formée par une multitude de vésicules ou cellules accolées les unes aux autres, et d'autant plus déformées qu'on les observe plus près de la surface extérieure de la peau, où elles donnent lieu à l'épiderme solide, consistant, espacé d'*épithélium pavimenteux stratifié*. Chaque cellule contient un noyau qui s'efface de plus en plus au fur et à mesure que les vésicules se rapprochent de la surface libre de l'épiderme, en même temps que les parois des cellules s'accolent, se déforment pour devenir lamelleuses et presque rhomboïdales, de rondes ou de polygonales qu'elles étaient. L'analyse démontre qu'elles sont composées par une substance cornée analogue à la composition des poils, de la laine et des plumes.

C'est à la portion encore molle de la partie profonde de l'épiderme que Malpighi a donné le nom de *corps muqueux*. Celui-ci n'existerait donc pas réellement comme tissu, puisqu'il ne serait formé que du produit d'exhalation des vaisseaux capillaires sanguins chargés d'exhaler la matière albumineuse qui doit former plus tard l'épiderme solide.

Quant à la matière colorante, ou pigment, ce serait, comme

l'épiderme, un produit du *plasma* du sang exhalé des vaisseaux sanguins. Le pigment ne serait pas seulement infiltré dans les couches profondes de l'épiderme, mais il serait renfermé dans des cellules auxquelles on donnerait le nom de *cellules pigmentaires*. Henle pense que la matière colorante des cellules pigmentaires est groupée en molécules très fines sur le noyau de ces cellules. Gunther affirme, au contraire, que cette disposition, vraie pour la choroïde, est fausse pour la peau. Suivant lui, les cellules pigmentaires ne sont que des cellules de la couche profonde de l'*épiderme* qui *manquent de noyau*, et qui contiennent un liquide uniformément coloré en brun foncé chez le nègre. A mesure que ces cellules se développent, en même temps qu'elles se déforment pour constituer l'épiderme, et se porter à la surface, elles deviennent de moins en moins colorées par la *disparition progressive* de leur liquide intérieur : parvenues à la surface, elles ne forment plus que des lamelles ou écailles semblables aux autres.

Lorsque le pigment est *persistant*, comme dans le nègre, c'est qu'à mesure que les cellules pigmentaires se décolorent et se détachent à la surface de l'épiderme, il s'en forme sans cesse de nouvelles. Lorsque le pigment est *temporaire*, c'est que le développement des cellules pigmentaires disparaît avec la cause occasionnelle qui leur a donné naissance.

C'est à la production des cellules pigmentaires dans les couches profondes de l'épiderme que seraient dues les taches de *rousseur* et les *éphélides*. (Mais voilà qu'aujourd'hui les éphélides sont constituées par un cryptogame spécial !)

Telles sont donc les données actuelles de l'anatomie sur la peau; et chacun conviendra avec nous qu'elle laisse beaucoup à désirer. Il y a plus : pour tout médecin qui aura fait une certaine étude des affections cutanées, cette anatomie est sinon à refaire, au moins à modifier. Et d'abord n'est-il pas extraordinaire de voir les vaisseaux sanguins de la peau produire des corps organisés par exhalation, c'est-à-dire des cellules épidermiques avec ou sans pigment; puis les uns, comme Henle, admettant des cellules pigmentaires d'une nature différente de celles de l'épiderme, ce qui fait pour les vaisseaux sanguins deux éléments

organisés de diverse nature, qui sont exhalés par les mêmes vaisseaux. Gunther, il est vrai, ne croit pas à l'existence de ces deux
espèces de cellules; mais il vous l'a dit : Il y a des cellules
épidermiques à noyau sans pigment, et des cellules à noyau avec
pigment, et suivant qu'elles se trouvent dans des rapports relatifs
plus ou moins inverses, on a des peaux plus ou moins colorées
dans les diverses races. Et il n'hésite pas à ajouter : C'est cet
excès de cellules colorées qui forme les éphélides ou taches.

Mais, en pathologie cutanée, il existe des maladies de l'épiderme, ce sont plusieurs variétés de *pityriasis*. On connaît diverses
espèces de taches que l'on a nommées de noms différents, *taches
de rousseur, éphélides, pityriasis versicolor, pityriasis nigra*, et ces
taches sont nettement circonscrites, à bords arrêtés, faisant contraste avec la peau saine. Il y a plus : il existe une maladie de la
matière colorante de la peau que l'on nomme *vitiligo*, et dans
laquelle on trouve des décolorations complètes, parfaites, de la
peau, entourées d'un cercle plus ou moins large d'un brun gris
et verdâtre, de sorte qu'il semble que dans cette maladie la matière colorante ait été chassée d'un centre vers la circonférence,
pour, en s'ajoutant à la matière colorante de la circonférence,
rendre la peau beaucoup plus foncée, comme s'il s'était fait un
transport de la matière colorante de la partie décolorée à celle
qui l'est le plus. C'est ainsi qu'on voit la moitié inférieure de la
surface de la peau de la verge d'un blanc mat, tandis que tout le
dos de la verge est d'un gris verdâtre foncé; de même pour les
doigts; même disposition très arrêtée pour la surface du dos.
Comment les anatomistes modernes expliquent-ils ces faits avec
l'origine qu'ils donnent à la matière colorante? Où sont donc les
vaisseaux malades? La peau est parfaitement saine; d'ailleurs les
malades n'éprouvent aucune sensation, pas de démangeaison.
L'épiderme est doux et lisse, etc. Évidemment les anatomistes
ont détruit l'appareil chromatogène, mais il ne l'ont pas remplacé.

Quant à l'épiderme, si c'est un produit d'exhalation, comment
d'abord est-ce un produit organisé? Comment, si c'est un produit
d'exhalation sans organes spéciaux exhalants, devient-il malade
isolément et indépendamment du tissu de la peau? Expliquez,

s'il vous plaît, ces plaques farineuses de la peau (pityriasis) chez les jeunes gens, à l'époque du printemps, sans sécrétion aucune? Pourquoi ces maladies de la peau dans lesquelles il n'y a que sécrétion d'épiderme : *psoriasis, lepra vulgaris, ichthyose?* Ce sont cependant les capillaires sanguins de la peau qui devraient alors être malades, et pourquoi, comme dans l'ichthyose blanche, brune, cornée, le tissu de la peau est-il parfaitement sain, alors que tous les vaisseaux capillaires sanguins seraient malades?

Une anatomie de la peau réelle, vraie, doit pouvoir rendre compte des formes variées des affections cutanées, lorsque ces formes sont constantes, quand elles se reproduisent toujours les mêmes : or voyez les lacunes sous ce rapport. Il existe une maladie de la peau qui se caractérise par l'exhalation d'une odeur tellement fétide, que le sujet ne peut pas demeurer dans une pièce sans l'infecter; c'est en plus ce que l'on observe en moins chez beaucoup de personnes qui, aussitôt qu'elles se déshabillent, répandent une odeur désagréable. Après les preuves données par M. Collard de Martigny, il a bien fallu admettre l'absorption gazeuse cutanée. Quelques physiologistes doutent encore aujourd'hui de l'exhalation gazeuse. Si l'odeur n'est là qu'une émanation odorante, où sont les organes de cette sécrétion odorante? C'est la sueur, pourra-t-on dire, qui porte cette odeur. La plupart de ces personnes ne transpirent pas, elles ont la peau plus ou moins brune, plus ou moins sèche.

Il existe une maladie de la peau qu'Alibert a désignée sous le nom de *prurigo sans papules*, et dans laquelle les grattages sont incessants et horribles; cependant on ne voit rien à la peau, pas même une excoriation. C'est là, dira-t-on, une névralgie! Ces sujets sont les moins nerveux du monde; ils ont une peau épaisse, brune, sèche, que rien n'écorche. Ce ne sont pas les papilles qui sont malades, car la peau est parfaitement lisse. Mais voici venir le lichen, affection *papuleuse*, parce que la forme de l'éruption morbide ressemble assez bien à la disposition conique des papilles de la peau. Dire que dans cette maladie, ainsi que dans le prurigo, autre forme d'affection papuleuse, les papilles soient malades, c'est commettre une erreur grave, et nous avons déjà fait observer que : 1° les papilles de la peau siégent principalement à la surface interne des membres : si c'est le siége du lichen en général, ce n'est pas celui du prurigo, qui est toujours placé en dehors ; 2° que les papilles de la peau sont disposées par paires sur des lignes courbes et régulières : rien de plus diffus que le lichen qui se montre par des élevures papuleuses disséminées, sans aucune régularité, sans aucune harmonie. Affecte-t-il la forme de plaque, même état diffus des élevures papuleuses du lichen dans la plaque elle-même, et de plus la maladie présente toujours la forme parfaitement nummulaire ; elle siége sur le dos de la main, à la partie externe des membres. Enfin, c'est surtout à la pulpe des doigts que l'on trouve le plus de papilles, et l'on ne voit jamais le lichen à la face palmaire des doigts, on en trouve fréquemment à la face dorsale. Je ne demanderai pas quel est l'élément anatomique de la forme tuberculeuse ; je me contente d'avoir démontré le peu d'analogie qu'il y a entre les papilles et les papules du lichen.

Quel est le siége de l'herpès à vésicules miliaires et de l'eczéma dans les diverses couches de la peau ? Du temps où l'on admettait l'existence du corps muqueux, on disait ce dernier malade à cause de l'état si superficiel de ces maladies et de leurs vésicules si ténues ; aujourd'hui nous sommes en présence de cinq maladies qui toutes ont la forme vésiculeuse : l'herpès, l'eczéma, l'herpès phlycténoïde, le pemphigus, affections dans lesquelles les éléments morbides sont les mêmes (épiderme soulevé par de la sérosité de même nature), mais où la vésicule, à peine perceptible dans l'herpès, devient plus sensible dans l'eczéma, très visible dans l'herpès phlycténoïde, et acquiert des dimensions considérables dans le pemphigus. A part le diamètre de la vésicule, ces maladies semblent pareilles ; toutes sont superficielles, toutes paraissent siéger dans le corps muqueux sans que le derme soit affecté. Avec les mêmes apparences, la maladie a un siége profond dans le zona, où sous la vésicule existe une fausse membrane dont la chute donne lieu à un ulcère qui laisse une cicatrice. Certes, avec de pareilles analogies morbides, comment ne pas admettre qu'il est un élément commun particulier de la peau qui soit affecté dans toutes ces maladies ?

Que si, en regard de ces affections vésiculeuses, nous plaçons

les maladies pustuleuses, nous observerons les phénomènes qui
peuvent donner lieu à la même observation. La vésicule purulente
de l'eczéma impétigineux, la pustule de l'impétigo, celle de
l'ecthyma, offrent entre elles la plus grande analogie, à différence
d'intensité et de volume près; seulement celle de l'ecthyma est
plus profonde que celle de l'impétigo. Ce sont là des affections
pustuleuses identiques, quant à l'aspect et quant à la proportion
de la vésicule par rapport à l'engorgement de la pustule. Si
c'étaient les seules pustules de la peau, on pourrait les considérer
comme étant le résultat d'une inflammation du derme, et encore
aurait-on à se demander pourquoi la même inflammation
n'amène-t-elle jamais le pus dans l'eczéma, l'herpès et le pemphigus? Mais il est d'autres maladies pustuleuses de la peau qui
n'ont aucune analogie avec les précédentes : ce sont l'acné, l'impétigo sycosiforme, le sycosis pustuleux. Dans ces variétés l'engorgement constitue les 9 dixièmes du volume de la pustule, condition tout opposée aux premières dont les 9 dixièmes sont formés
par les vésicules. Objectera-t-on que le siége de l'acné est dans les
follicules sébacés? Mais le furoncle, mais le sycosis, n'ont plus
le même siége. Ainsi l'inflammation pustuleuse de la peau doit
avoir aussi son siége tout particulier; ce ne saurait être le même
tissu affecté que dans l'inflammation vésiculeuse non suppurante.
Ce ne sont pas seulement les affections de la peau dites dartreuses
que nous aurions pu citer, les éruptions exanthémateuses nous
en auraient encore fourni de nombreux exemples.

Ce sont ces considérations qui nous font dire que Breschet et
Roussel de Vauzème avaient pris dans leurs recherches anatomiques une voie meilleure que ceux qui les ont suivis, en adoptant pour point de départ les fonctions de la peau, et en recherchant les éléments ou organes qui les accomplissent; ils ont pu se
tromper, mais leurs successeurs ont préféré fournir une anatomie qui ne rend pas compte ni de la physiologie ni de la pathologie de la peau.

L'inflammation du tissu doit être, suivant nous, le contrôle de
l'anatomie de la peau, aussi bien et mieux peut-être encore que
la physiologie; car les formes inflammatoires variées ne peuvent
être que le résultat d'éléments anatomiques différents *enflammés*.

Ainsi se trouvent justifiés, à notre point de vue, les détails dans lesquels nous venons d'entrer. Puissent-ils appeler l'attention et donner ouverture à des recherches nouvelles.

Terminons par quelques considérations sur l'influence des qualités physiques et vitales de la peau ; nous serons conduit à quelques remarques qui viendront justifier ce que nous avons dit de l'existence de certaines maladies qui dépendent de la structure spéciale de ce tissu chez les divers individus. Et d'abord son *épaisseur*.

La considération de l'épaisseur de la peau conduit à une remarque assez importante, à savoir, qu'à moins d'hérédité, une peau fine ne sera jamais affectée d'une maladie squameuse du genre du psoriasis, de la lèpre vulgaire et de l'ichthyose. Il y a plus, le siége de ces maladies est toujours en dehors des membres, parce que l'épiderme et la peau ont plus d'épaisseur dans ce point. De là aussi la fréquence du psoriasis palmaire et du psoriasis plantaire. Cette circonstance si frappante ne détruit-elle pas à elle seule l'hypothèse des anatomistes modernes, qui considère l'épiderme comme un corps mort, comme une matière coagulable, inerte, et rien de plus ?

Par contre, toute peau fine sera le siége des lichens, et ceux-ci se développeront sur les parties du corps où la peau a moins d'épaisseur, où elle jouit de plus de sensibilité.

Coloration. — Plus la peau est blanche, moins elle est disposée aux maladies cutanées qui se dessinent par des anomalies dans la matière colorante : ainsi les *pityriasis versicolor* et *nigra*, qui sont l'attribut de la peau colorée.

Une peau blafarde, opaline, est une peau essentiellement sécrétante de sa nature, en même temps qu'elle est plus chargée de follicules sébacés ou qu'elle est le siége du plus grand développement de ces follicules. C'est aussi sur cette sorte de peau que se montrent les *acne rosacea, indurata, punctata, sebacea*.

Sécrétion. — Toute peau dont la sécrétion huileuse est abondante ne saurait jamais être atteinte d'une affection squameuse.

Si la sécrétion de la sueur *aqueuse* est considérable, alors se maintiennent fréquemment les affections vésiculeuses, *eczéma*, *herpès* de toute sorte, ainsi que les *intertrigo* qui proviennent

presque toujours de la sueur devenue alcaline, et par cela même
irritante, puisque la sueur est naturellement acide.

Un excès de sensibilité de la peau prédispose aux maladies lichénoïdes ou avec démangeaison.

Enfin les plicatures de la peau ont une grande influence, soit sur
la durée, soit sur la forme de certaines affections cutanées. Elles
engendrent les crevasses dans les *psoriasis palmaires* et *plantaires*;
elles changent l'aspect des ichthyoses brunes qui ont généralement
leur siége aux articulations; elles s'opposent à la guérison des
intertrigos, et particulièrement de ceux qui ont pour élément la
scrofule ou au moins le tempérament lymphatique.

CLASSIFICATION DES MALADIES DE LA PEAU. — Une classification n'a
pas d'autre but que d'arranger, de grouper méthodiquement les
maladies de manière à constituer un cadre dont l'esprit puisse
saisir l'ensemble, afin d'en faire une étude méthodique. Les divers
auteurs qui se sont occupés de classification des maladies de la
peau ont cherché un point de départ, une idée, un fait qui pût en
dominer l'arrangement. Ainsi les uns ont invoqué la causalité de
ces maladies, les autres les formes morbides pathologiques,
quelques-uns les produits de sécrétion, d'autres le siége anatomique, etc. Malheureusement, les maladies en général, se plient
peu à toutes ces distinctions; il en résulte que pour la peau, comme
pour les autres tissus de l'économie, il ne saurait exister une
classification à l'abri de reproches. C'est assez dire que nous n'attachons pas d'autre importance à leur valeur relative, et que celle
qui se prêtera le mieux à l'étude, en même temps qu'elle conduira à quelques conséquences pratiques, sera celle à laquelle
nous donnerons toujours la préférence.

Les classifications sont de date récente. Jusqu'à Plenck, qui
publia en 1776 son traité intitulé : *Doctrina de morbis cutaneis qua
hi in suas classes, genera et species rediguntur* (Vienne, *ibid.*, 1783,
in-8°, Lovani, 1796), on avait décrit les affections cutanées sans
ordre, sans méthode, ou, à l'instar de Lorry, on les avait envisagées surtout d'une manière générale.

Plenck eut le premier l'idée de rapprocher les maladies d'après
les analogies qui existaient entre *leurs formes élémentaires morbides*;
aussi est-ce à tort que l'on attribue à Willan la classification plus

particulièrement accréditée aujourd'hui, sous le nom de *classifica-tion anatomique*, classification qui, pour le dire en passant, n'est pas *anatomique*, mais bien anatomo-pathologique, puisque ce ne sont pas les éléments anatomiques connus qui forment la base des divisions de maladies, mais des éléments qui nous sont encore inconnus; ce qui donne lieu à des formes morbides d'anatomie pathologique, comme toutes les productions morbides variées que nous voyons surgir dans les maladies des divers organes. Plenck a eu le seul tort de multiplier ses classes de maladies en regardant comme des formes élémentaires ce qui n'était que des produits secondaires de la même affection, en sorte qu'il a reproduit dans deux classes différentes les mêmes maladies cutanées. Mais l'idée mère de la classification lui appartient tout entière, et il suffit de rapprocher ses divisions de celles de Willan, qui publia sa classi-fication en 1798, c'est-à-dire vingt-deux ans après la première et deux ans après la dernière édition de l'ouvrage de Plenck, pour voir qu'il y a identité parfaite.

Plenck admettait quatorze classes de maladies cutanées :

1° *Maculæ ;* 2° *pustulæ ;* 3° *vesiculæ ;* 4° *bullæ ;* 5° *papulæ ;* 6° *crustæ ;* 7° *squamæ ;* 8° *callositates ;* 9° *excrescentiæ cutaneæ ;* 10° *ulcera cutanea ;* 11° *vulnera cutanea ;* 12° *insecta cutanea ;* 13° *morbi unguium ;* 14° *morbi pilorum.*

Willan (*Description and Treatment of Cutaneous Diseases*, in-4°, London, 1798) range les maladies de la peau en huit classes : 1° exanthèmes ; 2° vésicules ; 3° bulles ; 4° pustules ; 5° papules ; 6° squames ; 7° tubercules ; 8° macules. Ces divisions se trouvent dans les classes de Plenck, à part celle des exanthèmes ; c'est donc la *même idée mère*, c'est la même classification, moins complète d'une part, mais plus exacte de l'autre.

Loin de moi la pensée de chercher à porter la moindre atteinte au mérite de l'auteur anglais; je ne veux que rendre à Plenck ce qui lui appartient. L'idée mère d'une classification est une découverte trop importante pour qu'elle ne reste pas à toujours à son auteur. Il n'y a dans la classification de Willan qu'une perfec-tion par suite d'observations et de recherches plus minutieuses; il y a dans la classification de Plenck une idée, et une observation d'autant plus difficile qu'elle avait été faite en premier.

Nous donnons ici un tableau des maladies cutanées, que nous avons rangées d'après la classification de Willan, mais que nous avons augmentée et complétée.

CLASSIFICATION DE WILLAN, MODIFIÉE.

MALADIES

EXANTHÉMATEUSES.
> Érythème.
> Roséole.
> Urticaire.

VÉSICULEUSES.
> Eczéma.
> Herpès.
> Gale.
> Rupia.

BULLEUSES.
> Pemphigus.

TUBERCULEUSES.
> Lupus.
> Sycosis tuberculeux.
> Lèpre tuberculeuse.
> Frambœsia.
> Molluscum.

SQUAMEUSES.
> Pityriasis.
> Psoriasis.
> Lèpre vulgaire.
> Ichthyose.
> Pellagre.

HÉMATEUSES.
> Purpura.
> Hémorrhagie.
> Scorbut.

CHROMATEUSES.
> Pityriasis versicolor.
> Pityriasis nigra.
> Achromie.

CANCÉREUSES.
> Cancer.
> Kéloïde.

PUSTULEUSES.
> Impétigo.
> Acné.
> Ecthyma.
> Sycosis pustuleux.
> Gale.

PAPULEUSES.
> Strophulus.
> Lichen.
> Prurigo.

VÉGÉTANTES.
> Favus.
> Herpès tonsurant.
> Herpès circiné.
> Porrigo decalvans.

CORPS ÉTRANGERS ANIMÉS.
> Acarus.
> Pediculus.
> Pulex.

CORPS ÉTRANGERS INANIMÉS.
> Productions cornées.

MALADIES DE LA PEAU ET DU TISSU CELLULAIRE.
> Éléphantiasis des Grecs.
> Lèpre anesthésique.

MALADIES DES POILS.
> Plique.
> Canitie.
> Alopécie.

MALADIES DES ONGLES.
> Hypertrophie.
> Atrophie.

En 1810, parut la classification d'Alibert (*Précis historique et pratique sur les maladies de la peau*, 2 vol. in-8). Une autre pensée avait dirigé cet admirable nosographe, c'était de grouper par catégories ou familles les maladies qui avaient entre elles quelque analogie : 1° *Teignes* : faveuse, granulée, furfuracée, amiantacée, muqueuse. 2° *Pliques* : multiforme, solitaire, en masse. 3° *Dartres* : furfuracée, squameuse, crustacée, rongeante, pustuleuse, phlycténoïde, érythémoïde. 4° *Éphélides* : lentiforme, hépatique, scorbutique. 5° *Cancroïde* ou kéloïde. 6° *Lèpres* : squameuse, crustacée, tuberculeuse. 7° *Pians* : ruboïde, fongoïde. 8° *Ichthyoses* : nacrée, cornée, pellagre. 9° *Syphilides* : pustuleuse, végétante, ulcérée. 10° *Scrofules* : vulgaire, endémique. 11° *Psorides* : pustuleuse, purulente, pustuleuse vésiculeuse, papuleuse, crustacée.

En effet, si l'on envisage les maladies de la peau sous leur point de vue le plus important (*ars sanandi*), on est conduit à accueillir cette *idée dominante*. La catégorie des teignes groupe entre elles les maladies du cuir chevelu, qui ne se montrent guère que dans l'enfance et dans la jeunesse, et qui exigent un traitement, une conduite médicale toute spéciale. La plupart de ces teignes sont, il est vrai, des affections cutanées tout à fait semblables à celles qui peuvent se montrer sur le corps de l'adulte, et en cela Alibert diffère de Willan, puisqu'il est obligé de les décrire deux fois ; mais il est bien plus médical d'exposer dans un même tableau toutes les variétés de teignes ! A combien de considérations générales leur ensemble ne peut-il pas conduire ! Nous en dirons autant des *syphilides*, des *scrofules*, des *kéloïdes*, où la cause première de l'affection, quelle qu'en soit la forme, doit toujours être présente au médecin durant tout le cours du traitement de la maladie. Ici variété de forme, mais analogie de cause, de nature et de traitement.

Malheureusement c'est là seulement tout ce qu'il y a de vrai dans la réalisation de la pensée d'Alibert. Chaque autre groupe de sa division ne comporte plus qu'une seule maladie avec ses variétés : tels sont les groupes *pliques*, *éphélides*, *lèpres*, *ichthyose*, *psorides*, et quant au groupe *dartres*, il a le défaut tout opposé. Sous une dénomination vulgaire, Alibert a rassemblé une foule de maladies dissemblables qui, toutes, peuvent reconnaître des causes différentes, se présenter sous des formes variées, se modifier en raison du tempérament et de la constitution du sujet, et exiger une médication appropriée à toutes ces circonstances.

Convenons donc cependant qu'Alibert a rendu un immense service en créant cette classification imparfaite, à l'époque où il l'a publiée, et, pour apprécier ce service à sa valeur, reportons-nous à une époque où la classification de Plenck était inconnue en France, et où l'histoire des dartres était presque tout entière à faire.

C'est en vue de la même pensée qu'en 1832 (*Monographie des dermatoses*, in-8°), Alibert créa sa classification nouvelle : *son arbre des dermatoses*. Elle n'est, à proprement parler, qu'une extension de la première quant aux groupes principaux. Toutefois ces groupes sont mieux dessinés. Alibert les a multipliés en y comprenant plus de maladies, telles que les dermatoses *exanthé-mateuses* et *hétéromorphes*, et cependant il a fait disparaître une partie des groupes qui n'étaient que des genres, puisqu'ils ne comprenaient qu'une maladie et ses variétés. Voici au surplus ces divisions.

Dermatoses : 1° *eczémateuses*, 2° *exanthémateuses*, 3° *teigneuses*, 4° *dartreuses*, 5° *cancéreuses*, 6° *lépreuses*, 7° *véroleuses*, 8° *strumeuses*, 9° *scabieuses*, 10° *hémateuses*, 11° *dyschromateuses*, 12° *hétéromorphes*.

DERMATOSES.

1° *Eczémateuses*. — Érythème, érysipèle, pemphix (pemphigus), zoster, phlyzacia (ecthyma), cnidosis (urticaire), épinyctide (sorte de lichen de nuit), olophlyctide (herpès phycténoïde), ophlyctide (aphthes fébriles), pyrophlyctide (pustule maligne), furoncle et charbon.

2° *Exanthémateuses*. — Variole, vaccine, clavelée (petite vérole des moutons), varicelle, nirle (exanthème papuleux lenticulaire de vingt-quatre à trente-six heures, succédant souvent à la rougeole), roséole, rougeole, scarlatine miliaire.

3° *Teigneuses*. — Achor (teigne muqueuse), trichoma (plique polonaise), porrigine (pityriasis et eczéma chroniques, porrigo decalvans).

4° *Dartreuses*. — Herpès, varus (acné), mélitagre, esthiomène (lupus exedens).

5° *Cancéreuses*. — Carcinome, kéloïde (excroissance cancéreuse).

6° *Lépreuses*. — Leuce (lèpre des Hébreux), spiloplaxie (malemort des arabistes), radezyge (lèpre du Nord), éléphantiasis.

7° *Véroleuses*. — Syphilides, mycosis (pian et frambœsia).

8° *Strumeuses*. — Scrofule, farcin.

9° *Scabieuses.* — Prurigo, gale.

10° *Hémateuses.* — Pétéchies, péliose (purpura).

11° *Dyschromateuses.* — Panne (taches de rousseur, pityriasis versicolor, nigra), achromie.

12° *Hétéromorphes.* — Verrues, dermatolysie (cutis lapsus), onygose (tourniole), næve (nævus maternus), tylose (cors aux pieds), ichthyose.

Les auteurs qui ont écrit après Alibert lui ont presque tous adressé le reproche d'avoir fait une classification nouvelle inférieure à la première. Ce reproche ne nous paraît pas fondé, et nous pensons que si Alibert n'a pas été heureux dans son innovation, ce n'est que sous le rapport de la forme, et non pas quant au fond.

Son premier tort, c'est d'avoir mis une certaine prétention à rattacher à un arbre des branches qui n'ont pas de tronc, et de s'être ainsi rendu ridicule aux yeux de tous. Qu'est-ce, en effet, que le tronc de l'arbre des dermatoses? C'est, dit-il, la peau. Mais la peau ne saurait faire partie d'une classification.

Un second tort, c'est d'avoir été chercher des dénominations inusitées pour créer des genres, et d'avoir formé bon nombre de mots nouveaux en satisfaisant, pour ainsi dire, à cette fureur de nomenclature basée sur des étymologies grecques, qui a pris naissance dans l'école de Chaussier, et qui a fait des progrès si rapides et si funestes de nos jours. Il semble qu'on ait fait faire un pas à la science quand on a créé un nom qui exprime une idée, comme si l'on ignorait que les meilleures dénominations sont les plus insignifiantes en ce qu'elles ne peuvent jamais entraîner avec elles d'idées fausses, et qu'elles ne sont pas sujettes à changement, alors que la matière qu'elles expriment vient à être mieux connue.

Rendons plus de justice à Alibert à l'égard de sa classification, la forme à part. Alibert a suivi l'idée première qui l'avait dirigé, celle de grouper autant que possible les maladies analogues. Or, l'analogie peut dériver de plusieurs sources : ou c'est une analogie de forme, quant aux apparences morbides ; ou c'est une analogie de causes, ou une analogie d'invasion, ou une analogie de traitement, circonstances qui peuvent conduire à des indications thérapeutiques importantes.

Ainsi, dans le groupe des eczèmes, il y a des affections disparates, quant à la forme, puisque l'érythème, simple rougeur de la peau, se trouve placé à côté de l'olophlyctide (herpès phlycténoïde), où la maladie est entièrement vésiculeuse, et auprès du *phlyzacia* (ecthyma), qui est une maladie pustuleuse, etc. Néanmoins il faut convenir que toutes les affections comprises dans ce groupe ont des conditions communes qui justifient le rapprochement de ces divers états morbides. Presque toutes, en effet, sont précédées ou accompagnées de phénomènes généraux ; elles apparaissent à l'état aigu ; elles sont accompagnées de rougeur, de chaleur et d'une sensation qui va jusqu'à la douleur ; elles parcourent leurs périodes dans un espace de temps assez court ; elles passent rarement à l'état chronique ; elles se terminent le plus souvent par résolution, et le traitement antiphlogistique leur est commun.

Toutes ces conditions se trouvent encore mieux dessinées dans le groupe des *exanthèmes*.

Si les diverses sortes de teignes ont des formes différentes, si les moyens thérapeutiques qu'elles réclament sont variés, il est quelques rapprochements à faire entre elles, qui peuvent justifier leur réunion dans le groupe des dermatoses teigneuses. Elles affectent presque toujours l'enfance et la jeunesse ; elles sont souvent liées à l'état général de la santé, et cette liaison est souvent si intime, que la santé de l'enfant s'altère du moment que l'affection teigneuse diminue d'intensité ou se supprime ; et tandis qu'on arrêtera impunément la même affection dartreuse siégeant partout ailleurs, mais à une autre époque de la vie, on pourra compromettre les jours d'un enfant en procédant ainsi pour certaines variétés de teignes : de là des préceptes généraux de traitement qui sont communs à toutes ces affections.

Les mêmes analogies existent pour les groupes des dermatoses *cancéreuses, véroleuses, strumeuses, hémateuses, scabieuses, dischromateuses* et *lépreuses*. Restent donc deux groupes auxquels on ne peut pas appliquer ces principes, les dermatoses *dartreuses* et *hétéromorphes* ; mais la dernière dénomination indique déjà un assemblage de maladies de formes et d'espèces différentes qui n'ont pu être classées, et nous ne voyons réellement que le groupe des dartres qui ait été malheureusement conservé.

. Je sais bien que cette classification ne conduit pas au diagnostic comme celle de Willan, et c'est là surtout ce qui l'a fait repousser par les nosologistes modernes; mais au moins elle conduit à la thérapeutique. Que l'esprit de l'élève soit satisfait quand il a reconnu un râle sous-crépitant ou un bruit de souffle au premier temps, cela est fort bien; qu'un professeur voie même avec plaisir un élève établir un diagnostic, je suis le premier à en reconnaître les avantages, je dirai même la nécessité. Mais cela n'est pas tout en médecine, et tel est quelquefois fort embarrassé d'appliquer un remède à un mal qu'il a parfaitement reconnu. Nous irons même plus loin, et nous dirons qu'après avoir porté un diagnostic assuré, nous en sommes souvent réduit à faire la médecine des symptômes, la médecine de l'état général du malade, et ce n'est certes souvent pas la plus mauvaise.

Concluons donc de tout ce qui précède, que si nous mettons la classification de Plenck, dite de Willan, en regard de celle d'Alibert, nous rendons justice à l'une et à l'autre, en disant que la première est utile pour apprendre à reconnaître les maladies, que la seconde est nécessaire pour apprendre à les traiter.

J'eusse pu, pénétrant plus avant dans la classification d'Alibert, lui adresser des reproches de détail sur chaque maladie en particulier; mais j'ai tenu à juger l'ensemble de sa classification et à pénétrer dans la pensée qui l'avait dictée.

Depuis Alibert, MM. Cazenave et Schedel, Gibert et Rayer, se sont rattachés à la méthode de Willan que Biett avait propagée en France. M. Rayer ne l'a prise toutefois que d'une manière secondaire et en tant qu'elle s'appliquait aux maladies de la peau qu'elle peut embrasser, car ce savant écrivain a adopté un cadre beaucoup plus vaste. Il a divisé en quatre classes les maladies de la peau : 1° celles qui sont propres à ce tissu; 2° celles qui appartiennent à ses dépendances; 3° l'étude des corps étrangers qui peuvent s'y développer; 4° les maladies primitivement étrangères à la peau, mais qui lui impriment parfois des altérations toutes spéciales.

Dans la *première section* se trouvent les inflammations : — *A.* à une seule forme élémentaire : ce sont les affections exanthémateuses, bulleuses, vésiculeuses, pustuleuses, furonculeuses, gangréneuses, papuleuses, squameuses, tuberculeuses; — *B.* à plusieurs formes élémentaires : les brûlures, les engelures et les syphilides.

Dans la *deuxième section* sont placées les sécrétions morbides, qui comprennent les éphidroses, concrétions cutanées, tannes et tumeurs folliculeuses.

Dans la *troisième section*, les congestions hémorrhagiques : cyanose, purpur, vibices, pétéchies, dermatorrhagies.

Dans la *quatrième section*, l'anémie de la peau.

Dans la *cinquième section*, les névroses.

Dans la *sixième section*, les vices de conformation : 1° du *derme*, comprenant : hypertrophie, atrophie, nævus, kéloïde; 2° du *pigment* : décoloration, nævi pigmentaires, éphélides, chloasma, lentigo, méladermie, ictère, teinte de nitrate d'argent; 3° de l'*épiderme* : ichthyose, appendice, cors.

La deuxième classe comprend les altérations des ongles et celles des poils.

La troisième classe, les corps étrangers inanimés et les corps étrangers animés.

Nous émettrons notre opinion sur la classification de M. Rayer avec la même franchise que nous l'avons fait pour les classifications précédentes. Ce savant médecin nous saurait mauvais gré d'agir autrement.

Cette classification est un grand cadre dont les divisions sont larges et bien dessinées; il a permis à son auteur d'embrasser toutes les affections qui peuvent atteindre la peau. Mais dans les maladies désignées sous le nom d'*inflammations,* il en est qui ne sont pas inflammatoires : le favus, par exemple, rangé dans la catégorie des pustules, et qui n'est pas pustuleux. L'éléphantiasis des Grecs est-il inflammatoire? En distinguant les inflammations en celles à une seule forme élémentaire et à plusieurs formes élémentaires, M. Rayer n'a pu être exact.

En effet, la *gale* est tantôt vésiculeuse, tantôt vésiculeuse et papuleuse, tantôt pustuleuse, et dans ces trois cas la forme étant différente, elle devait être rangée dans plusieurs divisions. Le *sycosis* peut être pustuleux ou tuberculeux. Le *lichen* n'est pas toujours à l'état de papules; il est quelquefois papuleux et vésiculeux, comme dans le lichen eczémateux. Le *lupus* n'est pas toujours tuberculeux : tel est le *lupus exedens*. L'*ictère*, les *éphélides* ne sauraient être considérés comme des vices de conformation du pigment de la peau ; il en est de même de l'*achromie* ou décoloration, qui n'est pas toujours congénitale. L'*ichthyose* est une maladie, et non pas un vice de conformation de l'épiderme ; les *pityriasis versicolor* et *nigra* ne sauraient, dans la plupart des cas, être considérés comme des affections squameuses.

C'est qu'il est extrêmement difficile de créer une classification à l'abri de tout reproche. M. Rayer nous semble d'ailleurs avoir établi la sienne plutôt pour une exposition méthodique de toutes les matières de son excellent ouvrage sur les affections cutanées, et nous devons dire que ce cadre est très généralement heureux.

J'arrive maintenant à une classification de date plus récente : c'est celle qu'a adoptée M. Baumès (de Lyon) dans sa nouvelle *Dermatologie*, publiée en 1842.

Partant de ce principe que, quelle que soit la forme sous laquelle se présente une affection dartreuse, elle résulte de l'exercice irrégulier des forces de la vie, que l'on ne saurait rattacher qu'à une force ou cause première inconnue que l'on chercherait en vain, il appelle cette inconnue *fluxion*, sans y attacher ni le sens qu'on attribue ordinairement à ce mot, ni aucune signification quelconque. C'est l'*x* de la dartre, sous quelque forme qu'elle se présente.

Mais, dit-il, ce qu'il importe au médecin de connaître pour opérer la guérison de la dartre, c'est d'arriver à déterminer quelle est la cause externe ou interne, quelle est la condition morbide qui a pu faire naître et qui entretient cette *fluxion*. Une fois connue, on l'attaque, on la détruit, *ce qui* (pour le dire en passant) *n'empêche pas d'agir sur la maladie locale qui s'est perpétuée à la peau pendant un certain temps, et qui y a fait en quelque sorte élection de domicile.*

Ceci posé, M. Baumès établit des catégories :

1° *Fluxion par cause externe.*

2° *Fluxion réfléchie*, ou répétition en dehors d'un travail morbide qui existe déjà sur un organe interne.

3° *Fluxion déplacée*, ou transport à la peau d'une maladie d'un organe interne, ou fluxion critique.

4° *Fluxion excentrique*, succédant à une cause ou à une série de causes qui portent leur influence sur l'économie en général, et qui introduisent par les voies respiratoires et digestives des principes qui amènent une perturbation dans les fonctions régulières de tous nos organes.

5° *Fluxion par diathèse*, ou consécutive aux diathèses scrofuleuse, cancéreuse, syphilitique, scorbutique.

6° *Fluxion idiopathique*, ou développée dans le tissu de la peau sans cause connue et par suite d'un principe né de l'hérédité, et par cela même de la condition organique de la peau.

7° *Fluxion complexe*, ou résultant de la combinaison de plusieurs causes réunies.

Il applique maintenant ces divers modes de maladies cutanées à chaque maladie en particulier, et pour exposer ces maladies il adopte, à peu de chose près, la classification germanico-anglaise : ainsi il décrit successivement les éruptions *érythémateuses*, *vésiculeuses* ou *puro-vésiculeuses*, *papuleuses*, *tuberculeuses*, *squameuses*.

Puis viennent les *éruptions* se rattachant à la fois à plusieurs des ordres précédents.

Puis les *macules*, les *excroissances*, les maladies des dépendances de la peau ; enfin les maladies cutanées par *fluxions diathésiques*.

On voit, en résumé, que M. Baumès a emprunté aux classifications de Willan, d'Alibert et de M. Rayer ses principales divisions, qui sont au nombre de douze, et qu'il a envisagé les maladies sous un point de vue médical pouvant conduire à des applications thérapeutiques plus positives. Ce qu'il a fait de plus spécial, c'est d'appeler l'attention des médecins sur la nécessité de s'attacher à la recherche de l'origine des affections dartreuses pour les mieux traiter ensuite. Malheureusement l'application n'a pas toujours des résultats aussi satisfaisants que pourrait le donner à penser une exposition aussi simple en apparence, et trop souvent le médecin suivra en vain les préceptes de M. Baumès. Ceci soit dit sans que nous en inférions qu'il ne faut pas les adopter. Tout médecin éclairé recherche avec soin la cause du mal, et de tout temps il l'a fait et le fait journellement ; mais lorsque le médecin

·voudra appliquer au lit du malade les divisions tracées par M. Baumès; quand il recherchera surtout la cause première, la *fluxion*, l'*inconnue*, l'*x* de la maladie cutanée, le malade ou plutôt la cause première du mal lui fera défaut, et la classification lui deviendra inutile.

Depuis la publication de la première édition de notre ouvrage, notre honorable collègue M. Hardy a fait connaître dans ses leçons sur les maladies de la peau une classification nouvelle, Nous en donnons ici le tableau.

CLASSIFICATION DES MALADIES DE LA PEAU
PAR ORDRE DE LEUR NATURE (1856), PAR M. HARDY.

CLASSES.	SECTIONS.	ESPÈCES.
	1° DE L'APPAREIL CHROMATO-GÈNE	1. Nœvi pigmentaires. 2. Lentigo. 3. Éphélides, 4. Nigritie. 5. Vitiligo. 6. Albinisme.
1° **Macules et difformités.**	2° DE L'APPAREIL VASCULAIRE.	7. Taches vineuses. 8. Nœvi vasculaires. 9. Tumeurs fongueuses.
	3° DE L'APPAREIL FOLLICU-LAIRE.	10. Acné punctata. 11. Acné varioliforme. 12. Acné miliaris. 13. Molluscum.
	4° DE L'APPAREIL PAPILLAIRE.	14. Verrues.
	5° DE L'APPAREIL ÉPIDERMI-QUE	15. Durillons. 16. Cors. 17. Ichthyose. 18. Productions cornées.
	6° DU DERME.	19. Kéloïde.
2° **Inflammations simples constituant des maladies locales.**	. . . .	20. Érythème. 21. Strophulus. 22. Urticaire. 23. Herpès. 24. Ecthyma. 25. Prurigo. 26. Acné. 27. Pemphigus.
3° **Maladies parasitaires.**	1° PARASITES VÉGÉTAUX	28. Favus. 29. Herpès circiné. 30. Herpès tonsurant. 31. Sycosis. 32. Porrigo decalvans,
	2° PARASITES ANIMAUX	33. Phthiriase. 34. Gale.

		35. Rougeole.
4° **Fièvres éruptives.**		36. Scarlatine.
		37. Variole.
		38. Érysipèle.
		39. Roséole.
		40. Érythème papuleux.
		41. Érythème noueux.
		42. Érythème scarlatiniforme
5° **Maladies symptomatiques d'une affection générale**		43. Herpes labialis et nasalis.
		44. Taches rosées.
		45. Sudamina.
		46. Purpura.
6° **Dartres.**		47. Eczéma.
		48. Lichen.
		49. Pityriasis.
		50. Psoriasis.

7° **Scrofulides.**
8° **Syphilides.**
9° **Cancers.**
10° **Maladies exotiques et climatériques.**

Suivant notre honorable collègue M. Hardy, d'après cette méthode, une maladie cutanée étant donnée, en la classant dans un des groupes que nous avons admis, on a immédiatement une idée netté sur sa *nature*, sur son *pronostic* et sur son *traitement*.

Ce serait là un avantage immense que nous serions le premier à approuver; mais il nous suffira de quelques exemples empruntés à chacune des classes dont nous venons de donner le tableau, pour démontrer qu'il s'est fait à cet égard l'illusion la plus complète.

PREMIÈRE CLASSE. — *Macules ou difformités.*—Sont-ce des taches de naissance, et par conséquent des difformités incurables? Or voici trois maladies qui ne sont ni l'un ni l'autre : *acne punctata, acné varioliforme, acne miliaris.*

DEUXIÈME CLASSE. — *Inflammations simples constituant des maladies locales.* —L'*érythème*, le *strophulus*, l'*urticaire*, le *pemphigus*, l'*ecthyma*, sont des maladies générales, s'il en fut jamais.

TROISIÈME CLASSE. — *Maladies parasitaires.* — Quoique, au premier abord, le parasite semble dominer toute la scène, constituer la cause, et partant l'indication thérapeutique, il y a des sycosis syphilitiques, des herpès circinés non parasitaires, des favus scrofuleux

Rien à dire sur la quatrième classe.

CINQUIÈME CLASSE. — *Maladies symptomatiques d'une affection générale.* — Cette classe devrait rentrer dans la précédente, sauf à dire *fièvres éruptives* et *maladies symptomatiques d'une affection générale.* Encore le prurigo symptomatique souvent lié à une affection du foie, l'*ecthymu cachecticum*, et le *rupia*, qui, par parenthèse, ne se trouvent nulle part, devraient-ils en faire partie.

Puis il y a des érythèmes, des urticaires qui ne sont pas symptomatiques d'une fièvre éruptive, et qui dépendent de gastralgies et d'entéralgies.

Quant à la sixième classe, *Dartres*, il y a des eczémas, des lichens, des pityriasis qui ne sauraient être rattachés à un vice dartreux, quelle que soit la signification que l'on donne à cette cause comme cause générale.

Nous pourrions ajouter à ces citations beaucoup d'autres faits qui tous tendent à démontrer que, suivant nous, notre honorable collègue n'a pas atteint le but qu'il s'était proposé.

CLASSIFICATION DE M. BAZIN.

PREMIÈRE CLASSE.

Affections de la peau en voie d'évolution (affections pathologiques).

PREMIER ORDRE. — AFFECTIONS DE CAUSE EXTERNE.

PREMIÈRE SECTION. — AFFECTIONS DÉTERMINÉES PAR UNE CAUSE MÉCANIQUE OU PHYSIQUE.

1° Instruments piquants, tranchants, contondants . . . . Plaies simples ou compliquées, ecchymoses, thrombus, etc.

2° Piqûres ou morsures d'animaux non venimeux, non parasites. . . . . . . Piqûres de punaise, rouget, etc.

3° Calorique . . . . Tous les degrés de la brûlure, depuis l'érythème et le coup de soleil jusqu'à l'eschare.

4° Froid. . . . . Depuis l'engelure jusqu'à la congélation.

5° Électricité, caustiques. . . . . Depuis la sugillation jusqu'à la carbonisation par la foudre.

6° Pression lente . . . . Érythème par décubitus, peau adossée, ongle incarné, crasses non parasitaires, tylosis.

DEUXIÈME SECTION. — Affections provoquées (action non immédiate).

A. *Affections provoquées directes.*

1° Circumfusa, applicata...........	Éphélide solaire, furfuration et chair de poule permanente par le froid, éruption papulo-pustuleuse.
2° Maniement de substances corrosives, âcres (professions nuisibles)....	Gale des épiciers, des boulangers, éruptions propres aux ébénistes, teinturiers, ouvriers en fleurs artificielles, papiers peints, marbriers, etc.
3° Application de substances irritantes, frictions de même nature dans un but thérapeutique, expérimental ou de simulation...........	Tous les degrés et toutes les formes de de la dermite.
4° Inoculation de matières putrides, vénéneuses, virulentes	Pure maligne, charbon, etc., piqûres ou morsures d'animaux venimeux.— Chancres syphilitiques, pustules varioliques, vaccinales au point d'inoculation.
5° Produits de sécrétion normale ou anormale à la surface du corps ou dans son intérieur, agissant comme corps étrangers (sueur, mucus nasal, vaginal, ichor dans le cancer, bile dans l'ictère, sang dans le purpura)...........	Eczéma des ouvertures nasales, prurigo ictérique, etc.
6° Animaux et végétaux parasites....	Gale, phthiriasis, teignes et crasses parasitaires (favus, herpès, mentagre trichophytique.

B. *Affections provoquées indirectes* (affections pathogénétiques).

1° Substances alimentaires........	Urticaria ab ingestis, érythème pellagreux, ergotique, acrodynique, etc.
2° Agents médicamenteux ou toxiques introduits dans le corps dans un but thérapeutique, expérimental ou criminel................	Tous les degrés et toutes les formes de la dermite par l'usage interne du soufre, de l'arsenic, du mercure, etc.

DEUXIÈME ORDRE. — Affections de cause interne.

PREMIÈRE SECTION. — Affections pestilentielles.

Pétéchies, charbon, éruption de la suette.

DEUXIÈME SECTION. — Affections fébriles.

Taches bleues, taches rosées lenticulaires, sudamina.

TROISIÈME SECTION. — Affections exanthématiques.

Éruptions morbilleuse, scarlatineuse, varioleuse.

QUATRIÈME SECTION. — Affections pseudo-exanthématiques.

Éruptions ortiée, roséolique, zostérique, pemphigoïdique.

CINQUIÈME SECTION. — Affections phlegmasiques.

Éruption de l'érysipèle.

SIXIÈME SECTION. — Affections hémorrhagiques.

Purpura simplex, hæmorrhagica.

SEPTIÈME SECTION. — Affections symptomatiques des maladies
CONSTITUTIONNELLES.

HERPÉTIDES (dartres). — A. *Pseudo-exanthématiques.*

Erythémateuses...... 1° Roséole ; 2° urticaire ; 3° pityriasis rubra herpétique.
Vésiculeuses........ 1° Eczema rubrum généralisé ; 2° herpès dartreux ;
 ′ 3° zona dartreux.
Bulleuses. .... Pemphigus aigu.

B. *Sèches.*

Érythémateuses. ..... 1° Cnidosis ; 2° épinyctide.
Squameuses........ 1° Pityriasis ; 2° psoriasis.
Boutonneuses .... 1° Prurigo ; 2° lichen.

C. *Humides.*

Vésiculeuses .... Eczéma herpétique.
Bulleuses........... Pompholix herpétique.
Puro-crustacées..... 1° Mélitagre herpétique ; 2° ecthyma ; 3° furoncles.

ARTHRITIDES (arthritis). — A. *Pseudo-exanthématiques.*

Érythémateuses...... 1° Érythème noueux ; 2° urticaire arthritique ; 3° pity-
 · riasis rubra arthritique.
Vésiculeuses .... 1° Herpès arthritique ; 2° zona arthritique.
Bulleuses. .... Pemphigus arthritique.⁻

B. *Sèches.*

Érythémateuses...... 1° Érythème papulo-tuberculeux arthritique ; 2° inter-
 trigo id.; 3° cnidosis id.; 4° couperose id.
Squameuses......... 1° Pityriasis arthritique ; 2° psoriasis id.
Boutonneuses .... 1° Prurigo arthritique ; 2° lichen id.; 3° acné id.

C. *Humides.*

Vésiculeuses .... 1° Hydroa arthritique ; 2° eczéma id.
Bullo-lamelleuses..... Pompholix arthritique.
Puro-crustacées...... 1° Sycosis arthritique ; 2° ecthyma id.; 3° furoncles id.

SCROFULIDES (scrofule). — A. *Scrofulides bénignes.*

Érythémateuses...... 1° Engelure scrofuleuse ; 2° érythème induré ; 3° couperose.
Boutonneuses .... 1° Strophulus ; 2° prurigo mitis ; 3° lichen agrius ; 4° acné (éléphantiasique, varioliforme, indurée).
Exsudatives.... .... 1° Sébacée (acné) ; 2° impétigineuse (impétigo) ; 3° eczémateuse (eczéma).

B. *Scrofulides malignes.*

Érythémateuses...... 1° Lupus érythémateux ; 2° lupus acnéique.
Tuberculeuses....... 1° Inflammatoire ; 2° fibro-plastique (simple et hypertrophique) ; 3° molluscum.
Crustacées ulcéreuses. 1° Inflammatoires (ecthyma et rupia scrofuleux, impétigo rodens) ; 2° fibro-plastique (lupus exedens).

SYPHILIDES (syphilis). — A. *Affections propres.*

1° Végétations ; 2° plaques muqueuses ; 3° chancres ; 4° pseudo-chancre.

B. *Affections communes* (syphilis proprement dite).

Exanthématiques..... 1° Érythémateuse (maculée, granulée, squameuse) ; 2° papulo-tuberculeuse (lenticulaire, miliaire) ; 3° pustuleuse (phlyzaciée, lenticulaire, miliaire) ; 4° vésiculeuse (varicelliforme).
Circonscrites........ 1° Tuberculeuse (en groupes, en anneaux, squameuse) ; 2° pustulo-crustacée (éparse, en groupes, miliaire) ; 3° papulo-vésiculeuse (éparse, en corymbes, en cercles).
Ulcéreuses. .... 1° Puro-vésiculeuse (disséminée, forme maligne) ; 2° tuberculo-ulcéreuse (en groupes, serpigineuse) ; 3° gommeuse (éparse, en groupes).

LÉPROÏDES (lèpre). — A. *Affections propres.*

1° Maculeuse (bronzée, purpurine, blanche) ; 2° hypertrophique (tubercule dermoïde, sclérodermie lépreuse, stéatome tsarathique) ; 3° ulcéreuse.

B. *Affections communes.*

1° Bulleuse (pemphigus tsarathique) ; 2° vésico-pustuleuse ; 3° furfuracée.

HUITIÈME SECTION. — AFFECTIONS SYMPTOMATIQUES DES DIATHÈSES.

1° DIATHÈSE A PRODUITS INFLAMMATOIRES (hémorrhagique, purulente, gangréneuse, etc.).

Purulente simple..... Éruption pustuleuse de l'infection purulente.
Purulente spécifique.. 1° Equinia maligna (morve) ; 2° farcin.

2° Diathèses a produits homoeomorphes (séreuse, albumineuse, calcaire, etc.).

N'ont que fort peu de manifestations sur la peau, et sont du ressort de la médecine ordinaire.

3° Diathèses a produits hétéromorphes.

Fibro-plastique ...... 1° Sclérodermie ; 2° kéloïde ; 3° tumeurs fibro-plastiques.

Tuberculeuse........ Tubercule cutané.

Fongoïdique .... 1° Mycosis fongoïde ; 2° fongus acnéique ; 3° tumeurs érectiles.

Épithéliomatique..... 1° Cancroïde verruqueux ; 2° cancroïde tuberculeux ; 3° cancroïde ulcératif.

Cancéreuse .... 1° Carcine globuleuse ; 2° carcine squirrho-tuberculeuse ; 3° carcine médullaire.

DEUXIÈME CLASSE.

Affections de la peau arrêtées dans leur évolution, stationnaires (difformités congénitales et acquises).

PREMIER ORDRE. — Difformités artificielles provoquées (de cause externe).

A. *Difformités de cause directe.*

Éphélide ignéale, tatouage.

B. *Difformités par cause indirecte* (action pathogénétique).

Teinte bronzée du nitrate d'argent, teinte bleue des ongles par l'indigo.

DEUXIÈME ORDRE. — Difformités spontanées (de cause interne).

PREMIÈRE SECTION. — Maculeuses.

A. *Maculeuses pigmentaires.*

Hyperchromie....... 1° Éphélide lenticulaire ; 2° nigritie ; 3° nævi pigmentaires ; 4° mélasma.

Achromie ... . 1° Albinisme ; 2° leucopathie (partielle ou générale).

Dyschromie......... Vitiligo (congénital ou accidentel, partiel ou général).

B. *Maculeuses vasculaires.*

1° Nævus flammeus ; 2° nævus araneus ; 3° nævus a pernione.

DEUXIÈME SECTION. — Boutonneuses hypertrophiques.

A. *Boutonneuses.*

1° Nævus boutonneux ; 2° molluscum ; 3 verrue.

B. *Hypertrophiques.*

1° Nævus hypertrophique (chalazodermie); 2° hypertrophie cutanée ; 3° éléphantiasis arabe.

TROISIÈME SECTION. — Exfoliatrices.

Ichthyose.

QUATRIÈME SECTION. — Atrophiques et ulcéreuses.

Atrophie congénitale et absence d'une ou plusieurs couches de la peau.

CINQUIÈME SECTION. — Cicatrices.

Cicatrices permanentes.

Il suffit de jeter un coup d'œil sur le tableau de la classification de M. Bazin, tableau copié d'ailleurs sur la dernière œuvre de notre savant collègue (*Leçons théoriques et pratiques sur les affections génériques de la peau*, 1862), pour entrevoir quel en sera l'avenir!!! Qu'est-ce donc qu'une classification? Un ensemble méthodique de maladies dans lequel tout se lie et s'enchaîne, de manière que l'esprit soit tout d'abord frappé des liens qui rattachent entre elles toutes les maladies, liens qui se présentent à l'esprit de telle manière que le souvenir en soit facile.

Or voici d'abord deux grandes classes: dans l'une se trouvent les affections de la peau en voie d'évolution; dans l'autre les affections de la peau arrêtées dans leur évolution, stationnaires. La première comprend tout ce qui constitue réellement la pathologie de la peau, toutes les affections cutanées que le médecin peut être appelé à traiter; dans l'autre, au contraire, on ne trouve que les macules, les états hypertrophiques ou atrophiques, le plus souvent *congénitaux*, et à l'égard desquels la médecine est à peu près muette en ce qui concerne des moyens curatifs !

On en conviendra, le choix de ces deux grandes classes n'est pas heureux.

Dans la première classe se trouvent *deux ordres : affections de cause externe ; affections de cause interne*. Et comme bon nombre de maladies peuvent se développer sous l'influence des deux causes, cette division n'apprend que fort peu de chose à l'élève, et ne laisse encore rien dans l'esprit; ajoutons qu'elle conduit forcément à des répétitions dans les descriptions, et il est rare que cet ordre soit rigoureusement suivi dans l'ouvrage.

Dans le premier ordre nous voyons *deux sections :* l'une qui embrasse les affections déterminées par une *cause mécanique ou physique ;* l'autre, les affections provoquées par une action *non immédiate* (entre deux parenthèses), et cependant se trouvent aussitôt les affections *provoquées directes.* J'avouerai que je ne comprends pas bien la nuance qu'il y a entre une affection provoquée par une cause mécanique ou physique et une affection *provoquée directe* qui fait partie de la deuxième section. Dans l'une, en effet, je trouve placé l'érythème du premier degré de la brûlure (action du calorique), et dans la seconde section, l'érythème développé par l'action du soleil ! Que ce soit le calorique artificiellement développé ou le calorique émané du soleil, n'est-ce pas là une cause du même genre, une cause physique, et dès lors pourquoi deux sections distinctes pour classer ces maladies. Dans le premier cas, on suppose probablement une action plus limitée, quoique en réalité elle puisse être très générale; dans le second, on admet que l'influence solaire puisse être tout aussi localisée que dans le premier.

Si nous passons en revue les *huit sections* du deuxième ordre, nous verrons que les sept premières satisfont l'esprit à première vue, mais elles ne sont pas exemptes de reproches. Pourquoi l'éruption roséoleuse est-elle distraite des éruptions exanthématiques? Comment le pemphigus est-il rangé dans les pseudo-exanthèmes? S'il est vrai qu'il ait sa forme aiguë et son évolution successive et régulière dans certains cas, il est loin de présenter toujours, et même le plus souvent, ces caractères.

Qu'est-ce que cette section des affections *phlegmasiques*, et qu'est-ce que la section des éruptions fébriles, exanthémateuses et pseudo-exanthémateuses ne comprenant pas uniquement des phlegmasies? D'ailleurs l'érysipèle, qui, à lui seul, représente cette section *phlegmasique*, n'est-il pas, dans les quatre-vingt-dix-neuf centièmes des cas, une éruption symptomatique, et non pas une phlegmasie franche locale? Mais si nous ne trouvons qu'une, deux ou trois maladies dans chacune des six sections précédentes, nous

5

voyons au contraire la septième section comprendre, en revanche, presque toute la pathologie qui constitue la spécialité du dermatologiste, sous les divisions principales d'*herpétides* (dartres), *arthritides, scrofules, syphilides, léproïdes.*

Si nous prenons le genre herpétides, nous y trouvons sous le titre d'*herpétides pseudo-exanthématiques*, la roséole, l'urticaire, le zona et le pemphigus, qui composaient la quatrième section, et ainsi de suite pour toutes les autres maladies : de sorte que si le lecteur veut bien jeter un coup d'œil sur toutes ces divisions, il verra le pemphigus entrer dans six divisions distinctes de maladies ; l'eczéma dans trois, et il pourrait être dans cinq divisions, car il existe des eczémas scrofuleux et syphilitique ; l'érythème morcelé en cinq autres parties ; le chancre syphilitique figurant comme phénomène local dans les affections de cause directe, et dans les syphilides comme affection propre, etc., etc.

De sorte qu'à force d'avoir voulu catégoriser, M. Bazin a fait une classification inacceptable. Aussi dit-il à bon droit : « Cette classification ne se distingue pas seulement des précédentes par quelques légères additions, c'est une transformation complète! Nous avons fait table rase de toutes celles qui existaient avant nous, et construit sur leurs ruines un *édifice* auquel les progrès de la science apporteront peut-être quelques modifications, mais dont les bases *résisteront aux efforts du temps!!!* » C'est modeste.

Puis il ajoute que ses collègues n'ont pas adopté ses idées; qu'ils ont rejeté la distinction entre l'affection et la *maladie;* qu'ils n'ont pas plus admis les différences qui existent entre les maladies *constitutionnelles* et les *diathèses*, et termine en disant: « Mais alors, si nos doctrines sont tellement *supérieures*, d'où vient donc la réprobation dont elles sont l'objet? »

La réponse est modeste, la voici : « Ne savez-vous pas que toutes les réformes, qu'elles soient *scientifiques* ou *politiques*, ne sont pas généralement accueillies avec faveur, mais le plus souvent systématiquement repoussées, soit qu'elles blessent les croyances et froissent l'amour-propre, soit qu'elles viennent dévoiler des erreurs que l'on a professées pendant vingt-cinq ans de sa vie? Ignorez-vous que la plupart de *nos grandes découvertes* ont été repoussées comme autant de paradoxes par la génération contemporaine? » (*Affections génériques de la peau*, page 15.)

Bornons-nous donc à dire hélas! hélas! hélas! et passons outre.

Telles sont les principales classifications adoptées jusqu'à ce jour par les dermatologistes, en tant qu'elles offrent réellement les caractères qui peuvent leur faire donner le nom de classifications. Si nous nous résumons à cet égard, nous verrons qu'elles ont été faites, soit en vue du diagnostic, soit en vue des causes, soit en vue de la thérapeutique des maladies de la peau. Elles ont toutes leur côté avantageux et utile. Aux personnes qui veulent apprendre à reconnaître une maladie de peau, je dirai : Attachez-vous à la classification germanico-anglaise de Plenck et de Willan, adoptée avec quelques légères modifications par MM. Baumès, Cazenave et Schedel, Gilbert, Rayer et nous ; à celles qui voudraient grouper entre elles les maladies cutanées dans le but d'applications thérapeutiques générales pour chaque groupe : Adoptez la dernière classification d'Alibert.

Toutes ces classifications pèchent par les deux conditions exigibles pour toute bonne classification : 1° l'idée mère, à laquelle viennent se rattacher toutes les divisions, genres, espèces et variétés ; 2° l'impossibilité de rapporter à chacun de ces groupes bon nombre de maladies. Sous ce rapport, le reproche peut être généralement appliqué. Ainsi, tous les auteurs ont négligé les formes mixtes sous lesquelles peuvent se présenter les maladies de la peau.

Mais jusqu'alors notre tâche a été facile : c'était celle d'un critique. Que mettre à la place de toutes ces classifications? A cet égard, nous sommes obligé d'avouer notre insuffisance à remplir ce programme ; les efforts de ceux qui nous suivent, MM. Bazin et Hardy, ne sont pas plus heureux que ceux des médecins qui nous ont précédé, car dans son cours de sémiotique M. Bazin a comme nous critiqué, sans élever un nouvel édifice acceptable. Cependant il nous fallait un ordre d'exposition des maladies qui eût quelque apparence de logique. Nous nous sommes arrêté à l'idée de former des groupes morbides ; pour les constituer, nos points de départ n'ont pas toujours été les mêmes. Voici les motifs qui nous ont dirigé dans ces agglomérations de maladies :

1° Autant que possible nous avons mis à côté les unes des autres les affections qui ont entre elles des analogies de causes et de thérapeutique; 2° dans d'autres circonstances nous avons dû faire intervenir la forme morbide; 3° dans d'autres cas, le produit morbide ou l'accident morbide; 4° enfin l'origine climatérique. Nous sommes ainsi arrivé à constituer quatorze groupes de maladies qui forment le tableau ci-après.

1er GROUPE.
   Érythème.
   Urticaire.
   Roséole.

2e GROUPE.
   Eczéma.
   Herpès.

3e GROUPE.
   Pemphigus.
   Ecthyma cachecticum.
   Rupia.
   Purpura.
   Scorbut.

4e GROUPE.
   Impétigo.
   Ecthyma.
   Sycosis.
   Acné et couperose.

5e GROUPE.
   Lichen.
   Prurigo.
   Strophulus.

6e GROUPE.
   Pityriasis.
   Psoriasis.
   Lèpre vulgaire.
   Ichthyose.

7e GROUPE.
   Teigne.
   Herpès tonsurant.
   Porrigo decalvans.
   Sycosis?
   Herpès circiné.
   Pityriasis versicolor.
   Plique.

8e GROUPE.
   Gale.
   Maladies pédiculaires.
   Acne punctata.

9e GROUPE.
   Lupus.
   Scrofulo-syphilides.

10e GROUPE.
   Syphilides.

11e GROUPE.
   Pellagre.
   Lèpres.
   Bouton d'Alep.
   Pian.
   Kéloïde.
   Molluscum?
   Plique.

12e GROUPE.
   Productions anormales et accidentelles de la peau.

13e GROUPE.
   Maladies des ongles.

14e GROUPE.
   Des maladies qui affectent les cheveux, particulièrement chez l'enfant à la mamelle.
   Maladies de quelques régions du corps.

Certes, ce n'est pas là de l'homogénéité; mais au moins existe-t-il, dans l'étude successive des maladies qui consti-

tuent chacun des groupes, des données qui dirigent le médecin
vers la partie applicable au traitement des affections de la peau ;
ce que nous aurons soin de faire ressortir au commencement de
chaque groupe. Nous n'émettons donc ici aucune prétention à
une classification.

Un mot maintenant, en terminant, sur quelques dénominations
morbides que l'on a fait revivre.

MM. Bazin et Hardy ont fait revivre le mot *dartre*, cette
ancienne expression qui entraîne avec elle la flétrissure morale
des individus et des familles, et qui porte la désolation dans
leur cœur, parce que la dartre est généralement considérée
comme une maladie incurable. M. Bazin a alors changé ce nom
en celui d'*herpétide*. Le mot est gracieux et très acceptable. Que
veut-on dire par ce mot? On entend par dartre ou herpétide une
affection cutanée qui se rattache à une cause toute spéciale, parfaitement inconnue d'ailleurs, dominant tout l'ensemble de la
maladie, et qu'il y a lieu de combattre par des médicaments
spéciaux qui agissent sur tout l'ensemble. C'est là une idée qui a
cours depuis des siècles et que de notre temps personne n'a
jamais repoussée.

Pour ce qui concerne la nature de la cause, elle est tout aussi
inconnue de MM. Bazin et Hardy que de nous. Quant aux moyens
de la combattre, ils n'ont pas plus que nous les moyens de les
connaître et de les spécifier. C'est l'empirisme qui nous y a
conduit ; c'est l'empirisme qui les leur fait spécifier. Aussi leur
thérapeutique est-elle la même que la nôtre.

Restait un point capital, pour les caractères distinctifs des
mêmes maladies à l'état dartreux ou non dartreux, à l'état
arthritique ou non arthritique, etc. A cet égard, M. Bazin n'admet
pas les caractères de la dartre donnés par M. Hardy, il n'attache
même pas au mot *dartre* les mêmes idées, et *vice versâ*. Quant aux
arthritides, M. Hardy en nie l'existence; M. Bazin en trace les
caractères très saillants, et, ce qu'il y a de plus évident dans
tout cela, c'est qu'on a fait du neuf avec du vieux, car la dartre
n'est pas d'aujourd'hui et l'arthritide est de Lorry, avec moins de
développement et de généralisation, bien entendu.

Y a-t-il donc un grand intérêt pour le lecteur à lui tracer ce

tableau de toutes ces variations d'idées? Serons-nous moins dans
le vrai quand nous nous serons abstenu de reproduire les défini-
tions de la maladie, de l'affection, des symptômes, etc., ou que
nous aurons exposé tous ces caractères vagues qui ont été
donnés pour caractériser la dartre et l'arthritis, caractères qui
n'ont même pas l'assentiment des deux honorables médecins qui
ont fait revivre ces mots. Ce serait, je crois, tout à fait inutile.

Nous serons tout aussi clair lorsque, en présence du traitement
d'une maladie, nous énumérerons toutes les causes qui peuvent
la faire naître ; et d'ailleurs nous renvoyons, dès à présent, le
lecteur au chapitre qui traitera d'une manière générale des affections de la peau, après que nous en aurons terminé la description
particulière : ce que nous allons faire tout d'abord.

PATHOLOGIE SPÉCIALE.

PREMIER GROUPE.

Affections exanthémateuses.

EXANTHÈMES (ἐξάνθημα, efflorescence, d'ἐξανθέω, je fleuris).

Ce groupe de maladies est si nettement tranché, que Plenck, Willan et Bateman, tout en prenant pour base de leur classification l'élément anatomico-pathologique, ont cru devoir en faire, avec raison, une classe à part ; et cependant il y a dans cet ensemble de maladies les formes les plus variées d'état pathologique qui, envisagées au point de vue anatomo-pathologique seulement, permettraient de les ranger dans diverses catégories de vésicules, de pustules, de papules, etc. Mais ces dermatologistes ont reculé devant cette grande considération, que les exanthèmes ont entre eux des caractères si communs, une analogie de cause, d'évolution, de terminaison et de thérapeutique telle, qu'ils n'ont pas osé les séparer, et qu'ils ont été réduits à détruire forcément l'unité de vue et l'harmonie de leur classification. C'est qu'il n'en pouvait être autrement ; c'est qu'il ne faudrait pas être médecin pour se permettre de scinder tout cet ensemble d'affections dites *éruptives*, et de maladies cutanées symptomatiques de causes générales si nettement dessinées.

Or, si dans d'autres maladies de la peau, à formes variées d'ailleurs, on retrouve les mêmes considérations, quoique moins nettement tranchées, il est vrai, mais existant cependant, nous serons justifié par cela même de ne point nous être astreint servilement à la classification de Willan, et d'avoir agi ainsi pour rapprocher des affections plus ou moins identiques sous les rapports de la forme, ou de la cause, ou de la thérapeutique, et à ce dernier point de vue surtout.

Ce qui frappe le plus le praticien, c'est que toutes ces affections exanthémateuses ont pour point de départ un état général, de manière que l'éruption n'en soit qu'un reflet. Cet état général, cette maladie d'ensemble, dérive de plusieurs causes différentes; il ne saurait être rattaché à une cause, à un principe unique. Ici c'est le virus variolique, là l'inconnue de la rougeole, de la scarlatine; ailleurs c'est l'érythème, la roséole, l'urticaire, provenant soit d'un état inflammatoire de l'économie, qui a été la conséquence de la suppression des règles ou d'un écoulement sanguin périodique, ou dépendant d'une sorte de fluxion printanière du sang, si je puis m'exprimer ainsi pour rendre ma pensée. Dans d'autres affections, ce sera l'usage de certains médicaments, de certains poissons, etc. Mais dans tous ces cas l'éruption n'est que le phénomène morbide, la maladie est dans toute l'économie.

En second lieu, l'évolution de ces exanthèmes donne naissance à une sécrétion morbide qui a sa période d'accroissement, dans quelques cas, son époque de suppuration et de dessiccation à jour fixe, comme si la nature se débarrassait de tout ce qui gêne l'harmonie de ses fonctions par cette sorte d'émonctoire.

En troisième lieu, ce qu'il y a de remarquable dans la production de tous ces phénomènes cutanés, c'est la régularité de leur succession pour ainsi dire à heure fixe, et tellement précise, que quand cette évolution ne suit pas sa marche accoutumée, l'état général du malade en devient plus grave. Essayez-vous d'enrayer, de modifier, de faire avorter ces affections éruptives, vous amenez une perturbation plus ou moins grave dans l'économie, vous faites naître une phlegmasie d'un des principaux organes avec trouble fonctionnel plus ou moins intense.

Enfin la thérapeutique de ces affections repose sur ces deux principes, qu'il faut savoir en favoriser le développement, et qu'il y a lieu en général de livrer à elle-même l'affection cutanée.

Quoi qu'il en soit, il n'entre pas dans le cadre que nous nous sommes tracé de décrire tous les exanthèmes, la généralité de ces affections est largement étudiée dans les traités de pathologie; mais il en est trois qui nous concernent d'une manière toute spé-

ciale : c'est l'*érythème*, l'*urticaire* et la *roséole*. Si nous en trai-
tons à l'exclusion des autres, c'est que ces maladies affectent des
formes particulières peu connues de la généralité des médecins ;
c'est que l'histoire de l'une d'elles, en particulier l'érythème, ne
peut être faite que par un dermatologiste, à cause des aspects si
multipliés sous lesquels il se présente et de ses connexions avec
les autres affections cutanées.

ÉRYTHÈME (ἐρύθημα, rougeur) ; *erythema*, feux de dents,
efflorescence, *dartre érythémoïde* d'Alibert.

ÉRYTHÈME SYMPTOMATIQUE.

Dépendant :

1° D'un état inflammatoire général.
   Fugace (*fugax*).
   Papuleux (*papulatum*).
   Tuberculeux (*tuberculosum*).
   Noueux (*nodosum*).
   Marginé (*marginatum*).
   Circiné (*circinatum*).
   Mamellé (*mamellatum*).
   Excentrique (*excentricum*).
2° D'un état anémique.
   Lisse (*leve*).
   Paratrime.
3° D'une cause syphilitique.
   Érythème syphilitique.

4° D'une cause générale mal connue.
   Engelure (*pernio*).
   Acrodynie.
   Pellagre.

ÉRYTHÈME IDIOPATHIQUE.

Coup de soleil (*erythema a solare*).
Par piqûre (*a punctura*).
Par brûlure.
Par succion.
Par contact d'un fluide irritant.
   Sueur altérée (*intertrigo*).
   Urine.
   Flueurs blanches.
   Matières fécales.

L'érythème est une affection qui, dans ses prodromes, son
début, sa forme, sa marche et sa terminaison, présente des phénomènes si variés, qu'il peut offrir l'image de presque toutes les
formes pathologiques des maladies cutanées, depuis celles qui
affectent le plus superficiellement la peau jusqu'à celles qui l'attaquent le plus profondément ; depuis la simple rougeur, la simple
efflorescence à la surface de la peau jusqu'à l'inflammation profonde et violente, jusqu'à la gangrène. On y retrouve toutes les
dispositions morbides de la classification de Willan : rougeur,
sécrétion vésiculeuse, état papuleux, tuberculeux, etc. Tantôt il
est fugace, tantôt persistant. Il peut être précédé des symptômes
qui forment le cortége des maladies les plus légères, comme
aussi de ceux qui annoncent une maladie grave. Commençons par

en donner les caractères, afin d'établir nettement les bases du diagnostic.

À l'état simple, l'érythème se présente toujours avec les seules apparences d'une rougeur plus ou moins vive et rose de la peau, avec ou sans surélévation congestive des téguments, amenant un peu de chaleur, de démangeaison ou de cuisson, et sans sécrétion aucune. Cette rougeur a pour cachet trois caractères essentiels : *coloration rosée de la partie malade : rosée*, j'insiste sur ce mot; *disparition instantanée et complète de la coloration* sous la moindre pression du doigt; *apparition* très rapide de ce phénomène : de sorte qu'à l'aide de ces caractères il est impossible de confondre la rougeur érythémateuse avec aucune autre affection cutanée.

L'érythème peut être envisagé sous trois points de vue : 1° il est symptomatique ou idiopathique; 2° il est aigu ou chronique; 3° il est endémique, épidémique ou sporadique. De ces trois divisions communes à presque toutes les maladies, c'est la première qui nous frappe, parce qu'elle nous conduit directement à la thérapeutique, En effet, dans l'érythème symptomatique, ce n'est pas l'érythème qu'il faut voir, c'est la cause, et c'est vers elle qu'il faut diriger le traitement. Pour l'érythème idiopathique, la médication diffère comme les variétés d'érythème et de causes.

1° *Érythème symptomatique ou dépendant d'un état général.*

Dans cette division, nous trouvons une série d'espèces qui ont reçu des auteurs des noms différents :

Érythème amorphe, — *papuleux*, — *tuberculeux*, — *noueux*, — *mamellé*, — *marginé*, — *circiné*, — *excentrique*, — *fugace*. Ces érythèmes ont pour caractère la forme sous laquelle ils s'offrent à nos yeux.

L'*érythème amorphe* n'a pas de forme particulière ou déterminée, ainsi que son nom l'indique.

L'*érythème papuleux* est caractérisé par l'apparition à la surface de la peau de petites élevures de forme et de volume analogues à la forme et au volume d'une lentille.

L'*érythème tuberculeux* se rapproche du précédent, et n'en

diffère qu'en ce qu'il est plus volumineux. Dans ces deux variétés d'érythème papuleux et d'érythème tuberculeux, les rougeurs sont très nettement circonscrites.

L'érythème noueux présente une rougeur qui n'est pas parfaitement limitée. A la surface de la peau paraissent des élevures du volume d'une noisette environ, et l'on sent dans l'épaisseur de ce tissu comme de petites nodosités, en passant le doigt sur la saillie érythémateuse, de sorte que l'affection paraît plutôt avoir son siége sous la peau qu'à la surface.

L'érythème mamellé, signalé par Alibert, est caractérisé par une rougeur de forme ovoïde, de la largeur de la main environ, avec élévation de la surface érythémateuse au-dessus du niveau de la peau, ce qui lui donne un aspect assez semblable à la saillie d'une mamelle. Cet érythème laisse souvent un état presque œdémateux, passager, à l'endroit qu'il occupait.

L'érythème marginé est celui dont la circonférence est très nettement arrêtée et circonscrite ; caractère fort important et qui lui a fait donner son nom. Cet érythème est souvent précédé et accompagné d'un mouvement fébrile ; il apparaît surtout à la figure, au cou et au tronc plutôt que sur les membres.

L'érythème circiné ou à forme circulaire. Ses plaques affectent souvent une étendue très considérable. Dans cette variété, il existe une série de petits érythèmes circinés, confluents, se touchant souvent les uns les autres et ressemblant par leur bourrelet soulevé à de petits herpès. C'est surtout aux mains qu'ils se montrent.

L'érythème excentrique est formé par une surface érythémateuse arrondie qui s'étend de plus en plus en largeur, en laissant à son centre une portion de peau qui a l'apparence d'une cicatrice très superficielle ; son siége est généralement aux pommettes et au menton ; sa largeur est celle d'une pièce de 2 francs. Biett l'a décrit le premier.

Il est une variété d'érythème excentrique du bout du nez, à forme chronique comme le précédent, et dont les auteurs n'ont pas fait mention. Il survient fréquemment à la suite d'une maladie grave, une fièvre typhoïde, une variole ; il peut aussi se montrer en même temps à la pulpe des doigts, où il cause alors une sensation très pénible par la pression : c'est ce qui a lieu, par exemple, pour les jeunes personnes qui touchent du piano. On voit cet érythème se montrer dans une surface très petite, avec un gonflement à peine sensible de la peau, mais entourée d'un bourrelet appréciable au toucher. Cette rougeur érythémateuse s'élargit peu à peu au point d'acquérir l'étendue de 1 à 1 centimètre 1/2 en surface, laissant à son centre une peau légèrement blanchâtre et de coloration inégale, comme la surface d'une cicatrice très superficielle de brûlure, et entourée de cette rougeur en bourrelet plus saillant. On se demande si c'est là un érythème, une engelure ou un herpès. Ce qui peut exclure la pensée de cette dernière maladie, c'est l'absence de démangeaison ; il n'y a dans les points affectés qu'une sensation de douleur par une pression brusque, ou de chaleur par la réaction qui suit l'exposition à l'air vif ou froid, ou par l'exposition au feu. Ce n'est pas l'engelure, car, dans l'engelure, la surface est uniformément violacée et sans bourrelet. D'ailleurs aucune sécrétion, aucune apparence de vésicules ou de lames épidermiques sur le bourrelet, comme dans l'herpès.

La marche de cette dernière affection est essentiellement chronique ; elle dure des années et résiste aux pommades ; les lotions résolutives, et surtout les cautérisations répétées avec une solution de nitrate d'argent au cinquième ou au dixième de son poids, en font justice ; en un mot, tout ce qui durcit, affermit la peau, la dessèche. Les douches sulfureuses réussissent aussi quelquefois. Ajoutons qu'il est des cas où l'on a beaucoup de peine à débarrasser les malades. J'ai employé en vain le traitement antiscrofuleux le plus actif et le plus longtemps soutenu.

L'*érythème fugace* paraît un jour pour disparaître le lendemain, disparaît de nouveau, puis reparaît au bout de deux, trois ou quatre jours, sans époque fixe, à des intervalles plus ou moins éloignés.

Toutes ces formes sont aiguës ; elles ne sont jamais endémiques ni épidémiques ; toutes sont symptomatiques de diverses circonstances, soit d'un état morbide général de l'économie, caractérisé par une fatigue, une lassitude générale ; soit d'une longue marche, d'un état saburral des voies digestives, de l'usage longtemps prolongé de certains poissons, et notamment de poissons salés, des moules. Les moules contiennent, plus particulièrement vers le mois de septembre, une production dont on ignore la nature, que les uns regardent comme un insecte, les autres comme une mousse; leur ingestion provoque alors, au bout de vingt-quatre heures environ, l'apparition d'un érythème général, d'une durée plus ou moins longue, sous forme papuleuse ou érythémateuse simple.

L'érythème noueux se montre presque exclusivement aux jambes; il est particulier aux jeunes filles et aux jeunes garçons; il apparaît au voisinage de la puberté. Chez les jeunes filles, et quelquefois, chez les femmes plus avancées en âge, il est souvent lié à l'aménorrhée; chez les jeunes garçons, il dépend du développement rapide que l'on observe dans l'adolescence. Dans tous les cas, il indique un état de pléthore à combattre, sauf, pour les jeunes filles, à provoquer la menstruation; aussi disparaît-il toujours sous l'influence d'une légère émission sanguine lorsqu'elle est reconnue nécessaire. Chez les femmes, une application de sangsues à la vulve suffit pour amener le même résultat.

L'érythème papuleux se montre principalement aux membres, et surtout au voisinage de leurs extrémités; il est fréquent de le rencontrer chez les personnes atteintes de rhumatismes ou de rhumatismes goutteux, et il a cela de particulier que lorsque la coloration rouge et l'aspect papuleux ont disparu, il reste une tache d'aspect cuivré, semblable à une tache ecchymotique; de sorte que, comme ces taches sont nettement circonscrites, disséminées sur les membres et sur le tronc, on peut être conduit à se demander si ce ne sont pas des taches syphilitiques. C'est un fait très grave qui doit fixer l'attention du médecin; car on peut se trouver conduit à prescrire un traitement antivénérien à des personnes qui n'ont jamais eu de maladies vénériennes, ou qui n'ont eu qu'un simple écoulement blennorrhagique à une époque très reculée. Souvent même, cette dernière circonstance est la cause déterminante de l'erreur. Il faut donc se défier de la persistance des taches, alors qu'elles ont succédé à un état aigu très marqué. Ce qui embarrasse même sous ce dernier rapport, c'est que très souvent les syphilides se développent en vingt-quatre ou quarante-huit heures, pendant un état fébrile, comme l'érythème papuleux.

Il existe une très grande différence entre l'érythème circiné et l'érythème excentrique. Dans le premier, la plaque est manifestement rouge, quoiqu'elle soit entourée d'un bourrelet; dans le second, le centre se guérit au fur et à mesure que le bourrelet s'étend à la circonférence. L'érythème excentrique est fort remarquable. L'un des cas les plus intéressants que nous en ayons vu a été chez un magistrat de la Cour de cassation, auprès duquel nous fûmes appelé par notre confrère M. Denis. Ce magistrat était d'un âge avancé. Il avait été pris de tous les prodromes généraux du développement d'un exanthème, et en effet il survint bientôt une urticulaire générale, qui fut suivie quelques jours après de purpura aux jambes. A la suite de ce purpura, il se montra un érythème excentrique se dessinant par l'apparition de petites plaques rosées qui, en quelques heures, prenaient un rapide accroissement, s'élargissaient en se dégageant à leur centre, tout en conservant un anneau érythémateux à teinte rosée et fugace. Ces anneaux occupaient le tronc et les membres supérieurs, plutôt en avant qu'en arrière. Quelques-uns d'entre eux avaient 10, 15, 20 centimètres de diamètre, en sorte que plusieurs se confondaient entre eux, de manière à représenter une circonférence largement ondulée ou formée de portions de cercles. Le malade n'éprouvait autre chose qu'une sensation de fourmillement ou de picotement. L'affection n'eut pas de suites.

Du reste, les érythèmes ont des caractères communs auxquels on doit faire une grande attention. Ils ont tous une invasion brusque; ils se développent dans l'espace de vingt-quatre à trente-six heures à peu près; ils sont précédés de malaise, de lassitude, de courbature, d'anorexie, etc. Quelquefois, et cela arrive surtout chez les ouvriers, les malades vous assurent ne s'être aperçus d'aucun de ces prodromes; mais les gens du monde, qui s'écoutent plus et s'observent mieux, accuseront, pour la plupart, un ensemble de phénomènes généraux qui porte un trouble plus ou moins prononcé dans l'économie, durant la nuit qui a précédé le moment de l'éruption. Les sensations que développent les érythèmes sont toutes différentes de celles que produisent les autres éruptions cutanées; c'est ou un sentiment de fourmillement, ou de picotement, ou de cuisson, mais en général pas de démangeaison.

Quant à la marche et à la durée de cette affection, l'érythème fugace dure assez longtemps, en ce sens qu'il se reproduit; il est symptomatique de fièvres graves, se développe consécutivement à des phlébites, à des affections typhoïdes; il se montre à des intervalles variés et non déterminés, paraît et disparaît; il ne se guérit qu'avec la cause qui l'a produit. En général, on considère cet érythème, dans les maladies pendant le cours desquelles se développe, comme l'indice d'un état général grave; sa durée ne saurait donc être déterminée.

Les érythèmes amorphe, tuberculeux, mamellé, ne durent guère que dix à quinze jours; l'érythème papuleux, un peu plus longtemps. L'érythème noueux peut persister pendant plusieurs semaines, et il n'est pas rare de le voir se montrer d'une manière successive, affectant les jambes et les cuisses de préférence aux membres supérieurs. Quant aux taches que laisse l'érythème papuleux, elles persistent un certain laps de temps après la disparition de l'état aigu de l'éruption, plusieurs septénaires.

Les érythèmes sont d'ailleurs essentiellement propres au printemps et à l'été; on en observe aussi quelques cas en automne.

En général, le pronostic des érythèmes n'a rien de grave, excepté le cas où ils sont symptomatiques d'un état général grave de sa nature. Mais les érythèmes papuleux, noueux et circinés, étant ceux qui ont le plus de durée et qui exigent le plus de soin, doivent appeler l'attention du médecin.

Tous ces érythèmes se terminent d'ailleurs par résolution, si on les abandonne à eux-mêmes et si l'on n'emploie pas dans leur traitement de médication irritante ou perturbatrice.

Mais nous avons dit que l'érythème pouvait affecter toutes les formes des maladies de la peau, et donner naissance à tous leurs produits de sécrétion, de manière à arriver jusqu'à l'état gangréneux : c'est ce qui s'observe dans les cas où la cause du mal est externe, ainsi que le démontre l'observation ci-jointe :

Une femme, jouissant autrefois d'une certaine fortune, s'est mis un jour en tête de parcourir les pays lointains, l'Italie, la Grèce, l'Égypte

même, puis l'Angleterre. Partie avec une bourse assez bien garnie, elle a
fini par tomber dans la misère ; obligée de voyager à pied, elle est revenue
à Paris en mendiant, fatiguée par de longues marches. A peine de retour
à Paris, elle fut prise d'un érythème à la jambe, avec phlyctènes, suppuration, teinte violacée de la peau, tendance à la gangrène. C'est que chez
elle la fatigue, conséquence d'une marche forcée, avait été la cause du
développement de l'érythème, et que, malgré l'érythème, la marche avait
été continuée.

Il n'est pas rare de voir des malades qui se placent dans de semblables conditions, soit par le même motif, soit par l'application
de topiques irritants, et alors, sur la surface érythémateuse, se
développent des vésicules qui sécrètent de la sérosité comme
dans l'eczéma, ou donnent de la suppuration, et finissent par
s'ulcérer dans une surface plus ou moins étendue. Voici un
exemple d'érythème surexcité simulant un *pityriasis rubra*.

La malade, couchée au n° 13 de la salle Saint-Thomas, est âgée de vingt-
cinq ans. Elle travaille dans les filatures de laine ; elle est mariée, elle a
eu quatre enfants dont un seul est vivant ; elle est d'une assez bonne
constitution, quoique d'un tempérament sanguin ; elle n'a jamais eu de
maladies graves, elle est bien réglée. Depuis trois ans la malade ressentait
des douleurs entre les deux épaules, douleurs qui ont commencé après la
seconde couche ; elle garda ses douleurs pendant trois ans sans suivre
aucun traitement ni interne ni externe. Enfin, après sa quatrième couche,
le 13 novembre 1850, ses douleurs étaient devenues si vives, qu'elle
pouvait à peine marcher. Le 29 janvier 1851, elle se décida à consulter
un médecin qui ordonna une pommade d'huile de laurier et de camphre ;
elle s'en frotta le dos et le cou quatre fois le jeudi, et le vendredi matin ;
trouvant que cette médication la faisait plus souffrir que les douleurs elles-
mêmes, elle en abandonna l'emploi. Il survint un état érythémateux du
membre, qui, à l'entrée de la malade à l'hôpital, présentait les caractères
suivants : Rougeur de la peau, étendue le long du bras et sur le dos, assez
bien limitée ; et sur cette rougeur de petites écailles arrondies, adhérentes
à la peau par leur circonférence et laissant voir au centre la rougeur de la
peau. Au milieu du dos, ces écailles paraissent se détacher plus facilement
qu'au cou, et leur agglomération ressemble assez bien à une couche de
duvet très fin qui se serait attachée sur la peau, en sorte que l'on pourrait
prendre cette affection pour un *pityriasis rubra*. Sur la joue gauche existe
une autre plaque très légère, sur laquelle la malade n'a pas mis de pommade ; il n'y a pas de rougeur de la peau comme au dos et au cou, et à
peine peut-on voir quelques légères écailles farineuses et assez adhérentes.

Entrée dans le service le jeudi 6 février 1851, elle en est sortie le 14 ; quelques bains et l'application de saindoux ont suffi pour la guérir.

La thérapeutique des érythèmes doit toujours être très simple au point de vue du mal local. L'amidon en poudre, peu ou point d'agents liquides, l'eau de sureau exceptée, quand l'amidon est sans succès ; éviter les cataplasmes, les corps gras, les pommades ou les lotions médicamenteuses. Mais ce qui doit fixer l'attention du médecin, c'est de remédier à la cause après avoir placé le malade dans des conditions de repos et de régime convenables, et d'éviter surtout des répercussions, deux circonstances que viennent appuyer les deux faits suivants.

Un malade nous est arrivé portant un érythème survenu à la suite d'un bain trop chaud. En même temps il avait de l'œdème au prépuce et à la face. Chez cet homme, nous avons reconnu un embarras gastrique des plus prononcés ; malgré la présence d'un purpura à la jambe compliquant l'érythème, nous n'avons pas hésité un seul instant à le faire vomir. Presque immédiatement l'état œdémateux de la face et du prépuce a disparu. — Une jeune fille, cuisinière, avait l'habitude, dans la maison où elle était placée, de frotter les appartements ; elle entra dans mon service avec un érythème des jambes. Malgré mes conseils, elle voulut prendre l'air. Le lendemain et le surlendemain il faisait assez froid, elle se promena dans le jardin ; l'éruption disparut, mais la malade fut prise aussitôt d'une diarrhée intense et rebelle. Il y a donc danger, ce fait le prouve, à arrêter une efflorescence à la peau, quand elle doit céder toute seule. Voici une observation qui démontre toute la gravité de certains érythèmes symptomatiques.

Le 9 décembre 1852, est entrée à l'hôpital Saint-Louis, salle Saint-Thomas, lit n° 17, la nommée Soyer, âgée de vingt ans, cuisinière. Cette fille, d'un tempérament lymphatique, est sujette à des indispositions fréquentes. Elle est réglée depuis l'âge de quinze ans, et n'a jamais éprouvé de trouble ni de retard dans l'apparition de ses menstrues. Quinze jours avant son entrée à l'hôpital, elle a eu ses règles, qui ont duré quatre jours ; le dernier jour de l'écoulement menstruel, elle eut dans sa maison un service extraordinaire et très fatigant, et le lendemain, 3 décembre, elle fut prise de douleurs dans les membres, de céphalalgie, d'inappétence, de fièvre. Une saignée fut faite, et un pédiluve ordonné. Le lendemain, la fièvre augmenta; il y eut de la diarrhée, des vomissements, et l'on vit apparaître sur la face une rougeur vive, qui, débutant par la joue gauche, s'étendit bientôt à la joue droite, au menton et un peu au front. Quelques plaques rouges apparurent aussi aux jambes et aux genoux. La face était le siége d'une chaleur considérable. Quatre jours après le début de la maladie, les symptômes d'une bronchite se manifestèrent, et au septième jour la malade se décida à entrer à l'hôpital.

A son arrivée, elle était très abattue : on voyait sur chaque joue deux ou trois plaques érythémateuses plus grandes qu'une pièce de 2 francs, d'un rose clair, dont la rougeur disparaissait sous la pression du doigt. Chacune d'elles était entourée d'un cercle rouge foncé, plus élevé que le centre de la plaque, et dont la saillie était facilement sentie en promenant la main sur la joue. Dans l'intervalle de ces plaques, la peau avait une couleur rouge vif, et formait ainsi un fond uniforme, sur lequel le cercle rouge foncé se détachait parfaitement (*érythème circiné*). Les plaques et le fond sur lequel elles reposent formaient par leur ensemble une surface oblongue d'un rouge vif, obliquement dirigée de la pommette vers l'angle de la mâchoire, tranchant fortement par sa coloration avec la peau du reste de la joue. Au menton existait une plaque plus petite, mais en tout semblable aux précédentes. Sur les jambes, au voisinage des genoux, de de petites plaques érythémateuses formant des saillies arrondies représentant tout à fait de l'érythème noueux; elles disparurent dès le lendemain.

Il y avait quelques râles sibilants dans la poitrine; les crachats étaient muqueux, la peau chaude, le pouls assez calme, peu de douleurs de tête.

Pendant les trois premiers jours, l'état de la malade resta le même; il était assez satisfaisant. Mais, dans la nuit du troisième au quatrième (12 au 13 décembre), la fièvre s'alluma, il y eut des nausées, de la céphalalgie, un peu de diarrhée. Le lendemain matin, un bain d'air chaud fut ordonné. Le 14 décembre, un peu plus de calme, toutefois toujours des nausées : 1 gramme 50 centigr. d'ipéca. — Dans la journée, les vomissements furent assez abondants; toujours un peu de diarrhée; pas de fièvre. — 15, 16, 17 décembre. La fièvre s'est un peu allumée, la diarrhée persiste, la vue est un peu trouble; toujours les symptômes du début du côté des voies respiratoires. Un verre d'eau de Sedlitz est ordonné chaque jour. — 18 décembre. L'abattement est plus marqué; bourdonnements dans les oreilles et un peu de gargouillement dans la fosse iliaque droite. La langue, qui jusque-là s'était maintenue humide, est devenue sèche; la peau est chaude et sèche. Bain d'air chaud. — 19, 20, 21 décembre. La malade est toujours très affaissée; le dévoiement continue : quatre ou cinq selles liquides par jour; la céphalalgie a disparu. Bains d'air chaud. — 22 décembre. La nuit a été assez bonne; l'abattement est moindre; toujours du dévoiement.

1/4 lavement laudanisé. — 23, 24, 25 décembre. Le dévoiement a diminué : deux selles par jour ; le matin, la malade est mieux ; mais le soir, vers trois heures, elle est reprise de fièvre, et est très abattue ; la fièvre cesse chaque soir vers neuf heures. On continue les lavements. — 26, 27 décembre. Le mieux s'est maintenu le matin ; les selles sont de moins en moins nombreuses : une selle par jour. Le soir, à trois heures, la fièvre a été faible : 4 grammes de diascordium. — 28 décembre, le matin. La peau est chaude, le pouls assez vif et plein ; le mal de tête a reparu ; la langue est sèche ; une seule selle hier. Même traitement.

Depuis cette époque, et sous l'influence du sulfate de quinine, l'accès de fièvre intermittente s'est dissipé, et peu à peu la malade est entrée en convalescence, la diarrhée ayant été arrêtée par les opiacés.

Voilà donc un érythème symptomatique d'une affection générale à forme typhoïde, suivi d'une fièvre intermittente. Loin de guérir l'érythème, nous l'avons provoqué par des bains d'air chaud pour porter à la peau et faire naître une sudation générale, puis nous avons combattu les symptômes au fur et à mesure quiils se sont présentés.

2° Érythèmes symptomatiques dépendants d'un état adynamique.

Dans cette catégorie, je comprends deux espèces d'érythèmes : l'*érythème lisse (leve)* ; l'*érythème paratrime.* La première espèce, comme la seconde, coïncide toujours avec un état morbide général avec forme adynamique plus ou moins prononcée. Ainsi l'*erythema leve* se rencontre dans les anasarques avec distension extrême de la peau ; aussi s'observe-t-il presque toujours aux jambes et aux cuisses. On lui a donné le nom de *leve,* parce que la peau étant distendue et brillante, même lorsque l'érythème n'existe pas, elle conserve le même brillant quand l'érythème est survenu. Cette espèce d'érythème est presque toujours d'une couleur plus sombre que les autres, n'amène aucune sensation et est persistant ; il dure un temps plus ou moins long, en raison de l'état général du malade, et de l'état local de la partie œdématiée. Il n'est pas rare de le voir se couvrir de vésicules séreuses plus ou moins nombreuses, et même quelquefois de phlyctènes ; parfois aussi ces phlyctènes se remplissent d'une sérosité sanieuse, et sous la sérosité se trouve une tache de nature gangréneuse plus ou moins marquée et plus ou moins étendue. Alors, si le mé-

decin n'a pas enrayé la marche de l'érythème, on voit plus tard
se détacher une eschare, et une ulcération plus ou moins difficile
à guérir la remplace. Parfois aussi la tache gangréneuse fait des
progrès et s'étend ainsi que s'aggrave l'état général du malade.

Cette sorte d'érythème réclame un traitement tout autre que
les précédents. C'est par des astringents alcoolisés et camphrés,
par la décoction de quinquina, la poudre de quinquina, que l'on
remédie à cette affection. Mais comme la distension produite par
l'œdème contribue pour beaucoup à son développement et surtout à ses progrès incessants, il ne faut pas hésiter, dans le cas où
il se développe des vésicules séreuses, et à plus forte raison
quand il se produit une phlyctène, pratiquer quelques scarifica-
tions dans une partie déclive du membre ; on donne issue à la
sérosité, et en même temps que la distension de la peau diminue,
l'érythème disparaît.

L'*érythème paratrime*, ou par pression, se montre dans les cas
où le poids du corps, ou bien la majeure partie du poids du corps
est supportée sur un point limité. Mais, comme chez un individu
en bonne santé, qui se trouverait placé dans les mêmes conditions, il ne surviendrait par pour cela d'érythème, il faut bien
admettre que la pression n'est ici que la cause déterminante, et
que l'état général en est la cause prédisposante, c'est-à-dire la
cause de prédisposition et de durée. Aussi l'érythème paratrime
se montre-t-il le plus fréquemment au siége dans le cours des
fièvres typhoïdes, même chez les jeunes sujets ; ou bien il se
développe chez les vieillards plus ou moins débilités, qui, par
cause de fracture, de luxation, sont obligés à garder une position
permanente sur la même partie du corps.

Cet érythème peut suivre toutes les phases, depuis l'inflammation la plus légère de la peau jusqu'à la gangrène la plus avancée.
Bornée dans quelques cas, et surtout dans les premiers temps, à
une simple rougeur, on voit peu à peu cette rougeur d'abord très
limitée, et limitée au point où la pression est la plus forte, faire
des progrès très lents en étendue, puis prendre une teinte d'un
rouge plus foncé. Alors, si l'affection continue à faire des progrès,
le premier point affecté présente une petite tache lenticulaire
grisâtre qui s'excorie ; à l'aspect grisâtre excorié succède une

teinte brune, puis une teinte noire qu'accompagne l'odeur caractéristique de l'état gangréneux. Cette surface gangréneuse,
d'abord très bornée, gagne peu à peu en surface, et alors de
deux choses l'une : ou cet état fait des progrès, et l'on voit la
gangrène envahir en étendue et en profondeur les parties affectées, au point de présenter des surfaces gangréneuses de 8 à
10 centimètres de superficie, en même temps que des os plus ou
moins superficiellement placés se dénudent et se nécrosent; ou,
au contraire, et c'est le cas le plus favorable, l'état général s'étant
amélioré, l'érythème a cédé aux moyens généraux mis en usage,
à quelque époque de développement qu'il fût arrivé; de sorte
qu'il a pu ne consister que dans un érythème simple, ou un
érythème avec érosion, ou avec une tache gangréneuse, ou au
contraire avec des eschares plus ou moins étendues.

Cet érythème entraîne toujours de sa nature un pronostic plus
ou moins fâcheux, et sa description fait assez comprendre qu'il y
a deux indications principales à remplir dans son traitement. En
présence de l'état morbide local, la première chose à faire, c'est
de diminuer ou d'annuler la pression des parties sur les objets
qui servent de soutien. Malheureusement on ne peut pas toujours
se rendre maître de cette cause. Ce qu'il faut au moins éviter,
c'est le contact direct et surtout le frottement. Le diachylon
étendu sur toile, l'emplâtre de Vigo, remplissent parfaitement
cette indication, à la condition que ces emplâtres seront renouvelés tous les jours. Il faut entourer de coussins circulaires les
surfaces malades, de manière qu'elles n'aient plus de pression à
supporter. Ces mesures deviennent insuffisantes aussitôt qu'il
y a phlyctène, érosion ou eschare gangréneuse. L'expérience
apprend, à cet égard, qu'il faut recourir à la médication tonique
locale : la poudre de quinquina associée à la poudre de charbon,
mêlées ensemble et répandues sur des plumasseaux de charpie
que l'on arrose de suc de citron, constituent un des meilleurs
pansements, que l'on doit à Dupuytren ; des lotions à l'eau-de-vie
camphrée, ou avec de l'eau additionnée de chlorure de soude ;
souvent même les applications de charpie trempée dans ce
mélange. Lorsque l'état gangréneux est arrêté, les surfaces conservant cependant un aspect grisâtre demi-putride, on a reconnu

que l'on pouvait toucher avec beaucoup d'avantage les surfaces malades avec le protonitrate acide de mercure, de préférence au nitrate acide de mercure du Codex. (Voy. *Formulaire*, CAUSTIQUES.)

Quant au traitement général, il est soumis à la maladie primitive, mais il réclame presque toujours des médications toniques; il faut soutenir les forces du malade par quelque vin généreux, et lui donner des aliments substantiels aussitôt qu'il peut les supporter.

3° *Érythème dépendant d'une cause syphilitique*.

Cet érythème sera décrit dans l'histoire des syphilides.

4° *Érythèmes dépendants de causes mal connues*.

Dans cette catégorie, j'avais placé dans la première édition de cet ouvrage trois espèces d'érythèmes : les *engelures*, ou *érythème pernio*, l'*acrodynie* et la *pellagre*. Afin d'être plus logique, j'ai cru devoir reporter l'histoire de la pellagre dans le groupe des maladies exotiques, car elle est originaire de la Lombardie. Peut-être sera-t-on surpris de trouver les engelures dans un ensemble de maladies mal connues ; mais si l'on réfléchit que cette affection, tout en se montrant généralement chez des enfants lymphatiques, se présente à divers âges de la vie chez ceux qui ne le sont pas, et persiste chez certains enfants avec une ténacité si grande, et en dehors même des conditions de tempérament, on ne peut pas se dissimuler qu'il y a là quelque chose d'inexplicable et qui justifie notre division, quoique M. Bazin n'hésite pas à faire de cet érythème un érythème scrofuleux.

Érythème pernio (engelures). — Cette maladie est essentiellement propre à l'enfance, mais elle peut aussi se développer dans l'adolescence et même dans l'âge adulte, quoique beaucoup plus rarement à cet âge. Certes, l'exposition au froid en est la cause déterminante, mais il y a derrière cette cause une cause prédisposante qui nous est inconnue. Et d'abord notons la condition de tempérament lymphatique plus essentiellement liée aux engelures que toute autre ; mais les engelures se montrent aussi chez des enfants d'un tempérament bilioso-sanguin ou sanguin : il suffit qu'un enfant ait une santé délicate, qu'il végète, ainsi qu'on

J'a dit, qu'il s'alimente mal, pour qu'il soit pris d'engelures aux mains ; et, chose remarquable, ce n'est pas durant les froids les plus rigoureux que l'engelure se manifeste, c'est en automne, lors de ces premiers froids, souvent fugaces, de courte durée, qu'il surgit un gonflement sur le dos des doigts, entre les articulations, ou sur les orteils. Ce gonflement occupe la peau et le tissu cellulaire. Il est accompagné de fourmillement, de démangeaison, qui invitent les enfants à se frotter plutôt qu'à se gratter ; mais ce frottement donne du volume à l'érythème et de l'accroissement au mal. Chose remarquable, cet érythème n'existe pas seulement à la peau, c'est la peau et le tissu cellulaire qui sont atteints à la fois, de sorte que le doigt dans sa moitié supérieure a doublé de volume. Il survient quelquefois une seule engelure, le plus souvent deux ou trois, et chez quelques enfants tous les doigts et tous les orteils en sont couverts. En tout cas, et dans cet état, c'est l'engelure au premier degré. Ainsi, à l'état d'érythème, la maladie peut exister d'une manière permanente, sans faire d'autres progrès qu'un peu plus ou un peu moins de gonflement ; et tant que les froids persistent, l'engelure persiste aussi. La saison de l'hiver est la condition de durée, et la limite est le printemps, et pour quelques enfants, la fin du printemps, époque à laquelle le retour des chaleurs amène seul la cessation du mal. Mais aux approches de l'automne, lors des premières gelées blanches, on voit apparaître et se renouveler l'affection à des degrés divers, pour persister ainsi avec ses périodes de décroissance et de reprise, non pas durant quelques années, mais jusqu'à l'âge de dix-huit, vingt, vingt-cinq ans, et quelquefois plus. Il est des personnes qui ont des engelures toute leur vie, si par état elles ont les mains constamment exposées aux intempéries de la saison : c'est ce que l'on voit chez les épiciers surtout, chez les débitants de toile et dans toute profession où les mains sont à l'air.

L'*érythème pernio* ne borne pas ses effets à la rougeur de la peau et au gonflement du tissu cellulaire. Il peut s'ulcérer et donner naissance à des plaies extrêmement douloureuses ; non pas que la douleur soit permanente ou continue, car qu'il n'y ait qu'érythème, qu'il y ait ulcération, c'est toujours la même sensation de démangeaison, de fourmillement ; mais la douleur devient

extrêmement aiguë par la pression, et comme les engelures ulcérées existent sur la face dorsale des doigts et des orteils, il en
résulte le contact accidentel et très fréquent de ces parties avec
des corps durs qui éveillent des sensations très douloureuses.
Notez que ces douleurs sont accrues par des pansements plus ou
moins mal faits, avec des linges ou de la charpie toujours adhérents aux bords de l'ulcère, et dont le petit malade redoute le
renouvellement. En cet état, l'érythème est accompagné d'un
gonflement général des doigts qui s'oppose aux mouvements de
flexion, et qui place l'enfant dans l'impossibilité de se servir
de ses mains et souvent aussi de marcher. J'ai vu un enfant qui,
de quatre ans à sept ans, est resté pendant huit et neuf mois de
chaque année dans l'impossibilité la plus absolue d'exécuter des
mouvements, en proie d'ailleurs aux douleurs les plus vives,
redoutant tous les contacts, tous les pansements. Les topiques
généralement mis en usage n'ont rien fait pour lui ; ce n'est
qu'une poudre que l'on emploie à l'état de pâte, vendue aujour-
d'hui à Paris, dans la pharmacie Savoie, et dont la composition
m'est inconnue, qui l'a guéri et débarrassé de ses engelures ;
non pas qu'elles se soient jamais montrées depuis, mais lorsqu'elles apparaissaient, il suffisait de deux ou trois jours de
l'emploi de cette pâte pour les guérir. Je crois que depuis cette
époque on a fait un usage presque journalier de cette pâte
au collége Sainte-Barbe, et tandis qu'on avait habituellement à
l'infirmerie quatre ou cinq enfants malades chaque hiver, actuellement aucun des pensionnaires ne va à l'infirmerie pour être
traité d'engelures ; il n'y a plus de suspension d'études pour cette
cause. C'est le hasard qui a porté ces faits à ma connaissance, je
les ai reproduits tels qu'ils m'ont été donnés. Je n'ai employé
cette pâte qu'une seule fois, elle m'a réussi ; mais la disparition
des engelures chez cette jeune personne a apporté un certain
trouble dans la santé (un état chlorotique d'une certaine durée),
qui s'est rétablie depuis. Il m'a paru utile, dans un intérêt général,
de faire connaître ce résultat à côté des inconvénients d'une maladie qui ne porte pas atteinte à la santé, mais qui résiste souvent
à la thérapeutique la plus rationnelle.

Les engelures n'affectent pas seulement les doigts et les orteils, et c'est ici que le dermatologiste doit être éclairé. Il n'est pas rare de voir l'engelure au bout du nez, chez des personnes qui n'ont pas les dehors d'un tempérament lymphatique très prononcé, c'est-à-dire des traits arrondis, une figure potelée, de gros os, etc., mais qui, avec des traits délicats, ont une *animalisation* (que l'on me passe cette expression synonyme de *végétation*), qui ont, dis-je, une *animalisation* lente, avec une circulation d'une lenteur remarquable, froid constant du bout du nez, des oreilles, des mains et des pieds, phénomènes qui, d'ailleurs, se montrent très souvent aux mains et aux pieds chez les enfants atteints d'engelures. Il semble que ce ralentissement circulatoire n'entretienne pas la calorification dans ces parties extrêmes, et alors il faudrait considérer l'engelure comme une *gelure*. L'*érythème pernio* du bout du nez suit absolument la marche des engelures des doigts : reparaissant chaque hiver, disparaissant l'été. Il est rare de le rencontrer alors dans le très jeune âge : c'est vers dix-huit à vingt ans que je l'ai toujours observé. Il se montre sous la forme d'une surface violacée arrondie, amenant un peu de gonflement de l'extrémité du nez, et dont la teinte violacée se perd insensiblement avec la couleur de la peau. Cette dernière circonstance distingue l'engelure du bout du nez d'une autre maladie qui n'a pas été plus décrite et que nous avons signalée sous le nom d'*érythème excentrique du bout du nez*. D'ailleurs, il n'y a presque aucune sensation dans l'une ni dans l'autre. L'érythème est en cercle plus ou moins saillant et à circonférence arrêtée, le centre étant plus ou moins blanchâtre ; l'engelure présente une surface uniformément rouge ou violacée. Ajoutons à ces caractères un abaissement de température de la peau souvent très sensible au toucher et qui ne se montre pas dans les deux autres affections.

Le traitement de l'*érythème pernio* doit, suivant nous, être général ou local ; la maladie est toujours le reflet d'une vie générale qui manque d'activité et dans laquelle le sang n'est pas suffisamment nutritif, semblable en cela à ce qui se passe dans la gelure ou dans la congélation. Celle-ci survient principalement chez les personnes qui, soumises comme les autres à l'action du froid, sont privées plus qu'elles d'aliments et de liqueurs alcooliques ou généreuses. C'est donc une médication fortifiante sous tous les rapports qu'il faut prescrire, en hygiène alimentaire et médicaments. Ainsi, des viandes rôties noires, le vin généreux, le vin de quinquina, la teinture de cantharides administrée par gouttes, matin et soir, en commençant par 2 gouttes, augmentant de 1 goutte chaque jour, de manière à arriver à 15, à 20 gouttes, dans une tisane amère. L'exercice gymnastique et l'exercice habituel, les frictions générales du corps à l'eau froide tous les matins, comme je l'ai indiqué. (Voy. MÉDICATION ANTI-LYMPHATIQUE.)

Restent les moyens locaux, qui sont variables en raison de l'état de l'*érythème pernio*. Existe-t-il sans ulcération, on a recommandé, avec raison, les frictions avec la neige ou la glace pilée, l'emploi du froid amenant toujours une réaction circulatoire favorable à la surface malade ; les lotions à l'eau-de-vie camphrée, l'alcool que l'on met en combustion sur la partie malade ; des lotions d'eau saturée, d'eau additionnée de sublimé, solution au 1/1500e ou au 1000e de son poids. C'est même cette lotion que beaucoup de pharmaciens vendent comme eau contre les engelures.

Une série de pommades résolutives que l'on emploie quand l'engelure est ou n'est pas ulcérée : cérat opiacé, cérat saturné, cérat additionné de chlorure de soude. Il en est une dont je me suis généralement bien trouvé, et que j'ai préconisée depuis longtemps ; en voici la formule :

Axonge	30 grammes.
Créosote..........................	8 gouttes.
Sous-acétate de plomb..............	6 gouttes.
Laudanum de Sydenham...............	10 gouttes.

Plus, la poudre dont j'ai parlé et dont j'ignore la composition.

Acrodynie. — Cette maladie n'a été réellement étudiée que lorsqu'elle s'est montrée sous forme épidémique à Paris, en 1828. Elle existait certainement bien avant cette époque, car depuis ce temps on en trouve des cas assez communs et isolés, qui jusqu'alors n'avaient pas dû fixer l'attention.

On a rangé cette affection parmi les érythèmes, parce que l'érythème en est le phénomène apparent ; mais il est évident que ce n'est là qu'un phénomène local, constant quant à son siége, mais qui est le reflet d'un état général plus ou moins grave qui nous est mal connu. Quoi qu'il en soit, voici ce que l'on a observé à cette époque. — Vers le mois de juin 1828 apparut à l'infirmerie Marie-Thérèse, rue d'Enfer, une maladie épidémique principalement caractérisée par des douleurs générales, un engourdissement dans tous les membres, suivi du développement d'érythème aux mains et aux pieds, qui, dans quelques cas, prenait un caractère gangréneux. De cet hospice l'épidémie s'étendit à tous les quartiers circonvoisins d'abord, puis à la totalité de Paris. Elle parut céder durant l'hiver suivant, pour reprendre avec une nouvelle vigueur au printemps et ne se terminer que durant l'hiver de 1829-1830.

Anorexie, nausées, quelquefois vomissements, coliques, diarrhée; injection et état larmoyant des yeux avec bouffissure de la face, tels étaient les phénomènes qui accompagnaient le début de l'affection. Dès le début aussi, et parfois un peu plus tard, se montrait à la paume des mains et à la plante des pieds, sous forme de taches d'un rouge plus ou moins vif, analogues à des ecchymoses, une éruption érythémateuse qui s'étendait parfois aux jambes et aux avant-bras. Puis, du rouge la peau passait au brun, pour prendre la coloration de la suie, en même temps que l'éruption devenait générale et s'étendait au tronc, au cou, à la face.

Alors se dessinaient au siége primitif de l'état érythémateux, c'est-à-dire aux pieds et aux mains, des élevures papuleuses ou boutons, rouges, coniques, avec pustules, phlyctènes, furoncles. Puis s'opérait un travail de desquamation favorisé par des sueurs locales abondantes, de sorte que l'épiderme se détachait peu à peu et mettait le corps muqueux à nu. L'épiderme se reformait de nouveau et se détachait encore ainsi successivement et à plusieurs reprises sur le même point. Pareil phénomène se reproduisait sur diverses parties du corps, autour des articulations des pieds; l'épiderme s'épaississait, et il n'était pas rare de voir ce tissu envelopper le pied à la manière d'un brodequin, et se détacher en totalité pour laisser le pied dépouillé.

Tous ces phénomènes locaux étaient accompagnés d'engourdissements, de fourmillements, d'élancements plus forts la nuit que le jour, et surtout sensibles et douloureux à la plante des pieds. Tel était, dans quelques cas, le sentiment de chaleur qui existait aux pieds, que les malades les tenaient souvent hors du lit ; certains ne pouvaient supporter la pression des draps et des couvertures, d'autres étaient en proie à une sorte de paralysie avec contraction et amaigrissement des membres. C'est ainsi que fut l'état général des malades au début et lors de la gravité la plus grande de l'épidémie. Plus tard, et durant le cours de celle-ci, une foule de phénomènes variés se produisirent, avec prédominance de chacun d'eux suivant les individus. Chez les uns, altération de la sensibilité en général, surexcitée ou amendée ; chez les autres, lésions des voies digestives. Dans une catégorie de malades occupant certaines localités, la prison de Montaigu, par exemple, la peau prit la teinte brune la plus dessinée, ce qui n'exista pas à la caserne de la Courtille, non plus qu'à celle de Lourcine. Dans celle-ci, il y avait prédominance de contractions violentes chez les malades, tandis que les vomissements, l'ophthalmie, l'œdème de la face, se faisaient observer à la caserne de la Courtille.

La maladie durait d'ailleurs plusieurs mois ; elle était sujette à récidive ; elle devenait rarement mortelle, à moins qu'elle n'affectât des vieillards, et alors les altérations que l'on observait à l'ouverture du corps ont été rapportées par la généralité des médecins plutôt à des complications qu'à la maladie elle-même.

Impossible de confondre cette affection avec aucune autre. Celle de laquelle elle se rapprocherait le plus serait la pellagre. Mais la marche chronique de cette dernière maladie l'en distingue suffisamment pour que nous n'insistions pas sur les caractères différentiels locaux. — Telle est l'acrodynie qui s'est montrée à cette époque sous forme épidémique. Nous en avons emprunté le tableau à M. Rayer, qui nous paraît en avoir rendu les phénomènes les plus saillants et les plus vrais. Voyons actuellement quelle est l'acrodynie que le médecin sera à même d'observer tous les jours.

Il est rare qu'à l'hôpital Saint-Louis il ne se montre pas par année cinq ou six cas de cette affection dans notre service. Cependant je dois dire qu'elle m'a paru moins fréquente depuis plu-

sieurs années, ce qui pourrait tenir à la meilleure alimentation de
la classe ouvrière. Ces malades nous arrivent après trois, quatre
ou cinq mois de la durée de cette affection, qui a débuté d'une
manière lente, et qui, en général, a été précédée de symptômes
gastralgiques ou entéralgiques. Alors les pieds et les mains sont
affectés à la fois. Mais dans quelques cas, la maladie paraît être
de cause externe, et alors elle survient chez les individus, femmes
ou hommes, qui ont une profession qui les expose à avoir souvent
les mains en contact avec l'eau ou avec des liqueurs dans lesquelles se trouvent dissoutes des substances irritantes : ainsi, les
blanchisseuses d'abord, puis les teinturiers, les chapeliers. Dans
cette dernière catégorie de malades, les mains sont le siége de
chaleur permanente avec fourmillements, picotements; l'épiderme semble épaissi. La sensation du toucher exalte la sensibilité : c'est la paume des mains et surtout la pulpe des doigts qui
sont atteintes. Il suffit alors du repos, de l'usage de l'amidon, de
la poudre de tan, de corps gras et de quelques pommades légèrement résolutives au goudron, pour amener la terminaison de la
maladie. Dans ce traitement, il faut surtout éviter l'usage des
bains et des agents liquides.

Si, au contraire, l'acrodynie est le reflet d'un état gastralgique
ou entéralgique, elle se montre sur des sujets plus ou moins
amaigris, qui se nourrissent mal ; et au lieu d'un amaigrissement,
il existe une légère augmentation dans le volume des doigts, dont
toute la face palmaire paraît pourvue d'embonpoint, en même
temps que la peau est fine, rosée, souple, extrêmement sensible
au toucher. Le malade y ressent d'ailleurs des picotements, des
fourmillements que la chaleur augmente dans des proportions
notables, et surtout la chaleur du lit : aussi souvent ces malades
sont-ils privés de sommeil.

On n'y observe pas l'ensemble de ces phénomènes graves, généraux ou locaux, que l'on a vus durant l'épidémie de 1828 ; tout se
borne à de mauvaises digestions et à un très léger érythème. Dans
certains cas on serait tenté de rapporter cet état à une lésion de
la moelle épinière, mais l'affection gastro-intestinale détourne
rapidement de cette erreur. Cette liaison de l'acrodynie avec les
gastro-entéralgies fait assez sentir que la maladie des mains ne

réclame par elle-même aucun traitement. Il y a plus, il est peut-être convenable de peu faire pour la guérir, afin qu'elle serve d'indice de l'amélioration survenue du côté de l'estomac et des intestins par suite d'un traitement qui aura été prescrit à cet effet. Contrairement à l'acrodynie idiopathique, les bains et les émollients aqueux peuvent ici être mis en usage.

Érythèmes idiopathiques.

Erythema a solare (coup de soleil). — Cet érythème, ordinairement fort simple et sans danger, peut cependant acquérir dans quelques cas une grande gravité. Ce n'est qu'à ce point de vue que nous en parlons. Sa dénomination fait assez connaître son origine. Il ne peut affecter que des parties à découvert, quelles qu'elles soient d'ailleurs : le dos des mains, le cuir chevelu et la figure sont celles qui se trouvent le plus souvent et le plus naturellement atteintes. De là une certaine affinité de cause et de siége entre l'*erythema a solare* et la pellagre (voy. PELLAGRE). Mais le coup de soleil le plus grave est celui du cuir chevelu et de la face. A deux époques de la vie principalement, il peut développer des accidents, en donnant lieu à des congestions cérébrales avec fièvre, délire, et tout l'ensemble des symptômes de l'arachnitis. C'est dans l'enfance et dans l'âge adulte que ces phénomènes se montrent le plus ordinairement. Dans les pays intertropicaux, le coup de soleil y cause souvent la mort en peu de temps. Le malade tombe rapidement dans un état comateux profond, avec pupilles dilatées, pouls à 120 pulsations, etc.; les applications de glace, les purgatifs répétés, les bains, sont les moyens le plus généralement employés. Suivant M. Strong, les accidents peuvent se montrer sous deux formes différentes : dans l'une, il existe une prostration marquée, à début brusque; la peau est froide, le pouls lent. Cet état est bientôt suivi d'une réaction vive, marquée par la chaleur de la peau, la plénitude du pouls; le malade tombe dans le coma et meurt, s'il n'est pas secouru. D'autres fois, le malade ressemble à un homme ivre ou à un sujet qui aurait reçu un coup sur la tête (*Americ. Journ. of med. Science*).

Dans l'espèce, l'érythème a par lui-même tous les caractères des autres érythèmes ; il se développe **très rapidement**, amène une sensation de cuisson **très vive**, et quand il atteint la surface des membres ou une partie du corps qui n'a aucune sympathie directe avec un organe interne important, ses effets locaux, quoique plus marqués que dans les érythèmes symptomatiques, cèdent beaucoup plus facilement, par cela même qu'ils sont de cause externe : un peu d'huile ou de graisse mêlée d'amidon, et souvent même absence de tout agent, et l'érythème disparaît.

D'où il résulte qu'au point de vue thérapeutique, c'est moins l'érythème que les accidents généraux qu'il a développés, qui doivent fixer l'attention du médecin, et il ne faut pas hésiter à les enrayer dans leur marche à l'aide d'émissions sanguines générales ou locales, de boissons rafraîchissantes et des moyens mis en usage en pareil cas.

Érythème par piqûre. — Tout érythème par piqûre n'a de gravité que par les trois circonstances suivantes : la densité du tissu dont l'inflammation amène l'étranglement ; le cas où le corps vulnérant laisse dans la plaie une partie de sa substance ; enfin, celui où le corps vulnérant est muni d'un venin. Dans toutes ces conditions, les érythèmes peuvent varier depuis le plus simple degré jusqu'au phlegmon, la phlébite et la gangrène ; tous ces résultats constituent un ordre de faits que l'on décrit dans les traités de pathologie interne et externe, et qui ne sauraient trouver place ici.

Érythème par brûlure. — Même observation à l'égard de cette variété que nous passons sous silence.

Érythème par succion. — Cette espèce n'a réellement d'intérêt qu'à un seul point de vue, celui de l'allaitement qui amène non-seulement la rougeur et la turgescence de l'extrémité du sein, mais encore une altération spéciale que l'on désigne communément sous le nom de *gerçure*, dénomination parfaitement exacte d'ailleurs. C'est à la suite de ces sortes d'érythèmes et de gerçures que s'opère l'infection syphilitique de l'enfant à la nourrice.

Une opinion fort accréditée parmi les nourrices, c'est de continuer l'allaitement pour guérir les crevasses ; il est évident que l'on ne fait qu'aggraver le mal, et que la suspension de l'allaitement *direct* et par l'intermédiaire de bouts de sein suffit le plus souvent pour amener la guérison de ces accidents. La continuation de l'allaitement direct peut amener au contraire des abcès, de la fièvre, par les douleurs que la succion entraîne à sa suite.

Érythème par contact de fluides altérés. — Rien de plus commun que ces sortes d'érythèmes. L'urine, les matières fécales, les flueurs blanches, les écoulements muco-purulents chez les très jeunes enfants, le contact du pus altéré séjournant sur la peau saine, enfin la sueur elle-même : telles en sont les sources de développement.

Ces matières, telles qu'elles sont sécrétées, ne développeraient pas ce phénomène morbide, si elles ne s'altéraient pas, si elles ne se décomposaient pas ; et c'est là une condition dont il faut que le médecin se pénètre. Les fluides sécrétés par l'économie ne peuvent être irritants pour nos tissus ; mais chacun d'eux est plus ou moins putrescible au contact de l'air, et une fois modifiés dans leur nature, ils acquièrent des propriétés stimulantes. La sueur devient alcaline, d'acide qu'elle était ; il en est de même de l'urine ; la bile subit une modification opposée : et une fois placées dans ces conditions contraires à l'état naturel, elles constituent autant de stimulants pour la peau. C'est ce que l'on observe chez les sujets atteints de maladies des voies urinaires, lorsqu'on est obligé de placer des sondes à demeure. C'est ce que l'on voit chez les jeunes enfants qui sont à l'allaitement, et à l'égard desquels on ne prend pas assez de soins de propreté. Les petites filles de trois ou quatre ans, très lymphatiques de leur nature, sont souvent prises d'écoulement aux parties génitales, qui développe un état érysipélateux des grandes lèvres et des cuisses. C'est dans de pareilles conditions qu'à certains âges de la vie et hors de certains états généraux morbides acquis, s'opère l'infection putride, qui par son origine se distingue ainsi de l'infection purulente.

La conséquence de ces données, c'est une thérapeutique tout antiseptique à mettre en usage : 1° soins extrêmes de propreté fréquemment renouvelés ; 2° lavage des surfaces malades avec de l'eau chlorurée; 3° saupoudrer la peau de poudre de tan et la graisser de saindoux, de manière à éviter le contact des fluides sur ces parties, etc.

Intertrigo. — Mais il est une maladie érythémateuse provenant du contact de la sueur altérée, qui doit plus spécialement fixer notre attention, et qui a reçu la dénomination particulière d'*intertrigo*, dénomination qui en exprime parfaitement le siége.

C'est, en effet, au contact prolongé de surfaces cutanées qu'elle se développe, et elle ne peut se montrer que là; de sorte qu'on ne la rencontre jamais que dans les parties suivantes du corps : 1° derrière les oreilles, dans le pli de jonction de l'oreille avec la tête; 2° au pli des seins, chez les femmes grasses; 3° au pli des aisselles et quelquefois même au pli des bras; 4° au pli du bas-ventre, chez les personnes d'un grand embonpoint; 5° au contact des bourses avec les cuisses, chez l'homme; 6° au contact des grandes lèvres, chez la femme; 7° enfin quelquefois, mais beaucoup plus rarement, au jarret.

Cette maladie est très commune, d'une guérison très difficile; elle est très sujette à retour à cause des conditions mêmes dans lesquelles elle se développe, de sorte qu'il nous faut appeler l'attention du médecin d'une manière toute spéciale sur elle : la plupart des auteurs en ont fait une description fort légère et en ont mal décrit les variétés.

Elle est propre à deux âges opposés de la vie, l'enfance et la fin de l'âge adulte, c'est-à-dire cet âge de la vie que l'on nomme critique chez la femme, et qui, suivant moi, existe aussi chez l'homme, mais plus tard; quarante à quarante-cinq ans pour la femme, quarante-cinq à cinquante-cinq ans pour l'homme. Je parle ici d'âge critique chez l'homme, ce qui peut paraître extraordinaire aux yeux de quelques personnes. On conçoit, en effet, un âge critique chez la femme, en ce sens qu'à cette époque de la vie il y a suppression d'un écoulement sanguin mensuel qui a existé pendant vingt-cinq à trente années, et qui se supprime plus ou moins brusquement à un âge donné de la vie.

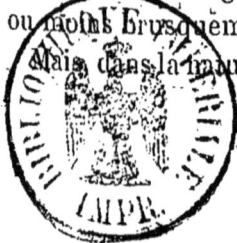

Mais dans la nature, les phases de développement et de décrois-

7

sance de la vie ne sauraient être exclusives, elles existent pour les végétaux et pour les animaux; elles sont uniformes pour chaque classe d'animaux, et dans une même espèce animale il ne saurait exister pour la femelle un âge critique sans qu'il existe aussi pour le mâle, mais à un moindre degré, puisqu'il n'y a pas de suppression de fonction.

A l'époque de l'âge critique chez la femme, on voit surgir un grand nombre de maladies qui compromettent la santé et quelquefois la vie. Lorsque la femme a passé cet âge sans que les maladies ou accidents développés aient porté une certaine atteinte à la santé, il est rare que la vie ne se prolonge pas pendant un laps d'années plus ou moins long. Il en est de même pour l'homme; c'est de quarante-cinq à cinquante-cinq ans qu'il est sujet à une foule d'incommodités qui exigent de sa part une hygiène mieux observée : les congestions pulmonaires ou cérébrales; un état général plus ou moins inflammatoire, ou un état de pléthore qui demande des émissions sanguines. Il ne peut plus supporter le vin, le café, les alcooliques et l'alimentation substantielle comme auparavant. A l'égard de la peau, chez la femme, se montrent l'intertrigo, l'eczéma, le sycosis du cuir chevelu, etc. Si cet âge critique est moins marqué pour l'homme, c'est que chez lui il n'y a pas eu d'écoulement sanguin périodique. Je suis convaincu que plus on étendrait son observation dans ce sens, plus on trouverait des motifs de corroborer cette manière de voir, que j'ai déjà précédemment énoncée.

Quoi qu'il en soit, l'intertrigo se montre, avons-nous dit, à deux époques différentes de la vie, dans l'enfance ou à la fin de l'âge adulte. Chez l'enfant, ce n'est qu'aux aisselles qu'il a lieu, et alors il se produit là un érythème qui, le plus souvent, ne se borne pas à de la rougeur, mais qui suinte une sérosité muqueuse d'une certaine consistance d'où peut aller jusqu'à la sécrétion purulente. Il y a plus : chez quelques jeunes filles où nous avons souvent observé cette maladie, la sécrétion devient non-seulement purulente, mais encore le pus qui se produit est en telle quantité qu'il faut changer les linges quatre ou cinq fois par jour. Cette variété où le pus est blanc, muqueux, très liquide, nous l'avons désignée sous le nom d'*erythema purifluens*, tant la sécrétion est abondante

et se renouvelle. Il suffit de mettre la surface à l'air pour la voir
se couvrir en quelques instants de *muco-pus*. Cependant la peau
n'est pas le siége d'une érosion; la surface est d'un rose vif,
piquetée de rouge; elle a peu de sensibilité, et il en suinte du pus,
comme il suinte de la sérosité d'une surface eczémateuse. C'est
la forme scrofuleuse de l'intertrigo.

On observe surtout cette variété d'érythème chez les enfants
essentiellement lymphatiques, avec une peau blafarde, épaisse,
et sur laquelle nous aurons occasion de revenir quand nous traiterons de l'acné.

Les intertrigos de l'âge adulte se comportent tout autrement.
Nés chez des personnes grasses, qui suent facilement, qui prennent peu de bains, et qui n'observent pas de soins de propreté,
ces intertrigos se montrent, comme une légère rosée, dans toute
l'étendue du pli de jonction des deux surfaces saillantes de la peau.
J'insiste sur ce siége d'origine, ce sera le point où le médecin
aura plus de difficulté à guérir l'érythème; aussi exigera-t-il des
moyens spéciaux. Cette rougeur linéaire appelle peu l'attention
des malades; elle amène une légère démangeaison que le frottement plutôt que le grattage apaise. Mais peu à peu, et dans un
temps donné, variable, mais toujours avec une marche lente,
l'érythème gagne en surface jusqu'à acquérir l'étendue du *contact
habituel* des parties saillantes entre elles. Il résulte de ce fait que
l'*intertrigo des oreilles* a plus ou moins de surface, suivant que la
personne, par son mode de coiffure, comprime plus ou moins les
oreilles sur la tête; qu'il restera constamment très peu étendu
chez les uns, beaucoup plus chez les autres; que cette circonstance que nous spécifions pour l'oreille doit s'étendre à toutes
les autres parties : si nous l'avons signalée, c'est que l'on prend
souvent un intertrigo pour un eczéma. Or nous verrons, au contraire, que l'eczéma affecte des parties en saillie, tandis que l'intertrigo atteint des parties enfoncées.

Ayant ainsi envahi toutes les parties qui ont entre elles des
points de contact, l'érythème ne fait plus de progrès en surface,
mais il persiste d'abord sans suintement, et plus tard en fournissant une sorte de transpiration capable de mouiller un linge qui
y séjourne durant huit à dix heures. A cette sécrétion, qui reste

ainsi stationnaire pendant plusieurs semaines, succède une sécrétion un peu plus marquée, et parfois aussi se forment des squames ou lames épidermiques qui font croire à l'existence d'un eczéma. Notez que la démangeaison devient de plus en plus marquée, surtout quand la surface malade a le contact de l'air. — Il arrive encore un moment où, à part la condition de siége, de localisation, il est difficile de distinguer un *intertrigo* d'un *eczéma*. Il est des personnes qui gardent ainsi cette affection pendant des mois et des années, les unes par incurie, les autres pour cacher une maladie incommode, mais dont le siége est tel qu'elles répugnent à la montrer au médecin, et alors tous les jours en se couchant elles se livrent à des frottements qui rendent bientôt la surface eczémateuse. Si l'intertrigo siége au voisinage des parties génitales, il finit par éveiller, comme le *prurigo vulvæ*, une surexcitation des organes génitaux extrêmement pénible.

Ainsi, loin d'être un érythème ordinaire, l'intertrigo peut arriver à troubler l'existence d'un malade. J'ai vu des dames qui, depuis douze à quinze ans, avaient cette maladie, à la suite de laquelle était survenu un amaigrissement très notable par le trouble porté dans le moral et dans les fonctions digestives.

La maladie n'a pas, en général, d'autres résultats plus fâcheux. Nous allons esquisser les règles de son traitement.

La première condition à remplir, à quelque époque que soit arrivée la maladie, qu'elle soit de date récente ou ancienne, c'est l'isolement le plus complet des surfaces malades. Tout ce que nous venons de dire doit faire comprendre l'importance de ce moyen; c'est la cause que l'on combat alors, et la cause permanente. L'affection est-elle récente, il suffit ordinairement de ce moyen, associé à l'usage de la poudre d'amidon, de coaltar mêlé à 5 ou 8 fois son poids d'amidon, de lycopode, de tan, de vieux bois, pour en obtenir la guérison, à la condition que la séparation des parties sera maintenue bien au delà du terme de celle-ci, pour éviter le retour du mal. C'est à l'aide de linges de toile bien appliqués que l'on arrive à ce résultat. Quant aux poudres, elles doivent être très fines et obtenues par des tamisations parfaites, et de plus il faut en employer dans une proportion très faible, de manière à ne pas faire des couches qui s'humectent et forment pâte; il faut saupoudrer très légèrement et très souvent avec une houppe à poudrer, sauf à répéter l'emploi de ce moyen. Mais, à chaque pansement, il est nécessaire de laver la surface malade à l'aide d'une eau au 25° ou au 20° de son poids de chlorure de soude, ou d'une solution de perchlorure de fer à 30 degrés étendue de 80 à 100 fois son poids d'eau. Ces liqueurs agissent et par leur nature astringente, et par la réaction chimique qu'elles exercent sur les fluides sécrétés.

Toutefois ces moyens, qui sont généralement utiles dans tous les cas d'intertrigos récents, sont insuffisants quand les intertrigos sont anciens, ou quand il s'agit d'*intertrigo purifluens*. Je ne connais pas de moyens plus propres à attaquer les premiers que les douches sulfureuses, sulfo-alcalines et de Plombières (voy. le *Formulaire*). A cet égard, il faut un peu sonder la sensibilité des surfaces malades. Les douches artificielles de Plombières sont les moins irritantes. C'est en arrosoir qu'il faut les donner, faiblement d'abord, puis de plus en plus fortes, et sous le rapport de la force d'impulsion de la douche, et sous celui du diamètre des trous de l'arrosoir. Il faut rendre les douches de plus en plus fortes aussi par rapport à leur composition, mais il faut aller graduellement. Ces douches seront données tous les deux jours. On y joindra soit l'usage des poudres indiquées plus haut et les lotions chlorurées, comme eau de toilette, et l'on pourra sonder a sensibilité de la surface malade en appliquant quelques pommades résolutives (voy. POMMADES, *Formulaire*); mais le plus souvent les corps gras réveilleront des démangeaisons. Tout cela varie suivant la sensibilité de la peau des sujets, et il est impossible d'en juger à l'avance. Toute surexcitation produite, soit par une douche, une lotion, une pommade, sera calmée par des émollients ou tombera d'elle-même. Il arrive quelquefois que tout en obtenant un succès marqué, il reste certains points plus rebelles, et notamment les places qui ont été affectées les premières. Alors on se servira avec avantage d'huile de cade en application tous les deux ou trois jours, dont on laisse à peine une trace en essuyant avec du coton la couche d'huile qu'on y a mise, ou de teinture d'iode affaiblie. Mais ce qui termine le mieux ces plicatures érythémateuses si rebelles, ce sont les lotions tous les cinq jours avec la solution de nitrate d'argent n° 1 (voy. *For-mulaire*). Ce moyen est d'un emploi d'autant plus utile qu'il donne la mesure de la guérison. A peine si, au début, dès le lendemain des premières applications, il reste une teinte noire, tandis que lorsque la maladie touche à son terme, il faut trois, cinq et six jours pour faire tomber cette coloration. On peut aussi employer des lotions à l'alun, au sublimé, plus ou moins fortes (voy. *For-mulaire*). On voit, en résumé, que tous ces moyens puissants ten-dent à agir de deux manières, et comme résolutifs, et comme modificateurs de la vitalité du tissu malade. C'est qu'en effet, il y a dans ces mêmes tissus malades une telle habitude de vitalité morbide, qu'il faut diriger le traitement dans ce sens pour obtenir une guérison.

L'*intertrigo purifluens* étant une maladie essentiellement liée aux conditions de lymphatisme et à une peau blafarde atonique, c'est par un régime intérieur antiscrofuleux dans lequel prédominent cependant les sulfureux et les ferrugineux, c'est par les bains sulfureux et les autres moyens locaux précédemment indiqués, qu'on arrête les progrès de cette maladie. Mais il faut, en général, craindre de supprimer trop vite cette sécrétion si abondante, et je préfère la laisser suivre son cours un peu plus longtemps, de manière qu'elle disparaisse graduellement sous l'influence d'un bon régime intérieur, plutôt que de tarir trop rapidement une source si considérable de suppuration. Il est même convenable, dans ces sortes de cas, d'appliquer un exutoire au bras sain, pour opérer une dérivation, et de le maintenir même après la guérison.

Que s'il s'agissait de prescrire une eau minérale contre un inter-trigo ayant son siége dans plusieurs points du corps, je conseil-lerais les eaux de Louesche qui réussissent parfaitement, excepté dans le cas de prédominance lymphatique, où les eaux des Pyré-nées, d'Aix en Savoie, d'Aix-la-Chapelle et d'Enghien, devraient être préférées.

URTICAIRE, *urticaria*, d'*urtica*, ortie ; *cnidosis*, de κνιδη, ortie (Alibert) ; *essera* des Arabes ; *febris urticata* (Vogel) ; *porcellanæ* (Lieutaud) ; *scarlatina urticata* (Sauvages) ; *purpura urticata* (Junker).

Selon ses aspects divers :
    Simplex.
    Conferta.
    Tuberosa.
    Nodosa.
Selon sa durée :
    Evanida.
    Perstans.

Selon le moment de l'éruption :
    Diurne.
    Nocturne.
    Vague.
Selon sa marche :
    Aiguë.
    Chronique.
Selon sa cause :
    Ab ingestis.
Selon sa forme composée :
    Lichen urticans.

Cette maladie exanthémateuse ne me paraît pas avoir suffisamment fixé l'attention des pathologistes sous le rapport de sa chronicité et des conséquences qu'elle entraîne alors. On en a tracé le tableau le plus exact sous la forme aiguë, aussi nous y arrêterons-nous peu ; mais le dermatologiste n'est réellement appelé à la traiter que lorsqu'elle est arrivée à l'état chronique : c'est donc surtout cette forme qu'il nous faut retracer, et à la thérapeutique de laquelle nous devons nous attacher plus particulièrement, ne fût-ce que pour signaler notre impuissance dans quelques cas. Alibert, d'ailleurs, ce peintre si habile à décrire et à saisir le point de vue pratique des dermatoses, avait, par des observations rapidement esquissées, fait pressentir toutes les difficultés qui se rattachent au traitement de l'urticaire.

L'urticaire est un exanthème qui se caractérise par des *élevures* à forme plus ou moins arrondie, mais irrégulières, disséminées çà et là à la surface de la peau, et caractérisées par trois phénomènes : la *couleur érythémateuse rosée*, disparaissant par la pression du doigt ; la *décoloration centrale de la rougeur érythémateuse ;* la sensation de *cuisson et de picotement*, qui rappelle la douleur de la piqûre d'ortie.

Suivant qu'on envisage cet exanthème sous divers aspects, on peut établir des divisions différentes. Relativement à la forme qu'il affecte à la peau, on le dit : *simplex*, quand il est étendu en plaques irrégulières, distinctes et discrètes ; *conferta*, quand les plaques nombreuses sont groupées les unes auprès des autres, de manière à être confluentes ; *tuberosa*, lorsque les élevures que présente l'urticaire sont tellement en relief, qu'elles donnent l'image de tubercules ; *nodosa*, lorsque l'érythème, au contraire, est peu saillant, mais que le tissu cellulaire sous-jacent à la peau est assez tuméfié pour représenter des nodosités. Ces quatre formes peuvent appartenir à l'urticaire qui est accompagnée de fièvre.

Eu égard à la durée de l'éruption, on appelle l'urticaire *evanida* ou *perstans*; c'est qu'en effet elle peut ne durer que quelques heures, ou persister sans disparaître durant un ou deux septénaires et même plus.

Par rapport au moment où l'éruption apparaît, on l'appelle *diurne*, quand elle s'opère au lever du malade et lors de l'exposition au frais; *nocturne*, lorsqu'elle se développe le soir, quelques instants après le coucher de l'individu, et lorsque la chaleur s'établit dans le lit ; *vague*, quand il n'y a rien de précis dans la manifestation de l'éruption et qu'elle se montre à divers moments de la journée, soit sous l'influence du froid ou de la chaleur, soit sous celle d'une impression morale quelconque.

Enfin, elle est dite *aiguë*, lorsque cet exanthème parcourt ses périodes dans un ou deux septénaires ; *chronique*, lorsqu'elle dure des mois et des années. Ces diverses divisions sont entièrement fondées sur l'observation ; mais la plus importante d'entre elles est celle qui repose sur l'état aigu ou chronique de l'affection. En effet, la forme de l'éruption, le moment où elle apparaît, la saillie plus ou moins considérable de ses élevures, tout cela n'est que secondaire ; et comme, sous le nom d'aiguë, on comprend l'urticaire avec fièvre, tandis que, sous celui de chronique, la santé générale se conserve souvent parfaite, il s'ensuit qu'il faut nous arrêter essentiellement à l'urticaire fébrile et à l'urticaire non fébrile.

L'urticaire fébrile est généralement l'apanage de l'enfance; elle appara avec tous les prodromes des éruptions exanthémateuses, seulement ils sont généralement peu intenses; ils ne consistent que dans la lassitude dans les membres, de la courbature, de l'anorexie, céphalalgie, parfois quelques nausées, de la fièvre. Après vingt-quatre à trente-six heures, l'éruption, précédée d'une moiteur ou d'une sueur générale, se déclare. C'est surtout sur les membres, et principalement sur les membres inférieurs, qu'elle se montre, quoiqu'elle puisse envahir le tronc et la figure. Elle affecte alors des formes diverses, quoique les variétés dites *tuberosa* et *subcutanea* soient plus spécialement applicables à l'urticaire chronique. Les élevures sont plus ou moins rosées, avec décoloration centrale assez dessinée ; quelquefois elles sont même entourées d'un cercle rosé assez vif, la peau saine restant avec sa couleur assez naturelle entre les élevures ; leur étendue est, d'ailleurs, très variable, depuis quelques millimètres jusqu'à plusieurs centimètres de diamètre. Inutile de dire qu'elles sont accompagnées des sensations de fourmillement et de cuisson propres à cette éruption, qui peut être confluente ou discrète.

Dans l'urticaire *ab ingestis*, ou provenant d'aliments ou de médicaments propres à développer cette maladie, il n'est pas rare de voir des vomissements répétés, des spasmes, de la suffocation et des mouvements presque convulsifs des membres, précéder le développement de cette maladie, de sorte que cet ensemble de phénomènes simule assez bien un empoisonnement. Sa durée est très courte.

Quant à l'urticaire (éruption fébrile) une fois développée, l'ensemble des prodromes qui l'avaient précédée disparaît peu à peu, moins l'état fébrile, qui persiste pendant quelques jours, mais à un faible degré ; puis, vers le quatrième ou le cinquième jour, l'éruption elle-même diminue d'intensité, pour disparaître vers le neuvième ou douzième jour, en donnant lieu un peu plus tard à une légère exfoliation épidermique qui n'est pas constante. Mais il suffit souvent d'une sortie trop précoce du lit pour faire reparaître l'éruption, et c'est alors que si cette imprudence est répétée à plusieurs jours d'intervalle, on voit reparaître successivement la maladie et on la perpétue ainsi. Elle passe à l'état chronique. Aussi est-ce avec raison qu'Alibert cite l'exemple de quatre sœurs qui, depuis leur enfance, étaient atteintes de cette maladie. Il rapporte encore l'exemple d'un jeune homme de vingt-huit ans où elle avait pris naissance dès l'enfance, comme aussi celui d'une pauvre femme qui était affectée de cette maladie depuis dix ans. J'ai donné des soins à une dame qui la portait depuis dix-huit ans. Aussitôt qu'elle commençait à ressentir la chaleur du lit, l'éruption s'opérait, pour se dissiper après un quart d'heure. Lorsque l'éruption, par une circonstance tout accidentelle, ne s'effectuait pas, elle était prise de deux ou trois garderobes en diarrhée. Je ne pourrais suffire à citer les nombreux exemples du même genre. Tous, j'en ai la conviction, sont dus à des urticaires dont la période de développement a été enrayée par des circonstances diverses d'arrêt, et, je dois le dire, plus l'urticaire se montre à un âge avancé dans la vie, plus elle a une tendance à prendre la marche chronique. En général, les médecins négligent trop les précautions que réclame cette maladie. Si elle ne porte pas un préjudice notable à la santé générale, si les enfants ou les adultes qui en sont atteints n'éprouvent pas tous les malaises de l'état fébrile qui accompagne les autres maladies éruptives, l'urticaire n'exige pas moins qu'elles des soins assidus, surtout sous le rapport de la température dans laquelle le malade doit être maintenu et du séjour au lit prolongé durant le septénaire qui a suivi la disparition naturelle de l'éruption.

A ce dernier point de vue, nous devons aussi appeler toute l'attention des médecins. La disparition brusque d'une éruption d'urticaire ou une évolution incomplète de cette éruption sous l'influence d'un refroidissement peuvent amener chez l'adulte surtout, et souvent aussi chez l'enfant, un ensemble de symptômes des plus graves. J'ai eu dans mes salles un homme de quarante ans qui, à la suite d'un travail exagéré, a vu se développer une urticaire sur les cuisses et sur les jambes. Il a porté peu d'attention à cette éruption, il a continué de travailler malgré le malaise qu'elle avait fait naître. L'éruption s'est supprimée, et alors il a été pris d'anorexie, de lassitude dans les membres et de malaise général. Il est entré à l'hôpital avec des taches bleuâtres disséminées sur les membres, phénomènes que laisse à sa suite l'urticaire tubéreuse brusquement supprimée. La figure était altérée, le pouls non fébrile, la langue épaisse et blanchâtre. Nous lui fîmes donner un bain d'air chaud dans le lit pour rappeler l'éruption : un éméto-cathartique fut administré le deuxième jour, et trois bains d'air chaud furent successivement employés. L'éruption reparut, mais à un faible degré ; l'anorexie

et le malaise continuèrent ; bientôt il se montra de la diarrhée ;
plus tard, des vomissements bilieux répétés qui ne furent arrêtés
que par des sinapismes appliqués sur la région épigastrique et
par la potion antiémétique de Rivière ; la diarrhée persista. Enfin
il ne dut son rétablissement qu'à des frictions opérées sur les
membres à l'aide de l'huile de *croton tiglium* dans les points où
l'éruption s'était opérée, frictions qui firent reparaître l'urticaire
d'une manière permanente, tout en développant à la peau un
érythème vésiculeux artificiel.

Une fois passée à l'état chronique, l'urticaire a une ténacité,
une persistance qui n'a plus aucun rapport avec l'état si éphémère
en apparence de l'éruption. L'observation suivante en offre la
démonstration la plus complète.

J'ai reçu à l'hôpital un malade atteint d'une urticaire diurne qui datait
de trois ans. Après trois mois de traitement, la maladie, réfractaire aux
moyens les plus énergiques, persistait encore sans avoir subi de modification
sensible. Il survint alors un malaise général, de la céphalalgie, de la lassitude dans les membres avec anorexie. Après ces prodromes apparut une
roséole : cette éruption ne modifia en rien l'urticaire ; les symptômes
généraux eux-mêmes n'en persistèrent pas moins. Au bout de quarante-
huit heures, la roséole avait fait place à un *purpura aigu* général, sans que
rien changeât cependant, ni dans l'urticaire ni dans les symptômes généraux. Mais bientôt apparut une variole confluente, et c'est alors que l'urticaire disparut peu à peu complétement. La variole fut grave ; elle fut
accompagnée de symptômes cérébraux, qui mirent les jours du malade en
danger. La période de suppuration surtout devint menaçante par la confluence de l'éruption. Enfin, après trois semaines, le malade, entrant en
convalescence, se félicitait de son état, dans l'espoir que toute trace de
l'urticaire avait disparu, et qu'il était débarrassé d'une maladie de trois
ans. La convalescence s'établissait après la desquamation sans que rien
parût ; lorsqu'un matin, l'interne du service crut voir sur les mains du
malade une rougeur analogue à celle de l'urticaire. Frappé de l'apparition
de ces plaques dont l'aspect lui parut presque douteux, malgré le diagnostic
que nous en portions, il se mit à les examiner de très près, à les toucher,
les presser en tout sens et longtemps. Mais quelle fut sa surprise, quand
le soir même, chose bien autrement étrange, l'élève se trouva sur les doigts
deux plaques d'urticaire très manifestes, que des bains, l'amidon en poudre,
le repos et le régime firent disparaître. — Quant au malade, l'urticaire
devint tout aussi confluente et tout aussi journalière qu'auparavant.

Cet exemple, que je crois unique dans la science par son ensemble, prouve deux choses, et la ténacité de l'éruption, et la possibilité qu'elle puisse être transmise par le contact, contrairement à l'opinion généralement formulée que l'urticaire n'est pas une maladie contagieuse. A cet égard, ne pourrions-nous pas invoquer le fait de ces quatre sœurs citées par Alibert, et que nous rappelions plus haut? Comment ont-elles été atteintes de la même maladie, serait-ce par une coïncidence toute fortuite? ou la maladie se serait-elle transmise de l'une aux autres? Au surplus, si les anciens admettaient trop fréquemment la contagion des maladies cutanées, il faut avouer que les modernes ont fait table rase, à cet égard, en réservant seulement cette contagion pour la gale et pour la teigne. Nous aurons l'occasion de prouver que le lichen, l'impétigo, l'herpès, doivent être ajoutés à la liste des maladies qui peuvent devenir transmissibles dans certaines conditions d'âge et de développement de l'affection.

De l'ensemble de ces faits s'ensuit-il que l'urticaire ne puisse pas se montrer d'emblée sous une forme chronique? Loin de nous cette pensée. J'ai voulu seulement énoncer ce fait trop peu formulé par les auteurs, à savoir, que l'urticaire chronique n'est que trop souvent la conséquence d'une urticaire aiguë soignée avec trop peu de précaution. D'ailleurs, le développement de l'urticaire est en partie soumis à la forme qu'elle affecte : ainsi, lorsque les élevures doivent présenter la *forme tubéreuse* ou *noueuse*, l'éruption n'est plus si instantanée ni si confluente. Les nodosités ne se manifestent que successivement. Pendant quatre, huit ou douze jours, on en voit apparaître de nouvelles, chacune d'elles ayant une durée de quatre à cinq jours. Lorsqu'elles ont disparu, elles laissent aussi des traces de leur passage : ce sont des inégalités en saillie pour l'urticaire tubéreuse, et des inégalités avec dépression pour l'urticaire noueuse.

Quant aux causes de cette affection, elles sont variables comme l'éruption elle-même. Ainsi, pour l'urticaire fébrile, ce sont les causes de tous les exanthèmes. Mais pour l'urticaire accidentelle ou à marche chronique, voici ce que l'on observe à cet égard. Par rapport à l'urticaire accidentelle, il est certains coquillages es moules, les crabes, les homards, mais surtout les moules, qui peuvent déterminer tout à coup l'invasion de l'urticaire ; on ignore, ainsi que nous l'avons dit pour l'érythème, à quel état anormal des moules il faut rattacher le début de cette affection. M. Gibert cite le cas d'une urticaire développée sous l'influence du baume de copahu, qui, comme on le sait, donne plus souvent lieu à des érythèmes. Je viens d'en voir un exemple très complet et très général chez un élève en droit qui n'avait pris que soixante capsules de Mothes ; c'est en été.

Il est très commun de rencontrer l'urticaire chronique liée à des gastralgies ou à des entéralgies, et ces affections prendre ou perdre alternativement de l'accroissement, suivant que l'une ou l'autre prédomine. Cette circonstance est une grande ressource pour le médecin, car elle dirige plus nettement sa thérapeutique. Mais une des causes assez communes de l'urticaire dans l'âge adulte, ce sont les affections morales vives ; ainsi s'explique le fait, cité par Alibert, de cette dame qui ne pouvait entrer dans un salon sans être couverte de cette éruption de la tête aux pieds.

Le *Lichen urticans* sera traité à l'article LICHEN.

Traitement. — Les infusions légèrement aromatiques, le repos, la diète, une température douce et soutenue, surtout le soin de se mettre complétement à l'abri des transitions subites du chaud au froid, tels sont les moyens simples que réclame l'urticaire fébrile. Un éméto-cathartique devient quelquefois nécessaire quand elle est accompagnée de symptômes d'embarras gastrique. Nous ne saurions trop insister sur la nécessité de maintenir le malade dans les conditions d'une température uniforme durant un ou deux septénaires après la cessation de l'éruption, afin d'éviter la réapparition de l'affection. Les soins, à cet égard, doivent être d'autant plus complets et plus sévèrement observés, qu'il s'agit de personnes plus avancées en âge. En effet, contrairement aux autres exanthèmes, l'urticaire est une maladie qui se montre souvent à l'âge adulte.

J'ai donné des soins à une dame de trente-neuf ans, qui, durant une urticaire aiguë dont elle fut atteinte, ne voulut pas observer les précautions à laquelle je désirais l'astreindre.

C'était au printemps que la maladie s'était développée ; elle reparut durant six semaines à plusieurs reprises, puis elle se manifesta successivement à des intervalles plus ou moins éloignés pendant la saison et l'hiver suivant. Je mis alors en usage plusieurs traitements actifs, mais sans succès. La malade garda son affection, avec les inconvénients qu'elle cause quand elle est chronique, durant un an encore ; à la moindre impression morale un peu vive, elle reparaissait. La maladie devint continue, et plusieurs fois par jour l'éruption se produisait ; il suffisait que cette dame se déshabillât, pour qu'il se manifestât une série de plaques plus ou moins nombreuses. Enfin, au troisième printemps depuis l'éruption, j'envoyai cette dame à Louesche, où elle passa trente-cinq jours avec des poussées considérables qui firent justice de cette urticaire rebelle.

Le traitement de l'urticaire chronique varie comme la cause qui l'a fait naître et qui peut l'entretenir. Lorsqu'elle s'est développée sous l'influence de causes morales, on comprend qu'il y a peu de chose à faire. Si l'affection est liée à une gastralgie ou à une entéralgie, c'est à ces maladies qu'il faut surtout adresser la thérapeutique de l'affection cutanée. Lorsque l'urticaire est la conséquence d'une négligence dans les premiers soins et qu'elle existe depuis plusieurs années, il faut tenter diverses espèces de moyens. Je dis *tenter* l'emploi de diverses sortes de moyens, car il ne saurait y avoir rien de précis à cet égard : les bains salés, les bains de mer, ceux de vapeur, les purgatifs répétés ; et, à l'égard de ce dernier moyen, je puis citer le fait suivant qui en démontre l'inefficacité dans certains cas.

J'ai été consulté par une dame des colonies, qui habitait Paris depuis vingt ans, et qui, depuis dix-huit ans, était atteinte d'urticaire nocturne. Ainsi que je le disais plus haut, elle était couverte d'une éruption plus ou moins considérable un quart d'heure après s'être couchée, et lorsque l'éruption n'avait pas lieu, elle était prise de plusieurs garderobes en diarrhée ; dans les deux cas, elle s'endormait une demi-heure ou une heure après, et elle dormait d'un sommeil calme toute la nuit. Aussi la santé générale n'était nullement altérée. J'employai alors toutes sortes de médications, voire même la solution de Fowler, qui ne fut pas supportée au delà de six gouttes, car elle amena une diarrhée intense à cette dose. Lasse d'invoquer les secours de la médecine, car elle avait frappé à toutes les portes des hommes les plus capables, la malade s'adressa à un herboriste qui lui fit prendre tous les matins une bouteille de tisane purgative. Je montrai cette tisane à un pharmacien, qui la reconnut pour être la *tisane royale* du Codex. Ce traitement, prolongé pendant six semaines, guérit, sinon radicalement, au moins de manière à ne voir reparaître l'éruption qu'à intervalles éloignés, et dans une proportion de développement très supportable.

Depuis lors j'ai souvent invoqué le secours de cette tisane en en proportionnant la dose aux intestins des malades. J'ai obtenu quelques succès, mais j'ai eu beaucoup plus d'insuccès. C'est cependant une médication que je conseille à défaut de meilleures.

M. Cazenave a cité le cas d'une urticaire chronique qui fut guérie par Biett à l'aide de la solution de Fowler, à la dose de 5 ou 6 gouttes, administrée pendant cinq jours. J'ai essayé cette solution jusqu'à 14 gouttes par jour et sans aucun résultat. J'avoue même qu'il me paraît fort extraordinaire qu'une maladie d'une ténacité si grande eût été enlevée en cinq jours par une dose aussi faible.

Ce que je n'hésite pas à préconiser, parce que l'expérience m'en a démontré toute l'efficacité, ce sont les eaux de Louesche, qui ont une puissance d'action fort remarquable en raison du séjour que font les malades dans l'eau, et des éruptions qu'elle fait naître à la peau. C'est dire, en résumé, qu'il reste à faire pour le traitement de cet exanthème, et nous appelons l'attention toute spéciale des médecins sur la thérapeutique qu'il peut réclamer.

Roséole, *roseola.*

Voilà une éruption cutanée sur laquelle il est peu d'auteurs qui aient une opinion bien arrêtée, et cependant on a fait à l'envi des variétés nombreuses de cette maladie. Willan, par exemple, en admet sept espèces qu'il désigne par les noms de *roseola œstiva, autumnalis, annulata, infantilis, variolosa, vaccina, miliaris.* M. Rayer, tout en avouant au début de la description de cette maladie qu'il est impossible de différencier plusieurs espèces de roséoles d'avec l'érythème, ajoute aux sept variétés précédentes la *roséole fébrile* et la *roséole rhumatismale* ou *goutteuse.* Il faut y joindre encore la roséole syphilitique.

Suivant moi, parmi ces dénominations de Willan, il est une variété de roséole qui n'est autre qu'une des espèces d'érythème, l'érythème circiné ou annulaire. La roséole miliaire ne serait-elle pas elle-même une variété de fièvre miliaire? Pourquoi cette distinction entre la roséole du printemps et celle d'automne? La différence reposerait-elle sur ce qu'en automne les taches sont plus foncées qu'au printemps et en été? Les roséoles varioleuse et vaccinale ne sont que des roséoles survenues à la suite ou dans le cours de la vaccine ou de la variole. Nous en dirons autant de celle qui se montre dans les rhumatismes et les gouttes : ce n'est pas moins une roséole comme dans les autres variétés ; et quant à la roséole fébrile, c'est l'histoire de toutes les efflorescences légères de la peau dont le développement est ou n'est pas précédé ou accompagné de fièvre.

Toutes ces circonstances ne sauraient être assez importantes pour constituer des espèces de roséoles. Cette maladie est une; elle peut se présenter dans des conditions différentes. Ce qui importe, c'est de lui assigner des caractères tels qu'elle ne puisse pas être confondue avec une autre éruption cutanée; or, sous ce rapport, ce n'est pas parce qu'il y a absence d'angine qu'une éruption ne s'appellera pas rougeole. Il y a des rougeoles sans angine, exceptionnellement, il est vrai. Attachons-nous donc à bien spécifier les caractères de l'éruption roséoleuse, et à la distinguer de certaines variétés de rougeole et d'érythème.

L'éruption roséoleuse occupe toujours une surface du corps plus ou moins *étendue*; elle débute généralement à la *poitrine* et au *ventre*, ou bien sur les *membres supérieurs*, et il est rare qu'elle se borne à quelques plaques diffuses; celles-ci sont nombreuses, *confluentes, de très petite dimension* (*un centimètre*), laissant entre elles des espaces assez uniformes de peau saine; les plaques ont d'ailleurs une dimension *décroissante* de la poitrine aux extrémités; et telle est l'uniformité de l'éruption, que la peau paraît zébrée ou uniformément maculée de *petites taches rosées* légèrement élevées au-dessus du niveau de la peau, ce que l'on sent avec la pulpe du doigt; coloration qui, comme toutes les efflorescences, disparaît à la moindre pression. Voilà pour les phénomènes locaux, avec cette légère nuance que, dans le cas de roséole syphilitique, la tache roséoleuse devient sombre, violacée et persistante.

Or, dans tout érythème, la rougeur a une forme régulière bien déterminée, et c'est d'après cette circonstance même que les variétés d'érythèmes papuleux, tuberculeux, mamellés, etc., ont été établis. Rien de semblable dans la roséole.

Si, dans la rougeole, il y a quelque assimilation à faire entre l'aspect des plaques et celui de la roséole sous le rapport de la couleur et du peu de saillie au-dessus du niveau de la peau, il faut dire que dans la rougeole ces plaques sont généralement plus larges, qu'elles tendent à s'agrandir et à se confondre entre elles ; enfin, qu'elles sont plus proéminentes. Si à ces caractères on joint la circonstance de l'état catarrhal et des prodromes fébriles, toujours beaucoup plus intenses, on est conduit, dans le plus grand nombre des cas, à un diagnostic assez précis.

Ainsi, d'une part, nous repoussons toutes les distinctions établies par Willan comme variétés, et nous disons que l'éruption roséoleuse est une ; qu'elle se montre, soit au printemps, soit à l'automne, et que dans cette dernière saison elle paraît avoir un caractère moins aigu ; qu'elle peut affecter la très jeune enfance ; qu'elle est même commune à cet âge ; qu'elle coïncide quelquefois avec le développement de la vaccine et de la variole ; qu'on l'observe dans la goutte et dans les rhumatismes aigus goutteux de longue date, et ayant pris tout à coup un certain accroissement ; qu'on la trouve aussi dans certains cas de fièvre typhoïde grave ; mais que, qu'elle soit spontanée et seule, ou spontanée et coïncidant avec une autre maladie, c'est toujours la même éruption.

Or, cette maladie est le plus souvent précédée de prodromes fort légers. Ils ne sont autres que ceux que l'on observe dans les exanthèmes ils consistent dans du malaise, de l'anorexie, de la lassitude dans les membres, et souvent un léger état fébrile à la suite duquel l'éruption se montre du jour au lendemain. Celle-ci a cela de particulier qu'elle est très fugace, qu'elle disparaît un jour pour reparaître le suivant, et que, dans tous les cas, elle ne dure pas plus de deux ou trois jours, s'éteint et laisse après elle, ou une légère efflorescence épidermique disséminée, ou même pas de desquamation sensible.

C'est assez dire qu'elle exige une médecine d'observation du genre de celle qui est appropriée aux autres exanthèmes superficiels de la peau. Nous ne croyons donc pas devoir nous arrêter plus longtemps sur cette maladie. Nous aurons occasion d'y revenir à l'occasion des syphilides (voy. ce chapitre).

8

DEUXIÈME GROUPE.

Affections vésiculeuses et bulleuses.

ECZÉMA (d'ἰχζέω, *effervesco*); *dartre squameuse humide* d'Alibert; *dartre vive* de Sauvages; *crusta lactea* de Plenck; *scabies miliaris*; *herpes miliaris*.

D'après la forme morbide :

  Simple.
  Composé. — Impétigineux.
          Lichénoïde.
          Herpétiforme.
          Psoriasiforme.

D'après la conformation :

  Amorphe.
  Nummulaire ou en plaques arrondies et disséminées.
  Fendillé.
  Unisquamosum.

D'après la partie qu'il affecte :

  Diffus ou général.
  Localisé. — Tête.
          Oreilles.
          Racine du nez.
          Mamelon.
          Ombilic.
          Vulve.
          Bourses.
          Jambes.

D'après sa marche :

  Aigu. — *Simplex.*
        Rubrum.
  Chronique.

D'après sa durée :

  Fugax.
  Persistant.

L'histoire de cette maladie est une des plus importantes, en raison de sa fréquence, de sa ténacité, de ses formes variées et de la thérapeutique qu'elle réclame. Sur 1800 malades qui sont atteints d'affections cutanées, il y en a 600 chez lesquels on constate l'existence d'un eczéma (*résultat de notre statistique*).

Cette maladie est généralement définie par les auteurs une affection vésiculeuse de la peau caractérisée par une sécrétion plus ou moins abondante de sérosité, avec rougeur et démangeaison de la partie affectée. Il en résulte cette conséquence, c'est que le médecin qui aborde un malade recherche tout d'abord des *vésicules* comme caractère dominant et élément certain de diagnostic. Il n'en est rien. Si l'eczéma est une affection vésiculeuse en raison de son élément morbide, le développement des vésicules n'est que passager; il apparaît au début de l'affection pour disparaître en quelques heures ou en vingt-quatre heures, à moins qu'il ne soit à évolution successive. Ce n'est donc que fort rarement que le médecin peut être appelé à temps pour les apercevoir. Ces vésicules sont tellement ténues, qu'elles ne peuvent être vues qu'au reflet de la lumière du soleil. Nous préférons donc, laissant de côté la période de *vésiculation*, ainsi que l'a appelé M. Bazin, définir l'eczéma une maladie superficielle de la peau, caractérisée par les quatre phénomènes suivants : 1° rougeur de la surface malade ; 2° démangeaison *permanente* plus ou moins intense ; 3° sécrétion de sérosité limpide et citrine, tachant le linge *en gris et l'empesant* à la manière des taches spermatiques ; 4° état *ponctué* et rouge de la peau, formé par les orifices enflammés des canaux qui, par myriades, fournissent la sérosité : aussi chacun de ces petits points exposés à l'air donne-t-il bientôt naissance à une série de petites gouttelettes séreuses extrêmement ténues.

La réunion de ces quatre caractères a une telle importance, qu'il est impossible, quand on les a constatés, de confondre l'eczéma avec aucune maladie de la peau. Il nous faut donc insister sur chacun d'eux. — La rougeur est variable en intensité, suivant l'état aigu ou chronique de la surface malade ; mais cependant elle existe encore dans la période décroissante de l'affection qui est caractérisée par la formation de squames épidermiques ; c'est un des derniers phénomènes à disparaître, aussi sommes-nous surpris que M. Bazin en ait contesté l'existence dans certains cas. Il n'y a que dans l'eczéma syphilitique et à la fin de la maladie où elle puisse ne pas exister. La démangeaison est incessante. Si elle est commune à plusieurs maladies de la peau, il n'y en a pas où elle soit plus soutenue. Elle se montre d'ailleurs à tous les instants ; il suffit que le malade découvre la surface affectée, qu'il la frotte, la touche, quel que soit d'ailleurs le moment de la journée, pour qu'il la ressente. Or, dans les autres dermatoses avec démangeaison, c'est à certaines heures du jour que ce phénomène se manifeste principalement. Ainsi, dans le lichen et la gale, c'est la nuit, à moins que dans le jour le malade n'entre en sueur ou qu'il ne s'expose à la chaleur. Dans l'eczéma, au contraire, la moindre circonstance éveille le besoin de gratter, de frotter, et dans quelques cas ce symptôme est tellement marqué, que le malade ne peut pas vaincre cette habitude, qui contribue puisamment à la perpétuation de l'affection de la peau. — Quant à la sécrétion, continue, permanente dans l'état aigu, elle va en diminuant dans la période stationnaire pour cesser presque complétement dans la période décroissante ; mais, au fur et à mesure qu'elle diminue, cette sérosité, d'abord extrême- ment limpide, de couleur citrine, alcaline de sa nature, rame- nant au bleu le papier de tournesol rougi par un acide, tachant le linge en gris et l'empesant à la manière des taches spermati- ques, cette sérosité acquiert la propriété de se coaguler et de se transformer en lamelles épidermiques, d'abord très petites, comme farineuses, *mais toujours adhérentes ;* puis en lames de plus en plus larges, dont la circonférence la plus extérieure est libre et dont la généralité de la surface est adhérente. — Enfin, l'état piqueté ou ponctué en rouge de la peau, qui n'a été signalé par personne, doit appeler toute l'attention du médecin. Dans une surface eczémateuse aiguë d'un rouge plus ou moins vif, on n'observe pas une rougeur uniforme comme dans un érythème, mais une rougeur vive criblée de *myriades* de petits points d'un rouge plus foncé. Si l'on examine ces petits points à la loupe, on voit que ce sont des orifices de canaux, desquels suinte constam- ment de la sérosité qui se rassemble bientôt sous forme de petites gouttelettes à la surface de la peau. C'est qu'en effet les vésicules primitives de la maladie sont formées par une sécrétion séreuse qui soulève la lame épidermique située au-dessus de l'orifice vasculaire ; puis l'épiderme se déchire pour donner issue à la sérosité sécrétée, et il ne reste plus que le pertuis vasculaire rouge et enflammé, fournissant d'une manière plus ou moins perma- nente la sécrétion morbide et se dessinant par un point rouge sur le corps muqueux enflammé lui-même ; de là l'état ponctué que nous signalons et sur lequel nous insistons, parce que c'est le caractère distinctif et différentiel de l'eczéma d'avec une maladie qui lui ressemble beaucoup et que les auteurs ont fort superfi- ciellement décrite : c'est le *pityriasis rubra,* dont nous traite- rons (voy. PITYRIASIS). Dans un cas de diagnostic douteux, il suffit de frictionner la surface malade avec une eau un peu chargée de carbonate de potasse ou de savon noir, pour faire naître un état aigu accidentel qui dessine cet état ponctué d'une manière très marquée.

L'eczéma est une maladie très superficielle de la peau, elle n'en amène pas très sensiblement le gonflement; aussi la surface eczémateuse ne fait-elle saillie au-dessus de son niveau que dans une de ses formes; l'affection semble se confondre avec la peau saine, à sa circonférence. Si dans une surface eczémateuse la peau est tuméfiée, le membre augmenté notablement de volume par la tuméfaction de la peau, c'est qu'on n'a pas affaire à un eczéma simple, mais à un eczéma composé, comme l'*eczema rubrum*, l'*eczéma impétigineux*, par exemple, ou l'*eczéma lichénoïde*, maladies qui affectent plus profondément le tissu de la peau, et qui amènent parfois le gonflement du tissu cellulaire.

Au point de vue des divisions scolastiques de cette affection, on peut la considérer sous divers rapports, dont le tableau placé en tête de cette maladie donne l'indication.

Dans ces diverses divisions, il en est trois qui doivent fixer l'attention : 1° celle qui établit une distinction entre l'eczéma simple et l'eczéma composé. Les auteurs n'en ont fait mention qu'accidentellement et secondairement, non-seulement pour cette affection, mais encore pour la généralité des maladies de la peau. Ils n'ont pas tenu compte des formes composées : or les formes simples de Willan ne se montrent guère qu'au printemps, elles sont rares; les formes composées sont au contraire très nombreuses, et les seules peut-être que l'on voie en automne et en hiver; elles sont tout aussi élémentaires que les formes simples. Pour nous, qui en avons fait l'objet d'une étude toute spéciale, nous ajoutons beaucoup plus d'importance à ces formes qu'à toutes ces divisions secondaires que Willan a établies dans les formes primitives qu'il a créées. Qu'un psoriasis soit *guttata*, *diffusa*, *gyrata*, cela importe peu, il réclame toujours le même traitement; mais s'il est compliqué avec une autre forme morbide, il en ressort des indications thérapeutiques toutes particulières : car si la forme morbide qui le constitue psoriasis composé exige surtout l'emploi des sulfureux, par exemple, ce ne sera plus seulement alors au goudron et à l'arsenic qu'il faudra s'adresser, mais bien à l'association de plusieurs sortes d'agents médicamenteux.

Il est bon d'ailleurs que l'on sache que ces formes composées ne sont pas des complications morbides. La maladie naît dès l'abord avec les deux éléments de composition. Soit : pour l'eczéma impétigineux, la vésicule de l'eczéma avec la pustule de l'impétigo ; la vésicule eczémateuse et la papule de lichen, pour l'eczéma lichénoïde, etc. Mais, a-t-on dit depuis la première édition de cet ouvrage, et M. Cazenave notamment, c'est là une double maladie dans laquelle une des deux affections est prédominante, c'est un eczéma compliqué d'impétigo ou de lichen ! Non ; la vésicule eczémateuse existe, mais elle devient aussitôt purulente en s'élargissant, comme dans la pustule d'impétigo. La papule du lichen eczémateux est dès l'abord sécrétante. Alibert, dont le talent d'observation n'a pas laissé d'imitateur qui l'approche, avait entrevu ces formes composées. C'est lui qui, le premier, a parlé d'eczéma impétigineux, et il décrit aussi, ou fait entrevoir l'eczéma lichénoïde, quand il parle de l'herpès *squameux lichénoïde*. On verra par la suite, et à l'occasion de chaque maladie, se dérouler le tableau de ces formes composées que la majeure partie de nos collègues à l'hôpital Saint-Louis regardent d'ailleurs comme parfaitement fondés. M. Hardy nie carrément ces formes morbides composées ; il va plus loin, et dit que l'eczéma peut offrir les formes de lichen, d'impétigo, etc. M. Bazin, au contraire, regarde ces sortes d'éruptions comme des complications, et il conserve à l'eczéma les caractères principaux que nous avons donnés.

La conformation de l'eczéma ne présente pas moins d'intérêt sous le rapport pratique. Aussi les variétés d'eczéma nummulaire, fendillé et *unisquamosum* sont telles que la première est de toutes les formes eczémateuses la plus rebelle au traitement ; dans la seconde, au moment où l'on croit le malade guéri, surgit une éruption nouvelle avec son cachet tout particulier, de manière à faire le désespoir du malade et du médecin. Quant à la troisième variété, elle a cela de particulier, qu'elle se produit sans cesse dans les mêmes limites et sous la même forme.

La division de l'eczéma en aigu et en chronique est la plus importante pour la thérapeutique, puisque l'état local devient le guide des moyens qu'il y a lieu de mettre en usage.

Quant aux divisions adoptées par les auteurs, elles se réduisent à celles-ci. Willan en décrit trois variétés : 1° l'*eczema simplex*, 2° l'*eczema rubrum*, 3° l'*eczéma impétigineux*. Les auteurs qui l'ont suivi ont décrit un eczéma aigu, un eczéma chronique en plus des précédents.

Description générale. — *Période aiguë.* — L'eczéma est le plus souvent précédé dans son développement par une sensation de démangeaison dans la partie qui doit être affectée; puis, après plusieurs jours, et souvent sans cause apparente ou connue, il se montre une rougeur accompagnée d'une éruption vésiculeuse appréciable seulement pour un médecin, non appréciable pour le malade, et ce dans une surface donnée avec chaleur et déman- geaison. Ces vésicules sont tellement rapprochées, qu'elles recou- vrent toute la surface affectée. Sur ce nombre, que l'on peut porter à des milliers, une grande partie se crève et donne un suintement séreux; une autre partie ne fournit pas de suintement; la sérosité se résorbe, et la lamelle épidermique qui lui servait d'enveloppe s'applique sur le pertuis vasculaire; puis de nouvelles vésicules apparaissent pour suivre la même marche ; les vésicules primiti- vement développées, qui se sont ouvertes, continuant à fournir de la sérosité, et ainsi de suite jusqu'à ce que toute l'étendue de la surface qui doit être atteinte se trouve envahie et en plein suinte- ment de sérosité. La limite de cette période de développement est de vingt-quatre à quarante-huit heures, et souvent plus. Une fois développé, l'eczéma, que nous supposons s'être montré avec une marche aiguë, continue à sécréter de la sérosité pendant un temps que l'on ne peut pas préciser, surtout dans les conditions où les malades sont généralement placés. Si, au contraire, un malade atteint d'eczéma aigu se mettait immédiatement à un régime alimentaire sévère, s'il s'y maintenait et s'il employait des émollients à l'extérieur et à l'intérieur, l'eczéma arriverait bientôt à la période stationnaire, puis à la période décroissante. L'en- semble de ces faits pathologiques constitue ce que nous nom- mons la *période aiguë*. Dans cet état, tout eczéma est d'un rouge vif, et peut porter le nom d'*eczema rubrum;* c'est ordinairement même celui que leur donne la généralité des dermatologistes, quand ils assistent à cette période de l'eczéma. Suivant nous, ce nom doit être rattaché à un ensemble d'autres caractères qui sont propres à une forme particulière d'*eczéma aigu rebelle* que nous décrirons plus loin.

Période stationnaire. — Généralement l'eczéma dure un laps de temps très long dans un état qui n'est ni la période aiguë, ni la période décroissante. Cela tient-il aux soins et à l'hygiène employés? C'est probable. Il est si peu de personnes qui, pour une maladie de la peau, veulent s'astreindre à briser avec leur manière de vivre et leurs occupations. Dans ces conditions, l'eczéma sécrète un jour, ne sécrète que fort peu le lendemain; une certaine étendue paraît avoisiner la guérison, et deux ou trois jours après, elle est plus malade que le reste; puis, sous l'influence des variations atmosphériques, du passage du temps sec au temps humide, on voit se réveiller une sécrétion abondante avec de vives démangeaisons, tandis que des conditions opposées venant à s'établir dans l'atmosphère, de moment en moment apparaissent à la circonférence de l'eczéma des furfures épidermiques plus ou moins adhérents, qui remplacent la sécrétion séreuse et qui constituent un état décroissant de l'affection. Ainsi la période stationnaire est encore une période sécrétante, avec alternatives de retour à l'état aigu ou de tendance à l'état décroissant signalé par l'apparition de lames épidermiques.

Troisième période. — Elle se caractérise par la transformation de la sérosité en lamelles d'abord très petites, mais de plus en plus larges, au point d'acquérir l'étendue d'une pièce de 1 à 2 francs. Ces lamelles, qui ne consistent que dans un simple feuillet d'épiderme, sont terminées à leur circonférence par un rebord d'épiderme décollé, de la largeur de 1 à 2 millimètres, opaque et ressemblant un peu à de l'épiderme desséché, tandis que le reste de la surface de la lame épidermique est lisse, transparent et adhérent. Il résulte de ces faits que l'on peut mesurer pour ainsi dire les progrès d'un eczéma vers la guérison par l'étendue plus ou moins grande de ces lamelles.

Ces trois périodes doivent être le guide du médecin à l'égard de la thérapeutique, qui ne peut être rationnelle qu'autant que l'on applique à telle ou telle période des moyens appropriés. C'est d'après elles que nous établirons les principes de notre médication.

Description des espèces. — Les détails précédents s'appliquent à toutes les variétés d'*eczema simplex*; mais cet eczéma en comprend plusieurs : 1° l'*eczéma amorphe*; 2° l'*eczéma nummulaire*; 3° l'*eczéma fendillé*; 4° l'*eczema unisquamosum*; 5° l'*eczema rubrum.*

Nous n'avons rien à dire de l'*eczéma amorphe*, ou sans forme déterminée. C'est l'eczéma le plus communément observé. Il varie dans sa forme comme dans son étendue. Il peut affecter une partie comme plusieurs parties du corps, et dans ce dernier cas il prend le nom d'eczéma général ou généralisé. Mais quelle que soit la dimension des plaques morbides qui le constituent, il ne *peut jamais* envahir la *totalité de la peau* de manière à occuper toute sa surface sans laisser des espaces de peau saine. Le *pityriasis rubra*, au contraire, peut atteindre uniformément toute la surface du corps sans exception, aussi la dénomination de pityriasis général lui est-elle bien plus applicable. Toutefois l'eczéma affecte, pour ainsi dire, des lieux d'élection : ainsi, il résulte des relevés que nous avons faits à cet égard que, sur 600 cas, les jambes sont atteintes 446 fois, les avant-bras 155, les cuisses 152, les bras 133, la figure 114, le cuir chevelu 86, les parties génitales 68, le cou 63, la poitrine 54, le ventre 50, le dos 45, etc.

L'*eczéma nummulaire* n'a été décrit nulle part. Nous l'avons observé pour la première fois sur un employé de la poste il y a huit ans ; et depuis cette époque, ayant été frappé de cette forme, nous avons eu l'occasion d'en voir plusieurs exemples par année. Ce qu'il a de remarquable, c'est moins sa disposition *nummulaire* que sa ténacité, et c'est la difficulté qu'on éprouve à le guérir qui nous a engagé à en faire une espèce particulière. M. Bazin en a fait l'eczéma arthritique.

L'eczéma nummulaire a pour cachet spécial de se développer surtout à la surface externe des membres, et notamment des membres supérieurs, comme aussi à la surface externe du tronc ; il s'y montre par petites plaques qui prennent tout de suite l'étendue qu'elles devront avoir ; elles sont arrondies, de la largeur d'une pièce de 5 francs ou un peu plus ; elles n'ont aucun bourrelet, ce qui les distingue de l'herpès ; leur circonférence est amincie et se perd avec le reste de la peau, comme dans l'eczéma ordinaire ; elles sont d'ailleurs avec rougeur, état ponctué de la peau, démangeaison, sécrétion de sérosité. Elles exigent en général plusieurs mois pour leur guérison, et ne cèdent le plus souvent qu'à un ensemble de moyens plus ou moins énergiques.

Eczéma fendillé. — Cette espèce n'est pas plus décrite que la précédente, elle a cependant un cachet tout particulier. M. Hardy en a admis l'existence; M. Bazin l'a niée. Elle est ou primitive ou secondaire. Elle se montre par une plaque morbide siégeant ordinairement en avant des jambes, mais pouvant aussi se rencontrer aux cuisses et aux avant-bras. Au lieu d'observer une surface uniformément malade, on y trouve l'épiderme cassé en zigzag, et fournissant dans ces cassures une sérosité plus ou moins abondante. Ces cassures se guérissent peu à peu dans l'espace de huit à dix jours; puis, sans cause connue, il se produit une poussée de cassures nouvelles qui se conduisent de la même manière, et ainsi de suite durant un espace de temps plus ou moins considérable. Cette circonstance d'éruption eczémateuse successive fait souvent croire à la guérison, qui n'est qu'un état voisin d'une poussée nouvelle. Le cachet de cette espèce, c'est cette succession même qui donne à cette affection plus de durée que de coutume, en dehors de ce que la forme morbide peut avoir de particulier. D'ailleurs cette éruption ressemble beaucoup à la poussée produite par les eaux sulfureuses. Elle peut affecter la forme d'eczéma simple ou celle d'eczéma impétigineux; elle a de la tendance à la chronicité et à l'extension surtout, car elle *trace* sur les membres comme les racines dans la terre. Un des moyens qui m'ont paru le plus propre à arrêter les progrès de cette affection, c'est de saisir un de ces temps d'arrêt pour étendre tous les jours une légère couche d'huile de cade sur la partie malade, notamment chez les personnes âgées, où cette maladie est commune. Il ne faut pas craindre de produire un peu d'excitation. On saupoudre la partie imbibée d'huile avec de l'amidon en poudre, et l'on emploie en général peu de pommades contre cette maladie.

Eczema unisquamosum. — Sous cette dénomination on désigne une variété très rare d'eczéma, qui a été indiquée pour la première fois par M. Liévain, et qui a son siège à la racine du nez, entre les deux sourcils. Depuis quatorze ans je n'en ai observé qu'un seul cas, chez une maîtresse d'hôtel de la rue Croix-des-Petits-

Champs. Elle avait cette affection depuis dix-huit mois. Dans cette
espèce, une fois l'état aigu tombé, la sécrétion produite se transforme en une seule lamelle épidermique qui recouvre toute la
surface du mal, tombe, et est remplacée par une nouvelle écaille
au bout d'une huitaine de jours, et ainsi de suite. La maladie n'a
guère qu'un centimètre de superficie. C'est en modifiant la surface malade par des cautérisations légères que je suis parvenu à
obtenir la guérison.

Eczema rubrum. — Variété mal décrite par les auteurs, et qui
mérite de fixer l'attention du médecin. Je dis mal décrite, parce
qu'ils ont rattaché cette épithète *rubrum* à la couleur d'un rouge
vif de l'éruption eczémateuse ; mais à cette condition un *eczema
simplex* aigu serait un *eczema rubrum*, et c'est ainsi que les dermatologistes modernes envisagent beaucoup d'eczémas : c'est
une erreur. Il résulte des observations que nous avons faites
à cet égard que la couleur rouge foncé n'est que le phénomène secondaire, mais toujours obligé, de l'eczéma ordinaire
dans sa période aigüe, et non pas indispensable dans sa période
de stase ou de décroissance. Ce qui caractérise l'*eczema rubrum*
à nos yeux, c'est la manière dont naît l'éruption vésiculeuse jointe
à la coloration intense qu'elle présente. Tandis que, dans l'*eczema
simplex* même le plus aigu, l'éruption vésiculeuse s'opère à la
surface de la peau, sans amener aucun gonflement du derme, de
manière que toute la surface de l'eczema soit sur un plan parfaitement égal et de niveau avec le reste de la peau ; dans l'*eczema
rubrum*, c'est par plaques arrondies, ovoïdes, boursouflées, saillantes, agglomérées les unes à côté des autres, chacune d'elles
de la largeur de 1 à 2 centimètres et en nombre indéterminé,
de manière à former des groupes de bosselures très rouges et
sécrétant en abondance de la sérosité. Ces groupes s'affaissent
peu à peu, mais sans jamais disparaître complétement et en conservant une certaine saillie même après la guérison ; puis, dans
le voisinage des premiers, apparaît une nouvelle série de groupes, de sorte que toute la surface antérieure de la jambe, car c'est
presque constamment sur cette partie que se développe l'*eczema
rubrum*, finit par être bosselée. Or la maladie ne sécrète que là où
apparaît une bosselure recouverte de vésicules et parfaitement

dessinée d'ailleurs : et comme leur récidive a lieu sans ordre, on distingue très bien celles qui sont nouvelles de celles qui se sont anciennement développées.

Dans cette variété les démangeaisons sont plus vives, plus incessantes, la chaleur est forte, la rougeur des plus marquées, le frottement est douloureux, le grattage impossible ; tandis qu'il est agréable, quoique un peu cuisant, dans l'*eczema simplex*. Enfin, dans cette espèce l'état aigu persiste avec une grande intensité : il est difficile de l'apaiser ; les émollients ordinaires sont impuissants pour le combattre, et la durée de l'affection avec son acuité est souvent de deux à trois mois. Aussi réclame-t-elle un traitement particulier que nous ferons connaître.

Eczema fugax. — Quelques auteurs modernes décrivent cette variété, qu'ils caractérisent par l'apparition et la disparition successive, et à intervalles plus ou moins éloignés. Pour moi, je ne connais rien de plus tenace qu'un *eczéma*, et je n'admets pas l'existence d'un *eczema fugax*.

Eczémas localisés. — Tous les auteurs ont en général attaché une certaine importance à leur description spéciale. Ce sont en effet des eczémas à l'égard desquels nous allons fournir quelques détails particuliers présentant d'ailleurs ce caractère commun, qu'ils sont en général bornés à une surface très circonscrite ; qu'ils ont une ténacité très grande ; qu'ils sont très sujets à récidiver dans le même point ; qu'ils parcourent leurs périodes sans s'étendre, et qu'ils peuvent ainsi exister toujours sur la même surface pendant dix, douze, quinze et vingt ans.

Eczéma de la tête. — Cette maladie ne s'observe que dans l'enfance et dans les premières années de la vie, à moins qu'elle ne soit une suite de l'extension de l'eczéma des oreilles. C'est une de celles qui, par les mêmes motifs, sont désignées sous le nom de *gourme*. C'est l'*achor mucifluus* d'Alibert. Tantôt la tête des enfants fournit une crasse grasse qui se détache facilement ; tantôt cette crasse est au contraire fort adhérente. Ce sont deux variétés d'*achor sébacé* ou *acné sébacée*. Dans un troisième cas, la tête fournit du pus : c'est un *impétigo*. Dans un quatrième, elle donne du pus et de la sérosité : c'est un *eczéma impétigineux ;* enfin elle peut donner une sérosité plus ou moins visqueuse : c'est l'*eczéma* du cuir chevelu. Cette maladie, qui se montre dans les premiers mois de la vie, apparaît ordinairement avec rapidité ; elle est précédée de quelques démangeaisons, puis tout à coup les cheveux de l'enfant paraissent mouillés, la peau a pris une teinte rosée ; et, si l'enfant a un an ou dix-huit mois d'existence, on le voit aussitôt, la tête étant à nu, porter ses deux mains au cuir chevelu pour se gratter outre mesure, à un tel point que la mère ne peut faire cesser ces grattages. Dans quelques cas, la sécrétion est extrêmement abondante ; la chevelure, les bonnets, sont traversés ; tous les cheveux sont agglutinés et collés entre eux, malgré les soins de propreté. La maladie persiste ainsi fort longtemps, et elle persiste d'autant plus que le rôle du médecin doit se borner à la mitiger, à la rendre moins incommode, mais qu'il ne doit pas chercher à la guérir, car il compromettrait la santé et quelquefois la vie de l'enfant. Elle ne réclame que des soins hygiéniques que nous ferons connaître en indiquant dans la thérapeutique de l'eczéma les inconvénients que peuvent entraîner dans quelques cas les moyens les plus simples.

Eczéma des oreilles. — Il est très commun chez la femme et très rare chez l'homme. Il se développe surtout à l'âge critique, ou dans l'adolescence, s'étendant ou dans la conque de l'oreille ou sur l'hélix, et envahissant peu à peu tout le pavillon, mais surtout en avant et fort peu en arrière. Or, l'*intertrigo* sécrétant des oreilles qui se montre à la même époque de la vie existe au contraire dans le pli d'union du pavillon de l'oreille avec la tête en arrière. Cet eczéma reste ainsi stationnaire pendant des années, affectant quelquefois une seule oreille, mais le plus souvent les deux. Cependant il peut, par des causes accidentelles, s'étendre au front et à la totalité du cuir chevelu ; il devient alors fort rebelle. Contrairement aux autres *eczémas*, il augmente le volume du pavillon de l'oreille, et par sa persistance et sa chronicité il tend à le doubler ou à le tripler dans l'état aigu.

Eczéma de l'extrémité du nez. — C'est l'*eczema unisquamosum*, dont nous avons parlé.

Eczéma du mamelon. — Il affecte le mamelon de l'un ou des deux seins, et ne *s'étend jamais au delà*. Il se montre souvent à la suite de l'allaitement, et il n'est pas rare qu'il reconnaisse la syphilis pour cause, quoiqu'il puisse en être indépendant. Cette circonstance, que l'allaitement ou l'accouchement peuvent en être la cause déterminante, fait assez pressentir qu'on remarque cette maladie principalement vers l'âge de trente ans. Cependant on peut aussi la retrouver plus tôt, mais rarement dans un âge avancé. Quand elle s'observe plus tôt, c'est chez des jeunes filles de l'âge de quinze à vingt ans. Elle est tellement rare chez l'homme, que M. Rayer déclare ne l'avoir jamais vue. J'en ai observé d'assez fréquents exemples chez de jeunes garçons de douze à seize ans. Rien de plus tenace que cette affection ainsi localisée.

Eczéma du nombril. — C'est là essentiellement une maladie de l'enfance et de l'adolescence, plus commune aux jeunes filles qu'aux jeunes garçons. Elle affecte le nombril seulement, et elle y existe presque toujours sous la forme chronique, ne gagnant presque jamais en surface, et occupant le cul-de-sac de ces ombilics fort enfoncés dans les chairs. Mille causes amènent sa chronicité ; l'enfant et la mère ne s'en aperçoivent que par hasard. Il n'y a qu'une démangeaison qui tout d'abord n'est pas incommode, et que les distractions de l'enfance font oublier. La pudeur de la jeune fille la fait reculer à avouer sa maladie quand elle s'en aperçoit. Il faut qu'un suintement assez fort vienne accidentellement faire réclamer les soins du médecin. Cet eczéma, comme l'eczéma du mamelon chez les jeunes filles, est ordinairement essentiellement lié au tempérament lymphatique.

Eczéma de la vulve. — Il est propre à l'âge critique ; il succède quelquefois à l'intertrigo des aines ou au lichen. Dans son état aigu, il amène une cuisson et un épaississement des grandes lèvres avec démangeaisons qui sont incommodes pour la marche, et aussi par la surexcitation qu'elles peuvent produire, soit du côté du méat urinaire, soit du côté du clitoris. Cet eczéma a d'ailleurs une grande ténacité, et il est très difficile à guérir, attendu sa situation, la chaleur qui règne dans ces parties, et la difficulté des soins pour certaines femmes obèses.

Eczéma des bourses. — Voici une maladie qui fait quelquefois le désespoir et du malade et du médecin. Née vers l'âge de trente à trente-cinq ans, et souvent plus tard, elle envahit peu à peu la totalité de la peau qui constitue les bourses, et s'arrête à la limite de leur jonction avec la peau des aines et celle de la verge. Mais elle siége là avec persévérance, disparaissant, reparaissant sous l'influence des excès, de la marche, de la fatigue, de la sueur. Rebelle autant qu'il est possible de l'être, elle exerce une influence des plus fâcheuses sur le moral ; elle conduit à l'isolement, aux idées noires et quelquefois au suicide. — Elle épaissit peu à peu la peau ; suintant quelquefois à la manière d'une plaie, se desséchant dans d'autres cas pour produire des écailles épidermiques plus ou moins épaisses, que le moindre frottement rend parfois douloureuses ; de sorte que la marche devient très fatigante et le repos indispensable.

Eczéma des jambes. — Je localise cette espèce, non pas que je la place tout à fait sur le même rang que les eczémas locaux que je viens de décrire, mais à cause de la fréquence de cet eczéma dans ce point. Cette fréquence est telle que, dans mes relevés statistiques, je trouve l'eczéma des jambes 75 fois sur 100. Il est vrai de dire que certaines professions, les débardeurs de bateaux ; certains états vasculaires, les varices ; certaines maladies des jambes, les ulcères, y prédisposent. Aussi a-t-on fait une espèce à part de l'eczéma variqueux, qui exige un traitement spécial. C'est cependant pour nous encore une question de savoir si les varices prédisposent aux eczémas des jambes, ou si les eczémas des jambes ne prédisposeraient pas aux varices. Nous serions presque tenté d'admettre, d'après nos observations, la possibilité des deux faits : toujours est-il que l'on trouve presque autant de malades chez lesquels les varices ont précédé, que d'autres chez lesquels elles ont suivi l'eczéma. Cette forme morbide n'a réellement d'intérêt qu'au point de vue de la thérapeutique ; nous aurons soin d'en parler. Notons cependant cette circonstance, que tandis que l'eczéma non variqueux a son siége le plus général en avant et en dehors des jambes, l'eczéma variqueux a plus particulièrement son siége en dedans ; cette circonstance tendrait à faire admettre cette variété comme toute spéciale et comme étant consécutive aux varices.

L'eczéma peut apparaître en été et en hiver : en été, c'est sous forme aiguë ; en hiver, sous forme chronique. A cet égard, l'influence de la saison est absolue : ainsi j'ai vu bien souvent des élèves entrer dans mon service à la fin de l'été, et se plaindre, après cinq ou six mois écoulés, de n'avoir pas pu observer un seul eczéma aigu. Ce n'est pas tout. Il est digne de remarque que l'eczéma aigu, né sous l'influence du printemps, tend à disparaître pour toujours quand il est nettement guéri, tandis qu'il est fréquent de voir l'eczéma chronique, né en automne, se guérir avec difficulté pendant l'hiver, et être sujet à récidiver l'automne suivant.

Chaque âge a son cortége propre de formes eczémateuses. Ainsi l'*achor mucifluus*, ou dartre muqueuse d'Alibert, qui n'est que l'eczéma, appartient à l'enfance. Il n'est pas jusqu'aux sexes qui ne soient l'objet de la prédilection de certaines formes spéciales d'eczéma. Celui des oreilles et des mamelons semble appartenir au sexe féminin et s'attacher de préférence à la femme. L'homme est à son tour plus spécialement condamné à l'eczéma des bourses, tandis que l'eczéma des parties génitales est assez rare chez la femme. Le prurigo de la vulve et l'intertrigo semblent tenir lieu de cette affection.

L'eczéma, comme les autres maladies, parcourt-il ses phases de développement, de marche, de terminaison, dans un temps donné? Il le ferait très probablement, si dès le début il était traité antiphlogistiquement et dans toutes les conditions d'hygiène et de repos nécessaires, sans que le malade cédât aux démangeaisons qui perpétuent cette affection. Mais il n'en est jamais ainsi. Nous ne saurions donc, à l'instar de quelques auteurs, dire qu'il parcourt ses périodes en six semaines ou deux mois. La chronicité, la durée de plusieurs mois, de plusieurs années, et quelquefois de longues années, est la condition moyenne de tous les malades atteints de cette maladie.

Sa terminaison naturelle est la résolution. Une maladie dont il se complique souvent chez les vieillards, et principalement en été, c'est le *purpura*, qui exige alors une médication interne toute spéciale (voy. PURPURA).

A une certaine époque de la vie, l'eczéma devient un exutoire nécessaire qu'il faut savoir respecter, sa suppression pouvant entraîner des accidents très graves et quelquefois la mort. A cet égard, on ne saurait se faire une idée de la portée si grave de la suppression d'une surface eczémateuse, même peu étendue, chez quelques sujets. Voici ce que l'on observe alors. Que, par une exposition au froid au retour d'un bain, ou par toute autre cause analogue, une surface eczémateuse sécrétante cesse d'exister, et l'on voit apparaître un ensemble d'accidents que nous allons faire connaître.

Cet état morbide général s'annonce par de la fièvre, mais sans intensité, de l'abattement, du malaise, de l'affaissement, ensemble de symptômes qui ne sont pas nettement dessinés et qui se rapprochent un peu de ces formes insidieuses, typhoïdes, que l'on voit survenir sous l'influence de toute autre cause. Est-ce vers le cerveau que se dessinent les phénomènes ? Le cerveau et les organes gastriques sont pris à la fois, ce n'est pas une arachnitis franche avec fièvre, délire, etc. ; c'est un état de somnolence fébrile qui dénote que le cerveau et ses enveloppes sont malades. État, d'ailleurs, plus spécial aux répercussions chez les enfants, qui les met à deux doigts de leur perte, si, dans quelques cas même, ils ne succombent. Sangsues, vésicatoires, dirivatifs énergiques, sont parfois impuissants.

Dans d'autres circonstances, notamment chez les personnes âgées, ce sont les poumons qui se prennent, et alors des congestions générales des deux organes, moitié sanguines, moitié séreuses, se montrent avec le cortége des râles sibilants sous-crépitants à grosses bulles, oppression, dypsnée intense, altération des traits, peu de crachats caractéristiques, petitesse du pouls, etc. Si vous saignez le malade, il est perdu. Révulsifs de toute sorte, antispasmodiques, telle doit être la base de la médication, en s'attachant surtout à faire renaître l'état eczémateux local qui a cessé d'exister par le fait d'une répercussion ou d'une dérivation.

Singulier phénomène que celui de la répercussion ou de la métastase. Chose remarquable, si au lieu d'un eczéma il s'agit d'une maladie à production d'insectes ou de champignons, tous les insectes meurent, la maladie a disparu, et ne se montre à nouveau que pendant une convalescence franche.

Que deviennent alors les insectes ? On dit qu'ils sommeillent !

Parfois c'est sur le tube digestif que se porte l'affection, et des diarrhées souvent très graves en sont la conséquence. On se demande comment une maladie locale si légère a pu mettre ainsi les jours du malade en danger. De là la nécessité de respecter des eczémas très anciens, chez les vieillards surtout, et chez les personnes asthmatiques, ou qui ont habituellement une respiration courte. Nous indiquerons plus bas le moyen de rappeler d'une manière efficace l'état eczémateux là où il existait. — Un état morbide *général accidentel* peut faire disparaître l'eczéma ainsi que toutes les autres affections de la peau, mais à la convalescence l'eczéma reparaît avec quelque bénéfice pour le malade, en ce sens que la maladie est moins intense. Toutefois le médecin commettrait une erreur si, en présence de la fièvre développée, de l'eczéma disparu, il annonçait la guérison radicale de l'affection cutanée, car il est d'observation que la convalescence de cet état général n'est réelle qu'à la condition que la maladie de la peau se montre de nouveau. -

Causes de l'eczéma. — On peut sinon hériter d'une affection eczémateuse, au moins hériter de l'organisation qui favorise son développement. Rien n'est plus commun que de voir cette maladie se perpétuer ainsi dans les familles. Cela tient peut-être aussi à une sorte de préjugé très fâcheux qui est encore aujourd'hui assez généralement accrédité par un grand nombre de médecins : c'est qu'il faut respecter une affection dartreuse dans le jeune âge. Mais le préjugé, ainsi que je l'ai déjà dit, ne se borne pas là pour les jeunes filles. Par exemple, on ajoute : Attendez, lorsque la menstruation sera survenue, la dermatose disparaîtra. La menstruation arrive, et la maladie de la peau ne disparaît pas. Alors on se rejette sur le mariage, et à défaut du mariage sur la première grossesse. Le mariage arrive, il donne tort au médecin ; la grossesse seule justifie l'exactitude de ce pronostic si fâcheux, mais cette justification n'est que momentanée : la dartre a disparu, pour reparaître si l'allaitement n'a pas lieu, et pour se montrer de nouveau après l'allaitement si la mère nourrit son enfant. Il en résulte que si l'enfant tient essentiellement de l'organisation de la mère, celle-ci transmet et par la grossesse et par l'allaitement la disposition à une maladie dont elle était atteinte, et s'il tient du père, elle peut la transmettre par l'allaitement. Est-ce là ce qu'il faut appeler le principe dartreux, c'est ce que nous établirons dans nos considérations générales sur l'hérédité.

Mais l'eczéma peut dériver d'une foule de causes différentes, et, il faut le dire, c'est une des maladies pour lesquelles la cause prédisposante, celle qui entretient et perpétue l'affection cutanée, nous est le plus souvent inconnue.

En médecine plus qu'en toute autre science, il faut être vrai, il faut être consciencieux; c'est pour le médecin qui écrit le plus impérieux de tous les devoirs. Eh bien! que l'on interroge les malades atteints d'eczéma sur la cause de leur maladie ; que l'on explore les organes intérieurs pour savoir s'ils sont souffrants, je mets en fait que sur 100 cas d'eczéma on ne trouve pas 10 cas dans lesquels la cause réelle de l'affection sera dessinée de manière que l'on puisse diriger vers elle un traitement. Il y a plus, l'eczéma coïncide presque toujours avec l'état de santé général le plus parfait, et le plus grand nombre des malades vous disent qu'ils ne se sont jamais mieux portés que depuis qu'ils ont cette maladie. Si, avant son développement, quelques-uns avaient des digestions difficiles, un dérangement intestinal se répétant de temps à autre, tout cela a disparu depuis l'apparition de l'eczéma. Il est facile de dire qu'un eczéma est dartreux, arthritique, scrofuleux, syphilitique, en se basant sur certaines considérations théoriques ou pratiques; ainsi, pour l'eczéma scrofuleux et l'eczéma syphilitique, l'aspect et les antécédents du malade. Mais en est-il de même de l'eczéma dartreux et arthritique ? Tous les caractères donnés à cet égard par MM. Bazin et Hardy sont tellement vagues, que l'un repousse les caractères donnés par l'autre.

Évidemment, l'eczéma se rattache très fréquemment à une cause générale qui nous est inconnue. Qu'on l'appelle dartreuse ou herpétique dans un cas, arthritique dans l'autre, c'est se payer d'un mot et reculer la difficulté, sans la résoudre.

L'eczéma reconnaît donc des causes générales et des causes locales; l'expérience seule, appuyée sur les antécédents du malade, et des conditions de famille, apprend à les soupçonner et à les combattre par des agents dont l'efficacité a été consacrée par le temps, et tout en faisant des théories nouvelles sur les maladies cutanées, on ne fait pas avancer d'un pas leur théra-

peutique. On n'y ajoute rien, car ce que l'on emploie aujour-
d'hui, on l'employait autrefois et absolument dans les mêmes
conditions !

Il n'en est pas de même de la cause déterminante, elle devient
évidente dans la généralité des cas. L'eczéma aura succédé à la
disparition momentanée des règles, à une suppression hémor-
rhoïdale, à l'âge critique chez la femme ; seulement vous aurez
beau rappeler les hémorrhoïdes ou rétablir la menstruation
dérangée, vous ne guérirez pas l'eczéma. En un mot, vous acquer-
rez facilement la connaissance de la cause déterminante, mais
vous arriverez difficilement à la cause prédisposante, à celle qui
perpétue l'eczéma. Je signalerai toutefois une coïncidence de
tempérament dont on ne peut nier l'existence. La statistique à
cet égard nous démontre une prédominance du tempérament
lymphatique ; car sur 542 eczémas, je trouve noté le tempérament lymphatique pour 175 cas ; lymphatique et sanguin, 195 cas ;
lymphatique et nerveux, 53 cas : total, 423 cas de prédominance
de tempérament lymphatique, lymphatico-sanguin, lymphatico-
nerveux. Dans ces eczémas sont compris les eczémas impétigineux, qui se rattachent franchement au tempérament lymphatique, ce qui augmente naturellement ces chiffres. Toujours est-il
que cette liaison des eczémas avec une certaine prédominance
lymphatique rend compte des bons résultats que l'on obtient des
médications sulfureuses dans le traitement de cette maladie.
Quant à l'eczéma de cause externe de M. Bazin, il n'y a là qu'un
état érythémateux prématuré, provoqué, qui est devenu eczémateux à cause de la prédisposition générale du sujet à la maladie.

Mais de ce qu'en thèse générale on arrive difficilement à la
cause de l'eczéma, il ne s'ensuit pas qu'on ne doive la chercher.
C'est, au contraire, un motif pour mettre plus de soin dans l'in-
vestigation de tous les organes sous ce rapport. Que si, à l'aide de
la statistique que nous avons dressée, nous examinons les liaisons
qui peuvent exister entre l'âge, les professions, l'habitation, etc.,
et cette maladie, nous arrivons aux résultats suivants, inconnus
jusqu'à nous. Sur 581 cas : 162 eczémas développés de quinze à
vingt-cinq ans, mais ce sont presque tous des eczémas impétig-
neux ; 243 de vingt-cinq à quarante-cinq ans, et alors presque

tous eczémas simples ; 80 de quarante-cinq à cinquante-cinq ; 66 de cinquante-cinq à soixante-cinq, et 30 de soixante-cinq et au delà. D'où il suit que l'eczéma impétigineux est essentiellement une maladie de la jeunesse ; que c'est surtout entre vingt-cinq et quarante-cinq que se montrent les eczémas francs ; qu'après cette période, il y a tout de suite une décroissance très grande, et enfin que leur manifestation est très rare au delà de soixante-cinq ans. Sur 319 cas les cochers, charretiers et journaliers figurent pour le chiffre le plus élevé, 65, soit un quart ; pour les maréchaux, ferblantiers et mécaniciens, 54, soit un sixième ; les tailleurs, couturières, revendeuses, et les menuisiers, ébénistes, tonneliers, charrons, pour 41 ou 43, soit un huitième environ. Les autres professions.donnent des chiffres de peu de signification. — Nous trouvons une habitation malsaine, humide, notée 126 fois sur 582 cas. On voit que cette circonstance joue un rôle insignifiant dans le développement de cette maladie. Nous avons peu de documents sur la transmission, le genre d'individus sur lequel porte cette statistique étant fort mal renseigné sur les antécédents de la famille. — L'eczéma se lie en général à une bonne constitution, car sur 530 cas nous trouvons signalée une constitution médiocre dans 66 cas seulement. — La gale est notée 205 fois sur 469 individus. C'est une proportion assez considérable ; peut-on la regarder comme une prédisposition ? Ce chiffre nous paraît insuffisant pour nous prononcer à cet égard, mais une proportion de près de moitié est cependant un chiffre qui doit appeler l'attention, car il est loin de l'état ordinaire. Parmi les individus qui, pour une maladie quelconque, ont recours à l'hôpital, c'est-à-dire parmi les ouvriers, il n'y en a pas la moitié qui gagnent la gale.

La date de l'invasion de l'eczéma chez les malades traités à l'hôpital donne une idée de la durée de cette maladie et de sa ténacité. De moins de 1 mois, 19 ; de 1 à 2 mois, 28 ; de 2 à 6 mois, 106 ; de 6 mois à 1 an, 51 ; de plus de 1 an, 292 ; de plus de 10 ans, 57 ; de l'enfance, 8 : total, 561 malades. Non pas que l'eczéma eût constamment existé, ces diverses époques ne comprenant que la date de la première invasion, mais on en voit de 15, 20 et 30 ans de durée. Ce que notre statistique offre de bien remar-

quable et ce qu'elle enseigne d'une manière bien évidente, c'est
que l'eczéma débute ou en été ou en hiver; on verra d'autres
maladies qui ne se montrent qu'au printemps ou à l'automne.
Printemps, 60 cas; été, 127; automne, 28; hiver, 169, sur un
total de 384 : ce qui donne 296 cas pour l'été et l'hiver, et 88 seulement pour le printemps et l'automne. Enfin, par rapport aux
formes composées de cette maladie, la statistique nous donne les
résultats ci-après : 205 eczémas impétigineux, 101 eczémas lichénoïdes, 14 eczémas psoriasiformes, et 4 eczémas herpétiformes,
sur un ensemble de 600 cas.

Diagnostic. — Les caractères tout particuliers que je me suis
attaché à spécifier au début de cet article me paraissent suffisants
pour distinguer cette affection de toute autre. L'herpès à vésicules
très ténues ne sécrète plus après quelques jours; d'ailleurs sa
forme circinée le distingue toujours de l'eczéma à configuration
mal arrêtée. Dans l'herpès phlycténoïde et le zona, les vésicules
seront beaucoup plus grosses. Il est une maladie non vésiculeuse
qui a souvent été la source d'erreurs : c'est le *pityriasis rubra*.
Ici rougeur de la peau, démangeaison, sécrétion séreuse. Mais le
pityriasis rubra est généralement d'un rouge plus foncé que
l'eczéma ; sa surface morbide est nettement tranchée d'avec la
peau saine ; elle n'est pas ponctuée de points rouges quand elle
ne sécrète pas, elle se recouvre de lamelles épidermiques ou
écailles qui se *détachent à chaque instant* des surfaces malades,
tandis que les lamelles de l'eczéma sont essentiellement adhérentes. Le suintement qu'il fournit est plutôt une sueur qui
empèse le linge, mais sans le tacher en gris noirâtre comme la
sérosité de l'eczéma. Quant à l'eczéma impétigineux, il donne
une sérosité purulente qui se transforme en croûtes adhérentes
dont la nature est facile à reconnaître.

Pronostic. — L'eczéma ne constitue jamais un danger sérieux
pour l'existence, à moins de répercussion; mais il en a un plus
grave au point de vue de son opiniâtre persévérance. Sa ténacité
est telle qu'il n'est pas possible d'en prévoir la durée, et quand il
disparaît, rien n'assure qu'il ne reviendra pas recommencer ses
éternelles périodes. Toutefois ce fâcheux pronostic s'adresse surtout aux personnes qui, par position sociale ou par toute autre

cause, ne peuvent consacrer un temps suffisant à une parfaite guérison ; loin d'offrir, d'ailleurs, une ténacité proportionnelle à son étendue, il semble au contraire que plus il est circonscrit et restreint, plus il résiste à nos médications.

Thérapeutique. — La thérapeutique de l'eczéma doit être locale et générale ; elle doit tenir compte, sous les deux rapports, de la période aiguë, stationnaire ou décroissante de l'eczéma, de sa forme chronique, de ses causes, des modifications à apporter suivant la partie affectée, l'âge du sujet ; et enfin elle doit correspondre au point de vue général de la cause qui a pu le faire naître, comme aussi se rattacher à ce que l'on peut appeler l'empirisme du traitement de l'eczéma. C'est sous tous ces rapports que je vais exposer les faits qui concernent ce paragraphe.

Toutes les fois que l'eczéma se présente sous une forme aiguë, l'état général doit tout d'abord préoccuper le médecin. Il est des cas où cet état aigu est tellement prononcé, qu'il y a lieu de pratiquer une émission sanguine, soit par la saignée, soit par les sangsues à l'anus ; mais il faut alors qu'il y ait un état de pléthore assez marqué. C'est surtout au printemps que l'on aura occasion d'employer cette médication. A l'intérieur, les tisanes acidulées, rafraîchissantes ; diminution notable des aliments, que l'on fait prendre peu substantiels. Ce régime général doit être suivi tant que dure la période aiguë. Localement, et lorsqu'une rougeur vive accompagne l'eczéma, qu'il existe un sentiment de chaleur et de cuisson, il est un moyen qui, dans la saison chaude, me réussit à merveille pour faire tomber l'état aigu : ce sont des irrigations d'eau d'abord tempérée, puis rendue fraîche, que l'on emploie une ou deux fois par jour durant une heure à une heure et demie chaque fois. Voici comment je fais pratiquer ces irrigations, et je suppose qu'il s'agit d'une jambe malade, siége le plus ordinaire de l'eczéma. On élève un seau plein d'eau à 60 centimètres au-dessus de la partie affectée ; à ce seau on ajoute un robinet ou une cannelle de bois ; je fais attacher à ce robinet une bande que je divise en deux lanières à sa partie inférieure. Le membre est placé horizontalement sur une toile cirée disposée en gouttière, pour faire écouler l'eau dans une terrine placée auprès du lit du malade. Les choses ainsi disposées, on écarte les deux

lanières de la bande de manière à étendre ses deux chefs, l'un en
haut, l'autre en bas de la jambe, on ouvre un peu le robinet, et le
liquide s'écoule sur toute la surface affectée. J'obtiens de ce
moyen, que j'ai employé la première fois pour combattre l'*eczema
rubrum*, des résultats fort remarquables. L'inflammation cède
rapidement et ramène en quelques jours l'eczéma aigu à sa
période stationnaire. Mais il ne peut être employé qu'en été, sur
des personnes en bon état de santé et chez lesquelles on n'a pas
à craindre l'influence d'une réfrigération. Au surplus, on peut
modifier son emploi et dans la température de l'eau et dans la
durée de l'écoulement.

Quant aux applications locales permanentes, elles peuvent être
aqueuses, mucilagineuses ou pulvérulentes. A cet égard, l'expérience apprend, sans qu'on puisse le reconnaître à l'avance, que
tel eczéma à l'état aigu se trouvera fort mal des émollients aqueux;
qu'alors les corps pulvérulents calmeront parfaitement l'état aigu,
et *vice versâ*. C'est une première observation à faire. Il est constant
qu'un cataplasme, fût-il placé dans les meilleures conditions,
peut singulièrement augmenter et l'inflammation de l'eczéma et
son étendue, tandis que la poudre d'amidon va faire céder l'état
inflammatoire avec une rapidité extrême. Tel eczéma ne pourra
jamais supporter un corps gras, fût-ce le plus onctueux, et il se
trouvera très bien des corps liquides émollients, résolutifs ou
autres. J'ai signalé ce fait d'observation depuis plusieurs années:
il a une utilité réelle au point de vue thérapeutique. Les compresses d'eau de sureau, d'eau de guimauve; les cataplasmes,
notamment ceux de farine de riz, de fécule de pomme de terre
bien lavée, d'acide silicique gélatineux, car les cataplasmes de
farine de graine de lin sont presque toujours moins tolérés; la
poudre d'amidon tamisée mise en couche légère (fleur d'amidon);
enfin les bains généraux émollients (voy. *Formulaire*, BAINS): telle
est la médication générale et locale propre à combattre l'état
aigu, et dont il ne faut pas se départir avant qu'il soit détruit. On
peut y joindre l'usage de quelques laxatifs, et à ce sujet, je ne
saurais trop préconiser une décoction de 2 à 8 grammes de séné
prise tous les matins en deux verres de tisane de pensée sauvage,
ainsi que l'administre notre collègue Hardy. Il est un agent local

dont on a beaucoup exagéré les avantages dans ces derniers temps, je veux parler de la glycérine elle est toujours altérée par un peu d'acide sulfurique libre et par des sels de chaux, de magnésie et de fer qui s'y trouvent dans un certain état de combinaison, et qui en constituent un médicament qui tient le milieu entre les émollients et les résolutifs, aussi peut-il être employé avec avantage lors de la décroissance de l'eczéma; mais contrairement aux assertions émises par ceux qui en ont préconisé l'emploi, je n'ai jamais pu terminer la guérison d'un eczéma avec ce seul agent. C'est surtout un excipient très utile pour d'autres médicaments.

Période d'arrêt ou stationnaire. — Il y a lieu de continuer encore le traitement émollient pendant quelque temps et jusqu'à l'apparition des furfures adhérents; mais c'est à cette époque qu'il faut commencer le traitement général au point de vue de la cause prédisposante. Existe-t-il quelque liaison de l'état eczémateux avec le tempérament lymphatique, prescrire les sulfureux, les ferrugineux (voy. MÉDICATION SULFUREUSE) et les amers. L'eczéma est-il le reflet de quelque irritation gastro-intestinale, la combattre par des moyens appropriés. Y a-t-il suppression d'un exutoire habituel, le rétablir, mais sous une forme qui ne ramène pas l'eczéma, et à cet égard un cautère est moins propre à développer cette maladie qu'un vésicatoire.

De toutes les médications générales dont l'expérience a consacré les bons effets, celles par l'iodure de soufre, et le soufre en nature, l'orme pyramidal et l'arsenic comptent le plus de succès. L'iodure de soufre a été préconisé pour la première fois par le docteur Escobar, médecin espagnol; nous l'employons souvent et nous le donnons à la dose de 5 à 10 centigrammes par jour. Cette substance est très altérable à l'air, et ainsi décomposée elle est sans effet; c'est une circonstance dont il faut tenir compte, car ce médicament est peu employé en médecine, et il est commun de le trouver chez les pharmaciens à l'état de décomposition. C'est aussi pour obvier à cet inconvénient que je le donne en pilules formulées de manière à en opérer la conservation; je les fais encore envelopper pour plus de sûreté (voy. *Formulaire,* art. PILULES). Je commence par une pilule matin et soir avec une tasse de tisane amère; j'augmente d'une pilule tous

les six jours, de manière à arriver à quatre pilules par jour. —
La médication par l'orme pyramidal avait été totalement abandonnée depuis cinquante ans, et cependant ce médicament, vanté
dans les siècles précédents comme étant propre à combattre les
maladies cutanées, eut une grande vogue. J'ai voulu savoir s'il
justifiait réellement sa réputation, et il y a treize ans, après des
essais très probants à cet égard, j'ai donné la formule d'un sirop
que j'emploie principalement lorsque avec l'eczéma existent des
coïncidences gastralgiques ou intestinales qui ne permettent pas
de supporter les autres médicaments. Il y a dans l'orme une
énorme quantité de tannin uni à une matière mucilagineuse
abondante, celle-ci est inutile. M. Crosnier, pharmacien à Paris,
suit pour les préparations de mon sirop un procédé qui en opère
la séparation sans nuire en rien à la composition de la matière
extractive de l'écorce d'orme. Voici en quoi il consiste. On fait
macérer 500 grammes d'écorce dans un litre d'alcool, on laisse
pendant quarante-huit heures en contact ; on décante l'alcool,
puis on fait avec l'écorce et de l'eau une *décoction*. On distille
l'alcool pour en obtenir la matière extractive qu'il a enlevée à
l'écorce et on la réunit au décoctum que l'on amène à l'état siru-
peux pour faire 100 grammes de sirop. Aujourd'hui on livre au
commerce des extraits d'orme à l'aide desquels on fait le sirop
de toutes pièces ; mais il est moins bien confectionné. C'est probablement en raison du tannin que cette écorce agit (voy. *Formulaire*, SIROP D'ORME). Il résulte de recherches plus récentes,
faites par M. Dublanc fils, pharmacien, que 500 grammes d'écorce
doivent donner 100 grammes d'extrait hydro-alcoolique ; on peut
donc prescrire un sirop contenant de 40 à 50 grammes d'extrait
pour 500 grammes de sirop. Je fais prendre ce sirop par cuillerées à bouche, une le matin, une le soir ; j'augmente tous les
trois jours d'une cuillerée à bouche par jour, de manière à
arriver jusqu'à six cuillerées, trois le matin, trois le soir, dans
une tasse de tisane amère. Ce traitement doit être administré
pendant six semaines à deux mois ; je ne saurais trop en préconiser l'usage, il me donne journellement d'excellents résultats ;
l'estomac le tolère à merveille : j'en fais prendre depuis deux
jusqu'à six cuillerées par jour, en procédant par doses progres-

sives. Quant à la médication arsenicale, comme elle est plus spécialement applicable aux affections squameuses, nous renvoyons ses formules et son mode d'administration à l'histoire de ces affections (voy. PSORIASIS). Toutefois nous devons dire que ce médicament est de tous le plus puissant pour combattre les eczémas fort anciens qui ont résisté à la plupart des médications ordinaires; aussi le praticien ne doit-il pas hésiter à le prescrire, soit pour les eczémas chroniques localisés aux oreilles, à la tête, aux mamelons et aux bourses, soit pour des eczémas généralisés et multiples qui ont résisté aux agents ordinaires; mais, si c'est là une médication puissante, c'est aussi, il faut bien le reconnaître, une médication exceptionnelle, et que l'on ne doit mettre en usage que lorsque la santé générale le permet et que la maladie en réclame l'emploi.

J'ai aussi étudié l'action de l'*hydrocotyle asiatica* comme agent thérapeutique, non-seulement dans la lèpre de l'Inde, pour laquelle il a été préconisé, mais encore dans les autres maladies de la peau. J'ai essayé l'emploi de cette substance comme médication générale dans l'eczéma chronique général et dans celui des oreilles et du cuir chevelu, maladie si rebelle chez les femmes, et pour laquelle on est souvent obligé d'avoir recours à l'arsenic. L'administration de l'hydrocotyle à l'état d'extrait alcoolique et de tisane m'a procuré des guérisons. Cette substance a une action toute spéciale sur l'économie en général, comme on le verra à l'article LÈPRE; déjà les essais thérapeutiques que j'avais faits m'avaient conduit à considérer l'extrait alcoolique comme renfermant le principe actif de la plante, malgré ce qu'on avait écrit sur les vertus de la poudre et du sirop. M. Lefort, pharmacien, qui procéda à une nouvelle analyse de ce végétal, en a retiré une résine particulière et extrêmement abondante, résine essentiellement soluble dans l'alcool, ce qui pourrait bien justifier le choix que j'ai fait par tâtonnement de l'extrait alcoolique.

Quoi qu'il en soit, j'administre d'une part une tisane préparée par infusion avec 8 grammes de feuilles pour 1000 grammes d'eau, ou une cuillerée à bouche de sirop par tasse de tisane, et je donne de plus l'extrait en pilules en commençant par

25 milligrammes, augmentant tous les trois jours de 5 centigrammes, de manière à arriver à 15 ou 20 centigrammes par
jour et continuant à cette dose. Au début de mes essais, il y a
quelques années, j'avais administré l'hydrocotyle à plus haute
dose, commençant par 5 centigrammes ; je n'ai pas tardé à voir
surgir des accidents généraux, qui ont dû m'en faire suspendre
l'emploi (voy. LÈPRE). M. Cazenave a aussi employé l'hydrocotyle
avec avantage ; je donne le résumé très succinct de malades guéris
par cet agent, afin de mieux faire connaître les conditions dans
lesquelles ils étaient placés.

Traitements par l'hydrocotyle asiatica. — I. La nommée L..., âgée de
cinquante et un ans, a déjà été traitée trois fois à Saint-Louis de trois
attaques d'oonéma qui avait envahi une grande partie du corps ; c'était
chaque fois après un accouchement. Aujourd'hui, 6 mars 1856, elle revient
demander les secours de la médecine. La tête est couverte de croûtes
jaunâtres et est le siége d'une sécrétion abondante qui se sèche et roidit
les linges. Les oreilles, les tempes, une partie des joues, le milieu de la
poitrine, les mamelons, le nombril, le pourtour des parties génitales, sont
le siége de plaques rouges, couvertes de croûtes peu épaisses, et qui exhalent de la sérosité. Quelques plaques peu larges et disséminées se rencontrent sur les bras et les jambes, mais se rapprochent là du psoriasis quant
à l'aspect. La rougeur est intense partout, les démangeaisons sont très
vives, excepté aux membres. Prescription : chicorée ; 2 pilules iodure de
soufre ; bain de vapeur ; glycérine au tannin en applications sur les parties
malades. 3 portions. — 25 mars. La maladie a augmenté d'intensité ; la
rougeur, la sécrétion, la démangeaison n'ont pas diminué et les plaques se
sont élargies ; on abandonne le traitement et l'on adopte le suivant : infusion
d'hydrocotyle asiatica, 8 grammes par litre ; 1 pilule d'hydrocotyle, et
augmenter d'une pilule tous les cinq jours jusqu'à 6 pilules (chaque pilule
contient 25 milligrammes d'extrait alcoolique) ; bains simples. — 11 mai.
La malade est presque entièrement guérie ; les membres, le tronc, les
oreilles, la face, sont à l'état normal, et la peau est entièrement nettoyée ;
la démangeaison a disparu ; sur la tête seule existent encore quelques
pellicules minces qui reposent sur un fond dont la teinte est naturelle.
L... demande sa sortie.

II. B... est d'un tempérament lymphatique, ses règles sont irrégulières. —
Entrée le 10 avril 1856. Depuis deux ans, la tête est couverte de pellicules
blanches ; il y a six mois, les oreilles devinrent malades, et un eczéma franc
ne tarda pas à envahir le cuir chevelu, les oreilles, les tempes et le front.
Prescription : infusion d'hydrocotyle ; 2 pilules d'extrait alcoolique d'hydro-

cotyle, et augmenter jusqu'à 6 par jour ; bains de vapeur ; saindoux ; couper les cheveux ras. — 12 mai. Amélioration sensible, la rougeur a diminué ainsi que la sécrétion de sérosité. On ajoute au traitement, tous les jours, 45 grammes de sirop d'iodure de fer. — 1er juin. On a suspendu pendant quelques jours le traitement, et il est repris aujourd'hui. La malade avait éprouvé des douleurs dans le dos et l'estomac, elle accusait un sentiment de constriction sur le front, qui a complétement disparu, et un mal de gorge caractérisé par un chatouillement désagréable ; il y a de la constipation qui n'existait pas auparavant ; les bains simples sont remplacés par des bains alcalins. — 13 juin. La sécrétion de sérosité a cessé, les squames ne se reforment plus aux tempes ni aux oreilles, la tête seule présente encore quelques croûtes sans rougeur. Continuation du traitement à l'hydrocotyle ; on y ajoute de la pommade au sulfate de fer pour terminer et faire disparaître les dernières traces de la maladie. Enfin, le 25 juin, la malade sort complétement guérie.

III. B..., soixante-cinq ans, entre le 12 juin 1856, dans la salle Saint-Thomas, hôpital Saint-Louis. Depuis dix-huit mois, elle est tourmentée par un eczéma au bas-ventre et à la vulve. Après avoir été guérie chez M. Gibert, elle voit sa maladie reparaître aux oreilles, au front, au cuir chevelu. Les règles ont cessé depuis dix-sept ans. Chagrins et misère. Le front, les tempes, les poumons, le cou, les joues, les oreilles, le cuir chevelu, sont le siége d'une rougeur intense et de démangeaisons accompagnées de chaleur. Il y a des squames minces, sans hypertrophie de la peau ; la sécrétion séreuse, après avoir été abondante, n'existe plus qu'aux oreilles. Prescription : infusion d'hydrocotyle ; 1 pilule, et augmenter jusqu'à 6, d'extrait alcoolique, à 25 milligrammes par pilule ; bains simples ; 3 portions. — 14 août. B... sort guérie ; il n'y a plus ni démangeaisons, ni formation de squames ; les oreilles sont redevenues souples, et il n'existe plus qu'une rougeur rosée sur quelques points, notamment au front, aux tempes et au cou. Aucun trouble, aucune sensation qu'on pourrait rattacher à l'action du médicament n'a été accusée par la malade. Les pilules d'extrait ont manqué pendant environ huit jours, et cela a été la seule interruption du traitement.

IV. L..., âgée de vingt-neuf ans, est d'un tempérament lymphatique ; ses paupières portent encore les traces d'une blépharite chronique intense, ses règles sont normales. Il y a trois ans, le front, les oreilles et le cuir chevelu se couvrirent de squames minces et suintèrent de la sérosité au printemps et à l'automne ; elle se traita par des bains de vapeur, de l'axonge et des tisanes amères. Puis survint un érysipèle à la suite duquel les cheveux tombèrent ; elle entra alors à Saint-Louis, salle Saint-Thomas. — 19 juin 1856. Le cuir chevelu et les oreilles sont rouges, recouvertes de croûtes d'eczéma impétigineux ; la peau est un peu épaissie, elle laisse couler une sérosité purulente qui se concrète en croûte assez épaisse, la tête est presque complétement dénudée. Démangeaisons modérées ; le front est rouge ainsi que toute la face, il y a des symptômes de congestion quand la malade se baisse. Prescription : infusion d'hydrocotyle ; 1 à 2 pilules d'extrait alcoolique ; bains de vapeur. 4 portions. Dès le 8 juillet, la démangeaison a complètement disparu ; vers cette époque, les pilules, étant venues à manquer, sont suspendues pendant une dizaine de jours. — 14 août. Le front et la face ont repris leur coloration normale, les oreilles ne sécrètent plus ou presque plus ; le cuir chevelu a encore des squames, mais minces et se détachant facilement ; les cheveux repoussent : pommade au sulfate de fer depuis quatre jours.

V. L..., trente-six ans, tonnelier, est un homme de bonne constitution, d'un tempérament sanguin ; il a un eczéma revêtu de squames sèches, adhérentes ; la peau est encore épaisse, il y a de temps en temps des poussées caractérisées par une exhalation de sérosité. Les plaques existent sur les membres, qui sont envahis en grande partie depuis quatre mois ; le début remonte à cinq ans ; démangeaisons vives, rougeur, chaleur. — A son entrée, le 20 avril 1856, on lui donna tisane de chicorée, saindoux, bains simples. — Le 20 avril, on essaye le traitement par l'hydrocotyle, l'état le plus aigu ayant disparu : tisane d'hydrocotyle ; 1 pilule à 6 d'extrait alcoolique ; saindoux. — 12 mai. Les démangeaisons ont presque entièrement disparu, et la maladie semble marcher vers la guérison, mais cette marche est lente, il y a de la diarrhée, de l'inappétence. On cesse l'hydrocotyle. L... reste souffrant jusqu'au 22 mai, époque à laquelle on revient aux amers et aux pommades résolutives, qui terminent la guérison, après deux mois de traitement.

On voit par ces cinq observations, dans lesquelles l'hydrocotyle a agi seul, puisque son action n'a pu être aidée que de bains simples à peu près insignifiants, combien il a paru montrer d'efficacité.

Période décroissante. — Dans cette période de l'eczéma, déjà la médication générale qui a été prescrite commence à agir, car ce n'est jamais qu'après quinze jours ou trois semaines qu'un médicament interne reflète ses effets à l'extérieur. Il y a ici deux indications spéciales à remplir : emploi des résolutifs sur l'eczéma, dérivation par les purgatifs sur le canal intestinal. En hiver, où les purgatifs sont facilement supportés, je purge mes malades affectés d'eczéma deux fois la semaine, mais chaque fois une purgation douce. Je préfère dans ce cas les purgatifs salins à tous les autres. L'huile de ricin débarrasse l'intestin sans stimuler la membrane muqueuse ; les purgatifs drastiques ont pour beaucoup de personnes l'inconvénient d'amener une constipation souvent opiniâtre après leur emploi. Tout cela est d'ailleurs soumis aux idiosyncrasies.

Quant aux résolutifs à mettre localement en usage, c'est ici le lieu de rappeler la remarque que nous avons faite à l'égard des eczémas qui ne peuvent supporter les corps gras. Dans la période aiguë on les remplace par l'amidon en poudre, mais dans la période décroissante il est très difficile de trouver des résolutifs pulvérulents. A cet égard, nous ne connaissons que la poudre de tan, celle de vieux bois et celle de coaltar. Nous avons souvent fait des essais dans le but d'associer l'alun, l'oxyde de zinc à ces poudres, afin d'augmenter leur action ; mais, quelle que soit la dose qu'on y incorpore, quelque tamisé que soit l'alun, on ne peut pas empêcher qu'il ne se trouve à nu et directement en contact avec la surface eczémateuse ; là où se trouve la molécule d'alun ou d'oxyde de zinc, elle est irritante au lieu d'être résolutive, parce qu'elle n'est pas enveloppée, comme dans une pommade. Nous sommes descendu à $1/3000^e$ d'alun dans de l'amidon, et nous sommes arrivé par ces mélanges, ou à des résultats nuls quand ils étaient trop étendus, ou à des résultats fâcheux comme trop irritants. Toutefois j'ai observé depuis qu'en faisant opérer à travers un tamis de soie quatre ou cinq fois le mélange, on arrive à des poudres applicables au traitement de cette maladie. Il n'en est pas de même de la poudre de coaltar parfaitement tamisée. En la mêlant à l'amidon, on obtient des poudres résolutives auxquelles on peut donner l'énergie que l'on recherche : un dixième d'abord ou un quinzième, puis un sixième, un cinquième de poudre active. C'est un agent très puissant dans beaucoup de cas.

Dans ces sortes d'eczémas on peut remplacer des résolutifs pulvérulents par des résolutifs aqueux : l'eau vinaigrée, excellent sédatif et résolutif calmant les démangeaisons ; l'eau alunée, l'eau saturnée, la solution de sublimé (voy. *Formulaire*, LOTIONS, à l'alun, n° 2 ; au vinaigre, n° 1 ; au sous-acétate de plomb, n° 1 ; au bichlorure d'hydrargyre, n° 2). Les lotions à l'alun et au sous-acétate de plomb sont moins actives que la lotion au sublimé. On peut d'ailleurs essayer l'emploi des unes et des autres pour juger de celle qui réussit le mieux. Le plus généralement nous nous servons d'une solution d'alun ou de sous-acétate de plomb au 300ᵉ et d'une solution de sublimé au 2500ᵉ, ou bien du coaltar saponiné, étendu au 20ᵉ, puis au 10ᵉ. Ce qu'il faut surtout prescrire, c'est de faire laver les linges ou les renouveler ; par suite de l'évaporation de l'eau, ils se chargent de sels, et ils finissent par contenir une solution très concentrée au lieu d'une solution faible.

Lorsque l'eczéma ne reçoit aucune influence désagréable des corps gras, on peut alors varier entre la glycérine pure, les pommades ou les glycérolés, dans la composition desquels on fait entrer deux sortes de substances propres à remplir deux indications différentes : 1° la résolution de l'eczéma ; 2° la cessation de la démangeaison. Sous le premier rapport, on incorpore à l'axonge l'oxyde de zinc ou la calamine, qui n'est autre chose que l'oxyde de zinc naturel, le tannin, le sous-nitrate de bismuth, le sous-acétate de plomb et le perchlorure de fer. Sous le second, on y ajoute comme moyen sédatif le camphre ou le chloroforme; tous deux calment en effet la démangeaison d'une manière marquée, mais le second de ces agents plus encore que le premier. Il est vrai que l'effet du chloroforme est moins soutenu que celui du camphre. (Voy. *Formulaire*, POMMADES, à ces diverses substances.)

Depuis la publication de la première édition de cet ouvrage, il est une substance dont j'ai préconisé l'emploi et que j'ai introduite principalement dans le traitement de l'eczéma : c'est le protosulfate de fer (voy. *Bulletin de thérapeutique*, janv. 1855). Frappé des résultats obtenus par les chirurgiens dans l'usage du persulfate, ainsi que de ceux que l'on obtenait en médecine des préparations ferrugineuses, j'ai eu la pensée d'incorporer le protosulfate de fer à l'axonge, pour en faire une pommade à la fois résolutive et modificatrice de la vitalité de la surface malade. Par une coïncidence singulière, M. Velpeau se livrait à des essais du même genre en chirurgie, en se servant, pour le pansement des plaies, de la dissolution de protosulfate de fer. Il a publié ses recherches un mois après, c'est-à-dire en février 1855 et dans le même journal, dans le *Bulletin de thérapeutique*. Quoi qu'il en soit, j'ajoute à 30 grammes d'axonge 5 décigrammes à 1 gramme de ce sel cristallisé et bien lavé, après l'avoir fait dissoudre dans quelques gouttes d'eau. Les résultats qu'il produit sont tels que je n'ai pas cessé depuis de mettre le sulfate de fer en usage dans la généralité des cas, de préférence aux oxydes de zinc, à la calamine, etc. Depuis cette époque je me suis servi aussi avec avantage d'une pommade additionnée de perchlorure de fer à 30 degrés, à la dose de 25 centigrammes à 5 décigrammes pour 30 grammes d'axonge. Enfin tous ces agents peuvent être associés à la glycérine.

Quelques praticiens, et j'avoue que dans certaines circonstances je suis de ce nombre, emploient l'huile de cade et le goudron en pommade. Mais ces pommades sont généralement trop actives quand il s'agit d'un eczéma qui parcourt simplement ses périodes ; elles deviennent utiles lorsqu'il s'agit d'eczémas anciens où la sensibilité de la peau permet le contact de moyens modificateurs résolutifs, mais assez excitants, quoiqu'ils soient employés à très faible dose. C'est surtout dans la variété d'eczéma psoriasiforme qu'elles réussissent. (Voyez à cet égard nos formules, POMMADES, à ces deux substances, n° 1 pour chacune d'elles.)

Quand l'eczéma suit une marche décroissante progressive, on peut arriver à la guérison à l'aide de ces seuls moyens ; mais on la favorise singulièrement par l'emploi de l'huile de cade préconisée par M. Serre, d'Alais, et que nous avons le premier essayée sur une grande échelle (*Bulletin de thérapeutique*, février 1849). Il faut à cet égard observer trois conditions essentielles : 1° L'huile de cade doit être pure ; or, dans le commerce on délivre fréquemment de l'huile distillée de goudron ou du goudron, au lieu d'huile de cade. Nous avons reconnu que, quoique produisant un bon effet, l'huile distillée avait moins d'efficacité que l'huile de cade. L'odeur peut tromper des personnes peu exercées, mais la couleur ne saurait induire en erreur. L'huile de cade, en apparence brune, est d'un reflet rouge vif par la lumière ; le goudron est noir d'un reflet brunâtre, et d'un emploi très mauvais. Aussi faut-il prescrire huile de cade *pure*, attendu que sans cette qualification les pharmaciens délivrent souvent du goudron.

2° Elle ne doit être employée que tous les trois jours. 3° Il faut l'étendre sur la surface malade, mais essuyer aussitôt avec du coton sec, de manière qu'il reste appliquée la couche *la plus faible possible d'huile*. A cet égard, l'expérience nous a appris qu'en plus grande proportion, l'huile de cade devenait excitante.

Ce moyen n'est bon que dans la période de résolution et pour terminer l'eczéma. Employé plus tôt, on joue quitte ou double, on guérit ou l'on exaspère, et dans ce dernier cas on transforme un eczéma qui se serait terminé plus tard en quelques jours en un eczéma chronique rebelle, difficile à guérir ensuite. Il est bon de savoir que l'effet essentiel de cette huile, c'est de supprimer la sécrétion morbide ; de là le danger de son usage dans la période aiguë et dans tous les cas où l'on a à craindre quelque répercussion.

C'est ici le lieu de parler de quelques agents préconisés, il y a deux ans, comme propres à guérir très rapidement même l'eczéma aigu, et qui sont d'ailleurs tombés dans l'oubli. D'abord je n'aime pas tout moyen qui supprime brusquement une sécrétion cutanée, quelle qu'elle soit ; cette pratique a l'inconvénient grave de compromettre dans certains cas la santé et la vie des malades. C'est une véritable, ou au moins ce peut être une véritable répercussion que l'on opère ; ensuite ces moyens n'ont pas l'efficacité qu'on leur a donnée, et comme peu de médecins savent établir d'une manière précise le diagnostic d'une maladie de la peau, je crains bien qu'il n'ait été commis quelque erreur à cet égard. Quoi qu'il en soit, on a proposé le collodion dissous dans l'éther et la dextrine dissoute dans l'alcool, ces deux substances étant étendues par couches sur la surface eczémateuse deux ou trois fois par jour. Aussitôt étendu, l'alcool ou l'éther s'évapore, et la peau se trouve enduite d'une couche gommeuse très dure qui enferme la jambe du malade comme dans une boîte, la serre et la comprime. Il n'y a rien d'exagéré dans cette narration. Voici une expérience que M. Demarquay a faite pour la première fois, et que tout le monde peut répéter. Que l'on applique autour d'un doigt ou autour du poignet sain une couche de collodion sous forme de bracelet, et qu'on la laisse sécher dans l'immobilité, la constriction deviendra bientôt tellement forte, que l'on sera obligé de dissoudre immédiatement le collodion pour éviter la douleur qui en résultera.

Or, voici ce qui arrive pour l'eczéma : l'enveloppe de collodion s'oppose à la sortie de la sérosité ; la peau se tuméfie ; le peu de sérosité sécrétée passe à l'état purulent, et forme sous le collodion une surface suppurante dans laquelle la peau est plus profondément affectée, de sorte que nous avons dû renoncer à ce moyen.

Tel est le traitement de l'eczéma dans ses conditions les plus simples, en y ajoutant l'usage que l'on peut faire de bains rendus légèrement résolutifs vers la fin du traitement (voy. *Formulaire*, BAINS ALUNÉS). Mais, d'une part, nous avons signalé des formes spéciales plus rebelles ; d'une autre part, l'eczéma se présente le plus souvent au médecin avec une marche chronique, parce que les malades tardent trop à réclamer des soins, et que d'ailleurs on a pu voir que l'eczéma débutait ainsi dans certaines saisons de l'année. Nous allons faire connaître cette thérapeutique spéciale sous forme de propositions.

Lorsque l'eczéma est général, en ce sens qu'il existe des plaques plus ou moins larges sur les diverses parties du corps, il réclame essentiellement une médication générale interne. Les bains généraux émollients, résolutifs, et surtout les bains de vapeur à une douce température, doivent aussi jouer un grand rôle dans le traitement. Il est quelquefois utile de modifier la vitalité du tissu par des bains excitants, tels que les bains alcalins, les bains sulfureux (voy. *Formulaire*, BAINS).

L'eczéma nummulaire, qui est toujours disséminé, réclame les mêmes moyens, et vers la fin du traitement il faut en général toucher deux ou trois fois, à quatre ou cinq jours d'intervalle, les surfaces malades avec la solution de nitrate d'argent n° 1 (voy. *Formulaire*). Nous appliquons ce dernier précepte à l'*eczema uni-squamosum* et à tous les eczémas localisés, notamment celui du mamelon, du nombril et des bourses.

L'eczéma du cuir chevelu est essentiellement lié au très jeune âge. Il veut être respecté pendant fort longtemps ; il ne réclame que des soins de propreté, des lotions de sureau, de guimauve, de graine de lin ; il ne faut pas couper les cheveux ; ne mettre de

cataplasmes que pendant un temps fort court et souvent même
s'en abstenir. Nous avons vu nombre d'accidents, et des accidents
cérébraux surtout, survenir par l'application intempestive de
moyens de ce genre : c'est assez dire que nous proscrivons toute
pommade résolutive. Il y a plus, quand l'eczéma tend naturellement à décroître, il est convenable de purger l'enfant par des
minoratifs très doux et de lui appliquer un vésicatoire au bras. Il
faut dans cette maladie que le médecin soit sourd aux instances
des parents, et qu'il ne cède pas aux désirs d'une mère qui craint
de voir la figure de son enfant envahie par la maladie. C'est là un
exutoire naturel dont il faut se borner à diminuer l'intensité
trop grande.

L'*eczéma des parties génitales* chez la femme est très souvent lié,
comme le prurigo, à la glycosurie ; le traitement arsenical général fait alors justice des deux affections.

L'*eczema rubrum* veut essentiellement l'emploi des irrigations
d'eau froide que nous avons conseillées ; mais avant de les mettre
en usage, il faut s'assurer que le malade les supportera sans inconvénients.

Dans les formes très rebelles, et notamment dans l'eczéma du
mamelon, formes qui sont limitées à une surface peu étendue,
il ne faut pas craindre de modifier entièrement la vitalité du tissu
morbide. Il semble en effet que dans ces sortes de cas la maladie
est devenue un second état de nature. Les charlatans réussissent
dans ces circonstances beaucoup mieux que les médecins. D'abord
on ne va les trouver qu'après avoir épuisé les ressources de la
médecine, et ils n'emploient jamais que des moyens qui causent
une surexcitation de la partie malade, qui en changent la vitalité.
Ici c'est une pommade à l'oxyde rouge de mercure ; là une pommade qui a pour base le sulfate de cuivre, comme la pommade de
Kunckel ; ailleurs ce sont des lotions et frictions alcalines. Un
moyen de ce genre nous a été proposé il y a trois ans comme étant
employé avec beaucoup de succès par M. Hébra de Berlin, chargé
dans cette ville du service des maladies de la peau. Il consistait à
frictionner tous les matins la surface eczémateuse avec une solution alcaline au quart de carbonate de potasse. Cette friction se
faisait avec la main trempée dans cette solution. Le malade

éprouvait de la cuisson, la peau rougissait, sécrétait d'abord de la sérosité, puis fournissait une pluie de sang. Nous avons comparé les résultats de ce traitement sur les mêmes malades atteints d'eczéma aux deux jambes avec l'emploi de l'huile de cade, et l'avantage est encore resté à l'huile.

Il est un moyen que nous employons depuis 1846 (*Bulletin de thérapeutique*, mars), que nous avons appliqué aux eczémas variqueux plus spécialement, et qui nous réussit à merveille : ce sont des bandages *dextrinés*. Nous ne mettons autre chose sur la surface eczémateuse qu'une compresse trempée dans une solution aqueuse contenant 125 grammes de dextrine pour 1000 grammes d'eau sans addition d'alcool (voy. *Formulaire*, LOTIONS). On trempe une bande roulée de 4 ou 5 centimètres de largeur dans cette liqueur, et on l'applique méthodiquement comme un bandage roulé ordinaire ; on l'arrose ensuite et on laisse sécher peu à peu. La partie malade doit être contenue et non pas serrée ; une fois sec, on ne renouvelle ce bandage que quand il s'élargit et que les bandes tendent à se défaire, c'est-à-dire vers le quatrième ou le cinquième jour. Le malade peut prendre quelque exercice, il n'a pas besoin de bains, et la guérison est en général très prompte. Il faut, pour employer ce moyen, que l'eczéma ne sécrète plus sensiblement.

Je mets en usage dans un cas assez analogue, les ulcères eczémateux, c'est-à-dire les eczémas des jambes au centre desquels existe une ulcération, un pansement avec des bandelettes de diachylon circulairement appliquées, comme dans le bandage anglais, depuis le bout du pied jusqu'au-dessus de la surface eczémateuse ; ces bandelettes sont étroites et se superposent régulièrement. Pansement tous les quatre jours.

Eczémas composés.

Nous en avons admis quatre espèces : *impétigineux, lichénoïde, herpétiforme, psoriasiforme*. Nous aurions dû peut-être renvoyer l'histoire de ces eczémas à celle de l'*impétigo*, du *lichen*, des *herpès* et du *psoriasis*, car il faut connaître ces quatre maladies pour voir les points de contact que la forme eczémateuse peut avoir

avec elles. Mais l'eczéma impétigineux est tellement lié à l'eczéma
quant à ses causes, sa forme, sa terminaison et sa thérapeutique,
que nous faisons ici une exception à son égard.

Eczéma impétigineux. — Cette forme d'eczéma est aussi commune que l'eczéma simple, et tandis que celui-ci affecte de préférence l'adolescence, l'âge adulte, l'eczéma impétigineux se
montre plus souvent dans l'enfance ; c'est même, en fait de
maladies de la peau, une des plus communes à cet âge.

Cette forme morbide *composée* débute avec ses caractères de
forme complexe : elle apparaît comme l'eczéma, avec une rougeur
ponctuée de points plus foncés et des vésicules peut-être un peu
plus larges, qui sécrètent aussitôt de la *sérosité purulente ;* mais
celle-ci, au lieu de s'écouler limpide, en mouillant les linges qui
recouvrent la surface malade, a une grande tendance à se concréter et à former des croûtes d'un *gris jaunâtre* qui ne sont pas
franchement jaunes comme les croûtes d'*impétigo.* Contrairement
à l'eczéma, il n'est pas accompagné d'autant de démangeaisons ;
et tandis que dans l'eczéma il est des malades qui ne peuvent pas
résister à cette sensation, dans l'eczéma impétigineux il en est
peu qui s'en plaignent d'une manière très notable. Ajoutons que
l'eczéma n'affecte en général qu'une surface très limitée sur un
point donné du corps, tandis qu'il n'est pas rare de voir l'eczéma
impétigineux beaucoup plus étendu et plus disséminé. L'eczéma
gagne peu en surface ; l'*eczéma impétigineux* offre une tendance
opposée, et l'on voit souvent des enfants qui en ont la presque
totalité du corps recouverte. Enfin l'eczéma impétigineux affecte
la peau plus profondément que l'*eczema simplex*, aussi ce tissu est-
il épaissi et surélevé au-dessus du niveau de la peau saine. C'est
qu'il se rapproche des affections pustuleuses qui ont en général
un point de départ plus profondément situé.

Cette maladie est très commune en automne et en hiver. L'eczéma paraît plus souvent en été. Elle a une période aiguë généralement moins longue, et, en arrivant à la période stationnaire,
elle forme des croûtes plus ou moins épaisses. Enfin l'eczéma
impétigineux est plus facile à guérir que l'eczéma simple.

Il est peu de maladies où le tempérament lymphatique puisse
être plus indiqué comme cause prédisposante et comme entrete-

nant cette affection. A cet égard, la statistique nous démontre cette prédominance de tempérament : j'appelle toute l'attention des médecins sur cette circonstance. Ce doit être, suivant nous, la base du traitement général qu'il y a lieu de mettre en usage.

Notons maintenant quelques particularités de détail. Nous avons dit que l'*eczéma impétigineux* était très fréquent dans le jeune âge, c'est alors une des *croûtes de lait*. Il envahit la totalité ou une partie seulement du cuir chevelu ; dans cet état il reste souvent stationnaire, produisant des croûtes épaisses et sèches qui tombent de temps en temps et finissent par amener la chute des cheveux. Avec l'âge et quand l'enfant prend du développement, ces croûtes tombent peu à peu et ne sont pas sensiblement remplacées. Il en est cependant de limitées qui restent là indolentes pendant trois, quatre, six et sept ans. Nous avons vu une croûte de ce genre que la mère avait conservée à sa petite fille jusqu'à l'âge de neuf ans, sur le côté du front et à la naissance des cheveux ; le bulbe de ceux-ci en avait été atrophié, et la place qu'ils occupaient est restée dénudée. Cette croûte était si ancienne, qu'elle avait fait une dépression considérable qui constituait une véritable difformité. Nous la fîmes détacher à l'aide d'un cataplasme, et la peau se trouva presque saine.

Mais quand l'eczéma impétigineux débute vers l'âge de cinq à sept ans à la tête, il n'est pas rare de le voir envahir la figure, le corps, les membres, de manière que ces enfants soient recouverts d'une croûte *séro-purulente* sécrétant plus ou moins, et qui les rend hideux d'aspect ; ils sont très souffrants, parce qu'ils ne peuvent exécuter de mouvements sans arracher une portion de ces croûtes : alors c'est une affection fort douloureuse, et qui dans certains cas n'est pas sans dangers. La suppuration abondante qui se montre affaiblit l'enfant ; la souffrance lui enlève l'appétit, et si l'on ne calme cet état par des soins bien entendus, on peut en voir parfois un résultat fâcheux.

Cette affection a de la tendance à passer à l'état chronique ; elle ne suit d'ailleurs pas une marche absolument uniforme : mais quand l'eczéma impétigineux est traité rationnellement, il a beaucoup plus de tendance à guérir que l'eczéma. Cela tient à sa forme

morbide ; on verra, en effet, que l'impétigo, affection pustuleuse et purulente de laquelle l'eczéma impétigineux se rapproche, suit en général une marche régulière et se guérit facilement.
Mais si l'eczéma impétigineux affecte la forme chronique *primitivement*, ou s'il est mal soigné au début, il se perpétue à la manière
de l'eczéma ; il en est quelques-uns qui ont un fond tellement
lymphatique, scrofuleux, qu'ils sont très difficiles à guérir.

Les moyens locaux sont, en fait de thérapeutique, à peu près les
mêmes que ceux indiqués pour l'eczéma ; mais les résolutifs sont
mieux tolérés. On peut aussi employer avec avantage les pommades à la fleur de soufre (voy. *Formulaire*, POMMADES). Il en est
de même à l'égard des bains sulfureux légers. Quant au traitement
interne, c'est ici le cas de prescrire les amers, les antiscorbutiques, le soufre à l'intérieur, le fer, le sirop d'orme pyramidal
(voy. *Formulaire*, ces diverses préparations), et une alimentation
substantielle. Les bains de vapeur conviennent peu dans le traitement de cette maladie ; il en est de même des préparations
arsenicales, qui doivent en général être proscrites. La maladie
cède d'ailleurs beaucoup plus facilement que l'eczéma simple.

Eaux minérales. — Nous n'avons pas fait mention d'eaux minérales quand nous avons traité de l'eczéma : c'est qu'à part les
eaux de Louesche et celles de Bourbon-Lancy, nous en connaissons peu qui le guérissent. Il n'en est pas de même de l'eczéma
impétigineux : toutes les eaux sulfureuses en procurent en général
la guérison quand la maladie a une forme chronique. Celles des
Pyrénées sont surtout recommandées par nous pour deux motifs :
le premier est dans leur nature, le second est dans le climat qui
modifie très heureusement la constitution. Ces eaux ne doivent
être prises à l'extérieur qu'en bains et en boisson à l'intérieur, les
douches exaspéreraient inutilement le mal ; il faut toujours commencer par des eaux coupées ou par des sources faibles. A défaut
des eaux de Baréges, Cauterets, Bagnères-de-Luchon, nous con-
seillerons Enghien ou même Aix-la-Chapelle. Quant à Aix en
Savoie, la manière dont on les y administre cause souvent plus
de mal que de bien. On n'y a affaire, en général, qu'à des rhuma-
tisants, et l'on y prend des bains beaucoup trop chauds et trop
énergiques.

HERPÈS (d'ἕρπειν, ramper), *ignis sacer*, — *erysipelas pustulosum*, — *zona repens*, — *zona serpiginosus*, — feu de Saint-Antoine, — dartre phlycténoïde, — herpès phlycténoïde, — *ringworm*, anneau herpétique, — *herpes circinatus*, — olophlyctide miliaire, — *herpes iris*.

HERPÈS A VÉSICULES EXTRÈMEMEMT TÉNUES.	Pemphigoïde.
	Psoriasiforme.
Simple.	Rupiforme.
Circiné } parasitaire, non	Lupiforme.
Nummulaire } parasitaire.	
Du bout du nez et de la pulpe	HERPÈS A VÉSICULES TRÈS APPARENTES.
des doigts.	Zona.
Tonsurant.	Phlycténoïde.
Crétacé.	Labial.
	Préputial.
Composé.	Iris.
Eczémateux.	Longitudinal.
Lichénoïde.	

Cette dénomination *herpès*, de date extrèmement ancienne, était autrefois tellement généralisée, qu'elle était synonyme d'un mot tout aussi général, le mot *dartre*. Alibert a le premier cherché à la restreindre ; Willan l'a limitée à des affections vésiculeuses de leur nature : *herpès* proprement dit, *herpès zona, herpès phlycténoïde, herpès iris*. Malgré cette distinction, il existe encore si peu d'analogie entre la maladie que l'on doit, suivant nous, désigner uniquement sous le nom d'*herpès*, d'après l'étymologie de ce mot, et les trois autres variétés, *zona, herpès phlycténoïde* et *herpès iris*, que je ne saurais trop m'élever contre cette réunion de ces quatre affections sous le même nom. Tout récemment M. Bazin, voulant dénommer une série d'affections que les anciens appelaient dartres, et ayant probablement vu l'influence que le mot *dartre* exerçait sur l'esprit des malades, l'a remplacé par la qualification d'*herpétides*.

Pour moi, j'appelle *herpès* toute maladie *vésiculeuse* circonscrite, arrondie, qui s'étend en surface par sa circonférence, au moyen d'un cercle ou bourrelet morbide, soit que le centre se guérisse, soit qu'il continue à rester malade. Ainsi précisée, la dénomination d'*herpès* s'applique à des maladies qui ont entre elles des analogies de forme, de marche, de terminaison, de traitement. Mais dans les divisions de Willan et Bateman, où ces auteurs appellent *herpès :* le *zona,* l'*herpès phlycténoïde,* et les variétés d'herpès, *circiné, nummulaire,* parce que toutes ces affections naissent avec des vésicules, il n'existe là aucune similitude. Ce qui nous paraît vrai à cet égard, c'est que toutes les fois que la mentagre a été précédée de plaques d'herpès furfuracé sur les joues, il est très commun de rencontrer dans le sycosis un champignon, que le sycosis peut naître sans champignon et n'en présenter jamais. Que même alors qu'il en a présenté au début, ce champignon peut disparaître seul, et sans l'emploi de parasiticides. Sous tous les autres rapports, de cause, de marche, de traitement, aucune ressemblance. Je vais plus loin, et je dis que les vésicules d'herpès ne ressemblent en aucune façon aux vésicules des herpès phlycténoïde, du zona et de l'herpès iris ; qu'il n'y aurait pas de raison pour ne pas appeler herpès l'eczéma, qui est tout aussi et plus vésiculeux que lui. Je n'hésite donc pas à retrancher de ces trois dernières affections le mot *herpès,* et à les dénommer simplement par les mots : *zona, phlycténoïde, iris.*

Seulement, pour ne pas apporter de perturbation dans les mots à propos des choses, j'ai dû laisser subsister dans le cadre général de la maladie que l'on appelle *herpès,* les espèces qui, pour moi, ne devraient pas porter ce nom : ce sont les herpès à vésicules, toujours très apparentes et plus ou moins volumineuses. M. Bazin nous en a fait le reproche. Mais je suis de ceux qui conservent et qui cherchent à améliorer. Je ne suis pas de ceux qui bouleversent et qui cherchent à faire des innovations dans les mots.

Des découvertes faites par M. Baerensprung (*Annalen des Charité Krankenhauses,* 6ᵉ année, 1855) sont venues donner une confirmation définitive à notre manière de voir. Il a reconnu que les herpès circiné et tonsurant étaient accompagnés de la production de cryptogames dont il a donné la description, et dont nous avons vérifié l'existence dans l'herpès circiné et dans l'herpès tonsurant, nous l'avons encore vu dans une variété d'herpès psoriasiforme. Ce qui ne veut pas dire que des cryptogames doivent toujours se rencontrer dans tous les herpès circinés et nummulaires, et qu'ils en constituent le caractère essentiel, car alors tous ces herpès seraient de cause externe. Or, nous avons signalé, depuis longues années, la liaison de certains herpès avec la gastralgie. Ils n'en sont qu'un reflet. Nous sommes heureux de voir aujourd'hui M. Bazin adopter des herpès sans champignon. M. Le-tenneur avait, dès l'année 1852, appelé l'attention sur ce point. Étranger à la connaissance du trichophyton dans l'herpès, il fai-sait remarquer que, quoique l'herpès tonsurant pût se commu-niquer des veaux à l'homme, et d'un individu à un autre individu, de manière à faire naître à la peau, ailleurs que sur le cuir che-velu, des herpès circinés simples, on pouvait observer des herpès circinés dans les poils du pubis sans que les poils fussent ma-lades, comme dans l'herpès tonsurant, qui casse les cheveux. (M. Raynal a démontré depuis que l'herpès tonsurant du cheval se transmettait sous forme d'herpès circiné à l'homme).M. Gibert, dans la dernière édition de son *Traité des maladies de la peau*, a aussi admis l'existence d'herpès circinés avec ou sans champignon.

Il y a lieu de croire que le cryptogame existe aussi dans l'herpès nummulaire. Suivant M. Baerensprung, c'est le même crypto-game que l'on rencontre dans l'herpès tonsurant et dans les variétés d'herpès circiné. Il est constant que rien de semblable ne s'observe pour les espèces zona, phlycténoïde, iris. Ainsi se trouve consacrée une distinction que nous avons établie avant que le microscope eût révélé une production morbide toute par-ticulière à l'herpès.

Ces considérations me conduisent à séparer les herpès en deux groupes : *herpès à petites vésicules difficilement appréciables, her-pès à grosses vésicules.*

Le tableau en tête de cette maladie reproduit mes divisions. Dans le premier groupe, *herpès à vésicules extrêmement ténues,* on trouve des formes simples et des formes composées. Dans les formes simples existent en tête l'*herpès circiné* ou excentrique des auteurs, et l'herpès que j'appelle *nummulaire* ou *en disque,* parce que le centre reste malade en même temps que la circonférence ; j'y ai ajouté des variétés non décrites : l'*herpès du bout du nez* et *de la pulpe des doigts,* qui peuvent être de nature scrofuleuse, comme je le pense et comme le pense M. Bazin, mais qui n'en constituent pas moins deux variétés non décrites avant nous. Les formes composées, à part l'*herpès lichénoïde,* décrit par Alibert, sont toutes le résultat de mes observations personnelles.

Herpès à vésicules extrêmement ténues (voy. pl. I, fig. 5 et 7).

Herpès circiné et nummulaire. — Cette maladie a pour caractères essentiels de se présenter par petites plaques toujours très nettement arrondies ou légèrement ovoïdes, sur la tête, sur le cou, la poitrine, à la figure, ou enfin à la partie interne des membres. La peau est rouge, chagrinée, très légèrement humide, et le plus souvent sèche, mais alors recouverte de furfures. Lorsque ces plaques sont dans un état très aigu, qu'elles sont très récentes, et qu'on les examine au soleil et avec le secours de la loupe, on y aperçoit une foule de vésicules excessivement ténues qui sécrètent un peu de sérosité. Ce sont les débris de ces vésicules ou de cette sérosité concrétée qui constituent les furfures que nous avons signalés. Mais telle est la ténuité de ces vésicules, *que je n'ai pu les voir que trois ou quatre fois.*

Elle débute à la peau sous la forme d'une petite surface blanche ou rosée ou rouge suivant son état plus ou moins aigu, à peine lenticulaire, elle prend en très peu de temps beaucoup d'accroissement. Alors se dessine à sa circonférence un bourrelet ou épaississement de la peau qui fait une saillie sensible au doigt, mais quelquefois insensible à la vue. C'est sur ce bourrelet que se développent d'une manière permanente les vésicules nouvelles destinées à agrandir à sa circonférence la plaque primitive, et que se développent les cryptogames, lorsque l'herpès est à champignon, de sorte que deux phénomènes peuvent avoir lieu. Ou le bourrelet, progressant, élargit la plaque sans que le centre se guérisse ; il en résulte une surface toujours uniformément malade : je nomme cette première espèce *herpès nummulaire*, à cause de ses dimensions en surface et de sa forme. Ou, au contraire, au fur et à mesure que le bourrelet gagne la peau saine, le centre de la plaque se dégage et se guérit : c'est alors l'*herpès circiné* ou *centrifuge*, qui a généralement des dimensions beaucoup plus considérables.

Dans cette maladie, la production du champignon peut, je crois, être primitive ou secondaire, être cause déterminante ou effet, soit que l'on admette une production spontanée du cryptogame, soit que le terrain favorable à la germination ayant été préparé, on suppose une fécondation de spores disséminées dans l'air, et déposées sur la surface morbide. Ce qu'il y a de constant pour nous, c'est que sur la même plaque morbide on peut, dans un moment donné, constater la présence d'un champignon, et quelque temps après ne plus le rencontrer.

D'après les faits avancés primitivement par M. Bazin, le crypto-game serait toujours cause, de sorte qu'il suffirait de le détruire pour guérir la maladie. Cette erreur, nous l'avons combattue, et nous trouvons avec plaisir cette phrase, page 88 de son *Traité des affections génériques de la peau*, en réponse à la manière de voir de M. Hardy : « Cette manière de classer l'herpès est passible de reproches. Placer exclusivement l'herpès, soit dans la classe des affections eczémateuses, soit dans celle des dartres, c'est faire abstraction de la nature parasitaire de l'herpès *circiné* et *iris*, de la nature arthritique du zona et de l'herpès phlycténoïde. C'est n'accorder qu'*une seule origine* à une affection qui peut en reconnaître plusieurs. Pour nous, le classement de l'herpès est très simple : d'une part, envisageant l'herpès comme une affection générique, nous le plaçons parmi les affections vésiculeuses ; de l'autre, le considérant comme une affection symptomatique, nous le rangeons parmi les affections de cause externe et parmi les affections de cause interne. » Eh bien ! c'est ce que nous avons émis depuis longtemps ; nous voilà parfaitement d'accord.

En résumé, les caractères diagnostiques de l'herpès sont : de présenter une maladie sous la forme d'un disque, dégagé au centre ou non ; à surface chagrinée, épaissie, plus ou moins rosée ; sécrétant ou ne sécrétant pas de la sérosité d'une manière sensible, mais fournissant des furfures et amenant de la démangeaison. Sans bourrelet, pas d'herpès ; sans surface malade nettement arrondie, pas d'herpès.

Nous pourrions ajouter un troisième caractère, celui tiré de l'existence du cryptogame. Mais d'abord le parasite végétal n'est pas constant ; ensuite tout le monde n'a pas de microscope pour en vérifier l'existence ; enfin, et il faut bien le dire, c'est là un caractère qui n'est pas indispensable pour le praticien ; les autres sont suffisamment tranchés pour qu'on reconnaisse la maladie à première vue.

L'herpès est une des affections de la peau essentiellement *symptomatiques*, le plus souvent liée à une affection gastro-intestinale ou des voies biliaires, et que l'on guérit quelquefois par le bénéfice d'une hygiène bien entendue. Il se montre vers l'âge de vingt à vingt-cinq ans, ou plus tard chez la femme, surtout à l'âge critique ; mais il n'est pas rare de le voir chez les très jeunes enfants lié ou coïncidant avec l'herpès tonsurant, comme aussi développé par contact, sous l'influence de la contagion.

Lorsque l'herpès se développe sur la figure, le cou ou toute autre partie du corps, et c'est là son siége ordinaire, il est rare qu'il ne se montre pas plusieurs plaques, les unes au voisinage dès autres. Cette circonstance tendrait à prouver la propagation de l'herpès par le cryptogame qu'il fait naître. Sans invoquer cet ordre de preuves, dont le phénomène pourrait être parfaitement expliqué par la cause générale qui a fait naître la maladie, nous devons faire remarquer que l'herpès tonsurant a toujours été regardé comme contagieux. M. Cazenave a cité des exemples de nombreux enfants qui dans divers pensionnats ont été successivement atteints de cette maladie. Mais depuis que M. Baerensprung a découvert un cryptogame dans l'herpès circiné qui n'est pas accompagné d'herpès tonsurant, notre attention a été appelée sur le fait de la contagion. Or il s'est souvent présenté à notre observation des mères qui avaient plusieurs plaques d'herpès, les unes au cou, les autres sur l'avant-bras. Elles avaient retiré de nourrice des enfants qui, atteints de cette maladie, l'avaient communiquée à d'autres enfants, dont elles-mêmes l'avaient gagnée d'eux; les maris en étaient quelquefois atteints. L'herpès doit donc être considéré comme une maladie contagieuse par le cryptogame dont il peut être accompagné. Il affecte une forme aiguë ou une forme chronique ; débutant par une surface très petite, il s'étend et s'élargit peu à peu, et alors quelques-unes des plaques peuvent se confondre entre elles. Ces plaques d'herpès sont accompagnées d'un peu de démangeaison ; c'est principalement sur des peaux très fines qu'on voit l'herpès survenir.

La statistique nous a fourni des documents qu'il est important de reproduire, et qui viennent confirmer en grande partie les faits énoncés plus haut. Elle prouve d'abord que sur 1800 cas de maladies de la peau, cette affection ne figure, quand elle est à forme simple, c'est-à-dire à l'état circiné ou nummulaire, que pour 1/45e; que sur 40 cas d'herpès, 24 se montrent de quinze à trente-cinq ans; que cette maladie est surtout l'attribut du tempérament lymphatico ou bilioso-sanguin ; que sur 40 herpès, 12 ont une date de quinze jours, 3 de quinze jours à un mois, 7 d'un mois à un an, et 9 d'un an à six ans. Ce dernier résultat vient justifier le reproche que nous avons fait aux auteurs qui nous ont précédé, d'avoir peu tenu compte, en général, de la ténacité de cette maladie, qui d'ailleurs peut s'entretenir, lorsqu'elle n'est pas soignée, par le cryptogame dont elle se complique. Sur 40 cas, 16 s'observent au printemps et en été, 9 en automne et en hiver : c'est donc bien là une affection des saisons chaudes. Enfin, nous la voyons surtout siéger au cou, à la figure et à la poitrine.

Mais dans les deux variétés d'herpès il en est une, l'herpès à centre non dégagé, que l'on observe très communément à la partie interne et supérieure des cuisses, dans le voisinage des bourses : c'est une sorte d'herpès dans laquelle les vésicules sont plus apparentes et plus sécrétantes, en même temps qu'elles amènent de la cuisson avec chaleur, ce qui tient probablement à son siége. On la confond souvent avec l'intertrigo, car le contact des bourses avec les cuisses développe également les deux affections. L'existence d'un bourrelet circulaire dans l'herpès, l'absence de ce bourrelet et une sécrétion plus abondante dans l'intertrigo, distinguent parfaitement les deux maladies.

Quant à la marche que suivent les diverses variétés d'herpès, quelques auteurs tendent à les regarder comme devant, pour ainsi dire, être abandonnées à elles-mêmes; car, suivant eux, elles guériraient vers le cinquième ou le sixième septénaire. Nous ne partageons pas cette opinion. L'herpès est une maladie tenace dans la généralité des cas, facile à se reproduire ; prenant siége et durée là où il existe, et exigeant souvent, pour sa complète guérison, une modification de vitalité morbide par la cautérisation superficielle de sa surface : c'est ce que nous établirons en parlant du traitement.

Herpès circiné du bout du nez et de la pulpe des doigts. — Je n'ai vu cette maladie qu'une seule fois chez une jeune personne de quatorze ans, qui, depuis deux ans, en était atteinte, et qui avait reçu les soins de médecins compétents en pareille maladie ; mais ils n'avaient pu la guérir. Voici en quoi consistait cette affection : Au bout du nez et à la pulpe des doigts de la main gauche, on observait une très légère tuméfaction de la peau avec teinte blanchâtre au centre et à la circonférence ; un bourrelet rosé, sensible au toucher, parfaitement circulaire. La peau était lisse, non chagrinée. Il se formait de temps en temps de légers furfures ; la surface malade était, aux doigts, de la largeur d'un centime, et elle avait un peu plus d'étendue au bout du nez.

Depuis deux ans, époque de son développement, cette affection avait fait, comme on le voit, très peu de progrès. La malade y éprouvait assez souvent la sensation d'une démangeaison ; mais ce qui la gênait le plus, c'était le contact des corps durs, et, comme elle se destinait à être pianiste, elle ne pouvait toucher du piano sans souffrir.

Essentiellement lymphatique et nerveuse, pâle, décolorée, assez indolente et cependant sujette à s'inquiéter de son état, nous mîmes cette jeune fille à l'usage d'un traitement fortifiant : l'huile de foie de morue, les amers, le soufre et le fer. Nous fîmes prendre des douches sulfureuses sur les surfaces malades, et enfin nous cautérisâmes plusieurs fois les plaques d'herpès au nitrate d'argent en solution, et nous parvînmes à vaincre cette variété d'herpès qui, placée au nez, aurait pu être prise pour l'engelure du bout du nez, mais dont la situation à la pulpe des doigts, réunie à la forme morbide, excluait ce diagnostic. (J'ai eu sous les yeux, à l'hôpital, un second exemple de cette maladie.)

Herpès tonsurant. — L'*herpès tonsurant* ne se rencontre généralement que là où il y a des cheveux et des poils. Il n'a été décrit que pour le cuir chevelu, mais j'ai eu l'occasion d'observer des herpès de la barbe qui avaient amené la chute complète des poils. Il est vrai qu'ils offraient peut-être des caractères qui se rapprochaient plus d'un herpès circiné ; j'en conserve un dessin.

L'*herpès tonsurant* est une maladie de l'enfance, ou mieux de la seconde enfance : c'est vers l'âge de huit à dix ans qu'on l'observe le plus souvent. Il se montre au milieu des cheveux par une ou plusieurs petites plaques arrondies, rougeâtres, amenant de la démangeaison et recouvertes de furfures. Cette plaque s'épile peu à peu spontanément, ou plutôt tous les cheveux qui la recouvraient s'amaigrissent, s'atrophient et se cassent à 1 ou 2 millimètres de la surface malade; de sorte qu'en passant la pulpe du doigt sur cette partie, on sent parfaitement tous ces cheveux cassés, roides et faisant brosse. Mais une partie des cheveux de cette plaque est réellement tombée. La surface malade est tapissée d'une sorte de poussière grise, sale, adhérente, formant moitié duvet, moitié écailles grisâtres qui ressemblent à de la cendre. Au début de l'affection, la peau est parfois tuméfiée et comme hérissée par les bulbes pileux qui paraissent tuméfiés et malades, et ils le sont réellement; sa couleur est alors d'un rouge plus ou moins accusé; mais plus tard la surface malade s'affaisse au niveau de la peau saine, elle se recouvre de cette poussière grisâtre et sale qui est due à l'existence de nombreux parasites. Impossible d'arracher les cheveux, ils se cassent et le bulbe reste. On conçoit par cette description la dénomination que l'on a donnée à cette maladie : sa forme et son aspect constituent un état qui ressemble à une tonsure faite depuis quelque temps, car la peau n'est pas glabre comme dans le *porrigo decalvans*.

La manière dont s'opère la cassure des cheveux est d'ailleurs d'une explication très facile; quand on examine la disposition du cryptogame qui existe dans cette affection et le siége qu'il y occupe (voy. la planche de micrographie). D'une part, il s'enroule à la sortie du poil pour l'envelopper et l'étrangler, pour ainsi dire, en figurant l'enroulement d'un cep de vigne; d'une autre part, il pénètre dans le canal du cuir chevelu, en détruit la substance à quelque distance de son bulbe, et amène sa cassure, tantôt en perforant son enveloppe dans un point seulement de sa circonférence, tantôt en le renflant uniformément du dedans au dehors et écartant toutes ses fibres longitudinales.

Cette affection est contagieuse : il n'est pas rare de voir dans un collége douze, quinze et vingt enfants du même dortoir être successivement pris. C'est probablement au moyen des bonnets et des casquettes qu'elle se transmet, et par le transport des sporules que s'opère cette transmission. Elle est d'ailleurs très rebelle, et l'on pourrait jusqu'à un certain point la comparer sous

11

ce rapport à la teigne. Il y a plus, suivant M. Bazin elle résiste
plus que la teigne ; mais personne, je crois, ne partagera cette
manière de voir. Elle va s'élargissant de plus en plus ; mais
ordinairement, après avoir atteint la forme et la largeur d'une
pièce de 5 francs au moins, elle reste stationnaire des mois
entiers, pour se guérir quelquefois spontanément. Cette affection
est très commune chez les animaux, le veau en particulier. Elle
se transmet alors très facilement à l'homme, ainsi que l'a prouvé
M. Letenneur le premier ; il en est de même à l'égard du cheval
d'après les recherches de M. Raynal. Est-ce là un herpès en tout
semblable à l'herpès circiné ? Je ne saurais résoudre cette question d'une manière positive ; je suis cependant porté à le croire
pour les herpès qu'il peut produire ailleurs, sur le cou, par
exemple, du même enfant, et là où il n'existe pas de cheveux ; je
n'y ai pas observé le bourrelet extérieur que M. Baerensprung
retrace sur ses planches. J'ai vu un assez grand nombre d'enfants atteints de cette maladie, et chez aucun d'eux il n'y avait
de bourrelet.

　Herpès crétacé. — Personne n'a parlé de cette variété, que j'ai
observée trois fois, et toujours avec les mêmes caractères. Mon
collègue M. Hardy a eu l'occasion d'en observer un ou deux cas
depuis que j'en ai donné la description. Cette maladie ne se
montre qu'à la figure, sur les joues et sur le nez. Les sujets sur
lesquels je l'ai vue n'avaient pas dépassé l'âge de vingt-quatre
ans. Elle avait débuté dans les trois cas avec une forme chronique, et s'était ainsi maintenue sous cet état pendant des mois
et pendant des années. D'ailleurs nulle cause interne qui puisse
justifier le développement de l'affection, si ce n'est la cause
lymphatique. Aussi M. Bazin a-t-il nié l'existence de cet herpès
et le considère-t-il comme une forme de la scrofule. Dans ces
trois cas, l'herpès que j'appelle *crétacé* s'est montré par une petite tache arrondie très limitée, qui, au lieu de sécréter un
liquide, se recouvre de petites écailles blanches, à reflet opaque,
à forme presque pulvérulente, adhérentes d'ailleurs toutes entre
elles, de manière à former une couche assez semblable à de la
craie, un peu teintée de jaune et de gris sale. Cet aspect crétacé,
ressemblant à celui que donnent certains polypes de mer, a

quelque chose de tout spécial. — La maladie suit une marche très lente ; mais quand on l'examine de près, on voit que, tout en affectant une forme arrondie, elle est terminée à sa circonférence par un *liséré* rouge un peu saillant : c'est par là qu'elle s'étend. J'ai vu un jeune garçon de seize ans qui portait cette affection à la joue depuis huit ans, maladie qui avait résisté à une foule de moyens, Chose remarquable, l'application répétée des cataplasmes fait très difficilement tomber ces surfaces crétacées ; il faut le concours de la graisse et des émollients. D'ailleurs, les démangeaisons sont tolérables et n'amènent pas de forts grattages.

Je dois dire que pour guérir ces malades, j'ai employé des moyens assez actifs et assez nombreux : les douches de vapeur sur la surface malade, les pommades à l'huile de cade, au goudron, au carbonate de cuivre, les pommades alcalines, les cautérisations au nitrate d'argent, et dans un cas une couche excessivement légère de caustique de Canquoin. Peut-être les douches sulfureuses ou alcalines modifieraient-elles avec avantage cette affection, que l'on aura rarement l'occasion de rencontrer, mais qui méritait une place particulière dans l'histoire de l'herpès, par sa forme, sa marche lente, sa production morbide toute spéciale, et la difficulté de sa guérison. En voici deux exemples.

I. Dumol... (Louis), corroyeur, âgé de vingt et un ans, est un grand jeune homme de force moyenne. Sa santé a toujours été bonne, et il ne se souvient pas d'avoir jamais eu ni engorgement ganglionnaire ni ophthalmie. Vers l'âge de cinq ou six ans, il aurait eu seulement une affection croûteuse du cuir chevelu, qui aurait duré plusieurs mois ; du reste, pas d'alopécie.

Peu de temps après sa sortie de l'hôpital de Lyon, où il avait été traité d'une affection du gland, l'extrémité lobulaire du nez prit une couleur rouge livide assez intense. Il en rapporte la cause à des excès de boisson. — Au bout de huit jours la rougeur disparut pour reparaître trois jours plus tard. Alors il se mit à faire des frictions avec la pommade camphrée, mais la rougeur ne tarda pas à prendre un caractère différent. Sur cette rougeur il se forma comme plusieurs petits sillons parallèles entre eux, et de ces sillons suintèrent de très petites gouttelettes d'un liquide qui, en se concrétant, donna naissance à une croûte blanc jaunâtre assez épaisse. Le grattage fit plusieurs fois tomber ces croûtes ou plutôt ces écailles, comme dit le malade lui-même, mais il restait de la rougeur et il se formait bientôt une sécrétion nouvelle analogue. — Sous l'influence de la pommade saturnine opiacée en frictions, et de la salsepareille prise en tisane, les croûtes disparurent; il ne se fit plus de sécrétion, et la cautérisation, faite une fois avec le nitrate d'argent en pierre, une seconde fois avec cette même substance en solution, réduisit la rougeur à une légère teinte rosée. C'est alors que le malade est venu à Paris, où, pour fêter son arrivée, les camarades lui ont fait faire des excès de boisson. La rougeur ne tarda pas à reparaître, et il s'en développa une seconde dans la région mastoïdienne du côté gauche.

Entré dans le service de M. Gibert, qui diagnostiqua, dit-il, un lupus érythémateux, on lui donna de la tisane de chiendent nitrée, de la liqueur arsenicale et des bains de vapeur. En même temps, et pendant quinze jours, on appliquait sur les points malades un mélange d'huile de foie de morue et d'huile de cade. — Il se produisit de nouvelles croûtes épaisses, saillantes, d'un jaune blanchâtre, et la rougeur s'étendit aux parties latérales du nez, tout en gagnant la racine. — Alors suspension de l'huile, continuation des bains de vapeur, chute des croûtes, mais persistance de la rougeur. L'emploi de l'onguent citrin n'amenant pas de résultats meilleurs, le malade sortit de la salle Saint-Charles, et vint le 24 novembre dans le service de M. Devergie. Il était entré chez M. Gibert le 25 août.

A son entrée, sur une rougeur diffuse, on voyait à l'extrémité du nez des écailles assez épaisses d'une couleur jaune grisâtre, paraissant très dures, et ayant assez bien l'aspect crétacé. On ordonna : chicorée, bains de vapeur, cataplasmes la nuit. Le troisième jour, M. Devergie pratiqua la cautérisation avec une solution de nitrate d'argent au 1/5°. Plus tard, douches de vapeur et cautérisations successives répétées cinq fois à quatre jours d'intervalle. Le malade sortit guéri au bout de cinq semaines.

II. Labassie, treize ans. — Il y a deux ans et demi que parurent sur la figure et derrière les oreilles des petits boutons blancs qui ont peu à peu disparu. Quelques-uns ont été percés avec des épingles, puis ils sont revenus, et d'autres, situés sur la joue droite, sur le nez et sur la joue gauche, ont persisté. — On a fait bouillir de la suie avec laquelle on faisait des cataplasmes. Il y a un an, peu à peu les boutons se sont agrandis et ont commencé à se recouvrir d'une croûte blanche fendillée tout à fait analogue à un plâtrage. On a appliqué des sangsues derrière les oreilles, aux coudes, à l'anus, sans amener aucun bon résultat ; la maladie a marché, au contraire, de plus en plus, et depuis six mois, d'ailleurs, on ne faisait plus aucun traitement. — Toutes les fonctions sont intactes.

Le haut de la figure est recouvert comme d'un masque qui, laissant les yeux parfaitement à découvert, cache la joue droite, le nez et la joue gauche. Ce masque est limité en haut par la partie de la joue qui répond à la base de l'orbite, il l'est en bas par le sillon qui de l'aile du nez va rejoindre les commissures labiales. Ce masque est couleur blanc sale, a l'aspect plâtreux; il est fendillé, de sorte qu'il semble formé de petites granulations. Ce masque a l'épaisseur d'une ligne et demie, et il n'est le siége de démangeaisons que lorsque l'enfant a chaud. État général satisfaisant. (Tout le masque est bordé d'un cercle rosé légèrement inflammatoire.)

18 mars. — Des cataplasmes appliqués sur la joue gauche ont fait tomber une partie du masque et permis de voir une surface rosée plus colorée que la peau saine, légèrement ridée, sans apparence de tubercules ni de vésicules, assez nette et sans autre production que quelques squames. — 25. Sur la joue gauche, cautérisation avec le nitrate d'argent au 10ᵉ. — 27. La coloration noire disparut en laissant à la peau un aspect tout à fait analogue à celui qui existait auparavant. Aspect ridé; de loin en loin quelques petites excavations superficielles, beaucoup plus apparentes à la partie du nez sur laquelle on a hier pour la première fois appliqué des cataplasmes. — 1ᵉʳ avril. Seconde cautérisation, à droite cette fois, après avoir employé successivement la cautérisation à plusieurs reprises, puis la pommade de goudron.— 9 août. Le malade demande à sortir, bien que la figure ne soit pas encore complétement revenue à son état naturel. Il ne restait d'ailleurs de l'altération primitive qu'une tache très limitée, d'une teinte rosée, un peu plus prononcée que celle de la peau normale, mais il existait encore autour de l'affection un liséré non saillant, mais plus coloré et limitant parfaitement le mal. Le malade a dû continuer chez lui les onctions avec la pommade de goudron. Il est à craindre que l'affection ne reparaisse.

Enfin j'ai à signaler une variété d'herpès dont je n'ose point faire une espèce, parce que je n'en ai vu qu'un seul cas. Il s'agissait d'une jeune personne de vingt-trois ans, d'une belle santé et d'une assez grande beauté, qui depuis sept ans était atteinte d'une plaque d'herpès au-dessous et un peu en dedans de la clavicule droite. Cette maladie avait résisté à tous les traitements employés par plusieurs de nos premiers praticiens de Paris. Je lui ai donné des soins pendant dix-huit mois, et je l'ai enfin débarrassée de ce qui pour elle n'était qu'une cause d'inconvénient de parure, car elle n'en souffrait pas, et avec une poitrine superbe, elle se privait de tout bal et de toute situation dans le monde qui pouvait exiger qu'elle se découvrît. Cette plaque arrondie avait la longueur de 2 centimètres; elle avait la forme arrondie de l'herpès, avec bourrelet, mais sans traces inflammatoires intenses. Ce qui la différenciait de l'herpès, c'était un développement, une hypertrophie de tous les follicules sébacés de la peau dans la surface de la plaque, à un tel point qu'on ne parvenait à les guérir qu'en les cautérisant. Mais comme il ne fallait pas produire de cicatrice, on ne pouvait s'adresser indistinctement à tous les caustiques. C'est assez dire que les pommades, les lotions de toutes sortes avaient été sans succès. Quand on cautérisait une partie de la circonférence du mal, il apparaissait des follicules sébacés en dehors, et il fallait recommencer. Enfin j'appliquai successivement trois vésicatoires, que je fis suppurer pendant huit à dix jours chacun, et je parvins à la guérison. On pourrait appeler cet herpès *herpès folliculeux*, et je suis encore à me demander si ce n'était pas là une acné hypertrophique herpétiforme; au surplus ces cas sont tellement rares, que je me borne à les signaler.

Herpès à formes composées.

Herpès eczémateux. — Cette variété est souvent difficile à distinguer de l'*eczéma nummulaire* que nous avons décrit, mais elle s'en distingue cependant par la présence d'un bourrelet à sa circonférence. En effet, si dans l'eczéma nummulaire la forme arrondie est tout aussi tranchée que dans l'eczéma, la circonférence de la plaque *est de niveau* avec la surface de la peau, et semble se perdre avec elle par sa coloration; le contraire a lieu pour l'herpès eczémateux. Du reste, même démangeaison, car les éléments de cette forme sont tels que, pris isolément, ils amènent ce phénomène; sécrétion séreuse plus abondante que dans l'herpès, mais moins marquée que dans l'eczéma; aussi pas de furfures; peau ponctuée de rouge comme dans l'eczéma, mais moins chagrinée que dans l'herpès; pas de squames sensibles dans la dernière période de l'affection. Le traitement diffère peu, d'ailleurs, de celui de l'herpès, sauf l'emploi de quelques-uns des moyens locaux applicables au traitement de l'eczéma.

Je renvoie la description des variétés d'herpès *lichénoïde*, *psoriasiforme*, *rupiforme* et *lupiforme*, aux maladies désignées sous les noms de *lichen*, *psoriasis*, *rupia* et *lupus*.

Thérapeutique des herpès à petites vésicules. — Ainsi que nous l'avons fait pressentir, la thérapeutique générale de l'herpès peut être basée sur deux considérations principales : 1° la liaison si commune de l'herpès avec une gastralgie ou avec le tempérament bilieux; 2° ce que notre expérience nous a appris à l'égard de l'herpès, à savoir, qu'il réclame le plus souvent l'usage de la médication sulfureuse et alcaline. Avant donc de s'occuper de l'affection locale, le médecin doit interroger avec le plus grand soin les organes abdominaux, et prescrire une médication appropriée à leur état. Ici ce sera l'emploi des alcalins, lorsque la gastralgie sera accompagée d'aigreurs ; là l'usage exclusif du lait et des aliments accommodés au lait ; ailleurs le sous-nitrate de bismuth associé au charbon, et tous les moyens que la médecine sait approprier à ces états. Mais lorsque aucun indice de ce genre n'existe, que les fonctions s'accomplissent d'une manière régulière, c'est aux sulfureux qu'il faut s'adresser. Usage du sirop sulfureux (voy. *Formulaire*, SIROP SULFUREUX), une cuillerée à bouche matin et soir dans une tasse de tisane de saponaire ou de chicorée sauvage ; dans le cours de la journée, tablettes soufrées, bains sulfureux, pommades soufrées à l'extérieur. Ici nous supposons la période aiguë de l'herpès dissipée ; car dans l'herpès, comme dans toutes les autres maladies de la peau, la période aiguë doit être traitée par les émollients, et l'herpès, plus que toute autre maladie, se trouve bien de l'emploi externe de l'amidon en poudre.

Voilà ce que l'expérience a consacré. L'emploi de ces agents et les guérisons qui de tout temps ont été opérées avec eux seuls prouvent que le cryptogame de l'herpès est facilement arrêté dans son évolution et détruit. Et en effet, il faut bien le reconnaître, il est une foule d'agents qui modifient et désorganisent les champignons qui croissent sur l'homme. Si dans la teigne on éprouve plus de résistance à la guérison, cela ne tient pas à la nature du cryptogame, mais à ce qu'il s'introduit dans le réceptacle du cheveu; qu'il pénètre jusqu'au bulbe, et que l'on ne peut y faire pénétrer les corps propres à modifier sa végétation, à moins d'annuler le poil pour mettre à nu la cavité de son réceptacle. Dans les herpès, au contraire, le cryptogame s'étend moins souvent au bulbe ; c'est surtout à la surface du cheveu ou dans son intérieur qu'il réside, de sorte qu'il est facile de l'attaquer sans avulsion ;

à plus forte raison quand l'herpès se montre sur des parties où il n'y a que quelques poils follets.

Il arrive souvent que des plaques d'herpès ne se terminent pas; on les guérit alors très rapidement en passant une ou deux fois sur leur surface un pinceau imbibé de solution de nitrate d'argent n° 1 (voy. *Formulaire*). Dans l'herpès circiné il est inutile de toucher la surface malade; il suffit de toucher le bourrelet par lequel s'étend la maladie. C'est un fait capital que cette influence du bourrelet sur les progrès et la ténacité de l'affection, et c'est pour cela que nous avons tant insisté sur ce caractère de l'herpès. Par les cautérisations légères on le détruit; si l'on ne touche qu'une partie de sa circonférence, on arrête le mal dans le point touché, le reste du circuit faisant des progrès ultérieurs. Nous allons voir que dans certaines formes composées il faut arriver à des moyens plus actifs; enfin, si ces agents étaient insuffisants, l'onguent citrin, la pommade au turbith nitreux ou minéral, en feraient justice. — En fait d'eaux minérales dont il y a lieu de prescrire l'usage, ce sont sans contredit les eaux des Pyrénées, et c'est là surtout qu'elles montreront toute leur efficacité. Mais il faut, dans ces cas, borner leur usage à l'eau en boisson et en bains, de préférence aux douches.

L'herpès circiné des cuisses est une affection qui guérit souvent avec des soins de propreté : 1° isolement du contact des bourses par des suspensoirs; 2° lotions répétées, bains généraux émollients, amidon en poudre dans l'état aigu. Puis à la période décroissante, lavages à l'eau chlorurée au 25°, lotions d'eau salée, d'eau saturnée.

Quant à l'*herpès tonsurant*, le traitement pour celui de la tête est le suivant : usage de pommades légèrement résolutives au début, soit à l'oxyde de zinc, soit au tannin (voy. *Formulaire*); emploi ultérieur de pommades au carbonate de cuivre à 5 décigrammes de carbonate, matin et soir, et lotions savonneuses tous les matins pour enlever la pommade de la veille (voy. *Formulaire*, LOTIONS). Après un mois de traitement, commencer l'emploi de l'huile de cade tous les deux jours, et terminer le traitement par quelques cautérisations avec le caustique n° 1 au nitrate d'argent (voy. *Formulaire*). Couper d'ailleurs les cheveux dans une surface assez étendue au pourtour de la maladie, afin d'éviter que les pommades ne les graissent et ne se rancissent.

Je me suis très bien trouvé de l'huile de cade employée huit ou quinze jours après le début, et mise tous les jours en proportion un peu plus considérable que de coutume. Elle a modifié très heureusement la surface malade en l'enflammant, et l'emploi subséquent de pommades résolutives a suffi pour amener la guérison.

M. Bazin conseille l'épilation ; mais cette maladie laisse des rudiments de cheveux tellement courts et fins, que l'épilation ne nous paraît utile qu'à la circonférence du mal et pour arrêter les progrès. Encore nous la regardons comme inutile, d'après les raisons que nous avons basées sur le siège du cryptogame, et surtout à cause de l'impossibilité où l'on est d'avulser le bulbe du poil. Ce qui est beaucoup plus rationnel, c'est de pratiquer l'épilation autour du mal, afin de borner et d'arrêter l'affection. M. Bazin prétend qu'il est beaucoup plus facile de guérir la teigne que de guérir l'herpès tonsurant, nous sommes d'une opinion tout opposée à la sienne.

L'herpès tonsurant de la barbe fait des progrès très lents et exige un traitement actif. Les cataplasmes tous les soirs, l'usage tous les deux jours de douches de vapeur sur la partie malade. Modifier au bout d'un certain temps la surface malade avec la solution de nitrate d'argent n° 3 (voy. *Formulaire*), et dans quelques cas appliquer sur le bourrelet le caustique de Canquoin, mais à l'état liquide et sans association à la farine.

Herpès à grosses vésicules.

Dans ces variétés la forme vésiculeuse est tellement apparente, qu'il n'est pas possible de la méconnaître un seul instant. On voit très distinctement les vésicules, à cause de leur volume, de leurs dispositions souvent espacées les unes des autres. Ce groupe comprend cinq variétés : le *zona*, l'*herpès phlycténoïde* (la phlycténoïde), l'*herpes labialis* (la labiale), l'*herpes præputialis* (la préputiale), la *traînée vésiculeuse*.

Zona. — Nous traiterons d'une manière sommaire de cette

affection, qui est décrite dans tous les traités de pathologie. Son nom lui vient de ce qu'elle forme non pas une ceinture, mais une demi-ceinture autour du corps. Elle affecte l'âge adulte et la vieillesse, pouvant d'ailleurs se montrer sur tous les points du tronc, du cou, de la tête, mais en prenant origine d'une ligne médiane pour gagner la ligne médiane opposée, tantôt à droite, tantôt à gauche. A cet égard, diverses statistiques ont été dressées, et tel est leur résultat, qu'elles laissent aujourd'hui le médecin dans le doute sur la prédominance d'un côté sur l'autre. Ainsi sur 53 cas notés par M. Rayer, 37 étaient à droite. Reil l'a presque toujours observée sur le côté gauche. C. E. Mehlis, sur 25 cas, en a vu 16 à gauche et 9 à droite. Pour nous, nous croyons avoir vu le zona occuper plus souvent le côté droit que le côté gauche. Les auteurs ont aussi varié d'opinion relativement au point de la hauteur du tronc qui est le plus souvent atteint : les uns ont dit, c'est l'abdomen ; les autres, c'est la poitrine. Ces derniers ont raison.

Quoi qu'il en soit, on peut trouver le zona sur le front, sur les joues, le cou, la poitrine et les membres ; mais à l'égard des membres il a toujours son point de départ sur le tronc pour les membres inférieurs, et sur le cou et à la poitrine pour les membres supérieurs. Ce n'est jamais que par groupes de vésicules qu'il se développe, et la disposition de ces groupes a une forme ovoïde assez déterminée pour que chaque groupe naissant successivement à la suite l'un de l'autre, leur ensemble présente une disposition *linéaire*. Celle-ci peut être *transversale, oblique*, ou même *verticale*; mais la direction *verticale* ou *perpendiculaire* ne s'observe jamais qu'aux membres, dont les groupes suivent de haut en bas la surface interne : de là est née la division des auteurs en *zona horizontal, oblique, perpendiculaire*.

Tel est le cachet de cette affection, que sur une surface rouge ovoïde de 4 à 5 centimètres de longueur sur 3 de largeur, on voit une série de vésicules du volume d'un grain de chènevis, disséminées inégalement, les unes réunies, deux, trois ou quatre entre elles, les autres isolées ; toutes à parois transparentes, remplies d'une sérosité citrine ou blanchâtre, suivant l'époque du développement. Deux, trois, quatre ou cinq groupes développés successivement et disposés linéairement se font ainsi remarquer, et constituent la maladie dans son ensemble.

Mais à son début elle est précédée de prodromes qui lui sont tout spéciaux. Ce sont, avec un état de malaise général, des douleurs lancinantes dans toute l'étendue de la partie qui devra être affectée. L'intensité de ces douleurs et le nombre de jours durant lesquels elles se montrent donnent la mesure de l'intensité du zona ; de sorte que le phénomène de la douleur, réuni à un état de malaise et de lassitude générale, constitue les phénomènes précurseurs constants du zona. Ils sont, en général, de plus en plus marqués avec l'âge ; ils semblent s'atténuer durant l'éruption et pendant le temps qu'elle met à parcourir ses périodes, pour reprendre une certaine intensité et persister longtemps après la cessation de la maladie cutanée, si elles ont été primitivement intenses. Ainsi, on les voit durer cinq à huit mois chez quelques vieillards, et je cite ici la vieillesse, parce que c'est chez le vieillard que l'on observe les zona les plus graves, ceux qui sont accompagnés de gangrène. Rien de plus aigu que ces douleurs dans quelques cas, et surtout quand elles précèdent et accompagnent le zona du front et des tempes. Elles se prolongent alors dans toute l'étendue de l'extérieur du crâne ; elles s'opposent au sommeil, amènent des rêvasseries, du délire, et font croire à une fièvre cérébrale imminente. Bon nombre de médecins s'y trompent, ne reconnaissent pas l'éruption qui les accompagne, et se laissent aller à des émissions sanguines disproportionnées aux forces des malades et peu en rapport avec la thérapeutique que réclame cette affection. Ces pertes de sang, en faisant prédominer le système nerveux sur le système sanguin, rendent les douleurs insupportables, augmentent le délire et font naître quelquefois par leur intensité le penchant au suicide.

Voici maintenant quel est l'ordre d'évolution des phénomènes propres au zona : Douleurs lancinantes précédant de plusieurs jours l'éruption ; apparition d'une plaque rouge circonscrite sur un des côtés du tronc, en avant plutôt qu'en arrière et quelquefois au milieu du côté. Le lendemain, huit à dix vésicules remplies de sérosité citrine qui sont disséminées sur cette plaque rouge. Le jour suivant, nouvelle plaque rouge à 2 ou 3 centimètres plus

loin ; mais, en même temps, les vésicules de la première plaque
ont augmenté de volume ; quelques-unes se rapprochent et se
touchent : deux, trois ou quatre se confondent entre elles pour
ne plus former qu'une *bulle* irrégulière très aplatie. La sérosité a
pris une teinte opaline. Le troisième jour, nouvelle rougeur ; sur
la plaque érythémateuse de la veille, des vésicules citrines ; état
opalin et presque purulent des vésicules de la plaque primitive,
Il se montre ainsi, dans l'espace de quatre à cinq jours, trois,
quatre ou cinq groupes de vésicules qui suivent successivement
les mêmes phases. Mais lorsque plusieurs d'entre elles se sont
réunies, que la sérosité est devenue purulente ou lactescente, il
se produit sous la sérosité purulente une fausse membrane qui
affecte profondément la peau. Cette fausse membrane peut même
devenir gangréneuse, et dans cet état l'eschare s'élargit peu à peu,
au point de détruire une assez large surface de la peau et de donner
lieu à des ulcérations qui sont très vastes, très douloureuses et
très difficiles à guérir. Disons tout de suite que c'est là le cas
exceptionnel ; que dans la généralité des zona une partie des vésicules développées se dessèchent par la résorption de la sérosité ;
que d'autres se réunissent pour produire une fausse membrane
plus étendue ; que celle-ci se détache peu à peu par une sécrétion
purulente éliminatrice ; qu'une ulcération la remplace, ulcération
que l'on guérit par des pansements simples. Souvent même, et
avec le concours d'un traitement convenable, il n'y a pas de suppuration ; la fausse membrane se dessèche, elle tombe et laisse
une cicatrice toujours indélébile.

Le zona peut affecter, comme nous l'avons dit, trois directions
spéciales : oblique, transversale, perpendiculaire. La plus commune est la direction oblique ; on peut dire que la direction
transversale est l'exception. Il naît aussi bien de la ligne médiane
antérieure, pour se porter en arrière, que de la ligne médiane
postérieure, pour se porter en avant. — Le zona qui avoisine les
ouvertures naturelles peut s'y étendre et envahir la membrane
muqueuse qui les tapisse. Ainsi M. Rayer cite le cas d'un vieillard
chez lequel un zona de la face a pu gagner la surface interne de
la joue et les gencives. — M. Rayer, qui a étudié avec beaucoup
de soin le zona, a signalé le premier les fausses membranes qu'on

observe dans ses vésicules isolées ou réunies en une bulle. En enlevant avec soin l'épiderme, on trouve une pseudo-membrane grisâtre, adhérente, épaisse, attaquant une partie de l'épaisseur de la peau, et si on l'enlève, on met à nu le derme ulcéré. C'est ce qui explique par l'extension de cette forme morbide les cicatrices profondes qui se montrent à la suite du zona, et dont les malades conservent l'empreinte toute leur vie avec une dépression à peu près égale à celle qui existait peu de temps après la guérison.

Le traitement du zona est bien simple : Galien l'a le premier fait connaître. Cette éruption repousse toutes les applications liquides. Quelle que soit son étendue, il faut se borner à faire garder le repos au malade, le mettre au régime sans le priver d'aliments ; faire saupoudrer d'amidon trois ou quatre fois par jour les surfaces malades ; ne pas appliquer de cataplasmes, pas de compresses imbibées de solutions aqueuses : car tout ce qui est émollient, liquide, augmente les douleurs de l'éruption, favorise l'état gangréneux chez les vieillards. M. le docteur Debout a proposé, pour faire avorter le zona, d'éviter les douleurs, qui se renouvellent ensuite, ainsi que les ulcérations si longues à guérir chez le vieillard, d'étendre dès le début sur les plaques éruptives du collodion contenant sur 15 grammes 5 décigrammes de bichlorure de mercure. C'est un moyen que j'ai souvent employé avec succès. Les douleurs comme prodromes cèdent avec l'éruption ; mais comme elles reprennent quelquefois avec plus d'intensité après la terminaison du zona, qu'elles durent aussi pendant un temps très long, il faut, aussitôt après la fin de l'éruption, s'attacher à les faire disparaître. Je ne connais rien de plus propre à obtenir ce résultat que la pommade à l'extrait de belladone et d'opium (voy. *Formulaire*) ; on l'applique sur une grande surface, et deux ou trois fois dans les vingt-quatre heures.

Restent les cas graves de zona avec gangrène. Ils sont souvent la conséquence du traitement émollient employé. Ils réclament l'usage des toniques pulvérulents, poudre de quinquina, poudre de tan ; des lotions d'eau-de-vie camphrée, de chlorure de soude ; des pansements avec la charpie imbibée de vin dans lequel on a fait bouillir des roses de Provins, concurremment avec l'emploi de pommades calmantes lorsque les douleurs lancinantes sont vives.

Phlycténoïde (herpès). — On a donné cette mauvaise dénomination à une maladie qui n'a ni les caractères *circinés* de l'herpès, ni aucune des apparences des phlyctènes. Elle consiste dans une éruption de vésicules toutes isolées et espacées les unes des autres sur un point plus ou moins étendu de la face palmaire des membres, et quelquefois cependant sur le dos de la main et à la face latérale des doigts, sans ordre, sans méthode, sans conformation que l'on puisse qualifier. Ces vésicules ont le volume d'un grain de chènevis, un peu plus, un peu moins ; elles sont plus ou moins confluentes, plus ou moins discrètes, mais en général leur ensemble occupe une surface qui ne dépasse guère 10 centimètres en longueur. Elles sont remplies d'une sérosité citrine ; elles sont arrondies ou oblongues, elles ressemblent aux vésicules primitives du zona ; elles n'ont pas de tendance à se confondre entre elles ; elles ne donnent pas lieu à de fausses membranes. C'est donc là une éruption toute superficielle de la peau.

Mais, malgré ces caractères qui tendent à faire considérer cette éruption comme de peu d'importance, et quoique, comme le zona, elles ne soient pas en général précédées de douleurs lancinantes vives, elles ont parfois pour prodrome de la fièvre ; elles amènent de la douleur, et il n'est pas rare de les voir accompagnées de la phlébite de l'une des veines superficielles du membre. C'est ce qui se fait surtout remarquer lorsque la phlycténoïde a son siége à la main, et surtout le long des doigts. Mais ces phlébites momentanées, tout en annonçant l'influence de l'éruption sur la santé générale, sont ordinairement arrêtées par des émollients *loco dolenti*.

L'éruption de la phlycténoïde est ordinairement complète en trois jours, mais la maladie ne cède qu'en huit ou dix jours. Calmée par l'amidon en poudre quand les douleurs sont peu vives, ou par les cataplasmes de fécule jour et nuit quand la chaleur et l'inflammation sont intenses, l'éruption persiste avec la sérosité citrine d'abord, puis cette sérosité devient lactescente. Elle se résorbe en partie ; le plus souvent les vésicules s'ouvrent, la sécrétion s'écoule ; il en résulte à la place de chaque vésicule une érosion de la forme et de l'étendue de la vésicule, qui sécrète une sérosité légèrement lactescente, et qui cède ensuite dans la période de résolution. Alors le doigt ou la partie malade qui s'était tuméfiée revient à son volume primitif, après avoir perdu la totalité de l'épiderme qui la recouvrait. C'est certainement aux doigts et à la main que l'herpès phlycténoïde est plus intense, car lorsqu'il est disséminé sur la longueur et à la partie supérieure d'un membre, il a ordinairement beaucoup moins d'acuité. C'est une très mauvaise méthode que celle qui consiste à ouvrir les vésicules avec une épingle : on donne accès à l'air, ce qui augmente les douleurs sans aucun bénéfice pour le malade. Aussi ne faut-il employer les médications aqueuses que lorsqu'il y a nécessité, puisqu'elles amènent le même résultat. M. Bazin considère le zona et la phlycténoïde comme des herpès arthritiques !

Labiale (*herpes labialis*). 1re *variété.* — Cette maladie n'est autre que l'*hydroa fébrile* de Frank. C'est une éruption vésiculeuse analogue à celle de la phlycténoïde, avec ces différences que les vésicules sont ordinairement plus petites ; qu'elles sont disséminées çà et là sur les lèvres, et particulièrement aux angles de la bouche, vésicules qui se montrent toujours à la suite d'un accès de fièvre passager de la nuit.

Cette éruption est assez incommode, elle est même douloureuse quand on écorche, qu'on excorie les vésicules. Elle cède ordinairement dans l'espace de quatre ou cinq jours, et sans aucun traitement qu'un corps gras onctueux étendu sur les parties affectées. Il est vrai de dire qu'elle peut prendre chez les enfants et chez les personnes assez âgées une certaine extension; qu'alors cette maladie passe à l'état de suppuration séro-purulente et sanieuse, mais alors elle coïncide avec un état général morbide dont la labiale n'est que l'accident. C'est ce que j'ai souvent observé ; j'en ai eu deux exemples frappants sous les yeux, l'un chez une jeune fille de douze ans, l'autre chez une femme de quarante-cinq ans, qui, après un état gastralgique de mauvais caractère, a vu se développer cette maladie ; deux mois se sont écoulés sans amélioration dans la santé générale; un pemphigus s'est déclaré sur les membres, et la labiale s'est étendue peu à peu, pour prendre l'aspect que j'ai signalé plus haut. Ces détails indiquent assez quelle direction on doit donner au traitement.

2e *variété*. — Il est une forme d'*herpes labialis* qui n'a pas été décrite et qui mérite de fixer d'autant plus l'attention, qu'elle est extrêmement rebelle, et qu'elle résiste aux traitements les plus rationnels. Cette maladie affecte moins le point de jonction de la lèvre avec la peau, ainsi que cela s'observe dans l'*herpes labialis* ordinaire, que la surface interne des lèvres. Elle apparaît toujours sous une forme chronique, et se relie, soit à un état plus ou moins scorbutique des gencives ou de la bouche, soit à une stomatite chronique, soit à un mauvais état du tube digestif. Nous devons ajouter qu'on peut la rencontrer chez des sujets en état de santé, mais qui se nourrissent peu ou mal. Elle n'est pas rare ; elle affecte tous les âges, et je suis surpris qu'on ait passé cette affection sous silence.

Elle débute, en général, dans un point très circonscrit de la surface de l'une des lèvres, et par une petite vésicule à peine sensible, à peine surélevée au-dessus du niveau de la lèvre, vésicule qui est remplie d'un liquide particulier transparent : mais l'épiderme est plus épais que dans la vésicule d'*herpes labialis* ; le soulèvement épidermique est d'ailleurs aplati, et sa circonférence semble se confondre insensiblement avec le reste de la surface labiale. Le deuxième et le troisième jour, elle s'élargit ; le liquide sous-épidermique s'y accumule, soulève l'épiderme, et alors on voit que la vésicule a un aspect un peu lactescent. — Il arrive un moment où, sous l'influence de l'accumulation du liquide, de la pression et du frottement par le passage des aliments, la vésicule se crève ; elle laisse alors écouler un liquide transparent, visqueux, filant à la manière de l'albumine ou d'une eau chargée de gomme arabique. Cet écoulement devient alors continu, et l'on voit qu'en parlant, exécutant des mouvements avec les lèvres, il se montre constamment des filets de cette liqueur qui relient les deux lèvres. Notez que c'est ordinairement plus près du centre des lèvres que vers les angles de la bouche que se montre cette affection. Enfin l'épiderme de la vésicule qui s'est ouvert, mais qui n'a pas été détruit, finit par former croûte, en partie adhérente, en partie détachée, d'un aspect d'un blanc grisâtre et fort désagréable. Le moindre cataplasme, la moindre application d'une compresse d'eau mucilagineuse suffit pour la faire tomber, et alors on constate une érosion extrêmement superficielle de la lèvre, qui, laissée à l'air quelques instants, donne une gouttelette de ce liquide visqueux dont j'ai parlé. D'ailleurs cette maladie progresse de plus en plus, et dans l'espace de quelques mois elle a envahi la majeure partie de la lèvre, qui, par les croûtes dont elle est tapissée, prend un aspect dégoûtant. L'affection reste là, lentement progressive pendant des mois et des années; quelquefois elle se propage à la lèvre supérieure. — J'ai essayé pour la combattre une foule de moyens. La première fois que je l'ai traitée, c'était chez un jeune homme de vingt-huit ans, d'une docilité extrême, qui se soumettait avec la plus grande abnégation à toutes les médications, tant générales que locales. Ce qui m'a le mieux réussi, ce sont les cataplasmes de fécule pendant la nuit; c'est de modifier la peau par des applications astringentes à l'alun; toucher tous les quatre ou cinq jours les surfaces malades avec une solution de nitrate d'argent au dixième, ou avec le phénate de soude étendu d'eau. Les médications internes ferrugineuses ou sulfureuses, l'usage des eaux, ont peu fait localement, tout en améliorant la santé générale. Chez une malade j'ai fait tenir pendant deux mois une lamelle de peau de baudruche attachée derrière les oreilles, fendue au voisinage de la bouche et recouvrant la surface des lèvres pour s'y accoler parfaitement. Tant que la peau de baudruche a été appliquée, qu'elle a évité le contact et les frottements des aliments, il n'y a plus eu de sécrétion, plus de vésicules: là malade se croyait guérie; mais deux ou trois jours s'étaient à peine écoulés quand on en cessait l'emploi, que le suintement et les croûtes reparaissaient comme par le passé. Une bande de gutta-percha ne produisait pas le même résultat, parce que sa surface, ne s'agglutinant pas, ne collait pas à celle de la lèvre, mais la baudruche faisait merveille tant qu'elle restait appliquée. Il semble qu'elle remplaçait l'épiderme. J'ai guéri par les moyens que j'indique quelques-uns des cas que j'ai observés, mais j'ai échoué plusieurs fois.

Préputiale (herpes præputialis). — Voici une maladie fort légère, et qui doit cependant fixer toute l'attention du médecin au point de vue du diagnostic et du traitement. Cette affection se montre très souvent chez des personnes qui ont été atteintes d'accidents primitifs ou secondaires de la syphilis, et par conséquent chez des malades qui sont encore sous la préoccupation de la vérole. Or, cet antécédent et la persistance du mal peuvent bien souvent être pour quelque chose dans le diagnostic que le médecin porte de cette maladie, de sorte que malade et médecin, qui ne connaissent pas l'*herpes præputialis*, sont tous deux conduits à l'erreur du diagnostic, et, ce qu'il y a de plus fâcheux, ce dernier est amené à l'erreur thérapeutique.

Que l'on se figure une éruption de vésicules extrêmement ténues, mais cependant encore très appréciables à l'œil, agglomérées toutes entre elles de manière à représenter la surface d'une pièce de 50 centimes ou même moins; cette éruption se faisant avec une démangeaison assez vive, un sentiment de cuisson, de picotement et de chaleur, le tout sans gonflement très sensible de la peau; ce groupe de vésicules produisant de la sérosité qui se concrète en croûte. Cette sérosité concrétée, réunie aux lamelles épidermiques qui servent d'enveloppe à la sérosité, donne une surface rugueuse d'une sensibilité extrême, ne pouvant pas supporter le moindre frottement : de sorte que le contact du pantalon, de la chemise, cause des douleurs aiguës aux malades. L'éruption met sept ou huit jours à se guérir, mais durant cette période de temps, ou quelquefois huit jours, quinze jours, trois semaines après, une nouvelle éruption d'herpès se développe, et ainsi de suite pendant des mois entiers.

C'est alors que se soulève la question de cause syphilitique. On se demande si le traitement mercuriel a été suffisant, et bon nombre de personnes se traitent à nouveau, soit spontanément, soit avec le concours de leur médecin. C'est que ces éruptions ne sont garanties de récidive qu'à la condition que, durant six semaines à deux mois, le malade tiendra sa verge enveloppée d'un petit linge qui évite ainsi tout frottement susceptible de réveiller la sensibilité que laisse la préputiale à sa suite et après sa guérison; il faut quelquefois prendre cette précaution pendant six mois pour éviter tout retour.

Quant aux moyens thérapeutiques, ils sont fort simples: la

poudre d'amidon, de tan, de vieux bois; des lavages à l'eau chlorurée ou salée, quelques bains; parfois une cautérisation superficielle de la surface malade avec la solution de nitrate d'argent n° 1 (voy. *Formulaire*), et surtout éviter tout contact de la surface malade avec les vêtements, en tenant la verge constamment enveloppée d'un linge pendant deux mois.

Herpès iris. — Cette affection est à peu près du même genre que l'herpès circiné, mais elle en diffère par l'apparence très marquée des vésicules, le siége, le développement, la cause et la durée. On a donné ce nom à une série de vésicules entourées de cercles excentriques diversement colorés, formant plaque morbide sur le dos des doigts principalement, ou le long du bord interne des pieds.

Ainsi le centre de la plaque est le siége d'une, de trois ou quatre vésicules blanchâtres entourées d'un cercle bleuâtre, et autour de celui-ci un cercle blanchâtre, puis un troisième d'un rouge plus foncé, puis une nouvelle série de cercles analogues; de sorte que l'ensemble de ces deux séries, qui représentent une surface de 1 à 2 centimètres de diamètre, offre assez bien l'aspect d'une petite cocarde dont la disposition nuancée a fait donner à cet herpès la dénomination qu'il porte. La circonférence est toujours terminée par un bourrelet rosé assez saillant pour être senti en promenant sur le doigt la surface malade. Ce cercle tend à se fondre avec la couleur de la peau. La maladie se montre par une ou plusieurs plaques ordinairement placées sur les doigts, à la hauteur de la première phalange, mais elle peut se développer ailleurs; elle parcourt ses périodes à la manière des érythèmes, dans l'espace de deux septénaires. Elle se montre surtout chez les enfants et dans l'adolescence, mais on la voit quelquefois à un âge plus avancé.

L'herpès iris est le plus souvent le reflet d'une gastralgie; il est très fréquemment précédé d'un état fébrile assez marqué, avec anorexie et indices d'embarras gastrique. Il apparaît sur le dos des doigts, précédé de démangeaisons, accompagné de chaleur et quelquefois d'un peu de cuisson; il met trente-six à quarante-huit heures à se développer complétement; il reste stationnaire pendant trois ou quatre jours, et il finit par disparaître. Mais il est assez commun de voir une ou deux plaques succéder à la première, et ainsi de suite quatre ou cinq plaques successives; souvent il se complique d'érythème.

Ne pas hésiter à donner un vomitif, si l'embarras gastrique est dessiné. Diriger en tout cas le traitement interne selon l'état des voies digestives; se borner à saupoudrer d'amidon les surfaces malades et à faire prendre quelques bains simples : tel est le traitement que réclame cette affection, peu commune d'ailleurs, et dans laquelle certains dermatologistes admettent l'existence d'un cryptogame.

Pouget (Jules), trente-quatre ans, menuisier, sujet, étant jeune, à des maux de tête acompagnés de douleurs à l'épigastre avec renvois acides.— Il y a treize ans, syphilis. Nourriture bonne ; fréquents excès de boissons. — En avril 1842, est apparue la maladie actuelle; il en a été traité sept ou huit fois dans les divers services de Saint-Louis. Après trois semaines de séjour, il reprenait son travail ; la maladie reparaissait sur les doigts, au poignet de la main droite, aux environs du coude, près des genoux, sur le dos des pieds. Larges plaques de vésicules aplaties, vides, formant deux ou trois cercles concentriques irisés, l'un rose, l'autre moins foncé. Autour de quelques-unes, existe une rougeur légère, diffuse. Elles sont douloureuses et empêchent les mouvements. — Cet homme, dont l'état général ne paraît guère influencé par la maladie cutanée, sinon qu'il éprouve un peu d'anorexie, se sentit soulagé au bout de quelques jours. La semaine suivante, ses mouvements pouvaient déjà s'exécuter sans beaucoup de douleurs. Quelques vésicules, les plus petites, étaient déjà à cette époque complétement desséchées; l'épiderme était détaché. Au bout de trois semaines le malade marchait, et comme son état exigeait l'intégrité complète des mouvements des mains, il consolida sa guérison en restant quelques jours de plus.

Herpès en traînées. — Cette variété n'a pas été décrite avant moi; elle est fort remarquable. Elle se montre en général sur les jeunes gens, à la partie interne des membres, affectant principalement les avant-bras. Je l'ai pourtant vue une fois sur les côtés du ventre; j'ai observé cinq ou six cas de cette singulière maladie. Elle apparaît par une traînée de vésicules très petites, plus visibles cependant que celles de l'eczéma, et par conséquent que l'herpès circiné ou nummulaire. Du jour au lendemain se montre une rougeur longitudinale de 3, 4, 6 ou 10 centimètres de longueur sur la surface interne de l'avant-bras, du bras, ou des jambes, et dans

l'espace de quatre à cinq heures, cette rougeur légèrement saillante se recouvre de nombreuses vésicules à peine de la grosseur
d'un grain de millet, moins nombreuses et moins fortes à l'origine de la traînée d'herpès, plus nombreuses et plus saillantes au
milieu, et décroissant ainsi jusqu'à l'extrémité inférieure de la
partie affectée. Ces vésicules, qui sont aussi confluentes que possible, se remplissent d'une sérosité citrine, se crèvent et se transforment en une petite croûte plate légèrement jaunâtre, tout cela
dans l'espace de vingt-quatre heures. L'éruption à forme franchement aiguë est accompagnée de chaleur, de cuisson, et parfois
de quelques douleurs lancinantes, ce qui tend à la rapprocher des
herpès à grosses vésicules. A une distance de quatre ou cinq jours,
se montre une nouvelle traînée, et ainsi successivement pendant
l'espace de cinq à six semaines ; mais l'éruption de ces plaques se
fait à des distances d'autant plus longues que la date de l'invasion
est plus ancienne. Quant à la croûte formée, elle se dessèche, se
détache peu à peu des bords et s'en va par débris. D'ailleurs, la
santé générale est assez bonne, sauf lors des premières éruptions,
qui sont souvent précédées de fièvre. — De cet ensemble il résulte
que l'on peut voir à la surface d'un avant-bras trois, quatre ou
cinq de ces traînées d'herpès à divers degrés. Cette forme d'herpès
tient donc le milieu entre les herpès à grosses vésicules et les
herpès à petites vésicules ; les prodromes fébriles, la douleur
locale et parfois lancinante, la forme, tendent à le rapprocher des
herpès à grosses vésicules.

Il ne faudrait pas croire que cette affection d'herpès perpendiculaire ou en traînées soit un effet du hasard ; nous savons combien
la moindre cause déterminante externe peut facilement développer des vésicules d'herpès. Ainsi une de nos malades qui
étaient atteinte d'herpès circiné s'étant éraillé perpendiculaire-
ment la peau de la poitrine avec une épingle, il se manifesta une
éruption vésiculeuse herpétique du genre de celle que nous venons
de décrire : même apparence, même disposition, même aspect ;
mais c'était là un fait accidentel dont la cause nous fut connue,
et que nous ne saurions confondre avec la maladie que nous
venons de faire connaître.

Jusqu'alors nous nous sommes borné, pour cette maladie, à un traitement émollient simple, l'amidon en poudre, les bains, et les rafraîchissants à l'intérieur. Ce traitement nous a suffi dans les divers cas que nous avons eu l'occasion de traiter.

L'histoire que nous venons de tracer de tous les herpès justifie sous tous les rapports les deux divisions que nous avons adoptées. Aucune uniformité de causes, de forme morbide, de marche, de terminaison, de traitement entre ces deux groupes de formes. Dans les herpès à vésicules presque inappréciables, tendance très marquée à la chronicité, reflet de gastralgie ou d'entéralgie, ou enfin du tempérament bilioso-lymphatique ; avantages notables des sulfureux à l'intérieur et à l'extérieur après la période aiguë; nécessité de modifier souvent le mode de vitalité des tissus malades par des agents médicamenteux propres aussi à détruire les cryptogames qui peuvent se développer à leur surface.

Au contraire, dans les herpès *zona, phlycténoïde, labialis, præputialis,* ou herpès à grosses vésicules, prodromes, état inflammatoire général toujours assez prononcé, marche régulière de chaque affection ; terminaison franche par résolution. Mêmes symptômes locaux, mêmes douleurs, soit comme prodromes, soit comme coïncidence, soit comme conséquences ; le système nerveux est là mis en jeu de la même manière. Enfin, même traitement antiphlogistique général, et à l'extérieur même ordre de moyens antiphlogistiques, c'est-à-dire émollients, à l'état pulvérulent et corps gras opiacés.

Herpès syphilitique. — Voy. SYPHILIDES.

TROISIÈME GROUPE.

Affections symptomatiques d'altérations du sang.

Nous réunissons dans ce troisième groupe des maladies qui peuvent présenter entre elles des analogies de causes, de forme morbide et de traitement. Quoi de plus voisin, en effet, que l'*ecthyma cachecticum* et le *rupia?* Existe-t-il des maladies qui offrent entre elles plus d'affinités que le *purpura* et le *scorbut?* Le *pemphigus* ne naît-il pas à la suite de toutes les causes que peuvent faire naître aussi ces quatre maladies? Nous pourrions même y joindre l'*impetigo scabida*, si ce n'était une forme composée. Et si nous envisageons ces cinq affections dans leur ensemble, nous verrons que dans toutes il y a un état spécial du sang qui doit tout d'abord attirer l'attention du médecin ; cet état, on l'exprime facilement à la pensée par cette locution vulgaire, mais bien caractéristique, en disant qu'il y a *appauvrissement du sang*.

Ces cinq maladies se développent dans les mêmes circonstances : c'est le chagrin prolongé, la misère, ou les excès soit de débauche, soit de travail, sans une alimentation correspondant à la déperdition des forces ; et dans toutes ces conditions se retrouve en définitive un défaut de renouvellement du sang par les matériaux de la nutrition. Le chagrin, comme la fatigue, affaiblit les forces digestives ; quoique le sujet puisse faire usage d'une bonne alimentation, son estomac ne peut fonctionner suffisamment, et l'assimilation n'est plus en rapport avec la déperdition des forces. Cette cause existe tout entière dans les conditions de misère où la personne peut se trouver. Aussi, pour peu que le chagrin, la misère, la fatigue, viennent à agir sur une personne âgée, l'épuisement des forces est rapide et le développement des maladies qui nous occupent le suit de près. Le scorbut, qui est si commun chez les marins, ne se montre chez eux que lorsqu'ils sont privés depuis un certain temps d'aliments substantiels, alors qu'ils sont réduits à l'usage de salaisons et de biscuits, et encore dans une proportion souvent insuffisante. Le purpura, il est vrai, se lie fréquemment à des états gastralgiques ou à des affections chroniques du tube digestif, mais là encore l'altération même des voies digestives s'oppose à la nutrition.

Il est donc peu de maladies cutanées où l'indication thérapeutique soit mieux dessinée et qui justifie plus le rapprochement que nous en faisons, indépendamment de la forme morbide elle-même. Que nous sert, en effet, de savoir que le rupia a pour élément une vésicule ou une bulle ; que l'*ecthyma cachecticum* est une affection pustuleuse à forme spéciale ; que dans le *scorbut*, comme dans le *purpura*, on rencontre des taches qui sont produites par du sang sorti des parois vasculaires pour amener soit l'apparence érythémateuse, soit celle ecchymotique ? Ce qui est important, c'est de connaître la cause réelle de ces affections ;

or cette cause est de même nature pour ces cinq maladies, puisque ces maladies réclament la même thérapeutique à quelques nuances près ; il faut donc, pour les praticiens, les grouper entre elles afin d'en tracer les caractères et de pouvoir mieux nuancer les indications thérapeutiques qu'elles réclament. Ainsi se trouvent justifiées, je crois, les conditions dans lesquelles nous nous sommes placé, qui heurtent sous plus d'un rapport l'ordre d'exposition des maladies d'après les éléments anatomico-pathologiques qui les constituent.

PEMPHIGUS (πέμφιξ, *bulla*, ou πομφόλυξ, *bulla*); *hydroa; exanthemata bullosum; morbus vesicularis; morbus phlyctenoides; affectio scorbutica pustulosa; febris bullosa; pemphigodes; pomphigus; pomphix; erysipelas vesiculosum.*

Suivant l'époque de son développement : Congénital.	Sa marche : Aigu. Chronique.
Le nombre des bulles : Solitaire. Confluent.	Avec ou sans fièvre : Pyrétique. Apyrétique.
Le mode de développement : Simultané. Successif.	Sa forme composée : Herpès pemphigoïde. Ecthyma pemphigoïde.

Nous allons tracer l'histoire d'une des maladies les plus graves de la peau, celle qui, avec le *rupia*, amène parfois la mort. Elle affecte surtout les deux âges les plus opposés de la vie, l'enfance et la vieillesse ; non pas qu'elle ne puisse se montrer à une autre époque de la vie, mais en général c'est durant les premiers mois de la naissance, ou vers l'âge de soixante ans, qu'on l'observe le plus souvent.

Par un contraste fort singulier, elle peut se présenter sous la forme la plus discrète, une à deux bulles seulement, ou sous la plus confluente, procédant de la tête aux pieds, et envahissant successivement tout le corps sans laisser un point de peau saine. C'est une chose fort remarquable que ce contraste entre le *pemphigus* que l'on a nommé *solitaire* et le *pemphigus diutinus* ou *successif*.

Rien de plus facile, d'ailleurs, à reconnaître que cette maladie. Partout où naît, sans cause extérieure, une bulle plus ou moins large ressemblant à l'ampoule du vésicatoire ou à celle de la brûlure, c'est là un pemphigus (voy. planche Ire). Que la bulle soit isolée et seule, qu'elle soit multiple et à l'infini, si elle égale depuis le volume d'une lentille jusqu'à l'ampoule la plus large du vésicatoire, c'est le *pemphigus*. Aussi, dans cette maladie, on n'aperçoit tout d'abord que l'épiderme soulevé par de la sérosité citrine et formant bulle plus ou moins volumineuse, sans aucune apparence inflammatoire de la peau, si ce n'est dans quelques cas de pemphigus très aigu où l'on voit se dessiner un léger cercle érythémateux autour de la bulle. Cependant ouvrez cette petite ampoule, laissez s'en échapper la sérosité, et dans le pemphigus le plus chronique vous trouverez la peau rouge, enflammée : aussi cette rougeur est-elle très intense dans le pemphigus aigu. Elle sécrète, d'ailleurs, continuellement ; elle est d'une sensibilité extrême, alors que, recouverte de sa sérosité et de son épiderme, la peau ne développait aucune sensation de douleur ! Circonstance, au reste, bien importante au point de vue thérapeutique, et sur laquelle nous reviendrons.

On distingue deux *pemphigus* au point de vue de la marche : *aigu* ou *chronique* ; et deux autres espèces sous le rapport de sa confluence : *solitaire* ou *confluent*. On admet une troisième variété, c'est le pemphigus soutenu ou successif, *diutinus*. Il est vrai de dire que sous ce dernier rapport le pemphigus chronique est presque toujours successif. Décrivons ces diverses variétés.

Le *pemphigus solitaire* est une maladie de l'âge avancé de la vie. Il affecte principalement les jambes ; il naît au milieu de la hauteur de l'une d'elles, sur le tibia, par une bulle, et quelquefois par deux bulles du volume d'un gros haricot, auxquelles se joint comme annexe le plus souvent une troisième petite bulle. La maladie est précédée d'une sensation de chaleur et de démangeaison, souvent d'une rougeur que le malade ne voit pas, et sur cette rougeur une bulle qui la cache entièrement. Alors il se produit une sensation de tension d'ailleurs fort peu douloureuse pour le malade. Si la personne se place dans des conditions de repos, la seconde et la troisième bulle apparaissent dans les vingt-quatre heures et restent ainsi indolentes. Le surlendemain, toute sensation a disparu, les bulles sont dans un état de tension très

marqué. Elles restent ainsi stationnaires pendant trois jours;
après quoi la résorption de la sérosité s'en opère peu à peu, pour
se terminer à la fin du septénaire ou quelques jours plus tard.
Cette affection est assez rare. Biett en a observé trois exemples,
M. Gibert n'en a jamais vu; j'ai eu l'occasion d'en traiter trois cas.

Pemphigus aigu général. — C'est ordinairement au voisinage du
printemps que se montre le *pemphigus aigu ;* il suit alors une tout
autre marche. Il est précédé de lassitude générale, de courbature, de frisson, de fièvre avec soif, insomnie, anxiété, chaleur,
agitation; puis apparaissent vers le deuxième ou le troisième jour,
au cou ou sur le haut de la poitrine, deux, trois ou quatre taches
disséminées çà et là, sur lesquelles se développent des bulles
plus ou moins volumineuses, arrondies ou ovalaires, rénitentes,
proéminentes, tantôt distantes, tantôt rapprochées, ardentes,
picotantes ou lancinantes, entourées d'un limbe d'un rouge érythémateux. Ces bulles se multiplient et s'étendent de jour en jour
en gagnant la surface antérieure du corps, la surface postérieure
et les membres, de manière à envahir presque toute la peau en
huit ou quinze jours. Seulement, au fur et à mesure que de nouvelles bulles se montrent, les premières se dessèchent. Ce qu'il y
a de plus remarquable dans ce pemphigus aigu, c'est le volume
des bulles, qui acquiert quelquefois une grande étendue : on en
voit du volume d'un œuf de poule ou de dinde, et quelquefois
même de plus larges. Les malades sont dans l'état de malaise le
plus grand ; outre que la fièvre avec soif accompagne cette éruption, ils sont dans le lit dans un état de gêne des plus marqués,
par l'impossibilité d'exécuter des mouvements sans douleur.
Notez que cette affection se montre ainsi chez des jeunes gens à
l'époque de la vie où le système nerveux est le plus développé;
puis, peu à peu, la fièvre se calme, l'éruption cède et s'arrête. Il
n'est pas indispensable qu'elle affecte toute la surface du corps;
on la voit quelquefois s'atténuer au tiers ou à moitié de sa marche
et faire alors des progrès rapides vers la guérison. Les bulles
peuvent, d'ailleurs, être disposées par groupes ou naître tout à
fait isolées. Chacune d'elles contient un liquide transparent, visqueux, qui ressemble à de l'albumine. Au bout de deux ou trois
jours de leur développement, ou elles se rompent, laissant écouler

leur liquide qui devient de moins en moins visqueux les jours
suivants, en même temps que l'épiderme de la bulle s'accole aux
corps muqueux, et alors l'affection se guérit peu à peu dans ce
point; ou le liquide est complétement résorbé, ce qui est la
condition la plus favorable; ou enfin l'épiderme est arraché, et
alors il s'établit un suintement qui peut persister pendant plusieurs septénaires. La durée moyenne de chaque bulle est de sept
jours, et celle du pemphigus aigu général de trois ou quatre
semaines. Le pemphigus envahit quelquefois la bouche, où il
développe des bulles semblables à celles de la peau. Mais un
pemphigus aigu est encore une maladie grave. Il a surtout ce
caractère lorsqu'il affecte les enfants dans les premiers mois ou
les premières années de la vie. Il peut se lier à une inflammation
du canal intestinal, ce qui ajoute à son importance. C'est le cas
surtout où, par une cause quelconque, l'éruption s'arrête brusquement et se supprime à l'égard de toutes les bulles déjà sor-
ties; alors on voit la sérosité être rapidement résorbée, la peau
recouverte de squames épidermiques à moitié déchirées, le corps
muqueux et le derme d'un rouge pâle; puis une diarrhée abondante, de nature séreuse et glaireuse, a remplacé l'éruption. Il
semble que toute la phlegmasie cutanée se soit portée sur la
membrane muqueuse intestinale. Alibert prétend même avoir
observé dans le gros intestin, à l'ouverture du corps, des bulles
pemphigoïdes semblables à celles de la peau. Quelques dermatologistes ont nié ce fait, qui n'est pas impossible, aujourd'hui que
l'on a reconnu que l'épiderme se prolongeait jusqu'à la valvule
iléo-cæcale, comme il se prolonge de la bouche à l'orifice car-
diaque. — Il résulte de cet état inflammatoire tout spécial, et
suppléant à une éruption cutanée sécrétante, des dangers pour la
vie, si l'on ne parvient à arrêter les progrès de cette sécrétion
intestinale, qui devient très abondante et qui amène des évacuations séreuses presque permanentes, car cette sécrétion est d'une
gravité beaucoup plus grande que celle de la peau. Aussi presque
tous les nouveau-nés atteints de pemphigus succombent-ils à
cette maladie déjà très dangereuse pour eux; et c'est presque
toujours par le transport de l'éruption de la peau à la membrane
muqueuse intestinale que la mort survient.

Le pemphigus de cause externe suit au contraire une autre marche ; il se limite à une étendue peu considérable. Ainsi, il n'est pas rare de voir les personnes qui, par profession, ont les mains et les avant-bras en contact avec des liqueurs irritantes, telles que les teinturiers, être atteintes de pemphigus. La maladie s'étend, en général, au delà des parties exposées à l'action excitante, mais elle se limite à une surface peu considérable.

Quant au *pemphigus chronique*, il affecte les personnes âgées principalement, et celles qui ont été débilitées par des chagrins, par les excès avec les femmes, ou par un état des voies digestives qui ne permet pas une alimentation suffisante. Ou ce pemphigus est *discret*, ou il est soutenu, *diutinus*. Dans le premier cas, il se montrera çà et là, et à distance éloignée, une ou deux bulles dans un point donné de la surface du corps, et plus particulièrement aux jambes et aux avant-bras. Ces bulles, développées d'une manière discrète, à de longs intervalles, mettent dix à douze jours à arriver à leur desquamation. C'est moins alors la maladie elle-même que l'état général qu'il faut surveiller, car le pemphigus, quelque discret qu'il soit, est toujours une affection qui reflète un état fâcheux de l'économie.

Le pemphigus à forme chronique est le plus souvent limité à un membre ou à une partie d'un membre. Souvent aussi il succède à un eczéma fendillé des jambes, ou à une blessure accidentelle, plaie contuse par exemple, qui a été accompagnée de phlegmasie ; il persiste alors avec une grande ténacité, et se renouvelle par des bulles précédées de démangeaisons et de fourmillements, alors que le malade croit toucher au terme de la guérison. J'ai donné des soins à une personne d'une grande fortune chez laquelle l'affection a ainsi persisté pendant dix-huit mois aux jambes, malgré les soins et les avis de divers praticiens appelés auprès du malade.

Enfin, nous arrivons au *pemphigus diutinus*, le plus grave de tous. Il affecte le vieillard ou l'enfant à la mamelle. Il survient sans cause apparente connue, parce qu'en général il est le reflet d'un état cachectique plus marqué. A part de la lassitude générale, de la courbature des membres, d'un certain sentiment de faiblesse et d'un peu d'anorexie, il n'a guère d'autres prodromes; puis il apparaît une, deux ou trois bulles sur un point donné du corps, et plutôt vers les régions inférieures que vers les supérieures. Le lendemain, une ou deux bulles nouvelles, puis deux jours après quelques autres bulles : et ainsi successivement, la maladie gagnant de proche en proche, de haut en bas, de bas en haut, finit par envahir le corps dans sa totalité dans l'espace d'un mois à six semaines. Que deviennent les premières bulles? Les unes se dessèchent sans donner écoulement à la sérosité qu'elles contenaient; cette sérosité est résorbée, et l'épiderme vient s'appliquer sur la surface qui a sécrété. Dans un autre point, cet épiderme s'ouvre, se détache en lamelles larges, moitié flottantes, moitié adhérentes, laissant à nu le corps muqueux presque aussi sensible que dans le pemphigus aigu ; mais dans cette maladie il y a toujours vingt, trente, cinquante, cent bulles à divers degrés, soit d'évolution, soit de résorption, soit de rupture, soit de dessiccation, de sorte que toute la surface du corps est en définitive malade. Dans ces conditions, il s'exhale de la surface du corps une odeur fade, nauséabonde et toute spéciale au *pemphigus*. Le sujet qui est atteint de cette maladie est dans un état d'endolorissement général, d'impressionnabilité très grande au froid, ne pouvant faire un mouvement dans son lit sans souffrir, ayant la peau rouge, plus ou moins tuméfiée, la figure, les mains et les pieds participant de cet état. Au milieu de ces souffrances, il conserve cependant de l'appétit; les fonctions intestinales s'opèrent régulièrement; et tant que le malade se soutient ainsi, il faut espérer. En effet, il n'est pas très rare de voir peu à peu la maladie s'arrêter et marcher vers la guérison. Quelquefois, lorsque toute la surface de la peau a été envahie, que les premières parties atteintes semblent guéries, il se fait une récidive sur ces parties mêmes, et cela deux, trois ou quatre fois pendant le cours de l'éruption. C'est assez dire que cette affection ne borne pas sa durée à quelques septénaires ; elle persiste deux, trois, six mois, un an, deux ans et plus.

Mais ce qui doit surtout fixer l'attention du médecin, c'est le volume des bulles : petites au début, et de la largeur d'un gros pois ou d'un haricot, elles prennent bientôt de l'accroissement pour occuper ensuite une large surface; puis au fur et à mesure que l'éruption pemphigoïde perd de son intensité, le volume des bulles diminue ; mais il est constant que le pemphigus à grosses bulles au début aura en général plus d'intensité que celui qui débute par des bulles plus ténues.

Durant ces mois entiers pendant lesquels existe le pemphigus, quoi de plus douloureux pour le médecin qu'un état morbide devant lequel il reste spectateur impuissant, et où tout son rôle consiste le plus souvent à surveiller l'alimentation du malade, à soutenir ses forces épuisées par une sécrétion séreuse si abondante qui amène l'amaigrissement le plus grand et le plus complet. Ces malades sont véritablement réduits à l'état de squelette ; et alors la peau ne sécrète plus que des lamelles d'épiderme que quelques praticiens peuvent prendre pour celles que j'ai décrites dans le *pityriasis rubra.* C'est là une erreur. Dans le pityriasis général il n'y a aucune odeur ; quel que soit l'état du pemphigus, l'odeur nauséabonde est toujours sensible. D'ailleurs, le *pityriasis rubra* n'amène jamais l'état d'amaigrissement que nous signalons. La peau est rouge, luisante et tuméfiée, tandis qu'elle est brune et terreuse dans le pemphigus. Cette surveillance de l'entretien des fonctions de l'estomac et des intestins doit être continuelle ; car si la diarrhée se montre, elle peut avoir lieu de deux manières, discrète ou excessive. Dans le premier cas, il faut l'arrêter et tout faire pour rétablir les garderobes normales. Dans le second, c'est à une sécrétion séreuse intestinale que le médecin doit parer, et à des garderobes tellement répétées, qu'en peu de jours le malade est conduit au tombeau. Il semble que la sécrétion de la peau se soit transportée sur la membrane muqueuse. Telle est, il faut le dire, la triste fin et la fin la plus commune du *pemphigus diutinus* chez les vieillards. — Voici un exemple de ce pemphigus :

Louise, vingt-six ans, écrivain public, est entrée le 15 mars 1844. Habitation humide, misère pendant longtemps ; tempérament nerveux, lymphatique, constitution faible ; jamais de maladie grave, mais santé toujours languissante ; ne fut jamais réglée ; est mal développée, petite, grêle, sans force ; jamais de scrofules, jamais de maladie de peau. Antécédents : Pendant quatre ou cinq jours avant le début de l'éruption, fièvre, malaise, inappétence, constipation. Puis, et huit ou dix jours avant son entrée,

éruption sous les aisselles et sur le côté du thorax de grosses bulles confluentes empiétant les unes sur les autres, s'étendant rapidement. Dès
lors, son médecin (M. Gillette), voyant la gravité de l'affection, nous
l'adressa à l'hôpital. Misère, faiblesse native. — Invasion : les côtés de la
poitrine, puis bientôt toute la partie antérieure thoracique, le cou et le
creux épigastrique. Bulles de la grosseur d'un haricot à celle d'une grosse
noisette, souvent irrégulières et réunies les unes aux autres. Épiderme
brusquement soulevé par de la sérosité citrine, qui se répand sur la sur
face rouge et dénudée. — Marche : bientôt les épaules, les bras, le haut
des cuisses se couvrent de bulles, larges, confluentes, qui se développent
rapidement sur un fond érythémateux et où siège un peu de fourmillement
pendant les deux jours qui précèdent. Les bulles, après environ vingt-quatre
heures d'existence, se crèvent et laissent suinter une sérosité abondante ;
la peau reste au-dessous rouge. — Amidon en poudre répandu sur les
parties suintantes pendant toute la durée du traitement; contre la diarrhée : opium en lavements, acétate de plomb, diascordium.

30 mars. La maladie n'a pas cessé d'augmenter, le tronc est complétement couvert de bulles qui se crèvent et fournissent une sérosité abondante. L'éruption s'étend sur les membres, mais avec plus de lenteur
qu'elle n'en avait les premiers jours. Le pouls est fréquent, l'appétit assez
bon ; cette jeune fille souffre, mais ne se sent pas malade. — 13 avril.
Le thorax commence à se sécher ; en quelques points il est couvert d'une
croûte unique qui donne beaucoup moins de sérosité depuis quelques jours ;
mais sur les lombes il y a une dénudation du derme assez étendue, qui
cause de vives douleurs quand la malade change de position. L'éruption,
qui marche assez lentement, ne s'arrête jamais ; néanmoins les cuisses
sont presque entièrement couvertes de bulles crevées et suintantes. Les
jambes sont maintenant le siége principal de l'éruption, et chaque matin on
trouve de nouvelles bulles qui sont développées depuis la veille. Les bras,
les avant-bras, le cou sont également pris. L'état général ne semble pas
plus mauvais. On continue l'usage de l'amidon. — 22 avril. Le visage, qui
était resté sain, a été pris avec une grande intensité. Les paupières, œdémateuses, excoriées, recouvrent les yeux, et nous trouvons la malade
inquiète pour la première fois, car elle craint de perdre la vue. Les extrémités sont également le siége de bulles nombreuses, et il s'en développe
encore sur les avant-bras et sur le visage. La poitrine offre quelques points
secs où les croûtes commencent à se détacher, mais sur le reste du corps
il y a d'énormes croûtes, adhérentes, divisées en petits segments, de l'intervalle desquels suinte une sérosité un peu trouble et concrescible. La
malade est affaiblie, fort maigre ; elle a demandé à se lever un peu, mais
a été forcée de se recoucher. Elle a eu un peu de diarrhée pendant deux
jours, qui s'est arrêtée au moyen d'un quart de lavement contenant six

gouttes de laudanum. — 3 mai. L'éruption est complète et il n'y a pas un pouce carré de peau qui n'ait été envahi, y compris la paume des mains. Sur le visage les croûtes commencent à se durcir, les jambes sont encore à vif et sont le siége d'une vive cuisson. Il n'y a plus de suintement sur la poitrine et sur les épaules; les croûtes tombent en quelques points. Diarrhée depuis hier, pas d'appétit. — 14 mai. La diarrhée est très vive, on a continué le tambaïan, qui pendant quelques jours l'avait arrêtée, mais 4 grammes n'ont pu produire aucun effet; depuis hier, quelques vomissements. — 20 mai. Affaiblissement considérable. Les aliments sont mal supportés, la diarrhée continue malgré les remèdes; on a cessé le tambaïan; l'opium en lavements ainsi que l'acétate de plomb n'ont pas d'effet; diascordium, 2 grammes. — 30 mai. A la visite rien de notable; vomissement hier; affaiblissement croissant; diarrhée à vingt selles fort liquides en vingt-quatre heures. Mort à trois heures. — *Autopsie.* — Les croûtes sont en certains points enchâssées sur le derme, qui, du reste, ne semble avoir éprouvé aucune altération. L'intestin, examiné avec soin, n'est le siége d'aucune ulcération analogue à ce qui existe à la peau : il n'offre même pas de rougeur exagérée et n'a rien qui le distingue des intestins les plus sains. L'estomac est petit, contient un peu de bouillie blanchâtre, la muqueuse n'est pas ramollie; l'utérus est petit, mais bien conformé; les ovaires n'offrent rien de notable dans leur disposition. (*Observation recueillie par M. le docteur Faget, ancien interne.*)

Il est une forme de pemphigus qui n'a pas été décrite et dont l'observation ci-jointe donne une idée parfaite.

Pemphigus diutinus hémorrhagique. — Mademoiselle ***, âgée de quarante-cinq ans, a toujours joui de la santé la plus parfaite; pas de glandes ni de sécrétion purulente à la tête pendant l'enfance. — Réglée à quatorze ans, la menstruation a toujours été régulière; aucune maladie grave pendant sa vie; elle est, d'ailleurs, plutôt lymphatique que sanguine, quoique d'une bonne constitution.

Il y a trois ans, quelques jours après une colère assez vive qui avait amené une certaine perturbation dans l'état général de la santé, perturbation toutefois momentanée, elle vit paraître aux jambes des élevures rosées, dures, avec douleurs lancinantes, arrondies, et dans le genre de celles que l'on désigne sous le nom d'urticaire tubércuse. Mais au sommet de chaque tumeur ou élevure se montrent immédiatement des vésicules remplies de sérosité sanguinolente et de sang d'un violet foncé tout à fait semblable aux hémorrhagies scorbutiques sous-épidermiques.

En quelques jours, la plaque violacée se dessine de plus en plus pour former de véritables bulles, dont quelques-unes eurent plus tard jusqu'à 5 à 6 centimètres de diamètre.

Ces bulles suivent des phases diverses : tantôt elles se dessèchent, se transforment en une croûte sanguine noire, qui se détache peu à peu en laissant sous elle une cicatrice superficielle ; tantôt elles s'écorchent par les frottements, et alors elles laissent à nu une véritable ulcération très profonde recouverte d'une pseudo-membrane noirâtre d'aspect gangréneux. Cette ulcération est d'une sensibilité extrême ; si on l'abandonne à elle-même, elle se creuse à l'instar du rupia ; si on la fait tomber par des émollients, l'ulcération cutanée est d'un beau rouge, bien bourgeonnée, et elle se guérit à merveille dans l'espace de douze à quinze jours.

Cette demoiselle voit redoubler son affection aux approches et au déclin de chaque époque menstruelle ; elle habite d'ailleurs une ville saine, Clermont-sur-Oise. — Sa santé n'a jamais été du tout altérée ; plus elle a de ces tumeurs, plus elle a d'appétit. Elle est avertie de l'étendue que devront avoir les tumeurs par l'intensité des douleurs qui en précèdent le développement.

On lui a fait subir divers traitements, les amers et les dépuratifs sous toutes les formes, la solution de Fowler ; elle ne peut pas supporter les bains,.quoiqu'elle ait fait usage de bains émollients et sulfureux ; la sueur augmente les douleurs.

Je lui ai prescrit : amidon en poudre sur les tumeurs ; saignée à l'approche des règles ; jus de citron à sucer depuis un demi-citron dans la journée jusqu'à deux citrons par jour ; pilules de Vallet. Je n'ai jamais vu cette malade qu'une fois.

Le pemphigus peut affecter les nouveau-nés à l'instar des adultes. A cet égard, il existe aujourd'hui deux opinions bien tranchées parmi les médecins, à savoir, que le pemphigus peut être ou ne peut pas être syphilitique chez les enfants nouveau-nés. La question sera plus amplement discutée à l'article SYPHILIDE, mais dès à présent nous nous rangeons à l'opinion qui le considère comme étant toujours syphilitique. M. le docteur Robert Barnes, professeur d'accouchement et chirurgien accoucheur du dispensaire de l'ouest, a publié dans le n° 74, tome VI, du journal l'*Union médicale*, cinq faits de pemphigus développés chez des enfants de quatre à douze jours, où le pemphigus n'était pas certainement syphilitique, et il oppose ces faits à l'opinion que nous soutenons. Mais ces cas ne sont pas des exemples de pemphigus de nouveau-nés ; ce sont des pemphigus qui se sont développés à une époque plus ou moins rapprochée de la naissance et dont le siége diffère comme le moment de son apparition. Dans le pemphigus des nouveau-nés l'enfant apporte des bulles de pemphigus en *naissant*, et elles siégent à la face palmaire des mains et à la face plantaire des pieds; tandis que dans tous les cas cités par M. Barnes les bulles se se sont montrées sur les parties du corps où elles se produisent chez l'adulte, c'est-à-dire aux aisselles, sur la poitrine, le cou et les membres.

Au point de vue du *diagnostic*, rien de plus facile, d'après la description que nous venons de faire, que de distinguer le pemphigus d'avec toute autre maladie à l'état aigu. Quelle est celle avec laquelle on pourrait le confondre? Cependant les erreurs en ce genre ne sont pas rares pour le *pemphigus diutinus*, et nous *avons souvent vu prendre cette maladie* pour un *pityriasis rubra*, un *psoriasis aigu* et même un *eczéma chronique*. Il est en effet une période de cette affection où il n'y a plus de bulles, où la peau ne sécrète plus, où elle est seulement rouge, recouverte de lames épidermiques en partie détachées, épaissie et un peu humide. C'est le passage de l'état décroissant de la maladie à l'état de guérison, et ce passage a souvent une assez longue durée, de sorte que les malades voyant une amélioration dans leur état sans obtenir une guérison définitive, viennent réclamer les secours de nouveaux médecins.

Il y a dans cet état de la peau quelque chose d'insolite qui frappe tout d'abord : le malade exhale pendant toute la durée de son affection une *odeur nauséabonde* toute particulière, et telle qu'il suffit d'enlever les couvertures pour en être frappé. Au surplus, en faisant causer le malade, il est rare qu'il ne vous parle pas d'ampoules qui ont primitivement existé, ce qui tout de suite lève toute espèce de doute à cet égard. D'ailleurs, ce ne sont pas des écailles épidermiques épaisses comme dans le psoriasis ; ces écailles ne se détachent pas abondamment comme dans le *pityriasis rubra;* il n'y a pas de pluie de sérosité ni de démangeaison comme dans l'eczéma, et puis il suffit d'une simple question pour éclaircir tous les doutes : S'est-il montré des ampoules successives? C'est que dans les maladies de la peau la difficulté de diagnostic n'existe pas pour la maladie naissante, où vésicules, bulles, papules, squames, etc., sont évidentes, mais bien pour la maladie traitée ou datant depuis un certain laps de temps.

Sous le rapport du pronostic, on peut, avec Willan, distinguer le pemphigus en *benignus* et *diutinus*, sans attacher au premier de ces noms la signification que lui a donnée cet auteur, et dire : Le pemphigus solitaire est une maladie de peu d'importance ; le pemphigus peut exister à éruption discrète sur une partie plus ou moins étendue du corps chez l'adulte comme aussi chez l'enfant, et alors il n'a pas non plus de gravité. Le pemphigus aigu plus ou moins général se termine ordinairement d'une manière heureuse ; le pemphigus *diutinus* et chronique est toujours plus ou moins grave.

Pemphigus composé. — Le pemphigus peut se présenter à l'état élémentaire sous une forme composée, c'est celle d'herpès pemphigoïde, ainsi que l'observation suivante en est un exemple.

Herpès pemphigoïde. — Le 25 février 1852, est entrée dans notre service une femme âgée de cinquante ans, couturière. — La cessation de la menstruation, survenue il y a cinq ans, s'est opérée sans accidents ; comme antécédents existants, un érysipèle à la tête survenu il y a trois ans ; un eczéma à la jambe droite à peu près à la même époque. Elle est sujette depuis douze ans à un flux de sang anal qui n'a amené aucun trouble dans la santé ; il a disparu en octobre 1852. — Trois semaines après sa disparition, invasion de la maladie pour laquelle elle entre à l'hôpital. Cette invasion a eu lieu de la manière suivante : La malade fut prise de démangeaison à la partie interne de la cuisse droite, suivie de grattages. Une rougeur inflammatoire *circonscrite* apparut bientôt, et sur sa surface de petites bulles de la grosseur d'une forte tête d'épingle qui, en vingt-quatre ou trente-six heures, prirent un volume variable depuis celui d'une petite lentille jusqu'à celui d'une noisette ; ces bulles se montraient tous les jours au fur et à mesure que la rougeur s'élargissait par des cercles inflammatoires. Bientôt diverses parties du corps furent envahies de la même manière, la jambe droite au voisinage de la malléole interne, la cuisse gauche, la hanche droite, le dos, la région hypogastrique, les environs des parties génitales, la surface interne du bras gauche. A son entrée à l'hôpital, l'affection, qui datait de quatre mois, se présente sous la forme de larges plaques de 10 à 15 centimètres de diamètre, rouges, mais plus colorées à la circonférence qu'au centre, limitées à l'extérieur par une rougeur érythémateuse rosée, saillante, formant un ou deux bourrelets de 5 à 15 millimètres de largeur ; le milieu du bourrelet excentrique un peu pâle, un peu décoloré, et sur ces bourrelets des bulles de divers volumes qui en suivent la direction, dont quelques-unes égalent la grosseur d'une petite noix. Tout le centre de ces plaques est plus ou moins dégagé, ou il ne présente que des débris de bulles anciennes desséchées sous forme de squames ou croûtes d'épiderme, ou bien des surfaces vives où le corps muqueux est à nu et où il y a un suintement plus ou moins marqué. — La malade éprouve de la démangeaison dans toutes ces plaques, mais surtout à leur circonférence. — Peu après son arrivée, et sans aucune administration de médicaments à l'intérieur, elle a été prise de diarrhée qui a été combattue par le diascordium et par les lavements laudanisés. On s'est ensuite borné à administrer plus tard des ferrugineux, à donner une bonne alimentation et à saupoudrer d'amidon les surfaces malades sans faire prendre aucun bain. Or, dans l'espace de quinze jours, l'amélioration a été telle qu'il ne survenait plus ni croûtes ni bulles, et que la presque-totalité des surfaces suintantes était cicatrisée. — Depuis quatre mois, cette femme était soumise à un traitement qui avait eu pour base les émollients aqueux, et la maladie avait toujours été croissant.

Si je m'étais borné à rappeler cette observation dans la première édition de cet ouvrage, c'est que j'avais eu peu d'occasions d'observer cette forme nouvelle qui m'avait frappé depuis peu de temps ; mais depuis cette époque j'ai vu la maladie sous toutes ses phases, c'est-à-dire à l'état naissant comme à l'état le plus étendu, et je me suis attaché à l'observer dans sa marche et ses périodes comme dans les moyens les plus appropriés à son traitement. J'ai donné mes soins, en consultation avec mon honorable confrère M. Larcher, au directeur de l'usine de M. François Delessert pour un cas de ce genre. Ce monsieur s'était violemment heurté au devant du tibia, et, après trois semaines de là, il avait vu se développer une affection eczémateuse, qui bientôt s'était changée en une maladie bulleuse, le pemphigus. C'est alors que je fus mandé, et je reconnus qu'à plusieurs centimètres autour des plaies résultant d'un choc violent, il existait une série de portions de cercles sur lesquelles on voyait des bulles de divers volumes ; au centre ces cercles semblaient se guérir pour être remplacés à la circonférence par une rougeur assez vive sur laquelle se montraient de nouvelles bulles, de sorte qu'incessamment la maladie gagnait en surface, laissant au centre des rougeurs qui se recouvraient de larges croûtes et qui suintaient çà et là. D'ailleurs le liquide des croûtes était séreux d'abord, lactescent ensuite et presque purulent. Cet état bien constaté, je n'hésitai pas à cautériser toutes ces rougeurs de la circonférence avec une solution de nitrate d'argent au dixième, et je vis avec plaisir que cet essai, tenté dans plusieurs points, réussissait. Je bornai ainsi le mal, et j'attaquai ensuite le centre de la même manière. La glycérine, les applications avec le vin et la poudre de quinquina, un régime fortifiant et ferrugineux à l'intérieur, complétèrent la guérison, que soutint l'usage d'un bas élastique.

Mais j'ai vu le pemphigus herpétiforme envahir souvent tout le corps. Des malades ont même succombé d'épuisement à cette maladie comme succombent ceux qui sont atteints de pemphigus. Il ne faudrait donc pas heurter ou enrayer le pemphigus dès son début par la solution de nitrate d'argent.

Je renvoie le pemphigus des nouveau-nés à l'histoire des syphilides.

Traitement des variétés de pemphigus. — Il est essentiellement expectant. Mais en présence d'un état fébrile, il n'y a pas lieu à une émission sanguine, car il ne faut pas perdre de vue que le malade peut être appelé à subir une sécrétion séreuse plus ou moins considérable qui amènera une déperdition très grande de forces. Dans le *pemphigus aigu*, les rafraîchissants à l'intérieur, le séjour au lit, et de l'amidon en poudre sur les bulles : rien autre chose. Cette poudre d'amidon, c'est le seul et véritable remède à toutes les formes de *pemphigus*. En effet, en thèse générale, toute sécrétion séreuse et bulleuse de la peau repousse les émollients liquides ; les bains surtout doivent être exclus du traitement, si ce n'est toutefois à la dernière période de la maladie, lorsqu'il ne se forme plus de bulles depuis un certain temps : on peut alors tenter l'emploi de bains résolutifs légèrement additionnés ou de sous-acétate de plomb ou de sublimé à faible dose. On conçoit cette forme dubitative : déjà les malades ne peuvent exécuter que de légers mouvements très douloureux dans leur lit ; les conditions de transport dans le bain et de sortie, l'impossibilité d'essuyer le malade, sont, par conséquent, fort nuisibles ; mais il y a plus, toute bulle rompue donne accès à l'air dans son intérieur, et nous avons dit que ce contact de la peau avec l'air était très douloureux ; enfin, et c'est là un des motifs les plus puissants, en hiver, l'impossibilité d'essuyer le malade fait qu'il a toujours froid en sortant du bain, ce qui peut être cause d'une répercussion des plus graves.

Quant aux corps gras à l'extérieur, je ferai remarquer que depuis quelque temps la glycérine m'a rendu de notables services, aussi je l'emploie dans bon nombre de cas : une couche très légère étendue avec un pinceau matin et soir ; de l'amidon à dose très modérée : ne faire que saupoudrer légèrement toutes les bulles et la peau dénudée avec une houppe à poudrer. Des compresses trempées dans une solution de coaltar saponiné, étendu de 4 ou 5 fois son poids d'eau, donnent encore de bons résultats.

Cependant, et comme en toute chose il y a restriction, il arrive un moment où, dans la période décroissante du pemphigus, l'amidon imbibé de sérosité fait naître des croûtes très épaisses, dont la pression est douloureuse et dont les mouvements des malades dans le lit amènent l'arrachement. C'est alors qu'il faut, contraint et forcé, donner un bain au malade, afin de les faire tomber. Ils vous diront qu'ils sont alors dans un état de bien-être très prononcé, et vous solliciteront de le renouveler. Il ne faut le faire qu'avec une grande réserve. Il n'en est plus de même lorsque toute sécrétion a complétement cédé, et qu'il ne reste plus qu'un état écailleux de la peau avec production d'épiderme qui se détache peu à peu dans le lit : on peut alors administrer des bains de sublimé à 4 grammes, sauf à en augmenter peu à peu la dose, ou mettre en usage une pommade à l'huile de cade ou au goudron, mais au 40e ou au 50e de son poids.

Un bon régime alimentaire, composé principalement de viandes rôties, l'usage intérieur des ferrugineux, de quelques amers, doivent faire la base du traitement interne. C'est l'un des cas où le perchlorure de fer peut être donné à raison de six à huit gouttes par jour dans un verre d'eau sucrée, en trois fois dans les vingt-quatre heures.

Reste à porter remède au flux diarrhéique qui succède souvent au *pemphigus*, ou à la diarrhée qui l'accompagne alors qu'il existe depuis longtemps. Les lavements laudanisés et amidonnés, le diascordium, le ratanhia, et surtout les lavements que nous avons conseillés depuis longtemps pour combattre la diarrhée des phthisiques, ayant pour base le sous-carbonate de plomb provenant de la décomposition instantanée de l'acétate de plomb par le carbonate de soude (voy. *Formulaire*, LAVEMENTS), tels sont les moyens que l'on peut mettre en usage. Ici on a difficilement la ressource de dérivation sur la peau par l'huile de *croton tiglium* ou les sinapismes; la peau a été si longtemps malade, que l'on redoute l'emploi de ces moyens. C'est surtout à l'aide d'une hygiène de tous les instants qu'il faut s'attacher à prévoir cet accident; car il est si terrible dans cette maladie, que lorsqu'il se montre, on a peine à y parer.

ECTHYMA CACHECTICUM, *luridum ; ecthyma rupiforme.*

Cette maladie n'est qu'une variété d'ecthyma, et il était naturel qu'elle trouvât sa place dans l'histoire de l'ecthyma en général. C'est ce que nous avions fait dans la première édition de cet ouvrage. Mais sa nature, ses causes, sa marche, ses produits morbides et son développement la rapprochent tellement des quatre autres maladies qui composent le groupe dont nous nous occupons aujourd'hui, que nous n'avons pas hésité à rompre avec le passé et à en tracer l'histoire à côté d'elles.

On verra plus loin (voy. MALADIES PUSTULEUSES) que l'ecthyma était une maladie franchement inflammatoire avec un développement rapide, et avec des phénomènes généraux assez développés parfois pour nécessiter une saignée générale; l'évolution de l'affection de la peau étant prompte et l'éruption se terminant dans un espace de temps assez limité. Ici l'*ecthyma cachecticum* est souvent successif, ses pustules sont plus ou moins disséminées.

Dans cette maladie, les pustules d'ecthyma sont plus larges; elles sont entourées d'un engorgement inflammatoire d'un rouge livide de mauvais aspect, en même temps que la vésicule de la pustule, qui est unique, se remplit d'un mélange de pus, de sanie, de matière ichoreuse du genre de celle de la matière du rupia, au lieu de n'offrir que du pus : aussi se produit-il assez rapidement une croûte brunâtre, plate, sèche, devenant même noire dans quelques cas. Une humeur sanieuse et purulente s'écoule de dessous cette croûte, et si on la fait tomber, on trouve qu'elle recouvre un ulcère de mauvais aspect, à teinte grisâtre. D'ailleurs la maladie apparaît par des pustules isolées, larges, d'un mauvais aspect ; une seconde succède bientôt à la première, puis une troisième, une quatrième, mais toujours plus ou moins espacées les unes des autres, occupant plutôt les membres inférieurs que les membres supérieurs. Elles parcourent leurs périodes dans un espace de temps très long, plusieurs semaines ; elles donnent parfois écoulement à une sanie sanguinolente. Elles se dessèchent et se guérissent lorsque l'état général est meilleur : aussi tout ce que nous dirons plus loin des phénomènes généraux du rupia peut-il être appliqué à l'ecthyma. Comme on le voit, cette variété mérite à juste titre le nom d'*ecthyma rupiforme* ou *cachecticum*. Elle survient d'ailleurs chez des sujets affaiblis, épuisés par le travail et par le défaut d'une nourriture suffisante, ou à la suite de chagrins qui amènent en définitive un affaiblissement notable des forces physiques et morales.

On le distingue du rupia par l'isolement de ses pustules et par la présence même de celle-ci, le rupia étant une affection vésiculeuse ou bulleuse sans engorgement inflammatoire très nettement dessiné et presque toujours à forme confluente formant des plaques ou croûtes plus ou moins épaisses. Le traitement est le même que celui du rupia. Nous aurions pu, avec plus de raison peut-être, faire de cette espèce d'ecthyma une variété de rupia plutôt qu'une maladie, et il y a lieu de croire que plus tard nous en arriverons là ; nous décrivons donc cette affection à part plutôt pour satisfaire au passé et pour ne pas heurter tout à fait de front les idées reçues.

RUPIA, de ῥύπος, ordures, vilenies ; ou ῥυπάω, salir, souiller.

Simplex.	Compositum.
Proeminens.	Herpès rupiforme.
Non proeminens.	Impétigo rupiforme.
Escharotica.	Ecthyma rupiforme ou *cachecticum*.

Willan n'a pas décrit particulièrement cette maladie, qu'il a confondue avec l'*ecthyma*. Bateman en a esquissé les principaux traits. Depuis, tous les auteurs en ont fait avec raison une maladie à part. Biett en a fait une affection *bulleuse ;* Bateman une éruption *phlycténoïde,* et les auteurs qui les ont suivis ont successivement varié d'opinion à cet égard ; mais la plupart ont rangé le *rupia* parmi les bulles, à l'instar de Biett. Sans attacher une grande importance à cette forme primitive du mal, je crois que cette maladie doit être mise au nombre des éruptions cutanées à forme vésiculeuse. En effet, lorsqu'on l'observe à sa naissance, on voit apparaître trois, quatre ou cinq vésicules confluentes, du volume d'une très petite lentille, se touchant par leur circonférence, *et se confondant bientôt entre elles pour ne plus former qu'une phlyctène,* ce qui a donné lieu à l'erreur. Ces vésicules se remplissent en quelques heures d'un liquide sérosanieux d'abord, qui devient très rapidement purulent, en sorte que ce n'est ni de la sérosité, ni du pus, ni de la sanie, c'est un mélange de ces trois produits de sécrétion qui donne à la vésicule un aspect tout particulier, aspect qui a le reflet d'une production de mauvaise nature. Dans l'espace de trente-six à quarante-huit heures, ces produits de sécrétion se sont concrétés sous la forme d'une croûte, et c'est ici que commence à se dessiner quelle sera la forme du rupia. Est-il *simplex,* comme le disent à tort les auteurs, puisqu'il n'est pas plus *simplex* dans un cas que dans l'autre ; et mieux est-il, comme nous l'appelons, *non proeminens,* alors une croûte d'un brun noirâtre, aplatie, occupant l'étendue des vésicules, se forme peu à peu, adhère à la surface sans offrir de sécrétion apparente. Mais par la suite il peut s'échapper de jour en jour, par un dès points de la circonférence de cette croûte, une humeur sanieuse qui salit le linge à pansement ; ou bien, s'il n'y a aucune sécrétion sensible, on voit la croûte faire des progrès en surface, s'élargir, tout en conservant sa forme et son peu d'épaisseur. Ce que l'on observe le plus souvent dans cette variété de rupia, c'est l'écoulement de sang, après une marche relativement un peu trop forte, ou après l'arrachement d'une partie de la circonférence de la croûte, et alors dans quelques cas l'abondance du sang est telle, qu'elle constitue une petite hémorrhagie. Je dis hémorrhagie, parce que le sang qui s'écoule est tellement séreux, tellement fluide, qu'il faut quelquefois une compression méthodique pour l'arrêter. Il en résulte toujours un grand affaiblissement, surtout dans les conditions où se trouve l'individu affecté.

Mais, sous cette croûte noirâtre de mauvais aspect qui a remplacé les vésicules, existe d'abord une érosion de la peau, puis une ulcération. Celle-ci, lorsqu'on la met à nu par l'application de cataplasmes, de cérat, d'un corps gras, a l'aspect sanieux des ulcères de mauvais caractère. Elle devient douloureuse à la pression, douloureuse au contact de l'air, en sorte que les pansements en sont très pénibles pour les malades.

Tels sont les caractères du rupia *non proeminens*. Ceux du *rupia proeminens* diffèrent notablement. Le début de la maladie est le même ; mais la croûte qui se forme, au lieu d'être noire et aplatie, est grisâtre ou d'un gris noirâtre et légèrement bombée. Cette croûte adhère, et bientôt, dans l'espace de vingt-quatre à quarante-huit heures, on la voit s'élargir par un cercle teinté de gris brunâtre formant une ligne distincte et saillante à la fois, comme si une deuxième croûte lamelleuse et plus large s'était produite sous la première pour la soulever ou lui donner plus d'épaisseur en même temps que plus de largeur. Dans l'espace de quinze jours ou trois semaines, il se forme ainsi une série de cercles comme *posés* les uns sous les autres et de plus en plus larges, au point de figurer exactement l'aspect et la forme que donne une écaille d'huître. La croûte primitive constitue la partie la plus saillante de cette croûte proéminente ; du reste, même ulcération dans cette variété.

Nous avons donné là les caractères de deux formes bien tranchées, mais nous serions incomplet si nous n'ajoutions que dans un bon nombre de circonstances il se produit des nuances qui sont loin d'être aussi tranchées.

Si ces deux variétés se distinguent entre elles par la forme et l'aspect des croûtes, elles se distinguent encore par le siége et la généralité de la maladie, ainsi que par les individus qu'elles affectent. Le rupia *non proeminens* se montre le plus ordinairement aux extrémités inférieures, par plaques croûteuses ou groupes de vésicules isolées, disséminées et espacées les unes des autres de manière à se distancer très sensiblement. — Le *rupia proeminens* présente un développement de croûtes assez ramassées ou rapprochées les unes des autres. Il atteint souvent les membres supérieurs, le tronc, soit en avant, soit en arrière, et, quand il est syphilitique, c'est plutôt sous cette forme qu'il se développe que sous celle de *rupia non proeminens*, en même temps qu'il se manifeste à la figure au voisinage des ouvertures naturelles, et surtout en dessinant un groupe de croûtes disposées en demi-cercles. Ces croûtes affectent alors quelquefois la largeur des valves des petites huîtres (voy. SYPHILIDES.)

Le *rupia non proeminens* peut se montrer à tout âge, chez les sujets jeunes comme chez les personnes âgées. Le *rupia proeminens* affecte surtout les personnes avancées en âge. Le tempérament, la constitution, n'ont d'ailleurs aucune influence sur le développement de cette maladie, quoique quelques auteurs aient fait jouer au tempérament lymphatique un rôle dans sa production.

Quant au *rupia escharotica*, c'est une variété que l'on observe souvent chez les enfants à la mamelle, et chez eux c'est la forme ulcéreuse qui se montre. Il semble qu'à cet âge la sécrétion morbide ne soit pas assez plastique pour donner lieu à des croûtes ; aussi en résulte-t-il des ulcères sanieux plus ou moins nombreux qui fournissent une humeur de mauvaise nature dont l'odeur vient ajouter une gravité de plus à une maladie déjà si grave.

La statistique nous montre cette affection dans une proportion assez considérable par rapport aux autres maladies de la peau: 54 fois sur 1800 cas, soit 3 pour 100. Sur ces 54 cas on en compte 18 de 15 à 25 ans, 10 de 25 à 35, 14 de 35 à 45, 4 de 45 à 55, et 5 au-dessus de cet âge. On voit donc qu'elle se développe à toutes les époques de la vie, et qu'elle n'est pas l'attribut de la vieillesse; mais, par rapport à la constitution des sujets, nous trouvons notée une mauvaise constitution 20 fois sur 48, et si l'on en avait tenu plus de compte, il est probable que ce chiffre serait beaucoup plus élevé. Cette maladie est essentiellement à forme chronique, car sur 34 cas on en trouve 3 datant de moins d'un mois, 20 datant d'un mois à un an, 11 de plus d'un an. C'est en été ou en hiver qu'elle se montre principalement; car sur 39 cas, 25 se sont développés également dans ces deux saisons, et 14 seulement

au printemps et à l'automne. Quant aux parties atteintes, les
jambes sont cotées par le chiffre 37, les cuisses par le chiffre 20 ; la
face, la poitrine, les avant-bras, par le chiffre 13 ; le cuir chevelu,
les mains et le dos, par le chiffre 7 ; le ventre, le cou et les pieds,
par le chiffre 3 ; et, chose remarquable, les parties génitales n'ont
pas été atteintes une seule fois. La complication syphilitique est
notée 18 fois sur 54 cas.

Cette maladie, ainsi qu'on a pu le voir par les données statistiques précédentes, a toujours une marche très lente, en rapport d'ailleurs avec son développement. L'affection est souvent
fâcheuse, en ce sens que la cause qui développe le rupia, étant
générale, fait naître ou entretient la maladie en raison de sa permanence ; mais quoiqu'elle ne sécrète pas en abondance, elle
tend à amener la déperdition des forces chez un sujet qui, sous
ce rapport, était déjà épuisé avant le développement de l'éruption
cutanée. Aussi voit-on ces individus languir plus ou moins affaiblis pendant des mois, des années, se nourrissant mal, sujets à
l'anorexie, à la diarrhée, phénomènes qui viennent contribuer à
l'épuisement général, et, il faut le dire, qui conduisent souvent
les malades au tombeau. C'est, en effet, la maladie qui, avec le
pemphigus, amène le plus souvent la mort. Celle-ci est d'autant
plus prompte que les soins sont moins bien entendus, soit localement, soit généralement. Localement, quand par des pansements réitérés, des bains, on met à nu tous ces ulcères cutanés,
qui deviennent douloureux à l'air, qui sécrètent avec d'autant plus
d'abondance qu'on les panse plus souvent. Cette sécrétion et cet
état si douloureux, ajoutés à une maladie aussi grave, ne peuvent
qu'exercer une influence fâcheuse sur le mode de terminaison de
l'affection. C'est qu'en effet, si l'on détache les croûtes, les ulcérations vont toujours en s'élargissant et en sécrétant de plus en
plus de la sanie, ou si le traitement général est mal institué, les
croûtes prennent de plus en plus d'étendue. Dans l'hypothèse
d'une guérison, au contraire, les croûtes deviennent stationnaires ;
elles sont de moins en moins humides, elles se dessèchent ; elles
se détachent peu à peu par leur circonférence ; elles finissent par
tomber et laissent une cicatrice presque aussi large qu'était la
croûte, cicatrice d'une teinte violacée, froncée, ondulée, inégale,

et qui est tellement indélébile, qu'à tout âge de la vie il est possible de la reconnaître à sa forme arrondie ou au moins ovoïde, à l'inégalité de sa surface, à sa dépression, à l'absence de plicature comme dans les cicatrices de la brûlure.

Diagnostic, causes, traitement. — Après les détails dans lesquels nous sommes entré sur les caractères du rupia, il est impossible de confondre cette maladie avec aucune autre ; tout au plus pourrait-on la rapprocher de l'*ecthyma cachecticum.* Mais dans cette dernière affection les pustules nettement arrondies, suivies de croûtes sanieuses, sont tellement petites par rapport à celles du rupia, que toute erreur nous paraît impossible. Il est évident qu'il ne s'agit ici que du *rupia non proeminens ;* quant au *rupia proeminens,* il ne ressemble à aucune maladie.

Le pronostic du rupia sous la forme même la plus discrète est toujours fâcheux, sinon grave ; il reflète une constitution altérée. A plus forte raison lorsqu'il est étendu, multiple, disséminé, et qu'il atteint le vieillard ou l'enfant. Dans les deux cas, l'âge vient ajouter son influence aux causes prédisposantes du rupia et imprimer à cette maladie un cachet souvent mortel. Quoi de plus grave, en effet, que le rupia des enfants à la mamelle ? La nature syphilitique de la maladie n'exclut pas sa gravité, car le rupia ne se montre chez le sujet atteint de syphilis que parce que la constitution est affaiblie. La forme des syphilides est une conséquence des conditions dans lesquelles se trouve l'individu sous le rapport du tempérament, de la constitution, de la structure de la peau et de l'état général. Celui qui est lymphatique n'aura jamais que des syphilides sécrétantes ; la personne disposée aux affections squameuses ne pourra être atteinte que de syphilides squameuses ; celle qui est d'un tempérament nerveux sera affectée de syphilides papuleuses, etc.

Les *causes* de cette maladie sont de celles qui atténuent la richesse du sang, qui en diminuent la fibrine et le fer, en portant essentiellement atteinte à la nutrition, ainsi que nous le disions dans l'exposé des motifs de notre quatrième groupe. Misère, chagrins prolongés, mauvaise alimentation, travail au delà des forces, voilà ce qui amène le rupia, et ce d'autant plus facilement que le sujet est plus naturellement débilité. Ce que nous ignorons entièrement, c'est la raison pour laquelle il se montre ici un *rupia non proeminens*, là un *rupia proeminens*.

Traitement. — C'est à tort, suivant nous, que les dermatologistes recommandent de faire tomber les croûtes de rupia, de panser tous les jours les ulcères sous-jacents avec des corps gras, de la charpie humectée de vin aromatique, de décoction et de vin de quinquina, etc., etc. Nous pensons à cet égard d'une manière tout opposée, et nous insistons fortement sur ce précepte, qu'il faut autant que possible conserver la croûte du rupia sur l'ulcère, quelle que soit d'ailleurs la forme de cette croûte. C'est un moyen d'éviter à un malade déjà affaibli des pansements douloureux qui contribuent puissamment à aggraver son état.

Nous nous bornons à saupoudrer d'amidon les surfaces malades; nous ne prescrivons aucun bain, parce que ces bains affaiblissent sans bénéfice aucun, et parce que les ulcères mis à nu éprouvent du contact de l'air des effets fâcheux.

Là n'est pas le véritable traitement du rupia; c'est par la médication interne que la guérison des ulcérations doit avoir lieu, car tout traitement externe, fût-il le plus efficace, ne fera que guérir momentanément une ulcération qui sera bientôt suivie d'une nouvelle éruption. Notre méthode a, d'ailleurs, l'avantage de juger des effets de la médication interne mise en usage et de diriger le médecin dans son emploi. Quand on agit ainsi, on voit peu à peu la suppuration se tarir, les croûtes se dessécher, quelques points de leur circonférence se détacher, pour tomber plus tard en totalité et laisser une surface complétement cicatrisée. Voici au surplus en quoi consiste le traitement. Les ferrugineux sous toutes les formes, les amers, les toniques, le vin et une alimentation substantielle contenant beaucoup de matière nutritive sous un petit volume. La nourriture doit être proportionnée aux forces digestives du malade. De bon bouillon, des viandes rôties, l'eau ferrée aux repas, le sirop d'iodure de fer, etc., etc. Mais ce qu'il faut surtout surveiller, c'est la diarrhée, à laquelle le médecin doit parer immédiatement afin d'éviter l'épuisement du malade. Et quant aux hémorrhagies qui surviennent si souvent dans le *rupia non proeminens*, on doit les prévenir ou les arrêter par le repos, un bandage compressif sur le membre, et au besoin une compression douce exercée sur la plaque de rupia. C'est, d'après les mêmes indications générales qu'il faut parer au *rupia infantile* des enfants à la mamelle.

Formes composées du rupia. — *Impétigo rupiforme* ou *scabida.* — Cette variété est assez commune chez les sujets lymphatico-sanguins, à l'époque du printemps et à la suite d'excès de travail et de fatigue. Elle a pour caractères des pustules ordinairement un peu plus volumineuses que celles de l'impétigo, tout aussi confluentes, mais qui, au lieu de sécréter un pus franc, se remplissent d'un mélange de sérosité et de sanie. Il en résulte une croûte d'un jaune grisâtre et brunâtre, épaisse, parfois sanguinolente, qui recouvre toute la partie affectée, en même temps que la surface croûteuse est environnée de pustules d'impétigo disséminées. Cette éruption est donc évidemment mixte. — Elle a deux siéges principaux, les jambes et la figure. Quand elle siége à la figure, on la confond souvent avec le *lupus exedens;* elle débute ordinairement au nez et elle envahit rapidement les joues et le menton. Ce qui surtout fortifie dans ce diagnostic, c'est la ténacité de cette affection : on a pu voir que l'impétigo aigu était de courte durée, qu'il se guérissait facilement ; d'une autre part, le rupia est dans des conditions tout opposées ; la forme mixte de l'impétigo rupiforme participe de l'une et l'autre maladie. Comme l'impétigo, il apparaît avec rapidité dans une assez grande surface, mais jamais d'une manière diffuse ; comme le rupia, il ne cède que par un traitement interne approprié. Sous ce rapport même, et lorsque le *rupia* existe à la figure, il est souvent plus difficilement curable que le lupus. Au moins les agents propres à guérir le lupus ont beaucoup moins d'action sur lui. J'ai eu dans mes salles deux malades chez lesquels cette affection a été aussi dessinée que possible. Chez l'un, jeune homme de vingt-cinq ans, ébéniste, l'impétigo rupiforme s'est développé à la partie antérieure et interne de la jambe gauche, dont il a envahi presque toute la surface, dans la moitié antérieure de sa circonférence. C'est à la suite d'excès de travail que l'éruption s'est montrée. Pour celui-là il a suffi de repos, de pansements simples à l'amidon, de bains, de l'usage interne des ferrugineux et des sulfureux lorsque l'état aigu a été tombé, pour amener la guérison. L'autre malade était un jeune homme de seize ans, qui depuis six mois se trouvait à l'hôpital; sa maladie datait de quatorze mois. Elle occupait, à son entrée dans notre service, les trois quarts de la figure, où elle avait envahi le nez, la presque totalité des joues, le pourtour de la bouche et le menton. Toutes ces parties étaient épaisses, recouvertes de croûtes purulentes et sanieuses, et sécrétaient en abondance un liquide de cette double nature. Le tempérament lymphatique de cet homme nous détermina à prescrire le traitement que nous employons contre le *lupus exedens*, l'huile de foie de morue, le sirop d'iodure de fer, le vin de gentiane, etc. En effet, il en résulta pendant les trois premiers mois une amélioration très notable ; mais, quoique la maladie fût réduite au quart de la surface qu'elle occupait, nous avons dû lutter sans cesse contre ces portions rebelles, au moyen de l'iode caustique, des solutions de nitrate d'argent, de l'huile de cade, et enfin du caustique de Canquoin, qui seul a pu compléter la guérison de cette cruelle affection. C'est qu'il faut savoir que sous ces croûtes purulentes et sanieuses la peau n'est pas lisse ou légèrement excoriée ; elle est ulcérée, bourgeonnée, comme tuberculeuse, lorsque cet impétigo rupiforme dure depuis longtemps. Les détails dans lesquels nous venons d'entrer suffisent pour indiquer la marche que le praticien doit suivre dans cette forme composée de rupia; nous n'y insisterons pas plus longtemps.

Herpès rupiforme. — Cette variété n'a pas non plus été décrite. Je l'ai vue plusieurs fois, mais toujours sous la forme de *rupia proeminens*. Le cas le plus remarquable que j'aie observé en ce genre était celui d'un jeune homme de dix-sept ans qui, depuis cinq mois, portait cette affection. Elle occupait presque toute l'étendue de la cuisse et de la jambe droite, où elle avait pris naissance par quatre points différents : à la partie interne de la cuisse, en dehors du genou, à la partie interne de la jambe et sur le cou-de-pied. C'était en dedans de la jambe que la maladie s'était montrée par des vésicules ou bulles devenues croûteuses en peu de temps, et qui, par un développement successif à la circonférence, s'étaient élargies, tout en se dégageant au centre de la partie malade et y laissant alors comme une surface de peau chagrinée plutôt que cicatrisée, mais non malade. L'affection, en s'élargissant de plus en plus dans chaque plaque, avait fini par former autant de cercles composés d'une succession linéaire de croûtes de *rupia proeminens* très dessinées et affectant le volume d'un segment de noix, ayant d'ailleurs l'aspect du rupia. Ces divers points n'avaient pas été atteints au même moment, de sorte que la plaque d'herpès de la jambe avait envahi presque toute la surface de cette partie en la contournant; celle de la cuisse avait gagné la moitié de sa hauteur et les deux tiers de sa circonférence; celle du genou était plus petite que celle de la cuisse, et celle du pied plus petite que celle du genou. Tout le membre était donc affecté. Cette maladie était tellement remarquable, que nous la fîmes reproduire par le dessin. Les cercles étaient d'ailleurs entiers, sans intersection. Ce n'était donc pas là de ces syphilides ou rupia syphilitiques à formes elliptiques, comme on les rencontre si fréquemment, et qui, tout en guérissant, laissent des traces de cicatrices profondes; c'était bien l'herpès circiné, mais dont le bourrelet était formé par des plaques de rupia. Nous avons guéri ce malade dans l'espace de quatre mois, à l'aide d'un traitement très composé, le plus complexe de ceux qui sont relatés dans l'exposition de nos médications mixtes (voy. cette médication). Nous nous sommes demandé si, en présence d'un tel état, il n'y avait pas là une maladie héréditaire de forme à la fois scrofuleuse et syphilitique. Ce malade était orphelin, et il n'était pas possible d'avoir aucun renseignement sur sa famille. Aujourd'hui nous n'hésitons pas, en présence des nouveaux faits que nous avons observés, à le considérer comme étant de cette nature. (Voy. l'histoire de la *scrofule syphilitique héréditaire.*)

PURPURA.

Suivant sa forme :
Aigu. — *Febrilis.*
Chronique. — *Sine febre.*
Suivant ses apparences morbides :
Purpura simplex.

Purpura ecchymotique.
Purpura hémorrhagique.

Suivant sa forme composée :
Purpura urticans

Il existe dans les auteurs une grande divergence d'opinions sur la manière d'envisager les variétés de purpura dans leur ensemble. Aussi le plus grand nombre a-t-il décrit plutôt les espèces que

14

la généralité de l'affection. Cette circonstance tient peut-être à ce qu'il répugne d'envisager le même phénomène sous deux points de vue tout à fait opposés. Ainsi, ce qui caractérise le purpura, c'est la transsudation du sang à travers les vaisseaux capillaires, produisant d'ailleurs à la peau deux caractères particuliers : une coloration rouge ne disparaissant pas par la pression du doigt; ou cette coloration, plus l'épanchement et l'infiltration du sang dans le tissu de la peau et dans le tissu cellulaire sous-cutané : de là l'ecchymose. Pour les membranes muqueuses ce double phénomène peut se montrer, et de plus un troisième, la transsudation du sang à la surface de la membrane, d'où il s'échappe comme d'une éponge ; de là les hémorrhagies.

Or, ces effets se présentent à nos yeux dans deux conditions tout opposées, la forme active et la forme passive. Dans la première, indication de saignées et d'antiphlogistiques ; dans la seconde, emploi nécessaire de toniques et d'un régime animal propre à donner au sang plus de force et de plasticité. Le sang lui-même justifie ces modes de traitement, puisque, dans le premier cas, il est plastique et couenneux, et que dans le second il est fluide et peu coagulable. Enfin, des causes tout opposées donnent lieu au même phénomène local, puisqu'il est constant que le purpura chronique est généralement lié à des antécédents de misère, de mauvaise alimentation, de fatigue et de chagrins plus ou moins prolongés.

Voilà donc une maladie caractérisée par la transsudation vasculaire du sang produite par deux ordres de causes tout à fait différentes, qui exige, par conséquent deux traitements opposés. Or, il répugne à l'esprit de l'expliquer dans les deux cas de la même manière ; car, si dans le purpura aigu le sang est plastique, inflammatoire, comment s'échappe-t-il des vaisseaux capillaires ? Ce résultat se conçoit, au contraire, à merveille dans l'hypothèse d'un sang pauvre, rendu fluide et non coagulable par les mauvaises conditions de nutrition dans lesquelles l'individu s'est trouvé.

L'explication à part, ne devient-il pas rationnel d'admettre, d'après les faits observés, un purpura actif et un purpura passif, ainsi qu'on admet des hémorrhagies actives et passives ? Aucun

phénomène morbide ne se rapproche plus, en effet, des hémorrhagies que le purpura, et nous ne voyons pas de motif pour ne
pas adopter à son égard les idées qui nous dirigent dans la pathologie des hémorrhagies. Elles vont donc nous servir de guide dans
la description que nous allons faire du purpura et dans sa thérapeutique.

Dans ces deux conditions de *purpura* viennent naturellement se
ranger les trois variétés de purpura, *simplex, urticans, hæmorrha-*
gica, que la forme en soit aiguë ou chronique, qu'elle ait lieu
avec ou sans fièvre. Donnons les caractères de chacune d'elles,
sauf à tenir compte des différences qui sont propres à leur invasion, leur marche, leurs apparences particulières, leur terminaison et leur traitement. Mais établissons tout d'abord les caractères essentiels de tout *purpura.*

Le purpura se présente sous forme de taches plus ou moins
arrondies, d'aspect érythémateux, variables en dimension depuis
la largeur d'une lentille jusqu'à plusieurs centimètres de diamètre ;
souvent très nettement arrêtées à leur circonférence et ayant alors
une forme régulière ; souvent aussi à forme diffuse et irrégulière,
d'un rouge en général assez obscur, sauf le cas d'état aigu, mais
n'ayant jamais cette teinte rosée efflorescente de l'érythème. Cette
couleur est d'ailleurs uniforme, et a pour *cachet tout spécial* de ne
pas disparaître par la pression du doigt. Or, dans toute rougeur
inflammatoire, le sang, affluant dans le système capillaire de la
peau, amène la coloration de ce tissu ; mais par la moindre pression on fait refluer le sang dans les alentours du point comprimé,
parce qu'il peut être déplacé par la pression. Dans le purpura, au
contraire, non-seulement le sang a injecté les vaisseaux capillaires,
mais encore il a transsudé à travers leurs parois, et il s'est épanché
dans la membrane celluleuse de ces vaisseaux, d'où il ne peut pas
être déplacé par compression. De là une distinction très facile
entre le purpura aigu ou chronique, d'avec toute autre coloration
rouge de la peau. Ce caractère est constant, à l'abri de toute
erreur ; il suffit donc pour établir le diagnostic de la maladie.
Ceci posé, passons en revue chaque espèce de purpura.

Purpura simplex. — Il faut désigner sous cette épithète une
variété de cette maladie, dans laquelle il n'existe à la peau autre

chose que des taches variables en largeur, tantôt sous forme de simples pétéchies pouvant affecter toutes les parties du corps, tantôt sous celles de plaques plus ou moins larges. Il se montre dans l'état aigu, principalement chez l'enfant, et alors il est accompagné d'un état fébrile plus ou moins marqué, précédé d'ailleurs dans son développement d'un sentiment profond de lassitude, d'abattement, de frissons plus ou moins marqués, de céphalalgie, d'oppression, quelquefois de nausées, d'envies de vomir et de vomissements. Ces prodromes ont deux à trois jours de durée, quelquefois plus; parfois aussi le purpura est précédé de taches érythémateuses qui changent de caractère lorsque celui-ci fait invasion, voire même de scarlatine, de miliaire ou de rougeole.

Le *purpura simplex* non fébrile se rattache ordinairement à d'autres causes que celles qui sont capables de développer l'ensemble des phénomènes précédents. Ainsi à la suite de chagrins, de fatigues, de misère, ou en présence de gastralgies ou d'entéralgies, de gastro-entérites chroniques, toutes causes qui ne permettent pas une alimentation suffisante, on voit se développer à la peau, après un sentiment de faiblesse, d'abattement, de lassitude générale qui remonte à plusieurs jours, des taches de purpura. Leur siége est ordinairement aux extrémités inférieures, en dedans des jambes et des cuisses. Mais la maladie peut être plus étendue et occuper toute la surface du corps. Les taches sont généralement plus larges que dans le purpura aigu; l'invasion de l'affection est lente, mais son développement est successif, continu, soutenu; c'est ce qui a lieu surtout dans les cas où elle est liée à une maladie gastro-intestinale; l'éruption se fait plutôt pendant la nuit que pendant le jour : le malade s'éveille avec deux, trois ou quatre taches de plus que la veille. Il est une variété de forme qui a fixé l'attention des auteurs, c'est celle lenticulaire, de là le nom de purpura lenticulaire. C'est à peine si les taches ont cette dimension et elles sont presque toujours successives.

Une fois l'éruption opérée, les symptômes généraux n'ont pas cédé pour cela : le sentiment de fatigue, de lassitude, est permanent; il règne en l'absence de la fièvre une prostration marquée, une tendance au repos, un défaut d'énergie et de résistance à l'accomplissement des actes journaliers de la vie. En même temps l'appétit diminue ; la digestion est difficile, lente, pénible ; la figure est étiolée ; en un mot, tout l'ensemble se ressent quelquefois de quelques taches de purpura disséminées çà et là et dont le peu d'étendue ne paraît pas justifier un état général sinon grave, au moins inquiétant pour le malade. C'est qu'en effet c'est là le propre de tout état morbide de la peau, qui n'est qu'un reflet d'un état morbide général de l'économie.

Purpura simplex ecchymotique. — C'est plutôt sous la forme chronique que cette deuxième variété débute que sous la forme aiguë, quoiqu'elle puisse affecter les deux ; mais dans l'une et dans l'autre le purpura est plus grave. Le sang ne se borne pas à s'infiltrer dans le tissu cellulaire propre aux vaisseaux capillaires : il s'épanche dans les mailles du tissu cellulaire de la peau, et même dans le tissu cellulaire sous-cutané, pour en remplir les vacuoles et constituer alors de véritables ecchymoses. Aussi se présente-t-il alors des taches à l'égard desquelles le malade se pose la question de savoir s'il ne s'est pas donné quelque coup, s'il ne s'est pas accidentellement heurté, et frappé contre quelque corps dur. Ces contusions sont, en général, plus discrètes que les taches de purpura, mais dans quelques cas graves elles ont une multiplicité vraiment effrayante. Les unes sont de niveau avec la peau, les autres sont légèrement saillantes.

Purpura urticans. — Cette variété est essentiellement inflammatoire ; elle affecte l'enfance et la jeunesse surtout. Elle se montre par des taches rougeâtres, ovalaires ou circulaires, plus ou moins proéminentes, auxquelles vient se joindre un sentiment de chaleur, de cuisson, de picotement, comme dans l'urticaire. Leur coloration est plus rosée que dans le purpura, leur étendue généralement moins considérable ; élevées au-dessus du niveau de la peau à leur début, elles s'affaissent dans les premiers jours, pour se transformer, en devenant plus foncées, en taches de purpura. Est-ce bien là une variété franche de *purpura ?* Ne serait-ce pas plutôt cette urticaire qui précède le développement du purpura aigu ? Il est vrai que dans cette dernière sorte d'affection, l'urticaire est générale, très étendue, envahissant à la fois la presque totalité de la surface du corps dans l'espace de vingt-quatre à quarante-huit heures pour être remplacée ensuite par le purpura aigu ; tandis que dans le *purpura urticans*, l'éruption peut être discrète et quelquefois successive.

Purpura hœmorrhagica (*morbus maculosus* de Werlhof). — C'est là la variété la plus grave. Le purpura est précédé de l'ensemble de tous les symptômes généraux qui constituent les prodromes des fièvres éruptives de grande intensité, apparaissant d'ailleurs dans les meilleures conditions de santé et chez des sujets qui sont doués d'une forte constitution. A la peau, taches de purpura général, ecchymoses qui, chez les enfants, peuvent constituer de véritables *thrombus*. Telle est la susceptibilité du tissu cutané, qu'une pression tant soit peu forte suffit pour amener l'état ecchymotique. La moindre piqûre, la moindre excoriation suffit pour donner lieu à un écoulement de sang notable.

Toutefois ces divers phénomènes ne constituent pas la gravité de la maladie, ce sont les hémorrhagies qui l'accompagnent. Celles-ci peuvent avoir lieu partout où existent des membranes muqueuses : hémorrhagie nasale (*épistaxis*) chez les enfants ; hémoptysie ou hémorrhagie pulmonaire chez les adultes ; métrorrhagie chez la femme. Ces hémorrhagies peuvent affecter partiellement tous les points des membranes muqueuses : ainsi elles ont lieu par la bouche seulement, par le pharynx, dans l'estomac, par les intestins, par les voies urinaires, par l'utérus. Et dans tous ces cas ces hémorrhagies sont abondantes, très difficiles à arrêter, et elles amènent parfois immédiatement la mort. C'est ainsi que l'on a vu des enfants périr durant une épistaxis ou une hémorrhagie de la bouche ; à plus forte raison, à la suite d'hémorrhagie pulmonaire. Chose remarquable, il s'opère dans l'épaisseur de la membrane muqueuse des taches semblables à celles de la peau ; il se fait des soulèvements d'*épithélium* par le sang, qui figurent des bulles sanguines correspondant aux ecchymoses de la peau.

Mais ce n'est pas une seule hémorrhagie qui se montre : et comme alors le sang, qui au début du mal était fortement coagulable, devient de plus en plus fluide, il est difficile, il est souvent impossible d'en arrêter l'écoulement ; la faiblesse augmente alors dans la proportion de la perte de sang, et la mort survient. Cette

affection n'est d'ailleurs pas seulement sporadique, elle est souvent épidémique ou endémique.

La marche que suivent ces variétés de la même maladie doit
être étudiée, et dans les phases que parcourent les phénomènes
qui leur sont propres, et dans les phases de la maladie elle-même.
Or nous avons signalé quatre phénomènes tranchés : la tache purpurine, l'ecchymose, la tache d'urticaire purpurine et l'hémorrhagie. Particularisons les faits qui se rattachent à chacun d'eux.

Tache. — Si elle s'est opérée avec une marche aiguë, elle se
fonce de plus en plus dans l'espace de trois à quatre jours, pour
prendre la teinte violacée de la tache du *purpura* chronique, qui,
dès l'abord, a cette teinte. Cette coloration reste stationnaire pendant la première huitaine, puis elle prend une marche décroissante qui ne consiste pas en décoloration, mais dans la disparition de la teinte rouge violacé pour prendre la teinte brune ; ce
n'est que plus tard, vers le quinzième jour, que commence à se
montrer une diminution dans l'intensité de la couleur, effet qui
ne s'opère que graduellement et au bout de trois semaines ou un
mois ; enfin la décoloration complète s'opère en passant par une
teinte jaunâtre et verdâtre qui rappelle un peu les taches ecchymotiques. Le laps de temps pendant lequel s'opèrent ces phénomènes ne saurait être précisé : il suffit quelquefois de quinze
jours dans le purpura discret, et dans d'autres cas d'un mois ou
six semaines. En thèse générale, la résolution est beaucoup plus
prompte lorsque le purpura est aigu que lorsqu'il est chronique.

Ecchymose. — La marche de celle-ci ne diffère presque en rien
de la marche ordinaire des ecchymoses. Même passage successif
de l'état d'épanchement à l'état de résorption, sauf la question
de temps, qui dans le purpura est beaucoup plus considérable
que dans celui d'ecchymose par cause externe. Il est donc inutile
d'y insister.

Nous avons peu de chose à ajouter à ce que nous avons dit du
purpura urticans comme phénomène local, puisque l'état d'urticaire n'est qu'un phénomène passager.

Hémorrhagies. — Ici c'est surtout la nature du sang écoulé qui
doit appeler toute l'attention du médecin. Tout sang fluide, peu
plastique dès le début, doit faire craindre une récidive de l'hé-

morrhagie; une récidive conduit à la crainte d'une autre récidive, d'une troisième, et dès lors la gravité de l'affection augmente en proportion de ces écoulements de sang qui affaiblissent l'individu déjà en proie à une maladie de nature anémique.

La fin si souvent fatale du purpura a permis de constater les résultats anatomico-pathologiques de cette affection : ici les taches purpurines n'ont atteint que la superficie de la peau; là, toute l'épaisseur de ce tissu; plus loin, la peau et le tissu cellulaire sous-cutané. Les vaisseaux capillaires ne paraissent pas plus dilatés que de coutume, on peut par le lavage détruire en partie la coloration. On retrouve des taches ou des ecchymoses sur les membranes muqueuses de la bouche, de l'estomac, des intestins, le long de la trachée et des bronches; des ecchymoses dans le tissu pulmonaire, sous les plèvres, dans le mésentère, entre les membranes du cerveau. Dans le cas de mort par hémorrhagie, il y a vacuité des cavités du cœur et des vaisseaux sans altération notable de ces derniers.

Quant au sang lui-même, l'analyse faite par Aaskow chez des malades atteints de purpura n'a dénoté aucun changement de composition. Johnston, au contraire, a noté l'état fluide permanent du sang écoulé d'une saignée. Duncan a comparé le sang sortant de la veine d'un malade à un mélange de sang artériel et d'eau; la coagulation en fut très lente, le caillot était mou et ressemblait à de la gelée de groseille. M. Rayer a reconnu que dans le *purpura hæmorrhagica sine febre* le sang avait les apparences du sang ordinaire, mais qu'il devenait plus séreux après plusieurs hémorrhagies successives. Il est évident qu'il faut établir à cet égard des distinctions très tranchées entre le *purpura* aigu et le *purpura* chronique. Dans le premier cas, tous les phénomènes sont franchement inflammatoires, et il n'est pas étonnant que le sang soit plus ou moins riche; dans le second, le sang est asthénisé, si l'on peut se servir de cette expression, et il doit offrir les caractères d'un sang pauvre.

Une des variétés les plus graves du purpura est celle qui, accompagnée d'ictère général, se relie à une affection du foie; elle est souvent précédée de démangeaisons générales, sans papules de prurigo. Peu de moyens l'enrayent dans sa marche fatale : c'est d'abord la forme ecchymotique qu'elle prend, puis la forme hémorrhagique ; ni les acides, ni le fer, ni les purgatifs ne réussissent au moins dans les cas graves de ce genre. Peu à peu les hémorrhagies par la bouche, le nez, l'intestin, se montrent et le malade succombe.

Traitement. — Tout purpura aigu doit être traité par les antiphlogistiques, et au besoin même par la saignée au début. Mais il ne faut pas perdre de vue qu'avec ces apparences inflammatoires il y a dans cette forme morbide quelque chose qui nous échappe et qui se rattache plus ou moins à l'anémie. On a cependant vu quelquefois les hémorrhagies du purpura arrêtées par une émission sanguine. C'est un moyen que l'on peut préconiser dans la forme franchement aiguë et lorsque la force du sujet le permet ; à l'intérieur, les boissons acides et rafraîchissantes. Il n'en est pas de même du purpura chronique ; l'expérience a appris à cet égard que l'usage du citron sucé pur, en commençant par un demi-citron par jour, puis un citron ou un citron et demi, amène des résultats fort remarquables, même chez les vieillards ; et à Bicêtre, par exemple, on met constamment en usage ce mode de traitement que j'ai employé lorsque j'y étais médecin et que j'emploie tous les jours à l'hôpital. Toutefois ce moyen est tout à fait empirique ; il paraît exercer une action toute spéciale sur le sang, et il répugne au premier abord d'insister sur un sédatif, sur un débilitant, en présence d'une maladie qui réclame des fortifiants. C'est cependant ce même moyen qui compte le plus de succès dans le scorbut des vieillards, ainsi que nous le dirons plus loin. Tel était l'état de la science, lorsque nous avons publié notre deuxième édition. Depuis cette époque, M. Pize (de Montélimart) a adressé à l'Académie de médecine un mémoire sur l'emploi du perchlorure de fer dans le purpura. Rapporteur au nom de la commission qui a été nommée, nous avons dû expérimenter ce moyen à l'hôpital. Il nous a réussi, excepté dans une variété de purpura que l'on peut appeler lenticulaire à cause de la forme et de l'étendue des plaques. Le rapport favorable que nous avons fait sur ce moyen a donné lieu à une discussion dans laquelle les idées vitalistes et chimiques se sont trouvées en présence. M. Trousseau a douté de l'efficacité du moyen; mais durant cette discussion les faits nous sont arrivés à l'appui de notre manière de voir de la part de praticiens de Paris et des départements, et bientôt ils se sont élevés à un chiffre très respectable en présence d'une maladie assez rare.

Aujourd'hui il n'est plus possible de douter de l'efficacité du perchlorure de fer dont M. Deleau, qui a vulgarisé ce moyen dans bon nombre de maladies, prétendait à l'initiative dans l'espèce. Voici comment il doit être employé : On fait prendre dès le début 20 gouttes de solution de perchlorure de fer à 30 degrés dans 125 grammes d'eau sucrée à prendre en trois fois dans la journée; on augmente de 4 à 5 gouttes chaque jour, de manière à arriver à 1 gramme 5 décigrammes, dose en général suffisante pour arrêter les progrès de l'affection. On soutient l'effet du médicament par des doses décroissantes.

Quant à savoir s'il rend le sang plus plastique ou s'il agit sur la vitalité des tissus, ou enfin par une action mixte, c'est là de la théorie à laquelle nous ne nous arrêterons pas. Les résultats pratiques sont très tranchés, cela nous suffit.

Il faut joindre à ce traitement un régime animalisé de viandes rôties et du vin dans une proportion modérée; pas de bains; conditions de repos. Ce qu'il faut surtout surveiller, c'est le régime et l'état de l'estomac et des intestins. La décoction et l'extrait de ratanhia, la décoction de quinquina acidulée, sont employés avec avantage. Storck, Borsieri et d'autres praticiens se sont aussi servis avec succès des purgatifs cathartiques; d'autres des purgatifs mercuriels. M. Rayer s'adresse de préférence aux drastiques.

Quant aux applications locales, elles ne sont réellement utiles que dans le cas d'ecchymoses, car les taches de purpura se dissipent seules. D'ailleurs leur disparition spontanée, ou au moins sans agents locaux, donne la mesure de l'efficacité du traitement interne, dont elle n'est alors qu'un reflet. Cependant on a conseillé l'application d'eau alcoolisée et celle d'oxycrat froid; la glace dans une vessie sur le ventre dans les hémorrhagies intestinales, ou sur le front dans les épistaxis, etc.; en un mot, les moyens ordinairement mis en usage pour arrêter les hémorrhagies. C'est par la compression que l'on peut arrêter les exsudations sanguines abondantes qui s'opèrent par les vésicatoires, les cautères ou les plaies.

Nous n'avons pas traité d'une manière spéciale du *purpura senilis* de Willan et Bateman. Nous le considérons comme n'étant autre que le *purpura* des vieillards, et il n'y a aucun motif d'en faire une espèce à part.

SCORBUT.

Il est difficile de ne pas rapprocher le scorbut du purpura. Si ce n'est pas là une maladie de la peau, il se relie aux affections cutanées par les taches qui lui sont propres et qui ont une ressemblance avec celles du purpura. Nous ne voulons pas tracer l'histoire détaillée de cette affection, mais en reproduire les principaux traits de manière à mieux faire ressortir les caractères de la maladie que nous venons de décrire. Cette esquisse aura d'ailleurs l'avantage de rapprocher deux affections qui se touchent de très près sous les rapports de forme, de causes et de traitement.

Le scorbut se montre à la peau sous des apparences de taches ayant tout d'abord l'aspect violacé d'une contusion légère, au point que le malade se demande s'il s'est frappé contre un corps dur; ce n'est pas la rougeur violacée du purpura, c'est la coloration de l'ecchymose. La surface de ces taches n'est pas diffuse, *amorphe*, comme dans le purpura ; chaque plaque de scorbut a au contraire une forme *déterminée* et assez *nettement circonscrite*, forme généralement *arrondie*. La teinte brunâtre est presque toujours isolée, peu confluente, *successive*, sans limite d'évolution, c'est-à-dire que les plaques apparaissent à distance de un, deux, trois jours, tant que persiste l'état général interne qui précède et accompagne leur développement.

Chaque plaque n'a d'ailleurs au début qu'une teinte légèrement ombrée, puis elle se dessine successivement le deuxième et le troisième jour pour acquérir la couleur violette de la contusion. Plus tard la tache passe réellement par toutes les nuances décroissantes de la surface contuse, mais d'une manière plus lente encore. Ainsi, comme on le voit, rien de comparable, soit avec le purpura aigu, soit avec le purpura chronique, sous le rapport de l'état local.

Quant à l'état général, les prodromes offrent ici plus d'analogie, parce que les deux affections viennent du même genre de causes: privations, misère, chagrins, habitation malsaine et humide. Sous ce rapport, quelques pathologistes ont disséqué pour ainsi dire l'influence de ces causes, et ils ont dit, par exemple: Ce n'est pas la mauvaise alimentation, l'usage des viandes salées, qui développent le scorbut, car les Indiens, chez lesquels cette maladie est très commune, se nourrissent exclusivement d'aliments végétaux; ce n'est pas la privation d'une nourriture animale, car la flotte de l'amiral Anson, qui fut si cruellement maltraitée par cette maladie, était abondamment pourvue de vivres frais de toute espèce, tandis que la maladie a constamment épargné des expéditions navales moins bien approvisionnées, parce qu'elles étaient dans de meilleures conditions par rapport à l'air, etc. Évidemment on peut faire à cet égard toutes les suppositions possibles ; mais en médecine, s'il faut rechercher surtout les causes des maladies, il faut aussi savoir faire la part de chacune d'elles, et ne pas vouloir qu'une seule et même cause d'une nature donnée puisse toujours produire les mêmes effets et rendre compte du développement d'une maladie. Dans l'espèce, il est évident que l'une des causes que nous avons citées est capable à elle seule de développer le scorbut, si elle agit avec une intensité suffisante et de manière à rendre de nul effet les conditions hygiéniques qui peuvent en modifier les influences fâcheuses. Ainsi, pour prendre les deux faits que nous venons de citer tout à l'heure: si la flotte de l'amiral Anson a été si maltraitée malgré les vivres dont elle était pourvue, c'est que, sous le rapport des conditions d'humidité et d'état malsain de l'air, elle se trouvait dans la situation la plus fâcheuse ; si, par contre, telle autre flotte, quoique ne se nourrissant que de viandes salées et manquant de vivres frais, n'a pas été atteinte de scorbut, c'est qu'elle se trouvait dans les meilleures conditions sous le rapport de l'air et du climat. Il ne s'ensuit pas pour cela qu'une mauvaise alimentation ne puisse pas développer le scorbut ; car si au lieu d'être placée sous un excellent climat, telle ou telle flotte se fût trouvée dans des conditions de salubrité ordinaires sous ce rapport, le scorbut se fût manifesté. A Paris et dans les hospices de la vieillesse, on voit souvent naître le scorbut; c'est ordinairement durant les fortes chaleurs d'été qu'il se montre, alors qu'il en résulte une diminution d'appétit et une influence d'affaiblissement de tout l'organisme. Cependant la nourriture, le logement, les conditions de salubrité, l'air restent les mêmes; mais l'assimilation, la digestion, ne se font plus comme en hiver, et le scorbut se manifeste.

Le scorbut a ses prodromes ou ses phénomènes généraux d'invasion, marqués par la perte de l'animation de la figure, à laquelle succède une teinte pâle et terne ; des mouvements lents, paresseux, le malade reculant devant tout exercice qu'entraîne la moindre fatigue ; les digestions se ralentissent, l'appétit diminue ; les gencives se gonflent et deviennent sensibles; le pouls s'affaiblit : c'est à ce moment que se montrent les taches. Plus tard l'affaiblissement augmente, le teint est plombé et livide, les gencives douloureuses, les dents commencent à s'ébranler ; la température de la peau s'abaisse, celle-ci devient sèche, *ansérine ;* les taches se multiplient et deviennent de plus en plus larges en même temps que les taches précédentes ont passé par la période de résolution et d'absorption, qui sont celles des contusions ; beaucoup, il est vrai, demeurent dans un état indolent ; quelques-unes, plus récentes et plus profondes, sont accompagnées d'ecchymoses du tissu cellulaire et des muscles. Comme dans le purpura il s'opère des pertes de sang en proportion variable ; d'abord par les gencives, qui saignent au moindre attouchement, ensuite par les selles surtout ; alors la figure devient bouffie, les jambes œdémateuses ; une odeur fétide s'exhale de la bouche ; le pouls s'affaiblit de plus en plus, la respiration devient gênée, les battements du cœur sont précipités, et les malades expirent en conservant en général l'intégrité de leurs facultés intellectuelles, à moins qu'une fièvre lente à forme typhoïde ne se déclare et ne les conduise au tombeau.

On trouve à l'ouverture du corps des désordres à peu près semblables à ceux du *purpura hœmorraghica.*

Quant au traitement, il est de deux sortes : hygiénique et médical. L'un et l'autre ont une égale importance, et telle est même l'influence du premier, qu'il peut quelquefois à lui seul arrêter les progrès de l'affection et la faire marcher vers une guérison très prompte. C'est ainsi que dans les hôpitaux, sur les vaisseaux, des épidémies de scorbut ont été arrêtées en déplaçant les malades et en les mettant dans les conditions d'aération toutes différentes et toutes nouvelles. Ainsi l'observation des règles de l'hygiène dans toute leur rigueur est la première condition d'une bonne institution thérapeutique.

Il existe de temps immémorial des médicaments qui ont été spécialement appliqués au traitement du scorbut, et qu'à cause de cela on a nommés médicaments antiscorbutiques. Aujourd'hui ces médicaments sont loin d'être préconisés comme autrefois, au moins pour le scorbut de terre, qui, comme le purpura, réclame surtout l'emploi des acides unis aux ferrugineux, le perchlorure de fer surtout, mais à une dose progressive depuis 10 gouttes jusqu'à 20 ou 25, et à une bonne alimentation. C'est ce que Rochoux et d'autres médecins ont observé à Bicêtre, où tous les étés le scorbut est plus ou moins fréquent. Nous bornons là les aperçus généraux de cette maladie, qui rentre surtout dans le domaine de la pathologie en général.

QUATRIÈME GROUPE.

Affections pustuleuses.

Ici nous avons réuni des affections pustuleuses qui, pour la majeure partie, envisagées au point de vue de la cause et du traitement, ont entre elles les points de contact les plus directs. L'impétigo, l'ecthyma et l'acné sont des affections de l'enfance et de la jeunesse ; toutes trois sont liées à des conditions de constitution et de tempérament plus ou moins lymphatique, exigeant à peu près le même traitement. Le sycosis fait, il est vrai, exception sous la plupart de ces rapports, mais sa forme pustuleuse est tellement accentuée, que nous avons cru devoir le rapprocher des trois autres maladies de ce genre ; nous ne pouvions pas le mettre dans la classe des maladies parasitaires, il est loin d'être toujours accompagné de parasites. M. Bazin en a fait à tort une maladie *essentiellement* parasitaire. Toutefois nous avons dû reproduire son nom pour mémoire dans le groupe des maladies parasitaires, puisque le parasite peut être cause, effet ou accident dans cette maladie, mais il m'était difficile de séparer cette maladie pustuleuse des autres. Si j'attache ici de l'importance à la forme, c'est pour ne pas sacrifier entièrement le diagnostic à la thérapeutique, puisqu'un diagnostic précis conduit en général à des indications thérapeutiques précises.

A l'égard des maladies à forme pustuleuse, nous avons établi depuis longtemps une grande différence par rapport à la disposition spéciale des pustules, et voici en quoi nous la faisons consister. Dans toute pustule il y a deux faits principaux, l'engorgement et la vésicule purulente ; or, on observe deux catégories de pustules. Dans les unes, il y a une telle prédominance de la vésicule purulente, qu'elle forme les neuf dixièmes de la pustule ; par contre, dans les autres affections pustuleuses, c'est le contraire, c'est-à-dire que les neuf dixièmes de la pustule sont formés par l'engorgement. C'est ce que l'on remarque dans l'acné et le sycosis, par opposition à l'impétigo et à l'ecthyma. Cette distinction est très importante, parce qu'elle met immédiatement le médecin sur la voie, en lui faisant connaître l'affection à laquelle il a affaire. Commençons par les deux formes de maladie pustuleuse avec prédominance de la vésicule purulente.

IMPÉTIGO, *dartre crustacée flavescente* d'Alibert ; *mélitagre ; impétigo* de Willan.

Simplex.	Chronique.
Aigu.	Figurata.
Figurata ou conferta.	Sparsa.
Sparsa.	Rodens.
Larvalis.	Composita.
Granulata.	eczémateux.
Erysipelatodes.	ecthymatiforme.
Pilaris.	sycosiforme.
Purifluens.	rupiforme ou scabida.

L'origine du mot *impetigo* est tout à fait inconnue. Cette dénomination a été donnée par divers auteurs anciens à des affections qui n'étaient pas analogues. On l'a fait dériver de *ab impetu*, probablement à cause de la rapidité de l'éruption. Willan l'a restreint à la dénomination d'une maladie à pustules *psydraciées* (mot qui est reproduit par l'expression ψυδράκια, qui signifie *petites pustules*, ou qui vient de ψύδρακες, qui a la même signification). Comme on le voit, définir l'impétigo une éruption de pustules psydraciées, ainsi que le fait Willan, c'est se borner à dire que c'est une maladie pustuleuse à éruption de petites pustules.

Tel est, en effet, le cachet de l'affection qui se montre tout à coup par l'éruption à la peau d'un nombre plus ou moins considérable de pustules de la grosseur d'un grain de millet, en général confluentes, quoiqu'elles puissent aussi être disséminées; mais c'est alors par groupes de trois, quatre, six, dix pustules agglomérées, chaque groupe étant plus ou moins espacé l'un de l'autre ; ou bien il y a des milliers de petites pustules qui font tout à coup éruption dans un état complet d'agglomération, de manière à se confondre par leur circonférence, et à former par leur ensemble une plaque plus ou moins régulièrement arrondie. De là la division naturelle d'*impetigo sparsa*, et d'*impetigo figurata* ou mieux *conferta*.

L'éruption pustuleuse est d'ailleurs caractérisée par ce fait, que dans la pustule, c'est la vésicule purulente qui en forme le caractère essentiel. Cette pustule est plus ou moins acuminée, remplie d'un pus jaune-serin, à peine élaboré, qui, par son abondance, amène promptement la rupture de la vésicule, et qui se concrète aussitôt son contact à l'air, de manière à donner naissance à une croûte transparente d'un jaune-serin ou jaune soufré brillant, d'un aspect cristallin, ressemblant plus ou moins à du miel concret : de là le nom de *mélitagre*. L'impétigo franc n'est pas sensiblement accompagné de démangeaisons; ce caractère, que les auteurs ont donné comme appartenant à l'impétigo, est seulement applicable à l'eczéma impétigineux. — On a donc ainsi une surface d'une étendue quelconque recouverte d'une croûte jaune plus ou moins épaisse suivant l'abondance de la sécrétion, et qui se reproduira toujours sous le même aspect purulent, lorsque par des circonstances quelconques la croûte sera tombée. Dans les cas douteux il suffira donc d'abandonner la partie malade à elle-même pour laisser se reformer les croûtes caractéristiques.

Cette éruption est pyrétique ou apyrétique ; elle succède le plus ordinairement à un état de malaise plus ou moins marqué, avec anorexie, lassitude dans les membres ; elle est annoncée sur les points du corps où elle doit se manifester par de la rougeur, avec sensation de chaleur ; puis dans l'espace de vingt-quatre heures surgit une éruption de petites pustules dont le nombre et l'étendue sont variables. L'éruption pustuleuse a ordinairement acquis, en deux ou trois jours, et souvent en moins de temps, toute l'étendue qu'elle devra avoir par la suite. C'est même là une différence tranchée entre l'impétigo et l'eczéma impétigineux : celui-ci tend à s'accroître d'une manière successive, et l'on n'est jamais assuré de l'étendue où s'arrêtera le développement de la maladie. L'impétigo, au contraire, semblable à une fièvre éruptive, accomplit son éruption dans un temps donné très limité, puis il s'arrête franchement. Les exceptions sont rares.

Or, voici une série de faits basés sur la statistique, que nous avons dressée et qui comporte quelques documents importants. Sur 1800 malades atteints d'affections cutanées, l'impétigo s'est montré 241 fois, soit un peu plus d'un neuvième. Sur ces 241 malades, 101 avaient moins de 25 ans ; 64, de 25 à 35 ; 42, de 35 à 45 ; 21, de 45 à 55, et 6 au delà de 55 ans. C'est donc là une maladie de l'adolescence ; et si nous avions pu chiffrer cette affection avant l'âge de 15 ans, nous aurions été conduit à dire que c'est une maladie de l'enfance et de la jeunesse. On la voit liée au tempérament lymphatique 166 fois sur 212 malades, soit 3 malades sur 4 ; ainsi se trouve justifié d'une manière évidente ce rapprochement que nous avons fait des maladies aux tempéraments, qui deviennent alors causes prédisposantes. De même nous trouvons dans nos relevés que sur 206 malades il en est 40 qui avaient eu dans l'enfance des ganglions engorgés au cou. — C'est en été ou en hiver que se développe cette maladie ; car, sur 159 cas, 105 ont eu leur invasion dans l'une ou l'autre de ces deux saisons. Dans nos relevés de parties du corps affectées, nous trouvons 168 fois l'impétigo siégeant à la face ; puis par chiffre décroissant : 34 fois au cuir chevelu, 28 fois aux avant-bras et aux jambes, 23 fois aux mains, 20 fois aux bras et aux cuisses, 8 fois aux pieds ; à la poitrine, au ventre, au dos, aux parties

15

génitales, 5 ou 6 fois pour chacune d'elles ; 2 fois seulement l'affection est générale.

La maladie, développée soit à l'état discret, soit à l'état confluent, prend une marche stationnaire dans l'espace de six à huit jours. La sécrétion diminue peu à peu ; elle finit par se tarir, et les dernières croûtes de muco-pus concret se dessèchent; elles restent adhérentes pendant une quinzaine de jours, pour se détacher par portions, laisser une surface rosée et assez lisse, au moins sans cicatrices, recouverte seulement de quelques débris crustacés qui se détachent successivement pour faire place à une peau saine. Telle est généralement la marche d'un impétigo aigu qui n'a pas été tourmenté par des pommades irritantes, qui a été soigné à l'aide de moyens antiphlogistiques simples à l'extérieur, aidés de tisanes rafraîchissantes à l'intérieur et d'un régime alimentaire convenable.

Mais il n'en est pas ainsi d'un impétigo sur lequel on applique des agents plus ou moins résolutifs dès le début, c'est-à-dire irritants pour une surface enflammée, et dans lequel on continue à nourrir le malade comme s'il n'y avait aucun dérangement dans la santé générale. A plus forte raison, si le médecin, voyant dans cette éruption à forme sécrétante le reflet d'un état lymphatique général, prescrit les amers, les antiscorbutiques, les ferrugineux *dans la période aiguë* de l'impétigo; alors la sécrétion augmente, la maladie fait peu à peu des progrès, et ce n'est qu'avec le temps qu'elle passe à la période décroissante. C'est ainsi que nous avons pu retrouver chez certains enfants des croûtes conservées depuis quatre, cinq ou six ans, fortement adhérentes, ayant peu à peu augmenté de volume et déprimé le tissu de la peau au point d'y faire naître un enfoncement que le temps seul a pu faire disparaître avec la croissance et le développement des parties molles.

L'impétigo peut revêtir les formes chroniques dès le début, et c'est alors qu'il est lié à quelques altérations des voies digestives, coïncidant avec la constitution de l'enfant. C'est aussi le plus souvent dans ce cas qu'on peut le regarder comme héréditaire, en ce sens que la mère avait cette affection quand elle a porté et nourri son enfant; ou que le père et la mère ont eu, comme leur enfant, des impétigos chroniques durant les premières années de leur vie.

Ici se présente naturellement la question de savoir si l'impétigo est une maladie contagieuse. Les auteurs ont répondu à cet égard par la négative. Or, je n'hésite pas à déclarer que l'impétigo est contagieux par contact de bouche à bouche, et notamment d'enfant à enfant, ou d'enfant à adulte. J'ai par-devers moi les faits les plus authentiques à cet égard. Et quand nous voyons tous les jours des mères s'opposer à ce que leurs enfants embrassent d'autres enfants qui ont, comme elles le disent, quelques galons sur la figure, nous disons que l'expérience et l'observation suivie des faits viennent appuyer et sanctionner cette manière de voir. J'ai vu un domestique de trente-six ans être atteint d'un impétigo très notable des lèvres, pour avoir embrassé un enfant de trois ans de la maison où il servait, et qu'il aimait beaucoup. Ce domestique était en parfait état de santé, et rien n'indiquait qu'il dût survenir chez lui une maladie de ce genre. J'ai donné des soins à une dame de vingt-huit ans qui était affectée d'un impétigo de toute la figure ; elle l'a transmis à la lèvre supérieure de son mari et à la bouche de sa petite fille âgée de six ans. A plus forte raison, cette transmission est-elle facile d'enfant à enfant, ainsi que j'en ai remarqué de nombreux cas. Voici un exemple de contagion d'enfant à enfant. Madame Pige..., mère de trois enfants, habite un endroit sain au deuxième étage. Sa sœur occupe le premier. L'aînée des deux enfants de sa sœur fut prise d'un impétigo à la lèvre. Au bout de quelques jours, le second enfant fut affecté de la même maladie. Un mois après et par suite des rapports des enfants malades avec ceux de madame Pige..., une de ses filles, Carida, âgée de quatre ans, contracta cette maladie au menton. Bientôt l'impétigo fit des progrès, et s'étendit sur toute la figure jusqu'au cuir chevelu. Au quinzième jour de cette éruption, Pauline, âgée de six ans et sœur du dernier enfant malade, fut prise à son tour. C'est au front qu'eut lieu le début de la maladie. Carida et Pauline étaient malades depuis deux mois, lorsque la troisième sœur, âgée de deux ans, fut atteinte. Ainsi voilà deux familles logeant dans la même maison, dont les enfants avaient journellement des contacts, et où l'impétigo, développé spontanément chez un des cinq enfants, a successivement affecté les quatre autres ! Dans la statistique que j'ai dressée, cette transmission a été notée seize fois. On voit donc qu'elle n'est pas rare, et que les auteurs définissent à tort l'impétigo une maladie non contagieuse.

Quoi qu'il en soit, l'impétigo chronique *sparsa* constitue ces croûtes et galons que l'on observe si souvent dans la tête des enfants de quatre à six ans.

Arrivons maintenant à préciser les formes diverses d'*impétigo simplex*. — On appelle *figurata* ou *conferta*, toute éruption de pustules agglomérées en une ou plusieurs plaques plus ou moins *régulièrement arrondies* et de plusieurs centimètres de largeur, tantôt limitées à une seule partie du corps, tantôt à plusieurs. Là toutes les pustules agglomérées et ouvertes ne forment plus qu'une croûte d'un jaune soufré, à circonférence assez arrêtée; mais il est très commun de voir disséminées au pourtour de cette plaque quelques petites pustules isolées d'impétigo qui rappellent la forme morbide de l'éruption. On nomme *sparsa* l'impétigo dans lequel il existe des groupes plus ou moins nombreux de quelques pustules espacées irrégulièrement sur une surface d'une étendue variable.

On dit que l'impétigo est *larvalis* (de *larva*, masque), quand il occupe la généralité de la surface de la figure, de manière à représenter un masque. Cette dernière forme est souvent chronique; elle peut durer des années. Willan et Bateman, et après eux MM. Cazenave et Schedel, ont décrit un *impetigo larvalis* qui n'est autre que l'eczéma impétigineux, qui, comme nous l'avons dit, peut devenir général et affecter toute la surface du corps des enfants. (Voy. *Eczéma impétigineux*.)

L'*impetigo granulata* se distingue des autres variétés par la nature de la sécrétion, qui, plus dense, moins muqueuse, moins glutineuse, se dessèche et s'écaille de façon à donner naissance à des granulations purulentes concrètes. Cette variété ne peut être observée qu'au cuir chevelu ou sur des parties couvertes de poils, et alors les concrétions granuleuses, en se détachant de la surface morbide, s'espacent sur la longueur des cheveux, en y adhérant assez fortement. Dans ce cas, on confond souvent cette variété

d'impétigo avec la *teigne granuleuse* (*favus granulata*). Les antécédents lèvent tout doute à cet égard, en ce sens qu'une teigne ne
sécrète jamais, à moins d'une complication tout accidentelle et fort
rare. Dans l'*impetigo granulata*, il y a toujours eu une période de
suppuration liquide, qui ne saurait être oubliée des parents ; puis
dans la teigne, cette odeur de souris si prononcée, odeur toute
spéciale ; enfin, en enlevant avec soin le produit de la teigne, on
met à nu un épiderme lisse et non érodé. Dans l'*impetigo granulata*,
même à l'état chronique, il est rare de ne pas trouver le corps
muqueux plus ou moins érodé. Je ne saurais considérer cette
forme comme particulière ; cet impétigo n'est granulé que parce
qu'il siége sur une peau couverte de poils ou de cheveux. Partout
ailleurs on ne saurait l'observer ; et si des croûtes se détachent
pour adhérer aux cheveux, c'est que la tête est naturellement le
siége de frottements qui ne se rencontrent pas ailleurs.

Impetigo erysipelatodes. — On a fait une variété d'impétigo d'un
mode particulier de développement de cette maladie, dans lequel
un état inflammatoire érysipélateux précède et accompagne l'éruption. Il est rare, en effet, de trouver des traces d'inflammation bien
notables au delà de la plaque impétigineuse. Dans cette espèce,
au contraire, la peau est plus ou moins rouge, plus ou moins
tuméfiée et fort au delà de la surface sécrétante. L'état inflammatoire persiste durant quelques jours après l'éruption pustuleuse survenue ; elle s'accompagne aussi parfois de l'engorgement
des ganglions voisins, de sorte que, si l'éruption paraît à la face,
les glandes sous-maxillaires et parotidiennes ou les ganglions
lymphatiques du cou sont plus ou moins affectés. C'est donc là
un impétigo plus aigu, plus inflammatoire, et qui, sous ce rapport, réclame un traitement antiphlogistique plus énergique.

Impetigo pilaris. — Voici une variété qui n'a pas été décrite.
Elle est fort remarquable. Elle se montre d'abord par des pustules qui, contrairement à celles de l'impétigo ordinaire, sont
généralement discrètes, nettement isolées, et tout aussi petites
d'ailleurs que les pustules dites psydraciées de l'impétigo. Chacune d'elles est traversée à son centre par un poil, de sorte que
cette maladie ne se rencontre que là où le système pileux est prononcé. C'est aux jambes qu'on l'observe le plus souvent. On la

voit aussi sur la peau du sternum. Elle est principalement propre
à l'homme. Je ne l'ai jamais observée à la tête. Les pustules
viennent plus lentement ; elles mettent plus de temps à parcourir
leurs diverses périodes. On a décrit un *lichen pilaris* à forme
papuleuse sans suppuration : il existe comme maladie correspondante un *impetigo pilaris* et un *psoriasis pilaris*. D'ailleurs la
marche de la maladie est à peu près la même ; elle n'est pas plus
rebelle, mais elle est plus soutenue, plus successive que dans
l'impétigo simple.

Impetigo purifluens. — C'est encore une autre variété que j'ai
observée et qui n'a pas non plus été décrite. Elle est fort remarquable. Elle a d'abord pour siége une peau organisée d'une
manière toute particulière. C'est une peau blafarde, opaline,
épaisse, huileuse. Sur un point du corps, à la figure, au voisinage
des oreilles, à la partie interne des bras, plus ou moins près des
aisselles, se montre une éruption pustuleuse dont les vésicules
purulentes se crèvent toutes pour donner écoulement à un pus
tellement muqueux, que l'on pourrait dire que c'est un muco-pus
d'un blanc jaunâtre pâle ; l'épiderme qui formait l'enveloppe de
chaque pustule se détache entièrement, et il ne reste plus qu'une
surface sécrétante légèrement pourvue d'aspérités d'un rouge vif,
et qui fournit du pus en telle abondance, que le malade est obligé
à cinq ou six pansements dans les vingt-quatre heures. On dirait
ces surfaces de l'intérieur d'abcès froids fournissant du pus par
exhalation. Mais la maladie ne perd pas entièrement le cachet de
sa forme élémentaire ; tout son pourtour, fort nettement dessiné
d'ailleurs, est parsemé d'un liséré ou petite traînée d'une croûte
jaune-serin, qui rappelle la croûte d'impétigo. Cette sécrétion
purulente se prolonge des mois entiers : on peut la supprimer,
mais on court le risque d'apporter une perturbation dans la santé
générale. Ce qui distingue cette variété de l'intertrigo scrofuleux,
ce sont les pustules qui bordent la plaque malade, principalement
au début de l'affection. Voici une observation qui a été recueillie
par M. le docteur Marais, autrefois interne dans mon service, et
qui donne une idée exacte de cette maladie. Cette observation a
été insérée dans le numéro du 24 juin 1845 de la *Gazette des
hôpitaux*.

Maurand (Charles), entré le 27 novembre 1844, salle Saint-Jean, n° 18, âgé de quinze ans et demi, menuisier. Tempérament lymphatique, constitution grêle ; peau fine, blafarde, tout à fait décolorée. A l'âge de quatre ans il a eu un engorgement des ganglions sous-maxillaires non suppurant. Variole à neuf ans.

Quinze jours avant son entrée à l'hôpital se développent derrière les oreilles de petites pustules accompagnées d'une démangeaison vive, et dont la rupture produite par les ongles du malade fut suivie d'un écoulement purulent très considérable ; la progression de la maladie fut si rapide, qu'en moins de huit jours elle avait envahi toute la surface des oreilles, le cou, le derrière de la tête, le front et le menton.

Tel était l'état du malade à son entrée à l'hôpital, que toutes les surfaces indiquées plus haut représentaient l'aspect d'une membrane muqueuse rouge, piquetée, d'où suintait le pus presque à vue d'œil ; à la circonférence seule se dessinait un cercle de petites vésicules purulentes au moyen desquelles s'opéraient les progrès du mal. Deux mois après, l'affection se montrait aux parties génitales sous la même forme et avec une telle intensité, qu'en moins de huit jours, les bourses, les parties internes des cuisses, le pubis, le quart inférieur de l'abdomen furent envahis. La maladie prenait en même temps de l'accroissement du côté du siége primitif ; elle occupait la face tout entière.

Forme. — De sa forme pustuleuse primitive que nous avons indiquée, la maladie était passée, par une transition rapide, à celle d'une large surface arrondie, excoriée, d'un rouge vif, accompagnée d'épaississement de la peau, au point de doubler le pavillon des oreilles ; le pourtour de ces plaques était limité, circonscrit par un cercle de pustules, petites, aplaties, se rompant facilement, et accroissant par leur reproduction circulaire successive l'étendue de la surface malade. Cette surface transsudait du pus en telle abondance, que les linges en étaient constamment baignés, et que dans l'intervalle des pansements, répétés quatre fois dans les vingt-quatre heures, la conque des oreilles en était remplie et les pièces d'appareil complétement mouillées.

Dès son entrée à l'hôpital, le malade fut soumis à un traitement ayant pour base les émollients locaux, les bains de Baréges et les préparations ferrugineuses à l'intérieur. Mais on retirait des cataplasmes remplis de pus ; et M. Devergie, craignant que le contact prolongé de la matière purulente ne vînt à augmenter cette sécrétion, les fit cesser pour les remplacer par la poudre d'amidon et des lotions d'eau de sureau que l'on rendit à la longue légèrement saturnée.

La maladie avait notablement perdu de son intensité, et la guérison paraissait devoir être prochaine, lorsque les parties génitales, les cuisses et le bas-ventre devinrent le siége d'un nouveau développement impétigineux. Il était vraiment curieux de voir la maladie faire des progrès pour ainsi dire de moment en moment, et de voir cette surface excoriée, lisse, d'un rouge plus ou moins vif, terni seulement par une légère nappe de pus blanchâtre, ou mieux blafard, comme si la matière muqueuse prédominait de beaucoup sur les globules purulents.

M. Devergie crut devoir laisser sécréter cette surface, d'autant que cette sécrétion était liée à une organisation de la peau dont il signale souvent l'existence, peau en vertu de laquelle tout ce qui est dartre sécrétante fournit une abondance considérable de produit morbide. Il peint cette organisation particulière à l'aide des caractères suivants : Peau blafarde, à teinte opaline, semi-transparente, pour ainsi dire, quoique épaisse. Cet état de la peau est d'ailleurs lié à la constitution lymphatique : non pas qu'il existe nécessairement chez ces sujets des engorgements scrofuleux; mais ces individus sont pâles, mous dans leurs mouvements comme dans leur parler, indolents dans leur marche comme dans leurs déterminations, apathiques et insensibles à toutes les émotions.

Quelques pommades résolutives furent essayées; elles avaient pour base l'oxyde de zinc, puis le calomel à faible dose. On tenta aussi l'emploi de lotions de sublimé au 1500e du poids de cette substance. On exaspérait toujours la maladie. L'amidon seul et l'eau de sureau produisaient les meilleurs résultats.

Enfin M. Devergie crut remarquer un état stationnaire; il saisit ce moment pour modifier l'état morbide à l'aide de cautérisations avec la solution de nitrate d'argent au 10e. Toutefois il ne toucha d'abord qu'une petite partie de la surface malade; et ce, dans le double but de ne pas supprimer brusquement une sécrétion purulente aussi abondante, et de ne pas exciter trop vivement la partie malade au cas où ce moyen dût produire des effets fâcheux. Le lendemain, la portion touchée était dans un état d'amélioration très marquée; et en répétant cette opération chaque jour sur des surfaces non touchées, on arriva à guérir très rapidement toute la surface affectée, tant est puissant l'emploi des modificateurs habilement maniés, c'est-à-dire avec réserve et appliqués en temps opportun.

On regardait le malade comme guéri, lorsqu'il se manifesta un érysipèle de la face et du cuir chevelu, qui le retint encore un mois à l'hôpital : il céda à un régime antiphlogistique sévère.

Impetigo rodens. — Voici une forme d'impétigo chronique fort mal décrite, je pourrais même dire inconnue à Willan et à Bateman, dont les auteurs français ont fort incomplètement traité ou dont ils n'ont pas traité du tout, et sur laquelle j'ai depuis huit ou dix ans porté mon attention toute spéciale, appelée qu'elle avait été d'ailleurs par une malade qui en était atteinte depuis neuf ans, et qui avait reçu les soins de tous les dermatologistes de Paris, sans avoir obtenu de guérison. Willan et Bateman parlent bien de l'incurabilité de l'affection, et ils l'attribuent à ce que la maladie siége sur un tissu cancéreux; mais en déclarant que la maladie se montre principalement sur le tronc, ils prouvent qu'ils ne l'ont pas vue.

Disons tout d'abord, d'après nos observations, que l'*impetigo rodens* se présente sous trois formes différentes: forme diffuse, forme ramassée mais excentrique, forme ulcéreuse. Dans ces trois variétés, c'est par un très petit point malade que l'affection débute. Dans la première, il se fait dans divers points de la peau du visage, mais successivement et à distance, une petite sécrétion d'un jaune grisâtre, avec une légère démangeaison, sécrétion qui représente une croûte de la grosseur d'une tête d'épingle. Le malade n'y fait pas attention, il y porte involontairement la main, et en trois ou quatre jours il fait tomber la croûte. A la place se trouve une petite surface déprimée, comme s'il y avait une petite perte de substance, sans qu'il paraisse y exister de plaie. Mais en examinant bien attentivement, on voit dans le fond de la dépression un point rouge qui saigne dans quelques cas, si le malade tourmente la surface affectée. Cette petite dépression se remplit peu à peu en quelques jours, et au bout de huit à dix jours elle est comblée par une croûte d'un gris jaunâtre tout à fait semblable à la première. Il suffit d'un peu d'axonge, de suif, de pommade de concombre, ou d'un corps humide appliqué pendant une ou deux heures, pour la faire tomber, et alors, quand ces précautions ont été prises, la dépression préexistante paraît moins profonde, et elle ne semble pas s'être élargie. Il s'écoule des mois et quelquefois des années avant que cette surface ait atteint la largeur d'une très petite lentille. Dans certains cas, la maladie semble s'être totalement arrêtée, et l'on ne voit plus alors qu'une très petite dépression cicatrisée, qu'on peut rapprocher de la marque que laisse une petite pustule de variole. C'est la variété que je désigne sous le nom d'*impetigo rodens diffusa*. Elle se montre ordinairement sur les joues, et notamment au voisinage des pommettes. Les points affectés sont espacés les uns des autres.

Dans une seconde espèce, beaucoup plus commune que la précédente, c'est à l'angle interne des paupières et sur les côtés du nez, mais surtout au voisinage de l'œil, que l'on voit survenir cette maladie. Elle a alors son cachet tout spécial en ce sens que débutant comme dans le cas précédent, par un petit point croûteux d'un gris jaunâtre, la croûte tombe et la partie malade semble se guérir : en effet, il se forme une cicatrice centrale ; mais autour de ce point apparaît une petite croûte circulaire, circinée, qui tombe à son tour pour augmenter les dimensions de la cicatrice première, autour de laquelle se forme de nouveau une petite croûte à cercle plus ou moins complet. Je dis à cercle plus ou moins complet, car il est rare qu'à la troisième ou quatrième évolution successive, ce cercle ne se rompe pas sur un point plus ou moins étendu de sa circonférence, pour ne plus laisser que trois quarts ou un demi-cercle de croûte. Dans l'espace de six, huit ou dix ans, la surface malade, constituée dans sa presque totalité par une cicatrice blanche, légèrement froncée ou lisse, et terminée par une portion de couronne croûteuse, occupe une surface d'un centimètre à un centimètre et demi d'étendue, gagnant de l'angle interne de l'œil le dos et les côtés du nez, de manière à s'allonger sur le même côté et à ne pas dépasser en général la ligne médiane. En fait de sensation, de temps en temps une légère démangeaison, encore est-elle peu appréciable; sensation d'un fourmillement d'insecte. Un corps gras fait immédiatement tomber les croûtes, et il faut y regarder de près pour reconnaître une surface malade.

Singulière forme morbide, à marche lente, mais continue, qui résiste à toute médication interne ou externe, excepté à une cautérisation toute spéciale, ainsi que nous le dirons tout à l'heure.

Dans une troisième variété, tout aussi inconnue que la première, les choses se passent différemment. Le cachet de cette troisième espèce, c'est la forme ulcéreuse ; le siége est aussi un peu différent, quoique voisin du précédent. C'est sur l'aile du nez, ou à l'angle externe de l'œil, ou à l'angle interne et en gagnant vers le sourcil, qu'elle se montre. Elle débute de la même manière, et sa marche est presque aussi lente. Mais là où elle se manifeste, la sécrétion est plus abondante, la croûte plus élevée, plus humide, plus purulemte et quelque peu sanieuse. Elle laisse moins de cicatrices derrière elle en s'étendant, et il existe sous chaque croûte une ulcération qui, tantôt gagne seulement en profondeur, et tantôt gagne à la fois en profondeur et en surface, de sorte qu'il en résulte une destruction de parties molles ayant déjà peu d'épaisseur. C'est ainsi que nous avons vu l'angle interne des paupières de l'un des yeux détruit, les points lacrymaux ulcérés et désorganisés, l'œil mis à nu dans une certaine surface en dedans. Quelquefois l'affection se développe sur les deux angles internes des yeux à la fois, ce qui est rare dans l'*impétigo rodens*, qui n'affecte ordinairement qu'un seul côté ; les bords de l'ulcération ne sont pas endurcis, comme cela a lieu dans le cancroïde.

Quoi qu'il en soit, il résulte une forme particulière d'aspect et d'état morbide pour une maladie, qui est d'autant plus grave qu'elle tend d'une manière incessante à la destruction des parties molles. Il est vrai de dire que, comme dans les deux précédentes variétés que nous venons de décrire, la marche ulcéreuse est très lente. Nous avons vu les deux angles internes des paupières détruits, ou l'angle externe, ou l'aile du nez et le dos du nez rongés et ulcérés en surfaces linéaires et courbes ; ou même l'aile du nez dans un état voisin de la perforation et de la communication avec les fosses nasales, principalement dans le point où la peau et les chairs sont le plus amincies, c'est-à-dire dans ce triangle qui sépare le bord libre de l'aile du nez, le dos du nez et la jonction du nez avec la joue.

Ces diverses formes de maladies sont tout à fait distinctes de ces variétés de *noli me tangere* dont je parlerai plus loin. Leurs ravages à marche si discrète, si lente (je soigne en ce moment un impétigo ulcéreux du nez qui a trente-deux ans de date, chez une personne du Havre) ; leur aspect de plaies ou de productions morbides, de sécrétion de bonne nature, les en différencient essentiellement. Leur ténacité semblerait seule pouvoir les en rapprocher ; mais il n'y a aucune comparaison à faire entre les trois espèces d'*impetigo rodens* et quelques cas de *noli me tangere* que nous avons été assez heureux pour guérir.— L'aspect plus ou moins circiné de la maladie à forme ulcéreuse ou non ulcéreuse, le siége au voisinage des ouvertures naturelles, pourraient peut-être faire naître la pensée d'une cause syphilitique. Il n'en est rien : d'abord, nous avons vu cette affection chez bon nombre de malades qui n'ont jamais été atteints de vérole sous quelque forme que ce soit; ensuite, c'est une maladie de l'âge adulte et de l'âge plus qu'adulte, c'est-à-dire du retour d'âge. Chose fort remarquable encore, elle nous a paru moins fréquente chez la femme que chez l'homme.

Traitement de l'impétigo et de ses variétés.—Ce n'est pas parce que l'impétigo est *figurata*, *sparsa*, *larvalis*, etc., qu'il en peut résulter quelques modifications dans le traitement; des considérations d'un autre ordre doivent appeler l'attention des médecins : et d'abord l'état plus ou moins aigu de l'affection, la présence ou l'absence de prodromes inflammatoires ; les conditions dans lesquelles l'impétigo est survenu: arrêt ou absence d'époque menstruelle, excès de travail, fatigue de toute autre nature; puis les circonstances de causes éloignées, d'antécédents lymphatiques, etc.

En thèse générale, tout impétigo à forme aiguë, quelle qu'en soit la cause, déterminante ou prédisposante, réclame le traitement antiphlogistique, général et local, aidé de quelques laxatifs durant le temps nécessaire pour arrêter les progrès de l'affection et la faire entrer dans une période décroissante. C'est pour ne pas observer ce précepte que la grande généralité des impétigos passent à l'état chronique. Je ne veux pas dire qu'au point de vue de la cause première ils ne réclament pas une médication tout autre, mais en employant cette médication dès le début, on perpétue l'état aigu, qui ne peut plus se terminer alors par la résolution. En adoptant, au contraire, la marche que nous indiquons, on guérit rapidement l'affection, sauf à administrer un traitement général au moment de sa période décroissante. Ainsi usage de tisane rafraîchissante au début, amidon en poudre et cataplasme de fécule sur les surfaces malades ; diminution notable des aliments, pas de vin, jusqu'à la période d'arrêt, jusqu'à la cessation de la suppuration, soit huit à quinze jours.

Ce temps expiré, il y a lieu de commencer un traitement général antilymphatique (voy. MÉDICATION ANTILYMPHATIQUE), l'huile de foie de morue, les vins amers ou antiscorbutiques, les ferrugineux, les sulfureux d'après un choix et dans une *proportion* relative au tempérament, à la constitution, à l'état général et aux antécédents du malade. Quant aux moyens locaux, il suffit ordinairement de l'usage d'une pommade *légèrement résolutive* au tannin et à la fleur de soufre pour obtenir la guérison ; plus, quelques bains sulfureux très modérés et à faible dose.

Il n'en est pas de même pour le cas où l'impétigo a débuté avec une forme chronique, ou lorsqu'il se présente au médecin après avoir pris cette marche, la période aiguë ayant cessé depuis longtemps. Dès l'abord, il y a lieu d'instituer la médication générale. Quant à l'état local, il ne faut pas se hâter de le guérir par des applications externes ; mieux vaut attendre que la médication interne commence la guérison, si même elle ne l'achève, ce qui arrive quelquefois ; mais il est bon qu'il soit survenu une modification générale dans l'économie avant d'opérer celle des parties malades. C'est dans cet impétigo chronique que les sulfureux font merveille : c'est là que les eaux des Pyrénées sont surtout efficaces. Mais dans ces formes chroniques très anciennes, on est souvent obligé de modifier les surfaces malades par l'usage des douches sulfureuses ou sulfo-alcalines en arrosoir, par des applications répétées d'huile de cade, par des lotions alunées, ou au sublimé ; et de toucher quelquefois la peau avec une légère solution de nitrate d'argent (voy. *Formulaire* pour ces diverses préparations). On fera bien, après la guérison, de prescrire une hygiène spéciale de la peau, les lotions générales froides, par exemple, durant un certain laps de temps.

Enfin, il n'est pas rare, lorsqu'on a guéri un impétigo chronique datant de plusieurs années, d'en voir récidiver quelques apparences l'année suivante et la deuxième année après, dans la forme même où le premier début a eu lieu. En général, ces récidives sont beaucoup moins intenses ; elles exigent les mêmes préceptes de thérapeutique, et elles guérissent beaucoup plus facilement. Il ne faut pas craindre de les poursuivre et d'en débarrasser les enfants à tout prix, c'est ce à quoi on arrive parfaitement.

C'est ici le cas de blâmer la pratique de certains médecins qui appliquent des exutoires dans le but de détourner et de guérir l'éruption pustuleuse ; on ne fait qu'ajouter une plaie de plus et une source nouvelle d'éruption; car autour du vésicatoire apparaissent des pustules d'impétigo, souvent très nombreuses. Je ne saurais non plus trop m'élever contre la tendance de quelques médecins à retarder le moment où il y aura lieu de mettre l'enfant en traitement. Le développement de l'âge, l'établissement de la menstruation feront plus, disent-ils, que tous les traitements les plus rationnels. C'est là une grave erreur; la maladie marche quand même, elle se perpétue ainsi et devient plus difficilement curable. Si, lorsqu'elle a débuté dans l'enfance, il est rationnel de la laisser subsister comme une sorte d'émonctoire qui semble garantir l'enfant d'autres maladies, on doit la guérir aussitôt que l'organisation est assez avancée pour supporter une médication appropriée.

Il nous faut indiquer quelques modifications thérapeutiques à l'égard de deux formes particulières d'impétigo que nous avons fait connaître : l'*impetigo pilaris* et l'*impetigo purifluens*. Il est remarquable que l'*impetigo pilaris* ne reflète pas un tempérament lymphatique comme l'impétigo ordinaire. Il naît sur des personnes velues, fortes, bien constituées. Aussi exige-t-il presque exclusivement le traitement rafraîchissant, sauf quelques bains sulfureux dans la dernière période de son traitement. Quant à l'*impetigo purifluens*, il faut le laisser marcher en se bornant à modérer l'écoulement du pus par l'amidon et la poudre de tan, administrant à l'intérieur un traitement essentiellement-antilymphatique et faisant usage de bains sulfureux pour stimuler toute la surface cutanée. Mais aussitôt que la suppuration commence à se faire, il faut saisir le moment de modifier la surface malade en la touchant tous les trois jours avec la solution de nitrate d'argent au dixième, employant d'ailleurs l'eau chlorurée au vingt-cinquième pour eau de lavage, surtout dans la période d'écoulement, et plus tard faisant des lotions alunées ou au bichlorure d'hydrargyre (voy. *Formulaire*, LOTIONS), etc. Il est rare que le traitement de cette affection ne s'étende pas à deux mois : cela dépend du traitement au début et de la chronicité de l'affection.

Reste la thérapeutique toute spéciale de l'*impetigo rodens*. Nous allons la faire connaître. L'*impetigo rodens* non ulcéreux, quelle qu'en soit la forme, est toujours curable à l'aide d'applications du caustique de Canquoin tombé en *deliquium* au contact de l'air, et associé à de la farine de bonne qualité. On détache les croûtes au préalable à l'aide d'un petit cataplasme ; on étend le caustique en pâte molle sur les parties croûteuses, et non pas sur la partie centrale que cette affection a pu laisser en s'élargissant. Si la surface malade est très étendue, on n'en cautérise qu'une partie. La couche de caustique doit être très mince et à l'état presque liquide. Ainsi appliquée, elle se dessèche bientôt : elle développe une inflammation assez intense, mais qui ne réclame jamais aucun soin particulier et qui tombe dans l'espace de deux ou trois jours. On voit alors une croûte ou eschare sèche qui se détache peu à peu dans un intervalle de temps de quinze jours environ, et qui laisse une cicatrice à peine appréciable. Cependant, lorsque le sujet est très lymphatique, il se manifeste sous la couche de caustique une sécrétion assez abondante d'une matière séro-purulente concrète qui ressemble tout à fait à la croûte d'impétigo ; alors l'eschare se détache beaucoup plus vite, mais on guérit la petite plaie qui en résulte à l'aide de pansements avec le cérat créosoté (voy. *Formulaire*, CÉRAT CRÉOSOTÉ).

Le traitement de l'impétigo ulcéreux est tout autre ; il exige une des médications mixtes les plus compliquées dont j'aie parlé (voy. *médication mixte*). Je fais prendre aux malades matin et soir de l'huile de foie de morue brune, une cuillerée à bouche, sans dépasser la dose de quatre cuillerées, deux le matin, deux le soir, dose à laquelle j'arrive progressivement en augmentant d'une cuillerée tous les quatre jours ; immédiatement après l'huile et dans une tasse de tisane des quatre bois sudorifiques très légère (20 grammes des quatre bois pour un litre d'eau à faire bouillir pendant dix minutes), ou, s'il y a prédominance du tempérament lymphatique, dans de la tisane de houblon, une cuillerée à bouche d'un sirop ainsi composé :

Limaille de fer...................	4 décigrammes.
Iode...........................	17 décigrammes.
Eau.	4 grammes.

Triturez à froid dans un mortier, en ajoutant l'eau goutte à goutte. Dissolvez dans la plus petite quantité d'eau possible :

Iodure de potassium...............	10 grammes.

Ajoutez à cette dernière dissolution :

Bichlorure de mercure.............. 5 à 10 centigrammes

que vous aurez divisé et dissous par quelques gouttes d'alcool. Mêlez à l'iodure de fer, et incorporez le tout à

Sirop de sucre.................... 500 grammes.

Ajoutez :

Solution de Fowler................ 15 décigrammes.

Ce traitement est prolongé sans inconvénient pendant plusieurs mois. Je donne aux repas, suivant l'état de l'estomac, de l'eau ferrugineuse rougie de vin ou de l'eau alcaline; les viandes et légumes forment la base de l'alimentation, à l'exclusion des ragoûts et des mets vinaigrés.

Après deux mois, lorsque la partie malade a subi, de la part de ce traitement, une modification heureuse, que la sécrétion a changé de nature, que la plaie a pris un meilleur caractère, qu'elle s'est en grande partie cicatrisée, que ses lèvres ont perdu de leur engorgement, alors je modifie les surfaces malades par le caustique de Canquoin appliqué par petites portions sur les surfaces malades, et je termine ainsi la guérison dans un espace de temps plus ou moins court, sans abandonner le traitement interne, sauf à le rendre peu à peu moins actif, par la diminution des doses de substances médicamenteuses.

Noli me tangere. — Ce traitement est aussi applicable à ces ulcérations indolentes des côtés et du dos du nez, à bords amincis, à surface saignante, sans induration sensible des bords, qui détruisent peu à peu les parties, au point de mettre à découvert les fosses nasales, et que l'on désigne communément sous le nom de *noli me tangere.* Il réussit merveilleusement dans ces sortes de cas. Depuis six ans que je l'emploie, j'ai obtenu des guérisons fort remarquables dans des cas d'ancienne date où les chirurgiens n'avaient rien voulu tenter à cet égard. Ce ne sont pas des ulcérations ayant des caractères syphilitiques ou scrofuleux, et cependant l'ensemble de ces moyens que j'ai indiqués me donne de remarquables succès, sans que je prétende guérir le cancroïde, comme on le pense bien. (Voy. SCROFULES SYPHILITIQUES HÉRÉDITAIRES.)

Formes composées d'impétigo.

Impétigo eczémateux. — J'ai décrit cette variété immédiatement après avoir fait l'histoire de l'eczéma, auquel elle se rattache par des points de contact très nombreux (voy. ECZÉMA IMPÉTIGINEUX).

Impétigo ecthymatiforme. — Voici une éruption intermédiaire entre l'impétigo et l'ecthyma, mais qui s'en distingue par le volume et la confluence des pustules. Dans l'ecthyma, toutes les pustules ont en général le volume d'une lentille ; elles sont isolées. Dans l'impétigo, les pustules sont tellement petites, qu'on les a caractérisées par l'expression de *psydraciées ;* elles sont confluentes. Ici c'est un état intermédiaire pour le volume. D'ailleurs on voit les pustules avec un point noir central, comme dans l'ecthyma, mais moins prononcé, et les pustules sont moins ombiliquées ; elles sont d'ailleurs beaucoup plus confluentes que dans l'ecthyma, moins espacées, mais elles ne se confondent pas entre elles comme dans l'impétigo. Elles ne donnent pas non plus lieu à des croûtes de mélitagre. C'est du pus qu'elles renferment et un pus plus épais, qui ne se concrète que difficilement et qui n'a pas cette couleur jaune-serin de la croûte de mélitagre. Il est très difficile de voir dans ces pustules de fausses membranes comme dans l'ecthyma, et elles ne laissent pas de cicatrices aussi profondes et aussi marquées que cette affection. La maladie a une marche plus lente que l'impétigo ; elle est plus tenace, elle est sujette à développer de nouvelles pustules à intervalles plus ou moins éloignés. Ce n'est plus une *poussée* de pustules dont le développement s'arrête lorsque la période d'évolution a produit son effet, ici c'est une évolution presque continue, presque successive ; on trouve surtout cette maladie le long des membres ; elle réclame d'ailleurs le même traitement, mais elle se rattache moins que l'impétigo à forme simple au tempérament lymphatique. Voici une observation qui a été rédigée par le docteur Bergeron, autrefois mon interne, aujourd'hui mon collègue des hôpitaux, et qui donne une idée exacte de la marche de cette maladie.

Impétigo ecthymatiforme. — Ladislas (Jean), trente et un ans, fondeur, vigoureux, tempérament lymphatique. Il y a deux ans, le malade entra à l'hôpital pour un *eczéma lichénoïde* qui occupait la face externe des bras; il sortit guéri au bout de quinze jours, mais un mois après la maladie récidiva. Le malade rentra à l'hôpital et sortit de nouveau guéri ; depuis ce temps il a eu presque toujours *quelques boutons*, mais il réprimait leur trop grand développement par des cataplasmes de mie de pain et des bains fréquents. Au mois de novembre 1842, la maladie récidiva une troisième fois avec les mêmes caractères, et ce n'est que douze jours avant l'entrée du malade qu'une forme nouvelle s'est montrée au bras gauche par une série de petites pustules larges d'un demi-millimètre à 2 millimètres, blanches, ombiliquées, entourées d'une auréole rosée peu large : elles sont formées par le soulèvement de l'épiderme seulement. Confluentes et agglomérées dans certains points, elles sont bien distinctes dans d'autres ; leur forme est tantôt circulaire, tantôt ellipsoïde. Elles occupent la face externe et postérieure du bras, au niveau du coude, dans un espace de 10 centimètres de hauteur sur 8 de largeur environ ; elles sont disposées de façon qu'on puisse même les diviser en deux séries de grandeur égale occupant, l'une la face externe, l'autre la face postérieure du membre : la série de la face externe se partageant entre la partie inférieure du bras et la partie supérieure de l'avant-bras ; l'autre commençant au-dessous du coude et descendant plus bas que la première sur l'avant-bras. — 22 décembre. On applique des compresses de sureau, et le lendemain toutes les pustules sont percées et ont laissé derrière elles de nombreuses ulcérations de grandeur variable suivant l'étendue et le nombre des pustules auxquelles elles ont succédé. Les ulcérations sont indolores, excepté au contact de l'air; elles sont peu profondes et régulièrement concaves. — 26 décembre. Les ulcérations les plus petites sont déjà formées et laissent derrière elles de petits points rouges, les plus grandes sont diminuées ; en un mot, il y a progrès sensible vers la cicatrisation. — Le 3 janvier, il ne reste à la place des ulcérations que des points d'un rouge violacé correspondant à de petits noyaux engorgés. Sorti le 12 janvier.

Impétigo sycosiforme. — Quoique nous n'ayons pas encore traité du sycosis, il nous est impossible de ne pas rapprocher cette affection de l'histoire de l'impétigo, car on la désigne généralement sous la dénomination simple d'*impétigo*. Il est vrai qu'aujourd'hui on est beaucoup plus élastique, et qu'on désigne sous le nom de mentagre toute affection pustuleuse qui siége aussi bien à la lèvre supérieure qu'au menton. Cette affection siége le plus ordinairement au milieu de la lèvre supérieure, immédiatement au-dessous de la cloison du nez, et elle y apparaît en une ou plusieurs petites pustules dont la sécrétion se transforme

bientôt en une croûte d'un gris jaunâtre sale, plus ou moins ramassée, saillante, qui tombe au bout de quelques jours pour faire
place à une croûte nouvelle, se reproduisant tous les quinze
jours ou toutes les trois semaines, et ainsi de suite durant des
mois et des années. Chose remarquable, l'affection ne fait que
des progrès extrêmement lents en surface, mais elle persiste avec
une grande ténacité. Emploie-t-on des moyens propres à la
guérir, elle s'atténue au point de toucher à son terme; puis par
le moindre écart de régime, par la moindre circonstance accidentelle, il survient tout à coup une nouvelle *poussée* de pustules qui
ramène l'affection sinon au degré où elle était à son début, au
moins à un état qui retarde encore de longtemps la guérison. Or,
si l'on rapproche cette forme morbide d'impétigo de la marche
que nous avons tracée de l'impétigo ordinaire, on verra quelle
différence tranchée existe entre ces deux maladies. L'impétigo
ordinaire se guérit généralement en peu de temps et par des
moyens simples, à moins qu'il ne soit très ancien; celui-ci, au
début même, exige des soins tout particuliers. Mais ce n'est pas
seulement une différence de marche qui établit la distinction
entre cette forme composée et la forme simple : l'élément morbide est tout différent. Tandis que dans l'impétigo la pustule est
plutôt une vésicule purulente qu'une pustule, c'est-à-dire une
pustule superficielle; dans l'*impétigo sycosiforme*, la pustule,
quoique presque aussi petite, est plus profonde et l'engorgement
inflammatoire constitue la moitié ou les trois quarts de la pustule, qui est alors à forme acuminée : ces pustules sont séparées
les unes des autres et très distinctes, au lieu d'être agglomérées.
Ainsi l'élément pustuleux est lui-même très différent.

Mais il existe deux variétés de cette forme morbide par rapport au point de départ de l'affection, et dont le praticien doit
bien tenir compte. Dans l'une, la maladie a été précédée de
longue date de sécrétion muco-purulente de l'une ou des deux
fosses nasales, se traduisant par la formation de croûtes qui tombent, se détachent peu à peu, ou que le malade arrache ; accompagnées souvent de petites pustules sous le bord des narines,
pustules douloureuses. Puis, par une cause déterminante quelconque, la maladie des fosses nasales semble s'étendre rapide-

ment à la lèvre supérieure et envahir une surface plus ou moins grande, au point, dans certains cas, de gagner la lèvre inférieure et la totalité du menton et de la barbe. Cette forme est essentiel-lement lymphatique, scrofuleuse ; elle se rencontre surtout dans la jeunesse. — Dans l'autre variété, le malade attribue presque toujours à l'emploi d'un rasoir sale le développement de la maladie, ce rasoir ayant causé une petite coupure qui ne s'est pas guérie et à la suite de laquelle sont survenus quelques petits boutons. Mais ce qui est vrai, c'est que le bouton ou la pustule précède souvent la coupure ; c'est que le malade se frotte, arrache, tourmente cette éruption, et la transforme ainsi en une maladie de longue durée.

Si les diverses circonstances que nous venons de retracer distinguent l'impétigo sycosiforme de l'impétigo ordinaire, elles le différencient à plus forte raison du sycosis, qui a toujours son point de départ et son siége au menton, et qui s'y montre soit par de gros tubercules plus ou moins suppurants, soit par de grosses pustules dans lesquelles l'engorgement forme la presque totalité de la pustule, le premier seul étant purulent. D'ailleurs l'impétigo sycosiforme n'est jamais ou presque jamais précédé de ces plaques d'herpès furfuracées que l'on voit quelquefois précéder le sycosis. Enfin je n'ai jamais vu de champignon dans cette maladie, l'impétigo sycosiforme. Et pour renouer ces différences entre les trois maladies, nous dirons que l'impétigo ordinaire est une affection pustuleuse qui ne s'étend jamais au delà de la superficie du derme ; que dans l'impétigo sycosiforme une partie du derme est attaquée, et que dans le sycosis toute l'épaisseur de la peau et le tissu cellulaire sous-jacent sont malades.

Reste à donner quelques préceptes particuliers pour combattre cette maladie. Lorsqu'elle a pour point de départ les fosses nasales, c'est-à-dire la forme scrofuleuse, c'est la médication anti-lymphatique qui doit faire la base du traitement : les injections d'eau chlorurée dans les narines, les pommades légèrement sulfureuses. Quand elle siége primitivement et constamment à la lèvre, je ne connais pas de médication interne qui puisse la combattre avec efficacité. L'iodure de soufre à l'intérieur réussit quelquefois ainsi que les arsenicaux. Dans ces sortes de cas voici le traitement auquel je m'arrête : Un cataplasme de fécule de pomme de terre tous les soirs; dans le jour, de l'amidon, pendant les premiers jours, et puis l'usage de pommade au précipité blanc. Tous les deux jours une douche de vapeur aqueuse sur la surface malade. Une douzaine de douches est ordinairement suffisante. Puis modification de la surface malade avec la solution de nitrate d'argent au dixième ou même au cinquième, appliquée tous les cinq jours. Les cataplasmes doivent être employés avec une grande persévérance et durant tout le traitement. Dans quelques cas on se sert avec avantage de la pommade au cinabre, de l'onguent citrin. Mais il faut surtout une observation sévère de l'hygiène pendant le cours du traitement.

M. Bazin considérait autrefois cette forme d'impétigo comme une mentagre dans laquelle existerait le même cryptogame. Aussi conseillait-il l'épilation répétée des poils pour obtenir la guérison. J'ai tenu à connaître la valeur de ce moyen d'une application d'ailleurs très douloureuse, et voici ce que j'ai observé. Il m'est d'abord arrivé plusieurs fois d'avoir en traitement, et ce comparativement, des malades que je faisais épiler, et d'autres chez lesquels je m'abstenais de toute épilation. Ces derniers guérissaient quelquefois plus vite. Cependant je dois ajouter que l'épilation m'a paru *favoriser* en général la guérison. Mais j'ajouterai que dans un certain nombre de cas, l'épilation répétée huit à dix fois, et aidée des agents externes que M. Bazin met en usage, ne m'a pas amené de guérison. En voici un exemple, je pourrais en citer plusieurs autres.

Impétigo sycosiforme. — Vauthier (Auguste), trente-six ans, entre le 5 juillet 1855. La lèvre supérieure, dans toute son étendue, présente des croûtes gris jaunâtre épaisses, avec un peu de bouffissure de la lèvre; la barbe est très adhérente et résiste aux tractions. Le malade est d'un tempérament sanguin; ouvrier terrassier; il a vu apparaître les premières pustules il y a cinq ans. Prescription : cataplasme de fécule; trois portions.— 7 juillet. Huile de cade. — 9. Épilation d'une moitié de la lèvre, le deuxième jour l'autre moitié. — 11. Poussée de petites pustules grosses à peine comme de petites têtes d'épingle sur la partie moyenne de la lèvre.— 12. Lotions de sublimé. — 15. Cautérisation au nitrate d'argent, solution au 10e. — 18. Épilation. — 20. Cautérisation; il était apparu la veille quelques pustules.— 25. Épilation, puis pommade au sulfate de cuivre. Le malade reste plus de vingt jours sans voir revenir de nouvelles pustules; il sort le 25 septembre dans un état satisfaisant. — 4 novembre. Le malade, qui est employé dans l'hôpital, me dit que des pustules sont revenues, que M. Bazin l'a fait épiler deux fois et lui fait appliquer de la pommade de sulfate de fer.

Aujourd'hui ses idées ont changé. Il reconnaît l'exactitude de nos deux variétés d'impétigo sycosiforme de la lèvre supérieure, l'une scrofuleuse, comme nous l'avons fait connaître : quant à l'autre, il lui donne le caractère arthritique ; il ajoute que·dans certaines circonstances le trichophyton peut exister dans cette affection (ce qui restreint beaucoup les doctrines passées); il déclare que si nous n'avons pas guéri malgré huit à dix épilations, c'est que nous n'avons pas combattu la cause arthritique. Mais l'observation que nous venons de citer, sert naturellement de réponse aux reproches que nous adresse M. Bazin. Théorie! théorie !

Je renvoie l'histoire de l'*impétigo rupiforme* ou *scabida* et celle de l'*impétigo lupiforme* aux articles Rupia et Lupus, auxquels ils se rattachent directement.

Ecthyma (ἔκθυμα, ατος, *id quod erumpit per cutem, pustula*). *Phlyzacia* d'Alibert.

Suivant sa forme la plus commune :
  Vulgare.

Suivant l'âge :
  Infantile.

Suivant sa marche :
  Aigu.
  Chronique.
  Diutinum ou successif.

Suivant sa cause :
  Idiopathique.
  Symptomatique.

Suivant sa forme composée :
  Impétigo ecthyma
  Ecthyma rupiforme, cachecti-
  cum ou *luridum*.
  Ecthyma pemphigoïde.

Quoique Willan et Bateman aient fait faire à la science un progrès en rattachant l'épithète d'*ecthyma* à un mode. tout spécial de pustule; quoique M. Rayer ait plus particulièrement étudié et mieux décrit qu'on ne l'avait fait avant lui la pustule d'ecthyma, il faut dire qu'il règne encore dans les auteurs une certaine incertitude dans les descriptions des variétés qui en ont été faites. Que l'on parcoure, par exemple, ce que dit Willan des caractères distinctifs de l'*ecthyma luridum* et de l'*ecthyma cachecticum*, on verra qu'il y a entre ces deux formes une parfaite analogie, quoiqu'elles soient exposées séparément ; aussi M. Gibert se borne-t-il, après avoir décrit l'*ecthyma luridum*, à dire que l'*ecthyma cachecticum* s'en rapproche sous tous les rapports.

Attachons-nous d'abord à bien spécifier les caractères de cette affection pustuleuse par une description exacte de la pustule, et nous verrons ensuite dans quelles conditions cette maladie peut se développer. L'ecthyma est une affection pustuleuse qui peut affecter toutes les parties du corps, mais qui, peu fréquente à la figure, se montre principalement sur les membres et au cou, beaucoup plus rarement à la poitrine et au dos, par des pustules de la largeur au moins d'une lentille, espacées les unes des autres, très rarement confluentes ; lorsque deux pustules se touchent, elles peuvent se confondre par une partie de leur circonférence, mais tout en parcourant, isolément chacune, les phases qui sont propres à ces pustules. La pustule d'ecthyma, quoique large, est telle que les neuf dixièmes de la pustule sont formés par la vésicule purulente, au centre de laquelle est un point noir déprimé qui donne à cette pustule l'aspect rubéolique des pustules de la variole. Elle débute par une élevure inflammatoire limitée qui, dans les vingt-quatre heures, se recouvre d'une vésicule large, remplie d'une sérosité argentine du même aspect que celle de la vaccine ; puis dans les vingt-quatre heures suivantes, cette sécrétion prend une apparence franchement purulente, en même temps que se dessine, au centre de la pustule, un point ombré qui devient noir et se déprime. Si l'on ouvre alors cette pustule, il s'en écoule du pus en petite quantité ; et en coupant avec soin l'épiderme qui lui servait d'enveloppe et qui adhère par le point noir central presque autant qu'à la circonférence, on voit une fausse membrane assez épaisse qui recouvre le derme. On peut la détacher, et alors on aperçoit une ulcération du tissu de la peau déprimée dans le centre ; cette dépression se conservant même après la guérison de l'ecthyma et s'apercevant très bien après la guérison, au centre de la cicatrice. Que si nous reprenons la pustule où nous l'avons laissée, c'est-à-dire après trois jours d'évolution et lorsqu'elle est franchement purulente, nous verrons que peu à peu la vésicule se rompt, le liquide qu'elle contient s'en écoule ; l'épiderme s'applique sur la fausse membrane pour donner naissance à une croûte grisâtre qui, en se desséchant, rétrécit le diamètre de la pustule et adhère fortement à la surface de la peau. Mais peu à peu et vers le septième ou le huitième jour cette croûte se détache et laisse une surface rouge cicatrisée, inégale, déprimée fortement à son centre, de manière à figurer un peu la surface d'un cor à clou que l'on vient d'arracher. Inutile de dire que, dès le début, cette pustule était environnée d'un cercle rouge inflammatoire qui est tombé à l'époque de la formation du pus, pour disparaître entièrement avec l'engorgement qui s'accompagnait. Avec ces caractères, il me paraît impossible de confondre l'ecthyma avec aucune affection pustuleuse, si ce n'est l'impétigo ecthymatiforme que nous avons décrit et qui n'en est qu'un diminutif, mais qui s'en distingue par la petitesse des pustules et leur confluence. Il est vrai de dire que les pustules de l'ecthyma se rapprochent beaucoup de celles de la variole, mais les deux éruptions, comme confluence et comme prodromes, sont tellement différentes, qu'on ne saurait les méconnaître.

L'ecthyma que l'on a appelé *vulgare* ou *ordinaire* est une maladie franchement inflammatoire, se rapprochant des exanthèmes sous ce rapport. Cette éruption est parfois précédée ou accompagnée de douleurs lancinantes, et quand elle se montre à la partie interne des membres, il n'est pas rare qu'elle entraîne un état inflammatoire des veines ou l'engorgement des ganglions de l'aisselle ou de l'aine ; elle peut coïncider aussi avec une éruption furonculeuse à l'instar du zona ; elle est d'ailleurs précédée de prodromes inflammatoires graves plus ou moins marqués : anorexie, pâleur générale, chaleur de la peau, soif, fièvre. Elle se montre ou à l'état discret dans une surface peu étendue, ou avec une certaine confluence ; mais l'ecthyma général n'est propre qu'à l'enfance. Dans l'adolescence et dans l'âge adulte, la maladie n'atteint le plus souvent qu'une partie ou la totalité d'un membre. Voici, d'ailleurs, ce que la statistique nous a appris à cet égard. La maladie n'est pas commune, parce que nous ne la trouvons notée que 20 fois sur 1800 cents cas de maladies de la peau. C'est principalement de quinze à vingt-cinq ans qu'elle s'est montrée. Nous n'en trouvons pas d'exemples au delà de cinquante-cinq ans, sans que nous prétendions pour cela qu'elle ne puisse pas se développer plus tard, puisque l'on retrouve l'ecthyma chez le vieillard. Dans seize cas, elle existait sur des sujets d'un tempérament lymphatique sanguin et d'une bonne constitution. Quatorze fois sur vingt, l'ecthyma a été observé en été et au printemps; le plus souvent il était dû à un excès de travail, à la fatigue. Les mains, les avant-bras, les cuisses et les jambes étaient les parties le plus communément atteintes. Cette affection pourrait être chiffrée beaucoup plus haut par quelques médecins qui aujourd'hui considèrent la gale pustuleuse comme une gale compliquée d'ecthyma. Mais tout en admettant que l'ecthyma puisse venir compliquer la gale, comme il complique le prurigo et le lichen, nous ne saurions partager cette manière de voir, ainsi que nous le dirons à l'article GALE PUSTULEUSE.

La marche de l'ecthyma peut être aiguë, c'est celle que nous venons de décrire. Cette forme aiguë peut parcourir ses périodes dans un espace de temps circonscrit, un ou deux septénaires; ou au contraire l'ecthyma se montrera successif, à évolutions successives, *diutinum :* c'est ce qui a lieu surtout dans l'ecthyma à forme chronique. Alors il peut envahir graduellement une grande étendue de la surface du corps. A cet égard, il est une observation importante que nous avons faite et que nous croyons devoir consigner ici : c'est que plus les pustules d'ecthyma qui apparaissent en dernier lieu sont petites, plus la maladie approche de la guérison, semblable en cela au pemphigus et au zona, dont l'éruption décroissante est toujours annoncée par une diminution dans le volume des vésicules.

L'*ecthyma infantile* affecte principalement les enfants à la mamelle. Il coïncide avec une alimentation insuffisante, un lait de mauvaise qualité. Cette éruption est générale ou limitée, mais le plus souvent générale et successive. C'est surtout à la figure, au cou, à la poitrine qu'elle se montre contrairement à l'adulte. Sa durée n'a pas de limites précises ; elle s'accompagne fréquemment de diarrhée plus ou moins abondante, et elle dénote un affaiblissement très compromettant pour la vie de l'enfant. Ce n'est pas que l'ecthyma de l'adulte ne puisse se lier à quelque irritation gastro-intestinale, à quelque ,entéralgie, à quelque état morbide interne ; il en est assez fréquemment le reflet, surtout quand il se montre sous forme chronique, car l'ecthyma aigu est le plus souvent franchement inflammatoire.

Quant aux deux variétés d'*ecthyma luridum* et *cachecticum* des auteurs, et que je regarde comme une seule et même affection, leur description en a été faite dans le troisième groupe.

Nous avons décrit l'impétigo ecthymatiforme, page 241.

Traitement. — Les distinctions assez tranchées que nous avons établies entre les diverses espèces d'ecthyma tracent naturellement la marche qu'il y a lieu de suivre dans le traitement de cette affection. L'invasion de la maladie a-t-elle eu lieu avec une forme aiguë; est-elle d'ailleurs accompagnée de symptômes généraux fébriles ou d'un état de pléthore assez marqué, ou encore de furoncles, d'engorgements des ganglions, de phlébite commençante, il y a lieu de recourir au début à une.émission sanguine. A cet égard, s'il y a phlébite coïncidante, il faut préférer les sangsues à l'anus à la saignée générale ; dans le cas contraire, ne pas hésiter à pratiquer celle-ci sur le membre qui n'est pas affecté d'ecthyma, car lorsque la peau est malade et enflammée sous. quelque forme que ce soit, il y a toujours inconvénient à y pratiquer une plaie, quelque petite qu'elle puisse être. Les boissons rafraîchissantes, les dérivatifs sur le canal intestinal, l'amidon en poudre sur les surfaces malades, et, s'il y a·trop d'inflammation, les cataplasmes de fécule, les bains, tels sont les moyens à mettre en usage.

Lorsque l'ecthyma a une forme chronique, il est rare qu'il ne soit pas lié à un état interne morbide quelconque. C'est moins alors l'éruption pustuleuse qu'il faut traiter que l'état morbide général ou local de l'économie. Ce·que nous pouvons avancer, c'est que l'ecthyma est une maladie qui repousse en général la série des moyens ou agents dits dépuratifs qui conviennent à un certain nombre d'affections cutanées.

Quant à l'ecthyma rupiforme désigné par les auteurs sous le nom de *luridum* ou *cachecticum*, c'est un tout autre ordre d'idées qui doit diriger le praticien. Ici la maladie, comme dans le rupia, est le reflet d'un affaiblissement de l'économie, et tout en traitant la forme inflammatoire par les émollients pulvérulents, l'amidon, la poudre de riz, il faut soutenir les forces du malade par une bonne alimentation ayant pour base les viandes rôties, en même temps que l'on administre les amers, les ferrugineux, le quinquina. — Tous les agents externes aqueux, relâchants, doivent aussi être exclus du traitement. Ils favorisent l'inflammation des pustules, l'agrandissement des ulcères à forme déjà atonique par eux-mêmes; aussi le médecin doit-il être très sobre de cataplasmes, de bains et de tout ce qui relâche les tissus.

Sycosis (σύκωσις); mentagre (de *mentum*, menton, et de ἄγρα, prise); maladie du menton.

Simplex.	*Compositum.*
Suivant la forme :	Impétigo sycosiforme.
Tuberculeux.	Herpès sycosiforme.
Pustuleux.	
Suivant le siége :	
Sycosis menti.	
Sycosis capillitii ou *pilaris*.	

Bateman est le seul auteur qui ait donné une idée exacte de cette affection. Tous ceux qui l'ont suivi ne nous ont tracé qu'une description incomplète ou confuse de cette maladie. Tous l'ont rapprochée ou confondue avec l'acné dont elle diffère; aucun d'eux n'a parlé du *sycosis capillitii* dont Bateman avait cependant retracé les caractères avec assez de soin pour faire voir qu'il s'agissait d'une forme morbide à part. Essayons de suppléer à ces lacunes.

Et d'abord je commence à élaguer de cette description le mot *mentagre*, qui exprime une maladie dont le siége exclusif est au menton, ce qui n'est pas exact. La source de ce nom est dans une épidémie de *sycosis* qui a régné chez les Romains, et dont Pline a retracé la description dans son *Histoire naturelle* (liv. XXVII, chapitre 1). M. Gibert a donné la traduction de ce passage, que nous reproduisons ici.

« Une maladie inconnue jusqu'alors, non-seulement à l'Italie, mais encore à l'Europe presque tout entière, vint sévir à cette époque sur le visage de l'*homme*. Elle se répandit peu en Illyrie, dans les Gaules, en Espagne, et ravagea de préférence Rome et ses environs. Causant à la vérité peu de douleur, et n'entraînant pas de danger pour la vie, cette maladie amenait de si

hideuses difformités, que la mort eût été préférable. On lui donna
en premier lieu le nom grec de *lichen*; mais bientôt, à cause de son
siége spécial au menton, elle reçut d'abord par plaisanterie (les
hommes ne sont que trop enclins à se rire du mal d'autrui) le nom
de *mentagre*, qui lui est demeuré depuis.

» Chez beaucoup de sujets, elle ne se bornait point au menton,
mais elle envahissait le visage tout entier, à l'exception des yeux;
elle s'étendait même au cou, à la poitrine, aux mains, qu'elle cou-
vrait de hideuses écailles. Ce mal, inconnu à nos pères, se montra
pour la première fois en Italie vers le milieu du règne de Tibère
Claude César. On raconte qu'un chevalier romain la rapporta d'Asie
où régnait cette affection, et la transmit ensuite *par contagion* aux
habitants de Rome. *Les femmes n'en furent point affligées;* le peuple
et même la classe moyenne en furent exempts; mais les grands et
les nobles en éprouvèrent cruellement les atteintes, *l'affection se pro-*
pageant rapidement chez eux par le baiser (dont ils se saluent habituel-
lement).

» Ceux qui se faisaient traiter offraient au visage des cicatrices
plus hideuses que le mal lui-même. La méthode de traitement consistait en effet dans l'emploi des caustiques, qui n'empêchaient pas
le mal de reparaître, si les chairs n'avaient été brûlées jusqu'à l'os.
Cette cruelle ressource fut la seule qu'apportèrent d'Égypte les médecins qui vinrent de ce pays s'enrichir à nos dépens. »

C'était bien là en effet le *sycosis menti*; mais l'affection pouvant
se montrer ailleurs, sa dénomination de *mentagre* doit disparaître.
Ce passage de Pline est très significatif sous plusieurs rapports.
Voilà une épidémie; les hommes seuls sont atteints, et aujourd'hui
que nous établissons d'une manière très nette le diagnostic des
maladies de la peau, nous pouvons répéter avec Pline : les hommes
seuls sont atteints de cette maladie lorsqu'elle a son siége au menton.
Les femmes en sont exemptes parce qu'elles n'ont pas de barbe, et
si un auteur a pu déclarer que la maladie pouvait aussi affecter la
femme, il aurait dû ajouter, des femmes qui auraient de la barbe,
car je n'ai jamais observé le *sycosis menti* chez la femme.

Mais le *sycosis capillitii* est une affection commune à la femme
comme à l'homme, parce qu'elle a son siége dans les cheveux. Ce
n'est pas que dans l'un comme dans l'autre cas la barbe ou les che-

yeux soient toujours malades; et cela est si vrai, que si la barbe
tombe dans le *sycosis menti*, elle repousse le plus souvent après la
guérison. Il y a plus : le *sycosis capillitii* vient très fréquemment au
sommet de la tête de personnes chauves, il s'étend sur le front et aux
tempes, ainsi que nous le dirons plus loin. Cherchons donc à donner
le cachet de la forme morbide du sycosis. Disons tout de suite qu'il
se présente sous deux aspects différents, suivant qu'il constitue la
mentagre, ou qu'il affecte les parties recouvertes de cheveux ou
de poils.

Sycosis menti.—Ici deux variétés : on peut l'observer ou sous la
forme de tubercules, ou sous celle de grosses pustules. (Le menton
peut être le siége d'un eczéma impétigineux, ainsi que d'un impétigo sycosiforme, mais ce n'est pas là le sycosis.) Dans le premier
comme dans le second cas, le menton devient le siége d'un sentiment de chaleur, de cuisson, de turgescence, à la suite duquel
se manifestent dans certains points des tumeurs du volume d'une
noisette, à surface rouge, lisse, quelquefois granulée, et que l'on a
comparée avec raison au parenchyme de la figue ou à la surface
d'une framboise. Ces tubercules sont agglomérés, mais disposés
par groupes, le plus souvent au voisinage du menton, quelquefois
vers l'angle de la mâchoire. Ils se succèdent dans l'espace de huit
à quinze jours, temps durant lequel la maladie est dans sa période
d'accroissement ; et lorsque l'affection est intense, lorsqu'elle
attaque une assez grande surface, quand ses tubercules se multiplient, on conçoit que le menton et le bas de la figure puissent
doubler et tripler de volume, en même temps que sa surface est
hérissée de champignons ou tubercules plus ou moins proémi-
nents. Tous ces tubercules sécrètent, mais d'une manière tout
à fait disproportionnée avec l'état inflammatoire et avec les productions morbides. C'est une espèce de suintement mucoso-puru-
lent, qui se concrète en partie sous la forme de croûtes d'un gris
sale, assez minces, et qu'un peu d'axonge, un cataplasme appliqué
pendant quelques heures suffit pour faire tomber ; alors se montre
une surface humide qui donne à toute cette peau mamelonnée un
aspect luisant des plus désagréables.

Y a-t-il dans cette description quelque chose que l'on puisse
comparer avec l'acné? Évidemment ce n'est pas là la maladie

qui porte ce nom ; on l'a donc rangée à tort dans l'histoire de cette affection. Arrivons à la description de la seconde espèce de mentagre.

Dans celle-ci ce ne sont plus des tubercules, ce sont de véritables pustules, mais si dissemblables de celles de l'*acné*, qu'il est impossible de s'y méprendre. Les prodromes de l'affection sont les mêmes ; seulement, au lieu de voir surgir des tubercules inflammatoires à aspect charnu, ce sont des noyaux d'engorgement ayant la forme plus ou moins acuminée, et du sommet desquels s'échappe du pus. La base de ces pustules, dont le volume égale quelquefois celui de la noisette, repose elle-même sur un tissu largement enflammé. La suppuration ne dure que douze à quinze jours, après laquelle reste un état inflammatoire encore très prononcé, mais stationnaire, et fournissant çà et là, à des distances variables, des pustules nouvelles ou des engorgements acuminés qui sécrètent du pus.

Dans ces deux variétés de *sycosis menti* les poils tombent, et cependant les follicules pileux ne sont pas uniquement le siége de l'affection : c'est la peau dans toute son épaisseur, c'est le tissu cellulaire sous-cutané, ce sont les ganglions du cou même qui peuvent se prendre et s'engorger ; ce sont enfin, mais dans des cas tout à fait exceptionnels, les joues, les oreilles, qui sont atteintes, ainsi que cela a eu lieu dans l'épidémie romaine. M. Cazenave a mis le siége primitif du sycosis dans le bulbe pileux ; M. Bazin adopte cette hypothèse, elle coïncide parfaitement avec le traitement qu'il a proposé, l'épilation. Enlevez le bulbe malade, et l'affection cesse. Mais la pratique démontre que dans la presque totalité des cas l'épilation est inutile. La nature opère sans douleurs ce que le médecin amène avec les douleurs les plus vives. M. Bazin de dire cependant : aidons la nature, imitons-la ; moi je lui dirai, laissez-la faire.

Sycosis pilaris (*sycosis capillitii* de Bateman). — Cette forme morbide est toute différente et aussi tout à fait distincte des variétés d'*acné*. Elle est d'autant plus importante à connaître qu'elle a son siége dans des parties où les syphilides se montrent ordinairement, notamment le *corona Veneris*, et qu'elle en a souvent imposé pour une maladie vénérienne secondaire. Cette affection se développe également chez l'homme et chez la femme. Elle apparaît ordinairement à l'âge critique, c'est-à-dire vers quarante-cinq ou cinquante ans. On la trouve le plus souvent au sommet de la tête, le long des cheveux qui bordent le front, aux tempes, à l'occiput, mais elle peut être disséminée çà et là dans les cheveux. On la voit aussi au pubis au milieu des poils ; à la peau du sternum des personnes velues ; en un mot, dans les parties habituellement tapissées de poils. Il faut cependant en excepter les aisselles et les jambes, où elle se montre fort rarement.

Elle apparaît toujours avec un développement et une marche lente, insidieuse, discrète. Ce sera un ou deux boutons qui se montreront et qui amèneront une sensation non pas de démangeaison, mais de chaleur, d'élancement, de picotement, qui conduit à un grattage toujours douloureux pour le malade et éveillant une sorte d'élancement ; le malade écorche et s'arrête. Ces boutons ont le volume d'une très petite lentille, leur grosseur est d'ailleurs variable ; ils sont durs, peu inflammatoires, semblent s'entr'ouvrir à leur sommet, quoiqu'ils aient une forme plate. On aperçoit à leur centre une petite sécrétion jaune grisâtre formant croûte, de niveau d'ailleurs avec le reste de l'engorgement.

Chose remarquable, leur aspect a une teinte jaune rougeâtre cuivrée qui tend à les rapprocher des pustules du *corona Veneris*. D'ailleurs les papules ou pustules ne sont pas traversées par un poil. Il faut quelquefois des mois entiers pour que cette éruption, qui se succède très lentement, arrive à envahir l'étendue de la racine des cheveux et à couvrir le front. Si les boutons affectent cette partie, c'est de préférence aux tempes, sous les bandeaux que portent les femmes et le long des cheveux, que l'éruption est plus confluente. D'ailleurs fermes, durs au toucher et peu douloureux à la pression, ils sont beaucoup plus discrets sur la poitrine et sur le pubis ; mais ils y suivent la même marche de développement et ils y observent la même forme morbide. — Comme on le voit encore, il n'existe dans cette variété de *sycosis pilaris* aucune analogie avec l'acné. Mais M. Bazin ne saurait y voir que des pustules d'acné. Or, la maladie siége là où il y a fort peu de follicules sébacés. Les boutons ne suppurent pas sensiblement ou même pas du tout, et au lieu d'être acuminés et suppurants comme dans l'acné, ils sont plats et sans apparence de suppuration.

Voilà donc trois formes morbides bien tranchées de sycosis. Deux appartiennent au *sycosis menti*, et la troisième au sycosis que j'appelle *pilaris* ou *pilosum*, parce que je généralise le *sycosis capillitii* que Bateman a décrit avec beaucoup de raison, mais qu'il n'avait su reconnaître qu'à la tête. Indiquons maintenant la marche que suivent ces diverses affections. Si les deux premières formes de mentagre que nous avons décrites ont une invasion généralement aiguë, si leur début est accompagné de phéno-mènes inflammatoires locaux très intenses, il faut dire que cet état s'arrête en général dans les quinze premiers jours, mais pour rester stationnaire durant un mois, six semaines ; état indolent, quoique toujours inflammatoire, sans diminution bien sensible dans le volume du menton, et qui va perdre avec le temps de son intensité pour entrer dans la voie de la résolution. Mais combien celle-ci est lente à s'effectuer ! Le moindre écart de régime, le moindre excès en liqueurs spiritueuses suffit pour ramener une éruption nouvelle; durant ce laps de temps le menton conserve cette hypertrophie si caractéristique que nous avons décrite et qui lui donne un aspect si hideux. Enfin peu à peu les tubercules ou les grosses pustules diminuent pour ne plus laisser que des engorgements partiels qui peuvent encore ne pas être très appré-ciables à la vue, mais qui le sont au toucher, et qui sont dissémi-nés dans l'épaisseur du menton, pour se terminer après plusieurs mois par résolution, ou pour persister pendant longtemps sous la forme chronique. Je suppose la maladie non traitée et abandonnée à elle-même.

La maladie n'a pas toujours l'acuité que nous venons de peindre. Elle peut se présenter d'une manière discrète, partielle; elle peut même s'offrir sous la forme de quelques faibles noyaux d'engor-gement disséminés çà et là et se succédant sans amener d'augmen-tation de volume, de sorte que l'on peut observer toutes les nuances depuis le cas le plus simple jusqu'au cas le plus grave.

Le *sycosis pilaris* ou *capillitii* peut être aussi très discret et ne consister que dans quelques boutons épars, mais il a la même ténacité. J'ai donné des soins à une dame de quarante-cinq ans qui, depuis quatre mois, était atteinte de cette maladie. L'affection avait débuté par des boutons ou papules à évolution éloignée, qui se sont successivement montrées au voisinage des tempes, et dont la marche avait été si lente, qu'on n'en comptait encore que dix à douze tant d'un côté que de l'autre. Elle en était là lorsqu'elle fut prise de céphalalgie, de malaise général causé par une exposition au froid. Il est survenu un léger mouvement fébrile qui, cependant, ne lui a pas enlevé l'appétit, et cette indisposition passagère a suffi pour développer à la racine des cheveux, sur la totalité du front, au cuir chevelu, des boutons ou pustules très nombreuses, confluentes, dont le sommet est devenu légèrement sécrétant ; l'engorgement persistait malgré la sécrétion. Ainsi il y a, comme on le voit, analogie de marche, de durée, d'âge, de développement dans ces formes de sycosis.

Dans notre statistique nous trouvons 21 cas de sycosis sur 1800 malades ; il n'y en a pas un qui affecte la femme. Il est vrai de dire que la forme du *sycosis pilaris* n'a pas été comprise dans ce nombre. On compte 1 sycosis, de 15 à 25 ans ; 5, de 25 à 35 ; 6, de 35 à 45. Au delà de cet âge, on n'en observe plus. 14 cas se rattachent au tempérament sanguin et lymphatico-sanguin ; 11 datent de 1 mois à 1 an ; 5 ont plus d'une année d'invasion ; 13 se sont développés soit en été, soit en hiver, 2 au printemps, 1 en automne. C'est donc encore une maladie d'été et d'hiver.

L'examen microscopique des produits sécrétés, et surtout des poils, a démontré dans beaucoup de cas de sycosis l'existence d'un cryptogame semblable à celui de l'herpès tonsurant. Il entoure le poil, s'étend à son bulbe ; celui-ci, d'ailleurs, est toujours plus ou moins tuméfié, et présente sur sa longueur des étranglements qui en détruisent souvent la forme ; probablement ces étranglements sont dus à la constriction exercée par des lames de tissu cellulaire dermique, car dans cette maladie toute la peau et le tissu cellulaire ambiant sont malades. Aussi arrive-t-il souvent une alopécie partielle de la barbe par suite de la phlegmasie profonde qui a envahi tous les éléments des poils. Le plus souvent cette alopécie n'est que temporaire ; mais quand le malade est resté fort longtemps sans recevoir de soins, elle peut devenir définitive. M. Cazenave

17

place le siége de cette affection dans le conduit pilifère ; il en fait une phlegmasie de ce conduit, et il explique par l'oblitération consécutive de ce conduit l'atrophie et la chute des poils. M. Bazin, adopte entièrement les idées de M. Gruby, qui a découvert dans la mentagre un cryptogame qu'il a désigné sous le nom de *microsporon mentagrophyte;* il a de plus reconnu dans certaines mentagres un cryptogame autre que celui découvert par M. Gruby, c'est-à-dire le *trichophyton tonsurans*. M. Bazin fait jouer à ces cryptogames le rôle qu'il assigne à celui que l'on trouve dans la teigne ; de là ce qu'il appelle la *teigne mentagre*. Mais indépendamment de celle-ci, il admet l'existence d'une mentagre d'irritation locale, d'une mentagre scrofuleuse, d'une mentagre syphilitique exemptes de champignons.

Pour nous, dans la mentagre, tout le tissu de la peau et tous les organes contenus dans ce tissu sont malades.

Formes composées. — *Impétigo sycosiforme.*

Herpès sycosiforme. — Cette variété n'a pas été décrite ; lorsque nous l'avons observée pour la première fois, elle était tellement caractérisée, que nous en avons fait faire le dessin. Nous en joignons ici l'observation. La maladie remontait à cinq ans, elle avait une forme circinée des mieux accusées. La surface malade, large d'une pièce d'un franc, était circonscrite par un bourrelet épaissi, pustuleux, induré, qui s'étendait lentement par sa circonférence, laissant tout son centre dépourvu de poils au milieu d'une barbe épaisse et noire. Les cataplasmes, les douches de vapeur, les pommades, les cautérisations superficielles ne firent rien pour le malade. Nous ne parvînmes à détruire cette affection qu'à l'aide de trois applications légères du caustique de Canquoin, faites par tiers sur la surface du bourrelet. Depuis cette époque, nous avons vu d'autres faits analogues, mais moins chroniques, M. Bazin dit dans son ouvrage qu'il ignore ce qu'est cette affection. C'est qu'il ne l'a pas vue, ou qu'il ne veut pas admettre la forme composée.

Le nommé Riere (Guillaume), quarante-trois ans, menuisier, demeurant rue du Faubourg-Saint-Martin, entre à Saint-Louis le 19 septembre 1850 et occupe le lit n° 25 de la salle Saint-Louis.

Antécédents. — D'un tempérament bilioso-sanguin et d'une bonne constitution, il a eu en 1832, époque où il faisait partie de l'expédition d'Anvers, des ulcérations à la verge et un bubon. Ces accidents se sont montrés successivement et ont été traités à l'hôpital militaire de Lille par de simples émollients qui auraient suffi pour les faire disparaître dans l'espace de quinze jours, le bubon n'ayant pas suppuré. Interrogé et examiné avec soin, le malade ne paraît pas avoir éprouvé depuis cette époque des accidents syphilitiques secondaires ni tertiaires. Il n'aurait jamais pris de mercure. Quant à l'affection qui l'amène aujourd'hui à l'hôpital, son début daterait de cinq ans. Il aurait, à cette époque, vu survenir à sa lèvre supérieure une éruption qui, après avoir duré une année, aurait disparu au moment même où quelques boutons paraissaient sur le côté gauche du menton. Ces derniers boutons auraient ensuite persisté en se succédant dans le même lieu et en gagnant un peu, mais très lentement, en surface. Entré pour des fièvres d'accès à l'hôpital de la Charité, à une époque où son affection du menton avait une étendue moindre de moitié que celle qu'elle offre aujourd'hui, on aurait cautérisé la surface malade avec du nitrate d'argent fondu. — Postérieurement à sa sortie de la Charité, il serait entré deux fois dans le service de M. Devergie à Saint-Louis, pour ses boutons à la lèvre ; mais obligé chaque fois, pour des affaires d'intérêt, de quitter l'hôpital avant d'avoir vu disparaître cette maladie, il revient une troisième fois, dans l'espoir d'obtenir une guérison complète.

Examen du malade le 24 octobre 1850. — L'affection siége principalement sur le côté gauche du menton et présente deux aspects différents, savoir : 1° une portion centrale qui est rougeâtre et complétement glabre ; elle est arrondie, large comme une pièce de 50 centimes et un peu déprimée ; 2° une portion périphérique, hérissée de poils et présentant une série circulaire de petites croûtes ; celles-ci, sèches, brunâtres, isolées les unes des autres, forment un anneau qui encadre exactement la portion centrale. Chacune de ces petites croûtes repose sur une petite saillie rougeâtre, enflammée, du volume d'une grosse tête d'épingle, un peu acuminée, et excoriée à son sommet, lequel donne issue à des poils et à un léger suintement qui, en se concrétant sur place et en se mêlant à quelques particules épidermiques, constitue les croûtes isolées. Sous ces petites saillies enflammées qui paraissent avoir pour siége les follicules pileux, la peau est assez tuméfiée pour former un léger relief. La portion centrale, véritable cicatrice d'une affection éteinte, est lisse et le siége d'une exfoliation épidermique. Elle n'est point sensible à la pression. La portion périphérique au contraire montre la maladie dans son état ; elle est sensible à la pression et le siége, par moments, d'une douleur chaude spontanée. Les deux portions réunies constituent une plaque ayant à peu près les dimensions d'une pièce d'un franc. En dehors de cette plaque, les parties sont saines. Quelques autres pustules isolées, semblables aux précédentes, sont disséminées sur le côté droit du menton et dans le sillon mento-labial ; mais, dissimulées par une barbe épaisse, elles sont beaucoup moins apparentes.

Traitement. — Je ne connais aucun traitement interne qui puisse être dirigé avec avantage contre le sycosis, à moins que cette affection ne soit liée avec un état morbide de quelque organe ou qu'elle soit scrofuleuse ou syphilitique ; et lorsque l'on pres- crivait l'hydrochlorate d'or ou l'arséniate de fer comme agent thérapeutique, du temps de Biett, on y ajoutait le remède le plus efficace, les douches de vapeur. Mais à cette époque l'arsenic était une espèce de panacée. Or, aujourd'hui, les malades affectés de sycosis guérissent au moins aussi promptement sans cet agent, si puissant d'ailleurs pour d'autres cas. Aussi nous bornons-nous à conseiller l'usage des moyens suivants : Saignée générale au début pour arrêter les progrès de la maladie, lorsqu'elle a une grande intensité ; cataplasmes sur les surfaces malades nuit et jour : c'est l'émollient, le sédatif par excellence de cette affection ; lotions d'eau de sureau, si la solution d'eau chlorurée est fétide ; purga- tifs répétés ; douches de vapeur tous les deux jours sur les parties affectées, lorsque l'état de surexcitation a été un peu calmé. On ne saurait croire le bon effet de ces douches, dont l'emploi répugne au premier abord en raison du développement inflammatoire des parties molles. L'onguent mercuriel simple sous les cataplasmes est très efficace. Puis, lorsque les tubercules sont sensiblement affaissés, ou lorsque les pustules sont ramenées à l'état d'engorge- ment subaigu, passer çà et là le crayon de nitrate d'argent, et répéter cette opération tous les jours en agissant sur des points différents, ce qui n'empêche pas la continuation des cataplasmes. Ces cautérisations légères superficielles résolvent les noyaux d'en- gorgement comme par enchantement. Le tout est de saisir le moment opportun pour les opérer. La durée moyenne d'un trai- tement est de cinq semaines à deux mois.

M. Bazin, se fondant sur l'existence d'un cryptogame dans la mentagre, conseille, comme dans la teigne, l'épilation ; il ajoute qu'il a guéri par ce moyen des malades qui pendant six ou huit mois étaient en traitement. Je dois consciencieusement réfuter cette assertion. Le sycosis amène tout naturellement l'épilation, si l'épilation doit avoir lieu. Il n'est, à mon avis, jamais nécessaire de l'opérer ; elle est au moins inutile. Dans la presque totalité des cas, cette épilation spontanée n'est que temporaire, l'épilation artificielle ne devient nécessaire que dans quelques cas exceptionnels. Aujourd'hui M. Bazin, moins absolu dans la cause déterminante du sycosis, conseille toujours l'épilation. Il ajoute, tout en reconnaissant la justesse de notre observation sur la chute spontanée des poils, que c'est là une indication donnée par la nature à laquelle le médecin doit souscrire. Mais il ne dit pas les douleurs que l'on fait endurer aux malades, quand on arrive à des poils moins malades.

, Le traitement du *sycosis pilaris* ou *capillitii* est beaucoup moins net, beaucoup moins franc. L'affection a cependant des formes morbides bien disproportionnées. Dans cette variété j'ai quelquefois donné l'iodure de soufre à l'intérieur avec avantage ; dans quelques cas, les sudorifiques et l'iodure de potassium, quoique la maladie ne reconnût pas de cause syphilitique. C'est aux cataplasmes, aux bains de vapeur et même aux douches, aidés des purgatifs, que j'ai le plus souvent recours. Des lotions d'eaux sulfureuses réussissent également. Les pommades sont sans succès. Quant aux eaux minérales, celles de nature sulfureuse sont indiquées dans le traitement de tous les sycosis à forme chronique. Inutile d'ajouter que le traitement de l'acné n'est pas applicable à cette affection.

Acné, ἀκνή des Grecs ; *varus* ou *vari* des Latins ; *varus* d'Alibert, ou dartre pustuleuse ; *gutta rosacea ;* couperose ; *acne rosacea.*

Il est peu de maladies à l'égard desquelles il ait été fait des descriptions plus variées suivant les auteurs qui en ont traité. Tous tendent à ne faire qu'une seule maladie de l'acné, de la couperose et de la mentagre. Plus récemment encore on a rapproché de l'acné, avec raison d'ailleurs, une variété de *molluscum* que M. Bazin a désignée sous le nom d'*acné varioloïde.* Déjà nous avons isolé le sycosis ou mentagre de la catégorie des acnés, parce que ce n'est pas une maladie des follicules sébacés. Nous en ferons autant de la couperose, dans laquelle les follicules sébacés ne deviennent malades qu'accidentellement ou successivement. Nous réservons exclusivement le nom d'*acné* à l'affection des follicules sébacés de la peau. La *couperose* est au contraire une dilatation des vaisseaux capillaires des joues et du nez, qui peut aller jusqu'à l'hypertrophie tuberculeuse de la peau de ces parties. La *mentagre* est une inflammation tuberculeuse ou pustuleuse de la peau du menton ou des parties recouvertes de poils, et dans laquelle les bulbes pileux sont malades. Ces trois affections diffèrent donc essentiellement entre elles, non-seulement par la forme morbide, mais surtout par la nature des parties affectées. Voici les divisions que nous adoptons pour l'*acné* dans les diverses espèces sous lesquelles elle peut se présenter :

Acne rosacea { à grosses pustules.
                  miliaire.
indurata.
punctata.
sébacée huileuse.
    successive.
    persistante.
       aiguë ou chronique.
       sans hypertrophie de la peau.
       avec hypertrophie.
varioloïde ou molluscoïde.
    Tumeurs mulluscoïdes.
    Molluscum rupiforme.
    Molluscum lupiforme.

La dénomination d'*acne simplex* est mauvaise, car il faudrait qu'il existât par opposition une *acne composita*. Nous préférerions qu'elle fût appelée *rosacea*, de préférence à la couperose, maladie dont le nom dériverait de *gutta rosa*, d'où l'on aurait fait par corruption *couperose*. L'expression *rosacea* suppose une efflorescence, une maladie ou éruption avec des phénomènes inflammatoires printaniers ; c'est en effet ce qui a lieu dans l'*acne simplex*, que nous proposons d'appeler *rosacea*, par opposition à l'*acne indurata* qui offre le cachet d'une éruption à forme tout à fait chronique. Nous avons de plus créé une espèce particulière sous la dénomination d'*acne miliaris*, forme toute spéciale en raison de la petite dimension des pustules, de leur confluence et de leur ténacité. Enfin nous divisons l'acné sébacée en deux espèces : l'une est sans hypertrophie de follicules, c'est l'acné de Biett; l'autre, avec hypertrophie des follicules, comprend : 1° une espèce non décrite, que nous avons observée et qui exhale la matière sébacée comme dans l'acné de Biett; 2° la variété de *molluscum* que quelques auteurs ont décrite à tort comme une affection tuberculeuse, que M. Bazin a nommée *acné varioloïde*, et que M. Piogey propose de dénommer *acné tuberculeuse ombiliquée ;* mais nous n'acceptons aucune de ces dénominations. Le *molluscum* n'est pas une affection *tuberculeuse* de sa nature, il faut donc rejeter ce nom. L'affection ne saurait être appelée *acné varioloïde*, parce qu'elle n'affecte cette forme que lorsque le sac qui contient la matière sébacée est ouvert, que l'ouverture se déprime et forme un point noir comme dans la pustule de la variole. Ces motifs nous font donc aussi rejeter la dénomination de M. Piogey, qui, pour améliorer cette dénomination, y a ajouté la qualification de *tuberculeuse*. Une acné tuberculeuse indique évidemment tout autre chose. Nous nous bornons donc à dire *acné sébacée à forme tuberculeuse*, afin de faire pressentir seulement l'état et l'aspect sous lesquels elle se présente à l'observation, ou *acné tuberculoïde*. Voilà les difficultés qui surgissent sans cesse quand on cherche à donner un sens à une dénomination de maladie. La dénomination est bonne aujourd'hui que l'on croit bien connaître la nature de l'affection, elle est mauvaise demain quand la nature en est mieux connue.

Toutes les variétés d'acnés naissent et se montrent presque toujours sur une peau organisée d'une manière toute particulière : cette peau est épaisse, plus ou moins blafarde, à sécrétion grasse, huileuse; en l'examinant de près et notamment au visage, sur le nez surtout, on la voit criblée de petits points évasés, incolores, qui ne sont autres que les orifices des canaux des follicules sébacés qui ont subi une certaine dilatation, et entremêlés de petits points noirs produits par la matière sébacée salie qui remplit les canaux de quelques follicules (*acne punctata*). En été, ces sortes de peaux transpirent et graissent les vêtements qui les recouvrent.

Acne rosacea (simplex). — Cette affection se montre surtout au printemps et en été. Elle apparaît chez les jeunes gens de douze à dix-huit ans par une série de boutons de volume divers qui se montrent principalement sur le visage à l'état disséminé, affectant

surtout les joues et le front. Leur nombre est d'ailleurs très
variable. Ils se manifestent par une élevure rouge, de forme pyramidale, avec état inflammatoire assez prononcé pour que leur
base soit souvent accompagnée d'un état érythémateux très circonscrit. Mais ce qui le distingue de toute autre variété d'acné,
c'est cette teinte rosée efflorescente qui est propre aux exanthèmes
en général. Dans les premières ou secondes vingt-quatre heures
au plus tard, le sommet de chaque bouton devient vésiculeux,
purulent, et vers le troisième ou le quatrième jour ces boutons
s'ouvrent spontanément pour donner issue à un pus lié. Alors
l'engorgement pustuleux diminue peu à peu et disparaît pour
laisser une petite cicatrice inappréciable au visage. Le tout se
passe sans autre sensation qu'une légère chaleur. L'éruption
s'opère en totalité dans l'espace de huit jours et se guérit par des
moyens simples dans les deux ou trois septénaires de l'éruption,
si les pustules ne sont pas irritées par les grattages ou par des
applications intempestives de nature irritante. Mais la figure n'est
pas le seul siége de cette affection, quoiqu'elle en soit le plus
commun : elle apparaît aussi sur la peau du sternum et sur le
dos; elle peut naître d'ailleurs sur tous les points du corps. Dans
le dos elle y suit une marche plus lente, plus discrète, mais sous
une forme tellement soutenue, qu'avec le temps le nombre des
boutons est devenu considérable. Dans cette région aussi les
pustules sont généralement plus volumineuses; elles n'amènent
qu'une sensation de démangeaison au moment où le pus de la
pustule va se faire jour au dehors. Si alors on comprime le bouton,
on en fait sortir une sorte de bourbillon comme dans le furoncle.
Enfin, lors de la guérison de la pustule; il se produit une cicatrice
oblongue indélébile. Il en résulte que l'éruption revenant pendant quatre ou cinq ans à chaque printemps, l'individu finit par
avoir les épaules et le dos couverts de ces cicatrices. C'est ce que
l'on est à même d'observer sur beaucoup de baigneurs dans les
bains froids de rivière où sont rassemblés un grand nombre de
jeunes gens.

Alors aussi il est rare que l'*acne rosacea* du dos ne soit pas accompagnée, d'une part d'*acne punctata*, d'une autre part d'hypertrophie
à divers degrés des follicules sébacés qui font saillie à la peau en

formant une petite surface arrondie, pâle, décolorée, et que l'on sent très distinctement en passant le doigt sur la peau. Telle est l'*acne rosacea*, qui se guérit à l'aide des moyens les plus simples, lorsqu'elle se montre sous une forme aiguë à la figure ; mais qui, naissant au printemps, disparaissant peu à peu en été lorsqu'elle affecte le dos, se reproduit à chaque saison pendant quelques années pour diminuer de plus en plus et cesser tout à fait ; beaucoup plus commune d'ailleurs chez les jeunes gens que chez les jeunes filles, quoiqu'on puisse aussi bien la rencontrer dans les deux sexes. L'état de la peau que nous avons décrit fait assez présumer qu'elle se lie au tempérament lymphatique ou lymphatico-sanguin, mais il y a de plus dans cette peau, et indépendamment du tempérament, une organisation toute spéciale avec prédominance de développement des follicules sébacés.

Acne indurata.— Tous les auteurs s'accordent à donner les mêmes caractères à cette affection. Elle se montre sous une forme chronique, et débute par des pustules successives, disséminées çà et là sur la figure de préférence. Ces pustules sont lentes à se produire ; elles sont assez volumineuses, elles n'ont pas cette teinte rosée inflammatoire qui est propre à l'*acne simplex*, que nous nommons justement à cause de cela *acne rosacea ;* cette teinte est d'un rouge violacé. Les pustules s'arrêtent dans leur développement et restent à l'état d'induration pendant un temps plus ou moins long avant d'arriver à suppuration, de sorte que dans l'espace d'un mois à six semaines la figure, généralement pâle, est parsemée de boutons à diverses phases de leur développement. Toutes ces pustules d'*acne indurata*, c'est-à-dire à base dure, engorgée, entrant difficilement dans la voie de la résolution, ont d'ailleurs le caractère tranché que nous avons assigné à ce second ordre de pustules (celles de l'acné et du sycosis, contrairement aux pustules d'impétigo et d'ecthyma), c'est-à-dire d'être formées dans les neuf dixièmes de leur volume par un engorgement inflammatoire, et d'avoir seulement un sommet vésiculeux rempli de pus ; quand on les comprime, on en fait sortir une sorte de bourbillon. Ce n'est pas seulement à la figure qu'on peut les observer, car on les rencontre fréquemment au dos, à la poitrine et même sur les membres ; mais la figure en est le siége le plus général. Cette description fait assez pressentir que

l'*acné indurata* se présentera presque toujours aux médecins à l'état
de maladie chronique datant de plusieurs mois et souvent de plusieurs années ; qu'elle est essentiellement liée à l'organisation de la
peau que nous signalions précédemment ; qu'elle reflète un tempérament lymphatique, mais surtout une peau lymphatique : aussi
son traitement principal consiste-t-il surtout dans des moyens qui
redonnent à la peau cette énergie qui lui manque ; aussi l'âge, en
modifiant tout l'organisme et la peau elle-même, fait-il peu à peu
disparaître cette maladie. C'est de quinze à vingt-cinq ans surtout
qu'elle se montre, et à partir de cette dernière époque elle tend
à se guérir; mais elle a laissé des traces de son passage, et la
partie qui a été le siége de l'affection se trouve, au bout de quelques années, couverte de cicatrices très petites, il est vrai, cependant très appréciables.

Ajoutons que chaque pustule qui se guérit laisse à sa place une
tache de longue durée et des petits noyaux d'engorgement longs
à se résoudre.

Acne miliaris. — Voici une variété d'acné dont je forme une
espèce particulière et dont les dermatologistes ne se sont pas
occupés, quoiqu'elle mérite de fixer toute leur attention. On la
trouve surtout chez la femme, de vingt à trente ans; elle apparaît
par une série de petites pustules acuminées confluentes, quoique
successives, ayant leur siége au voisinage du menton et du nez,
au pourtour des ouvertures naturelles, à l'instar des syphilides : or,
dans les variétés d'*acne simplex* et *indurata*, c'est principalement
les joues dans toute leur surface et le front qui sont atteints. Il
résulte de là que tout d'abord, à la vue de cette affection, la pensée d'une cause syphilitique surgit dans l'esprit du médecin; mais
tandis que dans les syphilides les pustules sont beaucoup plus
volumineuses, plus discrètes, plus ramassées aux angles des ouvertures naturelles, là au contraire elles sont plus nombreuses,
plus disséminées, du volume d'un grain de millet; toutes d'ailleurs
à peu près égales entre elles. Enfin elles se distinguent surtout
des syphilides par la coloration rosée des pustules, qui n'ont pas
cette teinte cuivrée qui est propre à ces sortes d'affections. D'ailleurs marche chronique, durée persistante pendant des mois entiers,
et puis ces pustules se guérissent incomplétement et laissent pen-

dant longtemps de petits engorgements papuleux; jamais cette forme ne change, toujours la même disposition. Chose remarquable, cette sorte d'acné ne siége plus sur ces peaux blafardes, épaisses, opalines, comme dans les espèces précédentes, mais bien sur des peaux fines que l'on croirait devoir être exemptes de cette affection.

Acne punctata, tannes.— On appelle ainsi une variété d'acné qui existe quelquefois à l'état de maladie, mais qui le plus souvent n'a pas assez d'importance pour nécessiter un traitement. Dans cette affection il y a hypersécrétion de la matière sébacée, mais dans une proportion assez faible pour ne pas développer une affection inflammatoire. Cette hypersécrétion est fort lente d'ailleurs à se produire dans un tissu sans réaction sur la matière sécrétée, qui se laisse distendre peu à peu et ne la rejette pas suffisamment au dehors. Or le canal excréteur des follicules sébacés ayant une certaine longueur, la matière sébacée s'y accumule, le dilate graduellement, y séjourne, s'y concrète et s'y solidifie. Cette concrétion est d'autant plus complète que la matière avoisine l'extrémité du canal qui s'ouvre à la surface de la peau, de sorte qu'elle y forme une substance adhérente qui oblitère cette ouverture. La matière sébacée, ayant le contact de l'air, s'y noircit, et l'on voit au bout de quelque temps cette matière se dessiner par un petit point noir situé à l'orifice du conduit sébacé. De là le nom d'*acne punctata*. La maladie se dessine donc par un, plusieurs ou une multitude de petits points noirs qui s'observent à la surface de la peau, à l'extrémité de l'orifice des canaux excréteurs des follicules sébacés. Les détails dans lesquels nous venons d'entrer rendent parfaitement raison de cette circonstance, qu'en comprimant la peau de chaque côté de ces *acne punctata*, on fait sortir la matière sébacée sous la forme d'un petit ver; mais la coloration noire n'existe qu'à l'extrémité de cette matière, parce que cette extrémité seule était exposée au contact de l'air. Cette circonstance de forme a fait penser qu'il y avait dans cette production un insecte, et M. le docteur Simon (de Berlin), examinant ce produit sécrété, affirme y avoir rencontré un insecte assez voisin de l'acarus de la gale. Erasmus Wilson (de Londres), Vogt (de Munich), Henle, ont reconnu le même fait. Suivant M. Gruby, cet animalcule siégerait à tous les âges de la vie dans les follicules malades; il en occuperait le canal excréteur, la tête toujours dirigée vers la glande. Il l'a trouvé quarante fois sur soixante personnes atteintes.

Il suffit de faire sortir le petit ver ou tanne par pression, de le diviser dans de l'huile d'amandes douces, et de chauffer à 30 degrés, pour observer l'insecte sous le microscope. Alors on trouve la tête avec deux papilles contractiles, organes du toucher; une prolongation cannelée entre ces papilles, organe de succion; un peu en arrière, deux petites surfaces bombées avec un globule au centre, ce sont les yeux. La face supérieure du thorax est convexe, la face inférieure est plate, avec trois lignes apparentes, une au centre et une de chaque côté. Les membres sont situés entre les lignes moyennes et les lignes latérales; quatre membres à quatre articles de chaque côté. Abdomen conique, cylindrique, deux à quatre fois plus long que le tronc, avec stries ou raies transversales comme dans les ascarides lombricoïdes; organes génitaux mâles et femelles. On voit dans les follicules sébacés des granules qui bientôt prennent la forme d'une chrysalide qui poursuit peu à peu son développement. Ces animalcules marchent comme les écrevisses en avant et en arrière, leurs mouvements sont très lents. On les retrouve chez les chiens dont la peau est malade d'impétigo ou d'herpès tonsurant; il y en a 80 000 sur une surface d'un centimètre. Telle est la description donnée par M. Gruby, qui émet la crainte d'une transmission à l'homme par cet insecte. Nous ajouterons que dans son ensemble il a un peu d'analogie avec une crevette.

Après la sortie de cette matière, le canal se resserre, mais il ne revient jamais à l'état naturel, son ouverture extérieure reste béante et très apparente à l'œil nu.

L'acne punctata peut présenter une forme aiguë comme une forme chronique; alors on voit apparaître ordinairement sur les joues, au voisinage du nez ou sur le front, des centaines de ces petits points noirs extrêmement rapprochés qui criblent la peau; d'ailleurs nulle trace d'inflammation et pas d'autre sensation qu'un fourmillement, ce qui fait supposer aux malades l'existence d'un insecte. Nous avons vu plusieurs cas de ce dernier genre tout à fait exempts de pustules ou autres boutons d'acné, et c'est avec surprise que nous lisons dans le *Traité des maladies de la peau* de M. Cazenave, que l'*acne punctata* est plutôt une complication qu'une espèce ; il est vrai que l'*acne punctata* discrète coïncide souvent avec l'*acne simplex* ou *indurata*, mais elle peut être tout à fait indépendant, d'elle et sous une forme confluente ; si cette dernière forme est l'exception, elle n'en existe pas moins comme maladie indépendante.

Acne sebacea. — Biett, qui en a le premier décrit les caractères, en a donné la forme la plus accentuée ; c'est celle qui se manifeste soit à la figure, soit au cuir chevelu, et qui peut aussi s'étendre de la figure au cou, à la poitrine, et chez certains enfants à toute la surface du corps.

Son cachet est la sécrétion d'une matière grasse qui se concrète à la surface de la peau et y prend un aspect sale en s'étalant sous la forme d'une couche plus ou moins épaisse ou de crasse. Cette matière est peu adhérente, on l'enlève avec l'ongle sans causer aucune douleur ; et l'on est très étonné, en présence d'une sécrétion si abondante et d'un si vilain aspect, de trouver sous elle une peau qui, à première vue, a toutes les apparences de la peau saine. Mais en y regardant plus près, on la voit légèrement tuméfiée ; on est frappé de la dimension plus grande des ouvertures des conduits des follicules plus ou moins béants, plus ou moins largement ouverts.

C'est cette maladie qui constitue l'une des variétés de la croûte de lait chez l'enfant ; c'est assez dire qu'elle peut revêtir la forme aiguë ou chronique : ce dernier état est d'autant plus pénible pour les malades, et surtout pour les mères des enfants malades, qu'elle imprime un masque hideux à la figure et à toutes les parties du corps qu'elle recouvre.

Chose remarquable, quelques onctions de saindoux ou d'une pommade légèrement alcaline suffisent à faire tomber ces croûtes, mais elles se reforment en très peu de temps.

C'est là la forme la plus accentuée, forme parfaitement connue par Biett, et reproduite par ses élèves, MM. Cazenave et Shedel. Là aussi s'arrête la connaissance graphique de cette affection. Or, suivant nous, elle a d'autres nuances et d'autres degrés.

Il est une variété non décrite, que j'ai observée plusieurs fois, c'est la forme *successive*. La maladie a ordinairement son siége sur le dos et les côtés du nez, en s'étendant sur les pommettes, et quelquefois sur le front, apparaissant d'une manière très discrète sur l'une ou l'autre de ces parties, au moment où la malade s'y attend le moins ; sa manifestation est précédée d'un peu de chaleur à la peau, puis se montrent une rougeur légère, puis une crasse légère de matière sébacée, avec une teinte blanchâtre qui prend peu à peu un aspect sale ; et, chose remarquable, j'ai vu cette affection se montrer aussi bien sur une peau fine et délicate que sur une peau épaisse. L'affection a huit ou dix jours d'accroissement en étendue et aussi en épaisseur, puis elle s'arrête, reste stationnaire, et cède après trois semaines ou un mois à des moyens appropriés.

On croit la malade guérie, mais tout à coup une apparition nouvelle de matière sébacée survient avec tout autant d'intensité que la première, et ainsi de suite pendant des mois entiers ; enfin arrive une saison de l'année où la maladie disparaît ; mais elle est de celles qui pardonnent peu, et bientôt, après quelques mois de calme, elle reprend son développement avec autant ou plus d'intensité ; les années se suivent, et les récidives se succèdent, malgré les traitements internes de toute espèce, malgré l'usage des eaux, les poudres, les pommades et les agents internes de toute sorte.

Qu'on juge après cela du moral d'une jeune et jolie femme, réduite à s'enfermer, à vivre dans l'isolement, et même dans la solitude de l'intérieur ; n'osant pas embrasser ses enfants ; fuyant jusqu'au miroir qui lui reflète sa laideur, alors que sa figure faisait auparavant l'ornement de la société : il faut avoir vu ces souffrances morales pour en comprendre la portée.

J'ai été appelé en consultation auprès d'une demoiselle, déjà vieille fille, qui, depuis douze ans, restait enfermée dans sa chambre et dans l'obscurité la plus complète, dont elle s'entourait à dessein. Inutile d'ajouter qu'elle avait appelé à son aide les secours variés de la médecine. Elle évitait même de voir son père dans l'appartement duquel elle vivait. Une femme de chambre pénétrait seule chez elle pour lui donner des soins et lui servir sa nourriture. J'ai été assez heureux pour améliorer de beaucoup cette affection, probablement parce que j'arrivais après d'autres, et aussi parce que la maladie existait depuis longtemps et avait parcouru de nombreuses périodes de recrudescence.

L'acné sébacée successive est donc une variété toute particulière qui doit appeler l'attention du médecin, et l'on verra plus loin quelles difficultés on rencontre à la guérir.

Voici maintenant une autre forme à l'égard de laquelle les dermatologistes ont jusqu'alors aussi gardé le silence. Elle est cependant commune à la tête et à la figure ; mais, par cela même qu'elle ne constitue à la tête que des phénomènes appréciables sur les cheveux qui cachent le cuir chevelu, elle a échappé à l'attention. Il nous a fallu la voir sur le front pour lui assigner une existence spéciale.

L'année dernière, je fus consulté par une dame qui, depuis deux ans, était traitée par un de mes collègues de l'hôpital Saint-Louis. Elle m'indique sur son front une tache grisâtre ou brune, si peu appréciable, que son mari en niait l'existence ; mais, en examinant avec soin la partie malade, on apercevait, sous certains reflets de la lumière, la peau légèrement nuancée de gris dans une surface de 5 centimètres sur 7 environ, tache qui existait au milieu du front et qui venait se terminer en pointe entre les deux sourcils. Je me demandais si c'était un premier degré du *pityriasis versicolor* ou *nigra*, lorsque, en regardant la peau de plus près, je fus frappé de la dilatation des ouvertures des follicules sébacés dans cette surface teintée. J'interrogeai cette jeune dame, et j'appris que le matin en s'éveillant elle trouvait cette surface toute couverte d'une sécrétion limpide formant de nombreuses gouttelettes transparentes. Je demandai à revoir cette dame le matin, chez elle, et, en effet, toute la surface malade était recouverte d'une sorte de rosée appuyée sur les ouvertures des follicules sébacés, et formant un nombre infini de très petites gouttelettes perlées, très appréciables à l'œil. Cette matière graissait immédiatement une batiste appliquée sur la peau, et à la manière de l'huile ; dès lors, je dis à cette dame qu'elle était atteinte d'une acné sébacée. A ce mot, qui ne lui avait jamais été prononcé comme dénomination de son mal, elle me dit aussitôt : En effet, il y a sept ans, j'ai eu cette maladie à la figure, mais elle formait une espèce de croûte ou crasse ; je suis allée aux eaux de Luchon, et M. Barrié a caractérisé ma maladie d'acné sébacée. La maladie avait été guérie par l'usage des eaux, et elle n'avait pas reparu depuis.

Cet exemple, le premier qui ait fixé mon attention, mais dont j'ai vu un second cas tout récemment, m'a donné la clef de ce qui s'observe souvent chez les jeunes gens ou chez les jeunes personnes, et le plus communément entre vingt et trente-cinq ans. J'ai souvent été consulté pour remédier à ce que les malades appellent des cheveux gras, c'est-à-dire que sans mettre de pommade, les cheveux sont luisants, collent ensemble, graissent les doigts par le moindre frottement, le tout sans démangeaisons, sans aucune sensation au cuir chevelu, et sans aucune apparence morbide de la peau de la tête.

Très souvent aussi cet état est précédé de pityriasis du cuir chevelu, ou farine dans les cheveux, ainsi qu'on le dit vulgairement; puis, par une cause accidentelle, les cheveux, qui étaient assez secs alors que se formait la sécrétion pityriasique, devenaient tout à coup chargés d'huile. C'est ce qui est arrivé à un de mes malades que j'avais envoyé aux Pyrénées, et qui avait fait abus des eaux en bains et en douches; de même aussi un jeune homme a vu paraître ces accidents après des bains de vapeur très chauds et très fréquemment répétés : il se passe donc là, au cuir chevelu, ce que j'ai observé sur le front de cette dame. C'est la même maladie, c'est une acné sébacée à son premier degré, qui consiste alors dans une hypersécrétion du fluide huileux que ces follicules sécrètent et qui reste pendant des années dans cet état. J'appelle cette maladie *acné sébacée huileuse*.

On trouve dans l'ouvrage de M. Cazenave, et à l'occasion de l'acné sébacée, une phrase qui doit être rattachée à cet état : « Lorsque les follicules sont atteints sur une surface peu étendue, ils éprouvent d'abord une excitation légère qui ne donne lieu à aucun changement de couleur à la peau. » C'est, suivant M. Cazenave, le début de l'acné sébacée à production morbide très accentuée. Mais ce n'est pas la forme permanente que nous venons de décrire et que caractérise l'hypersécrétion de la matière sébacée *non concrescible*.

Voilà donc encore une forme spéciale d'acné, rebelle de sa nature, puisqu'elle a résisté à deux ans de traitement dirigé par un dermatologiste habile et expérimenté.

Acne sebacea avec hypertrophie des follicules. — L'observation suivante peint aussi bien qu'il est possible de le faire la première forme de cette maladie dont j'ai vu plusieurs exemples, et qui se reproduira probablement à l'observation, aujourd'hui que l'attention va être fixée sur elle.

Le 11 juin 1852, est entré à l'hôpital Saint-Louis, dans la salle Saint-Louis, lit n° 33, le nommé Gr.... (François), âgé de soixante ans, journalier. Cet homme, d'un tempérament lymphatique nerveux, est ordinairement logé et nourri d'une manière convenable. Ses parents n'ont jamais eu de maladie de la peau, et lui-même n'a été atteint d'aucune affection cutanée avant celle pour laquelle il est soumis aujourd'hui à l'observation.

Il y a quatorze mois environ, il vit apparaître, au niveau de l'articulation métacarpo-phalangienne de l'index et du médius gauche, deux poireaux qu'un médecin brûla avec l'acide chlorhydrique, après les avoir préalablement coupés. Mais à la suite de ce traitement, l'affection, loin de diminuer, changea de caractère, et augmenta d'étendue, de sorte qu'il y a dix mois, la moitié du dos de la main était envahie par une sécrétion de couleur grisâtre, qui se concrétait peu à peu, et formait ainsi une sorte d'enduit gras. Des frictions avec de l'eau-de-vie camphrée et une pommade dont il ne peut préciser la nature lui furent ordonnées; mais la maladie ne céda pas à cette médication.

Enfin, le 11 juin, neuf mois après l'invasion de la maladie, cet homme se décida à entrer à l'hôpital.

A son arrivée, voici l'état où il se trouvait : tout le dos de la main gauche et celui de la première phalange des deuxième et quatrième doigts étaient couverts d'un enduit gras, grisâtre, à surface inégale, fendillé par places, durci et très adhérent à la peau. Cet enduit était épais de plusieurs millimètres à sa partie moyenne; cette épaisseur allait en diminuant vers la circonférence, irrégulièrement découpée, qui cependant offrait une sorte de bourrelet, et était ainsi plus élevée que la peau saine. La matière morbide avait assez l'apparence de couches de pommade accumulée pour que l'on pût croire à des applications réitérées de corps gras et au défaut de soin que prenait le malade pour tenir sa main dans un état de propreté. Aussi des injonctions lui furent souvent faites à cet égard, mais l'adhérence de l'enduit était telle qu'il lui fut impossible de l'enlever. La sécrétion se faisait toujours avec abondance, et le malade souffrait beaucoup ; il éprouvait des cuissons très vives : c'était comme un feu, disait-il. Des cataplasmes, des bains alcalins, la pommade de tannin camphrée furent ordonnés, et l'usage en fut continué pendant un mois, sans résultat apparent. Vers le 15 juillet, cette médication fut remplacée par des douches de vapeur, et à l'intérieur par l'huile de foie de morue et le sirop d'iodure de fer. Les

18

deux derniers remèdes furent supprimés au bout d'un mois, parce que l'estomac du malade était fatigué. Les douches furent seules continuées. Ce ne fut que sous l'influence de ce moyen que cet enduit finit par disparaître ; la sécrétion cessa en même temps, ainsi que les douleurs. Ce résultat fut obtenu vers le 20 septembre.

Alors on put voir la peau boursouflée, épaisse, rouge, champignonnée, et ulcérée même dans quelques points, mais sans régularité, formant un bourrelet général autour d'une surface centrale beaucoup plus étendue, où la peau était déprimée, comme amincie, quoique très douce et très grasse au toucher. Peu à peu ces quelques érosions de la circonférence disparurent, la peau reprit son niveau, et aujourd'hui, 10 novembre, on voit une surface malade dont la peau est blanche, opaline, grasse, douce, comme par le passé. Elle offre d'ailleurs encore dans quelques points de la circonférence un léger engorgement rougeâtre correspondant aux espèces de tubercules qui existaient ; mais on reconnaît aussi le signe caractéristique de l'affection, car on voit disséminée sur la totalité de sa surface une série de petites éminences coniques d'un rose violet, qui sont évidemment des follicules sébacés développés outre mesure, offrant l'image des follicules nombreux qui ont donné lieu à cette sécrétion. Quant à la sécrétion elle-même, elle est complétement nulle sur le dos de la main, à part le voisinage du poignet, où deux plaques arrondies, comme érodées à leur centre, champignonnées, donnent encore une certaine sécrétion ; plusieurs cautérisations ont été faites avec le nitrate d'argent ; des douches sulfureuses ont été mises en usage. Le malade, dont l'affection a été guérie dans les sept huitièmes de son étendue, n'est donc pas encore débarrassé de cette singulière maladie, qui n'est ni un lupus, ni un rupia, et qui a entraîné une hypertrophie considérable de tous les follicules sébacés.

J'ai été consulté récemment pour une plaque d'acné hypertrophique qui avait son siége sur le dos d'une jeune fille de seize ans, parfaitement constituée et habitant la Rochelle. L'acné datait de trois ans. Elle avait succédé à l'usage de bains de mer employés pour faire disparaître une acné disséminée dans le dos. La tache mesurait 5 à 6 centimètres ; elle était grisâtre, se recouvrant de crasse grisâtre que l'on pouvait enlever au savon, et l'on voyait alors disséminés sur cette plaque un assez grand nombre de follicules saillants évidemment hypertrophiés.

Deuxième forme d'acné avec hypertrophie (*acné tuberculoïde ; molluscum* de quelques auteurs ; *tumeurs folliculaires* de M. Rayer ; *ecdermoptosis* de M. Huguier ; *acné varioliforme* de M. Bazin ; *acné*

tuberculeuse ombiliquée de M. Piogey). — Cette maladie, observée
de longue date, n'a jamais suffisamment fixé l'attention des dermatologistes. En 1850, le docteur Caillaut, alors interne de l'hôpital des Enfants, y a observé 31 cas de cette maladie. En 1851,
M. Bazin l'a décrite sous le nom d'*acné varioliforme*. Cette dénomination est tellement mauvaise, que dans cette maladie il y a
des tumeurs folliculeuses qui atteignent le volume des plus
grosses noix, et par conséquent toutes les nuances intermédiaires
de grosseur. Évidemment M. Bazin a déduit ce nom de l'aspect
d'un cas de ce genre à forme aiguë, dont nous rapporterons plus
loin une observation analogue. Nous allons nous attacher à en
reproduire ici les principaux traits. Elle se montre le plus souvent dans les premières années de la vie, mais elle peut se développer à un âge beaucoup plus avancé. Elle n'a pas de siége bien
précis, elle affecte de préférence le dos, la poitrine, le ventre, le
cou et la figure. Elle apparaît d'une manière discrète ou confluente sous forme de très petites tumeurs arrondies, pisiformes,
quelquefois pédiculées, quelquefois adhérentes à la peau par
une large surface. Ces petites tumeurs, dont le volume le plus
ordinaire égale celui d'un gros pois, ont la couleur de la peau ;
mais quand elles sont très volumineuses, il n'est pas rare de leur
voir une teinte plus blafarde, jaunâtre, qui tient probablement
au peu d'épaisseur de la cuticule qui sert d'enveloppe à la matière sébacée et qui lui donne ainsi une certaine transparence.
Cette maladie a dans son développement deux marches distinctes : ou elle apparaît d'une manière lente et graduée, quelques mois après la naissance, et suit une marche chronique qui
se prolonge des années pour devenir à peu près stationnaire pendant toute la vie ; ou au contraire son développement présente
une marche aiguë, comme dans l'observation ci-après. Un fait,
mais un seul fait, que j'ai observé, tendrait à faire admettre la
contagion de cette maladie : c'est celui d'une mère qui, après
avoir pris l'avis de M. Rayer, voulut aussi avoir le mien. Son enfant, âgé de dix-huit mois, avait sur le côté droit du ventre et de
la poitrine une douzaine de ces petites tumeurs, et la mère, depuis peu de temps, avait vu naître à sa figure et sur ses avant-bras
quelques petites élevures du même genre. Je pose ici un point

d'interrogation et ne présente cette circonstance que sous la forme d'un doute.

.. Quoi qu'il en soit, la maladie reste fort longtemps stationnaire; elle peut même décroître spontanément et disparaître. Mais on peut aussi la voir faire des progrès, et alors deux choses se passent : ou les tumeurs folliculeuses s'élargissent, se distendent, se rompent, donnent évacuation à la matière sébacée, et un point central, le pertuis de l'ouverture, s'ombilique à la manière de la pustule de la variole pour se guérir ensuite : de là la dénomination donnée par M. Bazin ; ou les tumeurs restent constamment indolentes et sans augmenter de volume ; ou enfin les tumeurs se pédiculisent après avoir acquis le volume d'un haricot, d'une noisette, et même d'une noix de gros volume, et finissent par se détacher en laissant une cicatricule au point d'insertion à la peau : il semble qu'il s'opère une sorte de mortification du pédoncule, car les petites tumeurs deviennent violacées, saignantes au moindre attouchement, et tombent. Telle est cette affection, qui ne porte d'ailleurs aucune atteinte à la santé générale, et qui paraît plutôt refléter un état morbide local que général.

Acné tuberculoïde. — G....., trente-neuf ans, conducteur au chemin de fer du Nord. Tempérament lymphatique sanguin. Il y a quatre mois il éprouve des démangeaisons pendant plusieurs jours, et bientôt il est averti par sa femme qu'il a le dos couvert de boutons qui avaient le volume d'une tête d'épingle au plus. Peu de jours après, quelques boutons avaient atteint le volume d'une lentille. Les démangeaisons diminuèrent ensuite, mais le malade souffrait beaucoup après être resté quelques moments en décubitus dorsal. — A son entrée à l'hôpital, tout le dos présente de petits tubercules aplatis, adhérents à la peau par toute leur étendue, lenticulaires; quelques-uns cependant sont moindres en volume, et ne dépassent pas une grosse tête d'épingle. Leur couleur jaunâtre tranche sur la peau, qui est épaisse, d'un blanc mat. Elles sont disséminées sur toute l'étendue du dos, espacées sous forme de lignes droites. Elles forment en cinq ou six points des groupes ou îles de huit à quinze, qui relient entre eux de petits tubercules isolés marchant en ligne droite de l'un à l'autre. A la région scapulaire, de droite à gauche, existe un groupe de vingt à vingt-cinq tubercules irrégulièrement disposés. Quelques-unes de ces tumeurs, un peu pédiculées, molles, charnues, injectées à leur base, représentent assez bien l'aspect de ces signes de naissance que l'on trouve à la peau. — Quelques-unes se sont vidées en partie ; elles présentent un point noir central déprimé, un peu ombiliqué ; quelques autres, complétement vides et guéries, laissent une trace rouge, au centre de laquelle se trouve une cicatrice ; mais ces deux cas ne sont que l'exception, la généralité est intacte. Ces tumeurs, indolentes au toucher, ne sont à l'entrée du malade le siége d'aucune sensation. Sous l'influence du traitement suivant, et pendant les vingt jours d'hôpital, un grand nombre de tubercules se sont élargis, distendus, rompus, et ont laissé sortir un liquide granuleux blanc grisâtre, et sont remplacés aujourd'hui par une série de taches. — Le 27 juillet, le malade sort complétement guéri de son acné.

Traitement. — Tisane de fumeterre, sirop sulfureux, tablettes soufrées, bains sulfureux ; application de pommade sulfo-alcaline et même épispastique mitigée. Inflammation des tumeurs, ouvertures spontanées ; la matière folliculeuse s'échappe, et la cicatrisation s'opère successivement.

Troisième forme. — M. Lutz a donné dans sa thèse une excellente peinture de l'acné tuberculoïde dans la phrase suivante : « Enfin, comme le degré le plus avancé de la lésion, existent en différents points des tumeurs parfois d'un volume très considérable, et *semblant produites par une hypertrophie de tous les éléments de la peau, avec prédominance toutefois de l'élément sébacé.* Par un examen attentif, j'ai pu me convaincre que la formation de ces productions a eu lieu de la manière suivante. Un certain nombre de glandes sébacées très voisines sont devenues confluentes par leur développement, et ont donné naissance à une *surface mamelonnée d'une certaine élévation.* Cette première couche a servi de base au développement et à l'évolution d'autres glandes implantées sur les premières, qui, devenues confluentes à leur tour, ont servi de terrain à une troisième stratification, celle-ci à une quatrième, et ainsi de suite, jusqu'à la production de cette énorme masse que nous aurons l'occasion de signaler sur l'un des mamelons. »

Chez le malade à l'occasion duquel M. Lutz fait cette description, l'acné offrait toutes ces variétés d'état : *acne punctata, saillie des follicules* donnant à la peau l'aspect de chair de poule, *molluscum, tumeurs tuberculoïdes,* c'est-à-dire hypertrophie du follicule et de la peau adjacente en dehors de l'hypersécrétion folliculaire. La maladie était généralisée à la peau et dans tous ses degrés ; le diagnostic dans ces conditions en était très facile.

Mais il n'en est plus de même dans les faits que je vais citer.

J'ai donné des soins à une jeune personne du Jura, qui portait sur une joue des tubercules parsemés d'ulcérations, ensemble de phénomènes que je considérai d'abord comme un lupus.

Six mois de traitement par les antiscrofuleux cicatrisèrent tous les ulcères, et elle me revint avec un chapelet de tubercules unis entre eux et formant lanière contournée sur la joue, avec une certaine mollesse qui excluait la pensée des tubercules charnus du lupus. A l'angle externe de l'œil, sur la paupière, se trouvait une petite tumeur de la grosseur d'un très gros pois, tout à fait isolée, et ayant la plus grande analogie avec les autres tubercules.

J'appliquai le caustique de Canquoin sur une partie de ces tubercules, et au lieu d'obtenir une eschare sèche, tombant et laissant sous elle la partie charnue non attaquée dans toute sa profondeur, en raison de la saillie des productions tuberculoïdes, il en résultait une eschare suivie de plaie, de suppuration plus ou moins crémeuse, un affaissement rapide des tissus et une cicatrice, à la manière d'une poche qui se vide. Toutes les tumeurs furent attaquées successivement et se terminèrent de la même manière.

A peu de temps de là je reçus dans mon service une jeune fille de vingt-cinq ans, qui, depuis deux mois, était traitée pour un lupus. Elle offrait sur la joue droite une traînée de tumeurs tuberculoïdes saillantes de près d'un centimètre, et contournée vers l'oreille où elle s'élargissait. Ce n'était pas là encore la consistance charnue du lupus, et je reconnus aussitôt un état analogue à celui de la jeune fille du Jura que je traitais. La cautérisation ouvrit tous ces tubercules, qui se vidèrent avec une suppuration analogue, et la cicatrisation allait avoir lieu, lorsqu'il se déclara un érysipèle très grave de la face et du cuir chevelu, qui se termina heureusement. La malade, que j'ai renvoyée en convalescence, est rentrée avec des cicatrices parfaites de toutes les tumeurs tuberculoïdes qui avaient été attaquées. Inutile d'ajouter qu'un traitement antiscrofuleux avait été administré pendant quatre mois.

Enfin, tout récemment, est entré dans le service de mon collègue Hardy une malade qui, suivant moi, porte sur le dos des mains et sur le dos des doigts des traînées de tumeurs tuberculoïdes plus volumineuses encore. Elles contournent le dos des mains et elles n'envahissent que dans une très petite étendue la face palmaire, de manière à s'arrêter pour ainsi dire là où les anatomistes déclarent qu'il n'existe plus de follicules sébacés. L'une de ces tumeurs, située au poignet gauche, a le volume d'une petite noix; elle est pédiculée et près de se détacher. Le plus grand nombre de ces tumeurs présentent de petites ulcérations arrondies qui semblent correspondre à des follicules ouverts et abcédés, du genre de ceux décrits par M. Lutz ; beaucoup d'entre elles, isolées ou confluentes, ont un petit point noir central, comme dans le molluscum ordinaire, ou acné varioloïde. Plusieurs ont de ces points à leur surface, parce que la grande généralité de ces tubercules est formée par une série de tubercules sébacés hypertrophiés ; elles ont d'ailleurs un aspect rosé qui les distingue de l'acné varioloïde ou molluscum ordinaire.

Voilà donc une autre variété d'acné tuberculoïde non décrite. Elle est d'autant plus intéressante qu'elle en impose pour le lupus: c'est l'*acné tuberculoïde lupiforme.*

Que si nous cherchons à bien caractériser l'acné tuberculoïde en dehors du *molluscum contagiosum* de Bateman, nous dirons qu'elle consiste dans le développement, sur une partie ou plusieurs parties du corps d'une ou plusieurs tumeurs d'un petit volume d'abord, faisant ensuite des progrès plus ou moins rapides; tumeurs disposées en général en chapelet, rondes, saillantes à la surface de la peau, quelquefois pédiculées, ayant l'apparence d'une peau presque saine, quoique plus rosée, plus transparente, amincie, molle, à demi fluctuante, se déplaçant facilement par la moindre pression, de manière à figurer des sortes de poches pleines d'une matière mollasse, et cependant ayant une consistance à moitié charnue; tandis que dans le lupus le tissu est franchement charnu, épais, consistant, dur, empâté. Elles s'ouvrent, laissent écouler une très petite quantité d'un liquide muqueux et blanchâtre, se vident, mais sans faire perdre beaucoup de volume à la tumeur primitive, attendu qu'ainsi que le pense M. Lutz, elles paraissent être formées par des follicules sébacés malades et superposés. Le volume de ces tumeurs varie depuis la grosseur d'un pois jusqu'à celle d'un œuf de pigeon; elles peuvent exister partout où se rencontrent des follicules sébacés.

Il me faut maintenant faire connaître une dernière sorte de *molluscum* qui a été l'objet de deux erreurs de diagnostic commises par moi et mon collègue M. Cazenave, auquel j'ai fait voir l'une des malades. Toutes deux ont été traitées dans mon service. Voici le résumé des deux observations qui ont été recueillies :

Molluscum pustuleux suivi de rupia et de pemphigus simulant une éruption syphilitique.

Élisa S....., âgée de dix-neuf ans, femme de chambre, née dans le duché de Luxembourg, de parents sains, entre, le 13 avril 1860, au n° 7 de la salle Saint-Thomas (hôpital Saint-Louis).

Elle est arrivée à Paris il y a trois ans. A l'âge de trois ans, elle eut deux glandes suppurées au cou; à l'âge de quatorze ans, un abcès à la cuisse, dont la durée a été de trois semaines environ. Réglée à seize ans, mais généralement d'une manière peu abondante, surtout pendant l'année qui a précédé le développement de l'éruption. D'ailleurs, santé générale bonne. Pas de flueurs blanches. Son état de femme de chambre entraînait peu de fatigue. Huit mois avant son entrée à l'hôpital, douleurs vives dans les membres inférieurs, le jour comme la nuit, affectant surtout les deux genoux, se prolongeant aux jambes, mais ne s'étendant pas aux cuisses. Elles n'ont disparu qu'au début de l'éruption, qui a eu lieu un mois après l'apparition de ces douleurs. D'une conduite sage d'ailleurs et déclarant n'avoir jamais eu aucun rapport avec des hommes : elle porte en effet le cachet d'une jeune fille de bonne conduite.

Tempérament lymphatique; apparence de forte constitution en raison de l'embonpoint de la malade, mais figure pâle, peau blafarde, physionomie peu animée, lenteur des mouvements; en un mot, ensemble dénotant le lymphatisme et l'asthénie.

Au bas des reins, et principalement à droite et sur toute l'étendue de la fesse droite, existe une série de tubercules de 1 à 2 centimètres de diamètre, arrondis inégalement, dont quelques-uns sont recouverts d'une croûte d'aspect impétigineux et sanieux : ce sont les plus anciens ; d'autres, plus nouveaux, sont formés par un tissu empâté, rouge, consistant, avec saillie de plusieurs millimètres au-dessus du niveau de la peau, et à la surface desquels on voit sous un épiderme épais de très petites agglomérations qui ressemblent à de la matière sébacée. Ces tubercules varient de 1 à 2 ou 3 centimètres en surface, et de 8 à 10 millimètres en épaisseur.

En suivant le progrès de ces tubercules, on voit peu à peu les petites collections prendre un aspect purulent, puis se faire jour au dehors, et, après l'évacuation d'une matière pultacée, gluante, on observe une série d'ulcérations à bords taillés à pic, à forme très irrégulière, qui se réunissent par certains points, de manière que la surface tuberculeuse se transforme en une série de petits ulcères disposés en lanière (ulcérations serpigineuses). Le reste du corps est sain, excepté le voisinage des cheveux du côté droit du front, où l'on remarque quelques rares boutons lenticulaires ayant la physionomie du molluscum, mais s'en distinguant par de l'inflammation et un léger engorgement à la base; plus tard, il s'en est montré un tout à fait semblable au molluscum sur le côté droit du nez.

L'état des tubercules des fesses, des ulcérations frangées dont elles étaient le siége, leur disposition plus ou moins ellipsoïde dans leur groupement méthodique, firent tout d'abord naître la pensée d'une cause syphilitique; mais en présence des antécédents de la jeune fille et des apparences de sincérité dans ses dires, on crut devoir reculer pendant un certain temps devant l'administration d'antisyphilitiques. On resta ainsi jusqu'au 22 avril.

22 avril.— Durant ce temps, la maladie fit des progrès. Divers tubercules se montrèrent au voisinage des genoux et des jambes. Dans ces dernières parties, la disposition ellipsoïde des tubercules s'étant dessinée d'une manière très tranchée, on n'hésita pas à instituer un traitement antisyphilitique.

Tisane sudorifique; sirop composé de 2 grammes d'iodure de fer, 10 grammes d'iodure de potassium, 1 décigramme de bichlorure de mercure, pour 500 grammes de sirop.

Mais pendant son administration, la maladie prit des caractères de plus en plus cachectiques. Les tubercules se multiplièrent, et bientôt toutes les ulcérations prirent le caractère du rupia. Plus tard apparurent des bulles de pemphigus fournissant au début, au lieu de sérosité, du pus sanieux.

La malade s'affaiblissait de jour en jour, de sorte qu'après six semaines de l'emploi du traitement, on crut devoir le suspendre pour le remplacer, le 8 juin, par des toniques et des ferrugineux (vin de quinquina, sirop iodure de fer).

8 juin.—Telle était cependant encore la physionomie du mal, que quinze jours après, M. Devergie ayant montré la malade à M. Cazenave, celui-ci n'hésita pas à déclarer l'affection de nature syphilitique, et à conseiller le retour à des agents propres à combattre cette cause.

Le rupia fit des progrès de plus en plus marqués, des hémorrhagies se montrèrent aux plaques des jambes; on fut obligé de les arrêter avec le perchlorure de fer. Les bulles de pemphigus se multiplièrent : quelques tubercules apparurent à la figure, de sorte qu'il arriva un moment où, avec la confluence des tubercules sur les reins, la fesse droite et la cuisse droite, on put voir presque toutes les parties du corps, bras, cuisses et jambes, envahies par la maladie. Toutefois la marche de celle-ci étant très lente, les tubercules se trouvaient disséminés et assez espacés les uns des autres, ainsi que les bulles de pemphigus. C'était surtout autour des articulations des genoux et des coudes, sur le devant des jambes que l'éruption était plus confluente.

Sous l'influence du traitement tonique, l'état général devint meilleur, et après trois semaines on put y joindre l'usage de l'huile de foie de morue. Quant à l'éruption, elle perdit peu à peu de son intensité. Les ulcérations se cicatrisèrent graduellement ; mais en se cicatrisant elles laissent des tubercules rouges, beaucoup moins volumineux il est vrai, qui rappellent le caractère primitif de la maladie et qui se trouvent placés au centre d'une cicatrice violacée.

Çà et là se montrent, malgré la progression du mal vers la guérison, quelques petites phlyctènes purulentes. Elles sont de plus en plus rares et vont en diminuant de volume, de manière à ne plus représenter que la largeur d'une grosse lentille. Les ulcérations sont touchées tous les deux ou trois jours avec du perchlorure de fer, qui a singulièrement contribué à leur cicatrisation.

7 août.—Depuis un mois le mieux persiste. On voit de temps en temps apparaître à la figure, aux bras et aux jambes, de petites pustules que la malade gratte et qui se transforment en croûtes. Son amélioration, dit la malade, est surtout manifeste depuis qu'elle prend de l'huile de foie de morue. Elle se lève un peu chaque jour.

Les petites hémorrhagies qui étaient très fréquentes au niveau des tubercules ulcérés ont cessé presque complétement depuis quinze jours ; seulement on cautérise de temps en temps avec le perchlorure de fer.

24 août. — La malade va de mieux en mieux ; elle se lève presque toute la journée. Depuis quinze jours elle n'avait pas vu de nouvelles phlyctènes purulentes. Ce matin elle en a vu une à l'avant-bras droit, grosse comme une petite lentille. A l'avant-bras gauche on ne remarque que deux ou trois plaques, résultat de la réunion de plusieurs tubercules que l'on touche assez souvent avec le perchlorure de fer, et dont le centre tend à se cicatriser en se déprimant et en prenant une couleur violacée. A l'avant-bras droit, une seule plaque. Trois ou quatre à chaque bras.

Sur les fesses, il existe encore sept ou huit gros tubercules recouverts de croûtes qui tendent à tomber de jour en jour. Lorsque ces tubercules font trop souffrir la malade, on y applique des cataplasmes et l'on touche après avec le perchlorure de fer.

A la jambe droite, plus de tubercules : on observe une large cicatrice de 8 à 10 centimètres, sans induration sous-jacente, violacée, inégale, ondulée, sur laquelle se remarquent quelques points encore ulcérés, mais qui tendent de jour en jour à la cicatrisation. Ces petites ulcérations sont pansées avec du cérat. Le pourtour de cette large surface présente quelques saillies tuberculeuses, et n'offre aucune régularité.

A la jambe gauche, quatre ou cinq cicatrices irrégulières un peu déprimées, violacées, séparées par des espaces de peau saine ; quelques ulcérations encore sur certains points de ces plaques. A la figure, on observe
encore à la base des cheveux, sur le front, quelques boutons lenticulaires
d'où suinte du pus. Deux tubercules sur la joue gauche, dont l'un est recouvert d'une croûte assez volumineuse.

Quelques boutons aussi sur le lobule du nez.

La malade est sortie guérie de l'hôpital après six mois de traitement, conservant çà et là quelques bourrelets charnus molluscoïdes disséminés ; mais dans les points les plus nombreux, des
cicatrices déprimées, sans engorgements, blanches comme les
cicatrices scrofuleuses.

Cette observation, si bien rédigée d'ailleurs, omet une phase du
traitement. Je suis revenu deux fois au traitement antisyphilitique,
tant était puissamment dessinée la physionomie de cette affection
au point de vue de sa cause, et chaque fois ce traitement a aggravé
les accidents. C'est en raison de cet aspect que j'avais engagé mon
collègue Cazenave à voir la malade ; il a partagé la même opinion.
Les antiscrofuleux ont au contraire conduit franchement la maladie à la guérison, et depuis cette époque il n'est survenu aucune
récidive.

M....., interne du service, a rédigé cette observation ; M. Chalvet
a recueilli la suivante :

La femme D... (Clarisse), âgée de vingt-six ans, blanchisseuse, est entrée dans le service de M. Devergie, le 27 septembre 1860. Elle avait
sept ans lorsque sa mère est morte phthisique. Son père est décédé à la
suite d'excès d'ivrognerie. A l'âge de huit ans, elle a eu pendant six mois
des gourmes à la tête. A son arrivée à Paris, elle a eu pendant un an des
ophthalmies très intenses ; quelques maux d'oreilles ; quelques ganglions
engorgés au cou, sans abcès et d'une durée éphémère. Son frère est bien
portant ; l'une de ses sœurs est malade de la poitrine ; l'autre est paraly-
sée de la moitié du corps. Réglée à douze ans ; elle a eu la fièvre typhoïde
à dix-sept ans, puis une pneumonie ; elle est restée ainsi une année malade ou malingre. Plus tard, scarlatine, varioloïde. A la suite de ces affections, diminution très notable du flux menstruel ; flueurs blanches, maux
d'estomac, digestions difficiles, appétit capricieux, etc.

Elle se marie à dix-neuf ans ; elle avait vécu six mois auparavant avec
son mari, qui d'ailleurs était sain. Elle eut une fille qui mourut à l'âge de

quatre ans d'une pneumonie ; elle avait nourri cette enfant et elle avait eu
cinq abcès au sein pendant l'allaitement. A l'âge de vingt-trois ans, elle a
un garçon qui meurt à cinq mois, dans un état d'amaigrissement très
grand, mais sans traces de boutons sur le corps.

Les suites de couches furent très pénibles. Elle resta longtemps dans
un état anémique ; elle fut obligée d'entrer à l'hôpital ; elle est d'ailleurs
sujette aux rhumes ; elle a souvent des sueurs la nuit ; elle est très amaigrie.

Telle était la situation de la malade lorsque, il y a huit ou neuf mois,
durant de fortes gelées, vingt ou trente boutons se manifestèrent en quelques jours à la partie postérieure du cou.

Elle vint à la consultation de M. Cazenave, qui prescrivit des pilules de
protoiodure, de la tisane sudorifique et des bains de vapeur.

La maladie, qui était bornée au cou, s'étendit bientôt au front, à la
figure, aux plicatures des membres, sur la poitrine, malgré ou à cause du
traitement mercuriel, et la malade entre à l'hôpital.

Ce ne sont pas de simples boutons, comme elle le dit : ce sont de véritables tubercules. Les uns sont constitués par une sorte de tissu charnu,
mollasse, plus ou moins rouge, faisant une saillie de plusieurs millimètres
au-dessus du niveau de la peau, n'ayant cependant pas la forme arrondie
régulière d'un tubercule syphilitique, mais à forme ronde irrégulière ; ici,
symétriquement arrondie ; là, ovoïde ou plus ou moins allongée d'un centimètre et plus de diamètre ; quelques-uns ont pris un accroissement plus
rapide et se sont recouverts d'une croûte grisâtre mince d'abord, puis de
plus en plus épaisse, à l'instar du rupia, mais sans ressembler aux croûtes
en écailles d'huître du rupia syphilitique. La maladie, qui date de huit
mois à la *nuque*, au voisinage des cheveux, ne s'est montrée à la figure
que depuis trois mois : au front, douze à quinze tubercules dont les plus
petits ont le diamètre d'une lentille et les plus gros un centimètre ; quelques-uns recouverts de croûtes qui, détachées, laissent à nu des ulcérations de mauvais caractère. Ces deux ordres de tubercules, groupés d'ailleurs autour des narines, des angles de la bouche, sur le menton, au
devant du cou, à la poitrine, où ils acquièrent sur le tronc des diamètres
plus considérables et prennent d'une manière plus marquée le cachet du
rupia, en même temps que leur généralisation sur le corps et sur les
membres, leur disposition méthodique en ellipse dans certains points, firent
penser à M. Devergie, comme ils avaient fait penser à M. Cazenave, que
l'affection était syphilitique. Des ulcérations assez larges, sanieuses et
fongueuses, existent le long des tibias.

On entrevoit donc la multiplicité de ces tubercules, que l'on peut rattacher à trois sortes. Un certain nombre plus ou moins charnus et mollasses,
rouges, larges, sans croûtes et sans ulcérations, faisant une saillie très
tanoble à la peau, mais à forme aplatie plutôt qu'acuminée, parsemés

souvent de points blanchâtres, comme dans le *molluscum ;* une seconde catégorie de tumeurs à engorgements recouverts de croûtes sanieuses, mais
plus grisâtres et jaunâtres que brunâtres ; enfin, en troisième lieu, des
ulcères d'aspect à la fois scrofuleux et syphilitique.

Il est convenable d'ajouter que le tempérament est lymphatique, que la
malade est née de parents phthisiques, et qu'elle a eu dans l'enfance des
accidents lymphatiques.

En présence de cet ensemble de faits, et en vue de combattre et la cause
lymphatique et la cause syphilitique, M. Devergie prescrit un traitement
mixte composé d'huile de foie de morue, de vin de gentiane et d'un sirop
composé d'iodure de fer, d'iodure de potassium et de bichlorure de
mercure.

Les phénomènes morbides augmentant, on supprime les antiscrofuleux,
on ne donne que les antisyphilitiques : l'accroissement continue dans les
manifestations morbides, tout cela dans l'espace de six semaines.

On revient alors à l'usage des antiscrofuleux, et bientôt la maladie
semble s'arrêter ; puis elle progresse peu à peu, lentement, mais sûrement vers le mieux.

Enfin, à l'aide de soins locaux, d'un traitement général antiscrofuleux
et fortifiant, la malade sortit guérie le 12 mai 1861, après huit mois de
séjour à l'hôpital.

Rentrée chez elle, elle fut en proie à des chagrins violents. Elle revint
à l'hôpital, où elle resta quatre mois. Elle sortit de nouveau, mais pour
ne plus rentrer. Depuis lors elle nous a mis à même de constater l'amélioration progressive dans sa santé et la diminution successive survenue
dans ses cicatrices. Inutile de dire qu'elle avait le corps et les membres
couverts de cicatrices diverses. Ce n'étaient pas seulement les cicatrices
déprimées du *rupia*, il y en avait de toutes sortes : les unes déprimées,
les autres saillantes, avec des bourrelets plus ou moins élevés, des indurations rosées, mais souples et molles, plus ou moins arrondies, plus ou
moins allongées, ayant quelque chose d'anormal avec la syphilis ou la
scrofule et rappelant les tumeurs molluscoïdes.

Cette malade a d'ailleurs repris peu à peu son embonpoint, et sa physionomie a graduellement reproduit le souvenir d'une grande beauté dont
elle avait été douée à l'époque de son mariage.

Voilà donc deux observations identiques dans lesquelles le cachet
de l'affection ne peut être que très imparfaitement reproduit par
la description, mais qui, pour le dermatologiste, sort des états
ordinairement observés, état qui a conduit dans les deux cas à
deux erreurs de diagnostic de la part d'hommes qui depuis vingt-

cinq ans observent des maladies de la peau. C'est que certains antécédents, en dehors même de l'aspect, pouvaient faire croire à une forme syphilitique, comme aussi l'aspect morbide conduisait directement à cette forme.

Nous donnons le nom de *molluscum rupioïde* ou *rupiforme* à cette maladie, par plusieurs raisons. Les tubercules n'offraient pas de l'analogie ou avec les ganglions engorgés ou avec le lupus tuberculeux, fût-il très petit et très circonscrit ; plusieurs étaient parsemés de points blancs de 2 à 3 millimètres de diamètre qui tendaient à déceler l'existence de la matière sébacée. Ils étaient mous, tout en conservant l'apparence rosée semi-inflammatoire d'un engorgement limité. Plusieurs s'ouvraient pour laisser suinter une matière qui se concrétait en croûtes plus ou moins épaisses, dont les unes reflétaient l'état cachectique du rupia, et les autres se rapprochaient de l'impétigo chronique; toutes circonstances qui, à nos yeux, constituent une forme morbide spéciale très voisine de celle que nous venons de décrire en dernier lieu sous le nom de *molluscum tuberculeux*, capable de simuler jusqu'à un certain point le *lupus*.

Quoi qu'il en soit, il nous paraît résulter, sauf confirmation ultérieure, de ces espèces morbides, un ensemble de lésions qui n'ont pas encore été décrites dans la science.

J'aborde maintenant l'étiologie de ces diverses maladies. Elle nous conduira naturellement aux indications thérapeutiques qu'elles réclament.

Et d'abord, remarquons que toutes les formes morbides que nous venons de décrire ont le même siége anatomique, quoique l'aspect, la physionomie des affections soient si différents. Depuis l'*acne punctata*, si commune, et qui n'a d'autre conséquence qu'un aspect parfois désagréable, jusqu'au molluscum lupiforme et rupiforme, états des plus graves, c'est toujours dans les follicules sébacés que la maladie a son point de départ.

Dans les conditions les plus simples de ces affections, il n'y a pour ainsi dire qu'un développement trop considérable des follicules sébacés. Cette condition de prédominance, de développement de certains organes, est d'ailleurs assez commune dans l'organisation de l'homme, puisque c'est sur la prédominance de certains organes importants que sont basées les distinctions de tempéraments : prédominance du système bilieux, nerveux ou sanguin, ou prédominance des organes qui représentent anatomiquement l'ensemble de chacun de ces systèmes.

Les follicules sébacés se rattachent principalement au système lymphatique; ils en sont un des éléments. Cette indication anatomique peut donc déjà faire pressentir quelle peut être la nature de ces affections.

Voyez d'ailleurs à quel âge de la vie elles se montrent. Ce n'est pas généralement, il est vrai, à ce moment où le système glanduleux devient assez malade pour donner naissance à la scrofule ; mais c'est de quinze à vingt-cinq ans, c'est-à-dire durant la jeunesse, que se développent toutes les variétés d'acné.

Il y a plus, il en est quelques-unes qui se manifestent dès l'enfance.

Enfin, il faut bien le reconnaître, s'il est une médication générale ou interne qui puisse guérir seule ces diverses maladies, c'est la médication antilymphatique.

Il y a donc tout lieu de croire que si toutes ces formes d'acné ne sont pas de la scrofule, elles avoisinent de près ou de loin cette cause morbide.

D'ailleurs, il n'est pas rare de rencontrer dans un ensemble d'organes homogènes une prédominance de l'un d'eux allant jusqu'à la maladie. Il y a plus, cet état peut s'observer dans le même tissu, et telle ou telle partie de ce tissu peut avoir une prédominance d'organisation sur le reste du tissu. Prenons un exemple : Dans la constitution lymphatique, la peau du corps a, en général, avec la blancheur de la surface, un épaississement qui ne se rencontrera plus dans la constitution bilieuse ou nerveuse. Eh bien, il n'est pas rare de voir la peau de la figure ou du dos, par exemple, se différencier complétement de la peau du reste du corps, tout en présentant les attributs du lymphatisme dans l'ensemble de ce tissu. C'est ce qui a lieu dans les formes d'acne punctata, indurata, où la peau est non-seulement beaucoup plus épaisse, mais blafarde, d'un blanc d'opale, avec des pertuis très apparents de follicules sébacés. Il y a là évidemment une prédominance d'organisation de ces follicules presque indépendante du lymphatisme général, mais qui n'en a pas moins sa cause lymphatique.

On pourrait donc dire qu'il peut y avoir un lymphatisme *local* comme un lymphatisme *général*, tous deux ressortant de conditions d'organisation : l'excès du lymphatisme général donnant naissance à la scrofule généralisée, et l'excès du lymphatisme local pouvant amener, sous l'influence de causes données, des maladies voisines de la scrofule, ou s'y rattachant plus ou moins directement.

Nous avions besoin d'établir ces données pour justifier les succès de certains moyens locaux modificateurs d'un lymphatisme local, et amenant la guérison d'une maladie donnée de cette nature, sans exercer d'influence sur l'économie en général. C'est ce qui trouvera son application directe dans la thérapeutique des maladies des follicules sébacés, dont nous allons chercher à tracer le tableau.

Et d'abord, parlons immédiatement d'un traitement qui, depuis quelques années, a fixé l'attention des praticiens : il est basé sur l'emploi de la pommade d'iodure de chlorure mercureux, ou pommade au sel de M. Boutigny. (Il est reconnu aujourd'hui que ce sel n'en est pas un ; que, quel que soit le procédé que l'on suive, on obtient des mélanges de biiodure et de bichlorure de mercure dont la proportion relative varie suivant le procédé que l'on emploie, et que le même procédé peut toujours donner, il est vrai, dans des proportions identiques.)

Ce moyen, qui consiste à faire, sur la partie couverte de boutons ou pustules, des frictions douces, mais répétées, une fois le jour, et trois jours de suite, avec une pommade qui contient le plus ordinairement 75 centigrammes de sel Boutigny pour 30 grammes d'axonge, développe à la peau une phlegmasie *substitutive*, une surexcitation, voire même une inflammation qui change entièrement les fonctions accomplies dans cette partie de la peau. Secondairement, les follicules sébacés se trouvent modifiés dans leur mode de vitalité, et cette peau, atteinte de lymphatisme, si je puis m'exprimer ainsi, passe de la vie maladive aux conditions de la vie normale, qu'elle avait perdues depuis longtemps. Cela est si vrai que, dans quelques cas, il faut répéter ces applications pendant cinq ou six mois, pour amener une guérison assurée, et cela sans administrer, chez bon nombre de malades, des médicaments à l'intérieur. C'est ainsi que l'on peut traiter l'*acne indurata*, l'*acne miliaris*, et même l'*acne punctata*, quoique ce soit une forme plus rebelle ; il en est de même de la *couperose*, qui est une autre forme morbide dans laquelle il s'est fait un changement dans l'état vasculaire de la peau, sorte d'état variqueux qui se trouve heureusement modifié par ce mode de traitement.

Avant l'emploi de cette pommade, on mettait en usage, il faut bien le dire, et nous mettons encore en usage une médication substitutive analogue, mais beaucoup moins énergique : les douches sulfureuses en arrosoir, les pommades soufrées, dont l'efficacité n'est pas douteuse ; les douches surtout, qui, employées avant la pommade, diminuent singulièrement la durée de l'usage de celle-ci. Une foule de pommades ou de liqueurs résolutives ou astringentes atteignaient, et peuvent encore atteindre le même but ; cependant il faut reconnaître que la pommade à l'iodure de chlorure mercureux compte des succès là où d'autres moyens ont échoué (voy. l'art. COUPEROSE).

Mais que de persévérance de la part des malades ! quelle gêne, quels inconvénients graves l'emploi de cette pommade entraîne ! En dehors de la souffrance, les malades se séquestrent, se cachent à tous les regards, en présence de l'inflammation plus ou moins permanente qu'entraîne l'emploi de ce moyen ; tous les rapports de société, toutes les relations de famille sont souvent interrompus : il faut un bien vif désir de recouvrer l'état de santé de la peau de la figure pour s'astreindre à l'emploi de pareils moyens. Aussi, pour nous, n'en faisons-nous usage qu'en dernier lieu, et pour compléter une guérison que d'autres moyens préparent en faisant perdre à la maladie les trois quarts de son intensité première.

Cet agent est-il d'ailleurs, comme on l'a dit, infaillible ? C'est là une exagération de l'efficacité du remède à laquelle nous avons eu assez souvent l'occasion de donner un démenti, même lorsque le moyen avait été employé par ceux-là qui en faisaient une spécialité.

Il y a plus, et nous l'avons déjà déclaré ailleurs, nous avons guéri, à l'aide d'une médication générale, des malades qui, depuis

19

huit mois, étaient traités par cette pommade, et c'est alors que
la cause lymphatique de l'affection est devenue pour nous évidente ; car ce sont les antilymphatiques ou antiscrofuleux qui ont
amené la guérison, indépendamment de toute application extérieure, ce que n'avait pas pu faire la médication externe.

Ainsi, les formes d'*acne punctata*, *miliaris*, *indurata*, sont des
maladies lymphatiques le plus souvent localisées à la figure, mais
souvent aussi rattachées à une cause scrofuleuse générale. En
cela, nous différons peut-être d'opinion avec certains de nos
collègues de l'hôpital Saint-Louis, mais c'est sur une longue observation de faits que nous appuyons notre manière de voir.

Toutes les variétés d'acné sébacée peuvent, à plus forte raison, être
rattachées au *lymphatisme* (j'emploie à dessein cette expression,
et je ne dis pas *scrofule* : un enfant n'est pas un scrofuleux parce
qu'il a de l'acné sébacée durant une certaine période de son enfance). La nature du produit sécrété en est d'ailleurs un reflet,
en même temps que l'engorgement chronique qui-accompagne
certaines des formes de l'acné.

Mais, il faut le dire, nous ne connaissons pas d'affections plus
rebelles dans certains cas. On sait combien de temps persiste l'acné
sébacée disséminée à la surface du corps des enfants, et qui se dessine par ces croûtes crasseuses qui recouvrent pendant des années
la figure et le corps, état commun, d'ailleurs, chez ces gros enfants où la prédominance du tempérament lymphatique est très
dessinée.

Les sulfureux constituent, tant à l'intérieur qu'à l'extérieur, la
base de la médication. C'est dans ces sortes de cas que les bains
de mer, et surtout les eaux sulfureuses, en modifiant l'économie en
général, et la peau en particulier, sont d'une grande efficacité.

Quant à l'acné sébacée, développée dans le très jeune âge, la
médecine expectante doit seule être mise en usage. La guérison
de la maladie qui s'obtiendrait trop rapidement porterait atteinte
à la santé générale, et pourrait développer des troubles graves du
côté des organes les plus importants de la vie, de manière à compromettre l'existence des enfants; sauf à agir plus tard.

D'une autre part, le médecin se trouve en présence d'une maladie d'un aspect hideux, repoussant pour la mère, qui, désolée

de voir son enfant défiguré par une pareille sécrétion, fait auprès de lui les instances les plus vives pour obtenir des moyens curatifs de quelque énergie ; nous n'hésitons pas à dire que le médecin devient coupable s'il accède aux désirs de la mère.

Quant aux eaux sulfureuses ou salines, il ne faut pas qu'elles soient mises en usage dans ces sortes de cas, comme on le fait habituellement. Vouloir que, en vingt et quelques jours, le lymphatisme de la peau et de l'économie soit détruit, c'est demander l'impossible. Ce n'est que par un séjour de deux ou trois mois aux Pyrénées, à Uriage, à Salins ou à Kreuznach, et en employant les eaux et les bains en petite quantité et avec la prudence que réclame l'âge de l'enfance, que l'on peut arriver à faire réussir cette médication.

Mais que de difficultés pour guérir l'acné sébacée *successive* et irrégulièrement intermittente ! Ce n'est pas qu'il soit impossible de faire disparaître le produit de la sécrétion ; dans toutes les formes d'acné sébacée, on enlève en général en quelques heures la sécrétion morbide à l'aide d'une pommade légèrement alcaline, et la peau paraît momentanément dans son état naturel ; mais elle se recouvre bientôt d'une sécrétion nouvelle, dont la forme grasse et d'aspect sale reproduit en peu de temps un nouveau masque hideux. Je n'ose pas dire que cette affection, si peu importante par son étendue, est au-dessus des ressources de l'art ; car tel moyen suivi d'insuccès chez un malade peut réussir chez un autre. Déroulerai-je ici le tableau de médications nombreuses? Ce serait étaler un vain luxe de moyens, et en médecine il faut se méfier de cette thérapeutique si variée pour une affection donnée; c'est, en général la preuve que, parmi tous ces médicaments, il en existe peu de bons. Bornons-nous à dire, en thèse générale, qu'avec un traitement interne antilymphatique, il faut employer pour combattre l'état local tous les agents modificateurs et résolutifs que la science possède: il n'y a aucune préférence à donner à aucun d'eux.

J'en dirai autant du *molluscum contagiosum* de Bateman (acné varioloïde), et cependant la médication sulfureuse compte encore quelques succès dans ces sortes de cas.

Ainsi, j'ai obtenu à l'aide de la pommade d'Helmerich la surex-

citation de bon nombre de ces petites tumeurs qui, une fois vidées,
se guérissent. On a conseillé de les ouvrir ou de les enflammer,
de manière à les vider. Ce moyen serait praticable s'il n'y en avait
qu'une dizaine à la surface de la peau ; mais lorsqu'on en trouve
deux cents et plus, comment soumettre les malades à un pareil
traitement ? Il est constant, toutefois, que si l'affection est enrayée
dans son développement, l'évacuation de la matière sébacée par
quelque moyen que ce soit, est le mode le plus certain de guérison.

Quant au *molluscum rupiforme* et *lupiforme*, ainsi qu'aux
tumeurs molluscoïdes, c'est au traitement antiscrofuleux le plus
franc uni aux ferrugineux et à la bonne alimentation qu'il faut
s'adresser. C'est à l'aide de ces moyens que j'ai obtenu un plein
succès dans le traitement des deux malades que j'ai traitées à
l'hôpital Saint-Louis.

Qu'on ne perde pas de vue, à cet égard, que le *molluscum rupiforme* induit en erreur le médecin par la physionomie syphilitique qu'il possède, et que tout traitement antisyphilitique ne fait
qu'aggraver la maladie ; que les ferrugineux, les toniques et les
antiscrofuleux sont les véritables agents de cette maladie.

Mais le *molluscum lupiforme* exige de plus l'emploi des caustiques, et notamment du caustique de Canquoin. Lorsque la médication antiscrofuleuse, employée préalablement pendant plusieurs
mois, ne procure plus d'amélioration, il ne faut pas hésiter à attaquer directement les tumeurs restantes. Le caustique de Canquoin
ne produit pas sur ces tumeurs les effets qu'il amène dans le lupus.
Ce tissu molluscoïde est si peu vasculaire, qu'il se développe à
peine de phlegmasie locale sous l'influence du caustique ; souvent
même on est obligé de faire tomber les croûtes sèches et inertes
qui résultent de son application, puis de faire cicatriser les plaies
béantes et ichoreuses qui en résultent, ce que l'on obtient assez
rapidement à l'aide de charpie enduite de cérat créosoté. On répète
les cautérisations, et l'on arrive à des cicatrisations parfaites et
durables.

Tel est, suivant nous, le tableau des maladies qui ont leur siége
dans les follicules sébacés, telles en sont l'étiologie et les bases
du traitement. Je n'ai pu donner à celui-ci tous les développements qu'il aurait pu comporter, car il nous aurait fallu entrer

dans des détails qui ne seraient plus en rapport avec le but que nous nous sommes tracé, celui de présenter un ensemble d'affections qui n'ont pas été nettement décrites jusqu'alors, ou même qui sont restées inconnues.

J'ai peut-être fait un tableau un peu noir de nos ressources thérapeutiques; mais, à cet égard, j'ai préféré rester au-dessous de la vérité. Certes, on arrive souvent à une guérison; mais il faut et de la persévérance dans l'emploi des moyens, et une bonne direction imprimée au traitement; il faut que le médecin combatte l'affection pas à pas, et qu'il montre autant de ténacité dans la lutte que la maladie oppose d'obstacles à sa guérison. Aussi me suis-je borné à enregistrer ici des données générales de thérapeutique plutôt qu'une thérapeutique circonstanciée et méthodique, celle-ci devant appeler à son aide des agents locaux dont l'opportunité ne se fait bien sentir qu'à l'aide d'une certaine habitude.

COUPEROSE, *gutta rosea*, *cuperosa* par corruption; goutte rose ou couperose.

La *couperose* est une maladie des vaisseaux capillaires de la peau. Si les follicules sébacés sont quelquefois affectés, ce n'est qu'accidentellement, et c'est là ce qui me fait isoler la couperose de l'acné, que la généralité des auteurs a confondue avec cette maladie. Mais si l'on observe la couperose à son début, si on la suit dans ses progrès, dans sa marche et sa terminaison, on conviendra avec nous que la distinction que nous établissons est fondée. C'est généralement sur les côtés du nez, ou plutôt entre le nez et les joues, en un mot de l'angle des yeux aux pommettes, que débute la couperose sous la forme d'une traînée d'un rose rouge peu étendue, sans sensation aucune, augmentant de coloration après les repas ou par l'exposition de la figure à la chaleur. Vue de près, cette rougeur n'est pas exanthémateuse, c'est-à-dire qu'elle ne colore pas uniformément et complétement la peau; mais on voit qu'elle est formée par des vaisseaux capillaires injectés, distendus, hypertrophiés et gorgés de sang. Souvent même, et avant une rougeur appréciable, on aperçoit la prédisposition à la rougeur par des vascularisations espacées et diffuses. Cependant

si l'on exerce une légère pression sur la peau, cette coloration
disparaît sous le doigt comme dans l'*érythème* et contrairement à
ce qui se passe dans le *purpura:* c'est que dans la couperose le
sang est encore contenu dans les vaisseaux, qui ne sont qu'augmentés de dimension, tandis que dans le purpura il a transsudé à
travers les parois vasculaires. Les femmes, si soigneuses de leur
figure, connaissent parfaitement le début de cette maladie, elles
s'en préoccupent fortement aussitôt qu'elles voient paraître cette
vascularisation. Peu à peu et avec un temps très long, des années,
la vascularisation de la superficie de la peau fait des progrès en
étendue, car ce ne sont d'abord que les capillaires sous-épidermiques qui sont malades. Alors se montre souvent un troisième
point de départ : c'est le dos et le bout du nez; puis les plaques
finissent par s'étendre sur les joues pour les colorer aussi. La
coloration, qui au début n'était appréciable qu'à certains moments
de la journée, devient permanente : c'est un second degré de la
couperose; et alors la figure représente celle d'un individu qui
fait usage outre mesure du vin et des liqueurs spiritueuses. Enfin,
dans un troisième degré, toute la peau s'affecte, et alors elle semble
tuméfiée, elle est plus épaisse. Sur quelques points, principalement au bout du nez, elle peut devenir le siége de productions
charnues, rugueuses à leur surface, comme tuberculeuses, et
vivant assez d'une vie toute spéciale pour se pédiculiser et finir
même par se détacher presque entièrement : c'est la couperose
tuberculeuse. Ainsi trois degrés : la couperose au premier degré,
sans épaississement de la peau, ou couperose érythémateuse; la
couperose avec épaississement uniforme de la peau; et enfin la
couperose tuberculeuse, ordinairement circonscrite au nez. Ce
n'est guère que dans la variété de couperose avec épaississement
général de la peau que l'on voit accidentellement surgir des pustules d'*acné,* sous la forme de boutons plus ou moins volumineux
arrivant à suppuration; mais cet état n'est que passager et tout à
fait accidentel.

Cette maladie attaque les peaux les plus fines comme les plus
épaisses. Elle se montre sans qu'il y ait aucune coïncidence avec
un trouble quelconque dans les fonctions organiques; elle est tout
à fait indépendante d'une hygiène mal observée, car elle se mani-

feste très souvent, on pourrait dire le plus souvent, chez les personnes les plus sobres, qui n'usent que d'eau pour boisson et qui ne consomment jamais de vin. Aucune liaison d'ailleurs soit avec tel tempérament, soit avec telle constitution. En sorte que la cause de la couperose reste le plus souvent inconnue, et que dans quelques cas on est tenté de la rattacher à certaines conditions d'organisation de la peau de la figure. Aussi est-ce une affection très rebelle, à marche lente, qui ne pardonne guère, et qui donne ouverture à un grand nombre de moyens différents que le charlatanisme exploite avec plus ou moins de succès. Et, en effet, quoi de plus tenace que cette maladie que l'on guérit quelquefois, mais qui souvent aussi échappe aux moyens les plus énergiques? A cet égard, voici les modes de traitement qui réussissent le plus souvent : les purgatifs répétés tous les jours à dose modérée ; les eaux sulfureuses employées de la manière suivante : on fait mettre le malade dans un demi-bain assez chaud pour exciter les membres inférieurs, et en même temps on donne une douche fraîche en arrosoir sur la figure, en garantissant la poitrine du malade de ce contraste de l'eau à une température si opposée.

MM. Rochard et Sellier ont fait connaître en 1851 une méthode de traitement qui a pour base l'emploi du sel de M. Boutigny (d'Évreux), c'est-à-dire l'iodure de chlorure mercureux ou hydrargyreux. Cette méthode avait été peu répandue. Depuis cette époque, M. Boinet a conseillé l'usage d'une pommade au protoiodure de mercure, de 1 à 2 grammes pour 30 grammes d'axonge, une onction une fois par jour (*Moniteur des hôpitaux*, janvier 1856). Quant à la pommade de MM. Rochard et Sellier, et que revendique M. Boutigny, elle est composée de 75 centigrammes d'iodure de chlorure mercureux en poudre, sur 30 grammes d'axonge. Il faut d'abord savoir que ce sel n'existe pas en proportion définie, c'est-à-dire que sa composition n'est pas toujours la même. Certains chimistes n'admettent l'existence que d'un seul composé ; d'autres, et M. Bouchardat est de ce nombre, en admettent deux. Ensuite il est fort peu stable, et se décompose très facilement. Bien préparé, il est très actif.

Le composé de MM. Rochard et Sellier, le sel de M. Boinet, nous paraissent formulés à dose trop forte. Ainsi j'ai vu survenir un érysipèle de la face et du cuir chevelu après une seule application de leur pommade; aussi je ne la formule qu'à la dose de 25 à 50 centigrammes pour 30 grammes au début, et souvent je ne suis pas obligé d'augmenter la dose. Ces pommades ne doivent être étendues sur les surfaces malades qu'une seule fois par jour, et en couche légère, en quantité infiniment petites et ces frictions répétées pendant deux ou trois jours de suite; en un mot, jusqu'à ce que la peau soit surexcitée, qu'il y naisse une certaine rougeur, un état érythémateux même sécrétant, et alors s'arrêter pendant trois ou quatre jours, durant lesquels on emploie du saindoux; recommencer de nouveau, et ainsi de suite jusqu'à guérison.

Nous avons mis en usage ce mode de traitement chez beaucoup de malades, et nous pouvons assurer qu'en général, s'il ne guérit pas, il amène une amélioration assez marquée. Nous le croyons applicable surtout aux acnés chroniques sans cause lymphatique dessinée nettement.

CINQUIÈME GROUPE.

Maladies papuleuses.

Ce groupe comprend trois maladies, le *lichen*, le *prurigo*, le *strophulus*, qui ont entre elles de l'analogie dans la forme morbide et dans les phénomènes qu'elles développent. Toutes trois, en effet, ont pour élément des éruptions à forme papuleuse. Dans ces trois affections le système nerveux paraît jouer un certain rôle soit secondairement, soit primitivement; il est généralement surexcité, et dans l'une de ces maladies, le lichen, il semble seul malade, car l'état cutané est loin d'être en rapport, quant à son intensité, avec les accidents généraux qui l'accompagnent. Deux de ces affections atteignent un âge peu avancé de la vie, c'est le strophulus et le lichen; la troisième est propre, au contraire, à la vieillesse. On a considéré ces maladies comme étant essentiellement nerveuses : M. Cazenave professe cette opinion; il en place le siége dans des papilles de la peau; et dans cette hypothèse les symptômes généraux viennent naturellement se grouper autour de l'état local. M. Bazin le place dans les papilles qui sécrètent l'épiderme. Rien donc de précis à cet égard.

LICHEN, *lichen* (Hippocrate), prurigo lichénoïde ou furfurant d'Alibert.

Simplex.	*Compositus.*
Diffusus.	Ortié ou *urticans.*
Circumscriptus.	Eczémateux.
Perpendicularis.	Herpétiforme.
Pilaris.	Aigu.
Lividus.	Chronique.
Agrius.	

Cette affection est définie par les auteurs une maladie *non contagieuse*, caractérisée par l'existence de papules à la surface de la peau. Nous avons fait connaître ce qu'il fallait entendre sous le nom de *papules*, et nous avons établi que la papule était une production pathologique qui n'avait aucun rapport avec la papille : nous ne reviendrons pas sur ce point ; mais ce qu'il faut attaquer de front, c'est la définition des auteurs, en vertu de laquelle ils considèrent le lichen comme n'étant pas de nature contagieuse. Et d'abord il y a plusieurs sortes de contagion, et nous restreignons cette expression, en ce qui concerne cette maladie, à celle qui s'entend de la transmission de l'affection au moyen d'un contact plus ou moins prolongé. Sous ce rapport j'ai par-devers moi un certain nombre de faits dont je puis citer quelques exemples, et qui ne sauraient laisser subsister de doute dans mon esprit. —Une femme, dont le mari avait un atelier d'orfévrerie, m'amena à la consultation de l'hôpital cinq apprentis qui, dans l'espace de deux mois, ont été successivement atteints, l'un d'eux ayant été primitivement affecté ; tous avec lichen diffus tant à la figure que sur les membres. Cette femme les croyait atteints de la gale ; l'usage de bains alcalins a suffi pour les guérir : aucun autre ouvrier d'ailleurs n'avait contracté cette maladie. Ces apprentis couchaient ensemble dans la même salle. — Une cuisinière affectée d'une plaque de lichen au dos de la main gauche avait l'habitude de porter un enfant de trois ans sur les bras et de le promener. L'enfant fut pris de lichen diffus aux fesses, qui s'étendit ensuite à la figure et sur les membres. Bientôt la mère de l'enfant fut atteinte, et plus tard le père. En cet état, le médecin de a maison crut à l'existence de la gale et institua dans cette famille un traitement par les sulfureux. L'affection fut exaspérée par ce traitement, et c'est dans ces circonstances que je fus consulté. Inutile de dire qu'il n'existait pas de gale, et qu'une médication alcaline intérieure et extérieure fit justice d'une maladie qui persistait depuis plusieurs mois. Voici un troisième exemple qui a été recueilli par un de mes meilleurs élèves internes, M. le docteur Faget, médecin distingué de la Nouvelle-Orléans. Le 24 janvier 1844 est reçu dans mon service de l'hôpital un jeune homme de seize ans qui a eu la gale à l'âge de trois ans et à l'âge de sept à huit ans. Depuis son arrivée à Paris il y a cinq ans, il a eu tous les printemps une éruption papuleuse qui se dissipait seule. Il y a deux mois cette éruption se montra avec une certaine intensité et devint confluente, mais sous forme de plaques de lichen. Il couche avec son frère âgé de douze ans, qui a bientôt été atteint de la même maladie, et qui est allé se faire soigner à l'hôpital des Enfants. Ces trois exemples me paraissent suffisants pour justifier l'assertion que je viens d'émettre, et dire que le lichen est contagieux dans certaines conditions de contact prolongé, et qu'il se transmet d'autant plus facilement que les contacts ont lieu avec des enfants. MM. Bazin et Hardy, pour expliquer ces faits, admettent qu'il y a un lichen diffus à champignons! Toujours des idées théoriques dominant les faits, etc.

Quoi qu'il en soit, le lichen est au nombre des affections non sécrétantes de la peau ; il s'y montre par des élevures papuleuses discrètes ou confluentes, ramassées ou diffuses, et qui sont toujours accompagnées d'une démangeaison plus ou moins vive. Cette maladie siége ordinairement, surtout quand elle est diffuse, à la partie *interne* des membres, au cou ou à la figure ; mais quand elle est ramassée, circonscrite, figurée, c'est-à-dire sous forme de plaques, elle occupe souvent les surfaces externes. Qu'on se figure donc, à l'état aigu, une série plus ou moins considérable de petites papules rosées, de forme pyramidale, acuminées, diffuses ou ramassées à la surface de la peau, amenant constamment de la démangeaison, surtout la nuit, et l'on aura une idée du lichen. Cependant cette affection sécrète quelquefois ; c'est accidentellement, ainsi que le disent les malades, et lorsqu'ils ont opéré des grattages. Alors il se fait à l'extrémité de chaque papule un petit suintement séreux à peine perceptible, suintement d'une sérosité qui se concrète aussitôt et se transforme en une petite pellicule ou écaille adhérente, très mince, mais très roide au toucher ; de sorte que si la maladie est ancienne, si le lichen a envahi toute la surface de la peau, si les grattages sont incessants, la sécrétion est devenue plus marquée, les écailles ou concrétions plus nombreuses et l'état rugeux plus dessiné, en même temps que la forme aiguë a disparu. Cet aspect écailleux est assez prononcé dans quelques cas pour représenter les lichens qui enveloppent les arbres et qui s'y multiplient ; de là la dénomination donnée à cette maladie et dont l'état exagéré a constitué le type ou le cachet qui ne se fait observer qu'accidentellement. Le nom est donc mauvais pour la généralité des cas ; mais il remonte à Hippocrate, il faut le respecter.

Ceci posé, disons que le lichen peut se rencontrer sous trois dispositions différentes, *lichen diffus, lichen circonscrit, lichen perpendiculaire* ou *en ruban*. On entend par *lichen diffus,* celui qui se montre sur une partie quelconque du corps, une jambe, un avant-bras, la poitrine, sous forme de petites papules disséminées, espacées les unes des autres sans affecter aucun état groupé régulier. Dans le *lichen circonscrit,* au contraire, il se développe un nombre plus ou moins considérable de papules confluentes, se touchant à leur base et ramassées sous forme d'une plaque arrondie, qui a généralement un autre siége. Au lieu d'occuper les régions flexueuses du corps et la partie interne des membres, cette affection se développe sur le dos des mains, sur la longueur des membres et plus souvent en dehors qu'en dedans. Cette variété, qui amène d'ailleurs les mêmes démangeaisons, est beaucoup plus sujette que la précédente à la sécrétion et surtout à passer à l'état de lichen eczémateux. Quant au *lichen gyratus,* c'est une forme fort rare qui a été signalée pour la première fois par Biett, et que nous avons été à même d'observer, tant à l'état de *lichen simplex* qu'à celui de *lichen agrius.* M. Cazenave retrace ainsi cette variété d'après Biett (*Abrégé pratique des maladies de la peau*) : « Les papules, disposées en petits groupes, formaient une espèce de ruban qui, partant de la partie antérieure de la poitrine, gagnait la partie interne du bras, dont il longeait en se contournant tout le

bord externe jusqu'à l'extrémité du petit doigt, en suivant exactement le trajet du nerf cubital. » Voici une observation recueillie
par M. le docteur Faget en 1843, dans notre service, et qui donne
une idée exacte de cette affection :

Le nommé Loddet, âgé de trente-sept ans, d'un tempérament nerveux,
bijoutier, sans antécédents maladifs, entre à l'hôpital Saint-Louis, dans le
service de M. Devergie, le 3 mars. Il y a dix mois, à la suite d'un travail
assidu pendant quinze à dix-huit heures chaque jour, il est pris de démangeaisons à l'anus ; trois semaines plus tard, petits boutons à la partie interne et supérieure de la cuisse qui s'étendirent très rapidement à toute
la longueur du membre. Il garde cette affection sans y apporter de remède,
et à son entrée on aperçoit une disposition méthodique de papules sous la
forme d'un ruban très étroit qui, partant du pli des fesses, se contourne à
la partie interne de la cuisse, gagne le creux poplité et la face postérieure de la jambe et du talon pour venir s'éteindre sur le bord externe
du pied, en descendant ainsi sous la forme d'un ruban très étroit, de la largeur d'un centimètre au plus ; ce ruban est à peine interrompu dans
toute la longueur de son trajet. Ce malade reste trois mois à l'hôpital ; il est
mis à l'usage de la teinture de cantharides à l'intérieur, des pommades
au protoiodure de mercure, des applications d'iode caustique, de nitrate
d'argent, d'emplâtre de Vigo : les cautérisations argentiques ont seules
déterminé la résolution.

Mais sous quelques formes que se présente le lichen, il peut
être discret ou confluent, aigu ou chronique. Il est rare qu'il affecte
la forme confluente et étendue lorsqu'il se montre à l'état aigu ;
presque toujours son extension se fait graduellement, insensiblement, sous l'influence de traitements mal dirigés, de grattages,
ou d'un défaut de soins. Chez les enfants, il présente un caractère aigu très dessiné. Se manifestant à l'époque du printemps,
dans l'adolescence ou dans l'âge adulte, on y porte peu d'attention,
à cause du peu d'importance de l'affection, qui se montre à la
peau par quelques élevures papuleuses et cède aux grattages ;
c'est ainsi que la maladie s'étend et se multiplie. Il peut d'ailleurs,
par suite d'excès, de fatigue, de veilles, avoir de nouvelles recru-
descences qui viennent s'ajouter successivement aux premières
apparitions, et il arrive alors un moment où, après des années de
l'existence de cette maladie, on la voit envahir toute la surface de
la peau, particulièrement les membres et la figure. C'est alors

que toutes ces papules, qui sont à divers instants de la nuit et du jour le siége de grattages, amènent l'épaississement du tissu de la peau, donnent lieu à des suintements séreux qui se transforment en écailles sèches, très fines, se détachant par le frottement et par petits points isolés de la surface malade ; ces écailles, libres dans la majeure partie de leur surface, adhèrent seulement par un point aux papules ou à la peau, de manière à représenter le lichen des arbres.

En cet état, il faut le dire, c'est le lichen confluent et chronique ; c'est la maladie la plus cruelle par la démangeaison qu'elle cause, et c'est à cette forme qu'il faudrait donner le nom de *lichen agrius, ferox*. En effet, les démangeaisons ont d'abord lieu à toute heure du jour, si le malade s'expose à la chaleur, s'il fait une course, s'il s'échauffe de quelque manière que ce soit. Mais c'est surtout le soir, quelque temps après s'être mis au lit, qu'il s'éveille après un premier sommeil d'une heure ou d'une heure et demie, et qu'a-lors il se gratte, se frotte de toute manière et dans tous les sens, quitte le lit, se promène en chemise, prend le frais ; et quand la chaleur qu'il a acquise dans le lit a cédé, quand les démangeaisons sont calmées par le froid, il se couche, se lève une heure après pour se rafraîchir, et recommencer les mêmes manœuvres jusqu'à l'aube du jour. Quelques malades sont même obligés de s'étendre nus sur le carreau pour y trouver le calme qu'ils recherchent. Chose remarquable, les grattages sont agréables, comme dans la gale ; ils apaisent momentanément la démangeaison, parce qu'ils font place à un sentiment de cuisson moins excitant, moins provo-cant. Mais ce n'est réellement qu'à l'aube du jour que les déman-geaisons cessent, et que le malade, épuisé de fatigue, goûte pen-dant quelques heures un sommeil calme et réparateur. Le lichen arrivé à cet état est réellement de toutes les maladies de la peau la plus tenace, la plus cruelle et la plus difficile à guérir, surtout en été ; à cette époque de l'année, elle devient le siége de déman-geaisons plus vives, et, sous l'influence de ces surexcitations ré-pétées, d'un développement de furoncles plus ou moins nombreux à la surface de la peau. Les variations de température, les varia-tions atmosphériques, les temps d'orage, font naître des déman-geaisons auxquelles le malade ne peut résister. Ainsi, comme on le voit, le lichen chronique, qui peut ainsi envahir toute la peau, l'épaissir, lui faire sécréter de la sérosité ou suinter du sang ; qui trouble le sommeil au point d'y mettre quelquefois l'obstacle le plus complet, constitue une affreuse affection à laquelle on pourrait à plus juste titre donner le nom de *lichen agrius* ou *ferox*, au lieu de l'appeler *lichen simplex*. Ne soyons donc pas surpris si cette maladie fait naître chez quelques personnes des idées de suicide.

Il est peu de maladies de la peau qui soient plus accompagnées de symptômes nerveux que celle-là. Mais ce qu'il y a de remarquable, c'est que cette liaison n'est pas telle que l'excitation nerveuse générale, par exemple, existe en raison de l'étendue et de l'intensité de l'affection. S'il en était ainsi, je n'hésiterais pas à considérer avec mon collègue Cazenave le lichen comme une maladie du système nerveux ; mais souvent l'excitation nerveuse est tout à fait disproportionnée avec la maladie cutanée. J'ai par exemple, en ce moment, dans mes salles, un homme de cinquante-huit à soixante ans, qui a une éruption lichénoïde très discrète et très limitée à la partie interne des jambes. Or, vers le soir, il se montre chez ce malade une surexcitation nerveuse si considérable, qu'il se plaint, s'agite, dépeint ses souffrances, exprime une grande anxiété, et cet état dure plusieurs heures, pour se calmer peu à peu, sans que l'éruption en reçoive une influence marquée. Or, aucune application extérieure n'a calmé cet état, et l'opium seul, à la dose de 20 centigrammes d'extrait, a pu atténuer cette surexcitation, sans exercer d'ailleurs d'influence sur l'éruption. L'extrait d'aconit produit aussi des résultats du même genre. En opposition avec ce malade, je pourrais citer bon nombre d'exemples de lichens généraux confluents qui étaient loin de développer de pareils phénomènes. On verra rapporté un fait fort remarquable du même genre dans l'histoire du prurigo, où il s'agit d'un prurigo aigu sans papules ; le système nerveux paraissait donc malade encore dans ce cas, indépendamment de l'éruption cutanée.

Il est une forme de lichen très limitée d'ailleurs, et qui a une grande ténacité, c'est celle qui se montre le long des doigts, souvent aussi dans leur intervalle et à leur naissance, de manière à simuler la gale. Ce lichen est diffus, disparaît et reparaît successivement, de manière à se perpétuer aux mains sans plus d'intensité, mais pendant des mois et des années. C'est surtout chez les enfants très jeunes, et chez les jeunes femmes à peau fine et délicate, qu'on le rencontre.

Le lichen est d'ailleurs une maladie assez commune. Sur 1800 maladies de la peau, je trouve notés 156 lichens, dont 119 hommes et 37 femmes. Elle naît dans le jeune âge et dans l'adolescence surtout. Je compte 70 cas de lichens développés de 15 à 25 ans, 51 de 25 à 35 ans. A partir de cette époque, décroissance marquée ainsi : de 35 à 45 ans, 23 cas ; et de 45 à 55 ans, 11 seulement. Elle se lie éminemment aux tempéraments nerveux et sanguins, à tel point que ces tempéraments figurent 109 fois sur 140 dans la statistique de cette affection. Elle tend à prendre une marche chronique ; car sur 126 cas je n'en trouve que 14 de moins de 1 mois ; 8 cas, de 1 à 2 mois ; 32 cas, de 2 mois à 1 an ; 54 cas, de plus de 1 an, et 18 cas, de plus de 10 ans. C'est qu'en effet cette maladie s'entretient surtout par les grattages, qui développent d'autres papules à côté de celles qui existent, et qui en multiplient ainsi le nombre d'une manière incessante.

Son siége le plus fréquent est aux jambes, 100 fois ; aux avant-bras et aux bras, 98 fois ; puis viennent les cuisses, 93 fois ; les mains, 67 fois ; la poitrine, 50 fois ; la face et le cou, 38 fois. La complication la plus commune est avec le *lichen agrius*, 28 fois et l'eczéma 11 fois. Il a été héréditaire 10 fois ; contagieux dans un nombre de cas indéterminé.

Toutes les fois qu'une personne atteinte de *lichen simplex* à forme aiguë et récente est soumise à un régime doux, à des bains aqueux, à de l'amidon et du saindoux à l'extérieur, il est rare que l'affection ne cède pas seule dans l'espace de quinze jours à trois semaines. La maladie ne se perpétue en général que lorsqu'elle est circonscrite, ou lorsque, diffuse, elle a été exaspérée par des écarts de régime ou des soins mal entendus. Il n'en est pas de même du lichen circonscrit, et à plus forte raison du *lichen gyratus*. Le premier est rebelle de sa nature et tend à se perpétuer sous la forme de plaques ; le second est plus rebelle encore ; tous deux exigent presque toujours, indépendamment d'un traitement général, l'usage de modificateurs locaux.

Lichen pilaris. — Cette variété de *lichen simplex* est toute spéciale. Elle affecte surtout les jambes là où existent des poils. Elle
offre cela de remarquable, que les papules de lichen sont plus
fortes, et que chacune d'elles est traversée par un poil, la papule
naissant à la base même du poil. La coloration des papules est
aussi plus foncée, d'un aspect plus sombre ; les démangeaisons
sont peut-être moins vives. C'est toujours à l'état diffus que se
montre cette variété de lichen.

Lichen lividus. — On donne ce nom à une variété de lichen qui
se montre chez les personnes âgées, surtout aux jambes, et qui se
distingue des précédents par la couleur sombre de ses papules et
par leur coïncidence avec des taches de purpura. Cette variété
amène aussi beaucoup moins de démangeaison.

Lichen agrius. — Voici une espèce très commune et qui mérite
de fixer toute l'attention des praticiens. Elle a pour cachet le développement de grosses papules qui, pour la majeure partie, donnent
lieu, avec le temps, à une sécrétion purulente à leur sommet,
comme les pustules ; leur volume est d'ailleurs très divers ; toutefois la sécrétion au sommet des papules n'est que momentanée, en
sorte que l'état papuleux reste comme caractère prédominant.

Cette maladie, qui se montre principalement à partir de l'âge
de douze à quinze ans, peut se présenter sous trois formes différentes : *lichen agrius diffusus, circumscriptus* et *gyratus,* c'est-à-dire
dans les mêmes conditions que le *lichen simplex.* Mais dans le
lichen agrius circumscriptus les papules sont beaucoup moins disséminées ; elles occupent une surface plus circonscrite, quoique
disposées sans ordre. C'est presque toujours à la face interne des
cuisses et des jambes que se développe le *lichen agrius ;* et si l'on
examine l'éruption en général, on voit qu'elle a de la tendance à
y former des traînées de papules obliquement dirigées de dehors
en dedans, et si confluentes, qu'elles amènent l'épaississement
de la peau dans l'étendue de leur trajet. Ainsi surface plus ou
moins large d'une éruption de grosses papules assez aplaties, dont
une partie fournit au sommet une sécrétion purulente qui parfois se concrète et couronne la papule d'une croûte grisâtre.

Le *lichen agrius circumscriptus* n'a plus ni la même forme, ni le
même siége ; c'est sous la disposition d'une plaque qui occupe une

surface plus ou moins grande du pli des jarrets ou du pli des bras qu'il se montre : là la peau est épaissie, rougeâtre, parsemée de quelques écailles ou lamelles épidermiques à son centre, et est bordée d'un nombre plus ou moins considérable de papules confluentes, qui sécrètent surtout de la sérosité. Il en résulte une peau tendue, douloureuse dans les mouvements, et qui parfois est le siége de cassures saignantes. Mais dans bon nombre de cas l'affection n'est pas aussi dessinée, la peau est moins profondément malade, et l'état papuleux est ce qui frappe le médecin. Ainsi cette variété diffère, comme nous le disions, et par le siége, et par la forme.

Quant au *lichen agrius* à forme *gyratus*, il est très rare, et ne se distingue du *lichen simplex* de même disposition que par le volume des papules qui le constituent.

On serait porté à croire, d'après l'épithète donnée à cette maladie, qu'elle cause des démangeaisons horribles : c'est une erreur. Certes elle en détermine, mais les malades atteints de *lichen agrius* se plaignent et souffrent beaucoup moins que ceux qui sont affectés d'un *lichen simplex* confluent.

Le *lichen agrius* est constamment lié à un tempérament lymphatique nerveux, ce qui explique les succès que l'on obtient, dans cette maladie, d'un médicament plus propre à combattre un ensemble lymphatique qu'un état nerveux général; nous voulons parler de la teinture de cantharides, dont nous exposerons le mode d'administration en traçant la thérapeutique du lichen.

Relativement à la marche du *lichen agrius*, c'est une des affections les plus tenaces, les plus soutenues et à forme la plus chronique. Il est des enfants qui gardent cette maladie durant de longues années. Elle s'améliore l'été, elle reparaît l'hiver, ce qui est le contraire du *lichen simplex* ordinaire. A cet égard, la statistique nous démontre que le *lichen simplex* débute principalement dans deux saisons de l'année : en hiver, 34 ; en été, 31 ; tandis que l'on ne compte de ce lichen que 9 cas en automne et 11 cas au printemps : ce qui ne détruit en rien l'influence de l'été sur le *lichen agrius*, attendu qu'en général toute affection cutanée qui est à son *maximum* d'intensité en hiver tend à disparaître au printemps. Ce n'est pas que l'on ne puisse arrêter un *lichen agrius* à son début ;

20

mais sa marche lente, insidieuse, amène de la part des parents des démarches tardives auprès des médecins, qui ne connaissent pas toujours l'agent curatif par excellence de cette affection.

Formes composées.

Lichen urticans. — C'est là une espèce toute particulière qui a été signalée par Bateman, et que l'on doit considérer plutôt comme un exanthème que comme un lichen. En effet, cette maladie, propre surtout à l'enfance, est ordinairement précédée des symptômes généraux qui constituent les prodromes des exanthèmes; il est vrai qu'ils sont légers : courbature, céphalalgie, anorexie, quelques nausées et fièvre; puis apparaissent à la peau, soit en dehors, soit en dedans des membres indistinctement, des groupes de rougeurs moins étendues que dans l'urticaire, plus acuminées que dans cette affection, avec un point central papuleux qui semble se confondre à sa base avec l'élevure rosée, *moins décolorée* d'ailleurs à son centre que dans l'urticaire. L'éruption se fait d'une manière successive ; mais, au lieu de disparaître dans l'espace de quelques heures, elle persiste pendant vingt-quatre heures, et ce laps de temps écoulé, il reste la papule de lichen qui met encore deux ou trois jours à céder complétement. Dans cette forme de *lichen urticans,* la sensation n'est plus celle de l'urticaire : dans cette dernière maladie il y a picotement, cuisson ; dans l'autre il y a surtout démangeaison.

Lichen eczémateux (eczéma lichénoïde, gale des épiciers). — Cette forme composée, à la fois papuleuse et vésiculeuse, est commune. Elle affecte la partie externe des membres sous la disposition de plaques arrondies disséminées, sécrétantes, surtout au début de la maladie, et donnant alors de la sérosité roussâtre comme l'eczéma ; puis la sécrétion s'arrête peu à peu, et l'état papuleux se montre nettement dessiné. Cette variété d'eczéma lichénoïde est plus facilement curable que le lichen circonscrit ou en plaques nummulaires.

Lichen herpétiforme. — Cette espèce n'est pas très rare ; elle est, comme la précédente, sous forme de plaques, mais qui sont nettement arrondies et terminées par un *bourrelet.* Parsemées d'ailleurs de papules nombreuses et sans sécrétion appréciable, elles ont une grande ténacité et une grande durée. Elles tendent sans cesse à s'élargir et amènent des démangeaisons très prononcées. La différence principale qui existe entre cette variété et la précédente, c'est que la première est sécrétante, ce qui la relie au tempérament lymphatique et nerveux; la seconde sécrète peu et se relie au tempérament bilieux et nerveux. Quant à ce qui différencie surtout le lichen herpétiforme du *lichen simplex circumscriptus*, c'est l'existence d'un bourrelet à la circonférence du premier, et par lequel s'opèrent les progrès incessants de la maladie, tandis que le lichen circonscrit reste assez stationnaire.

Diagnostic. — Telles sont les variétés assez nombreuses que peut offrir le lichen ; ces variétés diverses nous conduisent à tracer les caractères différentiels de chacune d'elles. On voit d'abord deux lichens simples qui diffèrent entre eux par le volume de leurs papules : c'est le *lichen simplex* et le *lichen agrius*. Le caractère de la première espèce se déduit de la petitesse des papules, qu'il soit *diffusus, circumscriptus* ou *gyratus*, tandis que dans le *lichen agrius* la papule a un volume double, triple ou quadruple; les papules, dans ce dernier, donnent souvent lieu d'ailleurs à une sécrétion que le *lichen simplex* ne fournit jamais que très accidentellement d'une manière insensible, à la suite de grattages, par exemple. Le *lichen pilaris* est très facile à distinguer, puisque chaque papule est traversée par un poil, phénomène qui, pour le dire en passant, détruit entièrement l'opinion de ceux qui font résider le siége anatomique du lichen dans les papilles de la peau. Quant au *lichen lividus*, on comprendra facilement combien la coloration vient ici apporter un cachet tout particulier à cette maladie, lorsqu'on se pénétrera de cette pensée que le lichen a généralement, à l'état aigu, une teinte rosée qui tend à le rapprocher des affections exanthémateuses. Mais il est une maladie avec laquelle on confond souvent le lichen : c'est la gale. Bon nombre de médecins commettent des erreurs à cet égard, et il faut dire qu'il n'est pas de diagnostic plus difficile dans quelques cas; c'est qu'en effet le lichen a parfois le même siége que la gale, entre les doigts et à leur naissance. C'est surtout chez les jeunes enfants que l'erreur est commune, parce que le lichen est souvent diffus, existant disséminé sur le ventre, la poitrine, les membres et les doigts, comme la gale. Sous ce rapport cependant, il est une circonstance particulière à la gale, et qui ne se rencontre pas dans le lichen : c'est l'absence de boutons à la figure ; tandis que le lichen se rencontre aussi bien à la figure, et même plutôt à la figure que sur les autres parties du corps. Mais c'est surtout par l'absence de vésicules au sommet des papules, par l'absence de sillons ou galeries d'acarus le long des doigts et à la verge, faits pour lesquels nous renvoyons à l'histoire de la gale (article *Diagnostic*), que l'on arrive par le secours de la loupe à établir ces différences : c'est une étude toute spéciale à faire.

Causes. — Si nous avons insisté sur la liaison du lichen avec le tempérament nerveux, il ne s'ensuit pas que nous regardions ce tempérament comme la cause unique et essentiellement prédisposante de cette maladie ; nous serions d'ailleurs dans l'erreur à l'égard du *lichen agrius*, dans lequel une certaine prédominance lymphatique existe toujours et peut constituer la forme scrofuleuse de cette affection. Nous devons dire que le *lichen simplex* est le reflet le plus fréquent de divers états généraux, et notamment d'un état gastralgique ou entéralgique. A cet égard, il est très commun de rencontrer le lichen lié avec la gastralgie qui amène des rapports acides, et souvent aussi avec le *pyrosis* ou cette sorte d'ardeur épigastrique et œsophagienne qui est assez commune ; on l'observe encore dans les états morbides légers du foie. M. Bazin admet des lichens arthritiques et dartreux ; M. Hardy des lichens dartreux, mais rien ne spécifie d'une manière précise ces espèces. Ce sont ces circonstances qui viennent justifier les indications que nous donnerons sur le traitement interne du lichen. Enfin, le lichen repose toujours sur des peaux fines, délicates, plus ou moins blanches, et l'on verra que le prurigo a des conditions de siége souvent opposées.

Traitement. — Les indications thérapeutiques que réclame le lichen dérivent de divers ordres de faits : 1° de l'état aigu ou chronique du lichen ; 2° de sa forme ; 3° de la liaison de cette affection avec un état morbide, soit du système nerveux, soit d'un organe interne, ou de l'indépendance de toute autre maladie de ce genre. Le lichen aigu, quelle qu'en soit l'espèce, réclame essentiellement la médication antiphlogistique, et à cet égard rien ne réussit mieux que les rafraîchissants à l'intérieur, les bains amidonnés, l'amidon en poudre sur les surfaces malades et le repos réuni à une diminution dans les aliments. On voit alors le lichen céder comme par enchantement. Toutefois cette heureuse terminaison ne peut être appliquée qu'au lichen diffus ; car le lichen circonscrit, fût-il aigu, nécessite des soins plus soutenus, quoiqu'il soit beaucoup plus limité et plus discret. Nous en dirons autant du lichen diffus des doigts : ce n'est que par le repos des mains, l'absence de contact avec les agents extérieurs, les cataplasmes de fécule employés toutes les nuits, l'amidon le jour, que l'on parvient à le faire disparaître : encore est-il souvent nécessaire d'avoir recours à des lotions résolutives, et surtout à l'application de nitrate d'argent en dissolution faible. (Voy. *Formulaire*, Lotions, n° 1.)

Mais pour peu qu'un lichen ait été négligé ou mal soigné, il tend à prendre la forme chronique ; il n'est d'ailleurs pas de maladie de la peau qui ait plus de tendance à suivre cette marche, et c'est alors qu'il faut employer des médications générales particulières et avoir recours à des soins prolongés. Ici se présentent, en raison du tempérament du sujet, en raison de la prédominance ou de l'absence de la surexcitation nerveuse, ou de la forme du lichen, des médications distinctes. Lorsque la surexcitation nerveuse est très prononcée ; il faut la combattre par l'opium à dose progressive et par les antispasmodiques connus.

Deux autres médications empiriques peuvent être mises en usage avec beaucoup de succès, eu égard à la forme de l'éruption ; l'une a pour base les alcalins, l'autre la teinture de *meloe vesicatorius*. La première se rattache au *lichen simplex*, qui est lié surtout au tempérament bilieux ou nerveux ; la seconde a trait au *lichen agrius*, qui coïncide presque toujours avec le tempérament lymphatique nerveux. Toutes les variétés de lichen chronique *simplex* proprement dit se guérissent sous l'influence des alcalins. Les variétés de *lichen agrius* cèdent à merveille à la teinture de *meloe vesicatorius*, seulement il faut savoir graduer la dose de cette teinture suivant l'âge du sujet. Je renvoie, pour tout ce qui concerne l'une et l'autre médication, à la médication alcaline ou antinerveuse, et à la médication par la teinture de cantharides.

C'est assez dire qu'il doit exister des eaux minérales naturelles plus appropriées au lichen que d'autres, et à cet égard nous citerons celles de Vichy, de Plombières et de Louesche. Ces dernières m'ont procuré des succès fort remarquables, surtout dans les lichens circonscrits que je guérissais difficilement et qui exigeaient des soins prolongés. Entre autres faits, je citerai un individu de trente-deux ans, qui, depuis deux ans, voyait revenir en hiver un lichen des mains et que je n'avais pu guérir sans récidives. Je l'envoyai à Louesche au mois d'août, il en revint tout à fait débarrassé ; mais vers le milieu de décembre il se manifesta de nouveau quelques papules, et comme son séjour à Louesche lui avait été si utile, il vint me demander s'il ne pouvait pas aller aux bains dans cette saison. Informations prises, le trajet était encore praticable, malgré les neiges. Il eut le courage de s'y rendre, et, seul dans l'établissement, il reprit en plein hiver une nouvelle saison d'eaux qui le débarrassa complétement.

Ce ne serait à aucune de ces eaux qu'il faudrait envoyer un malade atteint de *lichen agrius*. Cette forme réclame l'emploi d'eaux sulfureuses ou sulfo-alcalines. Les eaux sulfureuses des Pyrénées d'abord, puis après leur usage celles de Bagnères-de-Bigorre pour calmer la surexcitation nerveuse, telle est la marche qu'il faut faire suivre aux malades atteints de cette affection.

Mais c'est dans les lichens chroniques plus ou moins circonscrits, tenaces, rebelles, qu'il est souvent nécessaire de modifier les surfaces malades par des cautérisations superficielles au nitrate d'argent. Je ne connais pas de maladie qui change plus la vitalité du tissu de la peau que celle-là. Si Alibert avait constamment son crayon de nitrate d'argent à la main dans les dernières années de sa pratique, cette méthode, portée chez lui jusqu'à l'abus, était bien justifiée pour cette affection ; à plus forte raison lorsqu'il s'agit des lichens eczémateux et herpétiforme. Dans ce dernier cas, c'est surtout le bourrelet qu'il faut toucher. Dans le lichen eczémateux rebelle je n'hésite pas à faire suppurer la surface malade à l'aide de pommade épispastique étendue d'axonge, de manière à modifier la vitalité du tissu.— Ces divers moyens que je viens d'énumérer n'excluent pas l'usage préalable des pommades résolutives ordinaires au tannin, à l'oxyde de zinc, celle au nitrate de bismuth associée surtout à des modificateurs du système nerveux, le chloroforme et le camphre.

Quant au *lichen urticans*, c'est une éruption que l'on peut considérer comme un exanthème, et qui veut être respectée et traitée par les émollients simples tant à l'intérieur qu'à l'extérieur, les tisanes rafraîchissantes, l'amidon en poudre et les bains simples. M. Bazin considère cette variété comme une espèce d'urticaire, mais l'urticaire s'efface dans cette maladie pour laisser persister le lichen. C'est encore là, suivant lui, un lichen arthritique.

STROPHULUS, feux de dents.

Intertinctus.	*Confertus.*
Albidus.	*Volaticus.*
Candidus.	

Willan a donné cette richesse de dénomination à diverses variétés d'une forme de lichen qui affecte les enfants à la mamelle, particulièrement à l'âge où s'opère le développement des dents. Cette éruption papuleuse se distingue en général du lichen par le volume plus considérable des papules, qui ont presque toujours un aspect exanthémateux plus ou moins marqué. La dénomination de *feux de dents* fait assez sentir à quelle cause on rattache généralement le développement de cette maladie. Sans nier l'existence de cette cause, qui joue un rôle très grand dans la naissance des maladies des enfants à la mamelle, M. Rayer fait observer avec raison que l'alimentation de l'enfant, souvent trop forte et amenant une irritation gastro-intestinale, doit être pour beaucoup dans son développement.

Quoi qu'il en soit, le strophulus peut se montrer sur toutes les parties du corps, mais principalement au visage, sous forme de grosses papules diffuses avec démangeaisons plus ou moins incommodes pour l'enfant. L'éruption, quelquefois accompagnée de fièvre, est souvent successive ; elle se guérit dans un point pour reparaître dans un autre ; elle n'a guère qu'une durée de sept ou huit jours pour chaque papule, et quelquefois moins. Voici maintenant les

caractères qui différencient les espèces. Si les papules sont d'un
rouge animé, proéminentes, éparses et entremêlées de rougeurs
érythémateuses d'une étendue variable, c'est le *strophulus inter-
tinctus*, qui disparaît souvent le matin pour reparaître le soir, et se
terminer en prenant une teinte jaunâtre, avec desquamation. Si les
papules sont petites, blanchâtres à leur centre et rouges à leur circonférence, c'est le *strophulus albidus*, plus proéminent que le précédent et affectant principalement la face, le cou et la poitrine. On
le nomme *candidus*, lorsque les papules sont plus larges et uniformément blanches ou espacées les unes des autres, et affectant de
préférence les membres. Enfin Willan a fait deux variétés basées
sur la confluence des papules, *strophulus confertus*, et sur l'état successif et de peu de durée de chaque groupe d'éruption, *strophulus
volaticus*. Dans la première de ces deux variétés, c'est surtout le dos
et le tronc qui sont le siége de l'éruption ; il existe alors une petite
sécrétion séreuse généralement résorbée d'ailleurs, mais que l'on
peut faire écouler à l'aide de la piqûre avec une aiguille, et qui est
placée plus profondément que sous l'épiderme, ainsi que cela a lieu
pour les vésicules; aussi on le confond souvent avec la gale. Ces
papules sont de plus longue durée et ne se terminent guère que
dans l'espace de quinze jours, tandis que dans la seconde variété
chaque groupe d'éruption se termine par desquamation dans l'espace de trois ou quatre jours ; les papules sont d'ailleurs beaucoup
plus petites.

Quant au traitement, c'est évidemment à une médecine d'observation qu'il faut avoir recours ; il y a lieu surtout de surveiller
l'alimentation de l'enfant, le lait de la nourrice, d'administrer
quelques bains à la fin de l'éruption, et au besoin de saupoudrer
d'un peu d'amidon les surfaces malades.

PRURIGO, *pruritus, morbus papulosus , scabies papuliformis ;*
morbus pedicularis, phthiriasis ; maladie pédiculaire.

Avec papules :	Sans papules :
Prurigo mitis.	Prurigo général.
— *formicans.*	— partiel.
— *senilis.*	— *podicis.*
— *pedicularis.*	— *pudendi muliebris.*
	— *scroti.*
	— *plantaris.*

Tous les auteurs ont dépeint avec raison cette maladie sous les
couleurs les plus sombres, sous le rapport de sa ténacité et des
démangeaisons qu'elle cause, se rapprochant en cela du lichen
chronique arrivé à sa dernière période. C'est qu'en effet, il y a
dans cette affection quelque chose de tout particulier et qui diffère de toutes les autres maladies, en ce sens que la lésion locale
n'est pas toujours en rapport avec les phénomènes généraux qu'elle
développe. Dans certains cas même le phénomène général existe
sans lésion locale, et lorsque Alibert a parlé du *prurigo latent,*
qu'il n'a fait qu'indiquer d'ailleurs, il a été dans le vrai, puisqu'il
est des malades qui ne présentent à la peau aucune altération, et
chez lesquels on observe la démangeaison et la surexcitation nerveuse la plus vive. Aussi n'hésitons-nous pas à admettre l'existence
d'un prurigo sans papules, contrairement encore à l'opinion de
tous les auteurs qui ont écrit après Alibert. M. Rayer seul reconnaît qu'il est des cas où il n'y a aucune proportion entre la démangeaison et l'éruption. J'ai vu trop d'exemples de prurigos
sans papules pour ne pas admettre cette espèce. D'ailleurs, longtemps avant Alibert, Lorry, qui sous le nom d'*intertrigo,* a décrit
le *prurigo pudendi muliebris* avec tant de talent, a fait ressortir
cette variété de prurigo sans papules en parlant de ce prurigo
partiel.

On nous a objecté que dire qu'il existe un prurigo sans papules,
c'est dire qu'il existe un prurigo sans prurigo, puisque l'état
papuleux est le cachet de l'affection. Cela est vrai pour les médecins qui ne voient dans les maladies de la peau que l'état anatomico-pathologique ; mais dans le prurigo, les phénomènes de
démangeaison, dans certaines conditions données toujours les

mêmes, caractérisent autant, et quelquefois plus, la maladie que l'état papuleux; et puis, dans cette forme de prurigo sans papules, il naîtra accidentellement, et sous l'influence de grattages, quelques papules isolées qui disparaîtront en très peu de temps, et qui ne présenteront pas tout à fait les caractères spéciaux de cette maladie, mais qui s'en rapprocheront assez pour que l'ensemble morbide fasse rattacher cette affection au prurigo; je persiste donc dans la variété que j'ai signalée.

Mais, chose remarquable, le prurigo peut être circonscrit à une surface de quelques centimètres, comme celle que représente le périnée de la femme, où il peut être général; de là nos deux sous-divisions. Nous attachons d'ailleurs fort peu d'importance à ces variétés de *prurigo mitis, formicans, senilis*, la forme morbide est toujours à peu de chose près la même.

Il n'en saurait être ainsi de la distinction entre le prurigo simple et le prurigo pédiculaire, qu'il ne faut pas confondre avec la maladie pédiculaire. Les poux, dans le prurigo pédiculaire, ne sont pour ainsi dire qu'une complication, qu'un accident. La maladie pédiculaire a au contraire son évolution, sa forme morbide toute différente de celle du prurigo. Quoi qu'il en soit, établissons les caractères qui sont propres à cette affection.

Le prurigo est une maladie à forme papuleuse, mais la papule morbide ne ressemble ni à celle du lichen, ni à celle du strophulus ou de la gale. Dans ces trois dernières maladies les papules sont acuminées, plus ou moins rosées; terminées dans la gale par une très petite vésicule, elles sont consistantes et charnues dans toute leur étendue pour les deux autres affections; d'ailleurs toujours plus ou moins rosées dans les trois cas et ayant pour siége presque exclusif la partie interne des membres, le devant de la poitrine, et pour deux de ces maladies, le lichen et le strophulus, la figure. Si l'on gratte ces papules, on en fait sortir de la sérosité dans la gale; et il faut des grattages réitérés coïncidant avec une date ancienne de maladie pour amener ce résultat dans le lichen et le strophulus. Les papules ne s'excorient que difficilement dans ces deux affections : les grattages sont, à cause du développement de nouvelles papules, à côté des anciennes, mais elles ne sont pas généralement accompagnées d'une sécrétion.

Le prurigo, au contraire, affecte exclusivement le dos et la partie externe des membres. Toutes les papules qui le constituent sont extrêmement petites, peu élevées au-dessus du niveau de la peau, presque plates, peu enflammées, s'excorient avec une grande facilité, et fournissent un peu de sang ; de sorte qu'après quelques grattages, chaque papule se trouve recouverte d'une petite lamelle de sang coagulé. L'existence de ce sang coagulé, réuni au siège de ces papules, leur donne un aspect tout spécial, et tellement caractéristique, qu'il suffit d'avoir vu un prurigo nettement tranché pour ne jamais confondre cette maladie avec aucune autre : d'ailleurs elle est accompagnée d'une vive démangeaison qui, comme le lichen et la gale, augmente par la chaleur, mais qui se montre, comme dans ces affections, de préférence le soir, et souvent lorsque le sujet qui en est atteint se déshabille. Tels sont les principaux traits qui caractérisent cette maladie. Il faut cependant retrancher de ce tableau tout ce qui a trait au prurigo sans papules, et qui offre d'autres caractères que nous spécifierons lorsque nous en traiterons en particulier.

Le prurigo papuleux affecte en général deux âges opposés de la vie, l'enfance et la vieillesse. Cependant on peut aussi le rencontrer dans l'âge adulte. Willan et Alibert lui assignent principalement comme siège une peau blanche plus ou moins épaisse. Cela est exact pour le prurigo de l'enfance ou de l'adolescence, mais il est très commun de le rencontrer sur des peaux épaisses et brunes. Il est vrai que ce second cachet de peau est surtout celui du prurigo sans papules.

Tous les auteurs ont répété avec Willan que le prurigo papuleux pouvait être *mitis*, *formicans* et *senilis*. Ces variétés ne diffèrent que par l'intensité de la maladie et par la sensation différente qu'elle peut faire naître. Nous ajouterons, quant au *prurigo senilis*, la ténacité du mal et la difficulté d'en débarrasser ceux qui en sont atteints.

Le *prurigo mitis*, qui est généralement propre à l'enfance et à l'adolescence, se manifeste sur les épaules, les lombes, la partie externe des membres, par une démangeaison incommode avec développement de papules qui ne paraissent pas enflammées, à moins qu'elles ne soient grattées ; ces papules s'excorient par le grattage et se couvrent d'une croûte sanguine : c'est surtout quelque temps après être au lit que se déclarent les démangeaisons qui privent le malade de sommeil pendant un certain temps.

Il n'en est pas tout à fait de même du prurigo *formicans*, qui affecte plutôt l'âge adulte. Dans cette variété la sensation n'est plus celle d'une démangeaison ordinaire, c'est la sensation d'une foule de fourmis qui parcourent la peau, ou d'un grand nombre d'insectes qui viendraient à ramper sous la peau. D'ailleurs ce n'est pas toujours la même sensation : certains malades se sentent la peau traversée par des milliers d'aiguilles brûlantes ; tous accusent une ardeur, une âcreté du sang. Mais quelle que soit la sensation, elle est vive, pénible, porte le trouble dans tout le système nerveux, et comme elle apparaît lo soir, peu de temps après être au lit, elle empêche tout sommeil, elle force le malade à se lever, à se promener en chemise pour prendre le frais ; s'il se recouche, il est obligé de se lever de nouveau, et souvent de s'étendre nu sur le sol pour calmer ses démangeaisons ; enfin, ce n'est que vers le milieu de la nuit, ou quelquefois à l'aube du jour, qu'il commence à goûter du repos. Inutile de dire qu'il se gratte, qu'il s'écorche la peau, et qu'en dehors des papules excoriées on trouve souvent sur la peau des traînées sanguines d'ongles qui se sont promenés avec violence pour satisfaire les démangeaisons.

La maladie semble dans quelques cas héréditaire ; il n'est pas rare de la voir se manifester chez plusieurs membres d'une même famille.

Elle n'a pas dans ces diverses formes la même intensité et la même durée. Ainsi le prurigo *mitis* est loin de persister et d'être rebelle aux traitements comme le prurigo *formicans*, et surtout le prurigo *senilis*. Mais tous les auteurs se sont accordés à regarder cette affection comme étant rebelle ; peut-être ont-ils exagéré cette manière de voir. Pour moi au moins, la ténacité du prurigo est en raison de deux circonstances, son ancienneté d'abord, puis sa localisation. Ainsi il est beaucoup plus facile de guérir un prurigo général qu'un prurigo partiel, même de date récente. Quant au prurigo général, on le guérit assez facilement et assez vite, à moins qu'il ne soit fort ancien.

C'est dans la misère, la malpropreté et les chagrins qu'il faut chercher les causes de cette affection, pour l'âge adulte et la vieillesse. Ces causes expliquent comment le prurigo est si commun chez les vieillards généralement peu soucieux des soins de propreté. Au surplus, voici ce que la statistique nous a appris à cet égard : Sur 59 cas de prurigo recueillis dans mon service, on en trouve 39 chez les hommes et 20 chez les femmes ; 28 se rapportaient au tempérament sanguin ou au tempérament sanguin lymphatique ; 14 au tempérament lymphatique nerveux ; 6 seulement au tempérament nerveux, et 2 au tempérament bilieux. Il y a, comme on le voit, une différence marquée entre cette affection papuleuse et le lichen, qui se relie essentiellement au tempérament nerveux. La gale, dans 28 cas où l'on avait tenu compte des maladies antérieures, figurait pour 16 fois. Sur ces 59 cas on comptait 4 prurigos de moins de 1 mois ; 33 de 1 mois à 1 an ; 16 de plus de 1 an ; et 6 de plus de 10 ans ; ce qui prouve l'incurie de ceux qui la conservent souvent sans se faire traiter, la difficulté de la guérir dans quelques cas, et surtout ses récidives faciles. C'est surtout en été et en hiver qu'elle débute, car sur 34 cas il y en a 12 développés en été et 10 en hiver. On a tenu compte de quelques chiffres par rapport aux récidives, les voici : 5 cas à leur première récidive, 1 à sa deuxième, 9 récidives multiples et 3 récidives annuelles depuis fort longtemps. Si la statistique avait été plus complète, elle eût augmenté ces chiffres dans une grande proportion ; 10 fois sur 12 la malpropreté et la misère sont désignées comme cause ; 2 fois sur 12 le chagrin. Enfin, la statistique justifie encore ce que les auteurs ont écrit sur l'âge auquel se développe la maladie. Ainsi sur 51 cas où il est noté, on en trouve 12 développés de 15 à 25 ans ; 3 seulement de 25 à 35 ; puis une progression croissante, c'est-à-dire 8 de 35 à 45 ; 12 de 45 à 55 ; 11 de 55 à 65, et 5 de 65 à 75. Il faut faire observer que relativement au petit nombre d'individus qui arrivent à un âge avancé, ces derniers chiffres sont considérables quand on les compare surtout à la période de 25 à 35 et à celle de 35 à 45.

Quant au développement de la maladie, il est toujours gradué, assez lent, à moins qu'il ne s'agisse du prurigo pédiculaire. Des démangeaisons se font sentir sur les épaules, au cou ; elles s'étendent peu à peu aux membres supérieurs, puis aux membres inférieurs. Mais quand il s'agit du prurigo *mitis* ou de la jeunesse, il n'est pas rare de voir l'affection débuter par les membres, et notamment par les avant-bras et les jambes, pour gagner les parties supérieures du corps. Dans cette espèce, les papules à croûtes sanguines se montrent très vite, tandis que dans le prurigo *senilis* les papules sont beaucoup moins nombreuses et paraissent être précédées dans leur développement par la démangeaison de la peau.

Toutes les parties du corps, la figure même, peuvent être envahies par le prurigo; mais cette dernière partie n'est qu'exceptionnellement atteinte, puisque nous ne trouvons, sur 59 cas, que trois exemples de ce genre.

Le prurigo papuleux peut d'ailleurs disparaître seul; il cède à la fin de la saison dans laquelle il s'est montré, pour reparaître souvent à la même époque l'année suivante, à moins qu'il ne soit entretenu par des conditions de malpropreté.

Il y a, comme on le voit, une assez grande distinction à faire entre le prurigo papuleux du jeune âge et le prurigo papuleux du déclin de la vie ou de la période avancée de la vie. Le prurigo du jeune âge, qui se montre depuis la naissance jusqu'à vingt ans environ, est une maladie aiguë qui naît sur des sujets lymphatiques et qui peut paraître et disparaître spontanément. Il n'est pas toujours nécessairement lié à la misère et à la malpropreté comme le prurigo d'un âge plus avancé, quoique, même dans cette période de la vie, la malpropreté puisse encore intervenir comme cause; mais il se rattache souvent alors à quelque gastralgie ou altération de fonction des voies digestives. Aussi le traitement doit-il en être modifié en raison de ces circonstances.

Les détails dans lesquels je suis entré à l'égard des caractères du prurigo me dispensent d'en établir le diagnostic général; ni le lichen, ni la gale, ni le strophulus, qui sont les maladies les plus voisines de cette affection, ne peuvent être confondus avec lui : le siége de chacune de ces maladies est dans les régions antérieures du corps, par rapport à celui du prurigo, qui attaque la partie postérieure du corps et la partie externe des membres; la forme des papules toutes tapissées dans le prurigo de petites croûtes sanguines, ne permettent pas de confondre cette maladie avec les précédentes.

Mais ce qu'il ne faut pas perdre de vue, c'est que la gale, le lichen, le prurigo, sont des maladies qui se relient entre elles, que l'on retrouve souvent à la fois sur le même individu, ce qui rend le diagnostic de chacune d'elles beaucoup plus difficile. Ces coïncidences assez communes ont dû être pour quelque chose dans les idées récemment émises sur la gale.

Traitement. — J'isole à dessein le traitement du prurigo papuleux de l'histoire et du traitement du prurigo non papuleux. En effet, autant est facile la guérison d'un prurigo papuleux (à moins qu'il ne se relie à une affection du foie), autant est difficile le traitement d'un prurigo non papuleux. On peut établir à cet égard, suivant moi, cette proposition, que le prurigo est d'autant plus facile à guérir, qu'il est accompagné du développement d'un plus grand nombre de papules,

Tout prurigo né dans des conditions de jeunesse et développé depuis peu de temps, doit être traité par des émollients, quelquefois même le traitement doit être précédé d'une petite émission sanguine ; les bains gélatineux, le saindoux à l'extérieur, quelques médicaments simples ou une hygiène propre à combattre les symptômes de gastralgie quand ils existent ; plus tard l'emploi d'une pommade légèrement sulfureuse et alcaline : voilà un ensemble de moyens toujours suffisants pour amener la guérison.

Depuis un grand nombre d'années j'applique au prurigo d'un âge plus avancé de la vie le traitement de la gale, non pas celui en deux heures, mais les bains sulfureux tous les deux jours et des onctions sur le corps avec une pommade sulfo-alcaline (voyez *Formulaire*). Ce traitement est si rapide et si complet dans ses résultats, que j'ai toujours été frappé de voir les auteurs parler du prurigo comme d'une maladie presque incurable. Je vais plus loin, et dans beaucoup de cas, je crains de guérir trop vite : ce sont ceux où le prurigo siége sur des individus qui ont, comme on le dit, la respiration un peu courte, ou qui sont un peu asthmatiques. Il faut à cet égard que l'on sache, ainsi que je l'ai dit dans la pathologie générale de cet ouvrage, et ainsi que je le ferai pressentir en parlant de la guérison de la gale en deux heures, que la

disparition brusque d'une démangeaison habituelle peut développer tous les accidents que développe la suppression d'une sécrétion de longue date à la peau. La poitrine se prend, s'embarrasse,
la respiration devient anxieuse, sibilante, le pouls s'affaiblit et
prend de la fréquence, la figure s'altère, tout cela dans l'espace de
quelques heures, et l'individu est en danger de mort, comme si
une surface eczémateuse s'était brusquement desséchée. Il faut
donc dans le traitement prendre en grande considération l'état de
la poitrine du sujet et guérir d'autant plus lentement, que le prurigo est de date plus ancienne. Inutile d'ajouter qu'après la
guérison il faut recommander aux malades des soins de pro-
prété et l'usage de bains alcalins ou savonneux. (Voyez *Formulaire*.)

Prurigo pédiculaire. — Je ne prétends pas décrire la maladie
pédiculaire dans l'histoire du prurigo, je la renvoie au groupe des
maladies avec parasites animaux; mais il m'est impossible de séparer
le prurigo pédiculaire du prurigo ordinaire, quoique le prurigo
pédiculaire soit accompagné d'une production accidentelle de poux.
Pour moi, la maladie pédiculaire proprement dite, et dont on
retrouve des exemples très tranchés dans ces foyers de poux qui
surgissent soit à la surface de la tête, soit à la surface du corps,
est autre chose. Dans le prurigo pédiculaire il semble que les poux
soient une complication. Ainsi, on observe à cet égard deux ordres
de faits : chez un individu déjà atteint de prurigo général avec
papules localisées, comme nous les avons décrites, il va se manifester quelques poux, parce que cet individu est couché avec un
individu qui a été porteur de poux ; mais alors ils seront rares,
disséminés à la surface du corps. Les produits morbides de la
peau provenant de la morsure de ces insectes ne seront qu'accidentels, tandis que les papules de prurigo constitueront le cachet
principal de l'affection : c'est ce que l'on observe chez beaucoup
de vieillards malheureux et malpropres.

Quoi qu'il en soit, voici quel est le cachet du *prurigo pédiculaire*.
Comme dans le prurigo simple, il existe des papules à croûtes sanguines disséminées sur le dos et sur la partie externe des membres;
mais on voit en outre, sur le devant et sur le haut de la poitrine, sur
le ventre, ainsi qu'entre les papules du prurigo qui occupent la

partie supérieure du dos, une série de petites excoriations de la peau et une foule de petits points enflammés très élevés au-dessus du niveau de la peau, se rapprochant un peu du lichen sans en avoir la forme conique bien tranchée ; çà et là des petites surfaces légèrement suintantes, et d'où s'échappe un peu de matière à la fois séreuse et muqueuse, de sorte qu'au lieu d'avoir un état papuleux à croûte sanguine bien arrêté, bien net, sur une peau saine, on a un mélange de toutes les altérations que nous venons de décrire, reposant sur un fond plus ou moins rouge de la peau. Cet état dans la région antérieure du corps simule la gale du ventre et de la poitrine.

Inutile de dire que le prurigo pédiculaire amène aussi des démangeaisons, mais celles-ci ne sont plus de même nature ; elles sont une double conséquence, et de l'affection prurigineuse, et de l'existence d'une proportion plus ou moins grande d'insectes qui se promènent à la surface de la peau.

Dans la maladie pédiculaire soit de la tête, soit du corps, il n'y a plus du tout le même cachet. L'état papuleux du prurigo proprement dit n'existe pas ; on n'aperçoit à la peau que la trace de grattages.

L'altération morbide est donc tout autre. Je sais combien il sera difficile dans certains cas de poser la limite entre les deux affections, mais, sous le rapport scientifique, je crois qu'il est important d'établir la distinction.

Quant à la durée de l'affection, elle est illimitée comme toutes les maladies avec production végétale ou animale : tant que la source de ces productions n'est pas détruite, la maladie persiste. Mais, il faut le dire, rien de plus facile à guérir qu'un prurigo pédiculaire ordinaire, les bains sulfureux et la pommade sulfureuse simple (voy. *Formulaire*) suffisent parfaitement ; il n'est même pas besoin d'employer une pommade sulfo-alcaline. Ici un précepte que nous avons déjà établi à l'égard du prurigo trouve plus entièrement encore son application, à savoir, qu'il ne faut pas guérir trop vite la maladie, et surtout ne pas détruire trop rapidement les poux. Au surplus, nous renvoyons à cet égard le lecteur à la description que nous ferons de la maladie pédiculaire. Il suffit donc d'un bain sulfureux tous les deux jours ; puis après trois bains, des onctions avec la pommade sulfureuse, sans qu'on soit obligé d'employer de frictions comme pour le traitement de la gale (voy. *Maladie pédiculaire*).

Prurigo sans papules. — Alibert n'a fait qu'entrevoir cette maladie ; c'est en quelques lignes qu'il cite l'exemple d'une jeune religieuse carmélite, qui était tellement tourmentée par cette affection, que dans la nuit elle s'élançait précipitamment de sa couche et trouvait une sorte de soulagement à se placer à nu sur le carreau de sa chambre. Il attribue cette affection à ce que cette religieuse portait par mortification une chemise de laine ; c'est là une erreur : combien de personnes qui sont couvertes de laine de la tête aux pieds, et qui n'ont pas de prurigo ! Il cite encore le cas de la fille d'un pâtissier qui eut cette maladie jusqu'à son mariage où, déplacée de l'habitation de son père et loin de la chaleur continuelle d'un four, elle vit disparaître cette maladie. Alibert a désigné cette variété sous le nom de *prurigo latent*. J'ai eu occasion de l'observer si souvent, que je n'hésite pas à en faire une variété très distincte, et je rattache à cette espèce les prurigos partiels décrits par les auteurs sous les dénominations de *prurigo podicis, pudendi muliebris, scroti* et *plantaris*. Dans tous ces prurigos on retrouve des caractères communs très nets qui les rapprochent : 1° la démangeaison plus vive, plus poignante, plus irrésistible que dans toutes les autres variétés de prurigo papuleux ; 2° l'absence presque absolue de papules ou une disproportion énorme entre la démangeaison et l'existence de quelques rares papules, incapables de la justifier ; 3° l'état endurci, presque *tanné* de la peau, qui, dans certains cas, est porté si loin, qu'un malade atteint de prurigo général de cette espèce se gratte à outrance tous les soirs, et qu'il n'en reste pas de traces le lendemain ; l'ongle éraille légèrement l'épiderme, il n'en enlève qu'une cuticule très mince sans amener aucun suintement sanguinolent ; et certes ces malades ne ménagent pas les grattages. 4° Quand le prurigo sans papules est partiel et qu'il attaque une partie maintenue dans un état de contact constant avec la peau voisine, comme les bourses, le périnée, la marge de l'anus, alors il s'opère accidentellement un suintement ; il est muqueux, plastique, et la peau, sans être très sensiblement excoriée, en devient seulement plus épaisse et humide. 5° Enfin tout prurigo sans papules est d'une guérison bien plus difficile que le prurigo papuleux.

C'est au prurigo sans papules qu'il faut rattacher tout ce que disent les auteurs des difficultés que le médecin éprouve à guérir cette maladie. Voilà donc un *prurigo bien spécial* et qui se différencie nettement du prurigo papuleux. Nous n'avons rien forcé dans les caractères que nous en avons donnés. Ajoutons que, lorsqu'il est général, on le rencontre surtout chez les individus d'un tempérament bilioso-lymphatique, à peau brune; qu'il s'observe le plus souvent à un âge assez avancé de la vie; qu'il se relie parfois à des lésions chroniques des organes abdominaux, soit des tumeurs du côté du foie, des augmentations de volume ou engorgements de la rate, ou à des tumeurs abdominales de nature diverse. Il paraîtrait aussi se rattacher à certaines professions, car un boulanger auquel j'ai donné des soins l'a conservé pendant dix-huit à vingt ans, exposé qu'il était continuellement à la chaleur de son four, et à l'instar de la fille de ce pâtissier traitée par Alibert. Il est des individus qui en restent atteints pendant de longues années et pour lesquels la démangeaison devient un besoin de tous les jours. Aussi, quand on les débarrasse trop rapidement ou quand par une cause accidentelle cette démangeaison vient à disparaître, ils sont pris tout à coup d'accidents les plus graves, ordinairement du côté de la poitrine ou du côté des intestins : soit pour la poitrine, l'anxiété de la respiration et tous les phénomènes de l'engorgement séro-sanguinolent des poumons; soit pour les intestins, d'une diarrhée très abondante; la vie du malade étant en danger dans les deux cas.

Il y a huit ans (*Journal de médecine et de chirurgie pratiques*, avril 1855), mon attention a été appelée sur la coïncidence du prurigo avec des affections du foie chez deux malades, dont l'un est atteint de calculs biliaires, et dont l'autre a une hypertrophie du foie, et, suivant quelques médecins qui ont été à même de le visiter avec moi, aurait aussi des calculs biliaires. Mais, à cet égard, ce ne sont que des présomptions basées sur l'état général du malade et sur une sensation de bruit de frottement qui aurait été perçue. Chose remarquable, le prurigo, chez ces deux malades, précède l'invasion de l'ictère et l'annonce; les bains alcalins l'arrêtent quelquefois, mais ne le font pas céder entièrement, les pommades sont presque sans succès contre cette affection. Lorsque les accidents

déterminés par les calculs biliaires viennent à céder par l'évacuation des calculs dans les garderobes, alors le prurigo s'éteint
peu à peu et disparaît. On comprend que ce n'est là qu'un phénomène de réflexion morbide, et l'on conçoit aussi que la thérapeutique dirigée ordinairement contre le prurigo ne doive produire
aucun résultat en présence de la maladie du foie qui en est l'origine. Mais personne n'a signalé cette liaison, et il était bon de la
faire connaître. D'ailleurs, malgré les grattages incessants sur
toute la surface du corps, il n'y a qu'un simple arrachement pelli-
culeux de l'épiderme, sans émission de sang ou de liquide séreux,
et sans aucune trace de papules. C'est donc vers le foie que doit
être dirigé tout le traitement.

A cet égard, l'eau de Vichy est le moyen qui, au premier abord,
appelle l'attention du médecin, et cependant, je dois le dire, elle
est souvent insuffisante, comme on le verra dans une des observations suivantes. Chez ce malade, ce qui m'a le mieux réussi, c'est
l'usage du calomel à dose très fractionnée, et employé tous les
jours, 5 centigrammes à 1 décigramme.

Le premier des faits que je vais rapporter à l'appui des assertions que je viens d'émettre appartient à ma pratique de la ville.

M. X..., âgé de quarante-huit ans, est depuis huit ans sujet à des jau-
nisses qui, rares d'abord, se sont ensuite renouvelées deux et trois fois
par an. Elles affectaient primitivement une durée ordinaire. Quelques
sangsues à l'anus, des bains, de la tisane et du régime suffisaient pour les
faire disparaître. Mais bientôt elles ont pris une durée beaucoup plus
longue, jusqu'à persister pendant plusieurs mois; elles ont été rebelles
au traitement ordinaire; les eaux de Vichy et le séjour à Vichy, d'abord
utiles, sont devenus infructueux; enfin M. X... a fini par rendre par les
garderobes des calculs biliaires prismatiques, du genre de ceux qui sont
quelquefois si multiples dans la vésicule, et, chaque fois que les calculs ont
été rendus, l'ictère a disparu quelque temps après, en même temps que
l'estomac et les intestins sont rentrés dans leurs fonctions habituelles. En
effet, il y avait presque constamment de l'anorexie, parfois même du dégoût pour les aliments, et il existait une constipation opiniâtre avec matières décolorées et ressemblant à de la terre glaise. Des coliques hépatiques extrêmement violentes précédaient constamment l'émission des calculs. Le foie débordait sensiblement le bord des fausses côtes. Inutile
d'ajouter qu'une foule de médications ont été mises en usage, et nous

devons dire que celle qui a eu le plus de succès a consisté dans l'emploi, matin et soir, d'une pilule de calomel à 0,05 centigrammes. Tel est l'état sommaire de ce malade.

Ce qui doit surtout attirer l'attention dans ce fait, c'est que chaque jaunisse a toujours été précédée d'une démangeaison à la peau, qui a persisté pendant toute la durée de chacune d'elles, et qui, par son intensité, réflétait l'intensité et la durée de la jaunisse. Ce n'était pas une simple démangeaison provenant d'une rougeur accidentelle de la peau, par exemple : c'était un véritable *prurigo sans papules*. Le malade, à divers instants de la journée, et notamment le soir, lorsque se faisait sentir la chaleur du lit, se grattait tout le corps et même la figure. La peau semblait se tanner et durcir en proportion de l'intensité des démangeaisons, *et les grattages n'y développaient aucune papule ;* ils n'y laissaient que la trace d'excoriations linéaires épidermiques dues à l'action des ongles. Des bains alcalins de deux à trois heures calmaient seuls ces démangeaisons. La diminution du prurit, qu'il y ait eu ou qu'il n'y ait pas eu de calculs rendus, annonçait le retour à la santé avant même la coloration de matières fécales, avant la décoloration des urines et de la sclérotique.

Je puis, à côté de ce fait, en placer un second tout à fait analogue et tiré de mon service à l'hôpital : c'est celui d'un malade qui était couché au n° 13 de la salle Saint-Louis.

Le nommé Mahy (Louis), âgé de trente-huit ans, cordonnier, d'une complexion fort délicate, est habituellement d'une assez bonne santé ; sauf les petites indispositions qu'entraînent de temps en temps les excès de fatigue.

Il y a trois mois, à la suite d'un érysipèle de la face, qui fut de courte durée, il fut pris de violentes douleurs siégeant au creux de l'estomac. En même temps l'appétit diminua et se pervertit, au point qu'il survint un dégoût insurmontable pour certains aliments, et notamment pour toutes les choses sucrées. Les douleurs épigastriques devenaient de plus en plus intenses, principalement la nuit, sans qu'il ait jamais été possible de les rattacher à la nature des aliments. Puis, au bout de quelques semaines, se montra une jaunisse qui ne tarda pas à devenir extrêmement prononcée.

Au bout de trois semaines, c'est-à-dire aussitôt que l'ictère fut établi, les coliques hépatiques, car c'en était évidemment, avaient cessé, mais la peau était devenue le siège d'une démangeaison excessivement intense sur toute la surface du corps ; le contact des vêtements ne pouvait même plus être supporté. Le séjour au lit était devenu impossible, et par conséquent aussi le sommeil; à peine la chemise pouvait-elle être tolérée : le malheureux patient ne se trouvait bien que complétement nu, assis sur une chaise, ou dans un bain.

Cette effroyable hyperesthésie de la peau pouvait-elle être attribuée à une éruption papuleuse, à un prurigo, dans l'acception ordinaire du mot? Pas du tout. La peau était sèche et lisse et ne présentait que les traces de grattages et de frottements violents.

Il y a maintenant trois mois que la maladie dure en s'atténuant. L'ictère est très prononcé, le bord inférieur du foie déborde les fausses côtes de trois travers de doigt. Quelques papules excoriées font voir çà et là de ces petites croûtes sanguines qui constituent le caractère classique du prurigo. On en peut compter deux ou trois par exemple sur chaque bras et autant sur le tronc. Lorsque, il y a quelques jours, je pressais le malade de me dire si ces papules n'étaient pas plus nombreuses autrefois, alors que la démangeaison était beaucoup plus vive, il m'affirma très explicitement que jamais il n'en avait autant vu qu'à présent, et que pendant bien longtemps même toute la peau était restée complétement dépourvue de ces sortes de boutons. Il y a plus : depuis une quinzaine de jours, bien que l'ictère soit resté stationnaire, la démangeaison a presque entièrement disparu, et les mêmes papules, toujours fort rares, de prurigo, ont persisté. Il ne suffisait pas de leur absence pour démontrer qu'elles ne sont pas essentielles au prurigo : leur présence même ajoute actuellement une nouvelle preuve à cette vérité déjà évidente auparavant.

Il faut ajouter que, depuis un mois que ce malade est à l'hôpital, l'usage des alcalins à l'intérieur et sous forme de bains a rétabli les fonctions digestives dans presque toute leur intégrité, et que, malgré la persistance de son ictère, les coliques n'ont pas reparu depuis deux mois; ces bains ont puissamment contribué, cela est probable, à diminuer la démangeaison, qui n'est plus que passagère et très supportable.

A ces deux faits si curieux il me serait possible d'en joindre deux autres tout à fait semblables, dont l'un nous a passé sous les yeux à la consultation publique, et dont l'autre se trouve encore maintenant dans un autre service à l'hôpital. L'un et l'autre sont relatifs à deux femmes âgées, atteintes également d'un ictère symptomatique d'une affection ancienne du foie.

Ces faits, qui sont loin d'être rares, ne démontrent pas seulement la liaison du prurigo avec l'ictère, ils établissent encore d'une façon irrécusable l'existence et la ténacité du prurigo sans papules.

Mais le prurigo sans papules et général peut se présenter à l'état aigu comme à l'état chronique. Je ne l'avais pas encore observé sous cette forme, lorsqu'une personne du monde, homme lettré, vint me consulter dans un état de désordre moral grave résultant des souffrances excessives auxquelles il était en proie depuis peu de temps. Si quelques prodromes avaient précédé cet état, ainsi qu'il le mentionne dans la note qu'il a rédigée lui-même, et que je reproduis ici, il faut dire que tout à coup des souffrances aiguës se sont montrées. Depuis quinze jours, il était sous leur influence, et jusque-là il n'avait éprouvé qu'un certain trouble dans le système nerveux, résultant de démangeaisons passagères qu'il éprouvait. Il n'a pas relaté suffisamment ce passage brusque à cet état de souffrance, mais il me l'a nettement dépeint lors de la première consultation que je lui ai donnée. Laissons donc parler le malade.

Prurigo sans papules. — *État aigu.* — *Guérison.* — M. G..., âgé de soixante et un ans, résidant à Paris, ressentit dans les derniers jours du mois d'avril 1855, vers la région du périnée, des douleurs lancinantes très vives, analogues à celles que produisent les clous. Après deux ou trois jours de souffrances et de nuits sans sommeil, il consulta un médecin de province, son ami, accidentellement à Paris, qui déclara, après examen des boutons, que c'était un zona. — Des bains de son, des cataplasmes avec têtes de pavot furent prescrits, et le malade, n'ayant aucun symptôme de fièvre, put prendre une nourriture de légumes et de viandes blanches. Le docteur H..., qui quittait Paris le lendemain, annonça que cette affection cutanée pouvait durer huit à dix jours; qu'elle serait douloureuse, qu'il y aurait privation de sommeil, besoin de mouvement; mais qu'elle n'avait aucun caractère inquiétant. Il engagea à prendre, comme purgatif, quand les boutons commenceraient à sécher, une quantité de sel de Sédlitz, dont il détermina la dose. — M. G... suivit rigoureusement ces prescriptions; mais les douleurs du zona étaient à peine terminées, qu'il éprouva, le 5 ou 6 mai, dans le bas des reins, aux cuisses, aux jambes et aux bras, des démangeaisons intolérables, sans que des boutons ou des rougeurs se manifestassent à la peau. — Le besoin de gratter se faisant sentir, M. G... se servit, pour éviter les déchirures des ongles, d'une brosse à habits un peu rude. Il en résultait une espèce de soulagement; mais à la suite du brossage se montraient, sur certaines parties, des cloches, comme celles que produisent des morsures de puces; d'autres fois, de petites pustules qui rappelaient des piqûres d'orties; d'autres fois encore, de petits points rouges, comme quand on a la chair de poule. —

Les douleurs du prurit étaient insupportables, surtout la nuit, qui se passait toujours sans sommeil. Pendant le jour, la distraction, le mouvement, la promenade, éloignaient ou suspendaient la crise des démangeaisons, qui reparaissaient dans le repos. — Pensant qu'elles pouvaient être la suite ou la fin du zona, le malade avait continué l'usage des bains et des cataplasmes ; mais le 11 mai, les démangeaisons furent si vives, si continues, si générales, qu'il se décida à consulter le docteur B... — Après avoir pris connaissance de l'affection et de ses phases, M. Bergeron ordonna des bains de sous-carbonate de soude et de gélatine, puis des lotions d'eau vinaigrée sur les parties où les démangeaisons se faisaient sentir. L'absence continue du sommeil lui fit aussi prescrire une potion calmante. — Ces moyens amenèrent le jour même de leur emploi un peu de calme et un sommeil d'une heure ou deux, quoique lourd et interrompu. Ce soulagement ne fut toutefois que momentané, et malgré la continuation du même régime, les démangeaisons continuèrent aussi violentes que par le passé. — Le malade fit alors connaître à M. Bergeron qu'il était sujet tous les hivers, au moment où il se mettait au lit et où le froid des draps se faisait sentir, à un prurit analogue à celui qu'il éprouvait. Seulement il ne se montrait qu'aux cuisses et dans leur partie interne. Il ajouta qu'après le frottement avec la brosse, ce prurit, dont la durée était variable, s'apaisait peu à peu, et que le sommeil finissait par revenir. Dès que la saison était plus douce, les démangeaisons, qui s'étendaient quelquefois au delà de la région indiquée, disparaissaient. — Il rappela aussi qu'un médecin, consulté l'année précédente, avait conseillé des bains sulfureux dont on n'avait pas encore fait usage, et M. G... demanda s'il pouvait en essayer. — Sans compter sur leur effet, M. Bergeron crut pouvoir les autoriser. Quatre furent pris dans l'espace de huit jours. Ils furent sans résultat. Impatient de souffrir aussi longtemps, M. G... parla d'un purgatif, comme dérivatif. Le docteur Bergeron, qui reconnaissait une affection nerveuse chez son malade, n'en espérait aucun succès. Toutefois il prescrivit 15 grammes d'eau-de-vie allemande, mêlée à 10 grammes de sirop de nerprun dans un julep simple. — La médecine fut sans effet sensible. Reprise à même dose le lendemain, elle n'eut guère plus de résultats. L'affection cutanée continua de subsister. — L'état empirait. Le malade était toujours sans fièvre, il est vrai ; mais il maigrissait par suite de la diète à laquelle il s'était volontairement soumis, et s'affaiblissait par la privation continue de sommeil. Ce fut alors que, guidé par un sentiment de bienveillance, M. Bergeron engagea M. C... à se présenter, en son nom, chez son ancien maître, aujourd'hui son collègue, M. Devergie. — Après avoir pris connaissance des faits qui précèdent, M. Devergie reconnut, le 23 mai, à M. G..., une affection nerveuse et un prurigo particulier. Il prescrivit, sur les parties du corps où les démangeaisons se faisaient sentir, des lotions d'eau froide, à l'aide d'une éponge largement mouillée, puis des bains de vapeur. Des aspersions d'eau tempérée devaient être faites au milieu de chaque bain. Il proscrivit l'usage de la brosse. — Deux ou trois jours de ce régime firent disparaître les grandes démangeaisons ; et chaque nuit le malade put goûter deux ou trois heures de sommeil, quelquefois davantage. Plus tard un bain froid fut pris tous les soirs avant de se mettre au lit. Aujourd'hui, 15 juin, il y a un mieux très sensible. — L'état n'est cependant pas normal. M. G... ressent encore, même pendant le jour, des piqûres peu douloureuses sans doute, et d'autres fois, en marchant, une sensation semblable à celle de petits boutons froissés ou irrités par le frottement des vêtements. Pendant la nuit, c'est un besoin de mouvement, un malaise indéfinissable, accompagné ou suivi de démangeaisons locales, peu étendues, mais souvent très vives. Elles cèdent à des lotions d'eau froide, à une promenade par la chambre, et peut-être aussi à l'influence des bains de vapeur que le malade a toujours continués. — Quoique la position soit très supportable aujourd'hui, la guérison n'est pas encore complète, et c'est arrivé à ce point que M. G... s'est rendu de nouveau chez M. Devergie. Cet honorable docteur l'a engagé à se soumettre pendant un mois à un traitement hydropathique.

Ce traitement offrit cela de particulier, que tout emploi d'eau froide par irrigation ou par frottement sur la peau, tel que douches en jet, en arrosoir, en jets circulaires, en bain de siége irrigateur, développait après le bain une surexcitation nerveuse avec chaleur et cuisson à la peau, qui durait une demi-heure, et qui jetait M... dans un état de malaise inexprimable. On dut s'en tenir aux sudations et aux immersions dans l'eau froide. La guérison fut ainsi obtenue. Mais tel était l'état du malade, que lorsqu'il vint me consulter, il exprimait des souffrances assez grandes pour que les personnes qui l'entouraient craignissent qu'il ne se suicidât.

Dans cette variété, la forme aiguë a donc été très distincte, et il nous a fallu nous adresser pour la guérir à un tout autre ordre de moyens. Il n'en est pas de même pour le prurigo général sans papules et chronique. C'est encore aux sulfureux qu'il faut avoir recours dans le traitement de cette maladie. Aussi les eaux thermales de cette nature conviennent-elles parfaitement, mais elles sont souvent insuffisantes ; de là l'emploi des alcalins en pommade, en bains, de la pommade au précipité blanc, celui de l'huile de

cade (voyez *Formulaire*), les bains de mer, etc., ceux à l'alun et
même au sublimé. C'est assez dire, en présence de modificateurs
si variés, combien de médecins échouent souvent.

Prurigo sans papules partiel. — On peut réunir dans la même
description les variétés de *prurigo podicis, pudendi muliebris,
scroti*, etc. En effet, c'est la même maladie localisée dans un endroit
différent et n'amenant de la variété dans les symptômes qu'en
raison même du siége qu'elle occupe. Et d'abord, rappelons
comme un fait général que chacun de ces prurigos est plus difficile
à guérir que le prurigo général. C'est encore une circonstance qui
vient confirmer une assertion que j'ai émise dans mes notions de
pathologie générale, à savoir, que toute maladie de la peau limitée
à un seul point du corps est toujours d'une curation plus difficile
qu'une maladie disséminée à sa surface.

De ces diverses affections la plus commune est celle de l'anus,
prurigo podicis ; elle affecte principalement les hommes. Celle
qui lui correspond chez la femme est le prurigo du périnée, qui
s'étend peu à peu aux grandes lèvres, mais dans leur partie postérieure seulement, ce qui le distingue du *prurigo pudendi muliebris*, qui siége au contraire en avant. Le *prurigo podicis* se montre
à tous les âges à partir de l'adolescence et de la jeunesse ; il est
cependant plus commun dans l'âge adulte qu'à toute autre époque
de la vie. C'est au pourtour de l'anus qu'il naît d'abord ; il s'étend
peu au delà, mais il se prolonge en arrière le long du raphé qui
gagne le coccyx et en avant vers le périnée. Toutefois il n'atteint
que lentement ces parties ; il n'est pas rare de le voir se relier,
comme la fistule anale, sinon à la phthisie directement, au moins
à des poitrines délicates ; et alors cette circonstance doit appeler
toute l'attention du médecin, car une guérison intempestive peut
être suivie des plus graves accidents. J'ai donné des soins à un
jeune magistrat qui était atteint de cette maladie depuis plusieurs
années : elle en était arrivée à ce point, qu'il ne pouvait plus siéger
à l'audience, obligé qu'il était de se déplacer continuellement de
droite et de gauche sur son siége. La santé générale était bonne,
la poitrine peu forte. Cependant j'eus beaucoup de peine à guérir
ce prurigo, et quoiqu'il n'y ait eu qu'une extinction graduée de la
démangeaison, il survint quelque temps après, çà et là, une

expectoration sanguinolente, plus tard deux hémoptysies ; à une époque plus avancée, l'hémoptysie et les accidents de la poitrine disparurent pour faire place à des douleurs vésicales, accompagnées bientôt d'un état catarrhal de la membrane muqueuse. La maladie de vessie fut remplacée par une gastralgie, et ce n'est qu'avec le concours de soins empressés et soutenus que la santé générale fut complétement rétablie, sans retour du prurigo. Je me suis toujours demandé, à l'occasion de ce fait et de quelques autres plus ou moins analogues, si la guérison, quoique graduée, quoique lente, d'un prurigo devenu insupportable d'ailleurs, n'avait pas été pour quelque chose dans le développement consécutif des accidents.

Je ne saurais trop appeler l'attention des médecins sur la liaison du prurigo du périnée ou de l'anus avec des poitrines tendant à l'hémoptysie. J'ai vu des jeunes gens à poitrine large parfaitement conformée, et ne présentant aucun indice de phthisie, chez lesquels s'observait cette coïncidence. Ainsi durant le traitement externe que j'emploie, et dont les douches forment l'un des agents les plus puissants, je n'hésite jamais à prescrire l'usage de l'huile de foie de morue associée au sirop sulfureux.

Dans cette maladie les démangeaisons sont excessives, et cependant on ne voit rien à la peau ; mais lorsque la maladie est de date assez ancienne déjà, on peut, en examinant ce tissu d'un peu près, reconnaître que là où elle siége le plus fortement existent des parties de peau qui, malgré l'absence de toute inflammation, semblent transformées en une sorte de tissu doux au toucher et presque muqueux. Elles sont blanchâtres, lisses, onctueuses au toucher, et cet état de la peau fait contraste avec la peau saine, qui reprend alors son aspect sec et ferme. Ceci est très important à connaître pour juger des progrès de la guérison ; tant que la peau n'a pas acquis sa densité, sa sécheresse, elle n'est pas guérie. D'ailleurs çà et là, quelques papules rares, et encore souvent il n'en existe pas. Les démangeaisons n'ont pas de moment, d'heure régulière où elles se montrent; cependant c'est surtout la nuit qu'elles sont plus fortes, et qu'elles causent alors une insomnie de plus ou moins de durée. Le malade fait taire momentanément ces symptômes par le grattage, auquel succède une cuisson plus ou moins vive, qui n'est que momentanée, et qui fait place à une démangeaison nouvelle. Rien de plus pénible que cette maladie chez les jeunes filles, quand elle siége au périnée. Quoique le périnée soit très court chez la femme, le prurigo y prend siége pour s'étendre ensuite à la partie postérieure des grandes lèvres. Un sentiment de pudeur bien naturel conduit ces jeunes personnes à cacher même à leurs proches cette affection ; mais bientôt l'impossibilité de s'asseoir, parce que le moindre frottement, le moindre mouvement dans la situation assise réveille leurs souffrances, les amène à avouer leur maladie. Les explorations médicales deviennent bientôt nécessaires, et alors, en présence d'un état local qui paraît presque normal, le médecin est conduit à rechercher si l'utérus ne serait pas malade, et si ce ne serait là qu'un reflet d'un état morbide des parties génitales internes. Il est ainsi conduit d'erreurs en erreurs ; il n'apporte aucun soulagement aux souffrances de la jeune personne, et bientôt le moral en est affecté ; surviennent la tristesse et le chagrin quelquefois le plus profond ; puis le séjour sur une chaise longue qui prive de tout exercice, de toute promenade, car la marche elle-même réveille les démangeaisons ; puis se montre une altération générale de la santé, consécutive au chagrin et à des fonctions digestives qui s'opèrent mal. C'est ainsi qu'une maladie d'apparence si légère peut être compromettante pour les personnes qui en sont atteintes.

Mais cette même maladie siégeant au pubis, à la partie supérieure des grandes lèvres et au voisinage du clitoris, devient pour la femme une nouvelle source de symptômes des plus pénibles. Le *prurigo pudendi*, dont les démangeaisons sont agréables, éveille essentiellement les désirs vénériens avec d'autant plus de vivacité, que la personne qui en est affectée est plus ou moins portée à les satisfaire. C'est alors chez certaines femmes une lutte sans cesse renaissante qui leur fait fuir jusqu'à leur mari, dont les approches ne font que porter plus loin une première sensation, un premier désir ; lutte de tous les moments, qui se réveille avec plus d'énergie durant le calme et la solitude de la nuit, et que rien ne peut apaiser dans quelques cas, voire même les applications les plus froides, la glace par exemple. Sorte de torture lente pour des religieuses, par exemple, qui ne peuvent trouver de consolations à leurs maux que dans leur foi profonde et leur amour pour Dieu. Ce prurigo des parties génitales chez la femme doit appeler l'attention des médecins sur l'état des urines, j'ai eu plusieurs occasions de le trouver lié à la glycosurie, et dans plusieurs circonstances l'usage de l'arsenic à l'intérieur a guéri à la fois le prurigo et la glycosurie; j'ai d'ailleurs traité aussi la glycosurie seule par l'arsenic aidé d'un régime convenable, et j'ai obtenu un succès marqué de l'usage de ce médicament.

La femme n'est pas seule vouée à de pareilles souffrances, le prurigo peut atteindre les bourses et le périnée, et développer chez l'homme les mêmes sensations. Elles sont quelquefois assez vives et assez insupportables pour inspirer une tristesse profonde qui peut aller jusqu'au suicide.

Voici la narration que m'adressait un monsieur de province atteint de cette maladie, en me demandant un traitement. Elle peint parfaitement l'état dans lequel se trouvent ces sortes de malades.

Observation de M. V..., âgé de quarante et un ans. — *Nature de l'affection.* — Prurit aux bourses, principalement au périnée. Rougeur accompagnée de démangeaisons, tantôt sur une partie du corps, tantôt sur l'autre. — Maladie de la peau avec légère sécrétion, mais sans démangeaisons, entre les doigts de pieds.

Antécédents. — A quinze ans, il a eu des boutons dans le dos, et il en a encore. — A dix-neuf ans, léger écoulement par suite d'un échauffement sans communication de mal vénérien : un traitement rafraîchissant, un régime lacté pendant quelques mois, ont suffi, avec quelques injections astringentes, pour l'arrêter complétement. — De vingt-cinq à trente ans, époque à laquelle l'affection s'est déclarée ou plutôt localisée : emploi sédentaire laborieux, défaut d'exercice. Maîtresse. Désirs lascifs. Inquiétudes. Trouble dans les voies digestives. Marié depuis dix ans, ayant un emploi actif et suivant un ordinaire régulier, son estomac fonctionne mieux, surtout pendant l'été; mais il y a des choses qu'il ne digère pas.

Le mal se déclare. — A vingt-neuf ans, il ressent souvent des picotements partout, principalement dans les bras et parfois aux bourses. Des bains de rivière y ont mis fin, du moins au périnée; mais l'année suivante, pendant l'été, ces démangeaisons sont devenues plus cuisantes aux bourses, et malgré tout ce qui a été fait, elles n'ont jamais entièrement cessé, surtout la nuit. — Le médecin que j'ai consulté a commencé par me saigner deux fois, et depuis je l'ai été au moins une fois par an, au printemps. Il m'a fait prendre des grands bains, des bains de siége presque froids et simples ou avec addition d'amidon ou de son ; il m'arrivait de ressentir la démangeaison dans le bain. Il m'a fait mettre des cataplasmes et fait faire des lotions avec de l'iode ou de l'eau-de-vie camphrée étendue d'eau, des frictions avec une pommade contenant un peu de précipité blanc, avec du suif liquéfié, avec la pommade antidartreuse de Dumont (de Cambrai), pour répercuter, disait-il ; mais tout cela ne m'a pas guéri : ce qui était actif me faisait même du mal, et il fallait revenir bien vite aux émollients. — Cependant, après un an de traitement suivi, un mieux s'est manifesté, et c'est pendant la durée de ce mieux que, de l'avis de ce médecin, je me suis marié en m'alliant à une honorable famille. J'ai eu une petite fille après cinq ans de mariage. — Ces démangeaisons aux bourses, principalement au raphé, sont revenues comme par le passé et cuisantes et fréquentes, et chaque fois qu'elles arrivaient, précédées d'une chaleur anormale, la peau blanchissait, c'est-à-dire séchait, se fendillait et j'éprouvais le besoin de frotter pour la faire partir, plusieurs fois par jour, plus souvent la nuit. S'il n'y a pas transpiration, il y a un fourmillement, un picotement qui appelle la compression, le grattage, et lorsqu'on a commencé, la démangeaison s'étend et *il faut frotter ou gratter partout*, au risque de s'écorcher par places, lorsqu'on est à moitié endormi. J'ai dit bien des fois en me mettant au lit : voici mon martyre qui commence ; cependant, soit parce que l'affection est à l'état chronique, soit par une autre cause que j'indiquerai tout à l'heure, les démangeaisons sont moins fréquentes et la peau ne se sèche pas toujours. — Voyant que les moyens externes étaient sans effet, on m'a conseillé le rob de Boyveau. J'en ai pris quatre litres qui m'ont fait du mal ; mais je dois dire que le sirop de salsepareille, le sirop de Larrey, les tisanes de salsepareille, de douce-amère, de chicorée sauvage, m'ont soulagé. Inutile d'ajouter que je ne bois que de l'eau légèrement rougie. Je n'ai d'ailleurs jamais fait d'excès en spiritueux. — Le docteur C... (de Vitry-le-François), que j'ai eu occasion de consulter, m'a rendu un grand service, d'abord en reconnaissant le varicocèle qui nécessite un suspensoir et en me recommandant une lotion préalable d'eau fraîche qui calme la démangeaison, puis une friction d'huile d'olive. Plus tard, j'ai remplacé l'huile par le cold-cream, qui adoucit la peau, lui donne de la souplesse, en sorte qu'elle ne s'écorche plus chaque fois qu'il arrive une cuisson. — Heureux de ce soulagement et fatigué de suivre un traitement produisant peu d'effets, je m'en tiens donc, depuis plusieurs années, à cette lotion d'eau fraîche matin et soir, je m'essuie sans frottement, je fais une friction de cold-cream, et je mets le suspensoir renfermant un linge qu'on peut renouveler. Je me fais saigner au printemps, lorsque la démangeaison qui parcourt le corps devient cuisante ou lorsque le prurigo revient à l'état aigu. Je bois des tisanes rafraîchissantes, je prends un grand bain, et de temps en temps des bains de siége presque froids. Si j'en prenais trop souvent, la peau se dessécherait. Je prends aussi des bains de rivière qui amènent une réaction ; mais quelque temps après je me sens mieux. Enfin, lorsque les démangeaisons ne se calment pas la nuit avec une friction de cold-cream, je suis obligé de placer sur les parties et au périnée une serviette imbibée d'eau fraîche. Si je la mettais plus de deux ou trois nuits de suite, la peau se dessécherait plus vite. Des bains de siége gélatineux m'ont fait du bien sans dessécher la peau.—M'est-il permis d'espérer une guérison complète? M'est-il au moins permis d'espérer un plus grand soulagement ? Parviendrai-je même toujours à entretenir le prurit à l'état chronique ? Ce n'est, d'ailleurs, pas vivre que de ne pouvoir dormir une nuit sans être réveillé plusieurs fois ! Mais ce qui m'inquiète, c'est que la rougeur paraît vouloir s'étendre ou se multiplier ; c'est qu'au commencement je n'avais qu'un ou deux doigts des pieds affectés, et maintenant j'en ai plusieurs ; cependant la pommade de Dumont (de Cambrai) réussit mieux aux pieds qu'aux bourses ; enfin c'est qu'il résulte du prurit et du frottement qu'il nécessite, un frissonnement, un chatouillement qui s'étend le long des jambes jusqu'à l'orteil et à la plante des pieds, et attaque le système nerveux. Souvent la nuit, et quelquefois le jour, j'ai des irritations nerveuses.

Voici maintenant un exemple des conséquences affreuses du prurigo sans papules, quoique limité.

M. X..., âgé de cinquante-six ans, directeur d'un des grands établissements publics de Paris, s'est toujours très bien porté. Il y a quatre ans, sans cause connue, il a été atteint d'une démangeaison très vive, sans aucune lésion apparente de la peau, siégeant en arrière des bourses et en avant de l'anus, c'est-à-dire au périnée.

Tourmenté de plus en plus par ce prurit, dont les exacerbations lui causaient un supplice intolérable, M. X... s'est adressé successivement à un grand nombre de médecins les plus en renom à Paris, et a épuisé toute la liste des agents, soit adoucissants, soit irritants, indiqués par les formulaires. Mais jamais il n'a pu en obtenir autre chose qu'un soulagement momentané. Si bien que lorsqu'on lui présente un formulaire, à peine trouve-t-il une pommade ou un topique dont il n'ait pas encore fait usage, et toujours avec le même insuccès.

Souvent il a été en proie à des actes de désespoir qui lui ont inspiré tantôt la pensée du suicide, tantôt le désir d'une mutilation qu'il demandait à grands cris. Décidé enfin à tout entreprendre pour obtenir une guérison sans laquelle la vie lui paraissait insupportable, il voulut entrer comme pensionnaire à l'hôpital Saint-Louis, afin d'y subir tous les traitements que les spécialistes lui conseilleraient ; notre honorable collègue M. Hardy lui a donné ses soins.

Depuis quinze jours qu'il est entré ici, la pommade au chloroforme a seule été efficace à calmer pour un instant ses souffrances. On le trouve souvent en larmes et en proie au plus affreux désespoir. La démangeaison a gagné une partie des bourses et le pourtour de l'anus, mais son siége est toujours au périnée. *Pas la moindre papule ne révèle l'existence de la maladie.* Quelques excoriations, résultat de grattages immodérés, sont la seule altération de la peau.

Pendant les nombreux accès de prurit qui se succèdent sans qu'on puisse en soupçonner la cause, M. X... paraît être sous le coup d'une atteinte d'aliénation mentale. Il pleure, gémit, s'irrite et invoque la mort comme l'unique remède de ses maux.

Le 8 mars, M. X... se brûle la cervelle de désespoir, bien qu'il fût père de famille. Tels sont les renseignements qui nous ont été donnés par l'interne de notre service, et que nous avons cru devoir rapprocher des faits qui précèdent.

Traitement. — Si à côté de ces tristes tableaux nous pouvions tracer une thérapeutique méthodique et surtout efficace, nous aurions au moins la consolation de remédier rapidement à des maux qu'il faut déplorer ; mais malheureusement il n'en est pas toujours ainsi. Cherchons cependant à mettre entre les mains du médecin quelque arme puissante et propre à secourir de pareilles infortunes. Les agents ordinaires, tels que bains sulfureux, pommades, sont le plus souvent insuffisants. Il faut, dans ces sortes de cas, modifier franchement la sensibilité nerveuse de la partie affectée. C'est aux douches en arrosoir d'abord, en jets ensuite, qu'il faut s'adresser, et à des douches de plus en plus fortes ; elles seront répétées tous les jours ou tous les deux jours. Quant à leur nature, on ne saurait la préciser tout d'abord, elle doit varier selon les sujets : on a le choix entre les douches sulfureuses, alcalines, d'eau salée, d'eau de Plombières, en sorte qu'il ne faut pas adresser ces malades à des eaux naturelles dans la crainte de ne pas tomber juste.

Un autre moyen qui nous a toujours très bien réussi, ce sont les cautérisations tous les trois ou quatre jours avec une solution de nitrate d'argent au dixième ou même au cinquième, et même le crayon de pierre infernale. Les lotions au sublimé chez quelques malades, l'emploi de corps gras et de pommades au précipité

blanc, à l'huile de cade, au goudron, des applications de bi-
iodure de mercure en suspension dans une solution de gomme
adragante, là poudre de coaltar amidonnée (voy. *Formulaire*).
Éviter surtout le contact des chairs entre elles, les frottements, et
autant que possible les grattages. C'est en dirigeant avec une certaine sagacité l'emploi de ces moyens, que l'on parvient à guérir
des prurigos partiels très rebelles, et nous comptons à cet égard
des succès dans quelques cas invétérés et difficiles qui nous ont
été adressés par des confrères. Mais quant à poser des règles précises à cet égard, ce serait à tort, car elles seraient bientôt déjouées
par les résultats. Loin de nous, d'ailleurs, la pensée que ces
moyens soient toujours suffisants : le prurigo latent est au contraire un des écueils des dermatologistes. Aussi, en présence de
telles affections, je déplore des doctrines qui disent : prurigo
dartreux, arsenic ; prurigo arthritique, alcalins.

SIXIÈME GROUPE.

Affections squameuses.

Les maladies dont nous composons ce sixième groupe sont
toutes des affections squameuses, quoique plusieurs d'entre elles
portent des noms tirés des changements de couleur qu'elles donnent à la peau. Il faut cependant en excepter l'*achromie ;* mais ce
qui nous a engagé à placer cette affection à côté du pityriasis,
c'est qu'il est si commun de la trouver liée au *pityriasis versicolor*
ou *nigra*, que pendant longtemps j'ai pensé que les auteurs en
avaient à tort fait une maladie à part; lorsqu'il y a six ans j'ai
observé un exemple d'achromie sans coloration de la peau autour
de la décoloration. Ainsi, un seul cas en vingt-trois ans d'observation ! Mais cet exemple a été si net, si tranché, que nous ne
pouvons plus révoquer en doute l'observation du passé. Toutefois
cette circonstance nous conduira nécessairement à modifier la
description qui en a été donnée. Ce groupe comprend les variétés
de *pityriasis*, l'achromie ou *vitiligo*, le *psoriasis*, la *lepra vulgaris*, et
l'*ichthyose*. Ces diverses maladies ont un premier rapport commun,
c'est l'*hérédité*. Elles se transmettent fréquemment de génération

22

en génération; il n'est pas rare de voir cette disposition héréditaire
assez marquée pour que l'affection passe sur une génération sans
l'atteindre, et affecte la suivante. Parmi ces affections, celle qui,
sous ce rapport, présente ce cachet à un degré plus prononcé,
c'est l'*ichthyose*. Il est rare qu'elle pardonne. Elle manifeste même
sa présence au début de la vie, soit à la naissance, soit quelques
semaines ou quelques mois après. Vient ensuite le *psoriasis*, puis
la *lepra vulgaris*. Il est beaucoup plus rare d'observer l'hérédité
dans les deux autres affections.

Nous avons dit que toutes ces maladies présentaient la forme
squameuse, c'est-à-dire qu'elles ont pour cachet une sécrétion
épidermique exagérée. Que faut-il entendre par cette sorte de sécrétion? Il serait plus rationnel de dire qu'elles fournissent des
productions épidermiques, sauf à distinguer entre elles ces productions.

A cet égard, on doit en reconnaître de plusieurs espèces:
farine, furfures, pellicules et *squames*. Spécifions chacune de ces
dénominations, afin d'établir les moyens de les distinguer entre
elles. On appelle *farine* une sorte de duvet épidermique souvent
peu appréciable à l'œil nu, mais qui vient à se dessiner quand on
frotte la peau malade avec une étoffe de laine de couleur foncée,
le drap noir par exemple. Le mot *furfure* exprime des lamelles
épidermiques très petites, plus adhérentes et plus apparentes; très
sensibles, par exemple, quand on promène le doigt à la surface
de la peau, mais sans régularité, sans forme marquée. On nomme
squames ou *écailles* des agglomérations de lamelles épidermiques
superposées, mais d'une manière irrégulière, d'un reflet plus ou
moins argenté, variables en épaisseur, ayant parfois un reflet assez
poli pour figurer par leur disposition des *écailles de poisson*, ou
présenter un aspect plus ou moins éloigné de la *peau d'une anguille*.
Je dis plus ou moins éloigné, car les comparaisons que l'on a faites
à cet égard manquent généralement de justesse. On appelle au
contraire *lamelle* ou *pellicule épidermique* ce qui n'est formé que
par un seul feuillet d'épiderme ayant alors de l'analogie avec une
pelure d'oignon : ainsi, dans certaines périodes de maladies sécrétantes, la formation des lamelles épidermiques succède à la
sécrétion séreuse, impétigineuse ou autre ; ces lamelles peuvent

même se détacher dans une étendue plus ou moins considérable; elles ne constituent ni les furfures, ni les squames, de quelque dimension qu'ils soient. Les furfures sont toujours formés par la superposition de lamelles épidermiques très adhérentes entre elles, qui lui donnent une opacité marquée. Cette superposition, plus considérable encore, constitue aussi le cachet de la squame ; mais dans une squame, quelque limitée qu'elle soit, il y a toujours huit ou dix lames épidermiques superposées et larges, quoique ne paraissant former qu'un tout homogène. Il en est qui acquièrent ainsi une grande épaisseur ; c'est surtout ce que l'on observe dans l'*ichthyose nacrée serpentine* et dans quelques *psoriasis* anciens.

Les maladies qui composent ce groupe ont encore un caractère commun fort remarquable : c'est qu'elles ne sont accompagnées d'aucune sensation incommode à la peau, ou qu'au moins, s'il existe quelque démangeaison, c'est dans une proportion si faible, qu'elle est à peine sensible. Il n'en est qu'une qui sécrète, c'est le *pityriasis rubra*, encore est-ce dans son état aigu, et cette sécrétion est plutôt une sorte de transpiration cutanée exagérée qu'une sécrétion morbide.

Peu d'entre elles se relient à un état de santé général ou local que l'on puisse combattre utilement, quoiqu'elles se rattachent essentiellement à une cause générale, et, chose remarquable, elles se montrent chez des individus forts, bien constitués, jouissant de la meilleure santé et de la meilleure organisation; souvent même c'est dans la force de l'âge que l'affection se manifeste sans cause connue. Le *pityriasis versicolor*, dans lequel coïncide un champignon, le *microsporon furfur*, fait seul exception.

Enfin, ces diverses affections réclament à peu près les mêmes moyens, et dans leur traitement les préparations arsenicales jouent généralement un grand rôle. L'ensemble de ces faits justifie donc suffisamment le rapprochement que nous avons établi entre elles; car, malgré l'existence d'un champignon dans le *pityriasis versicolor*, le traitement général et le traitement local restent à peu de chose près le même; le vitiligo et l'ichthyose sont d'ailleurs des maladies incurables.

PITYRIASIS (de πίτυρον, son) ; *dartre furfuracée volante,*
éphélides hépatiques.

Alba.	*Fugax.*
Rubra.	*Perstans.*
Versicolor.	*Diffusa.*
Nigra.	*Circumscripta,* taches hépatiques.
Pilaris.	

On désigne sous le nom de *pityriasis* une affection de la peau
dont le produit épidermique morbide est tellement ténu, qu'on
l'a comparé à du son; il est le plus souvent accompagné d'une
légère démangeaison, et peut se montrer sur la peau avec ou sans
changement dans la couleur de ce tissu; de là les quatre variétés
que nous avons établies sous les dénominations de *pityriasis alba,
rubra, versicolor* et *nigra.* Ces quatre espèces sont très nettement
tranchées. Quant aux variétés *fugax, perstans, diffusa, circumscripta,* des auteurs, ce sont des distinctions tout à fait insignifiantes.

Dans le *pityriasis alba* il faut distinguer deux variétés. Dans la
première, la peau conserve sa couleur ordinaire, mais toute la
surface affectée est *farineuse,* sans autre altération ; c'est à peine
si elle donne lieu à quelque démangeaison à sa naissance. On
l'observe principalement à l'âge de dix-huit à vingt-quatre ans,
sur les côtés du menton, sur les joues, sous forme d'une plaque
régulièrement ou irrégulièrement arrondie ; quelquefois aussi
dans les cheveux ou à la barbe : c'est un état fugace, que quelques
bains, un peu d'axonge ou de cold-cream font disparaître. Si dans
cette forme il existe un cryptogame, il naît et disparaît sans aucun
soin. Cette forme se montre au printemps et elle disparaît ordinairement dans l'espace de sept ou huit jours. Toutefois, lorsqu'elle
se manifeste chez l'adulte par contact et contagion opérée avec
un rasoir sale, elle est alors cryptogamique, persistante, et elle
peut être suivie ultérieurement du développement d'une mentagre ; il en est de même lorsqu'elle se montre sous forme de
plaques isolées dans les cheveux, elle a de la tendance à devenir
chronique et à causer un peu plus de démangeaison, en sorte
qu'elle doit dans ce cas, quoique maladie légère, appeler l'attention du médecin.

La seconde variété de *pityriasis alba*, c'est celle qui est persistante. Elle constitue le pityriasis du cuir chevelu, des sourcils,
de la barbe et des poils du pubis. Beaucoup plus commune à la
tête et aux sourcils que partout ailleurs, elle a été décrite par les
auteurs sous la dénomination de *pityriasis capitis*.

C'est une maladie très commune dans les deux sexes, et principalement chez la femme. Elle débute toujours par une exalta-
tion de la sensibilité du cuir chevelu, qui se change bientôt en
démangeaison. Celle-ci reste tenace pendant des mois entiers. En
même temps, et au début du mal, apparaît une petite sécrétion
d'épiderme qui se détache de la peau sous la forme de son ou de
farine, parcourant ainsi la longueur des cheveux et tombant sur
les vêtements, de sorte que le collet des habits des hommes qui
en sont atteints se recouvre continuellement de cette poussière
blanche. Les femmes, qui ont grand soin de leur chevelure et qui
s'attachent surtout à faire disparaître tout ce qui peut en détruire
le charme et la beauté, passent alors deux ou trois heures à leur
toilette pour se faire enlever à l'aide du peigne et des brosses la
sécrétion de farines épidermiques qui ont pu se former pendant la
nuit; elles se frottent et se grattent le cuir chevelu, et alors il
arrive ceci : c'est que plus elles prennent soin de leur chevelure,
plus elles apportent de ténacité dans l'emploi des peignes et des
brosses dans l'enlèvement des pellicules, plus elles en accroissent
la formation et en multiplient les effets. La maladie dure pendant
un temps plus ou moins long, quelques mois ou même quelques
années, sans porter atteinte aux cheveux; mais bientôt, et sous
l'influence de ses progrès, ceux-ci commencent à tomber; alors
on redouble de soins, on accroît l'usage du peigne, et chaque matin
on enlève une masse de cheveux plus ou moins grande. Chose remarquable, c'est principalement dans les parties supérieures de la
tête que la maladie se montre en premier lieu, et c'est aussi dans
ce point qu'il est ordinaire de voir survenir la chute précoce des
cheveux. A cet égard, il est important d'établir une distinction.
La chute des cheveux peut être naturelle, elle peut suivre une
longue maladie où la tête a été tenue enveloppée et les cheveux
non démêlés; elle peut surtout se montrer à la suite des couches, tout cela sans aucun phénomène appréciable à la peau, sans

pityriasis : ce sont donc d'autres conditions morbides ; comme aussi elle peut dépendre d'affections de la peau de la tête autres que le pityriasis, de sorte que, dans le pityriasis, ou la peau seule est malade, ou les bulbes des poils le deviennent aussi et quelquefois secondairement. Je suis d'autant plus fondé à établir cette proposition, qu'ayant donné très fréquemment des soins propres à guérir cet état si commun, la chute des cheveux, j'ai vu survenir une autre maladie, celle des follicules sébacés, consécutivement à l'emploi de douches sulfureuses, par exemple, et un phénomène tout opposé à celui qui est propre au pityriasis se produire alors, c'est-à-dire la transsudation graisseuse.

Il résulte en effet de mes observations que, dans le pityriasis chronique de la tête, *les cheveux sont toujours secs*, contrairement à ce qu'avance M. Rayer en vue de rapprocher le pityriasis de l'adulte de la teigne *amiantacée* d'Alibert, ce qu'il a fait avec raison ; mais Alibert a lui-même confondu la teigne *amiantacée* avec l'eczéma chronique du cuir chevelu. Eh bien ! si en présence de ces cheveux secs on détermine, par l'emploi de douches excitantes *prolongées*, une modification utile à la peau, en ce sens que le pityriasis disparaîtra et que la chute des cheveux s'arrêtera, on amène, en continuant les douches, une surexcitation des follicules sébacés qui donne alors lieu à une sécrétion huileuse abondante qui renouvelle à son tour la chute des cheveux. De secs qu'ils étaient, les cheveux deviennent donc très gras et trop gras. Deux maladies de la peau se sont donc succédé avec un siége différent et avec le même résultat final : dans le passage de l'une à l'autre, l'affection qui amenait la chute des cheveux s'est guérie ; celle-ci a été arrêtée, puis elle a reparu, alors que des organes étrangers aux bulbes des poils ont été malades : d'où j'en conclus que, dans les deux cas, les bulbes des poils ont été étrangers aux deux maladies, malgré la chute des cheveux ; mais que ces maladies exercent toutes deux une influence sur la nutrition du bulbe des poils et des cheveux, puisqu'elles amènent la chute de ceux-ci. Quoi qu'il en soit, l'affection accidentellement développée par les douches est une acné sébacée.

Ce qui se passe aux cheveux s'opère de la même manière aux sourcils et à la barbe : on les voit s'éclaircir peu à peu ; la croissance de ceux qui restent est suspendue, et enfin ils tombent tellement, qu'ils menacent d'une chute complète.

Je dois faire remarquer qu'il est quelques pityriasis que l'on garde durant des années et même toute la vie, sans que pour cela il en résulte la chute des cheveux. Certes, ces personnes perdront leurs cheveux plus tôt peut-être qu'elles ne l'auraient fait, mais la maladie, dans ce cas, a une part assez faible dans la chute plus ou moins prématurée.

Ainsi la maladie, *pityriasis*, est primitive : elle peut exister pendant huit ou dix ans dans quelques cas, sans amener la chute des cheveux, j'en ai vu de nombreux exemples; elle finit toujours par la produire. La peau seule est-elle malade ? Je le crois. Le bulbe reste-t-il sain ? Je ne pourrais l'affirmer ; car si dans cette maladie il se forme un cryptogame comme dans le pityriasis versicolor, il serait fort possible qu'il attaquât les cheveux sans attaquer leurs bulbes, mais sa production ne serait toujours qu'accidentelle, puisque pendant un grand nombre d'années l'affection n'aurait exercé aucune influence sur la chute des cheveux.

Le *pityriasis* est souvent héréditaire, de même que la chute des cheveux sans maladie est aussi héréditaire. Il est très tenace, très difficile à guérir. Les personnes du monde ont l'habitude de se faire raser la tête plusieurs fois pour combattre les effets du pityriasis, elles ne font qu'accroître l'affection par l'irritation qu'amène l'action du rasoir. Il est d'ailleurs assez rare que la maladie s'arrête sans qu'elle soit enrayée dans sa marche par une médication appropriée.

Il existe une variété de *pityriasis alba capitis*, dans laquelle la production épidermique est très abondante, quoique les pellicules se détachent moins. C'est peut-être à cette circonstance qu'il faut attribuer l'aspect que prend alors la tête, dont les cheveux tombent presque tous. Elle ressemble à une coiffe d'amiante, et comme cette maladie est assez commune chez l'enfant, dans la première année de la vie, Alibert a désigné cette variété sous le nom de *teigne amiantacée*. A cet égard, des erreurs ont probablement été commises, car Alibert signale dans cette maladie, improprement nommée *teigne* par ce médecin, une sécrétion qui colle et agglutine les cheveux : or cette sécrétion ne saurait être rattachée qu'à un *eczéma chronique;* le pityriasis ne sécrète pas ordinairement, et si par hasard il donnait lieu à une sécrétion accidentelle, ce serait comme dans les affections squameuses, une transpiration aqueuse née d'un état suraigu (*pityriasis rubra*), qui, loin d'agglutiner les cheveux comme dans l'eczéma, se bornerait à les mouiller.

Dans l'eczéma qui affecte la tête des enfants, la sécrétion est, au contraire, assez visqueuse pour produire cet effet; et dans la période décroissante et chronique de cette affection, il se forme des lamelles épidermiques rompues, brisées, qui peuvent être prises pour celles du pityriasis. Cette forme, avec abondance d'écailles épidermiques, se montre encore à l'âge critique chez la femme, et à la même époque environ de la vie chez l'homme, mais elle est beaucoup plus commune chez l'enfant. Il n'est pas rare aussi de la voir affecter une partie seulement du cuir chevelu, le tout ou la moitié de la tête, tandis que la première forme de pityriasis, qui est la plus commune, atteint presque toujours la totalité de la tête. Enfin l'espèce de favus que l'on appelle encore teigne amiantacée offre dans beaucoup de cas de l'analogie avec cette variété de pityriasis, et l'analogie est dans quelques circonstances assez grande pour avoir besoin de s'aider du secours du microscope, afin de résoudre la question d'une manière certaine.

Il est peu d'affections que l'on puisse confondre avec le pityriasis, en dehors de la période décroissante de l'eczéma. Seulement, lorsque le pityriasis affecte les favoris ou la barbe, on peut le confondre avec certains herpès furfuracés qui siégent souvent dans cette région. Mais les plaques de pityriasis ne sont jamais limitées à leur circonférence par un bourrelet nettement arrêté, ce qui a toujours lieu pour l'herpès. La même considération de forme arrêtée par plaques de quelques centimètres, limitée, distingue toujours le *pityriasis capitis* de l'*herpès tonsurant* et du *porrigo decalvans*, qui tous deux entraînent la chute des cheveux.

Le pityriasis des cheveux peut aussi se rencontrer sur les parties du corps et des membres qui sont couvertes de poils; il s'y manifeste par des plaques diffuses et sans forme régulière; la peau *farine,* elle est le siége de démangeaisons peu intenses; la maladie n'offre plus alors la même ténacité, et au lieu de se développer sur des jeunes gens, comme nous l'avons dit, quand elle siége à la figure, elle se montre sur des personnes adultes de préférence, la peau conservant d'ailleurs la couleur qui lui est propre.

Traitement du pityriasis alba. — Ainsi que nous l'avons dit, les plaques de *pityriasis* qui se montrent de dix-huit à vingt-cinq ans sur la figure des jeunes gens doivent être traitées par quelques bains simples, un peu de saindoux ou de cold-cream, et un régime alimentaire convenablement réglé ; plus, quelques bains sulfureux et une pommade soufrée à la fin de l'éruption ; le plus souvent, l'affection se termine seule et sans que les parents y portent leur attention.

Il n'en est pas de même du *pityriasis alba perstans* ou chronique, qui a son siége le plus communément à la tête et aux parties recouvertes de poils (*pityriasis capitis* des auteurs) ; il exige des soins soutenus et en rapport avec l'état récent ou ancien de la maladie. Il résulte de notre expérience que cette maladie est souvent indépendante d'un état de la santé générale ou même d'une affection des voies digestives et biliaires, non pas qu'elle ne puisse s'y rattacher, mais il est beaucoup plus commun de rencontrer cette affection avec de bonnes conditions de santé que de la voir se relier à un état morbide général ou local ; d'où la conséquence qu'il faut s'adresser surtout à la maladie en elle-même. Dans l'hypothèse d'une affection récente, accompagnée d'un sentiment léger de chaleur à la peau, avec une teinte rosée de ce tissu, et des démangeaisons fréquentes, je conseille l'usage des bains de vapeur, qui font fonctionner la peau en général ; ils y amènent une fluxion temporaire très propre à diminuer la fluxion locale. Mais ce ne sont pas des bains de vapeur simples qu'il faut mettre en usage, ce sont des bains russes, c'est-à-dire que le bain se composera du bain de vapeur proprement dit et à l'étuve, d'une pluie d'eau fraîche de deux minutes sur la *tête* et sur le corps, au milieu et en sortant du bain ; d'une vergeture de toute la peau au balai de bouleau, après la première douche en pluie, et d'une douche d'eau chaude sur les pieds avant de se rendre au lit, pour y transpirer modérément : ces bains, pris tous les deux jours, amènent d'excellents résultats. En même temps, il faut faire saupoudrer matin et soir le cuir chevelu d'amidon en poudre en couche très légère, ou de poudre de riz ; et dans la journée, si la saison le permet, si la personne n'est pas sujette à s'enrhumer, faire faire cinq ou six lotions sur les parties qui démangent, en passant légèrement une éponge imbibée d'eau contenant par litre deux à trois cuillerées de vinaigre. Ces lotions calment les démangeaisons d'une manière marquée. C'est dans le même but que l'on emploiera aussi avec grand avantage une pommade au chloroforme deux fois le jour (voy. *Formulaire*), ou au camphre, mais la première est plus calmante que la seconde. Dans le cas d'emploi de ces deux moyens à la fois, l'amidon ou la poudre de riz et l'une des pommades, on commence par saupoudrer la tête, puis on étend la pommade. Il semble que, dans ce mélange, la raison exclut l'un des deux moyens, et cependant bon nombre de malades nous en ont rendu un tel témoignage, que nous n'hésitons pas à le conseiller. Mais il est impossible de mettre en usage longtemps ces moyens sans que la pommade rancisse sur la peau, ou sans que la poudre employée fasse avec les productions épidermiques un *magma* incommode et fâcheux ; aussi faut-il recommander les lotions savonneuses tous les cinq ou six jours (voy. *Formulaire*, LOTION SAVONNEUSE). On conçoit combien l'emploi de ces divers moyens devient difficile avec une chevelure longue. Ici deux partis à prendre : ou consacrer un temps suffisant à ces soins, et avec l'aide d'ailleurs d'un domestique ; ou faire tomber les cheveux en les tenant coupés courts et non pas les faire raser. Chez l'homme, aucun inconvénient ; mais chez la femme, on comprend combien il est pénible de faire couper une longue et belle chevelure. A cet égard, il y a deux conseils à donner. Si les cheveux ne tombent que peu ou point par le fait de la maladie, il faut faire tous ses efforts pour les conserver ; si, au contraire, leur chute est incessante, et si la personne n'a pas dépassé vingt-cinq ou vingt-huit ans, il ne faut pas hésiter à en conseiller la section complète. Avec une pratique opposée, on ne conservera que des cheveux maigres et chétifs. La section redonnera de la vie à ceux qui restent ; elle permettra de guérir complétement, et alors pourra repousser une chevelure tout aussi belle et tout aussi longue. Une fois les cheveux coupés, convient-il de les remplacer par une perruque ? Je n'hésite pas à répondre par la négative. Toutes les maladies des cheveux ont besoin d'air ; il s'opère à la tête une transsudation permanente qui, réunie aux produits de sécrétion, devient irritante pour la peau, si on l'enferme surtout sous une perruque qui se graisse elle-même et qui présente les mêmes inconvénients ; il faut, au contraire, faire porter des bonnets à claire-voie, et laisser aux dames le soin de parer aux inconvénients de la section des cheveux à l'aide de bandeaux.

Arrive la période décroissante, celle où toute inflammation de la peau, a cessé, où la rougeur est tombée avec le sentiment de chaleur, où enfin les démangeaisons seules, mais moindres, persistent avec la formation des pellicules, soit que l'on ait amené cet état à l'aide des moyens précédents, soit que le temps l'ait produit, et que le médecin soit appelé dans la période chronique. Les bains de vapeur peuvent encore être utiles durant un certain temps pour cette seconde période. Il faut, de plus, entrer dans la voie des résolutifs, tels que la pommade au tannin camphré, à l'huile de cade au 30°, à l'oxyde de zinc camphré ou chloroformé (voy. *Formulaire*); insister sur les lotions alcalines; un peu plus tard, étendre tous les trois jours une très légère couche d'huile de cade dont on laisse le moins possible. En cas d'insuccès, on peut tenter les sulfureux ou les alcalins en pommade, et les douches sulfureuses en arrosoir faibles sur la partie affectée; mais elles ne doivent être prises que tous les deux jours, pour ne pas trop exciter les follicules sébacés de la peau.

De toutes les médications internes, je n'en connais qu'une seule qui puisse être appropriée à cette maladie, ce sont les préparations arsenicales; elles sont même d'une telle efficacité, que je n'hésite pas à en prescrire l'emploi, lorsque l'état de santé général le permet. On voit que dans ce traitement nous nous préoccupons peu du trichophyton ou cryptogame ; c'est que, quoi qu'en ait écrit M. Bazin, il n'y a pas à s'en préoccuper.

Pityriasis rubra.

Les dermatologistes ont presque passé sous silence cette maladie, quelques-uns même ne l'ont jamais connue; ils mettent en doute son existence, et cependant c'est la seule affection qui, avec le psoriasis aigu, puisse envahir à la fois toute la surface de la

peau du corps de l'homme. Il n'y a, d'ailleurs, aucune analogie
de forme et de traitement entre les variétés de *pityriasis alba, versicolor*, *nigra*, et le *pityriasis rubra* aigu.

Cette maladie ne se montre guère que vers l'âge de quarante à
quarante-cinq ans, c'est-à-dire vers l'âge critique et au delà; on
l'observe plus souvent chez la femme que chez l'homme.

Elle apparaît à la peau indistinctement sur une partie quelconque du corps, mais principalement à la partie antérieure du
tronc et à la partie interne des membres. C'est par une rougeur à
forme érythémateuse qu'elle se montre. Mais cette rougeur a cela
de particulier qu'elle est dès l'abord vive et foncée, uniformément colorée, à bords arrêtés, de manière à faire contraste sur
ses bords avec la peau saine. Puis la rougeur s'étend et prend une
couleur plus foncée, la peau s'épaissit, devient humide, et il se
forme des squames épidermiques qui se détachent au moindre
frottement. Il y a sensation de chaleur, de cuisson, de démangeaison même. Peu à peu, et dans un espace de temps assez
court, la rougeur s'élargit, le *suintement* augmente, les lames
épidermiques deviennent de plus en plus larges et continuent de
se détacher.

Si l'éruption cutanée est un peu forte, on voit en quelques
jours une large surface de la peau envahie, et il n'est pas rare que
dans un espace de temps variable entre quinze jours et un mois,
toute la peau soit malade, depuis le sommet de la tête jusqu'à
l'extrémité des pieds. C'est la seule affection qui puisse ainsi
envahir *toute la surface de la peau* de l'homme sans laisser d'espace
où celle-ci soit saine. De sorte qu'en raison de la rougeur, de
l'épaississement de la peau et du léger gonflement du tissu cellulaire, le malade semble avoir pris du volume, et est aussi uniformément rouge qu'il est possible de l'être. Alors aussi la peau
donne lieu à une exsudation semblable à de la sueur; cette exsudation est assez abondante pour que le malade change de chemise
deux ou trois fois dans la nuit. Mais cette sorte de sueur, tout en
empesant le linge, ne le colore pas très sensiblement en gris noirâtre, ainsi que le fait la sérosité de l'eczéma. Il se forme aussi
quelques lames épidermiques très minces qui se détachent en
assez grande abondance durant la nuit. Plus tard et lorsque la

sudation a diminué, lorsqu'elle a été remplacée par des lamelles épidermiques, il n'est pas rare de voir des malades qui, le matin, ramassent dans leurs draps de quoi remplir de ces squames un, deux et même trois litres. Et cependant quelques-uns de ces malades ont encore transpiré pendant la nuit ; mais il faut que toute la peau soit entreprise et que l'affection dure depuis un mois ou six semaines.

On comprend tout de suite qu'une maladie dans laquelle on trouve la peau enflammée, sécrétante, avec chaleur et démangeaisons, puisse être confondue avec l'eczéma. Voici quelles en sont les différences. Dans l'eczéma, la peau est rouge, mais d'un rouge plus vif, et cette rougeur, quelque intense qu'elle soit, *se perd insensiblement* avec la peau saine ; dans le pityriasis, cette rougeur est nettement tranchée d'avec la couleur naturelle de la peau. La rougeur peut envahir la *totalité de la peau* dans le *pityriasis rubra ;* jamais dans l'eczéma général la totalité de la peau n'est affectée, il reste toujours des portions de peau saine. Dans l'eczéma, la peau n'est pas sensiblement épaissie ; elle l'est toujours dans le *pityriasis rubra ;* le tissu cellulaire sous-cutané est un peu tuméfié. La démangeaison est beaucoup moins vive dans cette dernière affection, mais elle est remplacée par une chaleur brûlante et très sensible à la main. La sécrétion n'est pas non plus la même : tandis que l'eczéma fournit une sérosité qui tache le linge en gris roussâtre et l'empèse, le *pityriasis rubra* donne une sorte de sueur qui empèse le linge, mais qui ne le *salit pas très sensiblement.* Dans l'eczéma à sa dernière période, il se forme des écailles épidermiques, mais seulement à sa période décroissante. Dans le *pityriasis rubra* aigu, ces écailles se produisent même dans les premiers jours de la maladie ; elles ne sont pas adhérentes, on les enlève comme on veut ; elles se détachent par les mouvements des malades dans le lit, tandis que dans cette troisième période de l'eczéma elles adhèrent dans les dix-neuf vingtièmes de leur surface et paraissent à peine détachées à leur circonférence : on ne saurait d'ailleurs les enlever sans causer de la douleur aux malades. Enfin la peau n'est pas ponctuée, piquée de points rouges et sécrétants dans le *pityriasis rubra* aigu, ce qui s'observe dans l'eczéma aigu.

Ces caractères, explorés avec soin, établiront des différences

notables entre ces deux maladies dont le diagnostic exige quelque
soin. Quelques médecins se sont demandé, et ont même émis la
pensée dans leurs publications, que nous aurions fait une maladie
nouvelle d'un état morbide qui n'était autre que le pemphigus
chronique général dans sa période décroissante. Le *pityriasis
rubra* est, il est vrai, assez rare, mais il existe entre les deux
maladies des différences tellement tranchées, qu'il est impossible
de les confondre; la ressemblance serait encore bien plus grande
entre le pityriasis rubra et le psoriasis aigu, mais ce dernier ne
sécrète jamais. Voici au surplus les caractères qui différencient le
pemphigus chronique du pityriasis rubra. Il est bien vrai que le
pemphigus chronique, à une certaine période, ne donne plus de
bulles, qu'il ne fournit plus que des lames épidermiques; mais
celles-ci sont adhérentes ou ne se détachent que lentement; c'est
d'ailleurs un épiderme sale, humide, odorant; le malade est dans
un état d'épuisement extrême, il est amaigri, la peau est terne et
terreuse. Dans le pityriasis rubra, c'est un malade plein de vie, à
peau rouge d'écrevisse, tuméfiée, sans odeur; en sorte qu'il suffit
de voir une fois ces deux maladies pour trouver en elles le contraste le plus complet.

Cette affection est aussi tenace et quelquefois plus difficile à
guérir que l'eczéma; quand elle a fait de grands progrès, quand
elle a envahi la plus grande surface du corps, elle sécrète et
donne des lames épidermiques pendant des mois entiers : il en
résulte que la formation de cette production morbide finit par
affaiblir les forces du malade, l'amaigrit, en même temps que la
ténacité de l'affection porte atteinte à son moral et à ses forces
digestives. Il est aussi très commun de voir se montrer de la diarrhée qui vient concourir au même résultat. C'est surtout chez les
personnes âgées que cet épuisement se fait sentir. Il est rare chez
les adultes.

Et puis, quand la maladie diminue, quand la guérison paraît
prochaine, il est fréquent de la voir récidiver avec plus ou moins
d'intensité. Il y a plus, il est rare qu'elle se termine sans récidiver
durant le cours de son traitement.

La période décroissante est toujours annoncée par la diminution de la sécrétion et de la chaleur : l'une et l'autre cessent, mais

la production épidermique continue. Aussi existe-t-il deux périodes distinctes dans cette affection : celle de l'acuité, celle de décroissance. Dans la période d'acuité le malade brûle dans son lit, il ne peut supporter qu'un drap, même en hiver ; aussi reste-t-il avec beaucoup davantage pendant deux ou trois heures dans le bain sans en être affecté.

Si le pronostic du *pityriasis rubra* n'est pas en général grave, il peut l'être chez les personnes *débilitées et âgées;* mais il est fâcheux en raison de la persistance de l'affection d'une part, de l'autre en raison de l'une de ses complications. Sous le premier rapport on peut dire que lorsque l'on ne saisit pas le moment où l'affection entre en voie de résolution, pour favoriser cette période par des moyens appropriés, on risque fort de la voir passer à l'état chronique; et ce ne sont plus alors des mois pendant lesquels elle persiste, ce sont des années, durant lesquelles les malades sont dans des alternatives de mieux et de mal : heureux quand l'appétit se soutient, quand la nutrition s'opère ; quand ils ne sont pas très impressionnés par la saison froide, qu'il ne s'établit pas de répercussion, qu'il ne se montre pas de diarrhée; car alors celle-ci est difficile à arrêter, l'amaigrissement survient, le moral perd de sa vigueur, le malade se débilite peu à peu, s'affaisse et finit par succomber.

En fait de complication, il en est une des plus graves, c'est le cas où le *pityriasis rubra* se transforme en *pemphigus.* On en trouvera deux exemples à la fin de cet article. Les cas n'en sont pas aussi rares qu'on pourrait le penser. C'est surtout sous des influences morales pénibles que cette complication survient, et alors elle entraîne toutes les fâcheuses conséquences du pemphigus. On voit alors la maladie prendre un tout autre aspect. Ce n'est ni le *pityriasis rubra* proprement dit, ni le pemphigus; on ne s'aperçoit pas des larges bulles qui peuvent se développer; la sécrétion qui s'établit n'est plus franchement séreuse comme dans le pemphigus : c'est une sécrétion muqueuse, filante, d'une odeur fade, nauséabonde, qui se transforme en larges écailles beaucoup plus épaisses que celles du pityriasis, et forme des espèces de croûtes squameuses qui se détachent dans de larges surfaces et mettent à nu le corps muqueux d'un rouge foncé, lubrifié de

mucosités. En même temps le malade devient très impressionnable au moindre froid, et, suivant que la sécrétion est plus ou
moins abondante, il en résulte un amaigrissement proportionné.
On comprend dès lors quelle gravité vient s'ajouter à l'état pré-
existant; les jours du malade sont souvent mis en danger, et quoi
qu'il arrive, la maladie a toujours une longue durée. Ce sont ces
complications qui ont pu faire douter de l'existence indépendante
de la maladie.

Quant au traitement, les bains prolongés et répétés tous les
jours, durant la période aiguë du *pityriasis rubra;* l'usage du saindoux appliqué plusieurs fois par jour sur la peau, car il ne faut
guère songer à des cataplasmes, à moins que les surfaces affectées
ne soient suffisamment limitées; l'amidon en poudre, les tisanes
rafraîchissantes : tels sont, avec les bains de vapeur dans quelques
cas, les seuls moyens à employer jusqu'à ce que la période aiguë
soit tombée.

A cette époque, on peut, si les forces du malade le permettent,
employer à l'intérieur les préparations arsenicales. Je ne connais
que cette médication capable de vaincre l'affection; mais dans
beaucoup de circonstances on en est réduit à soutenir, au contraire, les forces des malades et à employer des moyens externes.

C'est avec l'huile de cade ou le goudron que l'on peut composer des pommades utiles (voy. *Formulaire,* POMMADES, n° 1 de
ces deux substances). Il faut y joindre les bains alunés d'abord;
puis, lorsque l'irritation est fortement tombée, que la maladie est
à son déclin, prescrire les bains de sublimé à 4 grammes d'abord,
et en augmentant, tous les trois bains, de 2 grammes, de manière
à arriver à 8 grammes. Il n'y a pas lieu de craindre des accidents
mercuriels : la peau enflammée n'absorbe que peu ou point. Enfin,
on se trouve bien de l'usage de l'huile de cade, promenée tous
les deux ou trois jours sur les surfaces malades, à la condition
de n'y laisser que l'huile qui, après le frottement avec du coton
sec, peut rester adhérente. Voici les deux exemples de pityriasis
pemphigoïde dont je parlais tout à l'heure. Mais ce n'est là qu'une
complication de la maladie.

La nommée H..., âgée de soixante et un ans, est entrée dans notre service le 3 février 1853. Elle avait depuis trois ans un ulcère de peu d'étendue

à la jambe, 15 millimètres environ, mais suppurant constamment. Il y a deux mois et demi, cet ulcère a cessé brusquement de fournir du pus. Quelques jours après, en même temps qu'un malaise général, il s'est manifesté des rougeurs à la peau sur diverses parties du corps, avec chaleur, démangeaison, sécrétion et formation d'écailles squameuses. Elle prit peu de soin de son état, qui fit des progrès constants, et à son entrée à l'hôpital on voyait toute la peau avoisinant les parties génitales, le dedans des cuisses, la majeure partie de la surface du ventre, l'intervalle des seins, quelques portions du cou, le pourtour de l'ulcère de la jambe droite, le pourtour d'un vésicatoire qu'elle avait mis au bras gauche, tout cela atteint de rougeurs foncées à limites très tranchées, recouvertes de larges écailles moitié libres, moitié adhérentes. C'était un *pityriasis rubra* assez étendu, sans être général. Le vésicatoire qui avait été prescrit à la malade était devenu, comme l'ulcère, un centre de fluxion autour duquel le pityriasis avait pris siége. Des pommades avaient d'ailleurs été employées, mais elles avaient exaspéré le mal. — En cet état, nous prescrivîmes une tisane amère, quelques ferrugineux, de l'amidon en poudre sur les surfaces malades. — Vers le quatrième jour de l'entrée, la malade est prise de diarrhée, puis de fièvre à forme intermittente, mais sans stades bien nets et bien tranchés. Cependant le sulfate de quinine arrête la périodicité, mais n'arrête pas complétement la fièvre, ainsi que l'état général de fatigue, de courbature, l'anorexie, etc. Il se développe alors deux érysipèles : l'un dans presque toute l'étendue de la jambe ulcérée, il est léger, se guérit promptement ; l'autre à l'avant-bras gauche et au bras, dans le voisinage du vésicatoire. Cet érysipèle est avec larges phlyctènes ; on le saupoudre d'amidon, il se guérit ainsi que l'autre, mais en même temps toute sa surface prend les caractères du *pityriasis rubra*. — Durant cet espace de temps de dix à douze jours, pendant lequel un état fébrile s'est montré, le *pityriasis rubra* que portait la malade à son entrée a changé de nature. Toutes les surfaces affectées se sont étendues en même temps qu'elles ont sécrété un fluide visqueux d'une odeur fade et nauséabonde ; de sorte qu'au lieu de squames, ce sont des croûtes squameuses qui se détachent dans une large surface, ce qui laisse à nu le corps muqueux suintant, et donne çà et là tantôt dans un point, tantôt dans un autre, naissance à des sécrétions nouvelles sous forme bulleuse, mais dont les bulles, qui se rompent aussitôt, ont pour enveloppe les squames préexistantes. Peu à peu l'état général s'est amendé, mais cette femme est vouée par le fait de cette complication à une maladie, et plus longue, et plus grave, dont l'observation suivante présente le tableau.

Au numéro 12 de la salle Saint-Louis, est couché le nommé M..., âgé de cinquante-deux ans ; il est entré à l'hôpital le 17 juin 1852. Peu intelligent, il rend mal compte de ses antécédents. Sa maladie remonte *à cinq ans ;* il a été fort longtemps traité à l'hôpital de Reims par des bains et des pommades, mais sans succès. Arrivé à Saint-Louis, il portait un *pityriasis rubra* qui occupait la presque totalité du membre supérieur et inférieur, la plus grande partie du tronc et la figure. Amaigri d'ailleurs par cette affection de longue durée, par un séjour prolongé dans un hôpital ; offrant dans son ensemble peu de force, peu de résistance, je me bornai à un traitement fortifiant, ayant pour base les ferrugineux et le quinquina. Son corps fut saupoudré d'amidon ; il ne prit que peu de bains, car il était très impressionnable au froid. Durant les deux premiers mois, il fut pris à deux ou trois reprises de diarrhée. Vers la fin du troisième mois un état fébrile général se montra, durant lequel son affection, qui ne suintait plus et ne donnait plus que quelques squames rares, prit brusquement un accroissement rapide, et donna lieu aux phénomènes du pemphigus avec cette odeur nauséabonde et cette adoration muqueuse qui caractérisent cette affection. Depuis cette époque, le malade a eu des intervalles de mieux et de mal, et aujourd'hui, 1er mars 1853, il est encore recouvert de ces squames croûteuses, mélange de pityriasis et de pemphigus, sans que d'ailleurs la maladie se soit étendue. Elle s'est même guérie dans une partie de sa surface.

Voilà donc, dans ces deux cas, une complication qui ne constitue pas à mes yeux une forme composée primitive, comme la généralité des formes composées que j'ai décrites. Mais c'est là une des complications du *pityriasis rubra* dont les auteurs qui m'ont précédé n'ont pas parlé et que j'ai tenu à faire connaître ; elle exige d'ailleurs le même traitement.

Pityriasis versicolor.

Cette maladie, très commune d'ailleurs, a des caractères nettement tranchés ; elle se présente sous la forme de plaques arrondies irrégulières, d'un jaune verdâtre, ou sous celle de plaques limitées et régulières ; de là des divisions en *pityriasis versicolor diffusa* et *circumscripta*. Le premier n'a pas reçu d'autres noms ; le second constitue ce que l'on appelle des *taches hépatiques*, à cause de leur liaison assez fréquente avec des maladies de l'appareil gastro-intestinal et des organes biliaires. Le cachet du *pityriasis versicolor*, quelle qu'en soit d'ailleurs la forme, est tout spécial : la peau s'est colorée en jaune plus ou moins verdâtre, sans aucune sensation le plus souvent ; quelquefois avec de légères démangeaisons, et formation de petites pellicules adhérentes à leur surface, qui constituent une sorte d'état farineux. Ainsi, dans la généralité des cas, le seul phénomène observé, c'est le changement de couleur de la peau, conservant d'ailleurs sa souplesse, sa finesse, sa douceur au toucher. *Diffus,* il peut occuper une surface souvent très étendue, comme la moitié ou la totalité du dos ou de la poitrine; *circonscrit,* il constitue des taches couleur café au lait, qui sont discrètes, rares et espacées sur les côtés du cou, sur le devant de la poitrine ou sur le ventre; mais la figure peut aussi être le siége de *pityriasis,* et notamment le front, chez les personnes à peau brune : de là, pour les femmes, une maladie difforme qui les impressionne vivement.

Le *pityriasis* s'observe dans deux conditions opposées de la peau : sur des peaux brunes chargées en couleur, et alors d'une certaine épaisseur et surtout d'une certaine densité; et sur des peaux blanches, mais lymphatiques : aussi le *pityriasis circonscrit,* ou taches hépatiques, est-il assez commun chez les phthisiques. Les diverses circonstances précédentes tendent à établir, médicalement parlant, une distinction importante dans les deux variétés de *pityriasis.* La première, le *pityriasis diffusa,* ou amorphe, étant le plus souvent idiopathique; la seconde, le *pityriasis circumscripta,* ou taches hépatiques, constituant une affection presque toujours symptomatique. C'est à ce point de vue surtout que nous envisageons la thérapeutique de ces variétés.

Le *pityriasis versicolor diffusa* apparaît à la peau sans aucun symptôme précurseur; il se montre peu à peu, graduellement, gagnant en surface et en étendue dans un espace de temps souvent très long; mais dans quelques cas son développement est plus rapide; la tendance à la forme chronique est pourtant un cachet de cette affection. Laissant de côté tout ce qui regarde l'étendue d'ailleurs très variable de cette maladie, il peut s'observer seul ou compliqué d'achromie. Dans cette dernière forme, on voit une ou plusieurs taches blanches contrastant par leur pâleur avec la couleur verdâtre de la peau, et, chose particulière, cette tache blanche nettement circonscrite et arrondie, se trouve entourée d'une coloration plus foncée du *pityriasis,* qui va en s'atténuant de plus en plus et au fur et à mesure que l'on s'éloigne de la partie affectée d'achromie. Il semble donc que la peau décolorée ait perdu sa matière colorante, qui s'est reportée à la circonférence

de la décoloration pour rendre celle-ci plus intense, et je serais
d'autant plus porté à le croire, que, d'une part, ce fait est le plus
général; qu'en second lieu, durant le traitement, la matière colorante foncée de la circonférence s'affaiblit de plus en plus, tout
en gagnant la partie décolorée; nous ajouterons que nous n'avons
observé qu'un seul cas d'achromie sans liaison avec le *pityriasis
versicolor*. Je sais bien que cette explication est peu en rapport
avec les idées anatomiques du jour sur la peau; mais celles-ci ne
sont pas tellement positives, qu'on ne puisse émettre une opinion
qui leur soit opposée. Quoi qu'il en soit, cette variété est à forme
très tenace, très rebelle, sujette à récidive, tandis que le *pityriasis
diffusa* simple est d'une guérison en général facile. Il est une variété de *pityriasis diffusa* aussi très tenace : c'est celle qui affecte
le front. Elle est assez commune chez la femme; elle atteint les
deux côtés du front plus encore que les tempes; elle se montre
par de petites taches irrégulières qui se multiplient et se confondent entre elles, laissant le milieu du front avec sa couleur à peu
près naturelle, en sorte qu'il en résulte un très vilain aspect. Ces
taches, sous l'influence des émotions, de la colère, du chagrin,
tendent à prendre de l'accroissement, et surtout à devenir de plus
en plus foncées, au point de se transformer en *pityriasis nigra*,
qui n'est lui-même qu'un état plus avancé du *pityriasis versicolor*.

Quant au *pityriasis circumscripta*, ou taches hépatiques, il est
toujours beaucoup plus discret. Il se montre par des taches de la
largeur d'un franc ou de deux francs, occupant les régions antérieures du tronc, et d'un jaune café au lait assez marqué. Cet état
de la peau coïncide le plus souvent avec des gastralgies, et si on
les rencontre chez les phthisiques, c'est généralement à une époque
où déjà les fonctions digestives et biliaires sont dérangées (M. Bazin
regarde ces faits comme devant être rattachés à des idées d'un
autre temps !!). Il est aussi très fréquent de les observer chez les
femmes enceintes, où elles portent le nom de *maculæ gravidarum*,
ou à la suite d'aménorrhée. Ces taches sont toujours discrètes,
espacées les unes des autres, mais persistantes comme la cause qui
les a fait naître.

On a reconnu l'existence d'un cryptogame dans cette maladie.
Il n'y existe pas toujours : c'est le *microsporon furfur* de M. Ch.

Robin; *fungus* seu *epiphytus pityriasis versicoloris* de M. Th. Sluyter. Nous en avons donné la description dans nos préliminaires.

Ces deux formes de maladies de la peau peuvent résister sans porter par elles-mêmes la moindre atteinte à la santé. Elles se guérissent quelquefois spontanément : c'est le cas où, nées dans une saison donnée, elles disparaissent dans une autre ; mais alors il est très commun de les voir reparaître l'année suivante dans la saison où elles avaient paru primitivement.

Il est impossible de confondre cette maladie avec aucune autre, et après la description que nous en avons donnée, nous pensons qu'il est inutile d'insister sur ce point.

Traitement. — L'étiologie que nous avons établie des deux principales variétés de pityriasis nous dirige naturellement dans le traitement qu'elles réclament. Le *pityriasis diffusa* n'est pas, avons-nous dit, symptomatique, et en effet nous l'avons presque toujours vu coïncider, sauf quelques exceptions, avec l'état parfait de la santé ; aussi est-il très facilement guéri par une médication locale. Ce sont les sulfureux qui en font justice : on peut et l'on doit les employer sous toutes les formes. A l'intérieur, quelques tablettes soufrées, cinq ou six, ou une cuillerée à bouche matin et soir de sirop sulfureux (voy. *Formulaire*), à moins que le sujet ne soit d'un tempérament bilieux très dessiné, car alors le soufre serait trop excitant ; il faudrait le remplacer par les alcalins en boissons ; à l'extérieur, les bains sulfureux et une pommade à la fleur de soufre ; quelques bains gélatineux précédant ces moyens quand le pityriasis est récent, et l'on guérit généralement cette maladie. Non pas que je prétende que l'on puisse tout guérir : il est des malades qui ne songent à s'en débarrasser qu'après huit ou dix ans de son existence. Alors il faut faire subir une ou plusieurs fois ce même traitement, ou même s'adresser à la solution de Fowler pour obtenir une guérison complète ; ajoutons que dans certains cas de pityriasis très ancien on peut échouer. C'est aussi dans le pityriasis que les eaux minérales sulfureuses des Pyrénées peuvent être préconisées avec grand succès. C'est à l'aide de douches sulfureuses que l'on peut attaquer avec avantage le pityriasis du front ; on y joint les pommades, comme pour celui du corps. Inutile d'ajouter qu'il n'y a pas à se préoccuper du cryptogame.

Achromie et Pityriasis nigra.

Tout en déclarant que l'achromie, ou absence de coloration de la peau, puisse exister, bien rarement, il est vrai, d'une manière isolée, puisque en seize ans j'en ai vu un seul cas, il m'est impossible de ne pas faire l'histoire de cette affection en même temps que celle du *pityriasis nigra*, forme morbide décrite pour la première fois par Willan, qui en a constaté la présence sur des enfants nés dans les Indes. L'achromie n'est caractérisée que par un fait, la décoloration de la peau constituant une ou plusieurs surfaces nettement limitées, ovoïdes ou rondes, ou occupant la surface palmaire d'un doigt, d'un orteil, ou la moitié inférieure de la circonférence de la verge. Pas de chaleur, de rougeur, de démangeaisons, de furfures ; la peau seule a changé de couleur en conservant toutes ses qualités. Alibert, cet observateur si distingué, ce peintre si habile à reproduire le tableau des maladies, nous a laissé une observation bien remarquable de *pityriasis nigra* qui vient tout à fait justifier notre manière de voir ; il est tracé dans son petit ouvrage en deux volumes. « Le nommé Honoré Grandery, commissionnaire, âgé de soixante-six ans, est entré à l'hôpital Saint-Louis, et nous a présenté le tableau d'une maladie aussi rare que surprenante. Ce fut au sein de la misère et de la détresse que cette maladie prit naissance. L'individu dont il s'agit, doué d'un tempérament lymphatique, habitait Arras avant la révolution. C'est dans cette ville qu'il fut employé à des travaux pénibles durant le régime de la *terreur*. Depuis cette époque il a langui dans les rues et dans les carrefours, demandant l'aumône ou faisant des commissions, et manquant quelquefois des choses les plus nécessaires à la vie. Dans le mois de juillet 1806, il éprouva des démangeaisons très incommodes dans toutes les parties du corps. A ces démangeaisons succèdent des taches d'abord grisâtres, puis d'un brun café ; elles s'élargirent au point d'occuper une étendue considérable. Toute la surface cutanée était marquée de ces taches : dans certains endroits elles étaient très larges ; dans d'autres endroits elles étaient d'une petite circonférence. Il est à considérer que dans les parties saines, la peau était d'un *blanc d'albâtre* analogue à *celui de la peau des cadavres ;* ce contraste était surprenant : le malade paraissait chamarré comme un zèbre ou comme certaines vaches de la Bretagne. Cet homme éprouvait des démangeaisons considérables sur diverses parties du corps. Sa peau offrait aussi des écailles furfuracées qui provenaient des frottements réitérés qu'il exerçait sur la peau pour apaiser le prurit dont il était dévoré. La face du malade était d'un jaune plombé. Il chancelait en marchant, tant sa faiblesse était extrême.» Alibert décrit cet état sous le nom d'*éphélides scorbutiques.* Il est probable que cet homme avait deux choses, un *prurigo* et un *pityriasis nigra* réunis, comme cela arrive presque toujours, à de l'*achromie.*

Mais l'achromie n'est pas seulement liée avec le *pityriasis nigra :* elle peut s'observer très souvent, comme je l'ai dit, avec le *pityriasis versicolor*, et c'est ce que l'on voit quand elle se montre à l'état de taches disséminées. Elle accompagne au contraire toujours le *pityriasis nigra*, lorsqu'elle occupe la face palmaire d'un doigt ou la verge. C'est là une disposition fort remarquable, et qui n'a pas été décrite par les auteurs. On trouvera chez un malade toute la moitié supérieure d'un doigt d'un brun noirâtre, et la moitié inférieure d'un blanc mat. Cette disposition est fort régulièrement dessinée. Le contraste dans la couleur suit une ligne longitudinale très régulière, qui partage le doigt en deux parties parfaitement égales dans son épaisseur. Il en est de même pour la verge, qui de sa base à sa pointe est d'un brun noirâtre supérieurement, et d'un blanc mat inférieurement. D'ailleurs, aucune sensation dans cette double maladie; ce qui me fait dire que le malade d'Alibert avait de plus un *prurigo.* Cette sorte d'achromie est presque toujours *congénitale ;* on lui a donné un nom spécial, celui de *vitiligo*, nous l'acceptons à la condition qu'il s'agit d'état congénital incurable (voy. au surplus la description du *vitiligo*). Mais, ainsi que je l'ai dit, l'achromie peut exister seule à l'état de décoloration de la peau et sans *pityriasis versicolor* ou *nigra.* Pour ce qui est du *pityriasis nigra* lui-même, il ne consiste que dans une coloration plus foncée de la peau qui se rapproche de la teinte brune; c'est donc un degré plus avancé du *pityriasis versicolor.*

Quant au traitement, il est le même que celui du *pityriasis versicolor*, mais la maladie cède bien plus difficilement, et quelquefois ne guérit jamais ; l'achromie de naissance est incurable; celle qui naît accidentellement est difficilement curable.

Pityriasis pilaris.

La maladie que je vais décrire, et que j'ai observée pour la première fois à la fin de l'année 1854, n'a pas encore frappé l'attention des dermatologistes.

Il s'agit d'une forme squameuse nouvelle à ajouter à celles déjà connues. Je la désigne sous le nom de *pityriasis pilaris*, quoiqu'elle tienne aussi bien des caractères propres au psoriasis ; mais comme elle a été constamment précédée de pityriasis, que d'ailleurs ses squames sont très petites et qu'elles se détachent aussi facilement, j'ai cru devoir pencher vers ce nom plutôt que vers celui du *psoriasis pilaris*.

L'observation de cette affection, fort curieuse d'ailleurs, m'a conduit à émettre des doutes sur une forme de psoriasis palmaire qui me paraît plutôt devoir appartenir au pityriasis qu'au psoriasis, ainsi que je le dirai en traitant des variétés de psoriasis palmaire. Afin de fixer à cet égard l'attention des médecins, je crois devoir rapporter d'une manière sommaire ce qui caractérise le *pityriasis* et le *psoriasis*, de manière à en faire ressortir les différences qui peuvent servir à les distinguer et à justifier le choix de la dénomination à laquelle je me suis arrêté.

Tout psoriasis entraîne avec lui l'idée d'un épaississement de la peau avec état inflammatoire aigu ou chronique, à la surface duquel existent des plaques épidermiques épaisses d'apparence nacrée, fort adhérentes d'ailleurs. Le séjour dans l'eau ou le contact avec des corps gras fait détacher assez facilement ces squames que l'ongle ne saurait enlever sans difficulté, et dans beaucoup de cas sans amener un écoulement de sang. La squame enlevée, il reste un état persistant de la peau, caractérisé par l'épaississement et la rougeur du tissu malade, qui renouvelle sans cesse les squames que l'on en a détachées. J'ajouterai que très rarement, c'est-à-dire dans une seule de ses variétés (forme composée de l'affection que j'ai fait connaître, *psoriasis herpétiforme*), il y a de la démangeaison. Celle-ci n'est donc qu'une exception dans cette maladie, et cette circonstance est importante à noter à l'égard de l'affection nouvelle que je vais décrire.

Le *pityriasis*, comme nous l'avons dit, est une affection squameuse beaucoup plus superficielle. Dans sa forme la plus bénigne, elle ne se dessine que par des furfures épidermiques, sans aucune altération apparente du tissu de la peau. Tantôt restant à l'état albide, tantôt se manifestant avec une nuance jaune verdâtre, *pityriasis versicolor*, ou avec une nuance noirâtre, *pityriasis nigra*. Mais dans tous ces cas la portion squameuse ne consiste que dans un état plus ou moins farineux du tissu. Il faut cependant en excepter la forme aiguë dont j'ai tracé les caractères, *pityriasis rubra*.

Toutes ces variétés de pityriasis sont assez souvent accompagnées de démangeaison. Elles guérissent plus facilement que le psoriasis, et elles sont moins sujettes à récidiver, et aussi moins transmissibles de père en fils.

Ceci posé, je place en regard de ces deux maladies la maladie nouvelle que j'ai observée.

1° Elle a essentiellement son siége dans la peau qui recouvre les bulbes pileux, car elle se montre principalement là où ces derniers sont plus dessinés et plus développés. Je dis bulbes pileux, et non pas bulbes des cheveux, car je ne l'ai jamais observée à la tête, mais elle siége à la partie externe des membres, notamment aux avant-bras et aux jambes, et elle atteint surtout ces groupes de bulbes pileux disposés en plaques ovoïdes sur le dos des premières phalanges des doigts. Elle peut cependant se montrer sur toute la surface du corps, le cuir chevelu excepté, quoique ces parties soient plus abondamment fournies de poils.

2° Elle amène un épaississement de la peau qui avoisine et recouvre le bulbe des poils, avec rougeur chronique de ce tissu, de manière à représenter à la base de chaque poil une petite pyramide conique du sommet de laquelle s'échappe le poil. Chacune de ces petites pyramides est isolée du bulbe voisin par une portion de peau saine, de manière que dans les parties affectées la peau représente cet état que l'on a désigné sous le nom de *chair de poule*.

3° Au sommet de ces élevures conoïdes traversées par le poil, existe une petite lamelle épidermique assez dure, en partie libre, en partie adhérente, et même fort adhérente, au toucher; de sorte que, si l'on vient à frotter la peau, on a la sensation d'une râpe rude.

4° Il suffit d'un bain de peu de durée, ou de quelques lotions aqueuses, pour détacher toutes ces lamelles épidermiques, et rendre à la peau la douceur au toucher qu'elle offre généralement, à part les saillies conoïdes qui persistent au même degré, lorsque la maladie est antérieure, mais qui disparaissent complétement quand elle est récente, sauf à reparaître quelques jours plus tard.

5° Cette affection est le plus souvent exempte de démangeaison, et cette circonstance tend à la rapprocher du psoriasis; mais on remarquera que le pityriasis ne produit qu'accidentellement ce phénomène. (M. Bazin considère cette variété comme un pityriasis parasitaire affectant les bulbes pileux.)

Tel était l'état anatomico-pathologique de la maladie. Cherchons actuellement à tracer les traits généraux qui lui sont propres.

Dans les quatre observations que j'ai pu recueillir, la maladie s'est développée vers l'âge de seize à dix-huit ans. Elle a été constamment précédée des trois affections suivantes : *psoriasis palmaria*, *pityriasis capitis* et *pityriasis rubra* plus ou moins général. Ces affections se sont manifestées dans l'ordre de leur énumération.

Toutefois la forme du psoriasis palmaire qui la précède est toute spéciale, et à cet égard il faut se rappeler que les dermatologistes ont décrit le psoriasis palmaire comme étant très étendu. J'ai surtout insisté dans cet ouvrage, plus qu'aucun autre auteur, sur les différences qui distinguent ces deux variétés de *psoriasis palmaria;* j'en ai fait deux formes distinctes, et dans la marche et dans le traitement. En effet, dans la variété de psoriasis palmaire qui précède le *pityriasis pilaris*, toute la paume de la main est rapidement envahie par le psoriasis; la face palmaire des doigts se prend en même temps; les écailles d'épiderme se détachent assez facilement; la peau se casse, saigne, amène des démangeaisons, tandis que dans le psoriasis palmaire pur ou type, la·maladie est très discrète ; elle fait des progrès très lents, et elle n'occupe que le centre de la paume des mains.

Aujourd'hui que nous savons que la même variété de psoriasis palmaire, celle qui marche avec rapidité et qui gagne bientôt toute la surface palmaire, précède constamment les *pityriasis capitis* et *rubra* qui précèdent eux-mêmes le développement du *pityriasis pilaris*, nous nous demandons si la deuxième variété de psoriasis palmaire, celle que les dermatologistes ont décrite, ne serait pas plutôt un pityriasis qu'un psoriasis. Je suis porté à le croire, car je retrouve dans cette forme les démangeaisons et la marche rapide du pityriasis, et je n'y vois pas les caractères du psoriasis aigu, dont la rapidité de développement pourrait seule expliquer l'envahissement si prompt de la surface interne des mains.

Le *pityriasis pilaris* s'est jusqu'alors présenté à notre observation avec une marche chronique et une très longue durée.

C'est une affection des plus rebelles quand elle est de date ancienne. Elle résiste au traitement arsenical, et elle a résisté chez la jeune malade du service de M. Hardy aux pommades à l'huile de cade, au goudron, aux alcalins. La pommade au chlorure de zinc est la seule qui ait produit quelque amélioration.

Lorsque dans un des cas cités, celui du malade traité par notre collègue Gibert, l'affection a disparu, ce n'a été que très momentanément, puisque six semaines ou deux mois après la maladie se montrait de nouveau.

Voilà donc une forme squameuse nouvelle, plus rebelle encore peut-être que toutes celles qui ont été décrites, l'ichthyose exceptée, mais qui a cela de plus fâcheux, c'est d'atteindre des parties à découvert que l'ichthyose respecte, c'est-à-dire la figure, le cou, le bas des avant-bras et les mains.

Je n'ai eu qu'une seule fois l'occasion de traiter l'un de ces malades, ou plutôt de suivre la persévérance du mal, car cet homme était phthisique, et il avait un *pityriasis rubra* coïncidant, qui n'exigeait pas de guérison en présence de la maladie grave qui l'accompagnait. Mais on verra par la lecture des observations qui suivent que les trois maladies dont j'ai tracé l'histoire ont subi d'assez nombreuses médications sous la direction de deux de mes collègues de l'hôpital Saint-Louis, et presque toujours en vain.

En recherchant dans les auteurs si je retrouverais quelque description qui pût se rattacher à celle que je viens de tracer, j'ai rencontré parmi les observations de psoriasis rapportées par M. Rayer un fait tout à fait semblable. Il a été recueilli et observé par M. Tarral, médecin de l'hôpital Saint-Barthélemy, de Londres. Il ne s'agit dans ce fait que de psoriasis, et dans le cours de son énumération on signale seulement quelque chose de particulier aux mains et aux avant-bras, sans y attacher d'autre importance. La lecture attentive des faits prouvera que le malade était plutôt atteint de *pityriasis rubra* et de pityriasis chronique coïncidant avec la maladie nouvelle, le *pityriasis pilaris*, car M. Rayer n'a décrit nulle part le *pityriasis rubra*, et il y a eu confusion entre cette maladie et le psoriasis.

État papulo-squameux singulier de la peau des membres et du tronc. — Psoriasis palmaire. — Pityriasis rubra. (Recueillie par M. le docteur Mahieux, alors interne du service.) —Marie X..., âgée de seize ans, domestique à Paris, se présente à la consultation de l'hôpital Saint-Louis, le 1er mars 1855, atteinte à la fois d'un psoriasis palmaire, d'un pityriasis du cuir chevelu, et d'un *pityriasis rubra* de la figure et du cou. En même temps, toutes les parties qui ne sont pas atteintes par le pityriasis sont couvertes d'une myriade de papules squameuses, qui correspondent aux bulbes des poils. Aucun antécédent syphilitique : engorgements ganglionnaires suppurés pendant l'enfance. Rien du côté de l'hérédité.

Il y a deux ans que cette fille, qui était alors occupée aux travaux de la campagne à Écouen, vit se former au centre de la paume de chaque main une *dartre écailleuse* et sèche, sans démangeaison et sans sécrétion. Quelques mois plus tard, une suppression des règles coïncida avec l'apparition d'un pityriasis, qui occupa successivement le cuir chevelu et une partie du visage.

Après un traitement inutile par la pommade au tannin camphrée, elle vint à l'hôpital Saint-Louis, et fut guérie après quelques mois de traitement. Cette guérison ne dura pas plus de deux mois : cependant la récidive ne se fit qu'aux mains, la tête demeura saine. Six mois de traitement par la pommade au goudron et les bains alcalins, dans le service de M. Gibert, guérirent une seconde fois le psoriasis des mains.

Peu de jours après sa sortie de l'hôpital, c'est-à-dire au mois d'août dernier, aussitôt qu'elle eut repris son service, elle vit la paume de ses mains se fendiller de nouveau, et le cuir chevelu se couvrir de farines. Mais à cette lésion s'en joignit bientôt une autre qui devint peu à peu générale, et qu'il convient de faire connaître d'après l'état où elle s'est présentée à nous.

La malade offre sur toute l'étendue du front, sur la partie antérieure du cou, les membres supérieurs et les cuisses, une multitude de petites élevures sèches, rudes au toucher, analogues par leur aspect à celles qui produisent l'état appelé vulgairement chair de poule. Toutes se terminent à leur sommet par des écailles épidermiques très sèches, très adhérentes et qui contribuent à donner à la peau une rudesse extrême. Elles ne sont le siége d'aucune sécrétion, d'aucune démangeaison, d'aucune douleur. Extrêmement rapprochées les unes des autres sur le dos et la poitrine, où elles laissent à peine quelques parties de peau saine, ces espèces de papules rugueuses deviennent plus rares sur les membres et surtout sur le ventre. Sur les bras et les avant-bras elles sont surtout plus abondantes à la face externe, pendant que sur leur face interne, qui est le siége habituel du lichen, elles deviennent de plus en plus rares. Partout leur nombre est en rapport avec celui des bulbes pileux. Sur le dos des mains elles sont encore très rapprochées; elles deviennent de moins en moins nombreuses et de moins en moins proéminentes à mesure qu'on se rapproche de la racine des doigts. La face dorsale de la première phalange de chaque doigt en présente une plaque elliptique très nettement limitée au groupe de poils qui occupent cette partie. Quant aux faces latérales de ces mêmes phalanges, elles sont complétement intactes et présentent une peau blanche et saine. Tout le pourtour des deux dernières phalanges et la face palmaire de la première participent à la lésion de la paume des mains.

Aux membres inférieurs, ces mêmes papules sont beaucoup plus rares qu'aux bras. Aux cuisses elles sont encore plus nombreuses sur la face antérieure et externe qu'en dedans et en arrière. En avant de la rotule, elles sont très nombreuses, presque confluentes et plus volumineuses que partout ailleurs. Aux jambes enfin elles sont très clair-semées et de très petit volume, si bien qu'au niveau des malléoles et aux pieds on n'en trouve plus de traces, comme si la maladie, procédant de haut en bas dans sa marche, ne faisait que de commencer à dépasser la limite du genou. Il en résulte que, tandis que sur les cuisses et le tronc les papules correspondent à tous les bulbes pileux, sur les jambes, au contraire, elles n'en ont encore atteint que quelques-uns, laissant aux autres toute leur intégrité. Cependant il est remarquable aussi que ni le cuir chevelu, ni le visage, le front excepté, qui sont les parties les plus abondamment fournies de poils, ne présentent aucune de ces papules.

Enfin toute la peau de la paume des mains est dure, épaisse, rouge et fendillée, comme cela a lieu dans la maladie que tous les auteurs décrivent sous le nom de psoriasis palmaire. Les ongles sont demeurés parfaitement sains. Rien à la plante des pieds. De même le cuir chevelu est entièrement couvert d'une desquamation farineuse, et la peau du visage rouge, épaissie et fendillée, présente les larges squames qui sont propres au *pityriasis rubra*.

Malheureusement cette malade refuse de se faire traiter à l'hôpital, de sorte que la partie thérapeutique de son histoire manque complétement.

État papulo-squameux d'une grande partie du tronc et des membres. — Psoriasis plantaire et palmaire. — Pityriasis rubra. — Tubercules pulmonaires. (Observation recueillie par M. le docteur Mahieux, alors interne du service, le 6 mars 1855.) — Lospied (Paul), âgé de vingt-cinq ans, peintre en bâtiments, est entré à l'hôpital Saint-Louis, le 5 décembre 1854, pour se faire traiter d'un *pityriasis rubra* presque général, compliqué d'une bronchite intense. Il est d'un tempérament lymphatique, sans aucun antécédent scrofuleux ni vénérien.

Dès l'âge de douze ans, il commença à s'apercevoir que la peau de ses mains devenait dure et se fendillait en formant des écailles larges et sèches. Comme il maniait alors des couleurs et d'autres substances irritantes, il se persuada que ses mains n'étaient malades qu'à cause de cette raison; mais bientôt il fut convaincu que la cause de sa maladie était plus générale, quand il vit à la plante des pieds se former de pareilles crevasses et de pareilles écailles.: à tel point que la marche en devint tout à fait impossible pendant plusieurs semaines. Il se soumit alors à un repos absolu et à l'usage de diverses pommades, qui ramenèrent ses pieds et ses mains à un état de santé qui dura deux ans.

Vers l'âge de quatorze ans, le même état écailleux et fendillé des mains et des pieds se reproduisit, et même à partir de ce moment-là, jamais la peau de la paume des mains ne recouvra complétement son apparence normale. Quant à la peau des pieds, elle parut se guérir en partie ; mais chaque année, principalement pendant l'hiver, elle retomba dans le même état squameux et crevassé, si bien que le malade a conservé l'habitude de les graisser, chaque jour, avec du suif de chandelle pour entretenir la souplesse de son épiderme facile à se dessécher et à devenir cassant.

A seize ans, il fut atteint d'une gale qu'il ne garda pas plus d'un mois. Ce fut vers l'âge de dix-huit ans, c'est-à-dire il y a sept ans, que pour la première fois, il aperçut successivement en arrière du cou, sur la tête et sur plusieurs points du tronc, des taches farineuses qui restaient sèches et n'occasionnaient qu'un léger degré de cuisson. Depuis ce temps-là, il n'a pas cessé d'avoir, dans les cheveux, une abondance variable de farines dont les plus grands soins de propreté n'ont jamais pu le débarrasser complétement. Cependant il fut guéri, en quelques mois, de ce pityriasis répandu sur les diverses parties du corps, au moyen d'une pommade au goudron, de quelques bains et de plusieurs purgatifs.

Bien que guéri une première fois, cet état squameux de la peau se reproduisit toujours de temps en temps sur divers points du corps, et principalement au visage et au ventre. En 1849, c'est-à-dire il y a six ans, à la suite de quelques excès de boisson, plusieurs plaques sécrétantes et croûteuses se formèrent en cinq ou six points du cou et du tronc. Et, lorsque cette poussée fut éteinte, l'état farineux de la tête, du visage et du tronc, persista encore jusqu'en 1852, où une généralisation plus grande de la maladie le détermina à venir réclamer des soins à l'hôpital Saint-Louis.

Le pityriasis avait gagné une partie du tronc et des membres, et les points qui n'en étaient pas atteints étaient couverts d'une multitude de petites papules sèches, rugueuses et rappelant assez par leur aspect celles qui constituent l'état de la peau, vulgairement désigné sous le nom de *chair de poule*. Traité pendant un mois par M. Bazin au moyen des bains de cade à l'extérieur, et d'une solution arsenicale à l'intérieur, il sortit parfaitement guéri de l'hôpital.

Cette guérison ne se maintint pas plus d'une année. Dès l'été dernier, la peau avait repris toute sa rudesse, à tel point que le malade était obligé de prendre au moins un bain par semaine et de se graisser chaque jour, sous peine d'éprouver les picotements les plus incommodes, résultant du desséchement de la peau, et du fendillement de l'épiderme durci et devenu cassant.

Enfin une bronchite intense, qu'il contracta au commencement de cet hiver, le détermina à solliciter de nouveau son admission à l'hôpital Saint-Louis ; mais cette coïncidence d'une affection thoracique fut un obstacle au traitement que l'état de la peau réclamait, de sorte qu'aujourd'hui, 6 mars, la maladie cutanée se présente, sans avoir subi l'influence d'aucun traitement, et dans l'état suivant : le pityriasis du cuir chevelu et le psoriasis palmaire n'offrent rien de particulier.

Coloration rouge avec formation continuelle de larges squames épidermiques occupant tout le visage, excepté la portion moyenne du front dont la peau demeurée saine est nettement séparée des parties voisines qui sont malades. Jamais la peau du visage ne sécrète aucune humeur, mais elle se dessèche, se fendille et occasionne des picotements continuels, quand elle n'a pas été ramollie au moyen de corps gras.

Épaississement avec rougeur et formation de pellicules très abondantes, larges et constamment sèches, de toute la peau de la partie postérieure du cou, de tout le tronc et de la portion externe des bras, des avant-bras et des cuisses. Cette portion de la peau pâlit ou se congestionne sous l'influence de causes diverses, et notamment suivant les variations atmosphériques, au dire du malade. Pendant les mouvements fluxionnaires dont la peau devient ainsi momentanément le siége, de violentes démangeaisons se font sentir et des cuissons très aiguës. Puis le calme se rétablit, et l'état squameux de la peau n'est incommode que par les frottements continuels qu'occasionnent sur la peau les productions épidermiques.

Enfin toute la portion de la peau des membres et du cou, qui n'est pas envahie par le pityriasis, offre une altération singulière dont l'aspect est à la fois papuleux.

Ces papules sont extrêmement nombreuses, écailleuses à leur sommet, constamment sèches, n'occasionnant aucun prurit, aucune douleur, mais communiquant à la peau une rudesse extrême ; leur centre est traversé par un poil, et elles-mêmes ont pour siége les bulbes pileux.

A la partie antérieure du cou, elles sont d'autant plus confluentes qu'on s'éloigne davantage de la ligne médiane, de sorte que sur les côtés elles se rapprochent tellement les unes des autres, qu'elles finissent par se confondre et par se réunir en une plaque non interrompue, qui n'est autre chose que la limite même du pityriasis.

De même, sur les épaules, la peau est demeurée saine, et forme comme un îlot au milieu des parties environnantes, qui sont complétement atteintes de pityriasis ; et cette portion de peau saine est parsemée d'une myriade de ces papules rudes et squameuses dont l'ensemble constitue le *pityriasis pilaris* qui se continue sur le tronc et sur le bras.

Les bras et les avant-bras sont presque entièrement couverts par la rougeur squameuse du pityriasis. Toutefois leur face interne en est restée dépourvue ; elle est seulement parsemée des mêmes papules que le cou et les épaules. Enfin le pourtour entier du poignet, avec le tiers inférieur des avant-bras, le dos de la main et la face dorsale des premières phalanges, sont criblés de ces mêmes petites saillies dures et indolentes.

Sur le dos des premières phalanges en particulier, elles sont ramassées en un groupe très nettement circonscrit, qui correspond exactement à la touffe de poils qui s'y trouvent normalement implantés.

Aux limites de la portion dorsale de la main couverte de papules et sa portion palmaire qui est altérée par le psoriasis, on peut suivre la transition insensible qui s'opère entre les amas papuleux et les parties squameuses. Les faces latérales des doigts, au contraire, sont parfaitement intactes et saines.

Il en est de même aux membres inférieurs, où les cuisses offrent à leur face externe du pityriasis qui semble résulter de la réunion et de la fusion intime de ces papules squameuses qui couvrent en très grand nombre la face interne du membre. Aux jambes, au contraire, on ne trouve que des papules. Elles y sont plus volumineuses que partout ailleurs, c'est-à-dire qu'elles atteignent jusqu'à la grosseur d'une tête d'épingle ordinaire.

Il est remarquable en même temps qu'en avant de la rotule elles ont acquis un volume plus considérable, et qu'elles y sont tellement rapprochées, que la partie antérieure du genou présente l'aspect d'une plaque de psoriasis qui serait parsemée de petites éminences coniques très régulières.

Mais il faut se rappeler que ni le cuir chevelu, ni la peau du visage, ni même celle du front qui est en grande partie restée saine, ne sont dépourvus de ces mêmes papules, bien que les poils y soient plus ou moins abondants et plus ou moins volumineux.

Aux pieds l'état papuleux se continue sans ligne de démarcation bien tranchée avec le psoriasis plantaire.

Cet état squameux et papuleux, qui se présente à présent avec son expression la plus tranchée, est promptement modifié par l'usage des bains et des pommades. Il suffit de trois ou quatre bains, par exemple, pour faire complétement disparaître toutes les papules en question : de même aussi qu'il suffit de huit jours d'interruption des bains pour les voir toutes reparaître.

Pour terminer l'histoire pathologique de ce malade, il faut ajouter que la bronchite dont il est atteint depuis trois mois ne s'est nullement améliorée, qu'elle s'accompagne, au contraire, depuis quelque temps, de sueurs nocturnes et de mouvements fébriles de plus en plus fréquents ; que des vomissements opiniâtres se reproduisent pendant la nuit depuis plus de quinze jours sans qu'aucun médicament ait pu les arrêter définitivement ; et qu'enfin l'auscultation, pratiquée avec soin ces jours derniers, a fait trouver au sommet du poumon droit une diminution de sonorité, retentissement normal de la voix, de la rudesse de la respiration, et même des craquements humides en arrière dans la fosse sous-épineuse.

Il en résulterait par conséquent que la maladie de la peau, dont l'origine remonte à treize années, se serait compliquée dans ces derniers temps d'un développement de tubercules pulmonaires.

Quoi qu'il en soit, le malade, fatigué de l'hôpital, demande et obtient sa sortie le 6 mars, sans qu'on ait cru devoir rien tenter pour modifier son affection cutanée en présence d'une poitrine déjà compromise. Toutefois il résulte évidemment du résultat obtenu précédemment de l'usage des bains de vapeur, de la pommade au goudron et de la solution arsenicale, que cette maladie est heureusement modifiée par le traitement ordinaire des maladies squameuses anciennes et invétérées.

Psoriasis général; apparence particulière de la desquamation sur les points occupés par les poils. — Tel est le titre de l'observation de M. Barral, rapportée par M. Rayer (*Traité théorique et pratique des maladies de la peau*, t. II, p. 158). — Mais il est aisé de voir que la description qui suit appartient au *pityriasis rubra*, et nullement au psoriasis.

Il est question dans cette observation d'un jeune homme de vingt-neuf ans, qui depuis dix-huit ans est affecté d'une maladie qui commence à former des plaques rouges ou écailleuses sur le thorax. Peu à peu cette éruption finit par envahir à peu près la totalité du corps. Après deux ans de durée la maladie fut guérie, et ne revint qu'après sept années de guérison. Quand elle revint, elle fut beaucoup moins intense que la première fois, mais elle ne disparut plus.

Le cuir chevelu est entièrement couvert d'écailles farineuses. Le front offre plusieurs plaques d'une couleur brune rougeâtre qui font une légère saillie au-dessus du niveau de la peau et qui sont couvertes de squames. La peau de la face est dure, épaisse et roide; on aperçoit facilement la gêne que le malade éprouve pendant la conversation. Derrière les oreilles les squames sont plus larges et la peau plus rouge. « Le cou et la poitrine sont, de toutes les régions, les plus profondément affectées. Ces parties sont couvertes de squames : la peau est très rouge, fendue et roide. Dans les mouvements qu'il fait exécuter à ces parties, le malade éprouve une sensation fort désagréable causée par la sécheresse et la roideur des téguments ; les autres parties du corps présentent le même état pathologique, mais à un degré moins marqué. En examinant la face dorsale des doigts, on voit de petites aspérités squameuses, isolées, parfaitement rondes, percées à leur centre par un poil. Au toucher, la peau couverte de ces petites aspérités est très dure, à peu près comme une lime. Ces aspérités existent seulement là où il y a des poils : c'est-à-dire au milieu de la face dorsale des premières et secondes phalanges. »

M. Rayer, n'ayant pas décrit le *pityriasis rubra*, est embarrassé pour donner une place à cette observation qu'il met à côté du psoriasis, tout en disant qu'elle offre une apparence particulière.

PSORIASIS, dartre squameuse sèche, dartre écailleuse, dartre squameuse lichénoïde; herpès furfureux.

Simplex.	Psoriasis localisés.
Aigu général ou local.	*Palmaria.*
Chronique général ou local.	*Plantaria.*
Guttata.	*Capitis.*
Gyrata.	*Unguium.*
Nummularia.	*Composita.* Psoriasis eczémateux.
Punctata.	Psoriasis herpétiforme.

Le psoriasis est une affection essentiellement squameuse, et l'une des plus communes des maladies de la peau ; aussi vient-elle pour le chiffre le plus élevé après l'eczéma dans notre statistique. Nous comptons en effet 280 malades atteints de psoriasis sur 1800 maladies de la peau. Cette circonstance doit appeler toute l'attention du médecin, qui sera bien souvent appelé à donner des soins pour combattre une forme morbide trop souvent rebelle et si sujette à récidives.

Quelle que soit la partie du corps qu'elle affecte, elle est caractérisée par trois phénomènes : 1° la présence de squames épidermiques nacrées; 2° la rougeur de la peau sous les squames; 3° l'épaississement de la peau. Il n'y a pas en général de psoriasis sans ces trois conditions pathologiques : la présence de squames peut manquer, si le malade les a fait tomber par des bains ou par l'emploi de corps gras ; mais comme du jour au lendemain ces écailles se forment, il est difficile que ce phénomène ne se traduise pas aux yeux du médecin dans un espace de temps fort court. Insistons sur ces trois caractères. Déjà nous avons dit que la squame était formée par la superposition irrégulière de lames épidermiques, qui, par leur réunion intime, donnaient naissance à des lames plus ou moins épaisses, qui prenaient alors un aspect nacré et argentin. Dans le psoriasis, ces lames ou productions épidermiques adhèrent à la peau; elles ne se détachent que très rarement, on ne peut les enlever qu'avec l'ongle. Elles masquent souvent la rougeur de la peau, parce qu'elles recouvrent le tissu malade; elles tombent assez facilement à l'aide des bains et mieux à l'aide des pommades.

Rougeur.— A moins d'un psoriasis aigu, ou d'un psoriasis chez un enfant, la rougeur de la peau n'est jamais vive. Elle n'a pas cette teinte rosée des exanthèmes; elle est d'un rouge plus ou moins foncé. Elle est en partie masquée par la squame.

Épaississement de la peau.— Il est généralement constant ; quoique peu appréciable à l'œil dans certains cas, mais toujours plus visible lorsque les productions épidermiques sont tombées : le psoriasis mince pourrait seul faire exception à cette règle. D'ailleurs, *pas de démangeaisons,* pas de sensation quelconque qui incommode ; car du moment que la démangeaison coïncide avec le psoriasis, c'est que celui-ci n'est pas simple, qu'il est à forme composée d'herpès ou d'eczéma. Il faut en excepter les cas de psoriasis palmaire ou plantaire qui se trouvent dans les endroits de flexion et qui sont parfois accompagnés de cassures douloureuses dépendantes de la pression exercée par l'épiderme. Mais déjà nous avons dit, article PITYRIASIS PILARIS, que nous sommes disposé à considérer ces psoriasis comme des pityriasis.

Ces caractères morbides ainsi établis, nous dirons que le psoriasis peut être à forme aiguë ou à forme chronique. Le psoriasis aigu est très rare par rapport au psoriasis chronique, car nous croyons être dans le vrai, en disant qu'on l'observera une fois sur 80 ou 100 cas. Les hommes sont beaucoup plus sujets au psoriasis que les femmes ; sur 270 cas, nous en trouvons 245 chez l'homme et 25 chez la femme. Il est aussi plus propre à certains âges qu'à d'autres. Ainsi, lorsque le psoriasis n'est pas héréditaire, ce n'est guère que vers l'âge de vingt à trente-cinq ans qu'il se développe. Sur 268 cas nous en trouvons 174 qui se sont montrés de vingt à trente-cinq ans ; puis nous voyons le développement de cette maladie diminuer de fréquence dans les époques suivantes de la vie. Ainsi 50 cas de trente-cinq à quarante-cinq ans ; 24 cas de quarante-cinq à cinquante-cinq ; et 20 cas au delà de cinquante-cinq ans. On peut donc dire que cette maladie appartient essentiellement à l'âge adulte commençant. Les professions n'exercent aucune influence sur son développement ; l'hérédité est, au contraire, très puissante. A cet égard, nous ne pouvons fournir aucun chiffre de quelque valeur, attendu que la catégorie d'individus sur laquelle reposent nos relevés s'inquiète fort peu des maladies de leurs parents, et surtout d'affections qui ne portent aucune atteinte à leur santé. Chose remarquable, le psoriasis se relie à la meilleure constitution et au meilleur tempérament. Sur 227 cas, nous trouvons notée 206 fois la constitution comme étant parfaite. 162 fois sur 200 on rencontre cette maladie sur des sujets d'un tempérament sanguin ou sanguin-lymphatique. C'est en été, en hiver, qu'elle se développe surtout ; aussi ces deux saisons donnent-elles le chiffre de 103 sur 154 cas notés ; reste donc 51 seulement pour les saisons de printemps et d'automne. La statistique démontre encore combien cette maladie affecte la forme chronique et combien elle est persistante : sur 221 cas on n'en trouve qu'un seul ayant moins d'un mois, 35 d'un mois à un an, 116 de plus d'un an, et 69 de plus de dix ans. C'est qu'en effet il n'est pas rare de trouver des sujets qui portent cette affection depuis vingt ou trente ans.

Ceci posé, il est important de dire ce que l'on doit entendre par psoriasis général : en effet, on pourrait être porté à croire qu'il s'agit d'une affection envahissant toute l'étendue de la peau du corps. Il n'en est rien, cette maladie, quelque aiguë qu'elle soit, ne recouvre jamais la *totalité* de la surface de la peau, et dans un psoriasis général ordinaire, on veut seulement énoncer ce fait, qu'il existe des plaques de cette affection qui sont disséminées sur tout le corps, et plus ou moins espacées d'ailleurs les unes des autres, contrairement au psoriasis discret, qui n'atteint que quelques points de la surface des membres.

Psoriasis aigu. — Cette forme est rarement primitive, elle se montre plutôt après plusieurs mois ou plusieurs années de l'existence du psoriasis à l'état chronique ; ceci n'est pas absolu, nous signalons seulement ce qui se passe le plus ordinairement. Quelquefois, sans cause connue, mais le plus souvent à la suite d'excès, l'affection, qui n'occupe que quelques centimètres de surface dans divers points du corps, prend tout à coup un développement considérable. Les plaques primitives s'enflamment, la peau se couvre çà et là de rougeurs successives nouvelles ; ces rougeurs s'élargissent en même temps qu'elles deviennent le siége d'une chaleur insolite. Il ne se fait là aucune sécrétion de liquide, mais il se montre quelques petites écailles épidermiques épaisses qui recouvrent les surfaces malades, et rendent la peau sèche et rude. Si l'affection devient plus générale, ce qui exige alors plusieurs semaines de développement, elle s'étend aussi bien à la tête qu'au corps et aux pieds ; elle envahit d'abord le cuir chevelu, gagne ensuite la figure ; mais chose remarquable, jamais elle n'existe, même au degré le plus élevé, sans laisser des parties de peau saine sur le tronc et sur les membres. Un peu plus tard, la sécrétion épidermique augmente, et il se détache dans le lit des *écailles*, des *squames* petites et épaisses, en quantité plus ou moins considérable. En cet état, le psoriasis aigu, que l'on pourrait appeler *rubra*, ressemble beaucoup au *pityriasis rubra aigu* que nous avons décrit (voyez PITYRIASIS), car le corps est aussi rouge qu'une écrevisse (que l'on me passe cette comparaison); mais il en diffère en ce qu'il n'existe pas de sécrétion aqueuse, et en ce que le pityriasis, au lieu de fournir des *écailles*, donne surtout des *lamelles* épidermiques minces et plus ou moins larges. D'ailleurs, dans le *pityriasis rubra aigu*, il existe souvent de la démangeaison, tandis que dans le *psoriasis* il n'y a que de la chaleur à la peau dont le malade a le sentiment.

Arrivé à ce point, le psoriasis est une maladie longue et rebelle; il faut s'attacher à combattre la forme inflammatoire par les bains d'une heure, de deux heures, trois heures même, lorsque le malade peut les supporter; souvent on retire un très grand avantage, au début, de la saignée générale. Localement, on ne peut que prescrire les corps gras simples : axonge, cold-cream, saindoux, glycérine très pure, sans addition d'aucun médicament; régime hygiénique convenable, cessation complète de travail, le malade s'y trouvant d'ailleurs forcé.

Survient la période décroissante, qui s'annonce par la diminution de la chaleur de la peau et par celle de la rougeur inflammatoire, qui, d'un rose vif d'abord, devient moins intense ensuite. C'est le moment qu'il faut choisir pour entrer dans la voie de la résolution à l'aide de bains et de pommades. Ainsi, les bains d'alun d'abord, et plus tard ceux au sublimé; les pommades au tannin camphré, à l'huile de cade au 50°. Mais ce qu'il est difficile de saisir, c'est le moment opportun pour l'emploi de ces moyens; nous ajouterons qu'en cas d'insuccès, c'est encore à la solution de Fowler qu'il faut avoir recours. Cette affection ne peut être guérie dans un espace moindre de deux à six mois.

Psoriasis chronique. — *Formes morbides.* — Les auteurs qui nous ont précédé ont attaché une certaine importance à des divisions du psoriasis chronique, basées sur la forme morbide. Ainsi, Willan et Bateman, et après eux les dermatologistes qui les ont suivis, admettent l'existence des variétés suivantes : *psoriasis guttata*, *diffusa*, *gyrata* et *inveterata*. A part cette dernière distinction, qui conduit à une médication tout externe dans l'impossibilité où l'on est de guérir par d'autres moyens, les trois premières n'ont de valeur que comme indication de forme morbide ; au point de vue pratique, elles ne conduisent à rien : il faut même ajouter que ces divisions sont incomplètes, puisqu'il est très commun d'observer deux autres espèces que nous avons fait connaître, avec plus de raison, car elles ne se comportent pas de la même manière. C'est le *psoriasis nummularia*, ou disposé par plaques arrondies de la largeur de pièces de 2 à 5 francs, et le *psoriasis punctata*, toujours limité à des surfaces malades de quelques millimètres d'étendue, susceptible de se multiplier et non de s'étendre; ajoutons que cette forme est, de toutes, la plus difficile à guérir. Les auteurs ont de plus négligé les formes composées de *psoriasis*, bien autrement importantes, puisqu'elles conduisent à des indications thérapeutiques spéciales. Nous croyons être beaucoup plus logique en distinguant le psoriasis en aigu et en chronique. Le premier pouvant être général ou local ; jamais, dans la forme aiguë, on ne retrouve ces distinctions de *psoriasis guttata, diffusa*, etc. ; aussi rattachons-nous ces diverses formes au psoriasis chronique qui les rassemble toutes. Les diverses variétés n'appartiennent qu'à ces psoriasis ; quant aux psoriasis localisés, on en a fait des espèces, parce que l'affection est limitée à une partie et qu'elle n'atteint qu'elle indépendamment de toutes les autres. Cependant je n'en admets que quatre sortes différentes : *psoriasis capitis, plantaria, palmaria* et *unguium*. Les formes *scrotalis, præputialis, ophthalmica*, ne sont pas des psoriasis, mais des *pityriasis rubra*. Que l'on interroge les malades à cet égard, ils vous diront que cette affection a sécrété par moments; qu'elle cause parfois de la démangeaison; de plus, elle donne des lamelles épidermiques et non pas des écailles, tous caractères qui doivent être rapportés au pityriasis. Les auteurs ont gardé le silence sur le *psoriasis unguium*, c'est pourtant une maladie assez fréquente et difficile à guérir; ils n'en ont parlé qu'accessoirement ou qu'à l'occasion du *psoriasis inveterata*, c'est là une erreur et une lacune. Nous allons décrire successivement chacune de ces formes morbides du psoriasis chronique.

Le psoriasis est une des affections que l'on rencontre journellement; elle débute, comme on l'a vu, vers l'âge de vingt à trente ans, à moins qu'elle ne soit héréditaire, car on la voit chez des enfants de dix à treize ans, et ses squames blanches comme la neige ont le cachet de la jeunesse qui les porte. Toujours elle a une marche excessivement lente ; elle apparaît d'abord aux coudes et aux genoux, sous la forme de petites plaques d'une étendue très limitée et variée, mais si lente, que le malade ne s'en aperçoit pas; elle n'est accompagnée d'aucune sensation, et après s'être développée pendant trois semaines ou un mois, elle reste stationnaire durant des mois et quelquefois des années; mais la maladie peut à son début affecter une forme spéciale et prendre alors les dénominations que nous avons indiquées et dont il nous faut faire connaître les caractères. Si les petites plaques de psoriasis ont la largeur d'un demi à un centimètre, si elles sont arrondies de manière à ressembler plus ou moins à une goutte d'eau *étalée* (comparaison assez peu juste, pour le dire en passant), on l'appelle *psoriasis guttata;* alors l'affection se montre ordinairement sur la partie externe et postérieure des avant-bras et à la partie antérieure et externe des jambes. On l'appelle *diffusa* quand le psoriasis se développe par plaques irrégulières plus ou moins larges et sans forme précise; ces plaques ont plusieurs centimètres d'étendue en longueur et en largeur, quelquefois 15 à 20 centimètres et plus. On le nomme *gyrata* lorsque les surfaces malades sont étroites, très allongées, de manière à représenter plus ou moins un *ruban.* Je lui donne l'épithète de *nummularia* lorsque les plaques sont toutes arrondies et variables en étendue, depuis une pièce de 1 franc jusqu'à une pièce de 5 francs et plus, mais toujours à forme orbiculaire. Quant au *psoriasis punctata,* c'est une variété assez commune et toute particulière, en ce sens que les surfaces malades sont circonscrites à quelques millimètres, espacées les unes des autres et assez multipliées. Quelle est la cause de ces formes diverses? On l'ignore. Les variétés de *psoriasis guttata, punctata* et *nummularia* sont toujours à plaques plus ou moins multiples; elles peuvent affecter toutes les parties du corps. Il est commun de les rencontrer aussi sur le dos, la poitrine et le ventre, mais principalement sur le dos. Le *psoriasis gyrata* est le plus discret; quant au *psoriasis diffusa,* c'est là une dénomination que l'on pourrait aussi bien rattacher à toutes les espèces précédentes, mais dans laquelle les plaques existent disséminées sur le corps, plutôt en surface qu'en nombre. Dans le psoriasis chronique, la seule partie du corps qui soit généralement préservée, c'est la figure; toutes les autres peuvent être atteintes : les formes *punctata, guttata* et *nummularia* prédisposent à cette confluence; mais il est d'observation qu'avant d'attaquer ainsi toutes les parties, il s'écoule souvent plusieurs années. C'est cette circonstance, réunie au lieu d'invasion de la maladie, qui a toujours fait dire que le *psoriasis* était essentiellement une maladie des *coudes* et des *genoux*, ainsi que de la partie externe des membres et du dos.

Que doit-on entendre par la dénomination de *psoriasis invete- rata?* Nous avons déjà déclaré que ce ne pouvait être là une variété ; le psoriasis ne devient *inveterata* que par sa permanence et ses récidives. Il faut savoir, en effet, que cette maladie ne par- donne guère ; qu'une fois développée, on peut la guérir, ou en éviter les progrès ; que liée à l'incurie, à la malpropreté et placée en dehors de tous soins hygiéniques, elle tend sans cesse à réci- diver et à prendre à chaque récidive plus d'étendue. On a vu, en effet, que cette maladie se développait surtout en été et en hiver. Dans les premiers temps, elle se guérit complétement sous l'in- fluence d'une saison opposée à sa manifestation ; plus tard, elle ne fait que diminuer, pour reparaître plus forte l'année suivante ; ou bien, si le malade a subi un traitement plus ou moins palliatif, ou si, ayant subi un traitement curatif, il reste sans entretenir par des bains et des onctions grasses les fonctions de la peau, il voit reparaître à nouveau son affection avec plus de force. Il est des sujets atteints depuis trente ans de psoriasis, qui ont eu vingt poussées, comme ils les appellent ; c'est que, dans un grand nombre de cas, ils n'ont pas été traités : *ils ont été blanchis*, ainsi qu'ils le disent. Alors, on trouve chez eux tout le corps maculé de plaques de psoriasis, qui n'est plus ni *guttata*, ni *gyrata*, ni *nummularia*, etc. ; la forme en a disparu, excepté dans certains d'entre eux, et notamment dans le *psoriasis diffusa* où les plaques se sont de plus élargies sans être devenues plus nombreuses ; mais c'est un psoriasis général sans forme arrêtée. Les surfaces malades ont perdu alors beaucoup de leur sensibilité ; il semble que la peau y soit tannée, rien ne l'irrite. Ces malades supportent les pommades les plus fortes, et le goudron pur est quelquefois insuffisant à les guérir.

En cet état, la maladie exerce une certaine influence sur l'éco- nomie en général ; ces sujets s'amaigrissent, perdent de leurs forces, de leur souplesse dans les mouvements ; ils deviennent un peu hébétés ; en même temps, les doigts et les orteils se roidissent; chaque articulation des phalanges prend tout à fait la disposition qu'elle offre dans la goutte arrivée à l'état chronique ou dans le rhumatisme goutteux; les doigts sont anguleux, fléchis vers la paume de la main, sans tophus, mais sans qu'on puisse aussi les redresser. Les ongles eux-mêmes deviennent malades, ils sont le siége d'une hypertrophie plus ou moins considérable; et de deux choses l'une : ou l'ongle a été atteint de psoriasis, et alors il est épaissi, a perdu sa transparence, il est déchaussé et séparé de sa pulpe, en même temps que toutes les lamelles qui le composent sont séparées les unes des autres, grisâtres et épaisses; ou bien l'ongle n'a pas participé à l'affection, il n'a fait que croître avec forme vicieuse, c'est-à-dire qu'il est devenu le siége de rainures et de lignes saillantes nombreuses; que son extrémité s'est effilée et a crû dans une telle proportion, qu'il prend la forme d'un bec de corbeau. Alors le malade est dans l'impossibilité d'exercer aucune profession ; sa marche est difficile, chancelante; il s'amaigrit peu à peu, tout en conservant un assez bon état des voies digestives: aussi ces malades meurent-ils tous âgés, mais infirmes. Je me suis plusieurs fois demandé si cet état des mains, qui ressemble à celui des goutteux, les tophus osseux exceptés, dépendait exclusivement du psoriasis, ou s'il ne se montrait pas sous l'influence de cette maladie, lorsque le sujet avait été atteint autrefois de douleurs rhumatismales, ce que je suis porté à croire. Mes observations ne sont pas suffisantes pour résoudre la question que je soulève, et qui sera sans doute mise en lumière par mon honorable collègue, M. Moissenet, médecin de l'hospice de la vieillesse (hommes). Il a dans son service un très grand nombre de ces individus infirmes, et notamment de ces vieux psoriasis, admis aux Incurables pour cause d'infirmité. Tous les auteurs rapportent d'ailleurs cette maladie des ongles à l'affection squameuse.

Formes composées. — Jusqu'alors nous ne nous sommes occupé que des formes simples du psoriasis; voici ce qui a trait à ses formes composées. J'en admets deux espèces : l'*eczéma psoriasiforme* ou *psoriasis eczémateux*, et l'*herpès psoriasiforme* ou le *psoriasis herpétiforme*. L'eczéma psoriasiforme a son siége principal aux jambes et aux avant-bras. Il se montre sous une forme chronique, par une ou plusieurs surfaces plus ou moins étendues, qui, dès l'abord, se recouvrent d'un mélange de squames et de lamelles épidermiques, tout en causant des démangeaisons et en fournissant de temps à autre de la sérosité. Ces démangeaisons conduisent au grattage, à l'enlèvement de squames plus ou moins larges, ou à leur fendillement, toutes circonstances qui ne s'observent jamais dans le psoriasis simple, et qui donnent d'ailleurs un cachet tout spécial à cette forme de psoriasis ; sa marche est d'ailleurs à peu près la même, avec cette différence que, d'un moment à l'autre, l'affection peut prendre une forme aiguë et sécréter plus ou moins abondamment. Ce qui importe dans cette distinction, c'est la thérapeutique. Cette forme morbide demande d'autres soins, d'autres médicaments que le psoriasis simple ; il en est de même de la forme suivante, qui exige un tout autre traitement.

Les caractères du *psoriasis herpétiforme* sont très nettement dessinés. La maladie atteint au moins autant la partie interne des membres et la région antérieure du tronc que leur partie externe et le dos ; elle se montre par de petites élevures rouges disséminées, ressemblant à des papules plates, qui, peu après leur développement, se dépriment à leur centre, s'évident, se guérissent, en même temps qu'un bourrelet se forme à la circonférence, grandit, s'étend de plus en plus, de manière à former un cercle entier complétement dégagé au centre, où la peau est saine. Ces bourrelets ont quelquefois des dimensions considérables ; ils vont s'élargissant de plus en plus et se confondent bientôt entre eux ; ils forment alors des surfaces ondulées dans lesquelles on trouve des segments de grands cercles. Ajoutons que dans cette affection il peut exister le même symptôme que dans l'herpès circiné ordinaire, c'est-à-dire le développement du trichophyton ou champignon, ainsi que j'en ai constaté la preuve chez un malade de la ville. C'est là une première variété d'herpès psoriasiforme qui correspond à l'*herpès circiné ordinaire*. Mais il en est une seconde, plus difficile à reconnaître, et qui n'est pas moins spéciale ; elle correspond à l'*herpès nummulaire*. Dans cette variété, la surface reste malade au centre, mais elle est bordée par un bourrelet comme dans la précédente. Elle fait alors moins de progrès en étendue, les plaques en sont généralement beaucoup plus petites. Ces deux variétés amènent quelques démangeaisons, surtout lorsque le malade est en sueur. Elles sont très rebelles, et notamment la première. (Voy. *Maladies parasitaires, herpès circiné.*)

Il est difficile de confondre le psoriasis, quelle qu'en soit la forme, avec aucune autre maladie, si l'on tient compte des trois caractères que nous lui avons assignés ; les seules affections sur lesquelles on pourrait émettre des doutes sont la lèpre vulgaire et l'ichthyose ; pour la lèpre surtout, en ce qui concerne le psoriasis herpétiforme circiné ; mais il sera toujours facile d'éviter la méprise, si l'on tient compte de cette circonstance, que la lèpre figure toujours un *fer à cheval*, c'est-à-dire que l'affection squameuse représente les caractères du psoriasis sous la forme d'un cercle ovoïde ayant un tiers de moins de sa circonférence, tandis que le cercle de l'herpès psoriasiforme a toujours les dispositions d'un cercle complet. Quant à l'ichthyose, c'est une maladie à surface uniformément squameuse, disséminée sur les membres, en occupant presque toute l'étendue, et par conséquent d'un diagnostic différentiel facile.

Psoriasis localisé. — Psoriasis palmaria et *plantaria.* — Cette affection offre plusieurs variétés. Dans l'une, la plus simple, la plus bénigne, on voit apparaître au centre de la face palmaire d'une seule main une petite écaille épidermique. Le malade n'y fait même pas attention ; un peu de graisse, un bain la font disparaître ; mais elle se reproduit, et le matin elle est plus sensible qu'après les soins de toilette, pendant lesquels elle disparaît; elle a d'ailleurs la largeur de quelques millimètres seulement. Parfois le malade l'arrache, l'enlève ; cet état ne s'accroît qu'avec une extrême lenteur, car il est des personnes qui conservent pendant douze ou quinze ans ce psoriasis si discret, et il n'a acquis alors que l'étendue d'un centime. Il est rare que le médecin soit consulté pour cette affection, lorsqu'elle est dans de pareilles conditions.

Mais dans une forme moins bénigne, le psoriasis palmaire apparaît au centre de la main avec plus de vigueur ; il gagne assez rapidement en surface pour envahir toute l'étendue de la face palmaire dans l'espace de quelques semaines. Alors il est souvent accompagné de cassures très douloureuses, l'épiderme est épaissi, les squames sont très dures et se renouvellent très rarement. Enfin, dans une troisième variété, l'affection, le plus souvent déjà ancienne et discrète, prend tout à coup un grand accroissement et gagne non-seulement la paume de la main, mais encore la face palmaire des doigts jusqu'à une ligne médiane qui séparerait l'épaisseur des doigts en deux parties égales. Dans ces deux variétés, il est rare que les deux mains ne soient pas atteintes ; cette maladie est d'ailleurs incommode, car la pression un peu forte d'un corps dur amène de la douleur et l'écoulement du sang des coupures; la main est le siége d'une chaleur insolite, mais la peau n'est pas sensiblement épaissie, comme on l'observe dans les diverses variétés de psoriasis. Nous ajouterons que, dans la généralité des cas, elle n'a pas non plus la teinte rouge de peau enflammée. Ce qui se passe aux mains peut aussi exister aux pieds, et l'on comprend combien, dans de telles conditions, la marche devient douloureuse et difficile; contrairement aussi aux autres formes de psoriasis, le *psoriasis palmaria* n'atteint que la surface interne des mains, la face dorsale en est toujours exceptée. Dans le *pityriasis rubra*, au contraire, elle peut devenir tout entière malade. Mais, ainsi que je l'ai dit en traitant l'histoire du *pityriasis pilaris*, je me demande si le véritable psoriasis palmaire ne serait pas le psoriasis borné à la paume de la main, et si les deux autres variétés ne seraient pas plutôt des pityriasis.

Psoriasis capitis. — Le cuir chevelu peut être affecté isolément et indépendamment de l'existence de psoriasis sur le reste du corps, mais alors les coudes et les genoux présentent généralement une peau rude, épaisse et dans un état anormal. Néanmoins j'ai observé des cas de psoriasis du cuir chevelu qui étaient presque indépendants d'un psoriasis général, et où la tête était parsemée de plaques de psoriasis de 1 centimètre de diamètre. Cette affection débute presque toujours par la partie antérieure du cuir chevelu; elle gagne peu à peu en surface en arrière, en même temps qu'elle s'élargit et qu'il se développe dans divers points de la peau des plaques morbides analogues. Mais ici deux formes possibles peuvent se présenter : ou celle de *psoriasis* franc, qui s'arrête à la racine des cheveux; ou celle de psoriasis herpéti-

forme, qui est terminé en avant par un bourrelet ondulé qui
gagne de plus en plus sur le front. Les cheveux peuvent donc,
dans l'une des formes, cacher cette affection, car, chose remarquable, quoique la peau soit rouge, épaissie, beaucoup plus malade que dans le pityriasis, par exemple, les cheveux ne tombent
pas ; mais si l'on vient à les faire couper, si le malade ne met aucune pommade, on voit alors les surfaces affectées recouvertes
d'écailles épidermiques uniformes, sans aucune sécrétion, avec
leur aspect nacré. Il n'est pas possible de confondre cette maladie avec le pityriasis qui est à l'état de furfures, ou avec l'eczéma
suintant sans cesse de la sérosité, ou avec l'impétigo donnant une
sécrétion purulente. Mais il n'en est pas de même du pityriasis
chronique des adultes à forme *amiantacée ;* il est vrai que la distinction a peu d'importance, parce que le traitement est à peu
près le même.

Psoriasis unguium. — Cette maladie non décrite est assez commune et peut être tout à fait indépendante ; elle se montre ordinairement après l'âge de trente ans, toujours à une époque assez
avancée de la vie. Elle affecte un ou plusieurs ongles des doigts,
sans coïncidence de tel ou tel doigt de la main. Elle apparaît à
l'extrémité des ongles ; mais avant que ce qui constitue son cachet
essentiel se manifeste, les ongles présentent quelques phénomènes
particuliers : ils prennent plus d'épaisseur, se couvrent de quelques saillies longitudinales et de cannelures, comme chez les personnes âgées ; ils se déforment : on voit alors l'extrémité libre de
l'ongle s'épaissir, devenir opaque, grisâtre et présenter l'aspect
d'une série de lames épidermiques mal jointes ; en même temps,
cette extrémité libre s'élargit et se déchausse : alors, si le malade
veut se servir de cet ongle pour arracher quelque chose, faire un
effort, l'ongle casse à son extrémité ; puis la maladie s'étend aussi
de la partie libre de l'ongle à la partie adhérente, en le déchaus-
sant de plus en plus, en se déformant aussi de plus en plus et en
prenant un aspect fort désagréable, jusqu'à ce que sa chute s'opère
en définitive. L'affection n'amène ce résultat qu'après un laps de
temps extrêmement long, des années. Chose remarquable, les
parties molles restent tout à fait saines, et il n'y a pas de traces
de psoriasis sur les autres parties du corps. C'est ordinairement

au printemps que cette affection se manifeste ; alors, comme il existe un état aigu très tranché, on aperçoit distinctement autour de la partie de l'ongle qui va devenir malade, et sur la surface de l'ongle même, un liséré rouge inflammatoire, qui existe dans la substance même de la partie cornée de l'ongle, ou qui semble résider dans son épaisseur : c'est par ce liséré que la maladie fait des progrès, et c'est là ce qu'on peut appeler la forme aiguë de l'affection. La maladie procède donc bien évidemment de l'extrémité libre de l'ongle à sa base et à sa matrice ; celle-ci reste saine, au moins en apparence, pendant longtemps, puis elle se tuméfie, devient squameuse, présente des cassures et semble s'éloigner de l'ongle ; l'ongle seul est malade, paraissant vivre d'une vie propre. Le psoriasis des ongles peut coïncider avec le psoriasis général, mais ce n'est plus alors la même maladie. Dans les psoriasis très anciens, on voit les ongles s'épaissir sans s'altérer sensiblement, et par couches transversales concentriques du sommet à la base. L'ongle devient beaucoup plus dur, beaucoup plus corné ; il s'allonge sans que ses lamelles se séparent ; il s'effile, se courbe et devient pointu à une extrémité, de manière à figurer des becs-de-corbin. C'est donc là une sorte d'hypérémie des ongles dans le psoriasis général, mais ce n'est pas le psoriasis des ongles que nous venons de décrire.

Le *psoriasis unguium* a donc aussi sa forme aiguë, qui se montre au printemps et à l'automne. Elle est caractérisée par une petite surface rouge linéaire, qui se montre autour de la portion malade de l'extrémité libre de l'ongle, et qui persiste tant que le psoriasis s'accroît, pour s'éteindre par les émollients au moment où l'affection de l'ongle s'arrête. J'ai suivi ces phénomènes inflammatoires de très près chez une personne qui était atteinte de cette maladie, et je les ai observés sur plusieurs autres.

Le traitement de cette forme est tout spécial. Toutes les fois que ce *psoriasis unguium* est récent, il faut le combattre par les émollients, et notamment lorsque le liséré inflammatoire existe ; cataplasmes, la nuit, saindoux. Quand il est chronique, faire coucher le malade, la nuit, les doigts enveloppés de laine grasse ; faire graisser deux fois par jour les doigts avec de l'huile de cade pure ou avec des pommades à l'huile de cade ou au goudron :

c'est une maladie qui demande essentiellement l'usage des corps gras, mais ce n'est qu'avec une grande persévérance dans l'emploi de ces moyens qu'on arrive à une guérison. Les préparations arsenicales font peu de chose contre cette affection ; les eaux de Louesche l'améliorent sans la guérir.

Traitement des diverses formes de psoriasis. — Tout psoriasis aigu exige les émollients, comme si c'était une affection sécrétante de la peau ; mais pour exercer une influence un peu puissante sur cette maladie, il faut des agents émollients prolongés. Dans quelques cas, on emploie avec avantage la saignée, comme dans le *pityriasis rubra aigu général*. Les bains prolongés chaque jour pendant plusieurs heures, les onctions avec des corps gras sans addition de quelque substance que ce soit, l'axonge, le saindoux, le cold-cream, tels sont les moyens à l'usage desquels il faut se borner pendant un mois ou six semaines ; car cette maladie, quoique aiguë, suit une marche décroissante très lente ; à l'intérieur, des tisanes rafraîchissantes, un régime alimentaire approprié, quoique le malade soit sans fièvre. Les onctions doivent être générales, et le malade doit conserver sa chemise et les draps dans lesquels il couche, imbibés pour ainsi dire de graisse ; aussi en hiver ces vêtements sont-ils très froids et difficilement supportés par les malades.

La période aiguë tombée, ce qui se reconnaît à l'absence de la formation de squames, à l'abaissement de la rougeur et de la chaleur de la peau, il y a deux indications à remplir : ou le malade est dans un état de santé général tel qu'il peut sans aucun inconvénient supporter la médication arsenicale ; ou, au contraire, la faiblesse de l'estomac, des intestins délicats, ne permettent pas l'usage de cette médication. Dans le premier cas, on la prescrit d'après les errements que nous tracerons (voy. MÉDICATION ARSENICALE) ; dans le cas contraire, il faut entrer dans la voie des résolutifs en pommades et en bains. Toutes les affections squameuses se trouvent à merveille de l'emploi des corps gras. On débutera donc par des pommades au 30e d'huile de cade ou de goudron, et l'on fera faire une onction générale sur la peau matin et soir ; puis au fur et à mesure que l'inflammation tombera, on rendra les pommades de plus en plus fortes. Toute la difficulté du traitement consiste à saisir l'indication de la force des agents que l'on emploie. Ce n'est pas ici le cas de mettre en usage les bains de vapeur : ils exaspèrent l'affection ; il faut s'adresser aux bains alunés, salés, ou avec addition de sublimé. (Voy. *Formulaire*, BAINS.)

Le psoriasis aigu local doit être traité de la même manière, en proportionnant les moyens à l'étendue des parties affectées. Il est rare que, dans un psoriasis limité à une surface qui représente la vingtième ou la quarantième partie de l'étendue du corps, on ait recours à la solution de Fowler.

Traitement du psoriasis chronique. — Quelle que soit la forme de l'affection, le traitement est le même ; à cet égard, nous avons besoin d'entrer dans des préceptes généraux relatifs à cette thérapeutique. Le médecin, en présence d'un psoriasis chronique de date récente, c'est-à-dire de quelques mois ou d'un à deux ans, et lorsque aucun traitement n'a été fait, doit s'attacher autant que possible à débarrasser pour toujours le malade de cette affection. Il faut donc qu'il s'adresse tout d'abord à une médication interne efficace ; c'est la méthode la plus sûre et celle qui compte le plus de succès ; la forme du psoriasis importe fort peu, et c'est en cela que nous nous sommes élevé avec raison contre ces divisions de *psoriasis guttata, diffusa*, etc.

Les médications internes ne comportent guère que deux ou trois ordres de substances : les préparations arsenicales, antimoniales et mercurielles. Toutes portent une certaine influence sur la santé générale, d'où la nécessité de ne les employer que si la constitution du sujet, l'état de ses organes peuvent le permettre ; à cet égard, nous établirons quelques propositions qui serviront de guide aux médecins :

1° Les préparations arsenicales doivent être préférées à toutes les autres.

2° Les préparations antimoniales et mercurielles réussissent quelquefois, lorsque les préparations arsenicales ont échoué.

3° Lorsque les préparations arsenicales ont été employées à une dose suffisante et pendant un temps assez long pour consolider une guérison de psoriasis obtenue par ce moyen, et que le psoriasis a été néanmoins suivi de récidive à une époque assez rapprochée, il est inutile de revenir à l'emploi de ces préparations.

4° Il est fort douteux que l'on puisse guérir à toujours un

malade d'un psoriasis qui a eu des récidives nombreuses, quoique les préparations arsenicales n'aient pas été employées pour obtenir la guérison.

5° Tout psoriasis invétéré doit exclure l'emploi des préparations arsenicales.

6° Les conditions essentielles de l'usage de ces préparations, sont un bon estomac, de bons intestins, une bonne poitrine.

7° Il est rare qu'un individu disposé à la diarrhée ou habitué à des garderobes fréquentes, supporte des doses suffisantes d'arsenic et pendant un temps assez long, pour obtenir une guérison durable et même une disparition complète de son affection par ce moyen.

8° Il faut craindre d'employer l'arsenic chez les sujets atteints d'affections catarrhales chroniques de la poitrine, ou d'asthme, à plus forte raison s'il s'agit d'un jeune homme à poitrine étroite, à membres grêles, où l'on ait à supposer la possibilité d'un développement de tubercules.

9° Il est des individus qui supportent parfaitement l'arsenic; les femmes nous semblent sous ce rapport avoir un avantage marqué sur les hommes.

J'exposerai ailleurs d'une manière générale les accidents qui peuvent accompagner l'administration de l'arsenic et les effets qu'il produit sur l'ensemble de l'économie; je ferai connaître comment et à quelle dose il faut l'employer; j'en dirai autant pour les préparations antimoniales; de plus, dans la médication antisquameuse, j'exposerai les méthodes externes et internes que l'on peut mettre en usage; il y a donc peu de chose à faire en ce moment pour instituer la thérapeutique du psoriasis. (Voy. MÉDICATION ANTISQUAMEUSE, ARSENICALE ET ANTIMONIALE.)

D'après les indications que nous avons fournies, un psoriasis peut être traité par des moyens externes seulement, par des moyens externes et une médication interne à la fois, ou enfin par une médication interne seule. Toutes les fois que le médecin voudra être sûr des effets de l'agent interne qu'il aura mis en pratique, il faudra qu'il s'abstienne de toute pommade extérieure propre à guérir par elle-même; mais il est rare que l'on ne joigne pas à l'agent l'usage de bains. Nous préférons à tous les bains ceux de vapeur, excepté dans les trois mois les plus chauds de l'année. On les donne tous les deux jours (voy. BAINS DE VAPEUR) ; on peut les remplacer par des bains alcalins, ou par des bains de guano, lorsque les malades ne peuvent pas supporter les bains de vapeur.

La médication externe repose exclusivement sur l'emploi de bains et de pommades ; et parmi ces dernières, les plus employées sont celles qui ont pour base l'huile de cade, le goudron et le précipité blanc. La dose d'huile de cade et de goudron à incorporer avec l'axonge varie en raison de l'âge du sujet, de la finesse de la peau et de l'ancienneté du psoriasis ; en général, on débute par des pommades au vingtième, et tous les quinze jours ou trois semaines, on rend la pommade plus forte en la portant au quinzième, au dixième et même au cinquième d'huile de cade ou de goudron. C'est à la condition de graisser largement les surfaces malades avec la paume des mains, et fort au delà des parties affectées, que l'on obtient une guérison ; il faut aussi que les malades portent sur eux des chemises salies par la graisse et qu'ils ne les changent que très rarement ; il semble que l'atmosphère d'huile et de goudron dont on enveloppe les malades contribue à obtenir une guérison plus prompte et plus facile. Dans quelques psoriasis invétérés, on est souvent obligé d'employer le goudron et l'huile de cade à l'état de pureté. On conçoit qu'un pareil traitement ne puisse guère être fait qu'avec l'isolement complet du malade. Un inconvénient très grave de ces sortes de pommades, c'est de tacher les linges et de ne pouvoir enlever complétement ces taches à la lessive. A l'hôpital il existe des draps et des chemises exclusivement affectés à ces sortes de traitements ; l'odeur ne porte d'ailleurs aucune atteinte à la santé.

Nous avons essayé à l'intérieur un sirop contenant une grande quantité de goudron, nos essais ont prouvé que, administrée à l'intérieur, cette substance était sans effets sur les affections squameuses. Nous rapportons ici l'observation de cette malade.

Psoriasis chronique. — Métivier Anaïs, dix-sept ans, ouvrière aux tabacs, avenue de Lowendal, 55, dixième arrondissement, née à Paris, fille. — Constitution lymphatique, réglée régulièrement, mais peu abondamment.

— Il y a quatre ans, première apparition de plaques psoriasiques aux genoux et aux coudes. Elle a été traitée à cette époque chez M. Bazin, à Saint-Louis, par la pommade au goudron, les bains de vapeur et alcalins. Le traitement fut suivi d'amélioration, mais les plaques ne disparurent pas complétement. L'hiver elles s'effaçaient en partie, puis reparaissaient vers l'été. Cette année l'amélioration n'ayant pas paru pendant l'hiver, M.... rentre à l'hôpital. — 4 mars 1856. Larges plaques de psoriasis sur les genoux, la partie antérieure et supérieure des jambes, s'étendant par la partie externe des jambes pour gagner la partie postérieure. Quelques plaques à la partie externe des cuisses, de la largeur de la paume de la main ou à peu près ; une plaque sur les lombes ; une sur chacun des coudes. Surfaces couvertes de squames blanchâtres, fond rouge, saillant, peau épaissie donnant la sensation du cuir. Un peu de démangeaison. Sensibilité dans les mouvements imprimés à la peau. Proscription. Houblon ; sirop de goudron une cuillerée à bouche matin et soir ; bains de vapeur ; saindoux ; trois portions. — 14 mars. Les surfaces ont gagné un peu en largeur. Démangeaisons plus vives. Les squames tombent fréquemment, de sorte que les surfaces ne présentent le plus fréquemment que leur fond rouge vif. Apparition de petits points rouges et squameux larges comme une pièce de 20 centimes à la partie supérieure et externe du bras droit et à la nuque ; deux cuillerées à bouche de sirop matin et soir.—13 avril. Le centre des plaques psoriasiques s'abaisse et se nettoie. Du reste la rougeur a diminué partout et les squames se forment moins vite. Il n'y a pas de nouveaux points malades, la démangeaison est moins vive, ainsi que la sensibilité dans les mouvements imprimés à la peau ; trois cuillerées de sirop. — 25 avril. On a porté la dose du sirop à quatre cuillerées matin et soir depuis deux jours, et la maladie, au lieu de s'amender, augmente, les plaques s'étendent et se multiplient. Cependant la démangeaison a cessé, et en même temps que de nouvelles plaques se forment et que les autres s'étendent, les anciennes se nettoient au centre. — 15 mai. On cesse le sirop de goudron. — Solution minérale dans un julep : commencer par un gramme jusqu'à douze, en augmentant d'un par jour. Pommade huile de cade au vingtième ; bains de vapeur. — 27 mai. Il se forme encore des plaques pour la plupart petites (*psoriasis guttata*) sur les avant-bras et les mains, les jambes et les cuisses, surtout du côté de l'extension, de sorte que les quatre membres se trouvent maintenant malades dans toute leur longueur. Les plaques larges des coudes et des genoux ont repris une teinte rouge brun à leur centre sans cesser de se recouvrir de squames très fines. Les démangeaisons ont reparu. Sur le corps la maladie n'a fait aucun progrès. — 18 juin. Les squames se forment moins vite et en moins grande abondance. Elles sont de petites dimensions et fines. Les plaques s'abaissent au niveau de la peau saine, elles sont plus souples. La couleur

du rouge passe au brun. Il ne se forme pas de nouvelles taches psoriasiques; même traitement. — 1er juillet. Santé générale bonne, pas de démangeaisons ni de chaleur; amélioration sur tous les points.

Nous avons fait quelques essais avec l'huile de noix d'acajou
que M. le docteur Patin nous avait proposé de mettre en usage.
On sait que cette huile est très usitée dans les colonies pour
combattre les maladies de la peau; les marins s'en servent souvent pour la moindre affection, qu'elle qu'en soit la forme. Nous
avons dû nous adresser à des malades dont les psoriasis fort anciens résistaient au goudron pur et à l'huile de cade; nous n'avons
pas obtenu de succès. L'application de l'huile, pour peu qu'elle fût
faite sur une assez large surface, donnait lieu à une cuisson, à un
sentiment de brûlure souvent considérable et amenant le gonflement de la peau; nous avons dû y renoncer. Peut-être serait-on
plus heureux en incorporant l'huile de noix d'acajou à l'axonge;
je doute pourtant que l'on arrive à de meilleurs résultats qu'avec
l'huile de cade.

Lorsque, par des considérations spéciales, on ne peut employer ni l'huile de cade, ni le goudron, il faut alors recourir à
deux agents qui n'ont ni les inconvénients de la couleur, ni ceux
de l'odeur. C'est, d'une part, le carbonate de potasse ou de soude
incorporé à l'axonge; d'une autre part, le précipité blanc. Ces
deux pommades sont d'ailleurs très efficaces; il faut les formuler
à assez haute dose, car la peau affectée peut parfaitement en supporter l'action (voy. *Formulaire*, POMMADE AU CARBONATE DE POTASSE
OU DE SOUDE n° 2 et celle AU PRÉCIPITÉ BLANC). La pommade au précipité blanc a un grand inconvénient : comme elle doit être étendue,
même sur la peau saine, la préparation mercurielle est souvent
absorbée et donne lieu à de la salivation; il faut donc agir à cet
égard avec ménagement et surveiller de près ce mode de traitement.

Bien d'autres pommades ont été préconisées, mais elles sont
insignifiantes ou elles amènent de mauvais résultats; il est donc
inutile de les indiquer. J'ai tenté l'emploi de l'huile de foie de
morue sans obtenir rien d'efficace.

Comment guérissent les pommades? Leur premier effet, c'est
de faire tomber les squames, de mettre à nu la peau avec sa colo-

ration rouge ; plus tard, les squames se forment en moins grande quantité et l'épaississement de la peau diminue ; plus tard encore cet épaississement disparaît, la peau revient à son niveau en même temps que sa coloration est moins intense. A cette époque, il se montre très souvent un phénomène qui n'a pas été observé par les dermatologistes et qui est un indice aussi certain de guérison que la coloration brune que j'ai fait connaître peut l'être pour l'arsenic. C'est la formation d'un petit liséré blanc autour de la plaque de psoriasis ; il est d'abord très étroit, il s'élargit ensuite, s'étale au fur et à mesure qu'il prend de l'accroissement ; il gagne la plaque rouge de psoriasis, qui elle-même finit par disparaître : alors la peau reprend sa couleur naturelle, sa souplesse, et il est impossible de reconnaître qu'elle ait été maculée.

Il pourra paraître surprenant que nous ne parlions pas de l'emploi des sulfureux pour combattre cette maladie. Ces agents sont sans succès, ils irritent le plus souvent et ne guérissent pas. Aussi les eaux des Pyrénées n'ont-elles aucune valeur dans cette maladie : je ne connais même pas d'eaux minérales qui guérissent cette affection ; j'en excepterais peut-être les bains de mer, qui comptent quelques succès. Je fais une réserve pour un psoriasis à forme composée, ainsi qu'on va le voir plus loin.

Tel est l'ensemble des médications qui comportent le plus de succès dans le traitement du psoriasis général. Il est important d'élucider la question de savoir celle à laquelle le médecin doit accorder le plus de confiance. En 1848, je fis faire le relevé des antécédents de seize malades affectés de psoriasis qui se trouvaient à ce moment réunis dans nos salles ; il devait être continué de manière à être établi sur une plus grande échelle ; cela n'a pas été fait.

Voici toutefois à quelles données nous avons été conduit par rapport à ces treize maladies, qui avaient passé par divers services ; ainsi le 1er comptait 7 récidives ; le 2e, 6 ; le 3e, 5 ; le 4e, 3 ; le 5e, 3 ; le 6e, 3 ; le 7e, 6 ; les 8e, 9e, 1 ; le 10e, 2 ; le 11e, 4 ; le 12e, 5 ; le 13e et le 14e, 2 ; le 15e, 7 ; le 16e, 1. Il en est dont le premier traitement remontait à 1823 ; en sorte que ces divers malades avaient successivement passé par les services de Biett, d'Alibert, de Lugol, de MM. Emery, Gibert, Cazenave et le mien.

Voici maintenant le laps de temps pendant lequel la guérison s'est soutenue depuis les diverses médications mises en usage.

	Durée de la guérison.
Solution de Fowler. — 4 traitements, 4 guérisons............	1 an. 2 ans. 2 ans 1/2. 4 ans.
Solution minérale. — 2 insuccès, 4 guérisons (c'est la solution de Fowler étendue d'après ma formule).............	8 mois. 9 mois. 1 an 1/2. 4 ans.
Solution de Pearson. — 1 traitement, un insuccès.	
Liqueur acide de M. Gibert. — 1 traitement, 1 guérison (c'est une solution arsenicale)............................	4 mois.
Pilules arsenicales. — 3 traitements, 1 insuccès............	3 mois. 6 ans.
Goudron. — 12 traitements, 6 insuccès..................	6 semaines 6 mois. 6 mois. 1 an. 2 ans. 2 ans 1/2.
Teinture de cantharide. — 2 traitements, 1 insuccès........	3 ans.
Iodure de potassium. — 1 traitement, 1 guérison...........	4 ans.
Sulfureux. — 2 traitements, 1 insuccès	5 ans.

Que si l'on additionne la durée de la guérison des traitements par les préparations arsenicales comparée à la durée de la guérison dans le cas d'emploi du goudron, on arrive aux résultats suivants : Onze traitements par l'arsenic donnent vingt-trois ans de guérison ; six traitements par le goudron donnent six ans et sept mois de guérison. La différence en faveur des préparations arsenicales est donc du double ; peut-être même arriverait-on à un chiffre meilleur si le relevé, au lieu de porter sur des malades en petit nombre qui ont été traités à des époques déjà éloignées de nous, avait été fait sur des malades traités plus récemment. La différence qui existe entre un traitement purement externe et un traitement interne, est tellement anormale pour les malades eux-mêmes, que lorsqu'ils ont été seulement mis à l'usage du goudron ou des pommades, ils disent qu'ils ont été *blanchis*.

Une autre méthode générale qui compte quelques succès, surtout chez les personnes délicates, c'est l'hydrothérapie; on sait qu'à Paris les premiers essais en ce genre ont été faits par M. Wertheim, à l'hôpital Saint-Louis, dans le service de M. Gibert et dans le mien. Des psoriasis de toute date ont été traités par la sudation à l'aide du drap mouillé et l'immersion dans l'eau froide; on a obtenu quelques succès de psoriasis anciens comme sur des psoriasis récents. Cette méthode a l'avantage d'améliorer la santé générale et de guérir en même temps l'affection cutanée : dans deux circonstances elle a fait paraître à la peau une syphilide, à l'instar des eaux des Pyrénées qui fort souvent mettent à nu un principe syphilitique caché.

Mais, quel que soit le traitement mis en usage, la maladie sera d'autant plus mise à l'abri de récidives, qu'il aura été plus complet. Ainsi il ne suffit pas d'arriver à la disparition des plaques squameuses ; il faut d'abord qu'elles disparaissent *toutes*, et ensuite que la peau rentre dans son état tout à fait naturel; il faut, quand on emploie les préparations arsenicales, obtenir les taches brunes que nous avons fait connaître, et continuer même le traitement un mois après les avoir obtenues. A cet égard il est mauvais d'allier ensemble la méthode externe et la méthode interne. Si l'on guérit plus vite, on guérit moins sûrement ; il est rare même d'obtenir les taches arsenicales lorsque l'on traite à l'extérieur par le goudron et à l'intérieur par l'arsenic. On va plus vite peut-être, mais on va moins sûrement; le traitement d'un psoriasis exige presque toujours deux mois à trois mois de durée, et souvent plus quand le psoriasis est ancien (voy. MÉDICATION ARSENICALE).

Quelle que soit la méthode par laquelle on arrive à la guérison d'un psoriasis, ce n'est qu'à l'aide d'une hygiène longtemps observée que l'on peut éviter aux malades des récidives. Ces soins hygiéniques consistent, suivant nous, à graisser largement la peau avec du saindoux ou de l'axonge une fois par semaine durant huit ou dix mois ; à prendre aussi par semaine un bain qui, pendant la saison chaude, sera alcalin, et de vapeur durant la saison froide, afin de faire fonctionner complétement la peau pendant la saison où la transpiration est généralement supprimée. Le malade doit, en outre, éviter les excès de tout genre et observer longtemps cette hygiène, sauf à la suivre moins sévèrement pendant plusieurs années.

Le traitement des *psoriasis composés* diffère des précédents. Ainsi, quant à ce qui concerne l'*eczéma psoriasiforme*, on ne peut lui appliquer, comme traitement externe, des pommades aussi fortes que pour le psoriasis, sans quoi on l'exaspère et on le fait sécréter ; il faut s'adresser à des pommades au cinquantième ou au quarantième de goudron et d'huile de cade, et souvent les faire précéder de pommades au tannin et à l'oxyde de zinc. Toutes les fois que l'eczéma coïncide avec la rudesse des coudes et des genoux l'indication de l'arsenic est précise. Le succès est assuré.

Quant à l'*herpès psoriasiforme*, c'est une tout autre médication. Il réclame les sulfureux sous toutes les formes de préférence aux préparations arsenicales ; les eaux minérales sulfureuses le guérissent très souvent, et lorsque la guérison n'est pas tout à fait complète par ces agents, on la parfait alors à l'aide des préparations arsenicales. Voici un fait qui prouve la supériorité de cette méthode : « Un malade nous a été adressé, il y a sept ans, par un de nos très honorables collègues des hôpitaux de Metz ; il avait cette affection aussi généralisée que possible ; l'arsenic et plusieurs autres traitements avaient été employés sans succès pour la combattre. Entré par hasard à l'hôpital dans un service autre que le mien, il fut mis à la médication par l'huile de cade, mais sans succès. Ce fut alors qu'il demanda à venir dans notre service. Je reconnus facilement la forme composée de psoriasis dont il était atteint ; le traitement sulfureux fut employé dans son ensemble tant à l'intérieur qu'à l'extérieur, et en six semaines la disparition de l'affection était complétement obtenue. C'est néanmoins, il faut bien le reconnaître, une des formes les plus rebelles du psoriasis, et les détails que nous avons donnés à l'égard de l'herpès, le fait tout particulier d'herpès psoriasiforme que nous y avons cité en sont la preuve la plus évidente.

Il nous reste à faire connaître les particularités de traitement qui concernent les psoriasis locaux. Ce n'est guère que par des topiques que l'on guérit les *psoriasis palmaria* et *plantaria ;* l'arsenic même, qui dans quelques cas réussit, échoue le plus souvent. C'est donc aux pommades aidées des bains alcalins qu'il faut recourir, à l'usage de gants de fil la nuit pour pouvoir maintenir les corps gras en contact avec la peau et, quand cela se peut, le jour même ; ce qui réussit fort bien, surtout dans ces psoriasis, ainsi que dans celui des ongles, c'est de coucher, la nuit, les mains dans de la laine grasse, c'est-à-dire, avec son suint. On ne saurait se faire une idée de l'influence de ces auxiliaires sur la peau ; quant au *psoriasis capitis*, il réclame essentiellement une médication générale, tout en appliquant des pommades convenables, coupant les cheveux, employant des lotions alcalines répétées et des bains de vapeur. Voici maintenant quelques observations de variétés de psoriasis.

Psoriasis guttata des membres. — Moiron, jardinier, âgé de vingt ans, entré le 24 mai, sorti le 29 août 1843 ; transmission nulle, cependant son frère a eu des dartres farineuses ; constitution forte.

Il y a neuf mois, *psoriasis guttata*, guéri en quatre mois, dans le service de M. Gibert, par les bains de vapeur, lotions chlorurées, et à l'intérieur, la solution d'arséniate d'ammoniaque de Biett. Deux mois de guérison ;. antécédents inconnus, comme la première fois.

La maladie a reparu il y a trois mois ; au début, petits boutons qui depuis se sont étendus de manière à former de petites plaques rouges arrondies, recouvertes de squames nacrées. Ces petits boutons ont paru d'abord au coude, puis au genou et sur les membres seulement. Il y a trois mois, deuxième récidive ; depuis le poignet jusqu'au-dessus du coude, depuis le cou-de-pied jusqu'à la partie supérieure de la cuisse. Forme squameuse : sur toutes les surfaces des membres, mais surtout aux parties externes et dans le sens de l'extension, on voit de nombreuses plaques, larges de 4 ou 5 millimètres à 1 centimètre de diamètre ; elles sont très nombreuses au coude et au genou et rapprochées de manière à se confondre presque. Ces petites plaques rouges sont arrondies, saillantes, dures et recouvertes généralement de squames blanches, brillantes, nacrées, tombant difficilement et seulement par le frottement des écailles minces et sèches.

29 mai. Toutes les squames sont tombées sous l'influence des bains et des frictions avec l'axonge ; administration de la solution de Fowler. Trois fois pendant le traitement on a suspendu cette solution pour accidents généraux ; à sa sortie, la peau est saine, mais colorée en brun dans les points qui ont été malades.

Psoriasis guttata général. — Minthe, terrassier, âgé de vingt-huit ans, entré le 31 mai, sorti le 5 septembre 1843 ; d'un tempérament sanguin, d'une constitution forte. Antécédents : il y a quatre mois, sans cause connue, la maladie apparut d'abord sur les bras, puis sur les jambes et enfin sur le tronc. Elle débuta par de petits boutons qui farinaient, surtout lorsqu'on les touchait ; ces petits boutons s'étendirent peu à peu et formèrent de petites plaques arrondies. Démangeaisons instantanées et légères. Toute la surface cutanée, excepté la face, le cou et le cuir chevelu, est le siége de petites plaques rouges, de 1 à 2 centimètres, arrondies, élevées au-dessus de la peau et recouvertes de squames sèches, blanchâtres, nacrées, qui par le frottement tombent en furfures. Ces squames sont sèches ; il y a peu de démangeaisons, elles sont seulement instantanées. Ces plaques squameuses sont beaucoup plus nombreuses à la surface externe des membres qu'à la surface interne, où il y en a à peine.

Dans certains endroits, ces plaques squameuses sont confondues et forment une seule et même plaque, circonscrite par un bourrelet peu saillant. Sous l'influence du traitement et surtout des bains alcalins, pris tous les deux jours pendant son traitement, ainsi que de l'emploi de la pommade de goudron à l'extérieur, les squames sont tombées peu à peu, les plaques se sont affaissées et leur coloration a diminué en commençant d'abord par le centre. A sa sortie, la peau est parfaitement saine.

Psoriasis de la face. — Leveau, musicien, âgé de vingt ans, entré le 25 octobre, sorti le 19 décembre 1843 ; transmission nulle. Parents exempts de toute maladie de peau ; tempérament lymphatique, constitution médiocre.

Il y a deux ans et demi, il a eu un écoulement, traité par la tisane d'orge et les bains émollients locaux. Cet écoulement a duré six mois, avec sa disparition a coïncidé l'invasion du psoriasis. Depuis cette époque la maladie a été continue ; il a fait plusieurs traitements, tous sans succès ; fumigations sulfureuses, homœopathie, pommade grise. Les joues ont commencé à être malades, c'étaient d'abord des plaques rouges avec quelques démangeaisons, puis il y est survenu des squames ; il n'y a que cinq mois que le nez a été envahi ; aujourd'hui l'affection occupe le nez et les joues.

A son entrée, il offre un psoriasis caractérisé par des plaques rouges, couvertes d'écailles larges, blanches, chatoyantes, très sèches et minces. Les joues sont affectées seulement dans leur tiers interne, la gauche plus que la droite ; sur cette dernière la maladie ne descend pas plus loin que l'aile du nez ; sur la gauche, elle va jusqu'à la commissure labiale. Elle remonte des deux côtés jusque près des yeux, mais sans les atteindre ; le nez est affecté dans ses deux tiers supérieurs, et des deux côtés le psoriasis s'unit à celui des joues. Il y a en même temps sur la face un certain nombre de pustules d'acné ; point de psoriasis sur d'autres points du corps. Coudes et genoux intacts.

Traitement par l'arsenic.

30 octobre. Amélioration déjà très notable ; moins de rougeur, moins de saillie des plaques.

6 novembre. Le psoriasis a pâli partout, il s'efface déjà dans certains points du centre à la circonférence.

9 novembre. Au lieu de la large plaque qui existait à l'entrée du malade, il en existe plusieurs, séparées les unes des autres.

25 novembre. Il ne reste plus des plaques du psoriasis qu'une teinte très faible ; il ne se forme plus de squames.

5 décembre. La pommade au bichloro-iodure a fait depuis quelques jours rougir ces parties malades et a déterminé une véritable inflammation ; on la remplace par de l'axonge.

La rougeur disparaît les jours suivants, et le malade sort guéri le 19.

Herpès psoriasiforme.—Dibory (Antoine), menuisier ; tempérament lymphatique.

A l'âge de dix ans il fut atteint d'une affection tout à fait semblable à celle qu'il porte maintenant ; il entra à l'Enfant-Jésus, il y resta pendant deux ans. Pendant son séjour dans cet hôpital il lui survient une fièvre cérébrale, et c'est en guérissant de cette dernière maladie qu'il guérit en même temps de son affection cutanée. La guérison s'est maintenue pendant seize ans environ, et pourtant le malade a fait pendant cet intervalle des voyages de long cours ; il est soumis au régime des marins sans éprouver rien qui annonce une nouvelle recrudescence. Depuis trois ou quatre mois la maladie est revenue, peut-être son retour est-il dû aux excès que fait parfois le malade et peut-être aussi aux privations qui succèdent.

La maladie est maintenant étendue à toutes les surfaces du corps. Au milieu de grandes plaques rouges rugueuses, recouvertes d'écailles épidermiques furfuracées, on rencontre comme de petites papules rouges arrondies, recouvertes aussi d'une écaille qui tombe. C'est par ces petites élevures que la maladie a commencé, bientôt elles se sont agrandies, pour former des plaques de la largeur d'une pièce de 50 centimes, dont les unes isolées, peu saillantes, se remarquent surtout sur le dos et un peu sur la partie antérieure de la poitrine, la face interne des cuisses ; tandis que les autres, se réunissant par leur circonférence, forment de larges plaques irrégulièrement dessinées, et qui me paraissent n'avoir rien de particulier pour le siége. Ces plaques, de grandeur différente, sont, de même que les taches qui les constituent, peu saillantes, rouges et recouvertes d'un épiderme que le frottement enlève par petites écailles. Sur la face, le front et dans le cuir chevelu, on en trouve encore, et dans ces parties elles sont moins apparentes, à cause de la finesse de la peau. *Elles sont toutes entourées d'un bourrelet saillant.*

Le malade éprouve, surtout sur la face antérieure des jambes, des démangeaisons si vives qu'il se gratte de manière à faire sortir le sang ;

aussi voit-on que par place l'épiderme a été enlevé par les ongles. Traitement par la solution de Fowler ; guérison avec coloration de la peau.

Eczéma psoriasiforme. — Boucher, charretier, âgé de soixante et onze ans, vigoureux. Un mois avant l'entrée, des boutons se montrent aux cuisses, à la partie interne et supérieure ; démangeaison, rougeur, sécrétion roussâtre, qui tachait le linge et l'empesait. Quelques jours après, une pareille éruption se manifeste au nombril ; puis bientôt sous l'aisselle, et enfin à la face palmaire des mains et à la face plantaire des pieds. Mais aux mains il n'y avait pas de sécrétion ; la maladie gagna peu à peu. Une vaste plaque occupe à la fois la région hypogastrique, les aines, la verge tout entière, les bourses, la face interne et supérieure des cuisses dans une hauteur d'environ 1 décimètre, le périnée, la marge de l'anus, la partie interne des fesses et leur face postérieure jusqu'à 6 ou 7 centimètres du sillon en remontant à la moitié de la région sacrée. Au nombril, plaque régulièrement ellipsoïde de 5 centimètres de diamètre transversal sur 2 en hauteur ; à l'aisselle, plaque qui en occupe toutes les parois et qui contourne même un peu en avant le bord de la saillie du grand pectoral. Ces plaques sont rouges, épaissies, couvertes de larges squames à demi détachées, transparentes, molles, humides ; démangeaisons vives, sécrétion séreuse assez abondante pour tacher ou plutôt empeser le linge. Toute la face palmaire des mains et un peu la face dorsale des doigts, surtout au niveau des articulations, sont occupées par une seule plaque qui n'offre que de la rougeur, de l'épaississement, de larges squames sèches, opaques, blanches ; il y a aussi de la démangeaison. La plaque de la face plantaire des pieds offre exactement les mêmes caractères que celle des mains ; seulement les squames sont plus épaisses, plus dures ; elle est bornée à la face plantaire. — 17 janvier. Diminution de la rougeur et de la sécrétion aux parties génitales, au nombril, aux aisselles ; desquamation considérablement diminuée dans ces mêmes parties. Aux mains et aux pieds il ne reste plus qu'une rougeur violacée, peu sensible, l'épaississement et la desquamation sont diminués : démangeaisons beaucoup moins fortes.

31 janvier. Les mains et les pieds sont guéris, la rougeur, la démangeaison sont considérablement diminuées, la sécrétion y est presque nulle, la plaque du nombril et les autres ont diminué de largeur en allant de la circonférence au centre. — 14 février. Le malade sort : la plaque du nombril ne consiste que dans une rougeur un peu plus foncée que la couleur normale de la peau. A la partie interne des cuisses il reste une rougeur violacée sans démangeaison, sans sécrétion, sans état furfuracé appréciable. Les aisselles sont dans le même état que la partie interne des cuisses, à l'exception d'une légère démangeaison.

LEPRA VULGARIS. Dartre furfuracée arrondie, herpès furfureux circiné d'Alibert.

Le mot *lèpre* devrait être aujourd'hui exclusivement réservé à une maladie contagieuse des Grecs et des Arabes qui n'apparaît que rarement dans nos climats. Il a été appliqué par Willan à une variété d'affection squameuse, par cette raison que la disposition des squames est arrondie, plus ou moins circulaire et se rapprochant ainsi de ce que les Grecs ont décrit sous cette dénomination. Les modernes ont conservé ce nom fort impropre qui s'applique en général à tout ce qui est contagieux, à tout ce qui est d'un aspect repoussant; or, la lèpre vulgaire que nous allons décrire est loin de rentrer dans cette catégorie d'affections. De plus, Willan a adopté trois variétés dans cette maladie, *vulgaris*, *alphoides*, *nigricans*. La forme alphoïde n'est basée que sur la blancheur éclatante des écailles, des squames, surtout chez les enfants, différence bien naturelle à cet âge, car toute maladie squameuse chez l'enfant très jeune rentre dans cette condition; quant à la lèpre noirâtre ou brune, il y a eu quelque erreur de la part de Willan; nous n'avons jamais rien vu de semblable. M. Cazenave regarde cette affection comme une syphilide; d'autres auteurs en nient l'existence. Il y a plus, M. Gibert considère le *lepra vulgaris* comme ne constituant pas une espèce morbide et comme n'étant autre chose qu'une variété de forme du psoriasis. Pour moi, non-seulement j'admets l'existence du *lepra vulgaris*, mais encore j'ajoute que tous les dermatologistes l'ont peu ou mal décrit; ils l'ont confondu, à l'instar d'Alibert, avec le *psoriasis herpétiforme* que nous avons fait connaître comme forme composée du psoriasis. Aussi Alibert lui a-t-il donné le nom d'*herpès furfureux circiné*. Dans toutes ces descriptions il nous semble qu'il y a des erreurs commises; nous allons donc donner les caractères distinctifs de ce que l'on doit entendre par *lepra vulgaris*. Nous ajouterons seulement que, quoique exigeant à peu près le même traitement que le psoriasis, l'affection en diffère et par la forme et par l'époque de la vie à laquelle elle se développe, et par la facilité avec laquelle elle se guérit.

Le *lepra vulgaris* se montre de préférence sur le tronc et notamment dans sa région antérieure, première différence essentielle. Il peut apparaître dans les premiers temps de la vie, aussi l'observe-t-on quelquefois dans l'âge le plus tendre ; on le voit presque toujours se développer dans les premières années. Quand, au contraire, il constitue une complication du psoriasis et qu'il coïncide avec lui, ce n'est que plus tard qu'il se développe.

Comme le psoriasis, il naît par une petite rougeur squameuse qui s'élargit assez rapidement et se dispose en *fer à cheval*, c'est-à-dire que, comme Willan l'avait fait observer, il a une forme ovoïde, il représente une anse ovale dont un segment manque, ce segment étant formé par la peau saine. En cet état il s'élargit peu et n'a que la dimension de 2 à 3 centimètres de diamètre au plus. Nous avons dessiné dans nos planches un exemple de cette forme. M. Cazenave s'est donc trompé quand il a décrit le *lepra vulgaris* comme représentant des cercles qui peuvent prendre une étendue très considérable et se confondre entre eux, c'est là le caractère du *psoriasis herpétiforme*.

L'affection n'amène aucune démangeaison. Arrivée à cet état de développement, elle se multiplie mais ne s'accroît pas dans ses plaques. Elle ressemble donc, sauf la forme, le siége et l'époque de la vie à laquelle elle s'est développée, au psoriasis.

Ainsi, on peut dire qu'il existe quatre affections squameuses à forme orbiculaire : le psoriasis nummulaire ou en plaques arrondies, mais sans bourrelet à la circonférence ; l'herpès psoriasiforme en plaques nummulaires sans dégagement de peau saine au centre, mais *terminée* à la circonférence par un bourrelet ; l'herpès psoriasiforme en plaques arrondies terminées par un bourrelet, mais avec *la peau saine au centre ;* et enfin le *lepra vulgaris* à plaques ovales, dégagées à leur centre, où la peau est saine, mais ayant un segment de leur circonférence qui manque, de manière à figurer un fer à cheval.

La marche de l'affection est la même que celle du *psoriaris*. Sa durée est moins longue ; il n'est pas rare de voir le *lepra vulgaris* guérir seul, et les agents modificateurs du psoriasis en font justice avec beaucoup plus de facilité. Nous n'avons donc rien à dire sous le rapport thérapeutique ; ce sont les mêmes moyens à conseiller,

mais il faut donner aux parents beaucoup plus d'espoir de guérison, cette affection étant plus facilement curable et moins sujette
à récidive.

Elle n'est d'ailleurs pas très commune, et c'est à cette cause
qu'il faut attribuer les variations dans les opinions émises par les
dermatologistes à son sujet.

ICHTHYOSE.

Blanche.	Brune.
Farineuse.	Porc-épic.
Écailleuse.	
Nacrée serpentine.	
Nacrée cyprine.	

Cette dénomination a été employée par les anciens pour désigner une maladie squameuse qui, à un degré très avancé, peut
donner à la peau une physionomie toute particulière et plus ou
moins analogue à la peau des poissons.

L'affection, essentiellement héréditaire, est généralement incurable, pour ne pas dire absolument incurable. Certains auteurs
ont rapporté quelques faits de guérison d'ichthyose locale ou
même d'ichthyose générale. Mais d'abord, dans l'état actuel de la
science, on ne saurait admettre l'existence d'ichthyoses locales;
ensuite il est très probable, et c'est aussi l'opinion des dermatologistes modernes, que les cas d'ichthyose générale qui ont été
guéris n'étaient pas des ichthyoses.

Alibert, qui s'est beaucoup occupé de cette maladie, a admis
des variétés sans aucun intérêt, car elles sont fondées sur une ressemblance plus ou moins éloignée avec tel poisson, telle ou telle
espèce d'écorce d'arbres. Rien de plus inutile que ces distinctions,
à moins qu'elles ne rappellent une ressemblance très frappante
avec un objet connu, de manière à faciliter le diagnostic de la
maladie. Mais il n'en saurait être ainsi qu'à l'égard de l'ichthyose
porc-épic dont la dénomination fondée indique tout de suite le
genre d'altération qui existe à la peau. Le mot ichthyose exprime
d'ailleurs suffisamment les autres variétés de cette maladie pour
lesquelles il n'est pas nécessaire d'établir des divisions.

Pour nous, nous en distinguons trois espèces principales :

l'*ichthyose blanche*, l'*ichthyose brune* et l'*ichthyose porc-épic*. — L'*ichthyose blanche* se présente sous trois formes distinctes : dans la première, qui n'est pas appréciable à première vue, la peau est seulement farineuse ; frottée en divers sens, il s'en détache une poussière beaucoup plus appréciable quand on promène du drap foncé sur ce tissu. Il faut graisser la peau pour qu'elle devienne lisse. Dans une seconde espèce d'ichthyose blanche, la peau est recouverte d'écailles ou lames épidermiques *nacrées* tellement larges et rapprochées, que cette peau a quelque analogie avec celle des poissons ; mais il faut bien le dire, il est extrêmement rare qu'elle présente cet aspect sur toute la surface du corps ; on ne la trouve ainsi que sur les avant-bras, les jambes et quelquefois les bras et les cuisses. Cependant il existe dans le musée anatomique de Berlin un fœtus monstrueux dont toute la surface du corps est recouverte d'une couche épaisse d'épiderme. La troisième espèce tient le milieu entre les deux précédentes, en ce sens qu'il existe des nuances intermédiaires très variées. De là les dénominations d'ichthyoses nacrée serpentine, nacrée cyprine. Le cachet de ces trois états a des degrés différents : c'est l'aspect incolore des productions épidermiques. Ajoutons enfin que, dans ces diverses sortes d'ichthyoses, toute la surface de la peau est plus ou moins habituellement atteinte, voire même la figure. Je n'admets pas l'existence de ce que les auteurs ont appelé ichthyose locale. L'ichthyose est toujours une maladie générale de la peau ; elle ne se montre jamais par plaques limitées, circonscrites, comme le psoriasis ou la lèpre vulgaire ; elle est toujours diffuse, et quand un membre ou une étendue plus ou moins considérable d'un membre en est affectée, les trois autres membres le sont à peu près au même degré. On serait porté à croire, d'après la description qui a été faite de cette ichthyose locale, que l'on pourra trouver une plaque d'ichthyose sur un point donné de la surface du corps, comme on trouve une plaque de psoriasis : c'est là une erreur qu'il fallait détruire.

L'*ichthyose brune* n'a aucune ressemblance avec l'ichthyose blanche. Elle représente une production épidermique de couleur gris brun qu'au premier abord on pourrait prendre pour de la malpropreté ; mais en passant la main sur cette surface, on sent qu'il s'y est produit un épiderme dur comme de la corne, cassé, fendillé régulièrement, ce qui tient à des conditions particulières que nous signalerons tout à l'heure.

Cette affection, contrairement à l'ichthyose blanche, ne siége en général qu'autour des genoux, au creux des jarrets, au pli de flexion de la jambe avec le pied, aux coudes et aux poignets; mais ce sont surtout les genoux et les jarrets qui sont atteints. Elle peut, comme l'ichthyose blanche, remonter aux premiers mois de la vie, mais en général elle se développe un peu plus tard.

Voici donc ce que l'on observe à cet égard, en supposant que l'enfant soit arrivé à douze ou quinze ans, c'est-à-dire où la forme morbide a acquis tout son développement. Toute la peau de la partie antérieure du genou, la rotule comprise, jusqu'au quart inférieur de la cuisse en haut, et au quart supérieur de la jambe en bas, est tapissée de cette matière cornée gris brunâtre que nous avons indiquée. Elle est divisée en un nombre plus ou moins considérable de petites lamelles quadrilatères placées les unes à côté des autres, et disposées symétriquement sous des zones plus ou moins courbes et concentriques à la rotule. Ces lamelles juxtaposées ont de 1 à 3 millimètres au plus de diamètre. Elles vont en diminuant d'épaisseur vers la cuisse et la jambe; même disposition au creux du jarret, et là où elles se perdent avec la peau saine, celle-ci devient rugueuse comme dans l'ichthyose farineuse.

La disposition en ligne courbe est une conséquence des mouvements d'extension et de flexion que l'articulation éprouve et qu'elle fait subir à la peau, en sorte que, si l'on vient à faire tomber par des corps gras toute la production épidermique, on trouve la surface de la peau sillonnée de plicatures correspondant à la disposition linéaire des écailles. Cet état dure toute la vie et il ne peut devenir que plus prononcé avec l'âge.

Quelques dermatologistes, M. Rayer notamment, voient dans ces ichthyoses une maladie des papilles de la peau et un développement exagéré de ces papilles. Nous ne saurions partager cette opinion, et nous croyons que les organes sécréteurs de l'épiderme vivent seuls d'une vie anormale.

Quant à l'*ichthyose porc-épic*, les faits suivants en fournissent le type le plus prononcé. En 1710, naquit dans le comté de Suffolk, en Angleterre, un homme auquel on donna le nom d'*homme porc-épic*. Toute la surface de son corps était chargée d'excroissances en forme de piquants ; le visage, la paume des mains et la plante des pieds étaient les seules parties qui en fussent exemptes. Ces appendices, d'un brun rougeâtre, étaient durs et élastiques, au point de faire du bruit lorsqu'on promenait la main à leur surface. Ces piquants, développés deux mois après la naissance, tombaient chaque hiver pour reparaître au printemps. Cet homme, au reste, se portait très bien ; il a eu six enfants qui ont tous été couverts des mêmes excroissances. Deux frères d'une famille du nom de Lambert ont été observés par Geoffroy Saint-Hilaire ; l'un était âgé de vingt-deux ans, l'autre de quatorze. L'aîné avait le corps entièrement épineux, si l'on en exceptait la tête et le dedans des mains et des pieds. Le cadet était nu dans quelques endroits, particulièrement à la poitrine ; mais des taches brunes indiquaient assez qu'il deviendrait avec l'âge aussi couvert d'épines que son frère. Les épines sur le dessus de la main étaient très larges et pouvaient être comparées pour leur diamètre aux tuyaux des porcs-épics ; celles qui entouraient les mamelles ressemblaient davantage à des écailles. C'étaient de petites lames longues, très nombreuses, extrêmement rapprochées, et qui étaient verticalement implantées dans la peau. Cet épaississement de l'épiderme était l'effet d'une maladie qui s'était transmise par voie d'hérédité, mais seulement de mâle en mâle. On comptait déjà cinq générations atteintes de ce vice de conformation (*Bulletin des sciences de la Société philomatique*, n° 67, an II de la république).

Tels sont les caractères des diverses espèces d'ichthyose, qui ne pourraient être confondues qu'avec les variétés de psoriasis ou avec la *lepra vulgaris*. Mais il est deux signes particuliers qui servent toujours à les en distinguer. 1° L'ichthyose est toujours diffuse ; elle ne se présente jamais par plaques isolées ; la maladie n'a pas de limite arrêtée ; elle se perd avec la peau saine par une décroissance insensible. 2° Faites tomber la production épidermique quelle qu'elle soit, et vous trouverez au-dessous la peau saine. Dans les autres affections squameuses, au contraire, la peau est toujours malade et plus ou moins rouge. L'absence de toute inflammation de la peau est donc un caractère distinctif très puissant pour éviter de confondre l'ichthyose avec une maladie du même genre.

Nous avons dit que cette affection était essentiellement héréditaire et transmissible de génération en génération, sautant quelquefois par-dessus une génération pour se reproduire dans la suivante. Nous ajouterons que l'ichthyose est généralement une maladie incurable. Les exemples de curabilité de cette maladie rapportés par les auteurs ne présentent rien de certain, surtout à l'aide des moyens externes ou internes de fort peu d'énergie qui ont été employés.

Cette circonstance, admise et reconnue par tous les dermatologistes de nos jours, doit conduire le médecin à édifier les parents à cet égard. L'avenir des enfants y est attaché. Il faut qu'une famille sache qu'une jeune personne est vouée à une infirmité ; qu'en la mariant il y a tout lieu de craindre qu'elle ne transmette à ses enfants la maladie dont elle est atteinte. Qu'il en est de même d'un enfant du sexe masculin ; qu'à l'égard de celui-ci comme de celle-là, il y a peut-être lieu de diriger leur éducation en vue d'un avenir tout spécial qui leur est naturellement réservé. C'est donc là une question de moralité pour le médecin ; nous n'avons jamais manqué de remplir ce pénible devoir toutes les fois que nous avons été consulté pour des cas de ce genre. Il est entendu qu'il s'agit ici d'ichthyose bien dessinée et très étendue.

Cependant divers praticiens ont préconisé des traitements tant internes qu'externes, tous puisés dans l'usage des pommades de tout genre qui peuvent être employées contre les affections de la peau. On a notamment insisté sur le goudron à l'intérieur et à l'extérieur, sur les préparations mercurielles, alcalines, etc. Il faut bien le dire, on s'est fait illusion. Si quelque chose pouvait réussir, ce serait l'arsenic ; or l'arsenic échoue dans la presque totalité des cas.

Mais il est des palliatifs à ces affections qui en font disparaître les inconvénients, à la condition de les employer toujours. Il faut excepter l'ichthyose porc-épic de ce que nous allons conseiller. Il suffit de graisser la peau ichthyosée avec une pommade alcaline (voy. *Formulaire*), et de faire prendre quelques bains alcalins, pour voir disparaître toute écaille et obtenir une peau lisse qui, à l'aide d'onctions simplement graisseuses répétées tous les deux jours, conserve sa souplesse et sa douceur ; du moment que l'on cesse l'usage de ces moyens, que l'on rend moins incommodes en ne faisant l'application graisseuse que tous les six ou huit jours, on perd le bénéfice des soins primitivement donnés à la peau. Ces agents doivent être mis en usage dès l'enfance, car si on laisse s'accumuler les années, les écailles d'ichthyose blanche ou brune laissent leurs empreintes sur la peau, et il n'est plus possible de les faire disparaître. Dans plusieurs circonstances je me suis très bien trouvé, pour les enfants, de l'usage d'une lotion froide de tout le corps tous les matins, notamment dans l'ichthyose farineuse, celle qui est la plus légère ; ce moyen a suffi pour faire disparaître, tant qu'il a été employé, toute trace de maladie. Ce sont là les seuls conseils que je donne en général. J'ai quelquefois employé la solution de Fowler avec succès, m'a-t-on dit ; mais j'ai perdu de vue ces enfants, et je ne saurais dire si la guérison a été durable.

SEPTIÈME GROUPE.

Maladies à parasites végétaux.

Nous avons cru devoir faire un groupe à part, dès notre seconde édition, des maladies à parasites végétaux, non pas tant à cause de l'affinité qui relie entre elles les affections que comporte ce groupe par l'existence dans chacune d'elles d'un champignon, que pour faire connaître dans leur ensemble les maladies parasitaires de la peau. En effet nous ne saurions partager ni au point de vue de la cause des maladies que ce groupe comporte, ni au point de vue de leur thérapeutique, toutes les idées accréditées aujourd'hui par les micrographes et leurs partisans. Les états lymphatique, scrofuleux, bilieux, syphilitique, ne seraient que des coïncidences ou complications qu'il faudrait combattre *secondairement*. Suivant eux, la cause de l'affection réside tout entière dans la présence d'un champignon, d'où la conséquence qu'en détruisant le champignon, on guérit la maladie.

Il faut bien reconnaître que cette manière de voir a pour elle des apparences assez rationnelles pour captiver beaucoup d'esprits. Mais quand on pénètre plus avant dans les faits, on ne tarde pas à reconnaître que dans ces maladies il y a deux choses : la maladie du tissu, qui souvent est un reflet d'un état morbide général, et en second lieu la production cryptogamique que la maladie engendre, ou qui s'est opérée au moyen de germes transmis et qui dans tous les cas sert à la propager et à l'étendre. Ainsi, comme on le voit, nous ne nions pas l'existence des cryptogames, nous la constatons au contraire ; seulement, au lieu de considérer les cryptogames comme cause absolue, constante, de la maladie, nous les considérons comme pouvant être tantôt effet, tantôt cause de l'affection, ce qui constitue une dissidence très grande d'opinion. On nous a reproché, dans un journal de médecine, de n'avoir pas assez tenu compte des études micrographiques et de ne pas être au courant de leurs progrès et de leurs découvertes ; et par contre, il y a quelque quinze ans un jeune docteur, élève de M. Cazenave, nous reprochait de ne jamais marcher que le microscope à la main : c'est qu'en effet, nous avons été un des premiers parmi les dermatologistes à suivre pas à pas les travaux des micrographes, et par cela même nous avons appris à nous défier des illusions que peuvent faire naître les lentilles avec oculaires d'un grossissement plus ou moins fort. D'ailleurs qu'on lise aujourd'hui le dernier opuscule de M. Bazin (*Les affections génériques de la peau*, 1862), et l'on verra quelle distance sépare ses idées actuelles de ses idées primitives. Aujourd'hui le parasite ne reste plus isolé; il avoue qu'il n'existe pas dans tous les cas où il le croyait exister, et de plus, il fait jouer aux causes arthritique, scrofuleuse et syphilitique le rôle que nous n'avons jamais abandonné, sauf en ce qui concerne l'arthritisme.

Quoi qu'il en soit, cherchons à faire connaître les raisons qui peuvent justifier notre manière de voir. Et d'abord les productions cryptogamiques sont communes aux végétaux comme aux animaux. Il est constant que pour les végétaux elles se montrent sous une forme presque épidémique, et dans certaines conditions atmosphériques données , ces sortes d'épidémies *s'usent et disparaissent* quand les causes atmosphériques qui les avaient fait naître *disparaissent* aussi : or ce fait est contraire à la propagation *absolue* du cryptogame par des germes ou spores, attendu que plus il y aurait de végétaux atteints, plus il devrait y en avoir, et cela indéfiniment, puisque le nombre des spores s'accroîtrait dans une proportion considérable, et propagerait la maladie par leur transmission au moyen des vents, en se multipliant. Le contraire a lieu, ce que l'expérience a démontré pour la maladie de la vigne, et pour celle de la pomme de terre, maladies qui ont décru ou qui se sont éteintes spontanément. D'une autre part, trois enfants porteront les bonnets de teigneux, et l'un d'eux seulement, ou pas un ne contractera la teigne, quoique ces bonnets contiennent tous des spores. Vous ferez coucher un chien très bien portant avec un chien ayant la gale : vous nourrirez très bien le chien qui n'est pas malade, et il ne contractera pas la gale : vous le nourrirez mal ou vous le nourrirez peu, de manière qu'il ne reste pas dans les bonnes conditions de santé où il était, et il contractera alors la gale. Ce sont ces circonstances, dont nous pourrions multiplier les exemples, qui ont fait dire aux micrographes que les spores ou les ovules ne germent et ne se développent qu'à la condition de trouver un *sol*, c'est-à-dire un individu, végétal ou animal, dans des conditions favorables à leur développement.

Ainsi une affection cryptogamique est à leurs yeux une maladie qui a *nécessairement* été transmise par inoculation au moyen de *spores*; et d'une autre part, il faut, pour que la transmission soit possible, que la spore trouve un sol favorable à son développement, sans quoi elle restera sans développer aucune affection du même genre. Or, grâce à ces deux conditions de transmission et de germination, les micrographes sont inattaquables dans leurs doctrines. Cite-t-on un fait de non-contagion? C'est, diront-ils, que le sol n'était pas propre à la germination. Cite-t-on un fait de contagion sans contact? Les spores ont été transmises par l'air, par des contacts inaperçus, etc.

Pour nous, en présence de ces grandes phases que l'oïdium a offertes dans sa manifestation, comme dans sa disparition, nous nous demandons si certaines maladies ne peuvent pas faire naître spontanément des cryptogames, et si en détruisant *la maladie* par des agents généraux, on ne peut pas détruire aussi la production cryptogamique? Non-seulement nous posons la question, mais encore nous la résolvons par l'affirmative. J'ai lu ce que l'on a écrit contre la génération dite spontanée; mais en fait de productions végétales qui occupent les derniers échelons du règne, je ne sais si ces motifs peuvent être invoqués d'une manière absolue, malgré les belles expériences de M. Pasteur.

D'ailleurs, lorsque sans l'emploi d'aucun agent extérieur, et uniquement sous l'influence d'une médication intérieure, je vois guérir la maladie et le cryptogame qui l'accompagne, je me demande si mon opinion n'a pas quelque raison d'être : or, c'est ce qui a lieu dans l'*herpès circiné*, dans le *sycosis*, et notamment dans le *sycosis syphilitique*, ainsi que dans les *pityriasis alba* et *versicolor*. (Il est vrai que, fidèle aux doctrines, on dira que les traitements antisyphilitiques ou antiscrofuleux ont modifié le sol de manière à le rendre impropre à la germination, de là l'extinction du champignon.)

Je repousse, d'ailleurs, de toutes mes forces cette opinion absolue, qu'il suffise de détruire le champignon pour guérir la maladie. Si cela est vrai pour certains cas de teigne, ce n'est plus fondé dans la généralité des cas pour l'herpès tonsurant, pour le *porrigo decalvans*, pour l'*herpès circiné*, pour le *sycosis*, et probablement aussi pour la *plique*.

J'ai vu dans le service de notre collègue Bazin des enfants affectés d'herpès tonsurant (teigne tondante de M. Bazin), et qui étaient là depuis huit et neuf mois avec des herpès pourvus des mêmes cheveux cassés et garnis de trichophytons aussi abondants que le premier jour, malgré les avulsions de poils et les applications de lotions et de pommades parasiticides.

Concluons donc de ces faits, qu'en saine pratique, il faut nous préoccuper de deux choses : de la maladie d'une part, du champignon parasitaire qui l'accompagne de l'autre. Dans beaucoup d'herpès circinés, il n'y a pas de poils apparents, et l'avulsion, quand ils existent, est souvent inutile. Il en est ainsi dans presque tous les cas de pityriasis des cheveux et de la barbe. Le médecin qui, pour guérir un pityriasis général du cuir chevelu ou un pityriasis général de la barbe, ferait arracher tous les cheveux et tous les poils, se livrerait à une pratique barbare, en ce sens que l'avulsion est très douloureuse et qu'elle est inutile. Nous croyons même que notre honorable collègue M. Bazin épile beaucoup moins qu'il ne le dit ou que ses élèves ne le lui font dire. Enfin la meilleure raison que nous puissions donner à cet égard, c'est que si l'épilation a été recommandée pour la teigne, et cela de tout temps, soit à l'aide de pinces, soit à l'aide de la calotte, jamais on ne l'a préconisée contre les autres maladies ; et cependant jamais dermatologiste n'a déclaré l'incurabilité de ces affections.

Un des élèves de M. Bazin a soutenu sa thèse sur le *trichophyton* (thèse sur le doctorat, par M. Cramoisy, 1856), dans laquelle il prétend traduire toutes les idées de son maître. Suivant M. Bazin, cinq maladies, fort distinctes d'ailleurs, ne formeraient qu'une seule maladie née sous l'influence de ce cryptogame, auquel il reconnaîtrait quatre périodes d'évolution. Dans la première, le cryptogame, à l'état le plus simple et sur la peau dépourvue de poils, constituerait l'*herpès circiné* et l'*herpès iris*, et s'il est sur la tête, l'*herpès tonsurant;* dans la barbe, il produirait le *sycosis non pustuleux* et aux parties génitales l'*intertrigo.*

(Il y a ici une erreur commise, et nous ne pensons pas la rapporter à M. Bazin. L'intertrigo des parties génitales, ou plutôt de la partie interne et supérieure des cuisses, n'est pas l'herpès circiné de ces parties. Dans l'herpès, il y a un bourrelet très franchement vésiculeux et très saillant, tandis que dans l'intertrigo *il n'y en a pas :* c'est un érythème par contact de sueur altérée.)

D'ailleurs, ajoute M. Cramoisy, dans cette période le trichophyton se manifeste par la rougeur de l'herpès circiné érythémateux, qui passe bientôt à l'état de vésicules, avec des couleurs plus ou moins vives (herpès iris) ; par des squames succédant à ces vésicules, et le champignon qui pousse sur la peau dépourvue de poils parcourt ses périodes en huit ou quinze jours pour disparaître. Le trichophyton meurt s'il ne trouve pas de poils en suffisante quantité pour se nourrir.

(Que d'erreurs ! L'herpès iris est une maladie qui a son siége le plus ordinaire sur le dos des doigts, là où se trouvent justement des groupes très abondants de follicules pileux et de poils. Or, la maladie guérit seule à la manière d'un érythème. Et puis voilà maintenant le champignon qui ne peut vivre qu'aux dépens des poils ! Mais alors comment naîtrait-il primitivement sur la peau dépourvue de poils ? M. Gruby a été bien plus vrai et bien plus conséquent avec lui-même lorsqu'il l'a fait *naître* dans l'intérieur des bulbes des cheveux et des poils.)

Pour les cheveux, dans cette première période d'évolution du trichophyton, la maladie érythémateuse et vésiculeuse à forme circinée se transformerait bientôt en petites squames dans lesquelles se trouverait le champignon, qui atteindrait ainsi sa seconde période, la période *pityriasique*.

Dans cette seconde période, on ne trouverait plus le champignon que sur des parties affectées de poils. « Ici le champignon apparaît dans tout son éclat sur les poils, sous la forme de petites gaînes blanches, amiantacées, *éclatantes*, d'un *blanc sale, gris*, demi-transparent. » (Bazin.)

A la troisième période de développement du trichophyton, qui a trait à la teigne tonsurante (herpès tonsurant), apparaît un nouveau phénomène : les tonsures deviennent pustuleuses et se couvrent de croûtes ; à la face et sur le cou, c'est une succession d'éruptions boutonneuses, où l'on remarque une infinie variété, depuis la papule la plus simple jusqu'à cette induration en plaques formée par l'agglomération des aréoles dermiques enflammées. Les poils y repoussent amaigris, flétris, mais non cassés comme dans la tonsure. (C'est là ce que nous avons appelé *impétigo sycosiforme*.)

Voyez les conséquences de ces évolutions, et combien elles sont peu logiques. Dans la première période, le trichophyton était sur la peau ; dans la deuxième, il envahit les poils et les cheveux ; il les détruit au point de les casser à quelques millimètres de leur naissance et les transforme en une poussière grisâtre ; dans la troisième période, qui devrait comprendre une action plus énergique du trichophyton, les *cheveux repoussent* amaigris, il est vrai, mais *entiers*, seulement il y a des papules ou des pustules à leur base !

Enfin, dans la quatrième période, l'affection est le plus souvent située au menton ! (Et pourquoi ?) Elle débute par quelques pustules isolées. (Pourquoi dès le début serait-ce la troisième période du trichophyton qui paraîtrait en premier ?) La maladie semble se calmer. Il n'en est rien. L'éruption pustuleuse se rapproche, se montre en groupes, quoique attaquant isolément chaque poil, et forme des engorgements plus ou moins étendus. (C'est alors le véritable sycosis tuberculeux et pustuleux.) L'inflammation se propage aux dernières couches de la peau, et gagne les aréoles adipeuses du derme. Alors on voit survenir une énorme tuméfaction des parties atteintes, et les saillies arrondies, variables du volume d'un gros pois à celui d'une grosse cerise, désignées sous le nom de *sycosis tuberculeux*, etc., etc. (Chose remarquable, c'est dans les diverses espèces de sycosis à forme pustuleuse qu'on trouve le moins de production parasitaire. La seule chose vraie, suivant nous, c'est qu'un certain nombre de mentagres sont précédées d'une ou deux plaques d'herpès furfureux parasitaire).

J'ai tenu à rapporter presque textuellement ees idées émises dans la thèse de M. Cramoisy, parce qu'elles m'ont paru reproduire les idées actuelles de notre confrère Bazin, puisque, page 10, M. Cramoisy s'exprime ainsi : « Je dois dire que ces assertions ont été tirées en grande partie du travail de M Bazin sur la nature et le traitement des teignes. » Et il ajoute : « Je dois surtout exprimer ma gratitude à M. Bazin, qui a bien voulu m'aider de sa vaste expérience. »

Malgré l'espèce de cachet d'authenticité dont elles semblent revêtues, je n'ose les rattacher d'une manière absolue à notre honorable collègue ; ou il faudrait admettre que, se laissant aller à une idée première, il a sacrifié tous les phénomènes pathologiques, toute la symptomatologie, à cette idée, qui serait devenue dans son esprit une sorte d'idée fixe, autour de laquelle il grouperait un grand nombre d'affections très dissemblables pour arriver à une thérapeutique commune, et fort simple d'ailleurs : épilation, lotions avec une dissolution de sublimé, pommade au turbith minéral. Sous l'influence de cette thérapeutique, se guériraient : 1° les diverses variétés de teignes, ou favus proprement dit ; 2° le *porrigo decalvans*, teigne achromateuse avec ou sans dépression, de M. Bazin, existant soit à la tête, soit à la barbe ou sur toute autre partie revêtue de poils ; 3° l'herpès tonsurant ; 4° l'herpès circiné de la barbe, du cou ou de toute autre région du corps ; 5° le pityriasis du cuir chevelu et de la barbe ; 6° l'impétigo sycosiforme de la lèvre supérieure et du menton ; 7° le sycosis tubercu-

leux ; 8° le sycosis pustuleux ; 9° l'herpès iris. Liste à laquelle il
faudra ajouter le pityriasis versicolor et la plique.

Ce qui est plus grave peut-être, c'est le bouleversement que ces
changements de dénomination peuvent apporter dans les idées des
élèves et des médecins, toutes ces maladies étant désignées par
M. Bazin sous le nom général de *teigne* ; il admet alors l'existence
de teignes des cheveux et de teignes de la barbe ; il n'y a plus de
sycosis, d'herpès circiné, d'herpès tonsurant ; il n'y a que des teignes faveuse, tonsurante, mentagre, achromateuse et décalvante
de la tête ou de la face. De sorte qu'en vertu de cette classification,
la plus grande perturbation est jetée dans le diagnostic des maladies ; des noms séculaires se trouvent remplacés par d'autres
sans utilité ; tout cela pour satisfaire à une idée non sanctionnée
encore par l'observation, à savoir, que toutes ces maladies reconnaissent pour cause un cryptogame ! Sachons, autant que possible,
respecter les dénominations, fussent-elles fausses ; c'est la base de
notre langage en médecine, et puisqu'à ce langage se rattache
une idée, conservons-le pour ne pas amener de confusion dans la
science d'hier avec la science d'aujourd'hui, sans quoi nos idées
neuves, si elles sont bonnes, ne se propageront que parmi les
élèves du jour et non parmi nos confrères en médecine. Et d'ailleurs est-ce que toutes les maladies du menton sont semblables
aux maladies du cuir chevelu, et *vice versâ ?* Ainsi des deux formes
de *favus*, le *favus scutulata* est le seul que l'on voie à la figure
comme sur le corps ; l'herpès tonsurant ne s'observe jamais à la
barbe dans les conditions de celui de la tête ; l'herpès circiné ne
se voit pas à la tête, et M. Bazin lui-même en a fait l'observation.
La mentagre, telle que tout le monde la connaît, c'est-à-dire le
sycosis tuberculeux et pustuleux, ne se montre jamais à la tête ; il
en est de même de l'impétigo sycosiforme. Pourquoi donc faire
une seule et même catégorie, et appeler du même nom de *teigne*
les affections des deux régions. Enfin la teigne est une maladie
essentiellement contagieuse. Or, sur les huit maladies regardées
comme des teignes par M. Bazin, il y en a quatre qui ne sont pas
contagieuses. La contagion n'est-elle pas toujours un des caractères principaux de la teigne ? Voyez d'ailleurs les conséquences
thérapeutiques de ces idées, qui conduisent aux assertions sui-

vantes. S'il n'y a pas de poil là où la maladie est survenue ? Épilez. Ce n'est pas une plaque d'herpès, ce sont cent, deux cents plaques qui se trouvent sur le corps ? Épilez, lotionnez. Il y a au menton une forme morbide qui fait tomber les poils *tout seuls* par les frottements des linges, ou à l'aide seule des doigts ? Épilez. Il existe une inflammation très aiguë du menton qui double et triple son volume, et qui amène la chute des poils, que l'on retrouve dans les cataplasmes appliqués dans le but de calmer l'état inflammatoire ? Épilez, lotionnez. Mais la maladie se caractérise essentiellement par la chute des cheveux, au point de laisser des surfaces complétement glabres où il n'y a plus rien à épiler ? Épilez. Mais les cheveux sont tellement cassés et courts et friables, qu'on ne peut pas les enlever à la pince ? Épilez.

Non, nous ne pouvons pas croire que ce soient là les doctrines vraies de notre collègue Bazin ; nous ne pouvons pas penser qu'il rattache toutes ces maladies à une seule et même cause *externe ;* qu'il ne voie dans aucune de ces maladies le reflet d'une cause générale ; qu'il établisse que le trichophyton puisse naître sur un terrain où il ne peut vivre, et où il ne vivra qu'à la condition qu'il trouvera bientôt des poils pour y végéter ; que ce cryptogame serait très évident à sa période de développement ou première période, et moins évident à sa quatrième période, là où il produirait des désordres jusque dans la profondeur du tissu de la peau, en y développant des tubercules et des pustules. Quant aux pustules de la seconde ou troisième période dans l'herpès tonsurant, elles sont comme celles de la teigne, elles en ont imposé comme origine et point de départ de la teigne, elles en imposent comme degré d'évolution du champignon. Dans l'un et l'autre cas, elles sont la conséquence des pommades et des corps irritants que l'on emploie dans le traitement de la maladie. Disons-le donc nettement, comme devant avant tout la vérité à nos confrères, ces idées sont exagérées : elles ne sont pas en rapport avec une saine pratique.

Enfin il est aussi de notre devoir de reporter à M. Baerensprung, et avant lui à M. Lebert, mais qui ne l'avait fait qu'entrevoir, l'honneur d'avoir prouvé que, dans l'herpès circiné des parties du corps non recouvertes de cheveux ou de poils, il existe souvent un

cryptogame, qui n'est autre que le trichophyton de l'herpès tonsurant, et qu'avant eux, que nous sachions, M. Bazin n'avait énoncé
aucun fait qui dût lui rattacher cette découverte. M. Bazin regarde
l'herpès tonsurant comme une maladie différente de l'herpès circiné, mais qui peut précéder son développement ou en être indépendant.

Maintenant on nous adressera peut-être le reproche de ne pas
avoir donné dans ce chapitre la description complète de toutes
les maladies cryptogamiques les unes à la suite des autres; mais
par cela même que le cryptogame n'est souvent pour nous qu'un
accident, nous n'avons pas voulu séparer de l'histoire générale de
l'herpès, par exemple, deux variétés dans lesquelles l'état parasitaire a été constaté. Lo oyoosis devait rester à côté des affections
pustuleuses dont il se rapproche; le pityriasis versicolor ne doit
pas être séparé des affections squameuses : ce sont ces circonstances qui établiront notre justification. A cet égard, partout et
toujours le rapprochement étiologique et thérapeutique est et sera
notre drapeau.

Il n'est pas besoin d'un microscope à fort grossissement pour
constater la présence d'un cryptogame, quelque petit qu'il soit,
il suffit d'un grossissement de 200 à 300 diamètres. Ce qui
importe, c'est de se procurer des lentilles d'une grande netteté.
Il faut de plus une certaine éducation préalable, basée sur
l'examen des produits de sécrétion, à l'état sec ou liquide, des
cheveux, des poils, de l'épiderme; en un mot, avant d'examiner
des produits morbides ou des végétaux accidentellement développés, il faut avoir fait une étude des produits naturels.

Nous avons donné, page 17 et suivantes, la description des
cryptogames que l'on rencontre dans les maladies qui font l'objet
de ce groupe, nous n'y reviendrons pas; mais il est nécessaire de
rappeler à la mémoire l'organisation d'un poil ou d'un cheveu, et
c'est ce que nous allons faire.

Organisation des poils. — Un poil se compose de deux parties :
1° le poil proprement dit, extérieur à la peau; 2° la racine du poil
et son bulbe, qui sont compris dans le tissu de la peau. Les poils
se composent de deux couches superposées : couche externe,
moins foncée en couleur et de nature fibreuse; couche interne,

plus sombre et d'aspect grenu. La première en constitue la substance corticale ; la seconde, contenue dans le canal que lui forme
la première, a été considérée comme une sorte de moelle et désignée sous le nom de substance médullaire. Aussi, à un fort grossissement de loupe, aperçoit-on très bien le canal central des
cheveux, qui, dans l'état normal, règne dans toute sa longueur,
et qui paraît d'un noir d'autant plus foncé, que le cheveu est lui-
même plus foncé en couleur. Au microscope la substance corticale paraît formée de deux espèces de fibres ; la grande généralité en est longitudinale ; mais il en est un certain nombre qui
sont obliquement contournées, de manière à paraître relier entre
elles les fibres longitudinales. Quant à la substance médullaire,
elle est grenue ; elle forme quelquefois le tiers du diamètre des
cheveux ; elle est composée de noyaux, de cellules enveloppées
de *pigmentum* qui leur donne leur couleur.

Partie dermique. — A sa partie inférieure le poil ou les cheveux
se renflent et constituent ce que l'on nomme la racine. Celle-ci se
relie insensiblement avec une partie plus volumineuse que l'on
appelle le bulbe, de sorte qu'à première vue l'un et l'autre ne
semblent former qu'un tout ; mais le bulbe est très mou et la racine
présente plus de densité, elle offre d'ailleurs tous les rudiments
du poil. Quant au bulbe, il termine inférieurement le poil, il est
arrondi et logé dans le cul-de-sac que forment inférieurement les
enveloppes des poils. On voit dans son intérieur une série de
houppes noirâtres qui ne sont autres que des groupes de cellules
pigmentaires ; il est terminé par les vaisseaux qui le nourrissent
et le relient à sa membrane propre. Il n'est pas toujours arrondi,
il peut être presque plan après son avulsion.

Enveloppes. — Les enveloppes des poils se composent : *Premiè-
rement*, d'une tunique propre aux follicules pileux, c'est la plus
extérieure. *Deuxièmement*, d'une tunique épidermique ou reflet du
prolongement de l'épiderme qui pénètre dans toute la profondeur
du bulbe, et qui va en s'amincissant de l'extérieur à l'intérieur.
Troisièmement, on admet que le cheveu glisse facilement dans
cette enveloppe épidermique, au point que l'on suppose qu'il
existe entre elle et le poil un espace qui va aussi en se rétrécissant
de l'extérieur à la partie la plus profonde du bulbe. Le bulbe du

poil est engendré par la tunique fibreuse ou par des cellules organiques qui naissent à la surface du fond de cette tunique, et qui elles-mêmes développent le poil, de sorte que l'on peut avulser le poil de son bulbe et voir renaître le poil après l'avulsion.

Quand on opère l'avulsion d'un poil, on enlève, en général, le poil avec toutes ses enveloppes prolongées jusqu'à la naissance du bulbe. L'avulsion des cheveux est généralement moins complète. La membrane propre du cheveu se dessine le plus souvent un peu au-dessus de la naissance du bulbe.

L'avulsion du poil et des cheveux constitue l'épilation. Pour la bien faire, il faut se servir de pinces à mors plats faites *ad hoc*; il ne faut saisir que deux ou trois cheveux à la fois et prendre le soin d'avulser les cheveux dans la direction de l'implantation des bulbes dans le tissu de la peau. Cette implantation est directe ou oblique, suivant la situation du poil à la tête ou à la barbe. Le bulbe des cheveux est, d'ailleurs, beaucoup plus long que celui des poils.

TEIGNE, *porrigo; tinea lupinosa, favosa; tinea vera*, de Lorry; *porrigo lupinosa, favosa* ; teigne faveuse, teigne scutulée.

Cette maladie a de tout temps été l'écueil des médecins par sa ténacité et sa résistance aux moyens thérapeutiques employés pour combattre les autres affections cutanées. Le mot *teigne* n'est pas pris ici dans une acception générale, il désigne une maladie toute particulière, qui se distingue de la généralité des affections cutanées par ce caractère essentiel, qu'elle s'accompagne du développement des corps organisés, visibles à l'œil nu.

C'est à tort qu'Alibert et, à son exemple, un grand nombre de médecins ont compris sous la dénomination de *teigne*, toutes les maladies du cuir chevelu qui affectent l'enfance et quelquefois l'adulte, telles que la *teigne amiantacée*, la *teigne muqueuse*, l'*impétigo granulé*, etc., etc. Toutes ces affections n'ont de commun avec la teigne que le siége sur la tête; aussi Alibert est-il obligé de désigner lui-même par l'expression de *faveuse* les variétés de teignes que nous allons décrire, et auxquelles doit être seulement appliquée la qualification de *teigne*. C'est donc aussi avec regret que nous voyons notre honorable collègue M. Bazin comprendre dans la dénomination de teigne toutes les maladies parasitaires du cuir chevelu, de la barbe et de la peau, en se fondant sur ce fait que dans ces maladies, il existe une production végétale comme dans la teigne. Cette raison de pathogénie a sa valeur, mais il y a, sous le rapport du siége, de la cause, du traitement, de la durée relative de ces maladies et des difficultés qu'elles offrent pour leur guérison, des différences si grandes, que c'est jeter sans nécessité une perturbation dans la science, préjudiciable à ses intérêts, et par conséquent aussi à ceux de l'étude et de la pratique médicale, sans bénéfice aucun pour la pathologie et la thérapeutique. Or, déjà le diagnostic des maladies de la peau est assez difficile, sans venir jeter une perturbation profonde dans les noms qui les désignent.

Willan et Bateman ont été encore moins exacts qu'Alibert; car sous la dénomination de *porrigo*, ils admettent des variétés de *porrigo larvalis, furfurans, lupinosa, scutulata, decalvans* et *favosa*, maladies qui ne sauraient supporter la description qu'ils en donnent, attendu qu'elle est tout à fait éloignée de la vérité. Il faut même rendre cette justice à Alibert, que, sans le secours du microscope et bien avant les travaux qui ont été faits sur la teigne, il a reconnu la nature toute spéciale de cette affection que tous les auteurs regardaient avant lui comme une maladie pustuleuse : cette croyance à une affection pustuleuse était tellement générale, qu'elle s'est propagée jusque dans ces dernières années, et que, dans le *Traité des maladies de la peau*, de M. Cazenave, on la trouve encore reproduite en 1847. Toutefois nous voyons, par le *Traité des maladies de la peau*, de M. Chausit, traité rédigé d'après les leçons de M. Cazenave, qu'il s'est rendu à l'évidence des faits, et qu'il n'admet plus comme autrefois la pustule élémentaire du favus; mais il rejette la nature végétale du produit, et il admet l'existence primitive d'une sécrétion à forme plus ou moins pustuleuse, qui, plus tard, se concrète en croûte.

On sait que, de temps immémorial, cette maladie a appelé l'attention des médecins, et qu'elle a été le point de mire des empiriques; aujourd'hui encore elle est restée en partie dans les mains

27

de ces derniers, et nous pourrions citer des villes considérables dans lesquelles l'administration municipale interdit même aux médecins le traitement de la teigne, pour le confier exclusivement aux sœurs de charité. Toulouse est peut-être encore dans ce cas : ce sont les sœurs de l'hôpital qui dirigent et soignent tous les enfants affectés de la teigne : comme si cette maladie était purement locale ; comme si elle n'était pas liée le plus souvent à une constitution qu'il faut modifier en même temps qu'on la traite à l'extérieur. Il est vrai de dire qu'une méthode banale est employée depuis plusieurs siècles pour combattre cette affection, et qu'on a réduit ainsi à un pansement uniforme et à une opération toute manuelle la thérapeutique de cette maladie. Espérons qu'un jour viendra où l'autorité administrative, plus éclairée, comprendra qu'il n'est pas ou qu'il existe fort peu de maladies complétement isolées du reste de l'économie ; qu'alors même que le mal est à son début tout local, il peut se relier d'un moment à l'autre à une affection d'un autre organe, et qu'ainsi il n'est pas une maladie, voire même de cause externe, qui ne nécessite les soins éclairés du médecin.

Schœnlein, en Allemagne, a le premier fait connaître la nature végétale du favus ; et Berg a le premier signalé les sporules qui caractérisent le développement du muguet : de là l'analogie entre les deux productions. M. Gruby a fait des expériences d'inoculation qui expliquent la nature contagieuse du favus, non-seulement de l'homme à l'homme, mais encore de l'homme aux végétaux. Alibert avait, avant eux, cherché à combattre cette opinion de Bateman qui range la teigne dans les maladies pustuleuses. Alibert regardait les godets auxquels cette maladie donne lieu comme une production particulière. Son talent d'observateur si parfait l'avait conduit à cette découverte, dont le microscope a fourni plus tard la démonstration la plus rigoureuse. Quant à nous, nous croyons aussi avoir fait quelque chose d'utile en démontrant la source de l'erreur de l'auteur anglais. En effet, si la teigne ne donne jamais lieu à des pustules lorsqu'elle est abandonnée à elle-même, le cuir chevelu peut en développer par suite des pommades irritantes et des emplâtres que l'on applique sur le cuir chevelu. On a donc pris pour l'origine et la forme du mal ce qui n'est qu'un accident consécutif au traitement employé, accident que l'on peut développer à volonté sur toutes les parties du corps et par les mêmes moyens. C'est ce que nous avons constaté avec le plus grand soin, après avoir vérifié par nous-même l'exactitude des descriptions données par MM. Schœnlein et Gruby sur les productions végétales de la teigne. Pourquoi faut-il, si nous en croyons des doctrines émises par M. Cramoisy dans sa thèse pour le doctorat (1856), et qui ne seraient que celles de M. Bazin son maître, que l'on revienne en partie à ces idées passées, en considérant les pustules comme un troisième degré, comme une troisième période d'évolution du trichophyton, à l'égard de plusieurs maladies à productions végétales, alors que l'achorion, ou cryptogame de la teigne n'engendrerait pas les pustules de cette dernière maladie. Quoi qu'il en soit, cherchons à dépeindre cette affection et à décrire ses productions.

Le premier phénomène que l'on aperçoit au début du mal consiste dans un petit cercle linéaire et jaunâtre à la base de chaque cheveu ; ce qui n'était qu'un simple liséré devient un bourrelet circulaire, traversé par conséquent par le cheveu ; ce bourrelet fait une saillie de plus en plus marquée. C'est une sorte de poche ou capsule qui le constitue ; on donne à cette capsule le nom de *mycoderme*. Ces mycodermes ou capsules sont formées d'un *mycélium*, d'un réceptacle ou tubes sporophores et de spores ou granules. Ces spores sont adhérentes à un tissu filamenteux (tubes sporophores) qui sert de trame, et qui, vu au microscope, représente parfaitement des arborisations ; de sorte que son image offre la plus grande analogie avec un arbrisseau sans feuilles, pourvu de graines ou fruits disposés comme des grappes de raisin. Les godets ne peuvent être bien aperçus dans leur état rudimentaire qu'en faisant tomber par des cataplasmes et du saindoux toutes les productions déjà existantes et en abandonnant ensuite la maladie à elle-même qui repousse avec sa forme rudimentaire. Quant à la physionomie que donne le champignon dans son développement végétal vu au microscope, nous l'avons reproduite page 29.

Quand les mycodermes sont par trop remplis de granules, leur poche ou sac s'ouvre et se détache du cheveu qui le traversait. En même temps, ce bord détaché semble se déprimer sur lui-même au fur et à mesure que la capsule s'élargit, en sorte que l'ensemble du produit organisé prend la forme d'un godet, que nous comparerons, pour en donner l'image (que l'on nous passe cette comparaison), *à un petit lampion*, le centre restant toujours traversé par le cheveu. De deux choses l'une : ou chaque godet s'est développé à une certaine distance l'un de l'autre, et alors il s'étale, s'élargit également, et produit une espèce d'écuelle en prenant des dimensions plus ou moins grandes, de là le nom de *favus scutulata* donné à l'une des variétés de la teigne faveuse ; — ou bien les godets se sont développés d'une manière confluente, et avec de très petites dimensions, et alors ils se sont mutuellement gênés dans leur développement ; ils n'ont bientôt plus formé qu'une masse étalée sous forme de croûte sèche, d'une étendue plus ou moins considérable, donnant seulement à sa circonférence l'image de petits godets, mais formant des groupes criblés de creux analogues à la surface d'un gâteau d'abeilles. On donne à cette seconde variété le nom de *favus lupinosa*, teigne lupineuse, à cause de son analogie avec les semences du lupin : telles sont les deux teignes généralement admises par les auteurs. Il en est deux autres espèces dont je reconnais l'existence, et qui offrent des différences assez tranchées. Dans la première, la production granuleuse étant très considérable, elle se détache par petits fragments informes qui suivent le trajet des cheveux en adhérant à ceux-ci, de manière à les recouvrir çà et là de granulations du volume d'un grain de millet ou de chènevis ; j'appelle cette variété *teigne faveuse granulée* : c'est la variété désignée par M. Bazin sous le nom de *teigne squarreuse*. Dans la seconde, où la maladie est toujours très circonscrite et en plaques qui croissent d'une manière incessante, mais en s'élargissant peu à peu, la production végétale de la maladie ne s'opère que d'une manière excessivement lente pour produire une croûte informe, sèche, très adhérente, et embrassant à sa base un plus ou moins grand nombre de cheveux. J'appelle cette variété *teigne faveuse squameuse*, parce que la matière produite a de l'analogie, surtout à la surface, avec des squames ou écailles filamenteuses, amiantacées ; mais en les écartant, on distingue parfaitement la matière du *favus*.

M. Bazin (*Recherches sur la nature et le traitement des teignes*,

Paris, 1853) admet l'existence de cinq espèces de teignes : 1° TEIGNE FAVEUSE, c'est celle que nous décrivons, qu'il divise en trois variétés : *lupineuse, scutiforme* ou *en cercles* et *en anneaux, squarreuse*, qui correspond à la variété de teigne granulée que nous avons décrite depuis longtemps. 2° TEIGNE TONSURANTE ou *tondante* de Mahon, qui n'est autre que l'herpès tonsurant. 3° TEIGNE MENTAGRE, comprenant la mentagre ou sycosis et les formes composées de sycosis. 4° TEIGNE ACHROMATEUSE ou *avec décoloration du cuir chevelu*, qu'il regarde comme synonyme du *porrigo decalvans* de Bateman et du *vitiligo;* il en admet deux variétés. 5° TEIGNE DÉCALVANTE ou *alopécie idiopathique*, qui ne nous paraît être autre, d'après la description qui en est donnée, qu'un *porrigo decalvans* plus ou moins étendu. On voit que M. Bazin a bouleversé toutes les idées reçues; qu'il comprend sous la dénomination de teigne des maladies qu'on n'a jamais rapprochées les unes des autres. En cela il a suivi les idées de M. Gruby, qui regarde l'herpès tonsurant et le sycosis comme étant des maladies semblables à la teigne, parce que dans ces affections il a trouvé une altération des cheveux et des poils qui s'en rapproche et qui aurait pour élément une production végétale. Si cette dernière assertion est vraie dans quelques cas, elle ne l'est pas toujours; faut-il donc, sans aucun avantage réel pratique, changer les dénominations de ces affections et bouleverser des noms qui, de tout temps, ont exprimé pour le médecin une idée plus ou moins nette? En principe, nous n'hésitons pas à le dire, ces bouleversements dans les noms sont mauvais. Aussi toutes les nomenclatures nouvelles ne jouissent-elles d'aucune faveur ; mieux vaut cent fois conserver un mauvais nom que de créer un nom nouveau, si ce nom ancien est consacré par le temps. Vous rendrez l'étude de la science plus difficile et vous bouleversez sans aucun avantage les idées des praticiens du jour. Appelez teigne ce que tout le monde appelle teigne ; dites que ce mot doit nécessairement entraîner avec lui l'idée d'une production morbide végétale d'une nature particulière, et vous distinguerez ainsi la teigne des autres maladies du cuir chevelu ; mais n'allez pas plus loin, et ne rangez pas sans nécessité sous la dénomination de teigne des affections qui, outre qu'elles siègent ailleurs qu'à la tête, ne nécessitent pas l'emploi des mêmes moyens

de guérison, n'ont pas la même ténacité, la même durée de traitement et encore moins le même aspect. Je sais très bien que ces
raisons jouissent de peu de faveur auprès de M. Bazin, car depuis
la première édition de notre ouvrage il a publié un mémoire sur
la mentagre, où il admet, à l'égard des affections du menton, les
mêmes maladies qu'au cuir chevelu. Il désigne ces maladies sous
le nom de *teigne*; il admet l'existence des mêmes espèces : ce
sont, suivant lui, les mêmes moyens curatifs; opinion qui n'est
partagée par personne.

Quelle que soit la forme sous laquelle se montre la teigne, elle
ne sécrète jamais, et à aucune époque de son existence, ni sérosité, ni pus, ni sanie : toujours elle se montre à l'état de croûte
sèche. Si l'on détache cette croûte, on trouve sous le godet une
lame épidermique appliquée sur la peau, sans que le tissu cutané
soit excorié ou ulcéré.

Des opinions très divergentes ont été émises sur le siége primitif du cryptogame. Suivant M. Leteneur, le cryptogame aurait
son siége primitif dans les follicules sébacés qui entourent les cheveux, parce que, suivant lui, les capsules des poils sont toujours
parfaitement saines au-dessous des godets faviques. Les cheveux
ne sont altérés qu'au-dessus de la croûte et par le fait de la compression exercée par la tige du poil; si le cheveu tombe, c'est
plus tard, par l'atrophie du bulbe résultant de cette compression.
MM. Lebert et Charles Robin n'ont jamais constaté de favus dans
les bulbes pileux; la capsule est en dehors de toute altération.
M. Rayer a placé le siége du favus dans les bulbes pileux. Suivant
M. Bazin, le favus, à son début, est toujours sous-épidermique;
et plus loin M. Bazin ajoute « ou plutôt intra-épidermique ». (Et
en effet, comment, en enlevant le champignon entier, trouverait-
on l'épiderme intact immédiatement au-dessous de lui?) Au moment où le godet se déforme, en s'ouvrant à son centre, l'épiderme se rompt. D'où la conséquence que le godet favique n'aurait pas d'enveloppe propre, comme M. Gruby et d'autres le
prétendent. Le champignon s'étendrait peu à peu dans les membranes qui enveloppent les bulbes pileux, dans le bulbe pileux
lui-même, de manière que le bulbe du poil, la souche, le prolongement radiculaire, fussent parsemés de spores et de fila-

ments tuberculeux; on retrouverait des sporules et des tubes de mycélium sur les membranes capsulaires des cheveux, principalement entre la tunique capsulaire et le canal épidermique du bulbe des cheveux. Quant à ceux-ci, le canal central aurait disparu; on retrouverait çà et là sur la tige des fragments de matière faveuse. Les fibres longitudinales du cheveu paraîtraient plus larges et plus grosses que dans l'état normal. Les cheveux auraient perdu leur brillant à l'extérieur. Toutes ces altérations peuvent exister d'ailleurs à divers degrés, suivant la durée et la confluence de la maladie; d'où M. Bazin conclut que non-seulement le champignon croît au pourtour et à la naissance des cheveux sous le prolongement épidermique qui se réfléchit autour du bulbe, mais encore qu'il envahit le bulbe et le cheveu; d'où la conséquence de l'épilation pour atteindre les spores profondes du favus, et la destruction des cheveux, non par atrophie et par compression des bulbes ou des cheveux, mais par envahissement de ces organes par le cryptogame. Tout cela me paraît parfaitement fondé.

Quant aux caractères micrographiques du favus, voici en quoi ils consistent (voy. planche de micrographie) : Formé par les diverses parties du champignon appelé *achorion*, il n'existe pas encore, en tant que *favus*, lorsque les spores du végétal sont encore sèches; celles-ci venant à germer, constituent des filaments de *mycelium*; puis naissent des tubes sporophores, les spores se multiplient au point que le tout forme une masse visible à l'œil nu.

L'ensemble du champignon est-il enveloppé d'une membrane propre? Sont-ce des lames épidermiques qui lui forment une enveloppe? C'est une question encore controversée. Toujours est-il que jusqu'au moment où l'enveloppe s'ouvre, la surface du godet paraît lisse, ronde, unie; le godet venant à s'ouvrir, on voit au microscope qu'il est formé : 1° de tubes flexueux, ramifiés, non cloisonnés, vides ou contenant quelques rares granules moléculaires (mycélium); 2° de tubes droits ou courbes sans être flexueux, quelquefois, mais rarement, tuméfiés, contenant des granules ou de petites cellules rondes, ou des cellules allongées, placées bout à bout, de manière à représenter des tubes cloisonnés, avec ou sans traces d'articulations étranglées (réceptacles ou tubes sporophores à divers états de développement);

3° enfin de spores de diverses formes, libres ou réunies en chapelets (voy. planche micrographique) (Robin, *Dictionnaire de médecine et de chirurgie*, etc., 1855). Quant aux spores, elles sont
extrêmement petites. Que si l'on examine, suivant M. Bazin, une
petite parcelle de matière faveuse en la plaçant dans l'eau entre
deux plaques de verre, on voit qu'elle se compose de sporules de
tubes vides (mycélium), de tubes chargés de sporules simples ou
complexes (sporidies) ; les unes sont très petites, à peine peut-on
les distinguer des granulations noires; les autres ont de $0^{mm},005$ à
$0^{mm},008$ de longueur. Les plus grosses paraissent avoir une double
enveloppe, dont le centre est composé de granules, ce qui ne se
voit qu'à un grossissement de 800 diamètres. Elles sont ovoïdes,
triangulaires ou étranglées vers le milieu, réunies bout à bout
en chapelets. Les tubes sont flexueux, simples ou ramifiés, vides
ou chargés de spores ou de granules ; accolés les uns aux autres,
ils forment des tiges, et quelquefois comme des arbustes. (Voy.
la planche de micrographie.)

Quant aux cheveux, leur bulbe est d'abord parsemé de spores
à sa surface et à sa base ; ces spores se disséminent aussi à la surface des cheveux. Plus tard le bulbe lui-même s'atrophie et perd
peu à peu de son volume, en même temps que les spores et les
filaments tubuleux se propagent le long du cheveu ; celui-ci s'a-
maigrit de plus en plus, devient terne, et puis se décolore. Quant
à sa partie médullaire, elle disparaît une des premières.

Démontrons maintenant que le produit morbide est de nature
végétale : déjà on a pu voir que l'inspection microscopique donnait des caractères d'organisation dont on ne saurait mettre en
doute l'existence. Une expérience de M. Gruby prouve jusqu'à
l'évidence, sans le secours d'instrument de grossissement, qu'il en
est ainsi. Il a pris un certain nombre de granules contenus dans
ces petits sacs ou mycodermes, il les a déposés sur un point de
l'écorce d'un chêne en pleine végétation, et, après avoir fait son
expérience dans des conditions favorables, il a vu se développer
une production teigneuse tout à fait semblable à celle qui naît
sur la tête des enfants. Le développement de ce produit végétal
a eu lieu à l'instar de celui du lichen. Cette pièce a été montrée à
l'Institut, nous l'avons vue nous-même ; les caractères du déve-

loppement nous ont paru identiques avec ceux du godet de la teigne. Cette inoculation peut d'ailleurs s'opérer tous les jours d'individu à individu. Ainsi il doit être évidemment reconnu aujourd'hui que le produit de la teigne est un produit organique de nature végétale, et la démonstration de ce fait rend parfaitement compte de la manière dont la maladie se transmet le plus souvent d'enfant à enfant. On sait que c'est l'une des maladies les plus contagieuses, et que presque toujours elle vient de ce que des bonnets portés par un enfant teigneux l'ont été par d'autres qui gagnent la teigne ; ou bien de ce que des enfants non teigneux ont couché avec d'autres enfants teigneux. La poussière dite *granules*, ou *sporules*, ou *spores*, est excessivement fine ; elle adhère facilement aux vêtements ; elle s'échappe sous forme de poudre quand un enfant se secoue ou se frotte la tête, et l'on conçoit dès lors qu'elle puisse facilement servir de moyen d'inoculation entre deux personnes.

J'ai eu dans mon service à l'hôpital un jeune homme de quinze ans qui y est arrivé avec une teigne des plus étendues, et qui l'a gagnée en portant une casquette qui avait appartenu à une famille de teigneux ; cinq enfants et la mère avaient à la fois cette maladie, qui, chez le jeune homme dont il est question, datait de quatre ans seulement.

De ce que la teigne est contagieuse et qu'elle se propage d'enfant à enfant au moyen d'une sorte de semence, s'ensuit-il qu'elle ne puisse se développer spontanément? A cet égard tous les auteurs admettent qu'elle peut naître sous des conditions de misère, de mauvaise alimentation, de malpropreté, etc. Mais aujourd'hui, c'est une manière de voir que beaucoup de modernes et tous les naturalistes rejettent.

Le *favus* ou teigne est une affection de l'enfance et de l'adolescence. Elle peut cependant se montrer à tous les âges de la vie ; mais il est rare qu'après vingt ans la maladie se développe autrement que par transmission, soit directe par contact, soit indirecte et par suite d'un bonnet, casquette ou chapeau d'un teigneux porté par un sujet sain, qui devient bientôt malade.

Cette affection peut, dans l'une de ses formes, le *favus scutulata*, teigne scutulée ou en écuelles, se montrer à toute la surface du corps ; mais dans la très grande généralité des cas, elle est bornée à la tête.

Notre collègue M. Bazin rattache essentiellement la teigne à l'existence des poils, et il va si loin à cet égard, qu'il déclare qu'il ne peut pas se montrer de favus là où il n'y a pas de poils. Je concevrais cette opinion si la teigne avait son siége principal et son point de départ dans les bulbes des poils, mais il n'en est pas ainsi : en admettant même parfaitement exactes les recherches de M. Bazin, on conçoit que l'affection développée à l'union du bulbe avec le cheveu puisse envahir le bulbe du poil, mais nous ne saurions considérer la présence du favus comme nécessitant celle d'un poil ou d'un cheveu. D'ailleurs M. Lebert a trouvé des godets faviques sur la verge et sur des parties du corps exemptes de poils (Ch. Robin, *ouvr. cit.*). Sans nous appuyer du secours du microscope, nous ferons tout de suite ressortir la différence qu'il y a entre la guérison de la teigne scutulée qui peut atteindre la figure et les autres parties du corps, d'avec la teigne faveuse qui ne se montre jamais qu'à la tête : Mahon a parfaitement établi cette distinction. On guérit une teigne scutulée de la face et du corps dans l'espace de peu de temps ; on guérit même une teigne scutulée du cuir chevelu dans un temps plus court que pour la teigne lupineuse. Mais, malheureusement, quand on est conduit à émettre une idée nouvelle, on est porté à tout faire plier à cette idée ; c'est ce qui est arrivé à notre honorable collègue M. Bazin.

Tantôt la teigne affecte une partie seulement du derme chevelu, tantôt la totalité. Elle peut être bornée à une surface de quelques centimètres de diamètre, et, dans d'autres cas, s'étendre partout où il y a des cheveux, de manière à former une sorte de calotte.— Elle apparaît ou sur un seul point, ou sur plusieurs à la fois, qui, en s'élargissant peu à peu, se réunissent pour former une plaque unique. Toutes les fois que le favus se montre dans un seul point il reste toujours plus ou moins limité ; mais il peut survenir des récidives, ou bien la partie, après avoir été traitée, peut redevenir le siége d'une nouvelle poussée ; alors il est rare que d'autres points du cuir chevelu ne deviennent pas malades. Dans tous les cas, si l'on en excepte le *favus scutulata*, dont le développement est souvent très rapide, on peut dire que la marche des teignes a lieu d'une manière lente, et que la maladie ne fait de progrès très sensibles que dans un espace de temps assez long.

Ces circonstances d'étendue et de multiplicité des plaques sont soumises à certaines données générales que nous ferons connaître : la teigne lupineuse tend presque toujours à occuper une assez grande surface. Quand elle est spontanée, elle se limite le plus souvent à une seule plaque. Quand la teigne est contractée par des bonnets ou casquettes, il est assez commun de la trouver en plaques multiples. La teigne squameuse est toujours très circonscrite, mais à plaques multiples. On peut donc avoir à traiter une teigne très limitée comme une teigne très étendue.

Ceci posé, on reconnaîtra la teigne à l'apparition, sur un point ou sur une surface plus ou moins large du derme chevelu, d'une sorte de croûte jaune orangé ou blanc jaunâtre, croûte dont la surface tombe en poussière, sans sécrétion aucune, et répandant une odeur plus ou moins fétide, que l'on a comparée à l'odeur de souris. Jamais comparaison ne fut plus exacte. — Pas de démangeaisons très notables ; chute plus ou moins complète des cheveux, et ceux qui restent encore sur les points malades, très amincis, très chétifs et frisés, ainsi que le représente la figure que nous avons donnée de cette maladie. La chute des cheveux est, en effet, une conséquence nécessaire de l'existence du favus par la pression que le mycoderme exerce sur le bulbe du poil et par l'extension de la germination du favus à ces bulbes.

Quand on examine ces cheveux à la loupe, on voit qu'ils sont plus ou moins malades. L'altération morbide peut exister à la tige seule, sur laquelle on trouve des fragments de matière faveuse. Parfois on retrouve des tubes de mycélium et la matière faveuse, qui vont se perdre entre la souche du poil et la face interne de la capsule dont la base déchirée répond à l'extrémité supérieure de la tunique capsulaire, ayant devant elle le canal épidermique du cheveu. Le cheveu est terne, il a perdu son brillant ; les deux substances, corticale et médullaire, sont confondues sans qu'on puisse les distinguer l'une de l'autre. Dans d'autres cas, il n'existe plus que des débris de capsule. Le bulbe du poil, la souche, le prolongement radiculaire, sont parsemés de spores et de filaments tubuleux (Bazin, *Mémoire cité*). Ce fait est important pour reconnaître dans le cours du traitement les cheveux qui peuvent encore être malades. — Enfin, la croûte du favus est à surface rugueuse, inégale, plus ou moins élevée au-dessus du niveau de la peau; elle adhère fortement, et ce n'est qu'à l'aide de l'extrémité d'une spatule ou d'un couteau qu'on peut l'enlever. Si cette opération est faite avec soin, on voit au-dessous de la croûte le derme chevelu recouvert d'un épiderme lisse et très fin; sa couleur est rosée; il n'y existe pas d'érosion ou de plaie : or, si le favus était de nature pustuleuse, ou s'il fournissait une sécrétion quelconque, la surface sécrétante serait plus ou moins érodée. Cette circonstance complète la série de faits que nous avons invoqués pour démontrer la nature du favus.

Maintenant, dans les variétés de *favus lupineux*, *scutulé*, *granulé*, et *écailleux*, il y a des différences qu'il est difficile de décrire autrement que par les caractères anatomo-pathologiques que nous avons donnés.

Le *favus scutulata* apparaît quelquefois sur le corps en même temps qu'au cuir chevelu. Il peut s'y montrer sur toutes les parties : le front, la figure, le cou et la poitrine en sont plus fréquemment le siége. Il y est ordinairement sous forme discrète : ainsi, on trouve çà et là un, deux ou trois godets réunis. Ces godets prennent un accroissement très grand ; ils conservent leur forme parfaitement ronde, à bords relevés en écuelle et à centre fortement déprimé. Leur développement est plus rapide que dans les autres variétés, et ce développement semble s'arrêter lorsqu'il est arrivé à un certain état d'accroissement.

Ce serait être trop absolu que d'avancer que le *favus scutulata* du corps affecte toujours cette forme discrète. J'ai vu plusieurs malades dont la presque totalité de la peau des membres en était couverte. Chez eux, l'affection s'était montrée sous forme confluente. Tous les godets étaient réunis entre eux pour donner naissance à des plaques énormes. L'un de ces malades, âgé de trente-cinq ans, a succombé, dans mon service, aux suites d'une fièvre typhoïde contractée pendant son séjour à l'hôpital. Cet homme, atteint de favus depuis son très jeune âge, avait subi bon nombre de traitements. Il était arrivé de la province, amaigri par une irritation chronique des intestins, qui entraînait à sa suite des

garderobes sans cesse en diarrhée. Cet état était né sous l'influence des chagrins causés par une maladie contre laquelle l'art
avait échoué, et à laquelle l'âge n'avait apporté aucune amélioration. Les membres décharnés avaient pour enveloppe un favus
qui en occupait toute la surface, et qui exhalait cette odeur de
souris que nous avons signalée. Cet homme se faisait horreur. Il
était taciturne, fuyait le contact des autres malades, restait au lit
le plus souvent, et s'affaiblissait de jour en jour. Le séjour à l'hôpital, dans de pareilles conditions, devait lui être funeste. Il fut
pris de fièvre typhoïde, et, chose remarquable, le *favus* se guérit
complétement, ainsi que cela a lieu pour toutes les affections
cutanées sécrétantes, lorsqu'une maladie aiguë vient à naître en
affectant l'économie en général. Nouvelle preuve qu'il existe dans
les maladies cryptogamiques autre chose qu'un cryptogame. Nous
fûmes assez heureux pour arrêter les progrès de cette fièvre. Le
malade se nourrissait alors; il se remettait peu à peu, imbu qu'il
était de la pensée qu'il allait être débarrassé de son favus général,
lorsque, ainsi que cela se passe habituellement, il vit reparaître
sa cruelle maladie. Cette atteinte portée à un espoir que nous
n'avons pas pu heurter de front en présence d'un malade dont la
santé était gravement compromise, fit bientôt reparaître les accidents du côté du ventre, et alors cet homme tomba dans un affaiblissement gradué dont il ne put sortir. Il succomba. Ainsi il
s'était opéré pour la teigne ce qui se passe pour la gale et les
acarus. Dira-t-on aussi pour ce cas que le mycoderme sommeille,
ainsi qu'on l'a prétendu pour l'*acarus*, et si celui-ci vit d'une sorte
de vie végétative, de quelle vie les productions teigneuses vivent-
elles durant ce sommeil soi-disant léthargique? On se retranchera,
il est vrai, sur ces deux faits toujours invoqués par les micrographes, à savoir, que le sol de l'individu malade n'était plus
propre à la germination des spores; et pour expliquer des récidives, qu'il était resté des spores à la surface de la peau qui ont
germé aussitôt le retour à la santé!—Le favus squameux est beaucoup plus discret que le favus lupineux. Le favus granulé est le
plus confluent et celui qui suit la marche la plus rapide; mais
tous les trois n'attaquent que le cuir chevelu, tandis que le *favus
scutulata* peut affecter le corps.

Le favus n'est pas une de ces maladies qui se guérissent d'une manière spontanée, au moins c'est l'exception. Le plus souvent il persiste jusqu'à l'adolescence, et même jusqu'à trente et quelques années. Mais lorsque le sujet a contracté cette maladie pendant le jeune âge, on la voit décroître vers vingt ans, et se guérir peu à peu, après avoir entraîné la perte presque totale des cheveux.

La teigne ne paraît pas toujours liée avec le tempérament et la constitution du sujet, en ce sens que tout individu peut la contracter; mais quand elle se développe spontanément, c'est principalement chez des enfants lymphatiques où les affections cutanées sécrétantes de la tête sont communes. Cette dernière circonstance conduit le médecin à employer un traitement général en même temps qu'un traitement local pour combattre cette maladie, et les frères Mahon eux-mêmes, tout en employant leurs pansements répétés et faits avec soin, prescrivent l'usage des dépuratifs.

Des faits que nous avons exposés dans cet article sur la teigne, nous croyons devoir tirer les corollaires suivants, comme préliminaires de l'exposition des diverses méthodes de traitement que nous allons faire connaître avec détail.

1° La teigne est une maladie tout à fait différente de la croûte de lait, de la teigne amiantacée, des variétés d'eczéma et d'impétigo de la tête, du *porrigo decalvans*, de l'herpès tonsurant et du pityriasis du cuir chevelu.

2° Cette maladie, dont la cause première nous est inconnue, a pour cachet essentiel le développement, autour du bulbe des poils, d'une production végétale qui s'étend au bulbe lui-même, l'envahit tout en le comprimant et en s'opposant à sa nutrition, puis le détruit, altère les cheveux et en amène ainsi la chute.

3° Elle est essentiellement contagieuse, et se transmet au moyen d'une poussière organisée à l'instar de la graine des végétaux.

4° C'est une maladie de l'enfance et de l'adolescence.

5° Non-seulement elle peut se montrer à la tête, mais encore sur toute autre partie du corps, au moins pour une de ses variétés.

6° Elle ne fournit jamais aucun produit de sécrétion lorsqu'elle est abandonnée à elle-même et qu'elle n'est pas modifiée par des applications de pommades ou d'agents irritants.

7° Elle peut guérir spontanément, mais cette guérison ne s'obtient qu'à un âge déjà assez avancé de la vie. Quoique guérie, la maladie laisse des traces de son existence par l'atrophie et la chute des cheveux.

8° Enfin, c'est une des affections cutanées les plus rebelles aux traitements.

Traitement. — La ténacité de cette affection a, de tout temps, appelé sur elle l'attention du médecin. Aussi signale-t-on, dès l'époque la plus reculée, des moyens plus ou moins efficaces pour atteindre ce but. L'énumération rapide que nous allons en faire donnera la preuve de la difficulté que l'on éprouve, dans bon nombre de cas, à guérir la teigne : car on peut dire que la presque totalité des agents connus a été tentée, et souvent en vain.

Après des essais nombreux, on est arrivé à ce résultat que la guérison du *favus* est d'autant plus prompte et plus assurée, que l'on opère au préalable la chute des cheveux. Aussi, pour atteindre ce but, on s'est arrêté à un moyen violent, la calotte, qui présente l'avantage d'arracher à la fois un grand nombre de cheveux, mais qui offre l'inconvénient grave de faire souffrir les enfants et de leur arracher des cris si violents, que quelques-uns ne peuvent supporter cette méthode. MM. Mahon ont même cité un exemple de décès survenu chez un enfant, le second jour de l'enlèvement de la calotte, et à la suite de la perturbation que l'avulsion avait portée sur tout le système nerveux. L'avulsion des cheveux a donc de tout temps été préconisée par les médecins qui se sont occupés de la teigne.

Or, la calotte est encore employée aujourd'hui dans quelques départements, contre la teigne ; non pas, il est vrai, par des médecins, mais par des religieuses auxquelles on confie le soin de cette maladie. Nous croyons donc utile d'en rappeler et la composition et l'emploi méthodique.

On délaye dans une bassine 125 grammes de farine de seigle avec un litre de vinaigre blanc ; on agite continuellement le mélange lorsqu'il est sur le feu ; on y ajoute, aussitôt la cuisson de la farine, 15 grammes de carbonate de cuivre en poudre ; on fait bouillir doucement pendant une heure, après quoi on met 125 grammes de poix noire, 125 grammes de résine et 190 grammes de poix de Bourgogne. Lorsque le tout est mêlé et parfaitement fondu, on jette dans l'emplâtre 190 grammes d'éthiops antimonial en poudre fine ; on agite le mélange jusqu'à ce qu'il ait pris une consistance convenable. C'est cet emplâtre que l'on étale sur une toile résistante capable en un mot, de supporter des tractions assez fortes.

Pour appliquer la calotte, on commence par couper les cheveux aussi près que possible de la peau, on ramollit les croûtes à l'aide de cataplasmes et on les fait tomber en les lavant avec de l'eau de savon, ce qui a lieu en trois ou quatre jours ; alors on étale la toile emplastique sur la surface de la tête, en prenant la précaution de couper l'emplâtre de sa circonférence à son centre pour pouvoir l'enlever par portions et aussi pour qu'il ne fasse pas de plicatures. Au quatrième ou au cinquième jour, on enlève brusquement chaque portion de l'emplâtre, et avec lui une certaine quantité de cheveux qui, en poussant, se sont enchâssés dans sa substance. Cet arrachement se fait à contre-poil, afin d'opérer une ablation plus efficace des cheveux. On applique un nouvel emplâtre que l'on enlève et que l'on réapplique tous les deux jours, en ayant soin de couper les cheveux restants, lorsqu'ils ont poussé.

Ce traitement est ainsi continué pendant deux ou trois mois. Quelques enfants s'habituent peu à peu à ces tractions, qui deviennent en général de moins en moins douloureuses au fur et à mesure qu'une plus grande quantité de cheveux est arrachée ; mais beaucoup d'entre eux ne peuvent pas supporter ces souffrances et abandonnent ce traitement.

Il est certain que cette méthode compte des succès assez nombreux, mais quel moyen ! aussi a-t-il été abandonné par les médecins. J'ai vu nombre d'enfants auxquels il avait été appliqué sans succès, et qui sont venus réclamer nos soins à l'hôpital Saint-Louis. Ces exemples se reproduisent journellement.

Cependant quelques praticiens adoptent aujourd'hui cette méthode, que suit, par exemple, M. Baumès (de Lyon). Ce praticien a même préconisé un emplâtre moins agglutinatif que le précédent, causant, par conséquent, moins de douleurs, et propre d'ailleurs à conduire au même résultat. La formule de cet emplâtre et son mode d'emploi se trouvent dans l'ouvrage d'Alibert, et Desault en avait vanté les avantages dans ses leçons. Il consiste à faire dissoudre de la gomme ammoniaque dans du vinaigre, jusqu'à consistance d'emplâtre ; on l'étend sur de la toile et on l'applique par bandelettes. Ces bandelettes sont successivement enlevées après un séjour variable, depuis quelques jours jusqu'à quelques semaines.

J'ai essayé ce moyen, à l'hôpital Saint-Louis et à la prison des Madelonnettes, sur plusieurs teigneux, et sans obtenir des succès plus nombreux que par des moyens plus simples et moins douloureux ; en sorte que, s'il est préférable à la calotte, en ce sens qu'il a moins d'inconvénients qu'elle, il en présente encore, et ses avantages ne les compensent pas.

Samuel Plumbe, en vue de l'épilation comme moyen de guérison, a proposé d'arracher les cheveux un à un ; on a reculé devant un moyen aussi long ; et c'est ici le lieu de nous demander si l'épilation est une condition indispensable du traitement de la teigne, et si seule elle suffit pour amener la guérison de cette maladie. A cet égard, on peut considérer l'épilation comme étant l'un des moyens les plus propres à opérer la guérison de la teigne ou au moins à en favoriser la guérison. Je dis favoriser, car on observe assez souvent de vieux teigneux chez lesquels la généralité des cheveux est tombée, et où cependant il existe sur le cuir chevelu des plaques très larges de *favus*. On peut, d'une autre part, guérir la teigne sans amener l'épilation. Les frères Mahon, par exemple, n'épilent pas, et leur poudre dite épilatoire ne fait pas tomber le bulbe des cheveux. Le point de vue réellement curatif qui doit diriger le médecin, c'est de recourir à un agent qui puisse désorganiser assez complétement la production végétale à son origine, sans attaquer les cheveux. L'avulsion préalable des cheveux favorise singulièrement cet effet, puisque la calotte seule guérit. Mais faisons remarquer à ce sujet que, dans l'emplâtre destiné à la préparation de la calotte, il entre une certaine proportion d'un sel cuivreux et d'un sel antimonial qui doivent agir, ainsi qu'on le verra plus loin, sur les productions faveuses.

« En juillet 1853 est entré au pavillon Saint-Matthieu, à l'hôpital Saint-Louis (service de M. Bazin), un paysan faisant métier dans son village de guérir la teigne, et probablement il la guérissait mieux et plus vite qu'on ne le fait dans les hôpitaux de Paris; il pratiquait surtout l'épilation avec une incroyable habileté. » (Bazin, *Mémoire cité*).

Ce fut pour notre collègue l'origine d'un travail raisonné sur la teigne; il se livra à des expériences microscopiques pour vérifier les faits déjà connus sur la nature végétale de la teigne; il rechercha quels étaient les agents chimiques les plus propres à attaquer le mycoderme, et, faisant précéder l'emploi de ces agents de l'épilation, comme l'avait proposé Samuel Plumbe, il est parvenu à guérir la teigne en six semaines ou deux mois; il hésitait d'abord à opérer l'avulsion des cheveux, dans la crainte qu'ils ne pussent repousser, mais contre son attente, il les vit renaître plus forts et plus beaux qu'auparavant. Quant à l'épilation, il la pratique en enlevant deux ou trois cheveux seulement à la fois, ce qui exige, dit-il, environ six heures pour épiler totalement une tête, et ce que l'on peut faire d'ailleurs en plusieurs séances.

On comprend tout de suite le travail de patience qu'exige le préliminaire de cette méthode de traitement, aussi trouvons-nous ce paragraphe dans l'avant-propos du mémoire cité : « D'autres, mieux intentionnés, répéteront nos expériences, je doute qu'ils réussissent. La patience leur fera défaut, et la moindre inobservation des règles thérapeutiques que nous avons posées sera suivie de déceptions. Il y aura des récidives, et ce qui aurait dû être mis sur le compte de l'opérateur, sera mis sur le compte du procédé. »

Je conçois la première idée de cette phrase, celle qui a trait à la patience nécessaire pour exécuter l'épilation; je ne comprends pas la seconde. L'épilation est longue, mais simple, et un infirmier peut être dressé à la faire, c'est ce qui a eu lieu depuis dans chacun de nos services ; et une fois pratiquée, la méthode de traitement est plus simple encore, comme on le verra plus loin. Que signifie donc cet insuccès à craindre? pourquoi le procédé ne réussirait-il que dans les mains de M. Bazin? Nous pensons qu'à cet égard il a trop préjugé du bon vouloir de ses confrères, tout disposés à accepter ce qu'il y a de bon dans une méthode, de quelque source qu'elle vienne, et à plus forte raison lorsqu'elle a pour auteur un de nos collègues de l'hôpital Saint-Louis. Serait-ce à cause de son origine, qui remonte à son malade, ce brave paysan guérissant la teigne par l'épilation? A cet égard, M. Bazin a eu raison de s'emparer de ce fait, et de démontrer par l'observation, la pratique et les recherches microscopiques, comment il pouvait être utile. Toutefois ce délai de six semaines à un mois nous paraît tout exceptionnel; nous avons vu de ces malades qui n'avaient pu être guéris qu'après six mois et même près d'un an depuis le commencement du traitement externe dirigé par M. Bazin lui-même. Néanmoins nous n'hésitons pas à le dire, la méthode de M. Bazin est la meilleure et la plus sûre.

Il est une méthode qui compte des succès nombreux et dont l'expérience a sanctionné l'efficacité, c'est celle des frères Mahon; mais les moyens nous sont sinon inconnus, au moins assez incomplétement connus pour que l'on puisse la formuler d'une manière certaine.

Dans cette méthode de traitement, les frères Mahon emploient deux pommades et une poudre épilatoire. Les pommades sont à deux degrés différents de force. On pense généralement que les pommades et la poudre ont pour base du carbonate de potasse ou de soude, et l'on trouve dans plusieurs formulaires la recette de ces trois agents; mais nous doutons que ces formules soient parfaitement exactes.

Quoi qu'il en soit, ce sont les frères Mahon qui pansent eux-mêmes les enfants pendant un laps de temps assez long, et voici comment en général ils procèdent. Ils s'attachent d'abord à faire tomber les croûtes à l'aide de cataplasmes et de lotions d'eau de savon, puis ils appliquent tous les deux jours sur la tête une pommade au premier degré de force. La tête est peignée les jours où la pommade n'est pas appliquée. Quinze jours écoulés, ils disséminent à la surface du cuir chevelu quelques pincées de leur poudre dite épilatoire, tout en continuant l'emploi de la première pommade; après six semaines de traitement, ils arrivent à la pommade au deuxième degré de force, tout en poursuivant l'usage de la poudre.

La durée du traitement, auquel sont joints les soins de la propreté la plus minutieuse, varie entre six et dix-huit mois; le plus souvent elle dépasse le premier terme, et parfois aussi le second. Ils prescrivent aussi pour quelques enfants l'usage de sirops dépuratifs, et parfois l'application d'un exutoire.

L'administration des hôpitaux de Paris confie à MM. Mahon le traitement d'une partie des teigneux qui ne sont pas admis à l'hôpital; M. Bazin dirige celui des autres malades qui n'entrent pas à l'hospice, le nombre en est considérable. Des médecins sont chargés de constater l'espèce de *favus* et l'état de l'enfant avant le traitement, ainsi que la guérison après le traitement. Pour notre compte, nous apportons le plus grand soin à cet examen, et nous avons constaté un grand nombre de guérisons opérées de cette manière.

Nous devons à la vérité de dire qu'il est des cas qui résistent à ces soins bien dirigés, qu'il en est d'autres où il y a récidive, mais ces cas sont l'exception. La méthode de M. Bazin est sans contredit supérieure à celle de MM. Mahon.

Il est peu de médecins qui, chargés d'un service de maladies cutanées, n'aient fait des essais dans le but de trouver un moyen propre à combattre la teigne avec efficacité: sous ce rapport, j'ai employé moi-même un grand nombre de médications.

Et d'abord, il faut établir une distinction entre les espèces de *favus*, ainsi que dans l'époque de leur développement. Le *favus scutulata*, celui qui affecte à la fois le cuir chevelu et la peau, soit de la face, soit des membres ou de toute autre partie du corps, est très facilement curable. Quand il est récent, il suffit de quelques bains, d'applications émollientes et de lotions sulfureuses employées à la fin du traitement, pour en opérer la guérison. Si quelques points résistent, on cautérise la surface malade avec un pinceau imprégné d'une solution de nitrate d'argent au dixième, et il est rare de ne pas voir céder le mal.

Cette espèce de *favus* est-elle ancienne, elle devient beaucoup plus rebelle. M. Bazin considère le *favus scutulata* comme plus rebelle que le *favus lupinosa;* nous ne saurions nous ranger à son opinion. Le *favus squameux* est plus difficile à guérir encore; et le plus tenace de tous, c'est le favus squameux. Voici, au surplus, les

préceptes généraux que nous croyons devoir formuler relativement à la thérapeutique des *favus*.

Nous considérons cette maladie comme étant liée à la constitution du sujet. Tous ces enfants sont généralement lymphatiques ;
leur intelligence est obtuse, leurs facultés morales en général peu
développées. Certes l'état d'isolement dans lequel ils se trouvent
placés, l'éloignement et l'espèce de répulsion qu'on leur témoigne,
entrent pour quelque chose dans cet état général d'apathie et
d'indolence qui fait le cachet de ces enfants ; mais toujours est-il
que le tempérament et la constitution qui leur sont propres,
réunis à des conditions de misère et de malpropreté, en ont été
en général le point de départ.

D'où la conséquence qu'il ne faut pas seulement voir dans la
teigne une maladie locale, mais bien une forme morbide derrière
laquelle se cachent des conditions de vitalité et d'organisation
qu'il faut chercher à modifier avantageusement par les médications toniques, excitantes, soit que l'on ait recours au fer, soit que
l'on ait recours au soufre sous des formes diverses, tant en boissons qu'en bains, moyens liés d'ailleurs à une alimentation substantielle. C'est là le point de départ de tout traitement.

Une seconde circonstance très importante, c'est que la teigne
exige des soins de tous les jours ; aussi les cheveux seront d'abord
coupés aussi courts que possible. Des cataplasmes de farine de
graine de lin seront appliqués tièdes pour faire tomber toutes les
croûtes : ils seront mis la nuit ; le jour, la tête sera graissée avec
du saindoux très frais et mis en abondance. Le matin, des lotions
d'eau de savon seront faites afin de tenir très propre le cuir
chevelu.

Lorsque la peau sera parfaitement nette et qu'elle sera devenue
lisse et au même niveau, on commencera le traitement. A cet
effet, on étendra une couche d'huile de cade trois jours de suite
sur toutes les surfaces dont on veut avulser les cheveux. Il est
constant que, comme l'a indiqué M. Bazin, cette huile prépare
une avulsion plus facile et moins douloureuse des cheveux. On
procédera à l'épilation, que l'on pratiquera en un seul jour ou en
plusieurs fois ; mais il faut, après l'avulsion, incomplète ou complète, faire humecter cinq ou six fois le jour la peau dépourvue de

cheveux avec une solution de sublimé contenant 5 décigrammes de sublimé pour 500 grammes d'eau, et ce pendant quatre à cinq jours. Ce temps écoulé, on arrive à l'emploi de liniments ou de pommades matin et soir, et après un mois, lorsque les cheveux repoussent, on les avulse de nouveau, et l'on répète même plus tard cette opération, jusqu'à ce qu'ils repoussent forts, brillants, bien organisés, et non plus grisâtres, amaigris, ternes, comme ils étaient pendant la durée de l'affection. Quant à la pommade, les recherches microscopiques avaient conduit M. Bazin à formuler une pommade ayant pour base l'acétate de cuivre, 1 gramme pour 30 grammes. Il emploie maintenant une pommade au turbith minéral (sous-deutosulfate de mercure) dans les mêmes proportions.

A l'égard du premier de ces agents, l'expérience et la pratique m'avaient conduit à son emploi, car j'avais reconnu depuis longtemps que la pommade qui guérissait le mieux la teigne était une pommade au carbonate de cuivre, que je formulais à raison de 1 à 2 grammes de carbonate pour 30 d'axonge.

J'ai guéri par ce moyen des favus fort anciens ; j'ai pu l'employer comparativement à d'autres agents, et voici dans quelles circonstances. Le docteur Huet, alors médecin de la prison des Madelonnettes, vint me prier de voir seize enfants détenus, qui avaient séjourné durant des années dans diverses prisons, sur lesquels il avait mis en usage tous les traitements préconisés contre la teigne, et toujours sans succès. C'était en majeure partie des teignes squameuses, c'est-à-dire des plus rebelles. On n'avait pas négligé l'emploi du traitement dit des frères Mahon.

Ces seize enfants furent divisés en quatre catégories, et nous mîmes en regard quatre traitements différents. Une pommade au sulfhydrate de sulfure de chaux, 10 grammes pour 60 d'axonge, de la pommade au soixantième de carbonate de cuivre, les bandelettes de gomme ammoniaque suivant le procédé de M. Evens (du Hanovre), et le liniment de Jadelot. A part la pommade au carbonate de cuivre, il fallut abandonner les autres traitements : les bandelettes d'emplâtre à la gomme ammoniaque étaient trop douloureuses dans leur avulsion ; la pommade au sulfure de chaux et le liniment de Jadelot amenaient une irritation trop vive du cuir chevelu. De sorte que M. Huet s'en tint à celle au carbonate de cuivre, qui lui parut le mieux réussir. Malheureusement la majeure partie de ces enfants fut transférée dans d'autres prisons, ou bien ils terminèrent leur temps de détention ; mais la guérison fut complète et ultérieurement bien constatée chez trois d'entre eux. Plusieurs autres quittèrent la prison sans qu'il y eût apparence de teigne, mais on n'a pu les revoir plusieurs mois après, afin de vérifier leur curation complète. Le traitement de ce groupe d'enfants donne une idée de l'efficacité des principaux agents qui ont été préconisés dans le traitement de la teigne.

L'expérimentation sur la tête des teigneux nous a donc conduit, comme on le voit, à l'emploi de l'agent qui modifie le plus la structure des granules ou sporules végétatives, c'est-à-dire une préparation cuivreuse, car M. Bazin, en opérant des réactions chimiques sous le microscope, a reconnu que le sublimé et l'acétate de cuivre étaient les deux agents modificateurs les plus puissants sous ce rapport.

L'épilation incomplète peut se pratiquer à l'aide du sulfhydrate de sulfure de chaux, proposé par MM. Bœttger et Martens. Au moyen de l'application d'une couche de quelques millimètres d'épaisseur, les cheveux sont coupés *à leur sortie du cuir chevelu* en quelques minutes, cinq à dix au plus, mais ils ne sont pas avulsés ; en sorte que le favus qui tapisse le bulbe n'est pas attaqué. Les cheveux repoussent, et il faut renouveler l'opération quelques jours après ; les autres dépilatoires ont le même inconvénient, et celui que nous indiquons, à part son odeur, est préférable. En résumé, depuis que j'ai expérimenté l'épilation dans le traitement de la teigne, je puis dire qu'elle est un moyen puissant d'abréger la durée du traitement de cette maladie, et que cette pratique de Samuel Plumbe, oubliée d'abord, renouvelée depuis par M. Bazin, est appelée à rendre de grands services dans cette affection.

HERPÈS TONSURANT, *teigne tondante* de Mahon, *teigne tonsurante* de
M. Bazin.

J'ai décrit, page 160, cette maladie comme ne pouvant pas être complétement isolée de l'herpès. Il y a plus, les recher-

ches microscopiques récentes tendraient à la rapprocher de
cette affection plutôt qu'à l'en éloigner. D'une part, il est constant aujourd'hui que non-seulement l'herpès est contagieux,
ainsi que Mahon et M. Cazenave l'ont démontré, en ce sens que
l'herpès tonsurant fait naître un herpès tonsurant sur la tête d'un
autre enfant ; mais encore il est établi aujourd'hui par les faits que
M. Baerensprung a cités et par d'autres assez nombreux qui ont
été recueillis depuis, que, ainsi que l'avait fait entrevoir M. Cazenave, mais sous un autre rapport, sur lequel nous reviendrons
tout à l'heure, l'herpès tonsurant peut développer chez un autre
individu, et sur des parties dépourvues de cheveux ou de poils,
l'herpès circiné. Ainsi nous avons eu l'occasion de voir à notre
consultation une femme qui nous présentait un enfant atteint
d'herpès tonsurant à la tête, et ayant plusieurs plaques d'herpès
circiné au cou ; la maladie, à l'état d'herpès circiné, avait été communiquée à son frère, âgé de quatre ans : cette jeune fille en avait
trois. La mère l'avait contractée de ses enfants, mais à l'état
d'herpès circiné : elle avait des plaques sur les bras. M. Baerensprung a dessiné des plaques d'herpès tonsurant de diverses gran-
deurs sur le cou et le cuir chevelu d'un enfant, suivi du développement d'herpès circiné, et dont l'une d'elles occupait la partie la
plus déclive du cuir chevelu et la partie la plus élevée du cou.
M. Cazenave a cité des cas du même genre. Et comme M. Baerensprung a signalé dans l'herpès circiné l'existence du trichophyton,
cryptogame de l'herpès tonsurant, il résulterait de l'ensemble de
ces faits une analogie très complète entre ces deux maladies.

Cependant il nous faut appeler l'attention des médecins sur une
différence capitale entre les deux maladies au point de vue de la
forme pathologique. Il est constant, et tous les auteurs sont d'accord à cet égard, qu'il n'y a pas d'herpès circiné sans l'existence
d'un bourrelet circulaire à vésicules extrêmement ténues. Or,
l'observation apprend que dans la presque totalité, si ce n'est
dans la totalité des cas d'herpès tonsurant, le bourrelet vésiculeux manque. Aussi M. Bazin s'est demandé si l'herpès circiné ne
précéderait pas le développement de l'herpès tonsurant. Nous ne
pouvons admettre sans une observation ultérieure bien exacte
cette supposition, qui nous paraît avancée pour le besoin de la

cause. Nous n'avons jamais observé de bourrelet dans l'herpès tonsurant; M. Bazin n'en a pas vu non plus. Ce sont donc des recherches ultérieures à faire pour bien préciser ce point de pathologie.

Bornons-nous donc à établir les propositions suivantes comme étant des faits acquis aujourd'hui, à savoir : que l'herpès tonsurant, contagieux de sa nature, développe sur la tête d'autres enfants, et par contagion, des plaques d'herpès tonsurant; que sur les enfants qui en sont atteints, il peut développer ou il peut se développer des plaques d'herpès circiné sur le cou, les bras, la poitrine, qui coïncident avec l'herpès tonsurant; que l'herpès tonsurant peut faire naître de l'herpès circiné sur des parties autres que le cuir chevelu chez des enfants ou chez des adultes, et qu'alors ces sortes d'herpès circinés coïncident avec l'existence du même cryptogame que celui qui existe sur les plaques d'herpès tonsurant, c'est-à-dire le trichophyton; ce qui n'empêche pas qu'il puisse exister des herpès circinés développés spontanément, et qui soient exempts de toute production végétale, contrairement aux opinions émises dernièrement par M. Baerensprung; qu'il est très douteux jusqu'alors que l'herpès tonsurant soit précédé ou accompagné d'un bourrelet vésiculeux comme l'herpès circiné; enfin que l'herpès tonsurant est une maladie essentiellement parasitaire. M. Baerensprung a de plus signalé l'existence d'un cryptogame dans l'herpès circiné.

Or, le champignon qui coïncide avec lui, et que l'on désigne sous le nom de *Trichophyton*, Malmsten, ou trichophyton tonsurant, que nous avons décrit dans les préliminaires des maladies parasitaires (page 23), prend naissance dans le bulbe des cheveux; mais il est probable que s'il s'est développé après, et par suite de la contagion, il doit naître et végéter sur le cheveu lui-même où il est déposé tout d'abord, pour s'étendre au bulbe ensuite; qu'il pénètre dans les enveloppes du cheveu, végète dans son bulbe et dans le canal médullaire, et y trace des chapelets de spores tant au dedans qu'au dehors. Je dis au dehors; car si l'on examine le cheveu malade au microscope, et que l'on prenne surtout un des cheveux cassés du centre de la plaque, on voit que toute sa surface est tracée de sinuosités linéaires avec ou sans spores, qui lui

donnent l'aspect d'une écorce de chêne : c'est ce que représente
la gravure que nous avons fait faire. Il faut bien le dire, en effet,
il n'existe pas encore de dessin bien exact des cheveux atteints de
trichophyton, et cette opinion n'est pas seulement la nôtre, c'est
celle de M. Robin. Celui que nous avons fait dessiner est très
fidèle ; il comblera, je l'espère, la lacune que je viens de signaler.

Quand on recherche au microscope l'image des planches qui ont
été faites antérieurement, on est tout surpris de ne rien voir de semblable. Voici donc ce que le praticien trouvera : un cheveu dépourvu
de fibres transversales et de fibres longitudinales ; celles-ci remplacées par des sillons ou rainures produites par les traînées de spores
en chapelets qui semblent avoir creusé la surface du cheveu. Çà
et là des paquets noirâtres ondulés traversant le cheveu, ou plutôt
l'enroulant, et se prolongeant sur leurs bords, où, en faisant mouvoir la lentille au point d'observation, on aperçoit des masses de
spores très petites à circonférence très nette et très arrêtée, placées les unes à côté des autres. Les points noirs ou ombrés sont
formés par des paquets de spores ; aussi, si l'on vient à compri-
mer le cheveu et à faire mouvoir le verre à recouvrement dans
un sens donné, de manière à étaler toutes les spores dans la couche
d'eau qui sépare les deux verres, on a un cheveu dépourvu de ces
amas de spores. Alors, en examinant avec beaucoup de soin, en
approchant lentement la lentille au point visuel le plus lumineux,
on voit des spores sur le cheveu disséminées d'une manière innom-
brable, dont la généralité est disposée sous forme de chapelets.
La surface du cheveu a quelque ressemblance avec l'écorce d'un
chêne par les stries ou rainures qui y sont creusées. Mais il y a loin
de ces chapelets à ces chapelets représentés en lignes droites bien
régulièrement espacées, comme le reproduisent les figures tracées
par les micrographes. Chose remarquable, on a donné aux spores
qui composent ces chapelets des diamètres qui représentent un
grossissement de 700 à 800 diamètres. De sorte que l'observateur
cherche en vain ces spores volumineuses. Il en a été de même
pour toutes les figures de parasites végétaux, pour la teigne, pour
le *Microsporon furfur*, etc. Pour nous, nous avons donné à peu
près le même grossissement à nos dessins, soit 200 diamètres.
(Voy. la micrographie et ses explications.)

Lorsque le champignon a pullulé à la surface et surtout à l'intérieur du cheveu, de manière à détruire sa substance et à la *remplacer* même ultérieurement, il arrive un moment où il le remplit trop ; alors il le casse inégalement à quelques millimètres de sa naissance. Sa cassure, vue au microscope, ressemble à une poutre rompue en éclats, et l'on voit une série de spores qui s'échappent de l'intérieur, à l'endroit de cette cassure. Dans d'autres cas, il renfle le cheveu ; dans d'autres, un point du cheveu ne présentant plus assez de résistance, il se fait une ouverture latérale, une sorte de crevasse par où s'échappent les spores.

Quant au bulbe, toutes les enveloppes en sont détruites, et l'on arrache le bulbe dépourvu de ses membranes. Le volume du bulbe a peu diminué, quoiqu'il finisse par perdre un peu de ses dimensions ; mais il est presque entièrement formé de spores. M. Baerensprung suppose qu'il se renfle et s'arrondit au début de la maladie.

Cette friabilité qu'acquiert le cheveu rend compte des difficultés, je dirai même de l'impossibilité d'opérer l'épilation ; et l'abondance des spores explique la formation de cette poussière grise adhérente à la peau de la plaque d'herpès tonsurant.

Mais c'est surtout sur les poils de la circonférence que l'on peut suivre le trichophyton depuis son développement. Là les cheveux sont de moins en moins malades au fur et à mesure que l'on s'éloigne à quelques millimètres de la plaque décalvante. On peut avulser les cheveux avec leurs bulbes. J'ai vu sur quelques cheveux des filaments longitudinaux avec quelques expansions contournées qui pourraient bien être l'origine du trichophyton ; çà et là des spores disséminées sur le cheveu, et de moins en moins abondantes au fur et à mesure que l'on s'éloigne du bulbe ; quant à celui-ci, il est toujours et primitivement plus chargé de spores. Quand on examinera des cheveux plus ou moins voisins du centre de la plaque et avulsés avec leur bulbe, on rencontrera souvent un enroulement d'apparence végétale peu après la sortie du bulbe de la peau ; ce n'est pas là le champignon, c'est probablement, comme nous l'avons dit dans nos préliminaires sur les parasites végétaux, l'enveloppe malade épidermique du cheveu, qui par l'arrachement s'est contractée et s'est relevée sur le cheveu même.

Tels sont les principaux phénomènes que nous avons observés. Ils nous paraissent suffisants pour édifier le médecin. Seulement, le caractère principal et essentiel du cryptogame, c'est la spore. Il faut trouver des spores pour affirmer l'existence du champignon, et ce ne sera pas une spore qui suffira pour le caractériser; ce sera toujours une agglomération de dix, vingt, cent spores qui établira ce caractère.

A sa naissance, l'herpès tonsurant présente un certain état in-flammatoire; il est accompagné d'un peu de rougeur et de déman-geaison, mais cet état n'est que très passager. La plaque, de quel-ques millimètres d'abord, s'étend peu à peu en prenant une forme ovoïde pour gagner une surface qui se limite à 1, 3, 5 ou 6 centi-mètres de diamètre en général. Les plaques sont le plus souvent multiples. Elles arrivent en un mois ou six semaines à un état stationnaire, qui reste ainsi permanent pendant des mois entiers, la peau sans tuméfaction aucune et ne développant que quelques rares phénomènes de démangeaison; puis les plaques se débar-rassent peu à peu de leur poussière grise ; les cheveux repoussent, grêles d'abord, puis un peu moins friables, pour être remplacés par des cheveux plus forts, et se terminer par la guérison sans alopécie.

Le diagnostic de l'affection est très facile. La dénudation d'un ou plusieurs points de la tête sur une surface grisâtre ou légère-ment squameuse couverte de cheveux de 3 à 4 millimètres, gri-sâtres eux-mêmes; la forme ovoïde de la plaque, l'aspect de ton-sure qu'elle représente, forment autant de caractères, en dehors des notions microscopiques que l'on peut acquérir, qui en gé-néral sont inutiles pour reconnaître la maladie.

J'ai indiqué, page 168, le traitement de l'herpès tonsurant; j'y ajouterai peu de chose, si ce n'est que l'onguent citrin, l'huile de cade, me paraissent préférables aux lotions de sublimé indiquées par M. Bazin, et qu'il y a avantage dans cette maladie à provoquer un autre mode de vitalité de tissu, en excitant, irritant la peau, de manière à l'enflammer à un faible degré, sauf à la traiter par les émollients ensuite. Toutes les préparations mercurielles étant pa-rasiticides, l'onguent citrin atteindra parfaitement le but.

PORRIGO DECALVANS, *teigne achromateuse* de M. Bazin.

Il faut clairement rattacher cette dénomination à une maladie de la peau, qui a pour caractère : 1° d'amener immédiatement la chute des cheveux, de manière à en faire disparaître toute trace et à laisser une peau aussi lisse, aussi douce que la peau la plus fine ; 2° de produire au début une turgescence de la peau en vertu de laquelle elle paraît comme légèrement œdématiée ; 3° d'amener dans les premiers temps de son développement une teinte rosée très légèrement inflammatoire. *Premier phénomène.* C'est une chose remarquable que de voir tomber, d'une manière assez rapide, dans un ou plusieurs points du cuir chevelu à la fois, la totalité des cheveux qui recouvrent une surface donnée, et de trouver la peau absolument dénudée, lisse, sans pellicules, furfures, sécrétion, et à peine avec le sentiment d'une légère démangeaison, ou plutôt d'une légère chaleur ou tension. Cette épilation va en augmentant, en se multipliant par plaques qui s'élargissent, se confondent bientôt, au point d'amener des dénudations de 8, 10, 12 centimètres en surface, toujours arrondies ; et plus tard au point de produire la chute totale non-seulement des cheveux, mais encore des sourcils, des cils et des poils de tout le corps. Ce dernier cas est beaucoup plus rare, mais nous en avions un exemple dans nos salles il y a quelques années. Aussi la plupart des auteurs ont-ils pris cette maladie pour le *vitiligo.* Mais il existe à cet égard des différences très grandes ; le vitiligo est une simple décoloration de la peau, capable, il est vrai, quand il se montre à la tête, de faire blanchir les cheveux ou d'amener la *canitie*, mais le vitiligo n'amène que très secondairement la chute des cheveux et des poils. D'ailleurs, dans le vitiligo la peau est décolorée sans être malade, en apparence au moins, et nous allons démontrer que dans le *porrigo decalvans* la peau est évidemment malade. C'est d'ailleurs ce qui constitue le *second phénomène* sur lequel nous appelons l'attention. — Le cuir chevelu n'a pas, dans l'état normal et dans la généralité des cas, la couleur de la peau du reste du corps. Il est ferme, dur, consistant, adhérent aux os par un tissu cellulaire très serré ; sa couleur tire un peu sur le *gris*. Dans le *porrigo decalvans*, la peau prend au début une teinte d'un blanc très légèrement rosé; si l'on compare alors sa couleur à la peau du reste du corps, au lieu de la comparer à celle du cuir chevelu avoisinant, on ne s'aperçoit pas du changement qui s'est opéré. Il y a plus, et c'est donner lieu au troisième phénomène qui est propre au porrigo récent, si l'on touche cette peau avec l'extrémité des doigts, au lieu d'avoir un tissu serré adhérent aux os, on a une sensation d'un tissu empâté, comme infiltré, comme œdémateux, qui est tellement prononcé, que ce tissu cutané semble avoir dans quelques cas 12 à 15 millimètres d'épaisseur, y compris le tissu cellulaire, qui participe certainement à l'état de la peau. Ces divers phénomènes qui distinguent cette maladie de toute autre affection, ont pour la plupart été méconnus. Or, ils apparaissent tous les trois au début de l'affection, et ils persistent tant que la maladie fait des progrès. Ceux-ci sont tels que, dans certaines circonstances, il ne reste plus trace de cheveux sur la tête. Lorsque la maladie s'arrête, la peau commence à pâlir pour devenir ensuite d'un blanc mat; mais elle reste molle, empâtée, pendant longtemps encore; puis elle reprend de la consistance et s'accole aux os; enfin, lorsque la maladie commence à se guérir, la peau perd de sa pâleur en même temps qu'il y repousse un duvet, qui se transforme peu à peu en cheveux tout aussi consistants qu'auparavant. Mais, disons-le tout de suite, il faut du temps et beaucoup de temps. Il faut surtout prendre la maladie à son début, car lorsque plusieurs mois ou des années se sont écoulés depuis son invasion, l'affection devient incurable, en ce sens que les cheveux ne repoussent jamais, quoi qu'on fasse. C'est pour ne pas avoir observé des porrigo récents, que la plupart des auteurs, et même des modernes, ne parlent que de l'épilation produite par cette maladie, de la pâleur de la peau et de l'adhérence de celle-ci aux os.

Il y a donc, d'après cette description, une différence essentielle entre le *porrigo decalvans* et le *vitiligo :* dans cette dernière maladie, la peau a perdu sa couleur, mais elle est restée saine; dans le *porrigo decalvans*, la peau est malade, ainsi que le tissu cellulaire sous-cutané, qui n'est affecté que d'une manière secondaire, il est

vrai, par ce dernier. Le *porrigo decalvans* ne peut se montrer que
là où il y a des cheveux et des poils : le vitiligo se produit sur un
point quelconque de la surface du corps. Quoi qu'il en soit, c'est
une maladie fort curieuse et fort rebelle. Elle apparaît par une
petite plaque dénudée sur un point quelconque du cuir chevelu
ou de la barbe, puis une deuxième, une troisième un peu plus
loin, et ainsi de suite, en nombre indéterminé. Quelquefois cependant la maladie se borne à une ou deux plaques. Ce n'est pas
là l'herpès tonsurant, car dans celui-ci il y a des traces de cheveux comme dans la tonsure, tandis que la peau est glabre dans
le *porrigo decalvans*. Elle parcourt ses périodes d'accroissement
pendant un mois environ, puis elle s'arrête et reste stationnaire
pendant des mois entiers, et parfois elle passe à l'état d'incurabilité, n'amenant d'ailleurs pas de démangeaison, pas de sécrétion. M. Bazin a décrit une forme serpigineuse que je n'ai jamais
vue. C'est surtout dans l'adolescence, et souvent même plus tard,
qu'elle se montre. En dehors de ces caractères d'aspect, de forme
et d'état morbide local, M. Gruby a signalé dans cette affection
l'existence d'une production de nature végétale, c'est le *Microsporon Audouini*, dont nous avons exposé les caractères dans nos
préliminaires sur les parasites végétaux. M. Bazin a décrit cette
maladie comme une teigne. Il a décrit aussi, sous le nom de
teigne achromateuse, deux faits qu'il a publiés en 1853 dans la *Gazette des hôpitaux*, et qui ne nous paraissent être autres que des
porrigo decalvans. Mais il en admet une variété que nous devons
signaler, et dans laquelle les plaques seraient accompagnées
d'une dépression semblable à celle que produit le doigt sur une
partie œdématiée. Nous croyons qu'il n'y a pas, en fait de teigne
achromateuse, d'autre maladie que le *porrigo decalvans*, et nous
pensons que dans l'espèce, c'était un porrigo ancien dont la peau
était déprimée et à la période stationnaire.

Quelque soin que nous ayons mis à examiner les cheveux de
deux *porrigo decalvans*, l'un ancien, en traitement depuis cinq à
six mois dans le service de notre collègue M. Bazin, l'autre, d'un
mois de date au plus, dans notre service, nous n'y avons reconnu
que l'enroulement morbide épidermique, sur lequel nous avons
appelé l'attention dans nos préliminaires sur les parasites végétaux.

M. Ch. Robin ayant examiné des cheveux pris à la limite de la partie dénudée, et à un demi-centimètre de la dénudation, nous a déclaré que ces cheveux étaient parfaitement exempts de champignons ; à cette époque de la maladie, le champignon avait donc disparu sans aucun traitement.

Mais si nous n'avons pas trouvé de champignon, nous pouvons faire connaître une altération qui n'a pas encore été signalée par les auteurs ; elle consiste dans les faits suivants : 1° le bulbe du poil qui limite la plaque dénudée s'enlève le plus souvent sans ses membranes ; 2° le bulbe du cheveu ou du poil, au lieu d'être renflé comme de coutume, est atrophié très sensiblement, au point de former un très grand contraste avec l'état normal. Cette atrophie du bulbe doit évidemment jouer un rôle particulier dans la maladie ; si elle en constituait le caractère principal, si elle était primitive, elle expliquerait parfaitement la chute des cheveux. Ceux-ci sont d'ailleurs légèrement décolorés à leur sortie de la peau, ce que nous avons observé chez un jeune homme qui était très brun ; les cheveux avaient une couleur fauve dans une étendue de 3 ou 4 millimètres. Enfin le canal central est surtout complétement effacé, même chez les jeunes enfants qui sont atteints de cette maladie. Ces divers phénomènes ne peuvent être aperçus qu'au microscope, sauf la décoloration partielle que je viens de signaler.

Envisagé au point de vue du pronostic, le *porrigo decalvans* est une maladie de peau, sinon grave, au moins compromettante pour les cheveux. On la considère, d'ailleurs, comme étant contagieuse, et, en effet, il n'est pas rare de la voir se propager d'enfant à enfant, ou d'enfants à adultes dans la même maison.

Traitement.— Lorsque le *porrigo decalvans* est lié à un tempérament lymphatique, à une constitution molle, il y a toujours grand avantage à prescrire un traitement antiscrofuleux. Mais cette maladie est souvent indépendante de toute lésion générale. Je me suis toujours bien trouvé, au début du traitement, de l'usage de bains de vapeurs tous les trois jours ; je fais appliquer des cataplasmes de fécule de pomme de terre tous les soirs sur les surfaces malades, et un corps gras dans le jour. Je poursuis l'emploi de ces moyens jusqu'à ce que l'état aigu soit arrêté et que la

peau ait perdu en partie sa teinte rosée et son état semi-œdéma-
teux; alors je mets en usage les pommades résolutives au tannin,
à l'oxyde de zinc, j'emploie l'huile de cade tous les deux jours, et
même tous les jours; je termine la maladie par la pommade au
carbonate de cuivre et par des applications successives d'une
solution de nitrate d'argent au cinquième tous les trois jours (voy.
Formulaire). Ce qu'il faut surtout recommander, ce sont des soins
de propreté très grands, des lotions savonneuses tous les jours
dans la période de résolution. Ce n'est guère que dans l'espace
de plusieurs mois que l'on peut espérer une guérison quand la
maladie est ancienne, mais elle guérit en six semaines lorsqu'elle
est récente. On entretient la poussée des cheveux par l'emploi de
liqueurs alcooliques ou de pommades et de poudres toniques.
M. Bazin propose, comme pour la teigne, l'épilation et les lotions
de sublimé; nous la concevons dans le but d'empêcher peut-être
l'extension de la maladie, car pour la maladie elle-même il n'y
existe pas vestige de cheveux : il n'y a rien à épiler. Aussi dans
les deux observations que ce médecin a publiées voit-on l'épilation jouer un rôle fort secondaire.

SYCOSIS, *mentagre*.

Nous avons peu de chose à dire du sycosis après la description
que nous avons donnée de cette affection dans l'histoire des maladies pustuleuses (voy. page 251); ce n'est guère que sous le rapport
microscopique que nous pouvons l'envisager ici. Nous rappellerons seulement que la dénomination de *sycosis* n'est applicable
qu'à deux formes morbides qui affectent le menton; nous rejetons
la dénomination de *teigne mentagre*, parce qu'il existe bon nombre
de sycosis sans production cryptogamique; nous rejetons aussi la
dénomination de *mentagre*, parce qu'elle comprend toutes les maladies du menton, l'eczéma, l'impétigo aussi bien que le sycosis,
et qu'il est très important, pour ne pas avoir de confusion dans
les maladies, de conserver la dénomination grecque qui indique
une maladie spéciale. Ceci posé, si l'on se reporte à ce que nous
avons dit en décrivant succinctement les principaux parasites végétaux, on verra que les micrographes ne sont pas d'accord sur les
champignons de ce qu'ils appellent la mentagre; que M. Bazin n'a

29

trouvé dans le sycosis que le trichophyton, ainsi que nous; qu'il
n'y a pas vu le microsporon *mentagrophyte*. Toutefois, comme
M. Gruby nous a fait voir ce parasite végétal sur une préparation
dont l'origine ne nous était pas connue, nous sommes loin de
douter de son existence, mais nous ne saurions dire dans quelle
espèce de *mentagre* ou de maladie du menton on la rencontre;
M. Robin fait plus, il a mis en doute son existence. On voit donc
que sous tous ces rapports il y a, quant à présent, doute et incertitude, et qu'il faut de nouvelles observations pour faire connaître
quelque chose de positif à cet égard. Ce que nous pouvons affirmer, c'est que dans la généralité des cas d'impétigo sycosiforme,
d'eczéma, d'impétigo, de sycosis tuberculeux ou pustuleux, il n'y
a pas de champignon; que la chute des poils dans cette maladie
est moins une conséquence du champignon parasitaire que de
l'inflammation pustuleuse ou tuberculeuse de la peau, à laquelle
vient se joindre l'inflammation du bulbe du poil; que dans les
sycosis, l'épilation se fait naturellement, et qu'il n'est presque
jamais, pour ne pas dire jamais, nécessaire de l'opérer artificiellement.

Je joins ici une observation d'impétigo sycosiforme où l'on verra
le rôle insignifiant qu'a joué l'épilation, malgré ses nombreuses
répétitions.

Impétigo sycosiforme. — *Lèvre supérieure.* — Nicot (Jean), vingt-huit
ans, entré le 8 juin 1854, salle Saint-Louis, n° 6. Tempérament lymphatique sanguin. Chancre contracté au mois d'août 1850. Traité à l'hôpital
de Lyon. Quatre bois sudorifiques, liqueur de van Swieten. Sorti guéri fin
septembre. En décembre, il contracte la gale; il en est guéri en quinze
jours par un vieux médecin des environs de Lyon, qui le fait frotter avec
du savon sulfo-alcalin. En janvier 1851, syphilide papuleuse : point de
traitement. 15 janvier 1851, ulcérations syphilitiques de la verge. Traité
à l'hôpital de Dijon, il prend des pilules de protoiodure ; bains de sublimé.
Apparition de l'*impétigo sycosiforme ;* cataplasmes de fécule, pommade
soufrée. Il sort guéri le 15 avril 1851. Quinze jours après apparaissent
des plaques muqueuses à l'anus : il reste neuf mois sans traitement. En
février, il rentre à l'hôpital de Dijon : il prend pendant deux mois de la
liqueur de van Swieten ; les plaques sont cautérisées au nitrate d'argent.
Sort guéri en mai. En juillet 1852 il rentre à l'hôpital de Dijon pour son
impétigo ; cataplasmes, chicorée, pommade au calomel. En septembre, il

sort non guéri. Il rentre à l'hôpital de Lyon, reprend de la liqueur de van Swieten et tous les deux jours un verre d'eau de Sedlitz et une pilule d'aloès, des bains sulfureux, puis il se graisse successivement avec la pommade soufrée et ultérieurement à l'huile de cade. Ressort en mars 1853, non guéri. En février 1854, M. Ricord lui fait prendre des pilules de Plumer, bains de vapeur, cataplasmes de fécule, lotions de sublimé, puis teinture de Fowler. En juin 1854, il entre à Saint-Louis. Pustules ayant leur siége sous la cloison nasale, petites, acuminées, recouvertes par une croûte gris jaunâtre sale. La maladie date de trois ans. Quelques pustules se sont développées dans les narines et sont traversées par des poils. — Chaleur, douleur, démangeaison, coryza ancien et chronique. — Quelques pustules se sont développées plus loin ; elles ont le caractère de celles de l'impétigo. Lèvre rouge, gonflée ; sous la croûte se trouve une surface rouge mamelonnée. — Pour traitement : chicorée, pilules de sublimé, iodure de potassium, cataplasmes de fécule, poudre de calomélas, puis pommade au sulfate de fer. — Jusqu'au 22 septembre, amélioration sensible ; diminution dans le nombre et le volume des pustules se rapprochant de celles de l'impétigo. — 8 octobre. Première épilation complète. — 12. Apparition de pustules nouvelles, mais fugaces. — 23. Épilation nouvelle. — 27. Apparition de deux pustules nouvelles et fugaces. — 28. Nouvelle épilation. — 3, 4, 5 novembre. Nouvelles pustules toujours de peu de durée. — 15. Deux pustules nouvelles près du bord libre de la lèvre supérieure droite. — 18, 24. Apparition d'une pustule. — 24 novembre au 16 décembre. La maladie, abandonnée à elle-même, sauf l'usage de la pommade, s'est reproduite principalement du côté droit; d'abord ce furent des pustules rares et fugaces, puis ultérieurement permanentes, surtout sous la cloison. — 16 décembre. Nouvelle épilation partielle. — 19. Les pustules reviennent avec abondance. — 21. Épilation totale de la moustache. Inutile de dire que les épilations étaient chaque fois suivies de lotions de sublimé et de l'emploi de la pommade au turbith minéral. — 26. Depuis l'épilation, tout a cédé et s'est complétement amendé. — 17 janvier. La rougeur n'a jamais disparu complétement, et depuis le 26 décembre, malgré un mieux soutenu, il est survenu quelques pustules beaucoup plus rares, il est vrai. Aujourd'hui, cautérisation avec la dissolution concentrée d'hydrochlorate d'or.

HERPÈS CIRCINÉ.

M. Baerensprung, dans un mémoire publié en 1855 à Berlin (Annalen des Charité Krankenhauses), a fait connaître dans l'herpès circiné annulaire ou à centre dégagé l'existence d'un champignon

qui ne serait autre que le *trichophyton tonsurans*. Il a fait voir que
l'herpès tonsurant pouvait le développer sur d'autres parties
dépourvues de poils, ce qui n'avait pas été aussi nettement indiqué par M. Cazenave, et ce que nous avons constaté depuis de la
manière la plus évidente. Nous en avons donné des preuves dans
l'histoire pathologique que nous avons tracée (pages 153 et suivantes).

Nous nous sommes élevé dans cet article contre l'opinion qui
attribuerait toute la maladie à l'existence du trichophyton, et
nous avons combattu à cet égard l'opinion de notre collègue
M. Bazin, qui prétend opérer la guérison des herpès de ce genre
par l'épilation, quand il y a des poils, et les lotions de sublimé.
Or, de son propre aveu, le cryptogame peut naître et mourir sur
la peau, s'il ne trouve pas de poil pour végéter. Eh bien, il est un
grand nombre de cas où, après avoir détruit le parasite, ce qui
revient au même que dans les circonstances où il meurt parce
qu'il ne trouve pas, soi-disant, de poil pour végéter, la maladie
n'en subsiste pas moins, et le fait suivant, dont j'ai tenu à donner
l'observation avec détail, le prouve de la manière la plus évidente.

Quoi qu'il en soit, il n'en résulte pas moins des recherches de
M. Baeresprung qu'il y a lieu, dans les cas où la maladie se montre
et devient surtout rebelle au traitement ordinaire, de voir si les
difficultés du traitement ne pourraient pas provenir du parasite
végétal, et de le détruire par les pommades mercurielles, les
lotions ou les bains de sublimé. (Voy. pour le trichophyton la
page 23 et les planches de micrographie.) M. Baeresprung a de
plus signalé dans l'herpès circiné inguinal un champignon particulier que nous avons eu occasion de voir.

Observation d'herpès persistant malgré la destruction du cryptogame. —
M. X... est né de parents sains et très bien portants. A l'âge de dix-huit
ans, survient au menton une éruption *boutonneuse*, qui dura trois mois, et
se termina seule. De vingt à vingt et un ans, affection syphilitique. En
1824, écoulement. A partir de 1827, périostose du fémur avec inflammation ; abcès. Séjour de trois ans au lit.

En 1831, apparition de quelques plaques morbides au cuir chevelu, si
légères d'ailleurs qu'Alibert ne prescrivit aucun traitement.

1834, la cuisse redevient malade et conduit à un repos de cinq années :

c'était à la suite de larges plaisirs de la chasse et d'une vie aristocratique en Angleterre. Douleurs nocturnes, insomnie. Guérison par les moxas de Larrey.

1838, séjour à Baréges ; sortie d'une esquille à travers la plaie de la cuisse. — 1839, mariage. Nouvelle saison à Baréges. Cinq mois après, réouverture du trajet fistuleux.

Depuis 1831, l'affection cutanée a toujours existé sur le cuir chevelu ; elle s'y est même généralisée. A plusieurs reprises, les aisselles ont été atteintes.

Appelé en février 1856, M. X... était depuis six mois soumis à un traitement homœopathique, mais *auquel on avait ajouté en abondance de la pommade au goudron, très forte, et des bains alcalins.* Inutile de dire que M. X... avait consulté de nombreux médecins avant d'arriver à cette médecine.

Je trouvai M. X... dans un état moral assez grave pour l'avoir fait *réfléchir* sur le suicide. Il existait sur tout le corps, la poitrine et la partie supérieure du dos exceptées, des plaques nombreuses de psoriasis herpétiforme, herpès circiné squameux, représentant une série de cercles uniques ou confondus, qui laissaient des espaces à peau épaisse non dégagée, écailleuse, mais à bords plus épais, boursouflés, très arrêtés, les unes assez petites, les autres très larges (15 centimètres de diamètre), ayant d'ailleurs gagné le cou, le menton, le dos des mains, les pieds, mais siégeant surtout en dehors des membres et sur le dos de préférence aux parties antérieures.

Sur bon nombre de ces plaques existaient de grosses papules ressemblant à celles que j'ai signalées comme étant le résultat de l'emploi exagéré de pommades. On peut dire que le corps du malade représentait assez bien la peau d'un zèbre, tant les plaques de psoriasis herpétiforme étaient multipliées.

Je fis cesser toute pommade. Je prescrivis au malade des bains de vapeur tous les trois jours et le mis à l'usage de la solution de Fowler, et de celle du sirop d'iodure de fer à 2 grammes dans une tasse de tisane de pensée sauvage. Le traitement fut commencé le 18 février 1856. Quelques bains alcalins furent alternés avec les bains de vapeur ; au 4 avril, tout le centre des plaques était complétement dégagé ; il ne restait plus de ces plaques nombreuses que quelques légers segments de cercle ; la solution de Fowler avait donc amené une guérison presque complète.

Cependant, vers le 15 avril, reparurent, sous l'influence ou après l'usage des bains de vapeur, une série de grosses papules disposées symétriquement en dehors et à l'extérieur de quelques plaques, mais notamment sur le dos. En présence des antécédents du malade, je joins à la solution de Fowler l'usage d'un sirop dans lequel entrent l'iodure de potassium à 10 grammes pour 1000 grammes de sirop, et 15 centigrammes de bichlorure de mercure. M. X.,. étant fort et d'une excellente santé, d'un tempérament lymphatique sanguin, supporte ces médicaments sans en être incommodé. La solution de Fowler avait été donnée à 14 gouttes par jour, à partir du treizième jour du premier traitement. Je cautérise à la solution de nitrate d'argent au cinquième les portions restantes de bour- relet, qui diminuent peu à peu d'étendue. Les grosses papules disparais- sent, et le 29 juillet la maladie est très voisine d'une guérison complète, sauf quelques portions de bourrelet de 3 à 6 centimètres d'étendue, qui sont toujours recouvertes de petites écailles, lorsque l'on n'y applique aucun corps gras. Inutile d'ajouter que quelques interruptions de sept à huit jours de traitement ont eu lieu par des congestions cérébrales, qui ont nécessité une application de sangsues à l'anus.

En cet état, et en présence d'une guérison si certaine ; devant un ré- sultat remarquable de traitement, effet que nul n'avait jamais obtenu ; eu égard surtout à une médication générale si prolongée, je fis suspendre la médication arsenicale pour ne m'occuper que de compléter la médication antisyphilitique, et j'envoyai M. X... aux eaux de Plombières, où il con- tinua concurremment ce dernier traitement. Il y prit quarante bains, y but de l'eau, sans aucun bénéfice pour l'affection cutanée contre laquelle plu- sieurs saisons de Vichy et de Baréges avaient été sans effet. La maladie avait progressé, et quelques-unes de ces papules signalées auparavant s'étaient transformées en cercles herpétiques, et venaient s'ajouter à ce qui restait de la maladie ancienne.

Les choses en étaient à ce point, lorsque parut le mémoire de M. Bae- resprung sur l'herpès circiné dans la *Gazette hebdomadaire*. Je m'em- pressai d'examiner au microscope les petites écailles qui recouvraient les segments de cercles qui étaient restés, et j'y constatai la présence du *tri- chophyton Malmstem*. Je n'hésitai pas à conseiller l'usage, en raison de la multiplicité des points affectés, d'onguent citrin étendu de son poids d'axonge ; et en effet, dans l'espace de trois semaines, il était survenu une très grande amélioration, et même une disparition d'un grand nombre des plaques *récentes* ; craignant une absorption mercurielle, j'avais fait rem- placer l'onguent citrin par la pommade au turbith minéral ; son emploi dura huit jours. Alors M. X..., se trouvant beaucoup mieux, se relâcha entièrement du traitement ; c'était en septembre, et vers le 8 octobre une nouvelle poussée aiguë, inflammatoire, se déclara. Il reprit sans me con- sulter l'onguent citrin, qui en huit jours d'usage augmenta naturellement tous les cercles d'herpès. C'est alors qu'il fut mis aux émollients sous toutes les formes. Mais durant ces huit jours où la pommade avait été prodiguée, il survint un commencement d'inflammation des gencives avec déchausse- ment de quelques dents.

L'irritation de la peau calmée, et l'état général de santé étant d'ailleurs très bon, je fis prendre des bains de guano, 1 kilogramme par bain, et fis faire des lotions sur tous les bourrelets avec une dissolution de sublimé à 1 gramme pour 500 grammes d'eau. Quatre fois par jour un domestique intelligent promenait sur les bourrelets d'une centaine de plaques au moins, disséminées çà et là, une petite éponge imbibée de cette solution, qui séchait sur la peau. Il est résulté de ce moyen un effet particulier consistant : 1° en ce que les squames, au lieu d'être chagrinées, devinrent lamelleuses et prirent un autre aspect ; 2° en ce que l'épaississement de la peau diminua. Mais, soit que les soins fussent trop bien exécutés, soit que la lotion fût trop forte, la peau s'irrita légèrement ; des onctions de sain-doux ramenèrent la peau à l'amélioration obtenue ; et quatre jours plus tard, c'est-à-dire le 24 novembre, on reprit les lotions de sublimé à 5 dé-cigrammes pour 500 grammes d'eau, ou au millième.

Les lotions nouvelles ont été continuées pendant huit jours. Un repos de quelques jours a eu lieu. Les productions épidermiques et quelques poils pris aux mêmes places ont été vus au microscope parfaitement dé-pourvus de spores ; mais la maladie n'a pas changé pour cela d'aspect ; elle est restée stationnaire ; la peau même avait été un peu irritée : elle a été ramenée à cet état chronique par les émollients et le saindoux. Au-jourd'hui, après quelques jours de l'usage de ces moyens, la maladie est dans le même état qu'auparavant !

PITYRIASIS VERSICOLOR.

Nous avons cru devoir décrire cette maladie à l'occasion des affections squameuses ; mais on a reconnu dans le *pityriasis versi-color* l'existence d'un cryptogame que nous n'avons encore pu observer que très rarement, quoique les furfurs de divers malades aient été pris avec soin pour les soumettre à l'inspection micros-copique. Ce végétal est le *microsporon furfur*, dont nous avons donné les caractères dans nos préliminaires sur les parasites végétaux. Il ne se montrerait d'ailleurs jamais sur les parties du corps à découvert, la figure et les mains, mais bien sur la poitrine et le ventre. (Mais alors il y aurait donc deux espèces de pityriasis, l'un avec champignon, l'autre sans champignon, car il existe un pityriasis très marqué et très difficilement curable du front et de la figure ; nous l'avons décrit. Comment admettre de pareilles conditions ?) Nous nous sommes élevé contre deux prétentions des micrographes, à savoir : qu'il suffit de détruire le champignon pour guérir le pityriasis, et que ce champignon est la cause de la matière colorante jaune verdâtre qui caractérise cette maladie. Nous n'avons donc rien à ajouter dans cet article ; nous nous bornons à renvoyer le lecteur à notre planche micrographique ainsi qu'à l'explication qui la concerne, dans laquelle on retrouvera le détail du dessin qu'il représente, et que nous devons à l'obligeance de M. Charles Robin.

PLIQUE, *trichoma*.

On a donné ce nom à une maladie des cheveux et des poils qui est endémique en Pologne, et qui s'y est montrée vers l'année 1285.

Cette affection, très commune à cette époque, est devenue de plus en plus rare ; aujourd'hui elle n'affecte guère que les gens malheureux et malpropres.

Elle est précédée de prodromes ou symptômes généraux, qui consistent dans du malaise, de l'anorexie, de la fièvre, céphalalgie et douleurs du cuir chevelu, vertiges, envies invincibles de dormir, douleurs dans les orbites, ophthalmie, fièvre ; puis se déclare alors une sécrétion gluante au cuir chevelu, qui se déclare plus tard aux cheveux mêmes ; ceux-ci deviennent douloureux à un tel point, que le moindre mouvement qu'on leur imprime suffit pour causer de la douleur. Alors les cheveux peuvent se disposer de trois manières différentes : 1° en mèches de cheveux agglutinées et pendantes, plus ou moins longues et flexibles : c'est la plique mâle ou multiforme ; 2° s'intriquer les uns dans les autres sans disposition spéciale : c'est la plique femelle ou vulgaire, plique en masse ; 3° acquérir une croissance et un allongement tout à fait disproportionnés, au point de ressembler à une queue de cheval : c'est la *plique à queue*. Mais ce ne sont pas seulement les cheveux qui peuvent être atteints, les poils de la barbe, ceux des aisselles, du pubis, prennent quelquefois une croissance hors de toute proportion, puisque le professeur Kaltschmidt, à Iéna, conservait dans son cabinet une pièce anatomique représentant le pubis d'une femme dont les poils avaient pris un assez grand accroissement pour pouvoir faire le tour du corps. En même temps les ongles s'épaississent et noircissent.

La maladie dure ainsi plusieurs mois ou plusieurs années. Dans la généralité des cas, elle s'éteint peu à peu, et des cheveux à l'état normal remplacent la chevelure malade; c'est alors qu'il suffit de couper tous ceux qui sont atteints de la maladie, pour en être tout à fait débarrassé.

M. Guensburg (*Découverte d'un mycoderme qui paraît constituer la maladie connue sous le nom de plique. — Comptes rendus de l'Académie des sciences de Paris*, 1843, t. XVII, p. 250) a reconnu dans cette maladie un champignon, qui ne paraît autre que le *trichophyton tonsurant* de Gruby ; mais M. Guensburg en avait donné les caractères une année auparavant : il l'a désigné sous le nom de *trichomophyte*. Nous en reproduisons la description. Il a son siége dans la racine des cheveux : 1° entre les noyaux cellulaires du cylindre radiculaire du cheveu et la surface de cylindre ; 2° entre la gaîne de la racine et les noyaux cellulaires ; 3° au centre du cylindre suivant son axe ; 4° entre les cellules épithéliales qui forment la gaîne qui tapisse le cheveu. C'est ce que nous avons reproduit d'après les dessins consignés dans les *Archives de Johannes Müller*. (Voy. planche micrographique, PLIQUE.) Dans cette espèce, les fibres articulées sont très rares, étroites, et n'ont dans leur intérieur aucune trace d'espaces intercalaires. Les spores sont très nombreuses, rondes ou allongées, à surface lisse, et quelquefois articulées par des points qui paraissent ombiliqués. Le plus souvent ces cellules sont isolées, ou accumulées en gros groupes ; quelquefois elles sont suspendues à un *hypothallus* très finement fibreux. Elles ont de 0ᵐᵐ,002 à 0ᵐᵐ,005. Elles contiennent des granules moléculaires punctiformes. Quant aux cheveux, ils offrent en peu de temps : 1° un épaississement de la gaîne et de la caïsse ; 2° une réplétion et une dilatation fusiforme de l'axe du cylindre ; 3° un écartement avec séparation l'une de l'autre des fibres irrégulières en lesquelles peut se partager le cheveu ; 4° une simple fente des cheveux qui laisse les spores végéter au dehors, à la surface ; 5° une séparation des fibres du cheveu, qui le hérissent comme les arêtes d'un épi ; 6° une division des extrémités du cheveu en forme de pinceau ; 7° épaississement de l'enveloppe épithéliale du cheveu ; 8° étiolement de plusieurs cylindres du cheveu ; 9° adhérence l'une contre l'autre de touffes de cheveux et des nouvelles productions. (Ch. Robin, *Traité des parasites végétaux*.) (1).

Quant à la matière agglutinative des cheveux, elle est composée: 1° d'un grand nombre de cellules épithéliales, grandes et à noyaux volumineux, et de petits globules granuleux, comme ceux de l'inflammation ; 2° de cheveux plus minces qu'à l'état normal, dont la gaine est soulevée en quelques points par des spores; 3° de quelques cellules d'épithélium de la matière sébacée; des mycodermes, qui, naissant dans la racine des poils, restent collés à leur partie la plus voisine des bulbes, et le plus souvent sortent de la gaine vers la base du cheveu; une fois hors de la gaine, ils se réunissent ordinairement en groupes. Cette matière est brunâtre, visqueuse, molle, et colle les cheveux les uns aux autres en masses ou faisceaux plus ou moins longs; elle se dessèche çà et là en masses de grandeur variable. Les docteurs Munter et de Baum, à Berlin, ont cherché en vain ce champignon dans la plique; aussi M. Müller ne le regarde-t-il que comme un épiphénomène, un accident né de la présence de spores déposées accidentellement sur les cheveux. Quant au traitement, on ne connaît que les soins de propreté qui puissent utilement diminuer la durée de cette affection.

HUITIÈME GROUPE.

Maladies à parasites animaux.

GALE.

Aussi ancienne que le monde, si l'on en croit la plupart des interprétateurs de la Bible et des auteurs anciens, la gale a con-

(1) Jusqu'alors nous n'avions pas été à même d'examiner avec le microscope les cheveux de la plique, maladie très rare dans notre climat, lorsque l'année dernière M. le docteur Lagneau fils nous a adressé une dame qui depuis longtemps voyait sa belle chevelure tomber peu à peu. Elle avait remarqué que les cheveux qui se détachaient se divisaient sur leur longueur à la manière des barbes d'une plume ou d'un épi. L'examen que nous en avons fait nous a permis de reconnaître l'exactitude de la description de M. Guensburg. La dissociation des fibres longitudinales, la disparition du canal médullaire, les cryptogames de dimension très petite, tout y est parfait d'analogie. Chez cette dame, les cheveux s'entremêlaient mais sans sécrétion; le peu de succès qu'elle a retiré de médications prescrites par divers médecins l'a jetée dans l'état moral le plus pénible.

stamment attiré l'attention des médecins : de tout temps elle a provoqué les recherches les plus assidues, tant au point de vue de sa nature qu'au point de vue de son traitement. Elle a été l'objet des plus intéressantes découvertes de la part d'un observateur laborieux, dont l'Académie a couronné le remarquable travail, M. Bourguignon. Et néanmoins tout n'est pas dit à l'endroit de cette singulière maladie : les plus justes controverses peuvent encore être soulevées à ce sujet, et plus d'un point réclame les lumières d'une longue observation.

Pour les Grecs et les Romains, la gale était une maladie à forme spéciale, dont la *contagion* formait le caractère essentiel.

Les Arabes l'ont considérée comme contagieuse, et en ont attribué le développement, dans le plus grand nombre des cas, à la *malpropreté*. L'un d'eux, Avenzoar, reconnut le premier chez les galeux la présence d'un *insecte* très petit, dont il ne connut pas le rôle, et auquel il n'attribua aucune part dans la contagion de la maladie.

Comme la notion de cet insecte ne se rattachait à rien de bien intéressant, elle demeura oubliée jusqu'au XVIᵉ siècle, époque où presque tous les auteurs en parlèrent comme d'un ciron qui se loge sous la peau. Hauptmann, le premier, donne une description assez nette, sinon parfaitement exacte, de cet insecte, qu'il compare à la mite du fromage.

Cestoni, en 1687, fait connaître plus explicitement encore l'insecte qui coexiste avec la gale, en rejetant toutes les théories humorales inventées pour rendre compte des phénomènes que présente la maladie, il conclut à un traitement exclusivement externe.

Cependant avec Pinel s'inaugure le retour aux idées humorales de Galien. Pinel ne conteste pas l'existence de l'acarus, mais il ne lui fait jouer qu'un rôle fort secondaire : pour lui, l'acarus est seulement la cause du prurit qui accompagne l'éruption galeuse.

Alibert et Biett allèrent plus loin encore, et nièrent formellement l'existence de l'acarus. Pour eux, la gale est simplement une éruption à forme spéciale et transmissible par la contagion, transmissible même par cette voie des animaux à l'homme.

Il n'y avait donc plus que doute ou négation absolue au sujet de l'acarus, quand Galès, par une imposture qui n'a pas de nom, vint démontrer dans les vésicules de la gale l'insecte qu'on ne savait pas y trouver. Le prétendu acarus, ramené sur la scène, valut à son inventeur, de la part de l'Institut, une récompense honorable au lieu de la réprobation et du mépris qu'il méritait.

En effet, grâce aux investigations de M. Renucci, Italien d'origine, et qui, durant une consultation d'Alibert à l'hôpital Saint-Louis, fit connaître la manière d'extraire l'acarus des sillons, tandis qu'on le recherchait dans la vésicule, M. Raspail démontra que l'acarus de Galès n'était autre chose que la mite du fromage: il fit une étude fort étendue du véritable *acarus scabiei*, qu'il décrivit sous le nom de sarcopte de la gale ; seulement l'histoire tracée par M. Raspail ressemble un peu à un poëme où l'imagination a étendu et embelli le champ de vision du micrographe. (Bourguignon.)

Renucci lui-même soutint en 1835 une thèse qui résume ce qui a été fait de meilleur jusqu'à cette époque.

M. Albin Gras, élève à l'hôpital Saint-Louis en 1834, s'occupe aussi peu que Renucci de l'histoire naturelle de l'acarus ; mais à l'exemple de ce dernier, il fixe l'attention sur l'existence des galeries sous-épidermiques, ou sillons, dans lesquels se loge constamment l'acarus. De plus, il précise le fait fréquent de l'isolement absolu des vésicules d'avec ces galeries.

C'est sans doute après avoir vérifié cette disposition incontestable que M. Rayer a classé la gale parmi les *inflammations vésiculeuses*, et que, tout en reconnaissant qu'elle est entièrement le fait de l'acarus, il ne considère les vésicules et les pustules qui se produisent constamment que comme une complication de la maladie ; telle est encore l'opinion généralement acceptée.

En 1843, M. Bourguignon commença cette série de longues et patientes recherches qui aboutirent, sinon à des idées *absolument* nouvelles sur la nature et le traitement de la maladie, du moins à une connaissance plus complète des mœurs, de l'anatomie et de la multiplication de l'acarus.

A la même époque, le savant médecin de Vienne, M. Hébra, publiait dans les *Annales des maladies de la peau* un travail dont les conclusions sont que l'acarus est la seule cause de la gale, que les sillons sont indispensables pour la reconnaître, que les topiques

insecticides suffisent pour la guérir, et que les prétendues mé-
tastases racontées par les anciens sont de pures chimères.

Enfin, un des points les plus importants de l'histoire naturelle
de l'acarus, la distinction des sexes, qui avait jusqu'alors échappé
à MM. Bourguignon et Hébra, ayant été mis en lumière au mois
d'octobre 1852, par M. Lanquetin, externe de l'hôpital Saint-Louis,
il ne reste presque rien à désirer dans l'étude de cet insecte.

Cette identification de l'acarus avec la maladie dans laquelle on
le rencontre n'est cependant, il faut bien le reconnaître, qu'une
pure induction de l'esprit; et comme il n'est aucune théorie en
médecine qui ne retentisse plus ou moins directement dans la
thérapeutique, cette hypothèse-ci a conduit tout naturellement à
la curation instantanée de la gale par un traitement insecticide
purement local. Il y a quelques années, on avait suivi une marche
tellement opposée à celle d'aujourd'hui, que l'on était arrivé à
traiter la gale là où l'on croyait que siégeait seulement l'acarus,
c'est-à-dire aux mains et aux poignets, et dès lors on limitait les
frictions à ces parties. M. Bourguignon ayant reconnu que, si
l'acarus se fixe de préférence dans l'intervalle et le long des doigts,
cela ne l'empêche pas de parcourir toutes les régions de la peau,
conduisit à apporter dans le traitement de la gale une modification essentielle recommandée par Helmerich en 1815, c'est-à-dire
l'emploi des frictions générales, ce qui fut établi à l'hôpital Saint-
Louis par mon honorable collègue, M. Bazin, qui, reprenant les
prescriptions faites par le médecin hollandais, obtint comme lui
la guérison en trois jours. Mais mon collègue, M. Hardy, entrant
plus tard plus avant dans cette voie, chercha à décharger l'administration des hôpitaux de l'admission et du séjour des galeux, à
l'hôpital en les guérissant en deux heures.

L'expérience étant venue sanctionner ces résultats, M. Vleminkx,
en Belgique, réduisit le traitement à une demi-heure de durée;
enfin, dans ces derniers temps, MM. Dusard et Pilon proposèrent
de le ramener à cinq minutes.

Ce traitement énergique, en effet, détruit l'acarus en une seule
séance; mais la mort de l'acarus est-elle la guérison complète?

À ces doctrines captivantes en apparence, j'oppose une opinion
un peu différente, qui flatte moins les esprits avides de merveil-

leux, mais que je soutiens avec d'autant plus de ferveur depuis longtemps, qu'elle touche plus directement aux intérêts du malade.

Pour moi, au lieu de ne reconnaître dans la gale qu'un effet de la présence d'un insecte, je suis porté à croire qu'elle consiste, avant tout, dans *une éruption qui s'accompagne d'un produit particulier, l'acarus, agent d'ailleurs lui-même d'infection, et sans la destruction duquel il est impossible de guérir la gale.* Cet acarus est-il l'effet ou bien la cause de l'éruption ? Je crois que, si le plus souvent il est la cause par le fait d'une transmission, il peut en être l'effet dans certains cas. Je suis ainsi conduit directement à une question que M. Bourguignon n'a soulevée qu'incidemment : c'est celle de savoir si la gale peut être spontanée. Eh bien, pour moi, l'éruption de vésicules, de papules ou de pustules qui constituent la gale peut se développer sous la seule influence de la malpropreté, de la misère, des excès de la débauche, par exemple; et l'acarus lui-même, au lieu d'en être la cause dans ce cas, n'en serait que le produit.

Expliquons-nous à cet égard.

Il est un fait constamment observé dans la gale, c'est l'éruption, quelle qu'en soit la forme. Cette éruption n'est pas en rapport avec le nombre des acarus, ni par sa forme, ni par son intensité. Ainsi, dans une gale pustuleuse, par exemple, le nombre des sillons, autrement dit des acarus, est presque en raison inverse du nombre et du volume des pustules. Si l'acarus est la cause de l'éruption pustuleuse, expliquez comment l'effet est d'autant plus intense que la cause est plus faible. Ainsi voilà une pauvre malade toute couverte de pustules volumineuses, et nous trouvons à peine quelques imperceptibles sillons pour nous assurer de la présence de l'acarus.

D'ailleurs, il résulte des observations les plus positives de M. Bourguignon lui-même que, lorsque l'acarus a été inoculé sur une peau parfaitement saine, une démangeaison générale vive et même diverses éruptions ont lieu avant que l'insecte ait eu le temps de se multiplier et sans qu'il ait changé de place. M. Bourguignon se demande en passant, et d'une façon incidente, si l'acarus ne serait pas porteur d'un venin qui, lancé dans la circulation, donnerait immédiatement lieu à une intoxication générale. J'avoue qu'une pareille hypothèse n'est pas dénuée de raison, et que si des tentatives d'inoculations avec des acarus broyés et introduits sous la peau n'ont pas réussi, on ne devrait pas désespérer si vite de voir triompher une opinion qui s'accorderait si bien avec les faits.

D'après les observations de M. Bourguignon et des partisans exclusifs de l'acarus, l'inoculation de la gale peut se faire par un acarus mâle, par un acarus femelle non fécondé, par un acarus femelle fécondé, ou enfin par un ou plusieurs mâles avec une ou plusieurs femelles. Dans les deux premiers cas, il se produit une fausse gale qu'il est difficile de reconnaître, puisque l'acarus vit là seul, sans se multiplier. Combien de temps y vit-il? C'est ce qu'on ignore, et à sa mort cette gale devra se guérir spontanément, ce qui ne s'observe jamais pour la gale! Dans les deux autres, un mois se passe au moins avant que de nouveaux acarus soient éclos et se soient développés. Cependant tous les observateurs sont parfaitement d'accord pour reconnaître que peu de jours après l'inoculation, la maladie peut apparaître bien distinctement. D'où vient cette divergence, sinon de ce que M. Bourguignon et ceux qui émettent la même opinion se sont vus contraints de forcer les faits pour les soumettre à leur théorie, qui attribue à l'acarus dans l'évolution galeuse une importance exclusive qu'il n'a peut-être pas?

J'ai ajouté, comme conséquence de l'importance secondaire que j'attribue à la présence de l'acarus dans la gale, que cette maladie peut naître spontanément. Et comment pourrait-il en être autrement? Est-ce qu'il n'y a pas eu un *premier* galeux chez lequel il n'y avait pas eu de transmission; et si la gale s'est développée spontanément une première fois, n'a-t-elle pas pu se montrer une seconde, une troisième, une centième, etc.? Sur ce point, M. Bourguignon, fidèle à cette louable réserve qui le porte à n'avancer que ce qu'il a observé, semble ne pas se prononcer : « Qui soulèvera jamais le voile impénétrable qui cache la naissance pour ainsi dire spontanée des infiniment petits? Est-il même donné à la nature humaine de jamais pénétrer ces mystérieuses créations? Nous ne savons. Quoi qu'il en soit de cette question, un fait est incontestable : c'est que, dans tous les temps et dans tous les lieux, la transmission d'un acarus paraît avoir été nécessaire pour que la contagion de la gale pût se produire. »

Nous louons une semblable réserve ; mais elle ne nous dispense pas d'énoncer les considérations suivantes : M. Bourguignon nous apprend que l'insecte, unique cause de la gale, est constamment enterré sous l'épiderme, et que, s'il sort de sa retraite, ce n'est que le soir, ainsi que l'avait fait observer M. Albin Gras, lorsqu'il est poussé par l'instinct naturel de la réunion des sexes ; si bien, ajoute M. Bourguignon, que bien qu'ayant été très souvent des journées entières en contact avec des galeux, jamais cependant je n'ai contracté la gale. Et quant aux faits de gale contractée par une poignée de mains, il les révoque fortement en doute, ne reconnaissant comme circonstance propre à la contagion que le contact prolongé d'un individu sain avec un individu malade, pendant la nuit. Or, les cas de gale contractée sans aucun contact avec un galeux, pendant la nuit, sont loin d'être rares.

A cet égard, M. le docteur Bidard, ancien interne de M. Hardy, qui pour le concours des prix des hôpitaux de l'année 1852, a présenté un résumé du traitement des galeux pendant les sept premiers mois de l'année, donne la statistique suivante sur l'origine présumée de la gale chez les individus traités à l'hôpital : total général, 541 ; 433 hommes, 93 femmes. Contractée en couchant avec des camarades, 249 cas ; au bal, 4 ; dans les ateliers, avec des outils, 3 ; en soignant un galeux, 1 ; en couchant sur des chiffons, 1 ; en portant des chaussures achetées au Temple, 1 ; en frictionnant des chiens, 1.

Ceci posé, nous admettons donc comme proposition formelle que, s'il est vrai que la gale soit une maladie accidentelle et développée, dans la grande généralité des cas, par contagion ou transmission, cette maladie peut aussi survenir *spontanément*. En effet, toute maladie contagieuse de sa nature a sa spontanéité chez l'homme ou chez les animaux, car il faut qu'elle ait eu une origine. Rien ne nous prouve que la gale ait été transmise des animaux à l'homme, comme la vaccine, par exemple. Si, d'après Alibert et Biett, beaucoup de personnes appelées à donner des soins à des animaux galeux qui avaient été amenés au Jardin des Plantes ont été affectées de la gale; si cette transmission, que M. Bourguignon regardait il y a quatre ans comme impossible, est aujourd'hui démontrée possible par le même observateur, il faut néanmoins que cette maladie ait eu sa spontanéité chez les animaux où elle se montre. Suivant M. Leblanc, vétérinaire, l'acarus du chien qui diffère essentiellement, quant à sa forme, ne peut pas vivre sur la peau de l'homme. La gale du chien n'est pas transmissible à l'homme.

Avant la découverte de l'acarus, la gale n'était-elle pas considérée comme une maladie spontanée, qu'elle naquît de la malpropreté ou de toute autre cause? Aujourd'hui que l'existence de l'acarus est démontrée, on ne tient plus compte que de cet insecte, et l'on y rattache la maladie tout entière. On y est conduit par ce raisonnement d'apparence logique : *Puisque l'on guérit la gale en détruisant l'acarus, puisque l'on ne peut même guérir la gale qu'à la condition de détruire l'acarus, c'est donc l'acarus qui est la cause de la gale.* Mais ne peut-on pas répondre : 1° L'acarus est un produit morbide de la gale, comme le mycoderme est le produit morbide de la teigne, comme l'insecte de l'*acne punctata* est le produit morbide de cette maladie, comme le *pediculus* est le produit morbide du prurigo pédiculaire? La teigne est contagieuse par le mycoderme, non-seulement de l'enfant à l'enfant, mais de la tête de l'enfant à l'écorce de certains arbres; la maladie pédiculaire d'individu à individu. La teigne, l'*acne punctata* et la maladie pédiculaire en naissent-elles moins spontanément pour cela? Les moyens que nous employons pour détruire l'acarus ne sont-ils donc pas propres à guérir aussi les boutons de la gale?

Aujourd'hui que la micrographie des maladies de la peau a fait des progrès, nous pouvons aller chercher nos exemples de spontanéité un peu plus loin. Par exemple, dans l'herpès tonsurant le tricophyton prend naissance dans le bulbe des cheveux, au dire de tous les micrographes; or si cette maladie s'est développée à la suite d'une contagion, comment concevoir que la spore, matière inerte jusqu'au moment où elle a été fécondée, ait pénétré, à travers le canal formé par les enveloppes du bulbe, jusqu'au bulbe du cheveu pour s'y introduire et y végéter? Cela est impossible. Il y a donc des champignons qui peuvent naître

30

spontanément, et qui sont des produits morbides ; le microsporon *mentagrophytes* est dans le même cas.

Ainsi, établissons comme un raisonnement sain et juste, que la
présence d'un insecte dans le bouton de la gale, non plus que
la guérison de la gale en même temps, ou par la destruction de
l'insecte, ne prouvent absolument rien contre la spontanéité du
développement de la gale, et ne démontrent nullement la nécessité *absolue* de la transmission directe d'un individu à un autre ;
elles ne prouvent pas non plus d'une manière absolue que l'insecte soit la cause nécessaire de la gale, quoique dans la presque totalité des cas il la développe et la transmette d'individu à
individu.

A l'appui de cette proposition, envisageons ce qui se passe, et
lors de l'inoculation, et lors de l'incubation de cette maladie. On
sait combien sont de nulle valeur les expériences de Galès quant
à l'inoculation ; d'une autre part, je puis citer un fait négatif
d'inoculation très concluant. M. Gruby, bien connu par ses beaux
travaux microscopiques, s'offrit un jour à moi pour recevoir des
acarus ; nous lui en avons placé trois sur le poignet de la main
gauche ; des verres de montre très petits avaient été choisis pour
les contenir. Les deux verres furent mis sur le poignet au moyen
de tour de bande convenablement disposés ; le membre fut maintenu en repos. Il ne se manifesta aucun phénomène appréciable,
malgré la conservation de l'appareil pendant huit jours. Je sais
bien que ce fait est de sa nature purement négatif, mais il prouve
au moins qu'il n'est pas aussi facile qu'on le pense d'inoculer la
gale au moyen de l'acarus ; car c'était un médecin instruit et désireux de s'instruire qui se soumettait à cette expérience. Les
acarus sortaient des galeries qui les contenaient ; nous avions eu
le soin de bien examiner s'ils se mouvaient parfaitement sur la
pointe de l'épingle avec laquelle nous en avions fait l'extraction ;
c'est sur le poignet qu'ils avaient été placés, c'est-à-dire sur la
partie où se développe primitivement la gale. Ainsi toutes les
conditions les plus favorables à l'inoculation avaient été remplies. Je suis loin de nier pour cela la possibilité de l'inoculation
par l'acarus ; je l'admets, mais je dis qu'elle n'est pas aussi facile
qu'on peut le penser. Il est vrai que, d'après M. Rayer et les

observateurs modernes, les vésicules ou pustules de la gale ne sont que des produits accidentels de l'acarus ; qu'un nombre considérable de sillons logeant des acarus préexistent aux boutons de gale.

Y a-t-il quelque chose de fixe dans l'époque du développement de la gale après la contagion? Rien de positif à cet égard. Ici trois jours d'incubation, là cinq, sept, douze, seize, vingt jours et même six semaines, suivant les divers auteurs; il faut donc admettre que chez certains individus l'acarus se promène à la surface du corps avant de pénétrer sous l'épiderme. En effet, les boutons de la gale ont un lieu d'élection qui est presque constamment le même pour les adultes, et qui diffère seulement pour les très jeunes enfants, d'après toutes les observations faites à cet égard. Ce lieu d'élection pour les adultes, ce sont les poignets, l'intervalle des doigts, la verge ; plus tard le pli des bras, le ventre, le bout des seins chez les femmes, etc. Or, on gagne la gale par le contact soit des galeux, soit des vêtements ou de la literie dans lesquels ont séjourné des galeux. Si la gale a été contractée par le contact d'un individu avec un autre, il faut admettre, ou que le contact a eu lieu directement de main à main, ou, si ce contact n'a eu lieu que par une autre partie du corps, si l'acarus est venu, par exemple, des fesses d'un individu à celles d'un autre individu, qu'il s'est promené ainsi sur la plus grande partie de la surface de la peau, et pendant huit à dix jours, c'est-à-dire jusqu'à l'époque du développement de la gale, pour venir se fixer définitivement aux poignets et entre les doigts et y développer l'éruption. Mais il y a plus, on admet qu'un acarus peut à lui seul développer la gale ; or, voyez la conséquence : il faut qu'il se fasse une ponte d'acarus avant que la gale se développe ; que les larves aient pris leur accroissement ; que les nouveaux acarus se rendent, par exemple, d'une main à l'autre main, afin que la gale se montre aux deux mains à la fois, car c'est là ce que l'on observe le plus communément ! Ce mode d'incubation a quelque chose qu'il répugne d'admettre.

Je sais bien que les nouvelles observations de M. Bourguignon donnent, à cet égard, une grande élasticité pour des suppositions. Ainsi, suivant lui, il existe une période d'incubation et une période d'état. Tout acarus qui passe d'un individu à un autre s'enferme aussitôt sous l'épiderme ; il y trace un sillon. Il ne peut pondre que du sixième au dixième jour ; les œufs demandent huit à douze jours pour se développer et devenir acarus. Le malade a six à dix jours d'infection quand il présente un sillon ; il en a trente quand il en offre plusieurs. Or, les malades ne se présenteraient le plus souvent aux médecins, pour réclamer leurs soins, que lorsque les acarus sont à la troisième génération, ce qui donne à peu près quarante à cinquante jours d'incubation. En opposition avec ces idées, nous disons qu'il résulte des faits observés en 1852 dans le service de M. Hardy et par tous les observateurs précédents, que le terme moyen de l'apparition des sillons est de huit à dix jours après le contact contagieux. Ainsi elle a eu lieu, par exception, chez trois femmes, du deuxième au troisième jour ; chez un tailleur, le quatrième jour, et chez un élève en médecine qui avait extrait huit ou dix acarus d'un individu, il retirait dès le lendemain matin, développé sur lui-même, un acarus qui y était caché.

Mais pourquoi ce lieu d'élection dans le développement des premiers boutons de gale ? Pourquoi cet insecte, qui se montrera plus tard au ventre, n'a-t-il pas pénétré tout de suite dans la peau de cette région, lorsque la maladie a été contractée par la peau de l'abdomen d'un individu non infecté qui a été en rapport avec le ventre d'un individu infecté ? Pourquoi le point de première évolution de la gale ne varie-t-il pas en raison du contact primitif ? Dirons-nous, avec M. Bourguignon, que l'*acarus a une préférence pour la peau du corps des enfants, et une répugnance pour celle du corps des adultes ?* Est-ce que ce lieu d'élection toujours constant ne s'accorderait pas beaucoup mieux avec une maladie dont le développement se fait par une cause interne, comme cela a lieu dans toutes les maladies éruptives contagieuses ? La nature a-t-elle donc, dans la marche des maladies qu'elle fait naître, des différences si tranchées ? Quoi ! toutes les maladies éruptives débutent du dedans au dehors, voire même les maladies contagieuses, et la gale seule ferait exception ! Lorsque les maladies cutanées se transmettent d'individu à individu par contact, c'est sur la partie où le contact a eu lieu que la maladie se développe, et quoi qu'en aient écrit certains médecins de nos jours, il est plusieurs maladies de la peau réputées autrefois contagieuses et qui le sont réellement : l'impétigo, le lichen sont, par exemple, dans ce cas. Quel est le praticien qui n'a pas vu des impétigos, ou sécrétions jaunes, croûteuses, de la figure, se transmettre d'enfant à enfant par des embrassements réciproques? J'en ai cité plusieurs exemples (voy. IMPÉTIGO). Dans tous ces cas, c'est la partie contaminée qui est le siège de l'éruption : pourquoi donc serait-ce le contraire dans la gale?

Poursuivons et examinons les effets matériels de la gale. Il y a trois formes distinctes d'éruption. Dans une première espèce de gale on observe un bouton dont les trois quarts sont constitués par une papule, et dont le sommet présente une vésicule très petite. Dans cette espèce, dite *gale canine*, et que l'on pourrait désigner sous le nom de *gale papuleuse*, les démangeaisons sont excessives et les acarus très nombreux. Dans une seconde espèce, ce sont, au contraire, de grosses et larges pustules, la plupart ombelliquées, ne présentant que fort peu d'engorgement à leur base et sécrétant un pus jaune, ou jaune blanchâtre, très abondant : c'est la gale *pustuleuse*. Dans une troisième, que l'on pourrait, à juste raison, nommer *vésiculeuse*, l'engorgement des boutons est nul ou presque nul ; une vésicule remplie d'un liquide séreux s'élève à la surface de la peau, et elle y acquiert un certain volume, le tout sans aucune apparence inflammatoire et avec l'état discret le plus complet de l'éruption dans quelques cas. Voilà trois sortes très distinctes de gale établies par Bateman, et dont nous nous attachons à reproduire les différences dans nos leçons cliniques, parce que l'on ne saurait en nier l'existence. Non pas que je prétende qu'on les retrouvera constamment isolées et avec les caractères tranchés que nous venons de leur assigner ; mais quelle est la maladie cutanée qui ne présente pas ces anomalies?

Cela nous conduit à nous demander pourquoi cette forme dans un cas, telle autre forme dans un autre, alors que la même cause, un insecte, a développé le même mal. Dira-t-on que cela tient à l'organisation de la peau, ou bien au tempérament et à la constitution de l'individu? C'est réellement l'explication que j'en ai toujours donnée, mais à la condition de considérer la gale comme une éruption générale, et non pas comme une complication d'une maladie, qui ne consisterait que dans la présence d'un insecte sous l'épiderme, et qui se traduirait par du lichen, de l'eczéma, de l'ecthyma, etc. La gale pustuleuse s'observe, en effet, principalement chez les sujets éminemment nerveux. Quelques auteurs ont trouvé plus commode, pour expliquer cette différence, de considérer la gale pustuleuse comme le fait d'une gale ancienne, chez laquelle le pus se forme sous l'influence de la perpétration du mal, et de nier ainsi une forme créée avec beaucoup de raison par Bateman. C'est une erreur ; la gale pustuleuse, avec ses apparences morbides beaucoup plus prononcées, peut être de date tout aussi récente. C'est dès le début que le pus se forme. Il y a plus, elle est d'une guérison beaucoup plus facile et beaucoup plus courte, et elle ne communique pas aussi facilement la gale que la forme papuleuse : tous les observateurs ont déclaré qu'ils avaient eu beaucoup plus de peine à découvrir des acarus dans la gale pustuleuse que dans toute autre espèce. Aussi peut-on se demander comment il se ferait que les désordres fussent beaucoup plus profonds là où il y a moins d'insectes.

Qu'on me permette à cet égard de rapporter le fait suivant. Une demoiselle de vingt-cinq ans perd son père. Devenue orpheline, elle est ramenée chez un oncle à Paris. Elle couche en route avec une bonne d'auberge, attendu qu'elle craint de coucher seule; arrivée à Paris, elle voit apparaître, après quelque temps, des boutons à la peau : ces boutons sont méconnus. Six mois s'écoulent, durant lesquels cette demoiselle vit au sein d'une famille composée de père, mère et plusieurs enfants. Ni les maîtres, ni les domestiques ne contractent la gale. Consulté, je reconnais cette affection à ses caractères non équivoques. C'était la forme pustuleuse qui prédominait. En douze jours de traitement, au moyen de la pommade d'Helmerich très mitigée et des bains sulfureux, la guérison fut opérée, et depuis il ne s'est pas manifesté de nouveaux boutons. Inutile de dire que mon diagnostic avait été rejeté bien loin, et qu'il m'a fallu une déclaration bien nette et bien formelle, corroborée par un traitement suivi d'un rapide succès, pour convaincre cette famille.

La gale essentiellement et rapidement transmissible est la gale papuleuse. C'est aussi celle que l'on observe dans les contrées où la gale est, pour ainsi dire, générale : certaines parties de l'Espagne, par exemple, ou en Corse. C'est dans cette forme que l'acarus abonde ; aussi voit-on les habitants de ces pays passer une partie de leur temps à enlever, au soleil, leurs acarus avec la tête d'une épingle et à les écraser entre leurs ongles. Si dans cette forme l'acarus se multiplie plus que dans une autre, ne pouvons-nous pas nous demander pourquoi ?

Or, dans l'hypothèse d'une maladie toute dépendante d'un insecte, on ne s'explique pas pourquoi l'insecte serait plus abondant dans une forme que dans une autre. Il y a, d'ailleurs, une différence très grande entre la gale avec ses trois formes ordinaires et la gale compliquée de quelque maladie de peau accidentelle. Voici, par exemple, une observation de ce dernier mode d'état.

Gale pustuleuse compliquée d'ecthyma cachecticum et de prurigo. Abcès laiteux. — Véron (Marguerite), vingt-quatre ans, domestique rue Neuve-Coquenard, 32, deuxième arrondissement ; née à Frutin (Bas-Rhin) ; fille. —Chairs pâles, tempérament lymphatique. Il existe deux ou trois plaques d'ecthyma cachecticum à la partie antérieure des jambes, de l'ecthyma simple aux mains et aux avant-bras. Sur tout le corps des vésicules et des papules dont quelques-unes sont du prurigo. Sillons de gale très apparents aux poignets et entre les doigts, on y trouve les acarus ; état cachectique général. Démangeaisons très vives. Tous ces accidents datent d'environ un mois. — 28 février 1856. A son entrée on lui prescrit : infusion de chicorée, sirop sulfureux, deux cuillerées par jour ; bains amidonnés ; amidon en poudre ; trois portions. — 8 mars. Amélioration nulle ; friction générale avec un onguent composé de sulfure de chaux liquide, 50 grammes ; axonge, 50 grammes : la friction ne cause pas de cuisson, elle a une odeur désagréable. — 10. Les démangeaisons ont complétement disparu sur presque toute l'étendue du corps. On continue la prescription de l'entrée. — 12. Deuxième friction ; il avait reparu quelques vésicules. — 15. Encore des démangeaisons et des vésicules ; troisième friction. Après cela les démangeaisons persistent et la gale paraît guérie, mais il survient de l'impétigo et de l'ecthyma par poussées à diverses reprises. — La malade a accouché il y a deux ans. Pendant treize mois les règles ont cessé d'apparaître. Alors elles sont venues très abondantes et la malade dit avoir eu une perte qui a duré six semaines. Depuis, les règles se sont régularisées et paraissent toutes les trois semaines, abondantes. Elle avait beaucoup de lait au moment de l'accouchement, mais le quatorzième jour l'enfant mourut. La malade dit qu'alors le lait est remonté. Elle a eu du

délire et une fièvre typhoïde, peut-être une péritonite, mais les renseignements sont incomplets. Elle passa deux mois et demi à Cochin. Mais à peine
sortie, elle dut rentrer à l'Hôtel-Dieu. Elle souffrait toujours du ventre,
des membres, et était d'une faiblesse extrême. Elle resta deux mois et
demi à l'Hôtel-Dieu. Les jambes enflèrent et depuis ce temps la jambe
droite enfle facilement. Il semble y avoir un obstacle à la circulation. —
Pendant tout ce temps le lait ne tarit pas et pendant huit mois il mouilla
la chemise. Après sa sortie des hôpitaux la malade voulut le faire passer,
mais rien ne fit. Il avait paru en abondance et naturellement trois mois
avant l'accouchement. — 15 avril V... se plaint de douleurs dans le sein
gauche que l'on trouva tuméfié et rénitent. Cataplasmes. — 28. Bientôt la
suppuration parut et on ouvrit l'abcès qui était très profond et occupait
la partie supérieure de la glande dans son tissu même. Le pus était fétide.
— L'abcès se ferma en huit jours et il resta un noyau induré qui tarda
longtemps à se résoudre. On essaya encore alors mais vainement de faire
passer le lait. — 14 mai. Enfin aujourd'hui, jour de sa sortie, quand on
presse les seins, il en sort du lait pur et très blanc ; les seins sont de médiocre volume, non douloureux. — Il y a toujours des démangeaisons à la
peau et depuis son entrée il y a eu constamment des éruptions diverses et
successives. Il reste quelques papules de prurigo aux bras et de grosses
pustules d'impétigo qui forment croûte sur la partie antérieure des jambes.
Il y a également du prurigo et de l'intertrigo aux parties génitales. Toujours des douleurs de tête violentes et des malaises généraux accompagnés
de troubles gastriques. Beaucoup de flueurs blanches.

Faut-il nier d'une manière absolue ce que l'on désigne souvent
sous le nom de dépôt de gale ? Répugne-t-il donc tant d'admettre
que, lorsqu'en trois ou quatre jours on a supprimé brusquement
une suppuration générale, il puisse survenir un abcès ? N'est-ce
pas ce qui peut arriver tous les jours par suite de la suppression
brusque de toute autre maladie cutanée sécrétante ? Pourquoi donc
nier dans un cas ce que l'on admet dans un autre ? Là encore, il
se passe pour la gale ce que l'on observe dans toutes les maladies
à évolution spontanée et régulière.

J'ai vu un assez grand nombre d'exemples de ces abcès; il n'est
pas d'année qu'il ne s'en présente des exemples dans mon service
chez des individus soumis au traitement externe de l'hôpital Saint-
Louis; tantôt ce sont des phlegmasies, tantôt des furoncles plus
ou moins volumineux, etc. On dira que ce sont là des accidents
dépendant de la prédisposition générale du sujet; mais pourquoi

ne les observe-t-on pas dans d'autres maladies de la peau ? pourquoi paraissent-ils propres à la gale ?

Enfin, une objection très grave à faire aux partisans de l'acarus
envisagé comme constituant toute la gale, c'est cette circonstance
qu'il est connu de temps immémorial que la gale peut disparaître
sans traitement sous l'influence d'une maladie générale, et reparaître à la convalescence de cette maladie ; c'est-à-dire que tous
ses phénomènes disparaissent, boutons, sillons et insectes, et qu'à
la convalescence reparaissent ces *trois ordres* de phénomènes.
Ainsi, pendant au moins six semaines que durera une fièvre
typhoïde ou toute autre, le galeux n'aura plus aucun des phénomènes appréciables de la gale, et, lors de la convalescence, boutons, sillons et acarus se montreront de nouveau, et avec la même
intensité. Que devient la gale ? que deviennent les acarus pendant
ce long espace de temps ? et pourquoi reparaît-il des boutons avec
eux, si les boutons ne sont qu'une complication lichénoïde, eczémateuse, ecthymateuse, comme on le prétend ? A cela on répond :
*L'acarus sommeille ; il se contente de vivre, maigrement sans doute,
car sa fécondité en reçoit une vive atteinte, mais il continue de vivre...*
(Bourguignon.) Et M. Dumas, interrogé à cet effet, ne répugne
pas à admettre cette explication... Quoi ! l'*acarus* est l'unique
cause de la gale ; il manifeste sa présence par des sillons dans
lesquels on le retrouve très facilement : une maladie générale
survient accidentellement ; tout sillon, toute ponte d'œufs a disparu, quelques recherches que l'on fasse, et vous dites que l'*acarus*
sommeille ! Et si avec l'*acarus* vous supposiez comme cause un
état inconnu qui manifeste sa présence par une éruption à la peau,
ne vous expliqueriez-vous pas plus facilement ce phénomène ? car,
si dans la gale il ne suffit pas de détruire l'*acarus* pour en amener
la guérison, s'il faut encore guérir les boutons, il y a autre chose
que l'*acarus* dans la gale.

M. Bourguignon dans son Mémoire sur la gale, s'exprime ainsi :

« Chez deux galeux, atteints de fièvre typhoïde, les complications de la
» spore se sont spontanément amendées, *les éruptions ont disparu.*
» L'acarus lui-même a participé à ce mouvement rétrograde ; il se con-
» tentait de vivre, maigrement sans doute, car sa fécondité paraissait avoir

» reçu une sérieuse atteinte ; mais, fait important ! il continuait à vivre :
» de telle sorte qu'au retour de la santé, on le rencontrait parasite vi-
» vace, etc. »

Dans un rapport fait à la Société de médecine du département, à l'occasion du Mémoire de M. Bourguignon. M. Léveillé s'exprime ainsi,
page 58 :

« L'un de nous, en 1849, pendant son internat à l'hôpital des Véné-
» riens, a observé un galeux chez qui survint un érysipèle phlegmoneux
» de la main. La douleur remplaça immédiatement les démangeaisons.
» Deux foyers purulents se formèrent et furent ouverts. *Pendant à peu*
» *près vingt jours* que dura cet accident, le malade ne ressentit pas la
» moindre démangeaison. Cette guérison locale de la gale n'était qu'appa-
» rente et momentanée : les acarus se firent bientôt sentir aussi vivement
» qu'à l'autre main. »

Le fait suivant que je vais citer, ainsi qu'une observation fort
curieuse que je rapporterai dans l'histoire de la phthiriase, ont été
observés dans mon service.

Le nommé L..., menuisier, âgé de vingt-trois ans, était moins bien portant que de coutume, lorsque, le jeudi 25 mai, il se mit en route, à pied,
du département des Ardennes pour Paris. Le village d'où il partit est distant de Reims de 18 lieues. Il fit ce trajet en douze heures, en compagnie
de deux de ses camarades (de une heure du matin à une heure après
midi). Sur la route, à chaque bourg, ils s'arrêtèrent pour boire une bouteille de vin (tantôt du rouge, tantôt du blanc) : à trois ils en burent sept.
Le malade fait remarquer que depuis plusieurs mois il ne buvait que de
la bière, et de plus, qu'il était déjà dans de mauvaises dispositions générales.

Arrivé à Reims, sa fatigue était extrême. Il ne put donc pas continuer
son voyage à pied, comme c'était son intention, et il fut forcé de laisser
partir seuls ses deux compagnons de voyage. A minuit, il monta dans la
diligence de Paris, où il arriva le lendemain, à sept heures du soir. Le
voyage en voiture fut très pénible pour lui. Son malaise était porté à
l'excès. Il put à peine dormir deux heures, et sentit si peu le besoin de
boire et de manger, qu'il ne prit absolument rien, ne descendit même
pas de voiture durant la route, tant sa prostration, si je puis dire, était
grande.

Arrivé à Paris, il mangea un peu, mais sans appétit, se coucha et s'en-
dormit *sans s'être aperçu qu'il eût rien à la peau.* J'insiste sur tous ces
détails, parce qu'ils me paraissent importants.

Le lendemain, 27 mai, à son réveil, une grande partie de la surface cutanée *était en feu* (c'est l'expression dont il se sert). Il ne pouvait résister au besoin de se gratter, et plus il se grattait, plus la cuisson était vive.

Les parties où la cuisson se faisait le plus vivement sentir étaient le ventre, le scrotum et surtout les plis des cuisses ; sur ces parties comme sur les faces internes des cuisses la rougeur était intense et *uniforme*.

Sur les membres supérieurs, au contraire, c'était une véritable *démangeaison* qu'il éprouvait, et au lieu d'une rougeur uniforme, on voyait *disséminés* çà et là de *tout petits boutons* sur leurs différentes faces, ainsi que sur le dos des mains.

Un médecin qu'il vit dans l'après-midi du même jour, auquel il eut le tort de ne montrer que les avant-bras, lui assura *qu'il avait la gale*, et lui conseilla de se présenter à Saint-Louis, où il ne lui donna l'espoir d'être reçu que le jeudi suivant. Cette circonstance est assez importante en ce qu'elle prouve que ce médecin connaissait les usages de l'hôpital Saint-Louis, qu'il fréquentait cet hôpital, et que probablement il était plus exercé qu'un autre dans le diagnostic de la gale.

Ne voulant pas attendre si longtemps, le malade acheta chez un pharmacien de la *graisse pour la gale*, c'est-à-dire très évidemment une pommade irritante, probablement sulfureuse. Deux heures après en avoir *frictionné tout le corps* (et il ne la ménagea pas), il se trouva, comme il le dit, dans un *véritable enfer*. Une cuisson brûlante dévorait toute sa personne.

Il se mit alors au lit et passa la nuit dans une agitation difficile à décrire.

Le lendemain matin, dès qu'il fit jour, il put apercevoir, sur le ventre et sur les membres, un grand nombre de cloches ou ampoules pleines d'eau, qui se crevaient sous la simple pression du doigt et laissaient échapper leur contenu transparent et incolore.

Un second médecin, qui vint le visiter le lundi 29, affirma positivement qu'il n'avait pas la gale. Le mardi, il essaya vainement d'entrer à l'hôpital Saint-Louis ; enfin, le mercredi 31, il y fut admis par moi.

1er juin. Toute la moitié inférieure du tronc et la face interne des cuisses présentent une surface rouge, humide, comme excoriée, comme dépouillée de son épiderme, qui se serait roulé çà et là sous la forme de pellicules cylindriques jaunâtres, molles et minces : pourtant, il est probable que ces pellicules sont plutôt formées par le produit concrété de l'exhalation morbide qui se fait en abondance sur toutes ces parties. A leur contact, la chemise est mouillée par une humeur qui répand une odeur fade et désagréable. Sur la moitié supérieure du tronc, la rougeur est bien moins vive, et la sécrétion est desséchée : le linge n'est plus taché au contact de ces parties, qui sont recouvertes d'une foule de petites lamelles minces, molles, jaunâtres ou blanchâtres, ayant aussi l'apparence épidermique.

Sur les différentes faces des membres, l'affection offre les mêmes caractères que sur la moitié supérieure du tronc; mais, de plus, aux plis des coudes et des genoux se montrent des excoriations suintantes sous forme de sillons assez profonds, à bords épais, constitués par le produit de sécrétion transformé en croûtes jaunâtres molles et humides. Ces croûtes sont de véritables croûtes d'impétigo.

Sur le dos des mains et sur plusieurs points de la face externe des avant-bras on voit des vésicules, en partie séreuses, en partie lactescentes, en général confluentes, qui appartiennent à l'herpès phlycténoïde.

La peau de la face est saine; le malade accuse une sensation brûlante sur toutes les parties malades et spécialement sur toute la moitié inférieure du tronc. La diaphorèse est abondante sur toutes les portions de peau restées saines; en particulier, la face est couverte de sueur.

Le pouls est large et dur, mais point fréquent; la soif du malade est vive, son appétit est nul. A la bouche, il perçoit une saveur amère et pâteuse à la fois, le matin en s'éveillant. Depuis plusieurs jours il n'est pas allé à la selle; les nuits précédentes avaient été sans sommeil.

Je prescris au malade le repos au lit, une saignée du bras, la diète, de la limonade pour boisson, et enfin des bains amidonnés prolongés.

Au point de vue du diagnostic, je pensai qu'une éruption de nature inflammatoire, née sous l'influence des fatigues du voyage et du régime excitant suivi par le malade, déjà prédisposé par de mauvaises conditions générales, apparaissait lorsqu'il alla consulter le premier médecin; que celui-ci, s'étant contenté d'un examen superficiel et incomplet, avait cru à l'existence de la gale, et qu'ainsi un traitement irritant, au lieu des émollients qu'on aurait dû mettre en usage, avait fait éclater une succession d'éruptions effervescentes dont nous voyions la continuation à l'entrée du malade dans nos salles.

Ces suppositions étaient en grande partie fondées; mais nous verrons par la suite que le diagnostic du premier médecin a été justifié par les événements.

Marche des éruptions. — Pendant les jours qui suivent l'entrée du malade, des éruptions inflammatoires aiguës continuèrent à se montrer successivement avec une variété étonnante. Ce fut à ce point qu'on peut presque dire que notre malade a tour à tour offert à l'observation toutes les formes élémentaires sur lesquelles sont fondées aujourd'hui les classifications cutanées, et dans chacune de ces formes plusieurs variétés.

Le traitement émollient fit bientôt tomber les démangeaisons, et le malade put alors goûter un peu de repos.

Le 4 juin, alors que la vaste rougeur sécrétante et brûlante de la moitié inférieure du tronc avait en grande partie disparu, on aperçut, sur toute l'étendue qu'elle avait occupée, une foule de petites pustules d'*impétigo* qui s'étaient formées pendant la nuit.

Le 7 juin, sur le dos des mains et particulièrement de la droite, on voyait de larges *bulles* remplies d'une sérosité citrine et transparente : c'était du *pemphigus*.

Entre ces bulles étaient nées quelques pustules discrètes, assez larges, reposant sur une base enflammée, et présentant un point brun à leur centre ombiliqué : c'était de l'*ecthyma*.

A côté de ces bulles et de ces pustules, toujours sur les membres supérieurs, une humeur concrétée, formant des croûtes jaunâtres et verdâtres, soulevées par une matière purulente analogue, présentait des traces d'impétigo qu'on trouvait les mêmes sur le ventre et les lombes, là où nous avions vu de toutes petites pustules naissantes, le 4 juin.

Ce même jour, 7 juin, sur la face, le cuir chevelu, le cou, la partie supérieure du tronc et les membres inférieurs, j'ai noté la présence d'une foule de petites lamelles d'apparence épidermique qui rappelaient celles de l'eczéma et du pityriasis versicolor.

Pendant ce temps le malade était soumis à un traitement émollient très bien observé, et était tenu au lit dans un très grand état de propreté.

Vers le 15 juin, commencèrent à apparaître des *furoncles;* il y eut même aux lombes et aux cuisses plusieurs *anthrax* pour lesquels l'incision cruciale fut nécessaire.

Quelques jours après on voyait des papules de *lichen* et de *prurigo* répandues sur les différentes faces des membres.

Enfin, le 24 ou le 25 juin, alors qu'il ne restait plus que quelques papules de prurigo sur les membres, le malade fit voir de petites vésicules incolores discrètes, acuminées, dans les interstices des doigts, sur le dos des mains et sur les faces antérieures des poignets ; ces vésicules étaient accompagnées d'une démangeaison assez vive : elles appartenaient évidemment à la *gale*.

Je prescrivis l'usage de la pommade d'Helmerick et des bains sulfureux.

Quelques jours après, la peau du malade était complétement revenue à l'état normal, elle ne présentait pas le plus petit bouton ; la santé était excellente.

Je le gardai jusqu'au 12 juillet; aucune nouvelle éruption n'avait reparu. Je pus donc croire que la guérison était définitive, et lui accordai son *exeat*.

Ce malade, comme le précédent, était placé dans mon service, sans rapport par conséquent avec des galeux. Toutefois, comme au moment où la gale s'est déclarée, il descendait au promenoir, et que les galeux ne sont séparés des autres malades que par une barrière à hauteur d'appui, nous

avons dû le questionner sur ses rapports possibles avec cette sorte de malades. Il nous a déclaré n'en avoir eu qu'une seule fois, le temps seulement d'acheter un morceau de pain de l'un d'eux. Une porte est donc
ouverte à l'hypothèse de la transmission de la gale par cette voie... Il n'a
même pas touché la main du galeux, il a reçu le pain qu'il lui a acheté.

Pour nous, c'est un fait de gale disparue, pendant vingt-trois jours, disparition qui, du reste, a lieu dans les deux cas sous l'influence d'une
affection générale de l'économie. L'observation que nous rapporterons avec
détail en faisant l'histoire de la phthiriase donne un exemple de disparition de la gale pendant cinq semaines.

Nous allons à ce sujet rapporter sommairement une observation aussi curieuse qu'inexpliquée encore, recueillie par M. le
professeur Boeck, médecin d'hôpital à Christiania, et qu'il a communiquée à M. Cazenave.

Chez une jeune fille âgée de quinze ans, très maigre, très pâle, non
encore réglée, on a constaté à la paume des mains et dans l'intervalle des
doigts, la présence de croûtes de 2 à 3 lignes d'épaisseur, d'une couleur
blanche ou plutôt grise, adhérentes à la peau et formées d'une masse si
compacte, qu'on peut y couper comme dans l'écorce des arbres. Les doigts
sont fléchis et les tentatives qu'on fait pour les redresser lui causent des
douleurs. Les ongles sont dégénérés, très épais et noueux. On trouve des
croûtes analogues à la face dorsale des pieds, dont les ongles sont aussi
altérés, aux coudes, aux fesses, à la partie postérieure des cuisses et sur
le dos. Il y en a jusque dans le cuir chevelu, qui est très dégarni. Si l'on
détache ces croûtes, la peau qu'elles recouvrent apparaît rouge, humide
et un peu inégale. Toute la surface cutanée présente une rougeur érythémateuse ; aux jambes, on voit des taches non saillantes d'un brun rougeâtre ; à la face postérieure des bras, on rencontre plusieurs vésicules,
enfin des pustules se montrent çà et là aux extrémités. La santé générale
de la malade était évidemment altérée. Incertain de la nature du mal,
M. Boeck a examiné les croûtes au microscope, et il a reconnu qu'elles
étaient constituées par une masse compacte d'acarus, ou entiers, ou brisés,
d'œufs, d'excréments. Des expériences ont été faites sur des croûtes prises
de tous les points du corps, et elles ont donné des résultats identiques,
c'est-à-dire qu'on n'y a trouvé exclusivement ou que des acarus, ou que
des débris d'acarus.

Malgré les recherches les plus assidues, les plus attentives, M. Boeck n'a
jamais pu trouver *un seul sarcopte vivant ni un seul sillon*. Cependant il
n'hésita pas à diagnostiquer une nouvelle forme de gale. Si le diagnostic

avait pu être douteux, il aurait été singulièrement facilité par les résultats rapides et multipliés de la propriété contagieuse de cette affection. En effet, pendant son séjour à l'hôpital, la petite malade communiqua la gale à un grand nombre de personnes, même parmi celles qui ne la touchaient pas habituellement.

La chute des croûtes fut suivie d'une amélioration sensible qui dura trois semaines environ; puis une éruption de vésicules se manifesta sur tout le corps et même au visage; elle était accompagnée d'un prurit très violent. Il fût impossible de trouver des sillons distincts; mais on vit bientôt se former de nouvelles croûtes. En les examinant au microscope, M. Boeck distingua deux lamelles : l'une supérieure, de couleur claire, et consistant seulement en des cellules d'épithélium; l'autre inférieure, de couleur grisâtre, contenant des sarcoptes; d'où M. Boeck conclut que les croûtes ont été formées sous l'épiderme. Pendant cette poussée, la santé de la malade s'altéra de nouveau; elle eut de la fièvre. Traitée par les frictions partielles et successives avec l'onguent de Vienne, elle guérit enfin. Les cheveux ont repoussé, les ongles sont revenus à l'état normal; mais surtout l'air d'hébétude remarquable chez cette jeune fille a complétement disparu.

M. Boech, en communiquant cette observation à M. Cazenave lui a envoyé des fragments de croûtes recueillies chez la malade. La coupure de ces croûtes est lisse, unie, dense comme celle d'une substance cornée; si l'on en examine au microscope une parcelle délayée, on la trouve formée d'une multitude énorme d'acarus entiers ou de débris d'acarus, d'œufs, etc., sans aucun mélange appréciable d'une matière résultant de l'inflammation. M. Lanquetin a répété ces expériences et a obtenu les mêmes résultats, en constatant que ces sarcoptes sont bien ceux de la gale.

Cette observation, si remarquable, si importante et si concluante, ne vient-elle pas fort à propos confirmer jusqu'à l'évidence les doctrines que nous venons d'émettre? La jeune fille se présente avec une forme spéciale de gale que l'on dirait aujourd'hui compliquée de *rupia*. Elle est singulièrement améliorée par le traitement de la gale au point de recouvrer la santé, lorsqu'une nouvelle éruption vésiculeuse se fait à la peau. C'était une réapparition de la gale; on n'avait pas trouvé de sillons une première fois, on n'en découvre pas plus dans la seconde éruption, mais il se fait dans les deux cas pour l'acarus ce qui passe dans la maladie pédiculaire générale et exagérée dont nous rapporterons un exemple en faisant l'histoire de la phthiriase, c'est-à-dire des espèces de poches renfermant des myriades d'acarus, à l'instar de ces poches décrites par les anciens pour la maladie pédiculaire.

Concluons des discussions dans lesquelles nous venons d'entrer:

1° *Que la gale peut être une maladie spontanée ;*

2° *Que si l'acarus coïncide constamment avec la gale, la théorie de son existence peut tout aussi bien admettre l'insecte comme produit morbide que comme cause morbide et agent de transmission.*

Est-ce à dire pour cela que toutes les gales soient spontanées, et que l'acarus n'en soit pas le mode habituel de transmission? Évidemment ce serait tomber dans l'absurde. Si j'invoque le fait de spontanéité, ce n'est que pour en signaler la possibilité; car non-seulement l'acarus peut transmettre la gale, comme le pou, le prurigo pédiculaire, mais encore ce mode de transmission est infiniment plus commun. Mais si l'acarus transmis d'un individu à un autre peut développer la gale, rien ne prouve que les produits de sécrétion de l'atmosphère du galeux, les vêtements imprégnés de cette atmosphère ou des produits de sécrétion de la gale ne puissent pas la faire naître.

La conséquence principale, au point de vue thérapeutique, que nous croyons devoir tirer de cette exposition de faits, c'est qu'il y a lieu, contrairement aux usages établis aujourd'hui, de traiter non pas seulement l'acarus, mais bien la gale tout entière; de la traiter comme toute autre éruption cutanée, c'est-à-dire d'après une thérapeutique d'ensemble, et non pas d'après une thérapeutique toute locale ; et cela est si vrai que, malgré la date assez récente du traitement de la gale en deux heures à l'hôpital Saint-Louis, mon honorable collègue M. Hardy, qui est arrivé à limiter ainsi la durée du traitement, fait deux parts de galeux. La gale canine, ou lichénoïde, est traitée en deux heures ; mais la gale pustuleuse, dite ecthymatoïde, et la gale aqueuse, ou phlycténoïde, sont traitées pendant huit jours par les émollients, puis par des frictions douces. Ainsi, on est forcément arrivé à des préceptes que nous avons cherché à faire prévaloir il y a plusieurs années. (*Bulletin de thérapeutique*, t. XXXII, 1847.)

Il faut ajouter que définir la gale une maladie caractérisée par un seul phénomène, la présence de l'acarus à la surface de la peau, n'est pas absolument rationnel ; il faut y ajouter le développement d'une éruption à forme papuleuse, vésiculeuse ou pustuleuse. Aussi l'individu qui n'aurait qu'un ou deux acarus avec un ou deux sillons sur la peau de tout le corps, serait considéré comme ayant la gale, d'après les idées du jour ; pour moi, ce serait un individu qui aurait deux acarus, mais qui n'aurait pas la gale.

La gale est une éruption cutanée qui a pour caractères essentiels deux choses : 1° une éruption à la peau ; 2° des *acarus* ou insectes spéciaux renfermés dans des sillons. Cette maladie a en effet son évolution, sa marche, ses lieux d'élection où existent des boutons, comme toute autre affection cutanée. De ce que l'on trouvera un pou sur le corps d'un individu, s'ensuit-il qu'il aura une maladie pédiculaire ? Évidemment c'est confond reune partie avec le tout ; car il suffit dans ces deux cas d'enlever l'insecte pour qu'il n'y ait pas maladie ; tandis que si par des moyens convenables on parvenait à enlever les insectes de la gale et les œufs qu'ils auraient produits, il resterait encore à la peau l'éruption cutanée qu'il faudrait guérir, et qu'il faut d'autant plus guérir que c'est dans les boutons que se font sentir les démangeaisons aussi bien que dans les sillons. Ce n'est pas le long des doigts où règnent le plus de sillons que se grattent seulement les galeux, c'est aussi et peut-être plus à la racine des doigts et dans leur intervalle qu'ils opèrent leur grattage et qu'ils écorchent les boutons, qu'on y rencontre plus ou moins nombreux.

Cachet de l'éruption. — Elle affecte trois formes différentes : forme *papuleuse*, lichénoïde, dite canine ; forme *pustuleuse*, ou ecthymatoïde ; forme *vésiculeuse*, aqueuse ou herpétique. La forme la plus commune, c'est la forme lichénoïde. Elle est caractérisée par une papule dans le genre de celle du lichen, mais qui s'en distingue en ce que le sommet de la papule est terminé par une petite vésicule remplie d'une sérosité citrine que l'on faire écouler en pressant entre l'extrémité des ongles le sommet de la papule, ou en excoriant le bouton. Dans la gale canine, quelle que soit la partie atteinte, ce sont des papules à sommet vésiculeux qui se montrent.

La gale pustuleuse, ou ecthymatoïde, a pour caractère l'appa-

rition dans les mêmes parties de boutons purulents, plats, variant
en largeur depuis un grain de chènevis jusqu'au diamètre d'une
lentille, bouton formé dans ses neuf dixièmes d'une vésicule purulente qui s'ombilique vers le deuxième ou le troisième jour de
son développement, c'est-à-dire qu'il se forme au centre de la
pustule un petit point noir comme dans l'ecthyma. Mais dans la
gale, la pustule n'a pas ordinairement de base inflammatoire aussi
dessinée que dans l'ecthyma. Il n'y pas non plus, comme dans
cette maladie, une certaine uniformité de volume ; les pustules de
la gale sont très variables sous ce rapport : à côté d'une grosse
pustule vont se trouver trois, quatre petites pustules, et faisant
contraste avec la pustule principale. Chaque pustule dure huit à
dix jours, se guérit et fait place à une autre, et ainsi de suite durant des mois entiers, et en offrant toujours les mêmes caractères.
Quant à la gale dite aqueuse ou phlycténoïde, elle se dessine par
le développement dans les mêmes points d'élevures qui se recouvrent aussitôt de vésicules très proéminentes, du volume d'un
grain de millet ou de chènevis, et quelquefois même plus grosses.
La sérosité y est limpide, très transparente, citrine ; elle ne devient pas opaque, et cette forme de gale peut ainsi conserver ses
caractères pendant toute sa durée.

On aurait tort de croire cependant que la forme éruptive soit
si nettement tranchée chez les galeux. On peut trouver réunis
chez le même individu, des papules, des vésicules, des pustules.
Il est même assez peu commun que ce ne soit pas ainsi. Mais il
est très fréquent de trouver chaque forme éruptive dessinée nettement, en ce sens que la masse des boutons à l'une des trois formes indiquées.

Nous ne faisons pas de chacune de ces formes trois gales de
nature différente. Nous pensons que cette diversité de forme tient
à la différence de tempérament, la gale canine ou lichénoïde
étant essentiellement liée au tempérament nerveux, la forme
pustuleuse au tempérament lymphatico - sanguin, et la forme
aqueuse au tempérament lymphatique. Nos observations nous
conduisent à considérer ces trois formes comme pouvant être
essentiellement primitives. Plusieurs de nos confrères croient,
au contraire, que la gale est dès l'abord toujours papuleuse, que

ce n'est que par des causes accidentelles qu'elle devient aqueuse ou pustuleuse, et ils regardent par conséquent ces formes comme des complications ; nous ne saurions partager de pareilles idées. On va même plus loin aujourd'hui, et l'on considère l'éruption comme un épiphénomène, comme une addition de lichen, d'herpès, d'ecthyma ou d'eczéma aux divers sillons qui contiennent l'acarus, et comme une sorte de complication de la gale. Ce sont là de ces idées que j'appelle exagérées et que rien ne justifie, si ce n'est une théorie, celle qui ne voit dans la gale qu'un insecte indépendant des désordres qui l'accompagnent.

Mais il y a plus, cette éruption a sa période d'évolution, son siége spécial ; elle se fait avec méthode, affectant régulièrement des parties similaires de chaque côté du corps, ne se montrant jamais sur certaines d'entre elles. En présence d'une telle régularité, comment ne pas voir là une sorte d'éruption du genre des éruptions exanthémateuses et que le hasard ne saurait faire naître? Comment ose-t-on donc la rattacher à la piqûre capricieuse d'un insecte !

Les premiers boutons qui se montrent se développent aux mains et aux pieds, dans l'intervalle des doigts, à leur origine et à leur jonction avec la face dorsale ; puis viennent les poignets, le pli des bras, le creux des aisselles, le jarret, le ventre, la verge chez l'homme, le bout des seins chez la femme, les fesses, la poitrine ; la figure est toujours respectée, ainsi que la partie externe des membres et le dos. On verra plus loin que l'acarus atteint d'autres parties où il se loge dans des sillons qu'il se creuse. Mais dans les gales qui durent depuis plusieurs mois, toutes les parties du corps peuvent être atteintes par l'éruption, sauf la figure qui est toujours respectée, à moins qu'il ne se montre, sous des conditions de malpropreté, du lichen et du prurigo, ainsi qu'on l'observait chez cet homme des bois dont je retracerai l'observation dans l'histoire de la phthiriase et qui était infecté de toute manière. L'évolution de la gale a lieu de cette sorte pour l'âge de l'adolescence, mais chez les jeunes enfants, ce sont principalement les fesses qui sont atteintes. On a attribué cette circonstance à l'habitude des mères ou des nourrices de porter les enfants à nu sur leurs bras ; c'est là une erreur : l'éruption a lieu de la même manière à un âge un peu plus avancé et lorsque les enfants marchent seuls. C'est ce que l'on peut voir à l'hôpital des Enfants.

Peut-il exister une éruption sans sillons d'*acarus?* En thèse générale, l'un et l'autre coïncident entre eux. Il y a plus, les partisans des idées d'aujourd'hui diront qu'il est plus commun de rencontrer des galeux n'ayant que des sillons sans éruption, qu'une éruption sans sillons. Il y a deux ans, j'ai guéri un monsieur qui arrivait des Pyrénées et qui, en voyage, avait contracté la gale; j'eus beaucoup de peine à découvrir un sillon à la verge, et cependant j'étais déjà fixé sur la nature de la maladie en raison de la forme même de l'éruption. Il y a sept ans environ un de mes collègues de l'hôpital m'appela en consultation, ainsi que M. Rayer, pour un magistrat qu'il avait guéri d'une éruption lichénoïde à deux reprises différentes, et qui avait vu récidiver sa maladie. A l'inspection de l'éruption, nous pensâmes que ce monsieur était affecté de la gale. Un traitement dans ce sens fut institué d'un commun accord entre nous tous; or, nous ne faisions pas reposer notre diagnostic sur la présence de sillons, mais sur celle de l'éruption. Ce n'est pas que je prétende qu'un pareil jugement soit aussi sûr que dans les cas où l'on extrait un *acarus* du sillon qui le renferme; je veux seulement faire voir que cette éruption est souvent tellement prédominante et caractéristique qu'à sa vue seule on peut juger la maladie, lorsque l'on a quelque habitude de l'observer.

Si la gale de nos climats a eu diverses formes, toutes en général très mitigées, il n'en est pas de même de la gale des pays chauds, celle de l'Inde et de l'Afrique, par exemple. Bontius a décrit dans son ouvrage *De medica Indorum*, lib. III, cap. 17, cette maladie sous le nom d'*herpès* ou d'*impetigo indica*. Les Indiens lui donnent le nom de *courap*, synonyme de *gale*. Il signale la difficulté que l'on a à la guérir. Bateman a eu l'occasion d'observer cette éruption chez des adultes et des enfants arrivant de l'Inde; l'éruption était très abondante, très étendue, elle gagnait même la figure; la peau, d'une couleur plus foncée et d'un aspect plus sale, était tapissée de taches impétigineuses considérables et de papules. Cette gale est très contagieuse et résiste à beaucoup de médicaments (Bateman, 251). J'ai été appelé à traiter plusieurs officiers d'Afrique atteints de cette maladie, qui se sont présentés à moi avec de grosses papules disséminées sur les membres, et qui donnaient lieu à des démangeaisons horribles.

Quant aux caractères distinctifs des diverses formes de boutons d'avec les autres maladies de la peau, il est facile de les établir. Le bouton papuleux de la gale a ses lieux d'élection, l'intervalle des doigts, les poignets, les plis des bras, les aisselles, se dessinant dans chacune de ces parties sans se joindre entre elles par une succession de boutons, comme dans le lichen diffus ; le lichen est formé par des papules sans vésicules ; la papule de la gale est toujours vésiculeuse et fournissant un suintement séreux que ne donne pas le lichen, à moins que, passé à l'état chronique et datant de plusieurs mois ou de plusieurs années, il soit devenu eczémateux. Quand le bouton de la gale est pustuleux, il a pris isolément tous les caractères de la pustule d'ecthyma, sans que, dans cette dernière affection, la pustule présente un engorgement inflammatoire beaucoup plus marqué que dans la gale où il n'existe presque pas ; mais l'ecthyma n'a pas le siége des pustules de la gale, et puis il y a dans ces pustules galeuses une telle irrégularité de forme et de volume, qu'un peu d'habitude dirige facilement le praticien dans le diagnostic. Cependant on peut s'y tromper, si, dans quelques circonstances, on ne tient compte que de la pustule. Quant à la gale aqueuse ou phlycténoïde, il me paraît impossible de la confondre avec l'herpès phlycténoïde qui se montre ordinairement par groupes de vésicules sur des parties qui ne sont pas celles où siége l'éruption de la gale.

Avant d'aborder le second caractère de la gale, celui qui se déduit de la présence de l'*acarus*, je crois devoir parler des boutons de la *pseudo-gale*. Cette affection n'a été signalée par personne, que je sache ; elle se montre souvent au printemps chez les personnes qui ont été atteintes de la gale, et font croire à ces gales mal guéries dont les malades se plaignent souvent. Cette éruption est toujours très discrète et consiste dans quelques rares petits boutons miliaires très durs au toucher, hérissant la peau, blancs, quoique ne contenant pas de pus, arrondis et très légèrement acuminés, terminés par une vésicule excessivement petite : ces petits boutons, par le grattage, deviennent le siége d'une cuisson vive et presque douloureuse. Ils affectent ordinairement le voisinage du poignet, sur les côtés du pouce et même auprès du dos du poignet. Ce n'est pas une éruption confluente, c'est un ou deux boutons espacés placés à distance, mais très résistants sous le doigt. Si l'on ne gratte pas ce bouton, il s'éteint et il est rare qu'il en vienne plus d'un second ou d'un troisième; mais les boutons se multiplient si les grattages des malades les irritent. Ce n'est toujours qu'aux mains qu'on les observe.

Deuxième caractère de la gale; acarus et sillons. — Entrevu mais non décrit par Aben-Zohar, médecin arabe, qui pratiquait en Espagne, l'insecte de la gale ne fut réellement connu qu'au XVIᵉ siècle; car il se trouve indiqué dans les ouvrages d'Ambroise Paré. Mouffet en a le premier donné une description assez exacte en indiquant les sillons qu'il creuse et la manière de l'en extraire; et Hauptmann est néanmoins le premier dont les observations microscopiques aient fourni des indications un peu minutieuses sur sa situation et son organisation. En 1637, Cestoni, sous le pseudonyme de *Bonomo*, a réellement précisé son rôle physiologique et pathologique dans la gale. A partir de cette époque, l'histoire de l'*acarus* est essentiellement rattachée à celle de la gale. Mais peu à peu, dans les siècles suivants, l'acarus n'appelle plus l'attention des médecins, et il finit par tomber dans l'oubli, à un tel point qu'à la doctrine de l'acarus comme cause essentielle de la gale, Hahnemann parvint à faire prévaloir les anciennes idées humorales sur cette maladie, en vertu desquelles la gale est considérée comme une éruption générale née d'une cause aussi générale qu'elle. On va jusqu'à perdre les moyens de retrouver l'*acarus*, et Alibert et Biett, tout en rappelant son existence, restent impuissants à en donner la preuve matérielle. Galès, pharmacien de l'hôpital Saint-Louis, prétend le retrouver, et, par une insigne imposture, montre à la commission de l'Institut nommée pour vérifier le fait, la mite du fromage. Les choses en restèrent à ce point jusqu'en 1834, où un étudiant corse, M. Renucci, assistant à la consultation d'Alibert, qui déclinait la possibilité où l'on était d'extraire l'*acarus*, s'offrit de faire en sa présence ce qu'il avait vu exécuter par les malheureux de son pays. M. Renucci enleva en effet en présence de ce médecin plusieurs *acarus*, et, à partir de ce moment, l'acarus fut étudié de nouveau, notamment par M. Raspail : la même année, en 1835, par M. Albin Gras, et plus tard par plusieurs dermatologistes français ou étrangers; enfin, en 1852, M. Bourguignon a publié un traité entomologique et pathologique de la gale de l'homme, où il suit les diverses phases d'évolution et de reproduction de l'insecte.

Quant à l'*acarus* en lui-même, il offre les caractères suivants : Il est d'un volume tel qu'on le voit parfaitement à l'œil nu en le plaçant à l'extrémité d'une épingle; là on l'aperçoit exécuter des mouvements qui ne laissent aucun doute sur son existence; mais il arrive souvent qu'enlevé de l'extrémité du sillon en hiver, il est engourdi par le froid et ramassé, pelotonné et immobile; il suffit de l'approcher un peu du feu pour lui voir exécuter des mouvements fort rapides d'ailleurs : aussi parcourt-il un espace assez étendu dans un temps très court sous le champ du microscope. Nous avons donné sa description sommaire (voy. planche de micrographie), page 30.

Sillon de la gale. — On désigne ainsi des galeries ou canaux que se creuse l'*acarus* dans l'épaisseur des lames du derme, en soulevant les lames épidermiques les plus superficielles, à la manière de la marche d'une taupe dans la terre; ces acarus déposent leurs œufs dans ces galeries ou sillons. Chaque sillon a une longueur qui varie entre 2, 3 ou 5 millimètres; il est rare qu'ils affectent une ligne droite ; le plus souvent ils sont contournés et arqués et quelquefois disposés en S ; la surface externe du sillon est garnie d'aspérités épidermiques et, suivant quelques observateurs, d'un ou deux points noirs qui indiquent la sortie passagère de l'acarus. Mais ce qui doit surtout fixer l'attention, c'est le point de départ du sillon et son extrémité terminale, ainsi que ce qu'il contient.

Les partisans des doctrines modernes sur la gale ne parlent que d'un seul mode de formation du sillon par une ouverture ou embrasure de l'épiderme sur un point quelconque des surfaces latérales des doigts, du poignet, de la verge, etc., lequel sillon se termine par un cul-de-sac faisant une petite saillie blanchâtre transparente; c'est à ce point transparent que réside l'acarus; et il suffit de déchirer avec une épingle la petite cuticule qui le recouvre pour le retirer avec là pointe de l'épingle. Il est bien vrai qu'à la verge, au bout des seins, à la face latérale des doigts, où les boutons de la gale sont très rares, on ne retrouve que des sillons de ce genre. En 1834, M. Albin Gras décrivit les diverses variétés des sillons, il signala encore d'autres dispositions : Au centre des vésicules un petit point d'où part jusqu'à la circonfé-rence une ligne ombrée de noir et droite ; à partir de cette ligne, la naissance d'un sillon du genre de ceux que nous venons de décrire, et à l'extrémité de ce sillon l'acarus. Cette disposition n'est pas très rare. Depuis, quelques observateurs et M. Piogey entre autres, ont signalé des papules à cheval sur un sillon ou un sillon dépassant la papule par ses deux extrémités. Cela se voit à la verge, par exemple ; il admet même deux espèces de sillons sous ce rapport : une première espèce superposée à la vésicule ou sillons intra-épidermiques ; la seconde surmontant une papule due à l'épanchement de la lymphe plastique dans le réseau du derme, devenant alors le siége d'élancements intolérables par suite de l'irritation incessante des papilles nerveuses ; ces sillons sont alors sous-épidermiques. Ce qu'il est très commun de voir, ce sont des sillons isolés, sans vésicules ni papules, qui siégent le long des faces latérales des doigts, sur la verge et à l'extrémité du sein des femmes.

On peut déduire de la première disposition, celle où le sillon prend naissance à la vésicule, deux conséquences : ou que la nais-sance de la vésicule a été spontanée, qu'elle a engendré un acarus, lequel acarus occupait primitivement le centre de la vésicule, s'en est échappé par la ligne ombrée de la vésicule pour se creuser ensuite une galerie intra-épidermique, déposant d'ailleurs ses ovules dans le trajet du sillon, et cela est d'autant plus rationnel que l'acarus se trouve toujours à la partie la plus éloignée de la vésicule. Cette doctrine a été professée pendant longtemps ; on a même décrit et compté les ovules qui se trouvaient dans la vé-sicule. Aujourd'hui, et d'après les nouvelles recherches microsco-piques de M. Bourguignon, d'après surtout les idées professées depuis deux ou trois ans sur la nature de la gale, on raisonne ainsi qu'il suit : le bouton ou la vésicule de la gale est un accident; il est causé par la piqûre de l'acarus venu du dehors en s'introduisant dans la peau pour se creuser son sillon. Mais il y a une objection à faire à cette hypothèse, objection qui n'est pas sans valeur. Si c'est à la piqûre de l'insecte qu'il faut attribuer le développement des boutons, il semble naturel que le nombre des boutons soit en général proportionné au nombre des insectes, de sorte que là où l'on trouve le plus d'acarus, on trouve aussi plus de boutons. Eh bien ! c'est le contraire : les boutons sont rares aux mains et aux pieds, plus rares à la verge, nuls ou presque nuls aux mamelons chez les femmes, nuls ou tout à fait nuls au menton; or c'est dans ces parties que l'on trouve le plus d'insectes. Par contre, les boutons sont très nombreux sur le ventre, les fesses, les aisselles, les jarrets, et là on rencontre si peu d'acarus que tous les observateurs ont signalé ce fait. Ce qui rend bien mieux compte de ces faits, c'est d'admettre avec nous et avec tous les auteurs qui nous ont précédés, qu'il existe une éruption galeuse, régulière; ce qui est en rapport avec l'époque du développement de la gale après son incubation, la localisation régulière des boutons, les lieux d'élection qu'ils occupent, la simultanéité de leur développement dans les membres et sur les mêmes points à la fois; de supposer qu'il est certains boutons vésiculeux qui engendrent des *acarus*, comme dans la maladie pédiculaire où la génération des poux ne peut être contestée suivant nous; comme aussi dans le fait cité par M. Boeck, où la génération spontanée des *acarus* ne saurait être mise hors de doute. Quoi qu'il en soit, on voit qu'en présence de faits si divers et d'opinions si contestables, il y a lieu de ne pas adopter d'une manière absolue toutes les opinions émises depuis plusieurs années, et d'attendre que des recherches plus approfondies viennent donner aux praticiens une satisfaction complète à cet égard.

Bornons-nous donc à dire qu'il existe dans la gale deux espèces de sillons : les uns rattachés directement à la vésicule, les autres tout à fait indépendants des vésicules; les premiers ayant principalement leur siége dans les intervalles interdigitaux et aux poignets, les seconds sur les faces latérales des doigts, à la verge chez l'homme et aux mamelons chez la femme. On a cherché à expli-

quer cette différence de siége chez l'homme et chez la femme en
disant que l'homme porte très fréquemment ses mains à la verge,
et que les mains transmettent ainsi l'acarus à cette partie. Mais
d'abord est-ce que les femmes portent fréquemment les mains à
l'extrémité de leurs seins? Ensuite, il est constaté par M. Bourguignon que l'acarus à la verge a précédé ou accompagné la présence d'un acarus sur la main. En vérité, s'il est bon d'expliquer,
il faut le faire avec réserve, car les explications sont souvent peu
fondées. Bornons-nous donc à enregistrer les faits.

Mais il est une circonstance que je ne peux passer sous silence,
en présence de cette régularité et dans l'éruption de la gale et
dans le développement des sillons dans des parties régulièrement
atteintes par l'acarus : c'est celle de l'infection. Évidemment elle
n'est pas toujours la même, elle n'a pas toujours lieu, comme on
l'a vu par le relevé de M. le docteur Bidard, autrefois interne du
service de M. Hardy, par les mêmes contacts, et il faut bien le
dire, nous savions depuis longtemps qu'elle devait s'opérer par
des contacts différents. Or, qu'un individu contracte la gale par
les pieds, par une poignée de mains ou par une partie quelconque
du corps, ce ne sera pas sur cette partie que l'on trouvera le plus
d'*acarus*, on n'en trouvera même souvent pas, mais les boutons et
les sillons se montreront avec la même régularité sur les divers
points du corps où ils siégent ordinairement, quel que soit le point
de départ de l'infection. Il faut donc admettre qu'un acarus
déposé, par exemple, à la fesse d'un individu adulte s'éloigne bien
vite de cette partie, parce qu'il ne doit pas l'attaquer; s'il se
trompe de route et qu'il gagne la face en arrière, la figure ne serait
jamais atteinte, *si ce n'est depuis quelque temps où l'on trouve des
acarus au menton, mais pas plus haut;* puis il devra nécessairement
se rendre à l'un des poignets ou aux doigts d'une main, pour y
développer des boutons ou y tracer des sillons, et à peine a-t-il
commencé son œuvre à une main qu'il lui faut bien vite gagner
l'autre, en remontant vers l'épaule, traversant la poitrine et
gagnant l'autre membre supérieur jusqu'à l'autre main, pour y
développer les mêmes phénomènes, à moins que, servi par un
heureux hasard, l'*acarus* ne saisisse le moment d'un contact des
doigts pour faire une traversée bien plus directe et bien plus

courte. Tout cela est pénible à écrire sérieusement, mais enfin il faut bien faire ressortir toutes ces invraisemblances.

Mais il y a mieux, depuis la découverte de l'acarus mâle par M. Lanquetin, élève externe de l'hôpital Saint-Louis, il arrive ceci : que l'acarus mâle ne peut tracer de sillon ; qu'il se borne à se cacher humblement sous une petite lame épidermique ; qu'il est, d'ailleurs, d'un volume beaucoup plus petit et ne reproduit rien, puisqu'il ne fait que féconder la femelle ; en sorte que vous pouvez peut-être avoir sur le corps, pendant une dizaine d'années, un où plusieurs *acarus* mâles ou la gale mâle sans vous en apercevoir, sans avoir de boutons, ou même le signe exclusivement distinctif de la gale, le sillon sans lequel, au dire des partisans des idées toutes modernes, on ne peut pas affirmer qu'un individu soit atteint de la gale ! Vous en serez quitte pour vous gratter quelquefois lorsque cet unique parasite changera de localité ! On peut encore courir la chance de ne gagner qu'un *acarus* femelle non fécondé, mais alors gardez-vous de vous approcher d'un mâle ! Heureuses créations modernes que ces gales de mâles ou de femelles non fécondées qui ne sont pas des gales !

- En résumé, on voit que les caractères de la gale se déduisent de deux circonstances principales : 1° l'éruption avec ses caractères de boutons de trois sortes différentes, et les lieux d'élection de leur développement ; 2° les sillons, à la condition que de l'une de leurs extrémités, on retire l'acarus, car on pourrait prendre pour un sillon une petite excoriation linéaire de l'épiderme, par une épingle, une aiguille, un coup d'ongle, ces sillons ayant comme les boutons leur lieu d'élection. Nous ajouterons que si, dans la généralité des cas, il est très facile de reconnaître la gale même en l'absence de constatation d'*acarus*, c'est cependant une des maladies de la peau dont le diagnostic, dans certaines circonstances, peut offrir le plus de difficultés. On ne saurait croire que d'erreurs ont été commises, et les personnes qui ont occasion de l'observer tous les jours peuvent s'y méprendre par défaut d'une attention suffisante. C'est qu'en effet, chez l'enfant, les boutons papulovésiculeux de la gale sont infiniment petits ; que l'on peut prendre un lichen pour de la gale, et réciproquement ; que dans un âge beaucoup plus jeune, lorsque l'enfant est à la mamelle, le stro-

phulus peut ressembler à la gale. Le lichen et le strophulus
affectent souvent les mains et les poignets. Ce n'est qu'à l'aide du
caractère vésiculeux des boutons et de l'existence des sillons que
l'on apprécie par le secours d'une loupe de trois à quatre grossissements, que l'on arrive à un diagnostic précis. Une circonstance
importante à noter au point de vue du diagnostic de la gale chez
les enfants, c'est l'existence de nombreux boutons de gale aux
fesses, ce qui n'a pas lieu chez l'adulte.

Mais là où le diagnostic est beaucoup plus difficile, c'est le cas
d'une gale papuleuse ancienne à laquelle viennent se joindre,
sous l'influence des grattages réitérés, des éruptions accidentelles
de lichen et de prurigo ; alors l'éruption de la gale se confond
avec elles, et la maladie perd le cachet d'ensemble qui lui est
propre. L'existence bien avouée d'un sillon lève toute espèce de
doutes à cet égard.

J'arrive maintenant aux données que nous a pu fournir la statistique au point de vue de la gale considérée comme antécédent des
autres maladies de la peau. — *Eczéma.* Sur 469 malades inscrits,
le chiffre de la gale, comme antécédent, s'élève à 205, c'est-à-dire
à près de la moitié des individus dont nous possédons l'observation. — *Lichen.* Sur 103 exemples, la gale figure comme antécédent pour 36 cas. — *Psoriasis.* 59 sur 134 exemples recueillis. —
Impétigo. C'est encore là une des affections cutanées où l'on trouve
plus de cas de gale comme antécédent ; ainsi, la proportion est
de 78 cas sur 142 impétigos, c'est-à-dire que plus des deux tiers
des individus affectés d'impétigo dont nous avons recueilli les
observations comptaient la gale dans leurs antécédents. — *Herpès.*
17 exemples, 10 cas de gale comme antécédent. — *Prurigo.*
16 antécédents sur 28. — *Rupia.* 12 fois sur 30 cas. — *Ecthyma.*
8 sur 12. — *Pityriasis.* 10 sur 17. — Enfin, sur 1,150 maladies de
peau, quelle qu'en soit la nature, 449 malades comptaient la gale
comme antécédent.

On voit par ces chiffres que les faits justifient, en apparence au
moins, cette opinion des gens du monde, à savoir, qu'ils doivent
à la gale contractée antérieurement la maladie cutanée dont ils
ont été primitivement affectés.

Quant à la marche de l'affection, elle est incessante, comme toutes les maladies avec productions végétales ou animales, ainsi la teigne, le prurigo pédiculaire. Aussi il est des contrées de l'Espagne et de la Corse où la gale est pour ainsi dire endémique. Les enfants contractent la gale de leurs parents peu de temps après la naissance, et la conservent toute leur vie ; le grattage devient une habitude, un besoin ; et cette habitude est d'autant plus arrivée à l'état de nécessité qu'elle se reproduit à des heures plus ou moins fixes et journalières ; c'est en effet au moment où se développe la chaleur du lit que la démangeaison se montre, démangeaison à laquelle cède d'autant mieux le malade qu'elle est accompagnée d'une sensation agréable, ce qui n'a pas lieu dans le lichen et le prurigo. Toute élévation dans la température du corps suffit pour la réveiller : ainsi l'exposition au soleil, au feu.

Le pronostic de la gale n'est jamais fâcheux, ce n'est qu'une maladie incommode ; mais lorsqu'elle est conservée pendant des mois et des années, elle devient une habitude et un besoin de grattage qui finit par être nécessaire à la santé de l'individu qui en est atteint, semblable en cela à toutes les affections de la peau avec démangeaison. A l'égard de toutes ces maladies, on observe que leur brusque disparition par une cause quelconque, alors même qu'elles ne fournissent aucune sécrétion, comme le prurigo avec ou sans papules, la maladie pédiculaire, celle des poux devenue générale, est suivie d'accidents très graves en raison de l'âge, du développement de certains organes, de leur état de maladie et de la prédisposition du sujet. Chez l'enfant, la suppression des poux de la tête donne lieu à des fièvres graves dans lesquelles le cerveau est plus ou moins affecté ; à l'âge viril c'est presque toujours la poitrine qui se prend avec des congestions pulmonaires moitié séreuses, moitié sanguines, qui menacent incessamment la vie des malades. Or, si ces accidents ont lieu par la suppression du prurigo *sans papules*, c'est-à-dire sans aucun phénomène morbide à la peau autre que la démangeaison, les mêmes accidents ne peuvent-ils pas se montrer dans les mêmes conditions à l'égard de la gale, et surtout par rapport à la gale suppurante ? et dès lors est-il sage, est-il rationnel de guérir la gale *en deux heures, quelle que soit l'ancienneté de la maladie ?* N'y a-t-il pas lieu d'établir quelques réserves par rapport à certains cas particuliers de gale ? Voilà ce que nous ne cessons de répéter depuis les innovations introduites dans ce traitement; on conçoit qu'ayant le plus souvent affaire à des sujets jeunes, vigoureux, durs à la fatigue comme au mal, ces accidents n'aient pas souvent lieu, mais ils se produisent chez les individus dans des conditions opposées, dans l'enfance, dans l'âge viril et dans la vieillesse.

La gale, sous le rapport du pronostic, doit être envisagée à un autre point de vue. La statistique que nous avons donnée de la gale comme antécédent démontre, à n'en pas douter, qu'elle doit prédisposer aux affections cutanées qui sont accompagnées de démangeaisons. Il faut donc, sous ce rapport, guérir les galeux aussitôt que possible, pour qu'ils ne contractent pas l'habitude des grattages; mais il faut les guérir à l'aide de moyens incapables de faire naître de ces éruptions elles-mêmes auxquelles la gale prédispose. On fait aujourd'hui tout le contraire, et il est peu de galeux qui sortent de ces frictions sans présenter dès le jour suivant des papules de lichen que des bains peuvent faire disparaître, mais que les ouvriers, peu soigneux d'eux-mêmes, ne traitent pas.

Eh bien! je n'hésite pas à prédire que dans dix ou quinze ans on verra naître des affections cutanées chez bon nombre de ces individus mêmes que l'on guérit si rapidement aujourd'hui.

Thérapeutique.— Il y a peu de maladies pour lesquelles on ait proposé plus de moyens de guérison que pour la gale : c'est qu'en effet les acarus meurent facilement sous l'influence de médicaments astringents ou excitants, et que ces mêmes moyens guérissent aussi très rapidement l'éruption de la gale. C'est encore une remarque à faire sur la nature des boutons de la gale: s'ils étaient purement et simplement des éruptions de lichen, d'eczéma ou d'ecthyma, venant, comme on le dit, compliquer la gale, comment guériraient-ils par des agents médicamenteux qui, lorsque ces maladies sont seules, ne font qu'exaspérer ces éruptions? C'est encore là une objection sérieuse à faire aux doctrines du jour. Voici, par exemple, un fait rapporté par M. Piogey, un des partisans de la doctrine.

« Un malade du service de M. Bazin, chez lequel la gale était compliquée d'impétigo, d'ecthyma, de furoncles, d'angioleucite avec gonflement des ganglions axillaires et impossibilité de fléchir les doigts, fut traité par trois frictions générales *rudes*. Sous l'influence de cette médication, les ganglions axillaires étaient moins douloureux ; le lendemain, l'angioleucite avait disparu ; les éruptions pustuleuses ont rapidement cessé.» Or, je le demande, M. Bazin eût-il employé des frictions rudes à la pommade d'Helmerich en présence de pareils désordres chez un individu qui n'aurait pas eu la gale? On verra plus loin que notre collègue M. Hardy s'arrête toujours en présence des gales pustuleuses ou de celles qui, selon lui, sont compliquées d'ecthyma. Il y a donc véritablement quelque chose de spécial dans la nature des boutons de la gale, et il est vraiment pénible d'en être arrivé aujourd'hui à ce point de prouver la démonstration d'une vérité reconnue par tous les médecins qui nous ont précédés dans les siècles passés.

Plusieurs médecins ont examiné à l'aide du microscope combien de temps un *acarus* pouvait vivre dans un agent donné. Voici à quels résultats ils ont été conduits. Suivant M. Albin Gras, il vit dans l'eau 3 heures ; dans l'huile, 2 heures ; dans une solution d'extrait de Saturne, 1 heure ; dans de l'eau de chaux, 3/4 d'heure ; 20 minutes dans le vinaigre, l'alcool à 20 degrés, ou une solution de carbonate de soude ou de potasse ; 9 minutes dans le sulfure de potasse ; 7 minutes dans l'essence de térébenthine ; 4 à 6 minutes dans une solution concentrée d'iodure de potassium. Suivant M. Hébra, l'*acarus* vit 7 jours dans l'eau froide, 10 dans l'eau chaude ; il résiste plus ou moins longtemps à l'immersion dans le vinaigre, dans l'urine de cheval, dans l'eau de chaux et de savon ; il vit 2 à 4 jours sur un verre où l'on a étendu de l'onguent napolitain. Il est tué plus ou moins rapidement dans une solution de sel commun, de sublimé, d'arsenic, de sulfate de fer, de cuivre, de zinc, d'acétate de plomb, d'alun, dans l'acide pyroligneux, dans les huiles essentielles, dans l'huile animale de Dippel, une solution de potasse, de goudron ou d'iodure de potassium.

J'ai fait aussi un grand nombre d'expériences du même genre ; elles m'ont conduit aux résultats suivants : L'*acarus* vit de 10 à 12 heures dans la graisse : cette expérience a été répétée deux fois.

Des malades ont été traités par l'axonge seule; la gale s'est momentanément arrêtée pour reparaître ensuite. L'acarus, plongé
dans une décoction de staphysaigre, était encore vivant après
12 minutes. Il meurt en 8 minutes dans l'essence de térébenthine
pure, et dans un mélange d'une partie d'huile blanche et de trois
parties d'huile de cade ; en 5 minutes dans l'huile de cade pure;
dans un temps variable entre 2 et 5 minutes, quand il est plongé
dans une atmosphère où se volatilise soit de l'éther, soit du camphre. La mort arrive en 15 ou 20 secondes quand il est plongé dans
la vapeur de chloroforme. Ces diverses expériences ont été faites
pour chaque substance sur plusieurs acarus successivement mis en
contact avec elles. Ainsi, parmi les substances sur lesquelles nous
avons expérimenté, le chloroforme, l'éther et le camphre sont celles
qui ont pour l'*acarus* les propriétés les plus délétères, mais ces
agents agissent sur l'insecte, et il est très probable qu'ils n'agissent
pas sur les œufs. Cet insecte présente des phénomènes particuliers quand il est plongé dans des liquides différents : ainsi, aussitôt mis dans l'huile de cade, il s'agite, paraît inquiet, étonné;
ses mouvements se ralentissent, les pattes postérieures deviennent
immobiles ; puis les pattes antéro-postérieures se roidissent, et
enfin les pattes antérieures deviennent immobiles. Les pattes
conservent la position allongée, les poils sont roides et parallèles
aux pattes.

Lorsque l'*acarus* est plongé dans la vapeur de chloroforme,
les pattes postérieures se roidissent : leurs extrémités sont plus
ou moins fixes; puis les pattes antérieures deviennent roides, les
ventouses qu'elles offrent à leur extrémité se dilatent énormément,
puis elles s'affaissent parallèlement aux pattes postérieures.

Nous ne prétendons pas exposer ici tous les moyens préconisés
contre la gale et que Biett a expérimentés au nombre de quarante
et un, moyens auxquels il faut ajouter bon nombre d'autres qui
ont été essayés il y a quelques années par notre collègue M. Cazenave, à l'hôpital Saint-Louis; nous nous bornerons à en indiquer
les principaux.

Le souffre en fumigation, les bains sulfureux, les lotions
au sulfure de potasse de Dupuytren, et celles modifiées par
Alibert; le liniment de Jadelot ayant pour base la même sub-

stance; celui de Valentin, au sulfure de chaux; la pommade soufrée, la pommade d'Helmerich, la pommade sulfo-alcaline d'Alibert; les pommades ayant pour base une préparation mercurielle; la pommade citrine, au nitrate de mercure, la pommade Werlhof au protochlorure de mercure ; la solution au nitrate de mercure, la quintessence antipsorique de Mettenberg; les pommades ou les décoctions de staphisaigre, d'ellébore, de ciguë, de tabac ; le chlorure de chaux ; les acides sulfurique et nitrique étendus d'eau, le sulfate de zinc, le sublimé en solution et en bains ; et il y a quelques années les diverses eaux distillées aromatiques, la dissolution d'iodure de potassium, l'huile de cade, etc.

Comme on le voit, ce ne sont pas les agents médicamenteux qui ont fait défaut; mais dans le traitement de la gale deux considérations doivent fixer le praticien : 1° le mode d'emploi; 2° le moyen. Autrefois et jusque vers 1825, et peut-être plus tard encore, quel que fût l'agent qu'on employât, on en enduisait toute la surface du corps des pieds à la tête, et l'on opérait des frictions sur la peau de manière à faciliter l'action du remède mis en usage. C'est ainsi qu'agissait Dupuytren à l'Hôtel-Dieu, et Alibert à l'hôpital Saint-Louis. Peu à peu la force de la friction fut de plus en plus atténuée et réduite en une onction. D'un autre côté, et notamment à l'époque où M. Cazenave a été chargé du service des galeux à l'hôpital Saint-Louis, la friction fut de plus en plus restreinte aux parties qui paraissaient être le siége exclusif de l'acarus, c'est-à-dire aux mains et aux pieds, et l'on assurait guérir la gale par ces frictions bornées. C'est en cet état, c'est-à-dire vers 1850, que M. Bazin, entrant à l'hôpital Saint-Louis et succédant à M. Cazenave dans le service des galeux, conçut la pensée heureuse de revenir aux frictions générales; c'était déjà un pas de fait pour assurer la guérison de la gale : on n'eût jamais dû s'en départir. Il eut de plus le mérite de faire suivre aux galeux le traitement qui avait été préconisé par Helmerich, et de l'adopter dans toute sa teneur, c'est-à-dire frictionner et nettoyer la peau dans un bain savonneux pour *déchirer* les *vésicules* de gale, et favoriser l'application de la pommade ; de faire ensuite avec la pommade préconisée par ce médecin trois frictions par jour deux jours de suite, avec 30 grammes de pommade pour chaque friction, et devant le feu en hiver; puis de nettoyer la peau par un second bain savonneux, de sorte qu'en trois jours les malades furent guéris. Et comme précédemment la moyenne de séjour des galeux à l'hôpital était de dix à onze jours, ce fut pour l'administration un véritable service rendu. La pommade d'Helmerich, qui depuis la connaissance de sa formule avait toujours été employée à l'hôpital Saint-Louis, était longtemps demeurée secrète. En février 1813, le docteur Burdin (de Paris) fit connaître sa composition et le mode de traitement du médecin hollandais (*Journal de médecine, chirurgie et pharmacie*, février) ; il alla plus loin, en avançant qu'en faisant en un jour quatre frictions précédées et suivies d'une *lotion* avec la solution de savon noir, on pourrait obtenir la guérison de la gale en vingt-quatre heures. Dix malades ayant été soumis à ce dernier traitement par M. Biett, on a dû y renoncer à cause des *éruptions consécutives déterminées par la violente irritation de la peau*. C'est qu'alors on ne disait pas qu'un malade était guéri de la gale, parce que tous les acarus étaient détruits, mais on le regardait comme guéri quand on le faisait sortir de l'hôpital avec une *peau saine et exempte de toute éruption*.

M. Hardy, succédant plus tard à M. Bazin dans le service des galeux, chercha à résoudre un autre problème. On a vu que M. Bazin avait réduit le séjour des malades à trois jours dans l'hôpital, M. Hardy réalisa d'abord ce qu'avait avancé M. Burdin : les malades entraient à l'hôpital et en sortaient le lendemain; puis il est arrivé à les faire rester deux heures dans un cabinet spécial de frictions, sans compter comme malades à Saint-Louis; en un mot, il amena l'administration à supprimer le service des galeux. Sa méthode est celle de M. Burdin, ou mieux d'Helmerich, exécutée en deux heures : 1° friction générale de tout le corps d'une demi-heure de durée avec du *savon noir;* 2° nouvelle friction d'une demi-heure avec la pommade sulfo-alcaline d'Helmerich, composée de :

Axonge	8 parties.
Soufre	2 parties.
Sous-carbonate de potasse	1 partie.

3° un bain alcalin immédiatement après.

On voit que dans ces diverses phases de traitement réduit à une période de deux heures, d'une part, on est revenu à la friction générale, d'une autre part, à son mode d'emploi doux ou rude, et en troisième lieu à la pommade d'Helmerich. Or, je crois devoir insister sur les avantages et les inconvénients de ces trois choses qui doivent être prises en grande considération dans le traitement de la gale.

La friction limitée à une ou plusieurs parties du corps est *mauvaise*, parce que des acarus et des boutons peuvent être disséminés sur toutes les parties, et qu'il est important de les atteindre; c'est là une des conditions les plus essentielles du traitement de la gale. Quant à l'intensité des frictions, depuis quatre ans on les prescrit très fortes, non pas pour détruire les vésicules des boutons, mais pour déchirer les sillons épidermiques et atteindre les acarus et leurs pontes disséminées dans le trajet des sillons. Cette friction forte a ses inconvénients; elle excorie les boutons, elle les irrite, elle irrite la peau saine, et sans parler de ce que j'ai vu, elle fait naître, d'après Biett, des *éruptions secondaires*. Ce sont ces éruptions secondaires qui ont engagé ce médecin à les abandonner. Pour nous, qui n'avons pas, dans notre service, des galeux, ou qui n'en avons qu'autant que nous désirons en prendre, nous avons été à même d'observer assez souvent des éruptions secondaires provenant du traitement de la gale en deux heures. En voici un exemple que nous avons fait recueillir.

Gale guérie en un jour, et suivie d'une éruption de forme eczémateuse. — Lallement (Edmond-César), âgé de vingt et un ans, marié, est d'un aspect extérieur qui annonce la force et la santé. Sa peau blanche et fine, et un certain embonpoint dans les formes, indiqueraient un tempérament lymphatique. Il est employé comme garçon de magasin dans une imprimerie, où il a pour occupation de transporter des fardeaux de papier.

Comme antécédents pathologiques, le malade se souvient, vers l'âge de huit ou neuf ans, d'avoir eu ce qu'il appelle des *gourmes*, des croûtes dans la tête. Ces croûtes n'avaient pas produit d'alopécie. Il n'a jamais eu ni ophthalmie, ni engorgements ganglionnaires, ni maladies de peau.

Après la guérison d'une amygdalite, il y a de cela près de deux mois, il est allé chez son oncle pour passer quelques jours à la campagne, et comme il a couché dans le lit d'un ouvrier de son oncle, il suppose trouver dans ce fait la cause de l'éruption qui s'est manifestée quelques jours après.

Pendant six semaines à partir de cette époque, il a gardé en effet une éruption caractérisée par des boutons disséminés sur la surface du corps, mais en très-petite quantité, sauf au niveau des poignets et de l'intervalle des doigts où ils existaient en assez grand nombre. Ces boutons étaient, les uns transparents, les autres jaunâtres ; le malade dit que par la pression il en faisait sortir des gouttelettes de liquide, quelques-unes limpides, d'autres opaques et jaunâtres. — Au bout de six semaines il s'est présenté à la consultation de M. Hardy, qui a diagnostiqué la gale et qui l'a soumis à son traitement. — Le malade, après une friction faite avec du savon noir, suivie immédiatement d'un bain simple qui a duré une demi-heure, a été soumis, après le bain et pendant un quart d'heure ou vingt minutes, à une friction générale avec la pommade sulfo-alcaline.

Renvoyé immédiatement, il est allé le lendemain prendre un bain simple. Cinq ou six jours plus tard, le malade s'apercevait qu'une éruption survenue subitement occupait ses deux avant-bras. En même temps des vésicules se formaient dans l'intervalle des doigts. — Examiné le 8 décembre, jour de l'entrée du malade dans la salle Saint-Louis, l'éruption, considérée quant à son siége et à son aspect, présente les caractères suivants :

La face interne des avant-bras étant presque intacte, leur face externe ou dorsale est recouverte, presque dans son entier et sans intervalle sain, de lamelles peu épaisses et un peu ridées, ressemblant à celles qui sont le résultat de la sécrétion eczémateuse, quand l'épiderme n'a pas été détaché. On n'y observe pas de suintement, il y a plutôt actuellement un certain état de sécheresse. Au niveau du poignet, c'est au contraire à la face antérieure qu'on trouve ces lamelles presque croûteuses, présentant du reste les mêmes caractères. La face dorsale des mains, au niveau de la région métacarpienne, est complétement intacte, mais les intervalles des doigts des deux mains, dans toute leur étendue et le bord cubital de la main droite, sont recouverts d'une exsudation séreuse abondante, et présentent une multitude de vésicules qui laissent suinter ce liquide.

M. Hardy, au contraire, considère ces éruptions comme étant très rares et cédant à quelques bains simples. Pour moi, et à l'instar de Biett, je m'en préoccupe beaucoup. Je dis qu'elles sont et doivent être plus fréquentes qu'on ne le pense ; que les ouvriers y font peu attention, et que c'est créer une prédisposition fâcheuse à la peau pour l'avenir.

Ces frictions fortes ne conviennent pas d'ailleurs à tout le monde et à tous les âges. Voici une note textuelle que notre collègue M. Bouvier, de l'hôpital des Enfants, nous a remise et que nous croyons très-important de reproduire : « J'ai tâché d'introduire à l'hôpital des Enfants le traitement de la gale en deux heures. J'ai été obligé d'y renoncer. 1° Difficulté de faire pratiquer des frictions soit avec le savon, soit avec la pommade, d'une manière exacte, générale et assez rude, sur des enfants plus *sensibles* que les adultes, qui eux-mêmes ressentent dans ce cas des *douleurs plus ou moins vives.* 2° Récidives *observées assez souvent* sur des enfants traités ainsi, ou même frictionnés plusieurs fois (*toujours de la même manière*) et ramenés à l'hôpital par leurs parents. 3° *Fréquence extrême* chez les enfants de pustules d'impétigo ou d'ecthyma, de vésicules d'eczéma avec *inflammation vive*, qui s'opposaient au traitement expéditif de Saint-Louis. Ce traitement ayant été quelquefois appliqué (et plus souvent par méprise des gens de service) dans des cas semblables, il en est résulté des maladies cutanées aiguës, de vives douleurs, de grandes excoriations, la fièvre, et le tout *a été fort longtemps à guérir.* 4° Enfin dans quelques cas où cet état inflammatoire *n'existait pas avant le traitement, celui-ci l'a provoqué*, et les éruptions consécutives, sans être aussi graves que dans le cas précédent, ont été également longues à guérir. » Mais il y a plus, notre collègue Hardy, en médecin prudent, a abandonné son traitement en deux heures pour les gales pustuleuses. Il fait entrer les malades à l'hôpital, et il les traite pendant quatre ou cinq jours par les émollients avant d'employer les sulfureux.

Ainsi se trouve justifié, pour les enfants au moins, ce que nous disons depuis quelques années contre le traitement trop prompt et trop énergique de la gale. Je conçois que les administrateurs des hôpitaux aient un grand intérêt à adopter une pareille thérapeutique. Je comprends qu'il en soit ainsi pour les militaires, gens jeunes, vigoureux, bien portants; mais pour les femmes, pour les gens du monde, de structure plus irritable, c'est un traitement qu'il faut modifier.

Depuis la publication de la méthode employée par notre honorable collègue Hardy, les médecins des hôpitaux civils l'ont adoptée, et surtout les médecins du service militaire. En Belgique, M. Vleminckx a étendu cette méthode à toute l'armée, et il déclare qu'il a éteint la gale dans l'armée belge. Nous exposerons plus loin son mode de traitement, un peu différent de celui de l'hôpital

Saint-Louis. Mais nous établissons une grande différence entre la pratique civile et la pratique militaire, et nous avons publié dans la *Gazette médicale* (mars 1856) un article sur la thérapeutique de la gale, qui traduit toute notre pensée, et dont nous extrayons les passages suivants comme formant le complément de la thérapeutique de la gale.

Et d'abord, *qu'est-ce que la gale?*

Aux yeux de la généralité des médecins que nous avons nommés, la gale ne consiste que dans la *présence de l'acarus sur le corps de l'homme*, de sorte que, comme le dit M. Vleminckx, si l'on connaissait d'une manière certaine tous les points où peuvent se loger les acarus sur le corps, il suffirait d'aller les y détruire *mécaniquement* pour guérir la gale.

Cela est très-bien pour le médecin armé de son microscope, mais pour le malade et le commun des médecins, il y a deux choses dans la gale : l'*acarus*, et l'*éruption*. Lorsque l'on aura tué mécaniquement l'*acarus*, on n'aura pas tué l'éruption. Vous répliquerez que l'éruption se guérira toute seule; je le veux bien dans certains cas, mais dans bien d'autres, *non!* Vous dites à un soldat: Va-t'en, tu es guéri : *bene sit*. Mais l'homme du monde, le malade civil vous répond : Je ne suis pas guéri, puisque j'ai le corps couvert de boutons.

J'admets que vous vous débarrassiez du malade civil comme du soldat. En combien de temps toute éruption galeuse va-t-elle cesser? Est-ce dans les deux jours, ou dans les deux heures, ou dans les cinq minutes de votre traitement propre à guérir la gale? Non. Ce sera en six, huit ou dix jours, et quelquefois en trois semaines ou un mois, malgré les soins les plus éclairés, et non pas en abandonnant le malade à lui-même. Aussi, lorsque Biett, Alibert et d'autres ont fixé à huit ou neuf jours la moyenne de la guérison de la gale, ils comprenaient dans ce laps de temps la guérison de l'éruption; et lorsque les galeux étaient admis à l'hôpital, ils n'en sortaient qu'avec une peau nette et sans boutons. Ceci demande quelques développements.

Aujourd'hui l'éruption galeuse, qui, d'ailleurs, est toujours l'éruption d'autrefois, n'a pas chez tous les individus le même caractère. Aussi les acaricideurs purs disent-ils qu'il n'y a pas d'éruption galeuse, mais que la gale, qui n'est autre chose que l'insecte lui-même, peut se compliquer d'éruption papuleuse ou vésiculeuse ou pustuleuse, c'est-à-dire de lichen, d'impétigo, d'ecthyma, d'eczéma, etc.

Pour le malade et *pour les médecins* qui appellent la présence de l'acarus sur le corps de l'homme une maladie, c'est-à-dire la gale, il y a deux choses : l'*insecte avec ses sillons*, l'*éruption* qu'il développe ou qui se développe. Je dis d'abord *pour le malade*, car tant que l'acarus existera seul, la gale n'existera pas pour le malade, et le malade ne viendra pas réclamer les soins du médecin. Il pourra éprouver quelques démangeaisons, mais elles seront passagères et insuffisantes pour appeler son attention.

Pour le médecin : à part quelques médecins spéciaux qui se sont attachés à l'étude de la gale par position ou par nécessité, ou qui en font l'objet de recherches, il n'y aura pas de gale pour la généralité d'entre eux.

D'où la conséquence, que pour l'ensemble des malades et des médecins, il n'y a pas de gale sans éruption dans la *pratique* de la médecine. Pour eux la maladie se compose de deux choses presque inséparables : l'insecte et l'éruption galeuse. Le malade n'est réellement guéri que lorsque la peau est nette et rendue à son état normal. Or, quand on dit aujourd'hui que l'on guérit la gale en deux heures, en une demi-heure, en cinq minutes, on peut traduire cette locution en ceci : que l'on détruit en deux heures, en une demi-heure, en cinq minutes, les insectes de la gale et les œufs qui les accompagnent, *rien de plus, rien de moins.* Or, autrefois, on disait qu'une friction opérée mettait le galeux à l'abri de toute infection. Helmerich prétendait guérir la gale en vingt-quatre heures. Tout cela revient au même, rien n'est changé depuis.

Ainsi la véritable méthode acaricide consiste dans la *friction générale*. Elle n'est pas de date récente : elle remonte à Helmerich. On s'en est éloigné *à tort*, on y est revenu *à raison;* mais cette friction générale ne tue que l'insecte, elle ne guérit pas le bouton ou la complication galeuse, comme on voudra l'appeler. Mais comme aux yeux du malade il n'y a de guérison qu'à la condition que l'éruption de la gale a disparu et que la peau soit saine, je ne saurais dire que la gale est guérie en cinq minutes ou en une demi-heure.

L'objection à ce raisonnement est bien simple aux yeux des partisans de ce mode si court de traitement : Ne vous occupez pas de l'éruption, dira-t-on, elle guérira seule : *sublatâ causâ, tollitur effectus*. Voilà justement où nous ne sommes plus d'accord, et ce que nous allons discuter tout à l'heure. Mais auparavant, voyons s'il ne reste rien à dire sur ce traitement en deux heures ou en une demi-heure.

Est-il applicable à toutes les formes de gale? Est-il applicable à tous les individus ? Est-il applicable à tous les âges ?

A ces trois questions, ma réponse est négative. Il est constant, et ce fait est adopté par tous les médecins, que, dans les cas où la gale est à forme pustuleuse, ou, si l'on veut, compliquée d'ecthyma ou d'impétigo, il faut, pendant quatre ou cinq jours, s'attacher à faire tomber l'irritation par des bains émollients, l'amidon à l'extérieur ou des onctions avec le saindoux. Il en est de même si la forme *vésiculeuse* est très-dessinée (gale aqueuse); aussi ces sortes de malades sont-ils reçus à l'hôpital Saint-Louis comme par le passé, pour y être traités ultérieurement à l'aide d'une pommade d'Helmerich plus faible. Ils font ordinairement un séjour de huit, dix, ou douze jours à l'hôpital.

Ce traitement en deux heures n'est pas applicable à tous les individus, et c'est ici que j'aborde le second point de vue sous lequel je veux envisager la question. Remarquez que tous les médecins qui en préconisent les résultats, tous ceux qui viennent confirmer l'excellente réforme, il faut bien le dire, que notre honorable collègue M. Hardy a introduite à l'hôpital, sont en général des médecins militaires. Or, le soldat et l'ouvrier constituent une catégorie d'individus d'une bonne organisation en général, habitués aux vêtements plus ou moins forts, rudes, ou à étoffes grossières, dont la peau, en un mot, par ses contacts habituels, est peu impressionnable, peu sensible. Aussi supporte-t-elle facilement ces frictions capables de déchirer un sillon, frictions au savon noir, puis de la pommade d'Helmerich, etc.

Il n'en est plus de même d'une personne du monde, ou d'une femme qui naît et qui vit dans une autre atmosphère. J'ai fait ressortir cette différence capitale, et j'ai prouvé, par le témoignage des médecins de la prison de Saint-Lazare, que, pour les filles publiques même, il avait fallu renoncer à ce traitement, à cause des éruptions secondaires qu'il développait.

Ce que je viens de dire se rattache à plus forte raison *à la question d'âge*. Chez les enfants et les jeunes gens, on surexcite la peau avec un pareil traitement, et l'on *a dû y renoncer à l'hôpital des Enfants*.

D'où la conséquence que le traitement en deux heures d'après les méthodes préconisées, et contre lesquelles personne ne réclame, doit subir des modifications en raison des trois circonstances que je signalais plus haut.

Dans la pratique civile, le médecin a donc deux choses à traiter : l'acarus et l'éruption galeuse.

J'ai eu l'occasion de signaler quelles pourraient être les conséquences ultérieures de cet abandon de l'éruption à elle-même. J'ai prouvé par la statistique combien était fréquente la gale comme antécédent des affections cutanées eczémateuse et lichénoïde ; et je me suis demandé si les frictions fortes, telles qu'elles ont été préconisées, ne seraient pas la source d'éruptions ultérieures, ou cause prédisposante de maladies de la peau dont le malade pourrait difficilement se débarrasser. Il y a déjà quelques années que j'ai posé cette question. Le temps seul pourra la résoudre ; mais en présence de la ténacité que présentent les éruptions secondaires nées de frictions fortes, et dont les exemples ne sont pas rares dans notre service à Saint-Louis, où nous ne recevons que des galeux *traités en deux heures* et atteints de ces sortes d'éruptions, je me demande si, partant de ce fait, il n'y a pas un grave inconvénient à abandonner à elle-même l'éruption galeuse après une première friction, et s'il n'est pas beaucoup plus rationnel de ne quitter un galeux qu'alors que la peau est rentrée dans l'état naturel. Je crois que tous les praticiens sages partageront ma manière de voir à ce sujet. D'où je conclus que guérir la gale en deux heures, en une demi-heure ou cinq minutes, ce n'est avoir *fait que la moitié du chemin*.

J'arrive maintenant à la partie qui a trait aux moyens mis en usage. On sait qu'à cet égard les agents propres à opérer la guérison de la gale sont tellement variés et tellement nombreux, qu'on serait tenté de dire qu'il est peu d'agents médicamenteux un peu actifs par leur nature qui ne puissent opérer cette guérison. Le temps a consacré l'usage des sulfureux, et la généralité des praticiens s'y arrête encore aujourd'hui. Parmi les composés de ce genre, la pommade d'Helmerich, à formule moins énergique que celle donnée par son auteur, est encore préférée aux autres préparations, parce qu'elle est d'un emploi plus sûr.

Elle est cependant irritante de sa nature, en raison de la base alcaline qui en fait partie, la potasse. En effet, et nous avons eu le soin d'appeler l'attention des praticiens sur ce point, le sulfure à base de potasse est plus irritant que le sulfure à base de soude, et celui-ci beaucoup plus irritant que le sulfure à base de chaux. Aussi M. Vleminckx a-t-il fait faire un véritable progrès à la thérapeutique de la gale en remplaçant le sulfure de potasse par le sulfure de chaux, qui doit donner lieu bien moins fréquemment à des éruptions secondaires. L'agent est d'ailleurs à l'état liquide ; il a son action plus directe sur la peau, et sur l'acarus par conséquent.

Toutefois je doute que, s'il est sans inconvénient pour le soldat et l'ouvrier, il puisse en être de même pour les femmes et les individus d'un âge peu avancé de la vie. Leur peau, fine et impressionnable, en recevra une influence irritante plus ou moins marquée. Mais comme le sulfure préparé d'après la formule qui a été donnée par M. Vleminckx peut être étendu d'eau ou mêlé à un corps gras à l'instar du sulfure de potasse, c'est à cet agent que nous sommes porté à donner la préférence.

Dans la pommade d'Helmerich, il n'y a que peu ou point de sulfure formé. Le mélange de la fleur de soufre et du carbonate de potasse se fait à froid dans l'axonge, de sorte que le sel de potasse agit avec toute son énergie. La lotion de Dupuytren (sulfure de potasse) a été généralement reconnue comme étant trop irritante ; il y a donc lieu de lui préférer le sulfure de chaux. Il ne faut d'ailleurs que 70 à 100 grammes de ce sulfure pour la friction de tout le corps. Je l'ai expérimenté sur des galeux chargés d'éruption, et je n'ai pas sensiblement augmenté les boutons coïncidants, quoiqu'ils fussent moitié aqueux, moitié purulents.

Afin d'atténuer les effets du sulfure calcaire sur la peau, j'ai fait faire plusieurs mélanges atténuants. Le sulfure de chaux s'associe en toute proportion avec la glycérine, et cette dernière substance l'enveloppe suffisamment pour le préserver pendant un certain temps d'une décomposition notable ; c'est une préparation fort commode, l'odeur exceptée. L'axonge s'y unit facilement dans la proportion de 30 grammes de sulfure pour 50 d'axonge ; mais aussitôt que l'on a dépassé cette proportion, ce n'est plus qu'avec une peine extrême, et en ajoutant le sulfure goutte à goutte, que l'on parvient à solidifier le liquide. On peut aller ainsi jusqu'à parties égales de l'un et de l'autre ; mais il est difficile d'aller au delà.

Afin de faciliter le mélange, j'ai fait ajouter 4 grammes de chaux délitée au mélange de 50 grammes de sulfure et de 50 grammes d'axonge, mais je n'ai rien obtenu. Quoi qu'il en soit, ce mélange est d'une action douce et efficace. Je l'ai employé dans des gales pustuleuses compliquées même de rupia, ainsi que dans des gales vésiculeuses, et je n'en ai retiré aucun effet irritant. Mais il ne faut s'adresser qu'au sulfure de chaux préparé d'après la méthode de M. Vleminckx, et non pas au sulfhydrate de sulfure de chaux, qui est un *épilatoire* un peu irritant de la peau. Nous donnerons plus loin la formule de la préparation de ce sulfure.

On pourrait donc, en raison des âges, ajouter le sulfure de chaux soit à de la glycérine, soit à de l'axonge, en le dosant ainsi qu'il suit, pour guérir la gale sans surexciter la peau.

Ainsi, pour les individus habitués par leur position et leur état à des contacts qui rendent la peau peu excitable, se servir sans crainte de sulfure de chaux pur ; pour les hommes du monde en général, faire un mélange à parties égales de glycérine ou de graisse avec le sulfure de chaux ; employer pour les femmes un tiers de sulfure contre deux tiers d'excipient graisseux, et ramener le mélange au quart pour les enfants.

J'attache une grande importance aux sulfures, parce qu'ils ont certainement une action plus sûre que tous les mélanges de soufre ; ce qu'il faut éviter, c'est qu'ils ne soient par irritants pour la peau.

Toutefois il ne faut pas se dissimuler qu'ils ont, par l'odeur qu'ils répandent, un inconvénient très-grave ; mais du moment que l'on entre dans la voie des sulfureux, c'est du moins au plus. Un grand avantage des sulfures, c'est de pouvoir faire laver immédiatement le malade après une demi-heure de contact avec ces préparations. La généralité des individus qui veulent tenir caché le traitement de la gale pourront se rendre dans un établissement de bains, ou trouver pendant une heure un local dans lequel ils exerceront leur friction et leur lavage. J'insiste sur ce fait, parce que ce sont deux conditions très-importantes : 1° celle d'agir avec un agent essentiellement toxique pour l'acarus, de manière à le détruire dans un court espace de temps; 2° de se servir d'un toxique qui n'irrite pas la peau de manière à ne pas surexciter les boutons de la gale, et surtout à ne pas faire naître d'éruption secondaire.

Voici la formule du sulfure de chaux telle que cette matière est préparée en Belgique : les proportions restent les mêmes, les chiffres seuls sont ramenés à des unités décimales.

> ♃ Fleur de soufre......................... 20 grammes.
> Chaux vive........................... 10 —
> Eau........ .... 155 —

Portez à l'ébullition en opérant constamment le mélange, et faites bouillir jusqu'à ce que la combinaison soit parfaite. Passez à l'étamine. On obtient environ 100 grammes de liquide, qui sont plus que suffisants pour opérer la solution la plus complète et la plus étendue de tout le corps.

Après les sulfures alcalins, vient la pommade d'Helmerich. Sa composition est la suivante :

> Fleur de soufre......... .... 20 grammes.
> Carbonate de potasse............ .... 10 —
> Axonge........... .... 80 —

ou, d'après Helmerich :

> Axonge. .... 32 grammes.
> Fleur de soufre..'....................... 8 —
> Carbonate de potasse..... .... 4 —

Ainsi formulée, cette pommade est essentiellement irritante pour la peau; on y a même renoncé à l'hôpital Saint-Louis, et l'on a réduit de moitié la fleur de soufre et le carbonate de potasse.

Cependant, malgré cette atténuation, elle excite encore assez la peau pour faire naître des éruptions secondaires, malgré des frictions modérément fortes. Comme je le disais tout à l'heure, cet effet tient au carbonate de potasse qu'elle renferme, et qui s'y trouve à l'état presque libre. Aussi je ne prescris jamais de pommade d'Helmerich sans remplacer ce sel par le carbonate de soude, qui est beaucoup moins actif.

Au point de vue de la gale, quels sont les éléments actifs de cette pommade, puisque le soufre et le sel de potasse ne s'y trouvent pas à l'état de combinaison. Je crois que le soufre est réellement l'élément toxique de l'acarus ; que le carbonate de potasse peut aussi exercer une action, mais cette action est probablement mixte : irritante pour l'acarus et dissolvante de l'épiderme des sillons. Sous ce double rapport, on comprendrait l'efficacité constante de cette pommade dans le traitement de la gale. D'ailleurs, il faut bien le dire, si le soufre n'y est pas à l'état de sulfure, il est là dans une sorte de combinaison toute particulière, en vertu de laquelle le soufre perd sa couleur jaune-serin pour prendre une nuance jaune rougeâtre bien moins prononcée.

Quel peut être l'avantage de la friction au savon noir qui précède, à l'hôpital Saint-Louis, l'emploi de la pommade d'Helmerich, et qui est aussi employée dans le traitement belge ? Le savon noir est à base de potasse ; il est très-caustique ; il a pour but de nettoyer la peau, surtout chez les ouvriers ; il agit aussi sur l'épiderme des sillons ; il le ramollit et le prépare à se laisser pénétrer par la substance toxique pour l'insecte.

Il serait pourtant possible qu'il fît plus. Le docteur Debout nous disait, il y a quelque temps, qu'ayant été chargé d'un service militaire de galeux, il avait trois fois contracté la gale, et que pour la guérir il ne s'était jamais servi que de frictions savonneuses.

Nous pensons qu'à l'aide des lotions au sulfure de chaux, les lotions, et surtout les frictions savonneuses, peuvent être supprimées dans la généralité des cas où la peau est propre, et que toujours un bain alcalin d'une demi-heure de temps suffirait pour les remplacer ; c'est d'ailleurs ce qui se fait en Belgique.

Le docteur Bourguignon a donné deux nouvelles formules pour le traitement de la gale. Dans l'une, il s'agit d'une préparation dans laquelle la glycérine remplace l'axonge de la pommade d'Helmerich. Elle est ainsi formulée :

Gomme adragant.	1	gramme.
Sous-carbonate de potasse.	50	—
Soufre	100	—
Essences de lavande, de citron, de navette, de girofle, de cannelle, de chaque	1	—
Glycérine.	200	—

Pour une friction.

Il formule son traitement comme il suit : un bain savonneux, une friction le soir; un bain simple le lendemain matin, une seconde friction le soir; un troisième bain le lendemain matin.

Faisons d'abord remarquer que dans cette glycérine d'Helmerich la dose du sel de potasse constitue le quart de la préparation, ce qui double l'alcalinité de la liqueur. Puis quel est l'avantage de ces additions d'essences? Est-ce pour masquer l'odeur de la pommade? Mais si elle ne sent plus le soufre, elle sentira bien fort les essences.

Quant à la seconde formule, les essences sont en proportion quatre fois plus grande; il est vrai qu'il n'y entre plus de carbonate de potasse, mais simplement du soufre. Cette dose d'essence est-elle basée sur les expériences que notre collègue, M. Cazenave, a faites des eaux distillées dans le traitement de la gale? Cela est probable. Mais j'avouerai que les guérisons dans ce cas ont été souvent incertaines. La seconde formule donnée par M. Bourguignon réussira donc à cause du soufre qu'elle renferme, puisque la pommade soufrée guérit parfaitement la gale; mais elle sera si aromatique, qu'elle incommodera les femmes un peu nerveuses et les enfants. Voici quelle est cette seconde formule :

Jaunes d'œufs.	n° 2	
Essence de lavande	5	grammes.
— de citron	5	—
— de navette.	5	—
— de girofle	4	—
— de cannelle	2	—
Gomme adragant.	2	—
Soufre bien broyé.	100	—
Glycérine.	200	—
	350	grammes.

Que dirai-je du traitement tout récent de MM. Duzard et Pillon?
On place le malade sur un tabouret assez élevé pour qu'il se
trouve plus haut que l'opérateur. On enveloppe la tête d'un vaste
cornet de papier évasé par le haut, de manière que le malade ne
soit pas incommodé par l'odeur de l'agent thérapeutique, et qu'il
respire un air un peu pur. On promène sur toute la surface de la
peau un pinceau de blaireau ou de charpie humecté de liquide,
et l'opération est terminée en cinq minutes. Seulement il faut que
le malade soit placé dans un espace bien ventilé. Après trente-six
heures écoulées, un bain simple. Quant au liquide, il se compose
de 12 grammes de chlorure de soufre dissous dans 100 grammes
de sulfure de carbone. Tout ce que l'on peut dire de cette médication, c'est qu'elle constitue le traitement d'été de la gale, car il
serait difficile de remplir ces conditions en hiver. On le conçoit
d'ailleurs parfaitement en présence de l'odeur infecte qu'exhalent
les substances employées.

Après avoir passé en revue, et apprécié à ce que nous croyons
être leur juste valeur, les méthodes et les agents employés ou préconisés aujourd'hui dans le traitement de la gale, nous serions
incomplets si nous ne formulions pas une thérapeutique d'ensemble
telle que nous la concevons.

1° La peau doit être propre pour se trouver dans les conditions
les plus favorables à l'application d'un topique; un bain avec
500 grammes de savon blanc remplit parfaitement ce but. C'est
assez dire que tout autre savon peut être mis en usage soit dans
le bain, soit à l'état de lotion pour nettoyer la peau.

2° Trois conditions doivent diriger le médecin dans le mode de
traitement et dans le choix du moyen : l'état social de l'individu,
son âge, la forme de la gale. L'homme de la campagne, le soldat,
l'ouvrier, supporteront sans inconvénients le sulfure de chaux
pur; il suffira de l'étendre sur la peau, principalement dans les
parties où siége le plus souvent l'acarus, les mains et les pieds,
la partie interne des membres, le ventre, la verge chez l'homme,
le voisinage des mamelles et le mamelon chez la femme, *sans
négliger toutefois le reste de la surface du corps, la figure exceptée.*

Mais il ne faut jamais employer de frictions très-fortes. Ces
frictions ont été recommandées dans le but de déchirer les sillons

pour mettre à nu la ponte des *acarus*. Ce sont ces frictions qui sont l'origine de toutes les éruptions secondaires quelquefois si rebelles, et nous ne saurions trop nous élever contre cet usage.

Quelle nécessité y a-t-il d'ailleurs de guérir la gale en une seule friction? Je la comprendrais pour le soldat et l'ouvrier, je la comprends moins pour toute autre classe de la société. D'ailleurs la lotion aqueuse de sulfure de chaux pénètre facilement l'épiderme, et elle ne nécessite pas ces déchirures de sillon, après un bain savonneux préparatoire à la lotion. Les agents excipients graisseux imprègnent moins bien la peau, mais ils ont l'avantage de moins irriter.

C'est ainsi que la condition sociale de l'individu, en autorisant sans aucun inconvénient une seconde friction, vient naturellement apporter un changement dans les prescriptions du médecin. Quoi qu'il arrive, après une seule friction, le sujet galeux ne peut pas transmettre la gale; tous les acarus libres sont tués; la ponte des œufs et leur éclosion sont assez modifiées pour être retardées.

Chez la femme, et à plus forte raison chez l'enfant, le choix du moyen est très-important; les doses des agents doivent être réduites à moitié ou au quart : l'effet en sera le même, et la peau ne deviendra pas le siége d'éruptions secondaires.

Quant à la forme de la gale, ou ce que l'on veut appeler aujourd'hui la complication de la gale, il y a à cet égard, comme je l'ai décrit, trois états de boutons, généralement très-distincts, et qui se montrent sur les individus en raison de leur tempérament et de l'ancienneté de la maladie; de là ces dénominations de gales papuleuse, aqueuse ou vésiculeuse et de gale pustuleuse. Ces formes sont généralement assez dessinées pour que l'on puisse prévoir la nature de l'éruption secondaire qui se manifeste à la peau après une friction trop forte : du lichen par centaines de papules dans la première espèce, un état eczémateux dans la seconde, des furoncles ou des abcès dans la troisième.

C'est la gale papuleuse qui supporte la médication la plus active ; après elle, la gale aqueuse, et ensuite la gale purulente. A l'égard de celle-ci, il est toujours sage de calmer l'irritation de la peau au préalable, et ce pendant deux ou trois jours, à l'aide de bains émollients et d'onctions avec le saindoux. Ce sera placer tout d'abord l'individu qui en est atteint dans des conditions de transmission à peu près nulles, car les corps gras seuls font périr les acarus, ainsi que je m'en suis assuré, mais ils n'atteignent pas leur ponte. D'ailleurs, dans la forme pustuleuse de la gale, il y a beaucoup moins d'acarus que dans les autres, et partant moins de danger de transmission.

C'est assez dire que l'agent insecticide que l'on emploiera vers le troisième jour doit être extrêmement doux, et qu'il faudra recourir plusieurs jours de suite à son emploi, plutôt que faire courir au malade le risque de voir surgir une série de furoncles ou tout autre accident secondaire.

3° Une fois l'insecte et sa ponte détruits, la gale n'est pas guérie; elle ne l'est qu'à la condition que la peau est exempte de toute espèce d'éruption, et qu'elle est rentrée dans son état naturel. Les bains répétés tous les jours, bains simples, bains émollients; les applications de saindoux ou de cold-cream tous les soirs sur la surface de la peau, principalement où existe l'éruption; l'absence de tout grattage, de tout vêtement de laine, voilà les moyens qui conduiront à la guérison. Quelque bien entendus que soient les soins, il faudra toujours huit à dix jours pour obtenir ce résultat; et à nos yeux le médecin est blâmable au point de vue de l'avenir, qui nous est encore inconnu, de ne pas parfaire la guérison de la gale, en présence de cette maladie qui se chiffre pour une proportion si considérable, comme antécédent, principalement dans les affections eczémateuses et lichénoïdes.

Reste la question des vêtements. Il est toujours sage d'en changer entièrement, et de faire passer au soufre ou à l'étuve ceux que le malade portait.

L'étuve suffisamment chauffée suffit à faire périr l'acarus; elle offre l'avantage de n'exercer aucune action décolorante des vêtements.

En résumé, nous n'avons pas eu en vue de critiquer aucun des progrès que l'on a fait subir au traitement de la gale, mais au milieu de la multiplicité des moyens et des méthodes, il était peut-être nécessaire de poser quelques préceptes de thérapeutique; c'est ce que nous avons fait.

MALADIE PÉDICULAIRE, *phthiriasis*.

On donne cette dénomination à une affection de la peau qui, en dehors des phénomènes morbides cutanés, donne lieu à la production de trois insectes différents : le *pediculus capitis*, le *pediculus corporis*, et le *pediculus pubis*. Les deux premiers sont généralement désignés sous le nom de poux de la tête et du corps; le dernier, sous le nom vulgaire de *morpion*. Ces trois insectes sont considérés par de Geer, Linné, et d'autres naturalistes, comme n'étant que des variétés du même genre. Mais si l'on a égard à la forme de chacun d'eux, et notamment à celle du *pediculus pubis*, à son siége tout spécial et toujours constant, à sa situation à la base de chaque poil, dont il ne s'éloigne jamais, au mode de piqûre et sensation douloureuse qu'il produit, on est porté à en faire une catégorie à part; ajoutons qu'il est loin de pulluler à l'instar des poux, et de donner naissance aux sécrétions morbides que les poux déterminent. Nous donnerons donc une description à part de l'affection à laquelle se rattache le *pediculus pubis*, et nous réserverons la dénomination de maladie pédiculaire pour l'affection dans laquelle il se produit des poux, soit sur la tête, soit sur le corps.

Quant aux caractères communs à ces insectes, ce sont les suivants : Insectes aptères, à corps aplati avec enveloppe coriace, diaphane à son centre; tête distincte, ovale ou triangulaire, avec petit mamelon charnu renfermant un petit suçoir; deux antennes, deux petits yeux ronds; corselets presque carrés; six pattes grosses et d'une égale longueur. Ils sont ovipares, leurs œufs portent le nom de *lentes;* les mâles ont le bout de l'abdomen arrondi tandis qu'il est échancré chez les femelles, qui n'ont pas d'aiguillon.

Ceci posé, je crois que les auteurs modernes ont fait trop bon marché de la maladie qui nous occupe, tandis que les anciens y attachaient une importance un peu trop grande peut-être.

Il est peu d'affections qui, au point de vue des soins à donner à l'enfance, intéressent plus le médecin. Quoique beaucoup plus commune chez l'enfant, elle peut se rencontrer assez fréquemment dans tous les âges de la vie ; mais alors, tantôt elle affecte le cuir chevelu, tantôt le corps.

Elle ne paraît pas naître des mêmes causes, suivant qu'elle siége sur ces diverses parties. Dans l'enfance, quelle que soit la propreté dont les enfants sont entourés, il n'est pas rare de voir surgir tout à coup, durant la convalescence d'une maladie ou après quelques prodromes de malaise, d'inappétence, de lassitude générale, une quantité considérable de poux à la tête.

Si, au contraire, c'est la surface du corps qui est le siége de la maladie, alors la malpropreté, la misère avec toutes ses conséquences, l'ont presque toujours déterminée.

Certes, cette maladie peut se transmettre d'un enfant à un autre enfant, et même quelques dermatologistes très-recommandables la considèrent comme ayant toujours cette origine. Telle n'est pas notre manière de voir, et sans repousser cette transmission qui doit avoir lieu dans beaucoup de cas, nous considérons la maladie pédiculaire de l'enfance comme pouvant être très-fréquemment spontanée dans des conditions données de tempérament, de constitution et des mauvaises conditions de vie sociale de l'enfant.

Cette spontanéité, nous l'admettons aussi à l'égard de l'adulte et du vieillard, par cette coïncidence, signalée d'ailleurs par tout le monde, de la maladie pédiculaire avec la malpropreté et la misère. En cela, nous partageons la manière de voir des auteurs les plus anciens, et les idées plus récemment émises à ce sujet par Moronval, autrefois médecin de l'hôpital Saint-Louis.

Il est peu d'insectes qui pullulent avec une aussi grande rapidité et en aussi grand nombre. L'observation que nous rapporterons ci-après est une preuve évidente de ces deux conditions de développement, en même temps qu'elle démontre la possibilité d'une spontanéité d'origine dans les conditions que nous avons signalées plus haut.

Tous les dermatologistes ont insisté sur cette génération si considérable de poux à la surface de la peau dans quelques cas. Il en est qui ont été plus loin, et qui ont admis la production de ces insectes dans l'épaisseur de ce tissu sous forme de poches ou tumeurs qui se crèvent et mettent en dehors une véritable fourmilière d'insectes. Lieutaud va plus loin encore, et cite les cas d'autopsies qui ont démontré non-seulement l'existence de ces poches sous le cuir chevelu, mais encore sous les membranes du cerveau et dans la propre substance de cet organe ; en sorte que les poux pourraient s'introduire plus loin que le *pulex penetrans,* qui se loge constamment dans l'épaisseur de la peau, et qui est pourvu d'organes propres à opérer cette pénétration. Presque tous les auteurs modernes nient ou mettent en doute l'existence de ces poches, et nous ne saurions aller aussi loin que Lieutaud à cet égard ; mais nous avons été à même d'observer ces sortes de productions exceptionnelles, nous avons vu ces tumeurs remplies de myriades de poux : nous nous en expliquons difficilement la formation, nous en admettons cependant l'existence sans rien préciser sur leur siége. Se sécrète-t-il une humeur qui se concrète pour former les parois d'une sorte d'enveloppe ? La ponte des lentes est-elle sous-épidermique ? C'est ce que nous ne saurions déterminer ; mais quant aux tumeurs pédiculaires, nous les avons vues.

Rust rapporte qu'il fut appelé en consultation auprès d'un enfant mâle, âgé de treize ans, qui portait sur la tête une très-grosse tumeur pour laquelle un grand nombre de remèdes avaient été inutilement employés. Cette tumeur, peu élevée, mollasse, sans fluctuation, n'offrait aucune trace d'inflammation. Le malade, qui était dans un état cachectique, se plaignait seulement d'une démangeaison insupportable dans l'intérieur de la tumeur. On y pratiqua une incision : il en sortit une immense quantité de petits poux blancs ; elle ne contenait rien autre chose, et le malade guérit rapidement. G. Heberden, d'après Ed. Wilmot, a cité un cas semblable. Bernard Vallentin rapporte l'histoire d'un homme qui avait des démangeaisons insupportables sur la peau, et dont tout le corps était couvert de petits tubercules analogues. Ces petites tumeurs furent incisées : il n'en sortit ni sérosité, ni sang, ni pus ; mais elles contenaient une si grande quantité de poux de diverses grosseurs, que le malade faillit en mourir de frayeur. Eh bien ! c'est en présence de tels faits que l'on a mis en doute la spontanéité des poux. Ainsi, M. Rayer se demande si ces tumeurs n'étaient pas formées par des follicules cutanés, dilatés, dans lesquels des *pediculi* auraient pénétré et se seraient reproduits ?

Tout le monde rattache à la malpropreté et à la misère le développement des poux ; personne ne peut nier leur manifestation spontanée chez certains enfants, ou chez des jeunes gens et même des adultes, durant le cours des maladies graves, et alors même que ces enfants sont entourés des plus grands soins de propreté : il y a donc là une cause toute spéciale qui nous est inconnue, et qui donne lieu à cette fécondation spontanée ; car ces enfants, comme ces adultes, ne sont pas en contact avec d'autres enfants qui soient atteints de maladie pédiculaire.

Mais il y a plus, ce n'est pas seulement pour la tête que j'admets la spontanéité de cette maladie, je dis qu'elle a lieu aussi pour le corps. J'ai eu l'occasion de recueillir à cet égard un grand nombre de faits. Malheureusement ils ne se rattachent pas à des individus sur la propreté et les contacts desquels j'aie toujours pu compter : mais j'en ai vu surtout que je ne puis pas considérer comme étant dans les mêmes conditions. Il s'agit, par exemple, d'un homme de trente-sept ans, marié, ayant plusieurs enfants, vivant et couchant constamment avec sa femme, et qui, pour la troisième fois, était atteint d'une maladie pédiculaire du corps. Son père, chose remarquable, avait comme lui été assez souvent sujet à la même affection ; le développement de celle-ci était précédé de malaise général, de lassitude, d'anorexie, à la suite desquels se montrait une démangeaison à la peau avec un picotement, et en quelques jours des poux en proportion assez notable se manifestaient. D'ailleurs pourquoi ce qui se produit à la tête chez l'enfant dans le jeune âge ne se produirait-il pas sur le corps ?

Nous avons donné des soins à une dame qui habitait un château, et qui couchait dans une alcôve à deux lits : son mari occupait le second lit. Deux ou trois fois par an, quelque soin qu'elle prît d'elle-même, malgré des soins hebdomadaires, elle était prise de la maladie du corps, que son mari ne contractait pas. Elle avait porté les précautions assez loin pour faire changer à chaque atteinte de poux, non-seulement ses draps et ses couvertures, mais encore ses matelas.

Voici deux observations du même genre.

Maladie pédiculaire spontanée. — **Madame veuve Th,...., trente-sept** ans. Tempérament lymphatique sanguin, santé débile, maladies et incommodités fréquentes. Rien de notable du côté des organes génitaux; l'estomac est capricieux; les digestions sont lentes et capricieuses; la langue est fendillée. La malade est mal nourrie et loge dans un appartement humide et peu aéré.

Au printemps, elle était sujette à des boutons et à des démangeaisons; cette année les boutons furent plus nombreux. Il y a trois mois parut une éruption de papules causant des démangeaisons vives sur la partie supérieure du dos, sur les épaules, la partie supérieure de la poitrine, dans les aisselles. Quelques jours après, parurent des poux en petite quantité, qui ne gagnaient jamais le cuir chevelu ni le pubis et la partie inférieure du corps. La malade les détruisait, et tous les jours en tuait quatre ou cinq qui semblaient sortir de la peau; mais leur apparition ne cessait pas. L'éruption revêtit les caractères du lichen mêlé au prurigo. La tête est saine, sans croûtes ni parasites. La malade ne peut indiquer aucun mode de contagion; elle n'a fréquenté personne qui fût infecté, etc. Bien plus, elle couche avec sa fille, âgée de dix-huit ans; cette jeune fille a trouvé sur son corps quelques poux, qui ne se sont pas reproduits, qui ne lui ont pas causé de démangeaisons et qui n'ont amené aucune éruption, aucune papule.—Prescription. Chicorée, bains sulfureux. — 27 mars. La malade se représente à la consultation; les poux n'ont pas complétement disparu, mais personne n'a été infecté par son contact.

Maladie pédiculaire.—Moq... (Benoist), quarante-trois ans, courtier de commerce, rue du Cloître-Notre-Dame, 10, neuvième arrondissement, né à Viviers (Aisne); veuf.— Tempérament sanguin. Bonne santé habituelle. — Il y a un an, à la suite de fatigues et de contrariétés, il eut une éruption de prurigo et de lichen accompagnée de poux. Il fut traité à Saint-Louis chez M. Cazenave par des bains alcalins et des pilules d'aconit et de taraxacum. Il sortit guéri au bout d'un mois. — Cette année, les poux reparurent en même temps que des papules de lichen et de prurigo. Comme l'année dernière, il ne peut indiquer aucune source de contagion, si ce n'est un chien qui couche habituellement sur son lit. Il n'a communiqué les parasites à personne, quoiqu'il ait eu des rapports intimes avec plusieurs individus. Les poux n'ont gagné ni la tête, ni la barbe, ni le pubis. Ils n'étaient pas en grande quantité, il semblait au malade qu'ils sortaient de la peau. Du reste il se tient propre, change de linge deux ou trois fois par semaine, et prend fréquemment des bains. — 20 mars 1856. L'éruption et les démangeaisons occupent le ventre, les jambes, les épaules et surtout la partie interne des cuisses. Elle affecte la forme du lichen mêlé au prurigo. — Prescription. Bains sulfureux; sirop sulfureux; pommade soufrée à un gramme pour trente. — 12 avril. Il existe encore quelques traces de lichen et de prurigo aux cuisses et au ventre. Les démangeaisons ont diminué. Les poux ont disparu dès la deuxième semaine du séjour. — 15. Exeat ; guéri.

Nous le répétons donc, la maladie pédiculaire, soit de la tête, soit du corps, peut être spontanée. Je sais que les entomologistes ne sauraient admettre une pareille manière de voir ; mais il faut se rendre à l'évidence des faits, malgré les théories et les observations que l'on peut puiser dans une étude approfondie de l'histoire naturelle.

La maladie est le plus souvent fort discrète, et c'est surtout le cas où elle a été contractée d'enfant à enfant ou d'adulte à adulte ; car alors elle ne présente pas les mêmes phénomènes. Ainsi lorsqu'un enfant se coiffe d'un bonnet qui contient un ou plusieurs poux, ceux-ci s'attachent aux cheveux ; ils donnent lieu à des pontes successives, et les poux se disséminent peu à peu à toute la surface de la peau, en y déterminant des démangeaisons, à la suite desquelles surviennent de légères érosions, par suite de grattages. L'enfant n'en est pas autrement incommodé ; la peau n'en est pas autrement malade. Lorsque, au contraire, l'affection naît spontanément, il se montre des démangeaisons d'abord ; puis la peau sécrète bientôt une humeur très-visqueuse qui agglutine tous les cheveux, les rend collants, plastiques, humides à un tel point que, à la première vue, on reconnaît la maladie pédiculaire de la tête. Chose remarquable, il y a toujours une seule portion de cuir chevelu qui est affectée, à moins que la date du mal ne soit ancienne. Les poux se répandent bien sur la totalité des cheveux, mais le foyer du mal, qui est unique ou multiple, est très-nettement circonscrit. Il en résulte des mèches plus ou considérables de cheveux agglutinés d'une part ; d'une autre part, les poux, en se disséminant et en abandonnant le foyer d'origine, déposent, au fur et à mesure du trajet qu'ils parcourent, des lentes sur les cheveux, en sorte que ces derniers sont recouverts sur leur longueur de petits points grisâtres, arrondis, qui bientôt deviendront des insectes. La peau elle-même est excoriée, suintante, croûteuse ; le derme est à nu, et, dans quelques cas même, il y existe des ulcérations grisâtres de mauvais caractère.

La maladie est très-fréquemment bornée à la tête. Willan prétend même qu'elle ne s'étend jamais au delà ; c'est une erreur. Cependant, il faut le dire, ce n'est pas ce qui a lieu le plus généralement.

Il est rare que la production des poux à la surface du corps se borne à causer des démangeaisons et des excoriations par suite du grattage ; elle y fait naître encore des papules, dont le malade arrache le sommet : de là la forme morbide désignée sous le nom de *prurigo pédiculaire*. Est-ce une variété du prurigo dans laquelle les poux ne seraient que secondaires, ou au contraire une forme inhérente à la présence des poux ? C'est une question que plusieurs auteurs n'ont pas hésité à résoudre dans le premier sens ; mais, pour nous, nous croyons que le prurigo, lorsqu'il se montre à la peau avec les caractères qui lui sont propres, est primitif ; que les poux n'ont été que secondaires et gagnés d'individu à individu par accident. De sorte que dans le prurigo pédiculaire (voy. cet article) il y a deux choses : les papules de prurigo avec leurs caractères distinctifs et leur siége, tandis que dans la maladie proprement dite, on ne voit que des excoriations de peau sécrétant de la sérosité et ne donnant pas de sang, et çà et là des papules fournissant la même sécrétion : ce n'est plus d'ailleurs le même siége, la maladie pédiculaire existe tant en avant qu'en arrière, et le prurigo n'affecte que les parties postérieures. C'est là ce qui nous a fait mettre en doute l'existence du prurigo pédiculaire, que nous regardons plutôt comme un prurigo avec complication de poux contractés en couchant avec un individu qui en était plus ou moins couvert, ou dans des draps qui en contenaient dans leurs plicatures ; car les poux se logent ordinairement dans les vêtements.

Le *pediculus pubis* se distingue nettement par sa forme des deux autres insectes ; il a pour cachet aussi d'adhérer fortement à la peau, de s'y implanter à la base des poils, et de ne dépasser les limites des parties génitales que pour se porter à la base des poils qui peuvent se trouver disséminés à la surface du corps.

Abandonnée à elle-même, la maladie pédiculaire de la tête est, pour l'enfant et pour l'adulte même, une source puissante d'incommodités ; elle surexcite le système nerveux, elle amène l'insomnie, l'agitation, bientôt l'inappétence et l'amaigrissement ; de sorte que si l'on continuait à respecter les poux, l'enfant pourrait tomber dans une sorte de marasme.

Mais cette affection peut, dans certaines maladies graves, être considérée comme [une solution critique très-avantageuse de la maladie. Il faut donc savoir la respecter jusqu'au point de ne pas nuire à l'enfant. En se reportant à l'observation à laquelle nous avons fait allusion déjà deux fois, on comprendra dans quel état doit être un individu atteint d'une maladie pédiculaire générale ; et l'on expliquerait, jusqu'à un certain point, comment Hérode, Sylla, Ennius, Philippe II, roi d'Espagne, ont pu succomber à cette maladie portée à un tel degré.

Ces détails une fois établis, abordons la thérapeutique de cette maladie pédiculaire. En général, rien n'est plus facile que de couper court à cette affection. Mille moyens l'enrayent et la guérissent : aussi importe-t-il moins au médecin de connaître ces moyens que de savoir juger s'il y a ou non opportunité à enrayer le mal. Nous allons nous attacher à poser d'abord ces principes en isolant chacune de ces affections, puisqu'elles se rattachent réellement à des âges différents.

Depuis longtemps on avait signalé le danger qu'il y avait à supprimer la maladie pédiculaire chez l'enfant. C'est avec surprise que l'on trouve cette assertion mise en doute par quelques auteurs modernes fort recommandables d'ailleurs. Pour nous, nous avons vu la mort survenir chez deux enfants, et cela dans l'espace de six à huit jours, pour avoir coupé les cheveux d'enfants atteints de maladie pédiculaire. Nous avons même vu des maladies graves surgir de cette même circonstance chez l'adulte. — On sait combien, dans les hôpitaux, les religieuses sont esclaves des soins de propreté ; lorsqu'elles reçoivent dans les salles des malades atteints de cette affection, elles s'empressent de s'opposer à la transmission en entourant le malade de tous les soins possibles de propreté. Le médecin prescrit-il la section d'une portion des cheveux, elles s'empressent, dans leur inexpérience, de faire couper ras la totalité. Dès lors cessation de la démangeaison, suppression de la sécrétion abondante qui en est une conséquence, refroidissement de la tête, répercussion de la maladie du cuir chevelu, et développement d'une affection cérébrale grave chez l'enfant, ou d'un état morbide général avec symptômes graves, sans qu'on puisse, dans quelques cas, préciser la nature de l'organe affecté pour l'adulte. Ce n'est qu'à force de rubéfiants ou de larges vésicants que l'on parvient à enrayer les accidents : heureux encore lorsqu'on réussit.

Ce ne saurait donc être un fait douteux que les conséquences fâcheuses qui peuvent surgir de cette suppression. En thèse générale, s'il ne faut pas favoriser la formation des poux chez l'enfant, et encore est-il beaucoup de circonstances où cette production constitue la crise heureuse d'une maladie, au moins faut-il la respecter à son début et pendant une certaine période de temps. La seule condition qui exige impérieusement de faire cesser la maladie, c'est le cas où l'enfant en souffre réellement et où sa santé tend à en être altérée.

Alors on fait peigner peu à peu la tête de l'enfant; on fait brosser les cheveux pour en détacher le plus de lentes possible. On peut même faire couper la sixième ou la cinquième partie de leur longueur, et répéter cette opération tous les deux ou trois jours, en prenant le soin de faire couvrir la tête dans la proportion où ces sections en enlèvent le vêtement naturel. La section des cheveux est le moyen le plus puissant pour arrêter l'affection pédiculaire, parce que, avec les cheveux, elle enlève la production ultérieure des insectes; mais c'est celui dont l'emploi est le plus difficile et le plus dangereux. Aussi, chez les jeunes enfants, faut-il lui préférer les soins ordinaires de propreté. Du moment que l'on diminue les poux, de quelque manière que ce soit, on est sûr de diminuer la maladie et les accidents qu'elle développe. Il ne me paraît pas nécessaire d'y ajouter d'autres agents, que je vais d'ailleurs faire connaître, à l'égard des adultes.

Pour ceux-ci, il est rare que l'affection ne se soit pas développée avec rapidité et avec énergie. La chevelure est presque toujours abondante ; les cheveux sont agglutinés et intriqués les uns dans les autres. Chercher à les isoler serait un essai inutile, la section seule fait justice de cette difficulté ; c'est encore avec les mêmes précautions qu'il faut y arriver. Il faut de plus administrer des bains excitants, c'est-à-dire des bains sulfureux un peu forts et même des bains de vapeur, afin de porter une excitation vive sur la généralité de la surface de la peau. — Un peu plus tard on fait étendre de l'axonge, du saindoux ou de l'huile sur la tête : ce moyen seul suffit pour tuer les poux vivants. — On lave la tête tous les jours avec de l'eau alcaline contenant 10 grammes de carbonate de soude pour 500 grammes d'eau. — Enfin on arrive à l'emploi d'une pommade alcaline composée d'axonge, 30 grammes, et carbonate de potasse, 2 grammes. Les bains sulfureux doivent être employés même au delà du temps que dure l'affection.

C'est en changeant fréquemment le linge des malades atteints de prurigo pédiculaire, ou en leur faisant prendre d'une manière soutenue des bains alcalins ou savonneux, que l'on fait céder cette affection. Il n'est pas nécessaire d'employer des pommades. Mais il ne faut pas perdre de vue que la maladie a été engendrée non-seulement par la malpropreté, mais encore par la misère et les privations qu'elle entraîne à sa suite. Il y a donc lieu de fortifier le malade, et par un bon régime alimentaire, et par une sage administration de toniques à l'intérieur, car on a presque toujours affaire à des vieillards.

Nous avons peu de chose à dire de la maladie pédiculaire du pubis. Tout le monde sait sa marche : elle est ordinairement bornée aux parties génitales, mais elle peut s'étendre à tout le corps. Chose remarquable, c'est la manière dont elle se contracte et sa forme limitée qui font que des malades attendent souvent fort tard pour se faire traiter ; notamment les personnes d'une vie régulière, et qui, couchant par hasard dans un lit d'auberge, y contractent cette affection. Chacun sait qu'il suffit de quelques frictions d'onguent mercuriel simple et de bains d'eau pour l'arrêter immédiatement et la guérir. Dans le cas où l'on ne voudrait pas se servir de cet onguent, pour des motifs puisés dans des conditions de position sociale, on pourrait avoir recours à l'onguent citrin ou à des bains de sublimé.

Dans ces trois formes pédiculaires, nous ne saurions trop recommander de faire changer les vêtements des malades, ou au moins de les faire nettoyer, lessiver et passer au soufre.

Je terminerai l'histoire de la phthiriase par une observation fort remarquable que j'ai citée plusieurs fois dans cet article.

B..., âgé de trente-huit ans, né de parents misérables, a joui d'une excellente santé jusqu'en 1842, où il fut pris de douleurs rhumatismales de peu de durée. Peu de temps après, quoique père de huit enfants, il se livre à la vie la plus déréglée, passant les nuits dans les bois voisins du village qu'il habitait, vivant de pain noir et de légumes crus qu'il pouvait dérober, ayant d'ailleurs des rapports avec toutes les ouvrières d'une blanchisserie voisine, alors qu'elles le suivaient de gré ou de force. — Écoulement uréthral et chancre. Peu après, développement de petits boutons pleins d'eau entre les doigts, se multipliant d'une manière successive aux poignets, au pli des membres et causant de la démangeaison : c'était la gale.

Entré à l'hôpital de Bernay. Le médecin s'occupe d'abord du traitement de la blennorrhagie et des chancres. Un jour, après avoir pris une potion nouvelle, que le malade a considérée comme étant plus énergique que de coutume, l'écoulement diminua tout à coup, ainsi que le gonflement du prépuce ; mais en même temps il fut pris d'un malaise général avec céphalalgie intense...; puis, tout son corps devint le siége d'une démangeaison beaucoup plus vive que celle de la gale, et, dans l'espace de vingt-quatre heures, il aperçut à la peau des milliers de poux. Il n'en avait jamais eu auparavant. En vingt-quatre heures aussi *disparurent tous les boutons de gale.* Telle était alors son affreuse position qu'il se grattait jusqu'à s'excorier la peau ; et, au lieu de sang, c'était une matière roussâtre et infecte qui s'écoulait. Cette matière, en se concrétant, donnait naissance à des croûtes hideuses. Sa chemise, imprégnée de l'humeur qui s'échappait, aurait pu, dit-il, tenir droit comme un pieu, après avoir été séchée. Les poux pullulant d'une manière effrayante, et la peau devenant de plus en plus malade, le médecin de Bernay l'engagea à se rendre à Paris pour être traité à l'hôpital Saint-Louis. Il y arriva après vingt jours de marche, mendiant de ferme en ferme la nourriture et le coucher.

Le 2 janvier 1843, je le reçus dans mon service.

Il était à peine dans son lit, que déjà draps, rideaux, meubles voisins, étaient envahis par des milliers de poux ; il fallut l'isoler, l'entourer d'alèses que l'on étendit sur le sol, et les renouveler souvent.

Ses cheveux, longs et touffus, étaient agglutinés entre eux par une matière collante et humide qui suintait de sa tête. Sur les mèches de ses cheveux agglutinés et dans leurs intervalles, on découvrait des fourmilières d'insectes dans un mouvement continuel. La face antérieure de son cou présentait une large excoriation rouge, sécrétante, infecte et brûlante. Derrière chacune de ses oreilles, dans les plis des ailes du nez, dans celui qui sépare le menton de la lèvre inférieure, suintait avec cuisson une humeur collante et d'une odeur repoussante. Les sourcils étaient tombés ; à leur place un produit furfuracé grisâtre garnissait l'arcade orbitaire. Les bords libres des paupières étaient très-rouges, chroniquement enflammés et presque entièrement dépouillés de leurs cils.

Il faut avoir vu cette hideuse figure aux yeux chassieux et enfoncés dans les orbites, aux pommettes saillantes, aux joues creuses, incessamment parcourue par des milliers de poux, et surmontée de la coiffure animée et mouvante que j'ai décrite, pour s'en faire une idée exacte.

Le sujet était dévoré par une faim vorace ; mais il n'avait pu jusqu'ici que très-difficilement la satisfaire, et de plus il était absolument privé de sommeil. Ainsi s'explique sa maigreur.

L'aspect du reste de son corps n'était pas moins remarquable.

Sur les différentes faces du tronc et des membres étaient disséminées de nombreuses plaques élevées au-dessus du niveau des intervalles de peau restée saine. Ces plaques, de formes irrégulières, de dimensions très-variables (de 2 à 6 ou 7 centimètres de diamètre), étaient isolées ou se touchaient et se confondaient par leurs bords. Elles étaient brunâtres ou violacées, ridées, rugueuses et recouvertes d'un produit squameux peu abondant. Leur ensemble si considérable donnait une apparence zébrée ou tigrée à la surface du corps du malade. De distance en distance on voyait de petites élevures rosées ou plutôt d'une teinte spéciale, sous forme de petits boutons isolés ou plus ou moins rapprochés, présentant à leur sommet et à leur circonférence de petites lamelles épidermiques.

Sur ces plaques et dans leurs intervalles, des insectes parasites circulaient en foule. Je n'ai pas vu que les poux qui se promenaient sur le tronc fussent différents de ceux qui fourmillaient sur le cuir chevelu.

Mais ce que j'oubliais de mentionner, ce sont d'autres plaques humides et croûteuses (véritables tumeurs), entremêlées aux précédentes, sur toute la surface du corps, en nombre considérable, et qui constituaient de *véritables nids à poux*. C'étaient ces plaques qui fournissaient l'humeur sanieuse et infecte qui empesait la chemise du malade au point, comme il le disait énergiquement, qu'elle aurait pu se tenir droit comme un pieu.

Je me gardai bien de débarrasser rapidement cet homme des innombrables poux qui le dévoraient ; je permis cependant, dès les premiers jours, qu'on lui donnât quelques bains alcalins, et peu à peu, mais *peu à peu* seulement ; qu'on coupât les cheveux : d'abord le quart de leur longueur, puis la moitié, puis les trois quarts, puis presque ras.

Lorsque les cheveux furent en grande partie coupés, on put voir, sur différents points du cuir chevelu, mais principalement à la région occipitale, de petites tumeurs arrondies, sortes de végétations qui servaient comme de centres, de quartiers généraux aux légions pouilleuses qui habitaient la tête.

Quand le nombre des poux fut considérablement diminué par ces soins très-simples, on s'occupa de leur destruction définitive ; mais on y procéda lentement et par portions. La pommade employée [à cet effet fut d'abord de l'axonge fraîche. Puis on la rendit alcaline, et elle fut alors composée ainsi qu'il suit : axonge, 30 grammes ; carbonate de potasse, 2 grammes; plus tard encore on porta la dose de carbonate de potasse à 4 grammes.

Les excoriations étaient pansées simplement ; le malade commença alors à goûter un peu de repos ; son appétit continuait à être bon.

A mesure que les poux étaient détruits, les végétations du cuir chevelu s'affaissaient, le suintement des excoriations diminuait. On ne négligea pas de dériver sur le tube digestif par des purgatifs, et en même temps on fit pratiquer une saignée pour dissiper une congestion encéphalique qui menaçait. Ainsi s'améliorait chaque jour l'état du malade ; mais en même temps son appétit diminuait. Ce ne fut que dans le commencement de février que l'affection pédiculaire fut entièrement enrayée.

A peine avait-elle disparu, qu'on vit de grosses pustules apparaître avec un prurit considérable, entre les doigts, sur le dos des mains, et sur les faces antérieures des poignets, ainsi que des boutons vésiculeux au pli des bras, aux jarrets, sur le ventre. Il n'y avait pas de doute que ce ne fût une gale pustuleuse. La pommade d'Helmerich, aidée de bains sulfureux, en fit justice au bout de quelques jours.

Durant le traitement de cette gale secondaire, le malade fut pris de douleurs rhumatismales semblables à celles qu'il avait éprouvées au commencement de 1841, et probablement cette fois par suite de refroidissement au sortir des bains sulfureux ; elles ne furent pas très-vives, mais résistèrent avec opiniâtreté aux bains de vapeur dirigés contre elles.

Cependant les plaques squameuses de la peau, que nous reconnûmes alors pour être de nature syphilitique, n'étaient modifiées qu'en ce sens qu'elles étaient maintenant dépouillées de leurs squames.

Vers le milieu de mars, d'autres symptômes secondaires de vérole, bientôt accompagnés de symptômes tertiaires, éclatèrent avec une extrême violence.

Les tibias, en particulier, devinrent le siége de douleurs intolérables, aussi vives, du reste, le jour que la nuit. On sentait ces os très-notablement et très-irrégulièrement gonflés sous les doigts qui les exploraient.

Des pustules plates furent constatées au pourtour de l'anus, et bientôt une magnifique végétation, d'aspect granuleux et humide, se développa dans le sillon mento-labial.

On commença alors le traitement antisyphilitique. Il y avait à peine quelques jours qu'il était commencé, que, sur les faces antérieures et latérales de chaque jambe, on vit une tache ecchymotique noirâtre apparaître et lentement s'étendre, pour recouvrir enfin presque toute la hauteur des deux jambes. En même temps les gencives se ramollissaient, les dents s'ébranlaient dans leurs alvéoles , et une odeur infecte s'échappait de la cavité buccale. Il n'avait pas encore été administré de mercure.

Un scorbut des plus graves était donc venu compliquer l'état morbide déjà si complexe de notre malheureux patient.

Des citrons à sucer, les ferrugineux, les toniques, le vin de Collioure, arrêtèrent et guérirent cette affection.

Alors un traitement antisyphilitique put être entrepris, il avait pour base le mercure et l'iodure de potassium.

Il serait trop long de décrire toutes les phases décroissantes par lesquelles sont passés les différents symptômes de tous ces états morbides qui se confondaient. Ainsi, pour le scorbut, les différentes teintes des vastes ecchymoses développées aux jambes, l'état de plus en plus ferme des gencives, etc.; pour la vérole, l'affaissement progressif des syphilides dont la teinte s'est peu à peu modifiée ; l'affaissement aussi, puis la disparition des végétations contre lesquelles, outre le traitement général, on employa des applications mercurielles locales.

Sans doute, la marche vers la guérison a été lente, puisque ce n'est que le 24 juillet que le malade a quitté l'hôpital, et qu'il en est sorti encore peu robuste ; mais il était parfaitement guéri de toutes ces affections successives.

Je passe ici beaucoup de détails sur le malade, que j'appelais l'*homme des bois*, ainsi que tous les divers traitements qu'il a subis. Cette observation, si intéressante sous tous les rapports, a été relatée dans son ensemble dans la thèse de l'un de mes élèves les plus distingués, M. le docteur Faget. Je ferai remarquer, en terminant, que ce malade est constamment resté couché et isolé des autres, qu'il n'a marché que durant la dernière quinzaine de son séjour à l'hôpital, et qu'il était placé dans mon service, où il n'existe jamais de galeux.

ACNÉ PUNCTATA.—Nous avons décrit cette maladie en faisant l'histoire de l'acné ; nous ne la rappelons ici que parce qu'on y a découvert la présence d'un insecte qui a de l'analogie avec celui de la gale. (Voy. ACNÉ.)

NEUVIÈME GROUPE.

Maladies scrofuleuses de la peau.

Ce groupe ne comprend que deux maladies, le *lupus* et la *scrofule de la peau*, que nous appelons *scrofulide*. Inutile de justifier ce rapprochement, qui a sa source dans les analogies morbides de ces diverses affections. Toutefois nous devons expliquer notre pensée par rapport à ce que nous entendons par scrofule et *scro- fulide* de la peau. Par la dénomination de scrofules de la peau nous comprenons toutes les formes morbides cutanées de nature essentiellement scrofuleuse. Ainsi un eczéma peut exister comme maladie indépendante du tempérament et de la constitution ; il surviendra, par exemple, à un âge où ces deux espèces de causes n'exercent plus leur influence. Mais si au contraire il se manifeste dans la jeunesse, qu'il affecte certaines parties du corps, notam- ment le cuir chevelu et les oreilles, et qu'il ait une *physionomie spé- ciale*, il est alors essentiellement scrofuleux, et l'on ne peut la guérir qu'à la condition de modifier la constitution. Ce que je dis de l'eczéma, je puis le dire de plusieurs autres maladies, comme l'impétigo, l'eczéma impétigineux, l'herpès, l'acné tuberculoïde que nous avons spécifié comme tel, etc., qui constituent réel- lement autant de scrofules de la peau de formes variées. C'est à ces formes que nous consacrerons quelques détails d'ensemble, surtout à l'égard de la thérapeutique qu'elles réclament, et sans prétendre décrire pour cela la scrofule proprement dite, dont l'histoire comporte un autre ordre de phénomènes et donnerait lieu à un traité spécial. Quant aux scrofulides, ce sont des états moitié scrofuleux, moitié syphilitiques, le plus souvent hérédi- taires, et qui ont un cachet tout particulier que nous chercherons à rendre. M. Hardy a pris le mot *scrofulides* pour en faire une classe de maladies cutanées, il [entend par ce mot qu'il nous a emprunté, non pas les scrofulides dont nous parlerons, mais les maladies de la peau à forme scrofuleuse.

LUPUS.

Tuberculeux.	Ulcéreux ou *exedens*.
Agissant en profondeur :	Agissant en profondeur :
Térébrant.	*Térébrant.*
Agissant en surface :	*Vorax.*
Serpigineux ou *herpétiforme.*	Agissant en surface :
	Serpigineux ou *herpétiforme.*

Le lupus a été improprement rangé dans les maladies tubercu- leuses par Bateman, et décrit dans cette catégorie par presque tous les autres dermatologistes qui l'ont suivi. Si cette classification est assez juste en ce qui concerne une de ses formes, elle ne l'est pas à l'égard de l'autre.

Le lupus est une affection scrofuleuse de la peau qui s'y manifeste par un engorgement très-lent, amenant dans la généralité des cas un accroissement notable de la partie affectée au point d'en doubler et d'en tripler le volume, et ayant pour résultat final, à la guérison, l'*atrophie* ou la destruction plus ou moins étendue de la partie affectée. Cet engorgement affecte quelquefois la forme de tubercules, mais le plus souvent ce n'est qu'un épaississement inflammatoire chronique de la peau avec ou sans ulcérations. En effet, le mot de tubercule fait naître la pensée du développement de petites tumeurs inflammatoires variables en volume, depuis un gros pois jusqu'à une noisette et plus, mais isolées. Or ce phénomène n'est bien appréciable que dans certains lupus du corps et des membres, car là où siége ordinairement le lupus, c'est-à-dire à la figure, l'état tuberculeux proprement dit est beaucoup moins commun. J'insiste sur cette circonstance, parce que le praticien serait souvent induit en erreur en fait de diagnostic, s'il attachait trop d'importance à cet état tuberculeux, qui est loin d'être constant.

Le mot *lupus* (loup) est une ancienne dénomination véritablement insignifiante, mais qu'il faut conserver pour l'usage.

Nous adoptons pour les variétés de cette maladie des divisions qui nous paraissent plus rationnelles que celles qui ont été préconisées jusqu'à ce jour. Nous nommons *lupus tuberculeux*, tout lupus avec induration rouge obscur du tissu de la peau, mais sans ulcération. Nous appelons, avec les auteurs qui nous ont précédé, *lupus exedens* (rongeant), tout lupus avec engorgement, avec induration de la peau, qui offre elle-même *une surface ulcérée*. Puis, prenant en considération la marche de la maladie dans ces deux espèces, marche d'ailleurs toujours uniforme, toujours la même, nous disons que l'une et l'autre détruisent les parties, soit en profondeur, soit en surface, car il ne faut pas perdre de vue que c'est là le but final du *lupus*, c'est son caractère essentiel. Quoique à son début il amène une hypertrophie, à sa fin, c'est-à-dire à sa guérison, il a produit, soit une destruction, soit une atrophie de la partie affectée. J'établis donc deux sous-divisions

34

dans chaque espèce, que je distingue en *lupus térébrant* ou détruisant et atrophiant en profondeur, et en *lupus serpigineux* ou
herpétiforme, c'est-à-dire détruisant ou atrophiant en surface.
Toutefois j'ai besoin de justifier cette expression *herpétiforme*. J'ai
observé que lorsqu'un lupus gagnait en surface, c'était toujours au
moyen de sa circonférence plus malade que son centre, et toujours
aussi par un bourrelet plus ou moins marqué ; de sorte qu'il n'est
pas très commun de voir le centre de l'affection se cicatriser,
lorsque la circonférence seule reste malade, ou de voir guérir la
totalité, quand par des cautérisations opérées sur le bourrelet de
la circonférence on modifie seulement la vitalité de tissu de ce
bourrelet, par où se propage la maladie. Il y a donc analogie frappante entre le lupus et l'herpès sous ce rapport. Il est maintenant
une forme de lupus très-rare que nous avons dû cependant spécifier : c'est le *lupus vorax*, ainsi dénommé à cause de la rapidité
avec laquelle il détruit les parties en profondeur.

Certaines considérations générales peuvent se rapporter à l'une
et à l'autre affection, nous allons les faire connaître avant de décrire les espèces. Le lupus est une des scrofules spéciales de la
peau. Il ne s'ensuit pas nécessairement qu'il doive toujours exister
sur des sujets scrofuleux. A cet égard, on peut établir une distinction assez tranchée. Tous les *lupus exedens* affectent ordinairement des individus qui portent les attributs du tempérament lymphatique, et qui ont encore ou qui ont eu des ganglions engorgés
au cou, des sécrétions du cuir chevelu plus ou moins abondantes
et de longue durée, ou des ophthalmies scrofuleuses. La peau
est blanche, épaisse ; les cheveux sont blonds ; la physionomie
est peu mobile ; les allures générales dénotent de l'indolence et de
l'apathie. Il n'en est pas de même du lupus dit *tuberculeux*. Il apparaît sur des enfants qui ont les dehors d'une bonne et forte constitution ; traits accentués, mais gros ; cheveux et sourcils foncés ;
peau assez brune. Mais interrogez ces enfants, et ils vous diront
qu'ils ont eu dans le très-jeune âge quelques glandes au cou ou
quelque sécrétion lymphatique.

Il existe donc sous ce rapport une nuance entre le *lupus tuberculeux térébrant* et le lupus tuberculeux herpétiforme ou attaquant en surface. Le *lupus térébrant* peut siéger sur des sujets qui

ont tous les attributs de la force, de la vigueur et de la santé ; tandis que le *lupus tuberculeux en surface* se relie toujours aux attributs d'une constitution plus ou moins molle, plus ou moins lymphatique.

Pris en général, le lupus est une maladie de l'adolescence, affectant à peu près également les deux sexes, mais étant un peu plus commune chez la femme que chez l'homme. Sur 47 lupus, on en compte 25 chez la femme et 22 chez l'homme. C'est de quinze à trente-cinq ans qu'il est le plus fréquent ; 36 cas sur 44 sont dans cette catégorie. Mais c'est surtout de quinze à vingt-cinq ans qu'il se développe, puisque dans cette période de la vie il y en a 24 cas sur 44. Chose remarquable, le lupus est peut-être plus commun à la campagne qu'à la ville, et cette observation a été très-judicieusement faite par M. Rayer. D'après notre statistique, les enfants qui travaillent les tissus en général, filatures, tissage, etc., y seraient plus disposés que d'autres. 28 fois sur 45 on le voit lié au tempérament lymphatique ; 12 fois au tempérament lymphatique sanguin ; 4 fois au tempérament sanguin, et 1 fois au tempérament sanguin nerveux. Cet ordre de chiffres mérite de fixer toute l'attention du praticien sous un double rapport. D'abord il vient nettement à l'appui de nos idées sur la liaison de certaines formes morbides cutanées avec tel ou tel tempérament ; ensuite il doit faire comprendre au praticien que c'est là une maladie générale de l'économie, qu'il ne suffit pas de traiter extérieurement, et qui exige au contraire une médication générale soutenue et prolongée. Sur 27 cas, la constitution est notée 21 fois comme étant excellente. En fait de maladies antérieures, elles n'ont été désignées que pour 11 cas, et dans ces 11 exemples les gourmes, ophthalmies ou glandes, figurent pour le chiffre 9. La statistique donne une preuve de la lenteur de la marche de cette affection : sur 42 lupus on en trouve 7 ayant un an de date ; 28 plus d'un an, et 7 plus de dix ans. Il paraît naître plus fréquemment en hiver que dans toute autre saison. Enfin, par rapport aux parties affectées, il est curieux de connaître des chiffres exacts. Face, 41 fois sur 44 ; nez seul, 16 fois ; nez et autres parties de la figure, 26 fois ; lèvres, 4 fois ; bras, mains et jambes, 3 fois ; cou, avant-bras et pied, 2 fois ; poitrine, dos et

cuisses, 1 fois. C'est donc là essentiellement une maladie de la
figure : 41 fois sur 44 celle-ci est atteinte; ce qui n'exclut pas
la possibilité de siége sur d'autres parties, car le lupus est assez
fréquemment multiple : on peut trouver deux, trois, cinq plaques
de *lupus* sur le même individu, ce qui donne la clef des chiffres
que nous indiquons en détail par rapport au chiffre d'ensemble.
Enfin faisons remarquer que 26 fois sur 44 le nez est atteint, ce
qui explique pourquoi toutes les planches de maladies de la peau
représentent le lupus comme siégeant sur cette partie. Ces préliminaires nous permettent d'entrer maintenant dans l'histoire de
chaque espèce.

Le *lupus tuberculeux térébrant* a son siége le plus commun au
sommet et sur les ailes du nez, mais plutôt au sommet, ce qui
n'exclut pas qu'il puisse se montrer aussi sur d'autres points de la
figure ou de la surface du corps. Il apparaît au sommet du nez par
un épaississement un peu diffus de la peau avec légère induration
du tissu cellulaire sous-cutané et rougeur sombre. La partie
malade est quelquefois lisse, uniforme, luisante; dans quelques
cas il se forme une petite croûte de très peu-d'étendue, assez
épaisse, grisâtre, sèche, adhérente, et qui ne fera que très-peu de
progrès ultérieurement. Dans d'autres circonstances cet engorgement est surmonté à sa surface de petites saillies dépassant son
niveau et qui constituent des tubercules; d'ailleurs aucune sensation douloureuse. La maladie persiste dans le point où elle
s'est montrée avec accroissement du volume de cette partie, et
dans quelques cas rares avec une certaine atrophie ou perte de
substance, pour ainsi dire, quoiqu'il n'y ait pas d'ulcération.
L'hypertrophie est beaucoup plus commune que l'atrophie; aussi
voit-on souvent le lupus tuberculeux doubler et tripler le volume
du nez ou de la partie affectée.

Il existe une forme de lupus tuberculeux non décrite et qui a
des caractères tout particuliers. Elle se montre dans un point
variable de la figure ou plus souvent et quelquefois sur le corps
ou sur les membres, mais beaucoup plus rarement. Ce sont de
petites tumeurs d'un demi-centimètre à un centimètre de diamètre, à tissu rouge épaissi, indolent, paraissant avoir deux ou trois
racines disséminées sur cette surface et reconnaissables à la for-

mation de petites écailles qui, en se détachant, laissent un petit
enfoncement en entonnoir avec rudiment de petites écailles qui
se renouvellent. Ce sont ces points analogues aux racines d'un *cor
à clou* qui résistent souvent à la cautérisation. Cette forme que l'on
observe surtout chez les jeunes filles, fait des progrès très-lents et
est très-rebelle au traitement antiscrofuleux.

Une fois développé sur un point, le lupus tuberculeux térébrant
fait des progrès excessivement lents et tels, que quelquefois les
malades ne réclament les soins du médecin qu'après un ou deux
ans de son point de départ; mais il gagne toujours en profondeur,
envahissant peu à peu les parties plus profondes, jusqu'à atteindre
pour le nez, par exemple, les ailes et la cloison du nez. Quelquefois l'affection, quoique partie de l'extrémité du nez, ne gagne
que le côté gauche ou le côté droit; enfin elle s'arrête ordinairement à la jonction des ailes du nez et des joues, ou un peu au
delà, en envahissant sur ces parties, mais alors elle a tout attaqué. Ce n'est pas la peau seulement qui a été affectée, c'est aussi
le tissu cellulaire sous-cutané, les cartilages, la membrane muqueuse, qui participent de la tuberculisation ou de l'engorgement.

Ce qu'il faut bien dire, c'est que cette inflammation lente qu'on
appelle lupus, que l'on désigne par une tuberculisation, ce qui
n'est réellement qu'une *fiction de forme*, est une maladie qui, sans
ulcérer, sans faire sécréter, dans cette espèce au moins, change
entièrement la nature des tissus qu'elle affecte, modifie leur organisation, et les transforme en une matière plus ou moins homogène qui n'est pas celle de l'inflammation ordinaire, et qui n'est
pas non plus la matière tuberculeuse proprement dite. C'est donc
un mode inflammatoire chronique tout spécial.

C'est cette espèce de lupus qui se rencontre sur des sujets
d'une excellente constitution en apparence et qui n'ont pas pour
la plupart les attributs du tempérament lymphatique. La maladie
dure ainsi des années, sept, dix, douze, quinze ans. Née de quinze
à vingt-cinq ans, liée quelquefois au tempérament lymphatique,
elle reçoit, dans certains cas, de l'influence de l'âge, chose remarquable, une modification importante, et en vertu de laquelle elle
se guérit quelquefois spontanément, ou au moins s'arrête pour ne

plus faire de progrès, ce qui dépend, suivant nous, de ce que l'âge et les habitudes de la vie modifient singulièrement le tempérament et la constitution, et qu'ils agissent à l'instar des médications que nous employons dans ce but. Elle ne porte, d'ailleurs, aucune atteinte à la santé générale.

Le lupus tuberculeux térébrant est assez rare ailleurs qu'au nez et au voisinage des yeux et de la bouche. Lorsque cette forme morbide a son siége sur le corps, elle y fait aussi des progrès très-lents ; elle y occupe peu d'étendue, et toute sa surface y reste malade uniformément. L'état tuberculeux y est mieux dessiné.

Lupus tuberculeux serpigineux. — Cette forme est beaucoup plus commune. Contrairement à l'espèce précédente, elle affecte au moins aussi souvent les membres et le corps que la figure. Elle a un cachet tout particulier, en ce sens d'abord que la forme tuberculeuse est beaucoup mieux prononcée ; que lorsqu'elle a atteint une certaine limite de développement, quelques centimètres par exemple, on voit peu à peu son centre s'affaisser, se dégager, la circonférence restant seule malade. Mais la peau centrale n'a repris ni la souplesse, ni la couleur, ni l'uniformité de la peau saine. Cette peau est inégalement blanche, plissée, comme couturée, souple dans un point, indurée dans un autre, de sorte qu'il y a analogie entre ce tissu, que l'on peut considérer comme guéri, et celui des cicatrices que laissent des cautères ou des brûlures profondes. Au fur et à mesure que la maladie s'étend, le cercle tuberculeux devient de plus en plus mince, c'est-à-dire formé de tubercules de plus en plus petits, tandis que le tissu central s'élargit, en conservant toujours l'aspect que nous lui avons assigné. Cet état de la peau, plus ou moins analogue aux cicatrices, est indélébile, même lorsqu'on vient à traiter à l'aide d'une médication générale et locale la maladie tout entière.

Sur le tronc, sur les membres, cette sorte de lupus peut acquérir une grande extension en surface; on trouve des plaques dont le diamètre dépasse 10, 15 centimètres et plus. Ajoutons que le lupus térébrant qui affecte le nez ou le voisinage des yeux et de la bouche, par exemple, est le plus communément unique ; tandis que le lupus tuberculeux et serpigineux est très-fréquemment multiple, en ce sens qu'il atteint à la fois diverses parties de la figure ou du corps, siégeant tout aussi bien sur le dos et en dehors des membres que sur la poitrine et en dedans de ceux-ci. M. Bazin désigne cette forme sous le nom de *lupus érythémateux*. Or, rien de plus opposé qu'un lupus et un érythème !

J'ai insisté sur ces deux sortes de lupus d'une manière toute spéciale, parce qu'elles réclament quelques différences dans leur traitement ; et pour n'en citer qu'une propre à fixer l'attention du praticien, je dirai que le lupus tuberculeux qui agit en profondeur se prête à l'action des caustiques. Il peut même disparaître complétement sous leur influence, mais il faut bien le reconnaître, c'est pour reparaître plus tard, puisque ce n'est là qu'un traitement éphémère ; le *lupus exedens* est dans des conditions opposées.

Lupus ulcéreux. — C'est une espèce essentiellement scrofuleuse. Toujours lié au tempérament lymphatique, fort souvent accompagné de ganglions au cou, d'ophthalmies scrofuleuses, de sécrétions du cuir chevelu. La maladie se montre aux mêmes lieux d'élection que le *lupus tuberculeux*, mais elle affecte plus souvent que lui d'autres parties du corps et même de la figure, le siége presque exclusif du premier étant au nez. Le lupus ulcéreux ne naît pas le plus souvent, comme le disent les auteurs, par de petits tubercules qui s'ulcèrent bientôt, mais par une rougeur et un engorgement de la peau, qui passent assez rapidement à l'état de suppuration et d'ulcération. Le pus fourni par ces ulcères est très-concrescible ; il se transforme rapidement en une croûte d'un gris jaunâtre, sale, qui tombe de temps en temps et à des distances assez éloignées pour être remplacées aussitôt par d'autres. Sous ces croûtes, les ulcérations rongent et détruisent peu à peu les parties, soit en profondeur (lupus ulcéreux térébrant), soit en surface (lupus ulcéreux serpigineux).

Le *lupus ulcéreux térébrant* affecte surtout le nez et le voisinage des ouvertures naturelles de la figure. Quand il siége au nez, qu'il attaque de son extrémité à sa base, il est très-fréquemment précédé, et de fort longue date, par des croûtes de muco-pus concret qui se produisent dans l'une ou dans l'autre narine, et souvent dans toutes les deux à la fois. Ce lupus détruit plus vite les parties et fait des progrès plus rapides que le lupus tuberculeux. Il naît

aussi à un âge plus tendre, et il n'est pas rare de le voir se montrer vers dix à onze ans, et quelquefois même plus tôt. D'ailleurs,
contrairement à ce qui se passe pour le lupus tuberculeux, c'est
moins l'engorgement et l'épaississement de la peau qui frappent
tout d'abord les yeux, que la saillie de la croûte qui marque
l'ulcération qu'elle recouvre. Nous avons reproduit dans nos
planches deux lupus du nez, tous les deux térébrants, l'un tuberculeux, l'autre ulcéreux, et le contraste entre ces deux maladies
est très-frappant, quoique de date aussi ancienne. Ce lupus se
modifie, comme le précédent, avec l'âge, mais il est rare qu'il
arrive à une guérison spontanée. Presque toujours les progrès
incessants du mal, le jeune âge auquel il s'est développé, l'aspect
hideux que donne à la figure une pareille maladie, engagent les
parents à invoquer de bonne heure les secours de l'art; mais on
guérit plus difficilement cette affection, qui ne se termine jamais
sans laisser une perte de substance plus ou moins grande.

Le *lupus ulcéreux serpigineux* (*lupus exedens*) est une maladie
bien autrement fâcheuse; si elle ne détruit pas en profondeur,
elle modifie en surface. Elle se développe, comme la précédente,
par un état inflammatoire de la peau avec pustules ou tubercules
pustuleux qui s'ulcèrent très-rapidement, et gagnent plus rapidement encore une étendue plus ou moins considérable de la figure,
envahissant ainsi peu à peu et avec les années, lorsque l'affection
n'a pas été arrêtée, soit la moitié de la figure, soit même la totalité, y compris les oreilles, le front, le menton et une partie du
cou; or, comme le lupus tuberculeux qui agit en surface, la
maladie développée sur un point s'élargit bientôt, en même temps
que son centre se cicatrise. Alors deux phénomènes ont lieu sur
lesquels nous appelons l'attention. La partie centrale représente
une peau qui a été atteinte par une brûlure au deuxième ou au
troisième degré, mais au lieu d'être déprimée, enfoncée, tendue,
comme s'il y avait eu perte de substance, dans ce lupus dit *exedens*
la peau est boursouflée, plus volumineuse qu'avant d'avoir été
atteinte; elle est en même temps empâtée, moitié molle, moitié
engorgée, de sorte qu'à la guérison il reste un accroissement de
volume très-notable au lieu d'une atrophie comme dans le lupus
tuberculeux. La circonférence de cette partie guérie est bordée

par une ulcération circulaire d'inégale dimension, se recouvrant de croûtes jaunâtres, grisâtres ou sanieuses, et marchant toujours en envahissant peu à peu la peau saine. Les ouvertures naturelles reçoivent de ces ulcères des modifications très-graves : ici les lèvres de la bouche sont en partie détruites; là elles ont échappé à la destruction et elles sont devenues épaisses et boursouflées; les paupières ont été peu à peu et progressivement détruites inférieurement; l'œil a été à découvert, et le contact de l'air a enflammé d'une manière chronique la conjonctive oculaire, qui reste dans un état permanent de rougeur. Mais plus tard un état aigu des conjonctives s'est montré; il en est résulté bientôt une sorte d'ophthalmie purulente; la cornée est devenue opaque, la conjonctive et la cornée se sont encore ulcérées dans quelques points, et la vision en a été altérée à un tel degré que l'œil ne perçoit plus la lumière que dans certaines directions, ou ne la perçoit plus du tout. Les paupières ont été rongées inégalement; des points se sont cicatrisés, d'autres ont été détruits; des brides se sont formées; des adhérences ont eu lieu entre certains points des paupières et de l'œil; plus tard encore, les deux yeux ont été envahis par des ophthalmies successives; la vue s'est entièrement perdue.

J'ai eu sous les yeux, il y a quelques années, l'exemple le plus épouvantable des suites d'un lupus de ce genre chez une dame du Midi, qui était arrivée à l'âge de cinquante-huit ans avec cette affreuse maladie, qui remontait à son enfance, et dont personne n'avait pu la guérir. Elle s'était livrée aux soins d'Alibert, de Biett et de tous les grands chirurgiens de cette époque. Elle était à Paris depuis deux ans entre les mains de nos collègues de l'hôpital Saint-Louis. Elle avait d'ailleurs été victime du charlatanisme, comme toutes les personnes incurables. Appelé en consultation en désespoir de cause, j'ai vu, je l'avouerai, la figure la plus hideuse que l'on puisse concevoir : c'était une physionomie réellement effrayante. Que l'on se représente une femme obligée de se séquestrer dans un couvent; enfermée dans une chambre dont elle n'est pas sortie depuis deux ans; conservant d'ailleurs le ton et les manières de la noblesse à laquelle elle appartenait; cachée constamment par un voile épais pour se dérober à tous les

regards; et après avoir raconté toutes les phases de sa cruelle
maladie, découvrant une figure semblable à un spectre hideux,
dont la peau rougeâtre, boursouflée çà et là, couturée partout
depuis la racine des cheveux jusqu'à la poitrine, laisse voir en
définitive une figure plate, ratatinée, dont les lèvres sont en parties détruites, le nez n'existant plus, les paupières des deux yeux
difformes et désorganisées, les yeux rouge d'écrevisse, à conjonctives injectées, à cornées déformées et opaques, le front et les
oreilles participant à cet état ; un ensemble, en un mot, qui m'a
produit une sorte de sensation de répulsion, je dirais presque de
frayeur, moi qui ai tous les jours ces physionomies de lupus sous
les yeux. Inutile d'ajouter qu'en présence d'une incurabilité si
notoire, je me suis empressé de la faire retourner dans son pays,
sous prétexte des mauvaises conditions hygiéniques dans lesquelles elle se trouvait placée à Paris.

Heureusement ce n'est là qu'une exception, un cas extrême;
mais il faut le dire, les désordres de cette forme de lupus sont
généralement beaucoup plus grands que dans les deux espèces
précédentes. Ainsi il n'est pas rare de voir toute la surface de la
poitrine envahie par un lupus serpigineux ; j'en ai en ce moment
encore un exemple sous les yeux; de même aussi pour les membres, pour le dos. Il en résulte des déformations, des changements d'aspects repoussants qui infligent au malade une sorte de
stigmate de répulsion pour lui-même, et à plus forte raison pour
les autres. Encore n'est-ce que demi-mal quand le lupus affecte
exceptionnellement des parties ordinairement cachées.

En définitive, on peut dire que cette forme de lupus est beaucoup plus pénible que les autres, car elle laisse toujours une certaine hypertrophie des parties avec cicatrices difformes dans une
grande étendue; tandis que le lupus tuberculeux donne lieu à de
l'atrophie dans une partie plus limitée, et qu'il entraîne moins de
difformité. Ajoutons qu'il est des cas qui semblent tenir le milieu
entre ces deux formes très-tranchées.

Il est une variété de lupus que l'on a nommée *lupus vorax*, et
qui constitue une espèce particulière, fort rare d'ailleurs. Elle
ronge et détruit en quinze jours ou trois semaines la partie qu'elle
affecte. C'est ordinairement au nez qu'elle se montre, et dans ce

laps de temps toute l'étendue du nez est détruite par cette maladie. Mais, je le répète, ce cas est excessivement rare; le cachet de l'affection dont nous venons de tracer l'histoire est, au contraire, la lenteur dans les progrès du mal.

Le lupus peut affecter des formes composées et s'allier à l'herpès et au psoriasis pour donner naissance à un herpès lupiforme et au lupus psoriasiforme. J'ai eu dans mes salles un malade qui portait à la jonction du pouce à la main un herpès lupiforme formant une plaque de 2 centimètres en tous sens, épaisse de 3 à 4 millimètres et recouverte d'une matière semblable à de la craie dense. Je joins ici une observation recueillie par M. le docteur Ripolle, mon ancien interne, et qui présente les caractères d'un psoriasis lupiforme. C'est qu'il n'y a pas d'affection de peau qui ne puisse s'allier à une autre forme morbide.

Lupus psoriasiforme. — L..... (Mathieu), soixante-quatre ans, cordonnier, entré le 22 novembre 1848 ; ni son père ni sa mère n'ont jamais eu de maladie de la peau : ils sont morts de vieillesse. Lui-même, d'un tempérament sanguin, n'a jamais fait de maladie sérieuse ; jamais il n'a eu aucune affection syphilitique, si ce n'est une blennorrhagie, il y a une vingtaine d'années, et qui n'a eu qu'un mois de durée. Il a été militaire pendant dix-huit ans ; pendant ce temps il a été soumis à de très-mauvaises conditions hygiéniques, notamment pendant un voyage qu'il fit, étant prisonnier, des grandes Indes en Angleterre. La traversée dura environ trois mois, et pendant tout ce temps il fut placé à fond de cale ; celle-ci se trouvait très-humide, parce que le navire faisait eau ; il n'avait d'ailleurs pour nourriture que de très-mauvaises salaisons. En arrivant en Angleterre (1807), il s'aperçut pour la première fois d'une éruption qui avait son siége à la face externe des deux jambes. Il survint d'abord un bouton, comme la tête d'une épingle, qui prit du volume et procura une vive démangeaison ; le malade l'arracha en se grattant ; bientôt il s'aperçut qu'il survenait sur chaque jambe une plaque rouge saillante, s'étendant chaque jour et couverte de squames. Au bout de dix ans, la plaque avait un diamètre de 8 à 9 centimètres sur la jambe gauche, de 5 à 6 centimètres sur la jambe droite : elles n'ont pas augmenté depuis. En quittant le service (1820), il reprit son état de cordonnier ; il put alors se placer dans des conditions hygiéniques meilleures ; il se livrait cependant de temps en temps à quelques excès de boisson. Il y a une quinzaine d'années, il s'établit, et occupa alors une boutique très-humide. Cependant, pendant dix à douze ans, il ne survint aucun accident à la peau ; seulement quelques douleurs rhumatismales assez vives et persistantes qui le tourmentent encore aujourd'hui. Il y a deux ans, sans cause prochaine appréciable, autre qu'une forte charge qu'il porta sur son dos, il vit survenir au milieu du dos un bouton qui jeta un peu, et procura un peu de démangeaison ; le malade se gratta et arracha le bouton : bientôt, comme à la jambe, la maladie fit des progrès, mais ici avec un caractère particulier. Le mal avait débuté au milieu du dos, en suivant une ligne verticale correspondant à la colonne vertébrale ; il s'étendit en courbes à peu près concentriques, limitées par un bourrelet externe inégal, couvert de squames, le centre se guérissant. De cette sorte, le mal a pris une étendue de 2 décimètres et demi environ en hauteur et 1 décimètre environ en largeur. Il y a trois mois, une plaque nouvelle apparut sur le bras gauche, au pli du coude. Cette fois, tout à coup et en peu de temps, le malade a vu survenir une petite couronne de tubercules, recouverts de squames de forme elliptique, allongée transversalement et ne procurant aucune démangeaison. Il a consulté un médecin qui lui a conseillé l'usage d'une pommade dans laquelle il y avait du camphre, et des pilules dont il ignore la composition. Voyant que ce traitement ne procure pas de soulagement, il entre à l'hôpital.

État actuel. — Il présente : 1° Sur la face externe de la jambe gauche une plaque de 1 décimètre environ de diamètre, faisant peu de saillie au-dessus du niveau de la peau recouverte de squames brisées et brillantes, de peu d'étendue. Si l'on détache quelqu'une de ces squames, on voit au-dessous le derme rouge brun, luisant, d'un aspect nacré. Cette plaque, qui procure d'assez vives démangeaisons, ne diffère en rien d'une plaque ordinaire de psoriasis. 2° Sur le milieu de la face externe de la jambe droite, une plaque de 5 à 6 centimètres environ de diamètre, présentant absolument les mêmes caractères que la précédente. 3° Au pli du coude du bras gauche existe une petite ellipse de tubercules faisant des saillies inégales, recouverts çà et là de quelques squames, d'une coloration d'un rouge brun violacé. L'espace embrassé dans cette ellipse est parfaitement sain. Il n'y a ici aucune démangeaison ; ici on ne retrouve du psoriasis que les squames; les tubercules, leur couleur, leur disposition, sont suffisants pour caractériser un lupus herpétiforme. 4° Dans le dos, vers la fin de la région dorsale et dans la région lombaire, on voit une plaque de tubercules d'une étendue de 2 décimètres et demi environ en hauteur et de 1 en largeur. Cette plaque, qui est dirigée verticalement suivant son plus grand diamètre, est semée de tubercules recouverts de squames. La circonférence est limitée par des courbes irrégulières, hérissées de tubercules recouverts de squames formant bourrelet extérieur comme au bras ; mais ici le centre n'est pas sain, et l'on voit çà et là des tubercules disséminés présentant les caractères communs déjà énoncés; çà et là on voit de petites plaques blanches qui sont les cicatrices de tubercules guéris. Il n'y a ici non plus aucune démangeaison, à moins que le malade n'ait subi dans ce lieu une friction assez forte. Du reste, le malade, à part les douleurs rhumatismales, est bien portant, toutes ses fonctions s'accomplissent normalement.

Au niveau des coudes, la peau est farineuse, comme ichthyosée. Rien de semblable ne s'observe aux genoux.

Il est important de s'arrêter sur le diagnostic du lupus, non pas tant en raison des variétés que nous avons décrites et que nous croyons avoir spécifiées, qu'à cause des maladies qui peuvent avoir quelque analogie avec lui. Tout lupus a pour cachet essentiel, qu'il soit sans ulcération ou avec ulcération, l'induration, l'épaississement de la peau avec rougeur sombre obscur, et sans que le tissu paraisse bien modifié dans son organisation. En cas d'ulcération, c'est en dehors et au delà que se trouve ce tissu hypertrophié; les ulcérations ne sont jamais apparentes, à moins qu'on n'ait fait tomber les croûtes; elles en sont presque toujours recouvertes. La croûte elle-même est plus ou moins saillante, bombée, jaunâtre ou grisâtre. Enfin le siége du lupus, quelle qu'en soit la forme, est à la figure principalement. Il suit de là que c'est surtout en regard des maladies de la face qu'il faut placer cette maladie dans l'étude de son diagnostic. Quand la forme tuberculeuse est dessinée, on ne peut la comparer qu'à des tubercules syphilitiques; mais dans le lupus tuberculeux il n'y a ordinairement qu'un seul point de la figure qui soit atteint, tandis que dans la syphilide tuberculeuse les tubercules sont disséminés çà et là au voisinage et à l'angle des ouvertures naturelles. Ils sont généralement espacés les uns des autres, ou s'ils sont disposés par groupes, chaque tubercule y est parfaitement distinct; c'est le contraire pour le lupus, où il y a confluence et confusion des tubercules, puisque nous avons dit que Bateman avait à tort rangé cette maladie au nombre des tubercules, et que le plus souvent la forme même des engorgements n'en donnait qu'une idée imparfaite; ajoutons que la couleur des tubercules est toujours sombre, cuivrée, ce qui n'existe pas dans le lupus, et que, dans ce dernier cas enfin, il n'existe pas le plus souvent d'antécédents syphilitiques. Au surplus, la forme du lupus tuberculeux en surface est serpigineuse.

On peut confondre le lupus *ulcéreux exedens,* en raison des croûtes qui le recouvrent, avec le rupia. C'est même la seule maladie qui puisse faire poser un point d'interrogation à ce sujet. Mais d'abord le rupia affecte très-rarement la face. En second lieu, il se rencontre très-rarement à l'âge auquel se développe le lupus, c'est-à-dire de quinze à vingt-cinq ans. Il est au contraire propre au vieillard et à l'âge adulte, époque de la vie où ne se développent guère de lupus ; les croûtes du rupia ont une teinte gris sale toute particulière que l'on ne rencontre pas dans le lupus ; elles ne reposent pas sur un engorgement de la peau ; elles n'affectent guère l'extrémité du nez, l'angle des yeux, le lobule des oreilles, comme cette maladie.

En dehors de cette affection, je n'en vois pas d'autres qui soient comparables au lupus, si l'on en excepte l'acné tuberculoïde lupiforme que j'ai fait connaître (voy. *Acné tuberculoïde*). Ce n'est ni l'acné *simple*, ni l'impétigo, ni le sycosis du menton. Quant au *noli me tangere* et à l'*impetigo rodens* ulcéreux du nez, il y a entre ces maladies et le lupus une différence extrême ; ces deux affections amènent, tout en progressant, l'atrophie et l'amincissement des tissus, qu'ils soient ou non avec ulcération ; c'est le contraire dans les lupus.

Mais le lupus serpigineux *exedens* peut, lorsqu'il siége sur le corps, être assimilé à une syphilide ulcéreuse ; il peut lui-même être syphilitique ; là est véritablement la difficulté de diagnostic ; ce n'est que la grande habitude de voir ces diverses maladies qui puisse fournir les moyens de les distinguer.

Le pronostic d'un lupus est toujours fâcheux, non pas au point de vue de la santé générale, mais sous le rapport des conséquences et des résultats de la maladie. D'abord, elle entraîne un traitement long, une médication générale de plusieurs mois et quelquefois de plusieurs années ; dans l'hypothèse du traitement le plus favorable, elle laisse des déformations ou destructions de parties que l'on ne peut réparer qu'en les remplaçant artificiellement ; elle transforme la peau en un tissu nouveau de l'aspect le plus désagréable. Mais elle ne compromet pas la vie, car les personnes qui sont atteintes de lupus parcourent une carrière moyenne aussi longue que les autres hommes, à moins que cette maladie ne devienne la source d'un chagrin violent qui mine peu à peu la vie.

Toutefois, par un bienfait de la nature, les individus qui en sont atteints sont généralement apathiques, insouciants d'eux-mêmes, et tiennent peu de compte de leur infirmité. Je dois cependant dire que j'ai vu naître deux cancers suivis rapidement de la mort sur des lupus *exedens* guéris depuis longtemps. Ce n'est là que l'exception ; ces deux personnes avaient dépassé l'âge de cinquante ans.

Traitement. — J'aborde maintenant la partie thérapeutique de cette maladie.

Pour arriver à connaître la médication qui est le plus généralement applicable à une maladie, il faut un ensemble de circonstances favorables et un emploi méthodique surtout des moyens dont on se sert. Ce qui importe, pour conduire à un résultat un peu probant, c'est, d'une part, que la maladie à formes plus ou moins analogues naisse à peu près dans les mêmes conditions et chez des sujets organisés de la même manière. Sous ces divers rapports, il est peu de maladies qui, plus que le *lupus*, se présentent aux médecins avec cet ensemble de circonstances ; il faut, en outre, soumettre exclusivement les malades à la même médication, d'une part en administrant les agents médicamenteux à l'intérieur, à l'exclusion de toute application externe, et *vice versâ ;* puis réunir plus tard les deux ordres de moyens. C'est dans de semblables conditions que je me suis placé depuis bon nombre d'années pour apprécier la valeur de chaque médication, et c'est ainsi que je suis arrivé à pouvoir fournir, je crois, quelques données utiles sur le sujet qui nous occupe.

De même qu'à une époque déjà assez éloignée, le soufre a été considéré comme l'antidote, la panacée des dartres et des affections de nature scrofuleuse ; de même, et à une époque moins éloignée, l'iode a été préconisé pour détruire les maladies scrofuleuses, sous quelque forme qu'elles se présentent. On sait quelle valeur l'un de nos anciens collègues de l'hôpital Saint-Louis, Lugol, a attachée aux préparations iodées. Administrées d'abord à l'état d'iode libre, c'est-à-dire en solution dans l'eau à l'aide d'un peu de sel marin, ou en teinture, on n'a pas tardé à s'apercevoir que dans cet état l'iode portait souvent une influence fâcheuse sur l'estomac. Il faisait perdre l'appétit, amenait un état

pâteux de la bouche, de la soif et des douleurs gastriques ou gastralgiques plus ou moins marquées. C'est alors que, par les progrès de la chimie, on a cherché à substituer à l'iode libre des
combinaisons d'iode, et l'on a pensé que ces préparations salines,
données à l'intérieur, à doses plus fortes, remplissaient à peu
près le même objet et procuraient autant d'avantages sans causer
les mêmes accidents. On a été beaucoup plus loin, et nous ne crai-
gnons pas de dire que l'on a exagéré les doses d'iodure de potassium en les portant au delà de l'action médicamenteuse de ce
sel, notamment quand il s'est agi de combattre des accidents
syphilitiques ; alors se sont renouvelés les phénomènes qui
s'étaient montrés lors de l'administration de l'iode à l'état libre,
o'cst-à-dire les irritations gastriques et les douleurs gastralgiques
assez intenses pour inspirer aux malades l'*horreur* de l'iodure de
potassium : et en employant cette expression, je n'exagère pas.

Les préparations iodées à l'intérieur ne guérissent pas les *lupus*
lorsqu'elles sont administrées seules. Elles améliorent la constitution en général, tant qu'elles sont données de manière à ne
pas fatiguer l'estomac. Elles doivent augmenter l'appétit, fortifier les organes, et aussitôt qu'elles amènent quelque trouble dans
la digestion, c'est qu'elles sont données à doses trop élevées, ou
que l'espèce employée, iode, iodure de potassium, ou même la
forme en solution aqueuse, alcoolique, spiritueuse ou autre, ne
convient pas à la sensibilité de la membrane muqueuse gastrique
ou intestinale.

Les préparations iodées employées à l'extérieur ne guérissent
pas les *lupus ;* elles en modifient quelquefois la surface sécrétante
et en arrêtent les progrès. Ici, par préparations iodées d'une application externe, j'entends, d'une part en première ligne, les solutions d'iode rubéfiant et d'iode caustique de Lugol, ou des solutions un peu moins fortes : ce sont elles que je regarde comme
les plus efficaces. Je place en seconde ligne les pommades ayant
pour éléments l'iodure de potassium et l'iode libre, et en troisième
ligne celles dans lesquelles entre l'iodure de potassium seul. Mais
à ces pommades il faut ajouter celles qui ont pour base l'iodure
de plomb presque sans action d'ailleurs, et les iodures de mercure. Ces dernières sont beaucoup plus actives ; elles modifient les

surfaces, en changent le mode de vitalité des tissus, et deviennent par cela même quelquefois très-irritantes.

Il est rare que l'on puisse employer longtemps les pommades qui ont pour base les iodures de mercure.

On obtient des résultats plus avantageux en combinant les préparations d'iode à l'intérieur avec les mêmes préparations à l'extérieur; mais, en résumé, j'ai acquis la conviction qu'il est des moyens beaucoup plus efficaces, et qu'avec les préparations d'iode on arrivera rarement à la guérison d'un lupus un peu avancé.

Voici cependant comment le traitement par les préparations iodées doit être mis en pratique. Le lupus ne se développe guère avant l'âge de quinze à dix-huit ans. Les doses que je vais indiquer seront donc en rapport avec cet âge.

1° On prescrit le matin et le soir, dans une tasse de tisane amère, soit la teinture, soit le sirop, soit la solution aqueuse d'iode, de manière à commencer par un seizième de grain, ou 4 milligrammes, et l'on en porte successivement la dose à un quart ou 12 milligrammes; au delà on court le risque d'exciter l'estomac. Pour l'iodure de potassium, on débute par 15 à 20 centigrammes, et l'on élève la dose jusqu'à 1 gramme par jour. On administre en même temps soit des bains iodés, soit des bains sulfureux. Quant au lupus lui-même, on emploie une pommade iodée, légère au début, dont on fait enduire matin et soir la partie malade, et l'on arrive successivement à des pommades plus fortes; en même temps on promène tous les quatre ou cinq jours un pinceau imbibé d'iode rubéfiant sur la partie malade, et l'on n'applique pas de pommade ce jour-là. Plus tard, on arrive à l'iode caustique. On joint à cette médication, qui peut d'ailleurs varier en raison de l'âge du sujet et du temps depuis lequel la maladie est en traitement, un régime alimentaire substantiel, de l'exercice et une habitation saine dans un lieu élevé et exposé au midi.

Après la médication iodée se présente celle qui a pour base les ferrugineux, mais employée seule, elle est tout à fait insuffisante.

Je ne saurais donc regarder les préparations ferrugineuses que comme des modificateurs avantageux du tempérament et de la constitution.

La médication sulfureuse ne donne pas de meilleurs résultats.

35

Enfin, il est un moyen dont je ne parle qu'en dernier, parce que, d'une part, c'est le dernier que j'aie expérimenté, et que, d'une ·autre part, c'est le plus efficace de tous. Il s'agit de l'*huile de foie de morue* ou de l'huile de squale, beaucoup moins désagréable à prendre. On sait que l'huile de foie de morue a été préconisée en Allemagne contre la scrofule. Les liaisons qui existent entre les *lupus* et la constitution lymphatique me faisaient une obligation de mettre ce moyen en usage ; j'ai suivi pour lui la marche que j'avais adoptée pour les autres moyens administrés à l'intérieur, c'est-à-dire que je l'ai employé seul, indépendamment de tout moyen externe, sauf des bains généraux.

Aujourd'hui je n'hésite pas à déclarer que c'est de tous le plus efficace ; je vais plus loin, et j'avance qu'administré seul, il guérit. Cette assertion est tellement vraie, qu'à partir du moment où ce moyen a été mis en usage pour quelques-uns de nos malades, les autres m'ont successivement prié de le leur faire prendre. Mais il existe dans le commerce deux sortes d'huiles de foie de morue, l'huile blanche et l'huile brune. On attribue généralement moins d'efficacité à l'huile blanche qu'à l'huile brune, et l'on a raison ; et en effet, la première a moins d'odeur de poisson en même temps qu'elle est moins colorée. C'est l'huile brune que j'ai toujours employée.

On la prescrit par cuillerées à bouche jusqu'à six à dix cuillerées, *maximum* par jour en général. J'ai été, ainsi qu'Emery, beaucoup plus loin : chez les enfants, j'en ai fait prendre jusqu'à douze et seize cuillerées par jour. On sera tout d'abord effrayé de la quantité d'huile que les malades doivent prendre pour arriver à une guérison, quand d'une part on songera à l'odeur repoussante de ce médicament, et lorsque j'ajouterai que pour une cure complète il faut quelquefois faire usage du remède durant trois à six mois et quelquefois plus : tout dépend de la date du *lupus*. Mais si l'on réfléchit que c'est le seul moyen qui ait guéri sans le secours d'aucun autre ; que pendant dix ans j'ai suivi pas à pas les effets des diverses médications préconisées pour combattre cette maladie, et qu'aujourd'hui j'emploie l'huile de foie de morue d'une manière générale de préférence à tout autre moyen, le médecin insistera sur son usage, et saura donner à ses malades tout le courage qu'il leur faut pour avaler le matin et le soir un très grand verre d'huile.

Dans ces derniers temps, M. Despinoy (de Lille) a cherché à utiliser l'extrait aqueux des foies de morue, en présence de la répugnance que les malades éprouvent à prendre l'huile. L'analyse chimique lui a démontré qu'il existait une plus grande proportion de ce que l'on considère comme étant les principes actifs de cette huile dans l'extrait aqueux qui s'écoule des foies de morue pendant leur fermentation que dans l'huile, mais malgré cette analyse, les effets comparatifs de cet extrait que j'ai observés pendant un an à l'hôpital et en ville, m'ont démontré que les pilules d'extrait aqueux pouvaient être employées à défaut d'huile lorsque l'huile ne peut être supportée; qu'elles amenaient une amélioration de la scrofule, mais qu'elles étaient loin d'avoir l'efficacité de l'huile.

Après avoir étudié durant des années et avec le plus grand soin l'action de chaque médication isolément, nous sommes arrivé à réunir les divers moyens qui nous ont paru avoir une influence spéciale sur l'économie en général, et sur le lupus en particulier. Aujourd'hui notre méthode de traitement *composé* est assez consacrée par l'expérience, pour l'employer dans la généralité des cas.

Nous posons d'abord en principe que le lupus n'est jamais une maladie isolée et indépendante; qu'elle se rallie toujours plus ou moins à la constitution; qu'avant d'agir directement sur le lupus, il faut modifier celle-ci par un traitement général. Ce n'est qu'au moment où la médication générale n'exerce plus d'influence sur le lupus, qu'il faut lui venir en aide par l'emploi d'agents externes appropriés à l'espèce de lupus et au genre d'altération qui a résisté. Cette marche est aujourd'hui invariable pour nous, elle présente le grand avantage de connaître par les progrès du traitement ce qu'il y a lieu d'attendre des modificateurs généraux; elle donne toute sécurité pour la guérison du lupus et contre le retour de la maladie. Ainsi; traitement interne tout d'abord; traitement externe, accessoire et secondaire.

Médication interne. — Elle est basée sur l'influence qu'exercent sur l'économie l'*huile de foie de morue*, le *fer*, l'*iodure de potassium* et les *amers*, soit en tisane, soit en vin. Cette association est une conséquence logique de l'action isolée de chacune de ces substances. Je prescris donc au malade un mélange : 1° d'huile de foie de morue brune ; 2° de sirop composé dans lequel entrent l'iodure de fer, un excès d'iode, l'iodure de potassium (voy. *Formulaire*); 3° de vin de gentiane : le tout battu ensemble, et immédiatement après une tasse de tisane de feuilles de noyer ou de houblon. Je commence par une cuillerée à bouche matin et soir de chacun de ces médicaments ; j'augmente seulement la dose d'huile tous les trois jours, de manière à arriver, suivant les circonstances de prédominance de symptômes scrofuleux, à huit à dix cuillerées d'huile au plus. Souvent je m'arrête à six ou huit, moitié le matin, moitié le soir ; la dose du sirop et celle du vin restant toujours les mêmes. Je continue à ces doses ces médicaments durant plusieurs mois ; dans les deux premiers mois je ne fais aucune application externe, je me borne à l'usage de bains sulfureux ; une bonne alimentation, de l'exercice, de la gymnastique, s'il est possible, et un travail manuel qui développe la force suivant les positions sociales.

Si durant cet espace de temps l'affection a fait des progrès sensibles vers la guérison, je continue le traitement sans rien employer à l'extérieur. Il arrive alors un moment où l'affection est stationnaire, et où la médication interne ne produit aucune amélioration ; c'est celui que je choisis pour agir à l'extérieur. Si le lupus est tuberculeux, je n'hésite pas à cautériser les tubercules restants et qui ne se résolvent pas à l'aide du caustique de Canquoin ; ou bien je fais précéder ce caustique de l'application de l'huile de cade tous les jours, ou d'une solution caustique tous les deux jours, ou de l'huile de foie de morue matin et soir. Si le lupus est *exedens*, j'attaque les ulcérations à l'aide d'une suspension d'iodure rouge de mercure dans la gomme adrangante (voy. *Formulaire*), ou au moyen de pansements à l'aide du cérat créosoté, de l'onguent mercuriel simple, etc. C'est en agissant ainsi, d'une manière progressive, que j'obtiens une guérison d'autant plus prompte que la médication interne a eu plus d'action. Je puis assurer qu'à l'aide de cette médication composée interne et externe, j'abrége au moins de moitié le temps autrefois consacré à obtenir les mêmes résultats. Voici à l'égard des caustiques ce que m'a appris l'observation.

Je me suis d'abord adressé aux caustiques plus énergiques que les préparations iodées, ou les pommades qui ont pour base les iodures de mercure ou même l'oxyde rouge de mercure. J'ai employé le caustique de Canquoin (chlorure de zinc tombé en *deliquium* associé à la farine) ; je l'ai choisi parce qu'il offre l'avantage de former une eschare sèche et de laisser une cicatrice très-nette après la chute de l'eschare. Je déclare qu'en thèse générale, ce caustique m'a rendu de grands services lorsque j'ai agi sur des *lupus tuberculeux*, soit sans ulcérations, soit avec ulcérations ; j'ai guéri de cette manière plusieurs malades pour lesquels les médications internes avaient été sans succès, mais dont la constitution avait été pourtant améliorée. Le *lupus tuberculeux herpétiforme* rentre, sous le rapport de l'emploi de ce moyen, dans les conditions favorables que j'ai signalées pour le lupus tuberculeux ; mais le caustique de Canquoin, ou tout autre, n'est pas aussi avantageux quand il s'agit d'un *lupus herpétiforme exedens*, soit que les ulcérations soient légères, peu étendues, soit même qu'il n'y ait que des ulcérations accidentelles sur les bourrelets. Il suffit que le bourrelet donne de temps en temps de petites vésicules ou pustules suppurantes, pour que le caustique de Canquoin ne produise pas des effets aussi avantageux ; il y a plus, il est quelquefois nuisible, en ce sens qu'autour de l'eschare il se fait une sécrétion purulente qui amène la chute prématurée de celle-ci, et alors une ulcération existe sous l'eschare au lieu d'une cicatrice. Quelquefois même cette ulcération est assez longue à guérir. Ainsi avantages à retirer de l'emploi de ce caustique pour certaines formes de lupus, inconvénients qui tendent à en faire rejeter l'emploi dans d'autres.

Voici d'ailleurs comment on procède. On prend un chlorure de zinc solide, on l'expose à l'air dans un flacon débouché pendant plusieurs jours, suivant l'humidité de l'atmosphère ; mais dans tous les cas jusqu'à ce qu'il tombe en *deliquium*, c'est-à-dire qu'il se liquéfie. Si on le mêlait à de l'eau, on n'obtiendrait pas un caustique aussi puissant. Alors on y ajoute de la farine de blé que l'on mêle exactement au liquide pour en faire une pâte épaisse, mais assez molle pour être étendue en couche très-mince sur la partie malade. Si la pâte est bien faite, elle doit prendre, aussitôt son application, un aspect liquide, mouillé, quoiqu'en l'employant elle n'ait pas cet aspect. Il faut qu'elle adhère à toute la surface malade, et, pour obtenir ce résultat, il est convenable de faire appliquer un cataplasme la veille du jour où elle doit être mise sur les parties ulcérées qui sont recouvertes de croûtes. On laisse la pâte à nu sans la couvrir; au bout de peu de temps elle agit comme caustique en même temps qu'elle se dessèche, s'affermit et durcit.

Il en résulte pour la partie malade une inflammation plus ou moins vive avec tuméfaction des parties voisines, gonflement, notable et quelquefois même porté assez loin pour effrayer un peu le malade; mais dans l'espace de deux à trois heures toute douleur a disparu, le gonflement seul persiste et ne se dissipe que dans les vingt-quatre heures. Le malade doit éviter tout attouchement, tout contact; l'eschare doit être abandonnée à elle-même jusqu'à sa chute, qui a lieu du douzième au dix-huitième jour. Pas de cataplasmes, pas de lotions pour la provoquer; aucun topique, en un mot, ne doit être mis en usage. La croûte tombant, reste une cicatrice peu apparente.

Si, contrairement à ce qui a lieu habituellement, il se forme de la suppuration autour de la croûte, celle-ci tombe plus tôt; il reste une plaie qui se cicatrise facilement et dont on hâte la cicatrisation à l'aide du cérat créosoté (voy. *Formulaire*).

Dans tous les cas, il ne se produit jamais assez de pus sous la croûte pour que celle-ci forme poche ou enveloppe à la matière purulente : toujours la suppuration est à la circonférence, soulève les bords de l'eschare et s'écoule facilement.

Certes on peut remplacer le caustique de Canquoin par celui de Vienne; mais je préfère ces deux caustiques à ceux dans lesquels il entre de l'arsenic, comme le caustique de frère Côme, ou la poudre de Dupuytren. (Voy. *Formulaire*, CAUSTIQUES.)

Je les préfère au nitrate d'argent, qui n'agit pas assez profondément, à moins qu'on ne l'applique à l'état pulvérulent; à la potasse, qui donne toujours des eschares liquides ou molles; au beurre d'antimoine, qui est dans le même cas, et au nitrate acide de mercure.

J'arrive maintenant à un moyen que j'ai expérimenté en grand

et dans les mêmes circonstances : je veux parler de l'huile de
cade.

Ce moyen a ses limites comme tous les autres. Il est cependant
utile dans le lupus, et je vais faire connaître comment je l'ai
employé et quels effets j'en ai obtenus.

Tous les deux jours, et même tous les jours, je promenais à la
surface des parties malades, et ce dans toutes les formes de lupus,
un pinceau imbibé d'huile de cade, et je faisais ensuite essuyer
les surfaces touchées avec un pinceau sec de charpie, de manière
qu'il reste le moins possible d'huile. C'était le meilleur mode à
suivre, car j'avais depuis longtemps observé que si l'on applique une
couche épaisse ou plus ou moins abondante d'huile sur une surface
malade, on l'irrite au lieu d'obtenir le bénéfice d'une résolution.

Ce moyen, employé pendant trois mois consécutifs sur vingt-
six malades des deux sexes et de divers âges, n'a pas amené de
guérison ; mais, en thèse générale, il a notablement amélioré le
mal, soit qu'il s'agisse de lupus non ulcéreux, soit qu'il s'agisse de
lupus ulcéreux. Il est cependant, à cet égard, des différences à
établir. L'huile de cade nous a paru avoir plus d'action lorsqu'elle
est appliquée sur des surfaces non ulcérées que sur des surfaces
ulcérées. C'est un bon modificateur des formes herpétiques de
lupus ; aussi, dans le résumé thérapeutique qui va suivre, je n'hé-
siterai pas à en conseiller l'emploi comme un adjuvant sur lequel
on peut compter.

Un fait très-important, et sur lequel j'appelle toute l'attention,
c'est le développement très-commun d'érysipèles chez les individus affectés de lupus. Lorsqu'ils se montrent dans le cours du
traitement, c'est la circonstance la plus favorable à la guérison ;
ils ont ordinairement peu d'intensité, et se terminent à l'aide d'un
éméto-cathartique ; ils modifient si avantageusement la vitalité
des tissus, que si l'on pouvait les faire naître accidentellement,
on diminuerait de beaucoup la durée du traitement.

A quels caractères reconnaît-on que s'opère la guérison du lupus? —
A cet égard il faut établir une distinction entre le lupus tuberculeux et le lupus ulcéreux. Dans le lupus tuberculeux on voit peu
à peu les indurations diminuer de volume, la peau devenir souple ;
les ouvertures naturelles, telles que celles des narines, de la

bouche, des yeux, se rétrécir, et dans quelques cas, à un tel point, que l'ouverture des narines a complétement disparu. De là la nécessité de les entretenir en y maintenant tous les jours de petits tampons de charpie ou de l'éponge préparée. J'ai plusieurs fois été obligé de prier mes collègues en chirurgie de l'hôpital Saint-Louis, de remédier par une opération à la gêne qui résulte du rétrécissement de ces ouvertures, et c'est dans le lupus tuberculeux qu'il est plus prononcé. En même temps tous les tissus s'atrophient, se dépriment, tout en reprenant leur consistance première. C'est là un des caractères les plus propres à faire reconnaître qu'une guérison est assurée.

Il n'en est pas de même dans le lupus *exedens*. Après la guérison il peut y avoir une diminution d'ensemble dans la physionomie *empâtée* de l'enfant, mais la peau présente comme toujours un état couturé, plus ou moins épaissi, qui ne se perd que par les progrès de l'âge et dans l'espace de longues années.

En définitive, c'est là une des maladies qui exigent le plus de persévérance de la part du médecin. Médication intelligente, observation de l'hygiène dans tous les actes de la vie, ce sont là les bases essentielles du traitement ; c'est la marche qui conduit à des guérisons qu'il est si long et si difficile d'obtenir.

SCROFULES DE LA PEAU, *scrofulo-syphilides*.

Nous désignons sous cette dénomination, non-seulement les formes scrofuleuses des affections cutanées (dont l'acné tuberculoïde que nous avons décrite dans l'histoire de l'acné fait naturellement partie), mais encore des états morbides de la peau que l'on n'a pas décrits, ou que l'on a confondus jusqu'alors avec la scrofule proprement dite, et en doivent être distingués par la cause qui, suivant nous, les a primitivement fait naître. Cette cause, nous la regardons comme étant complexe ; elle est à la fois scrofuleuse et syphilitique ; c'est une transformation par hérédité de la syphilis en la scrofule et à laquelle la syphilis ne reste pas étrangère, de sorte que si elle n'est pas combattue, on ne détruit pas la maladie. On sait qu'à cet égard plusieurs praticiens pensent que la syphilis constitutionnelle est l'origine de la scrofule et qu'elle se transforme en cette maladie. Nous ne sommes pas aussi explicite à cet égard, mais nous admettons que des parents qui ont eu des accidents syphilitiques, dont ils n'ont jamais été parfaitement guéris, au moins quant à la cause première, peuvent transmettre à leurs enfants, d'une part cette cause, ce virus plus ou moins modifié, et si le tempérament de l'enfant le dispose à la scrofule, il en résulte une maladie de forme composée dérivant de la scrofule et de la syphilis, que nous appelons *scrofulo-syphilide*. Alors apparaissent chez ces enfants, non pas la maladie scrofuleuse avec ses formes simples, puis composées, mais d'une évolution régulière, mais bien des accidents qui ont à la fois un cachet de la scrofule et un cachet de la syphilis, sans que ni l'une ni l'autre soient nettement dessinées au point de pouvoir dire : c'est de la scrofule, ou c'est de la syphilis. Je donne à ces diverses formes d'accidents composées le nom de *scrofulo-syphilides de la peau*, et je les signale dans cet ouvrage comme ne rentrant pas complètement dans l'histoire de l'une ou de l'autre de ces affections.

Le peu de mots que nous venons de tracer suffisent pour faire sentir combien il nous sera difficile de dépeindre quelques-unes de ces affections. C'est plutôt par les différences qui peuvent exister entre les phénomènes de l'évolution ordinaire de la scrofule, quant à l'aspect, au siége surtout, aux résultats pathologiques qu'ils amènent, que l'on peut établir les nuances sur lesquelles nous appelons toute l'attention des praticiens. La scrofule se montre dans le bas âge par le développement de ganglions au cou et des abcès; le cou, la figure et le cuir chevelu sont le siége ordinaire de ces formes scrofuleuses auxquelles il faut ajouter les tumeurs blanches, la coxalgie et le mal de Pott. Il existe enfin, comme dernier accident de la scrofule, un état des os qui se manifeste par leur gonflement, leur carie et leur nécrose. Je ne nie pas que ces derniers accidents ne puissent être dépendants d'une manière absolue de la scrofule, mais je crois que bon nombre de cas doivent être rattachés à deux causes : la scrofule et la syphilis.

Or, les scrofules de la peau dont je veux parler dans cet article ont quelque chose de tout à fait anormal à cette marche; on n'y trouve pas cette succession de phénomènes que je viens de signaler. Si cette affection naît à la tête, elle se montrera au cuir chevelu par des tumeurs beaucoup plus dures que les tumeurs gommeuses; ces tumeurs seront multiples, indolentes, finiront par s'abcéder ou donner naissance à des abcès fistuleux au fond desquels on sent un os nécrosé. C'est ainsi que j'ai vu une jeune fille de dix-huit ans, vierge de tout rapport avec des hommes, et qui portait sur le cuir chevelu quatre tumeurs de ce genre depuis plusieurs années. Elle n'avait pas les apparences très-franches du tempérament lymphatique, mais elle avait été réglée fort tard; elle était indolente, inactive, avait eu quelques légers ganglions engorgés au cou. Ces tumeurs s'abcédèrent dans plusieurs points, et dans des opérations successives on enleva des portions nécrosées de la table interne des os du crâne. Cette malade était entrée dans divers services chirurgicaux où elle avait subi plusieurs extractions d'os, dont l'une d'elles avait mis à nu les membranes du cerveau; nous lui fîmes subir un traitement mixte. M. Nélaton dut lui enlever encore des portions d'os nécrosées ; mais nous ne pûmes pas la guérir complétement.

Nous avons eu dans nos salles un jeune garçon de dix-sept ans, qui a une maladie analogue à la figure. Il a toute la physionomie d'un scrofuleux, et cependant il n'a jamais eu d'abcès au cou; mais son nez est devenu malade sans être atteint d'un lupus. Il s'y est formé une ulcération qui a marché lentement, mais qui a peu à peu détruit toutes les parties molles du nez, peau, membrane muqueuse et cartilages. Plusieurs ophthalmies scrofuleuses se sont déclarées, à la suite desquelles il existe une opacité complète de la cornée de l'œil droit.

Nous avons donné des soins à un enfant de quatorze ans, qui portait à quelques centimètres au-dessous de l'aine gauche et en dedans de la cuisse plusieurs tumeurs du volume d'une noisette à une noix, tumeurs qui ne se sont jamais abcédées, qui avaient pris une marche sans cesse croissante, et qui se sont terminées par résolution en laissant un tissu plus ou moins analogue à une cicatrice; mais ces tumeurs n'ont cédé qu'au traitement mixte dont nous parlerons plus loin, c'est-à-dire ayant pour éléments les antiscrofuleux et les antisyphilitiques. Cet enfant était lymphatique, mais il n'avait pas eu de ganglions engorgés au cou; et les tumeurs, quoique se présentant sous la forme d'engorgements ou espèces de gros tubercules indolents, n'étaient nullement des lupus : il y avait là un aspect tout à fait anormal qui ne dessinait pas une affection purement scrofuleuse.

J'ai soigné un garçon de dix-neuf ans qui affirme n'avoir jamais eu de maladie vénérienne, et qui depuis un an a le nez plus volumineux que de coutume, avec tissu semi-engorgé, sans rougeur luisante comme dans le lupus ; le nez a conservé sa forme, mais le tissu libre qui limite les deux narines s'est excorié, puis ulcéré, puis frangé et découpé. Un traitement mixte de trois mois l'avait guéri ; il voulut le discontinuer et sortir de l'hôpital, il a été obligé d'y rentrer pour compléter sa guérison.

J'ai vu bon nombre de cas analogues chez des enfants jusqu'à l'âge de quatorze, seize ou dix-huit ans, plus fréquemment à la figure et au cuir chevelu, assez souvent sur la longueur des membres et à leur partie interne principalement, et j'ai toujours considéré ces divers états comme n'étant autres qu'une transformation du virus syphilitique des parents en syphilide scrofuleuse ou en scrofule syphilitique. Ce sont des faits qui méritent d'être étudiés, dont les auteurs n'ont pas encore tenu compte et qu'il est impossible de bien décrire encore peut-être.

Mais ce ne sont pas seulement des phénomènes spéciaux qui caractérisent cette forme particulière de scrofule de la peau, toutes les maladies sécrétantes peuvent être de nature scrofuleuse. J'ai fait faire le dessin de l'affection rare d'un jeune homme de quinze à dix-sept ans, qui était atteint d'un rupia circiné herpétiforme qui occupait le pied, la jambe, le genou et la cuisse gauche. J'ai décrit cette maladie dont j'ai vu d'autres exemples, sans qu'il y ait eu lieu de les rattacher à la même cause, sous le nom de *rupia herpétiforme, herpès rupiforme* (voy. RUPIA) ; mais j'ai regardé ce cas particulier comme une affection syphilitique héréditaire, parce que les écailles de rupia étaient toutes proéminentes comme dans le rupia syphilitique ; qu'il en avait tous les caractères, et qu'un traitement pareil dans cette direction a opéré la guérison complète, sans que nous ayons été obligé de rien appliquer à l'extérieur.

Il existait de plus un gonflement du tibia avec douleurs nocturnes, qui ne pouvait être que scrofuleux, s'il n'était pas syphilitique ; et il n'était pas scrofuleux, car la constitution et le tempérament de l'enfant étaient essentiellement nerveux. C'était donc là un principe syphilitique héréditaire qui s'était dessiné sous une autre forme, celle du rupia, à cause de la misère de l'enfant, et qui ne s'était pas montré à l'état de scrofule syphilitique, parce que le tempérament ne prêtait pas à cette forme morbide. Cet enfant était né de père et de mère inconnus ; il avait été élevé aux Enfants trouvés. On conçoit dès lors, par cet exemple, que si un enfant hérite de la syphilis de ses parents, et que cet enfant ait une prédominance lymphatique dans sa constitution, la syphilide puisse se déclarer à un âge donné sous la forme de scrofules cutanées qui diffèrent de l'affection scrofuleuse elle-même.

L'eczéma, l'eczéma impétigineux et l'impétigo peuvent constituer à bon droit des scrofules de la peau. Ainsi les deux premières maladies ont leur siége aux oreilles, au cuir chevelu et sur les joues dans la généralité des cas de ce genre : or ce n'est le plus souvent qu'à un âge avancé que l'eczéma siége sur ces parties. Ils entraînent un épaississement et un empâtement considérables de la peau ; ils donnent lieu à une sécrétion abondante ; la durée de ces maladies est fort longue, et elles ne peuvent être guéries qu'en modifiant complétement le tempérament et la constitution. Quant à l'impétigo scrofuleux, c'est surtout à la figure, au cou et sur le devant de la poitrine qu'il se montre.

Ces dernières formes morbides ne sont pour ainsi dire que des maladies de la peau ordinaires, se reliant plus directement au tempérament de l'enfant. Il n'en est pas de même des précédentes, sur lesquelles j'avais appelé l'attention dans la première édition de cet ouvrage ; elles réclament un traitement tout spécial. Je vais aujourd'hui chercher à retracer leurs caractères généraux. Depuis la première édition de cet ouvrage, j'ai fait recueillir les observations de plusieurs de ces malades, que j'ai même fait photographier. Je donnerai ci-après ces observations, qui peindront peut-être mieux que je ne pourrais faire ces formes de maladies. Le siége de ces accidents est souvent à la figure, mais il peut se rencontrer au cou, à la poitrine, sur le dos, sur les membres ; à la figure, elles affectent souvent le nez. Bon nombre de ces maladies ont été décrites sous le nom de lupus ; mais elles s'en distinguent :

1° en ce que le lupus tuberculeux amène toujours une hypertrophie du bout du nez ou du nez tout entier ; or dans la scrofulo-syphilide l'hypertrophie est beaucoup moins prononcée. Dans le lupus la peau est lisse, violacée, unie. Dans la maladie qui nous occupe elle est le plus souvent légèrement ou quelquefois très-rugueuse. Dans le lupus, le bout du nez est surtout et d'abord affecté ; dans la scrofulo-syphilide, ce sont surtout les ailes, et sur les deux il y en a souvent une de respectée. Dans le lupus, il n'y a pas d'ulcération apparente ; dans la maladie que nous signalons, les bords des ailes du nez ou de la partie hypertrophiée sont découpés dans une certaine étendue du côté des narines, la membrane muqueuse n'est pas généralement épaissie et malade, comme dans le lupus. Si l'on met à nu l'ulcération grisâtre que l'on observe, à l'aide de cataplasmes et de lotions, on voit que la surface est parsemée de petites saillies qui lui donnent un aspect fraisé, et que les bords de l'ulcère sont taillés plus ou moins à pic.

La maladie existe-t-elle à la figure, on aura une série de gros tubercules reposant sur un épaississement de la peau avec ou sans ulcération, de manière à rapprocher cela d'un lupus ; ces phénomènes existeront au voisinage du nez, du menton, des sourcils, ou sur le côté des joues.

J'ai guéri un enfant de huit ans qui portait ainsi des hypertrophies de tissu énormes sur l'un des sourcils, sur l'angle gauche de la mâchoire, sur le moignon de l'épaule gauche, à la partie interne et supérieure de la cuisse droite. Ce n'étaient pas de simples lupus, car cet enfant étant né dans les colonies, on l'avait considéré comme atteint de la lèpre. Plusieurs médecins dermatologistes l'avaient traité en vain par l'huile de foie de morue, l'iodure de potassium et d'autres médicaments employés isolément; ma médication mixte en a fait justice. M. le docteur Depaul-Ader m'avait présenté cette jeune malade, sa cliente. Comme les parents étaient des colonies, on avait pris cette affection pour la lèpre.

Quand la maladie paraît au cou ou à la poitrine, elle peut y affecter la forme de plaques de rupia, qui sont, comme tous les accidents syphilitiques, disposées en lignes courbes ; mais la croûte en est sèche, et si on la fait tomber, au lieu d'une ulcération ou simple ou creuse, comme dans la syphilide, on a de nombreuses petites ulcérations reposant sur un tissu bombé, saillant, dur, empâté, comme dans la scrofule. Il n'est pas rare de voir le bout d'un sein atteint dans ce cas. En un mot, il y a là quelque chose de mixte qui dérive de la scrofule et de la syphilis, et dont la lecture des observations suivantes donnera une meilleure idée que toutes nos descriptions.

Lupus syphilitique du nez. Photographié. — Bateman (Marie), trente-cinq ans, couturière, rue Godot-de-Mauroy, 39, premier arrondissement, née à Dunkerque (Nord); mariée à Petit (Adolphe). — Tempérament sanguin lymphatique. Bonne santé habituelle; n'a eu ni gourmes, ni ganglions engorgés dans sa jeunesse. Les parents, les frères et les cœurs se portent bien. La malade est bien réglée. — Mariée à vingt-trois ans, elle s'aperçut bientôt d'un écoulement verdâtre qui la rendit assez malade et que lui communiqua son mari. Il dura neuf mois et laissa à sa suite des flueurs blanches habituelles. Depuis elle a eu des enfants dont deux se portent bien. Elle a fait une fausse couche par accident. Elle demeure à Paris depuis deux ans, et peu de temps après son arrivée elle eut un érysipèle qui occupa la main et le bras gauche. On appliqua du collodion. Bientôt l'érysipèle reparut à la face et laissa sur le lobule du nez un petit bouton. Il y a de cela huit mois. — Ce bouton devint pustuleux, il s'ouvrit et laissa échapper du pus. D'autres se formèrent bientôt sur les ailes du nez; et sur la joue, au-dessus du sillon naso-labial, parut un tubercule dans l'épaisseur de la peau. Pendant ce temps le nez se tuméfiait, rougissait et la rougeur s'étendait aux environs. — 10 avril 1856. A l'entrée de la malade, on constate que le nez a un volume double du volume normal; il est tuméfié dans toute son étendue. Sa couleur est d'un rouge brun foncé, ne se fondant pas avec la couleur de la peau voisine. Cette rougeur occupe non-seulement le nez sur toute sa surface, mais encore la partie médiane de la lèvre supérieure, la sous-cloison, et au côté gauche du nez une large plaque de forme trapézoïde depuis la paupière inférieure jusqu'au sillon naso-labial. Toutes ces surfaces sont épaissies, saillantes au-dessus de la peau saine voisine par des bords irréguliers comme festonnés, rugueuses, comme hypertrophiées, ce qui se voit très-bien au niveau du bord libre des ailes du nez. Elles présentent un état mamelonné rudimentaire, des cicatrices et de petites ulcérations. La peau, en même temps qu'elle est épaissie, est aussi plus rude qu'à l'état normal, et le doigt rencontre çà et là quelques petits tubercules dont le sommet est rugueux. Des tubercules un peu plus gros, ulcérés ou non, siégent également sur les bords des surfaces malades et dispersés sur le nez. Toute la surface rouge est couverte de squames minces et de croûtes jaunâtres ou blanchâtres plus ou moins sèches et adhérentes. Il y a maintenant peu d'exhalation de liquide, mais il a été très-abondant, séropurulent, et les croûtes étaient alors plus épaisses, elles tombaient et étaient remplacées rapidement. La muqueuse n'est pas malade et n'a jamais été atteinte. — Toutes ces parties malades n'ont jamais causé de douleurs, de démangeaisons, ni de chaleurs ; B.... a toujours mouché beaucoup. Maintenant la sécrétion de la pituitaire a encore augmenté et est devenue plus épaisse. La gorge a toujours été saine. Maux de tête fréquents. — Prescription : salsepareille, sirop sudorifique ; huile de foie de morue ; vin de gentiane ; sirop composé. — 15 mai. Le nez a repris son volume normal ou à peu près. Les mamelons sont moins volumineux. On ne sent plus de tubercules dans la peau. Les surfaces sont toujours rouge ' sombre, mais elles ne sécrètent plus et il n'y a presque plus de croûtes. La peau est encore un peu épaissie, mais cependant elle ne fait presque plus de saillie au-dessus des parties saines. C'est surtout à la lèvre supérieure que l'amélioration est notable. Là, ainsi que sur la joue, la rougeur disparaît lorsqu'on presse avec le doigt. — 4 juin. L'amélioration continue. La surface du nez et de la partie malade de la joue prend tous les jours un aspect plus lisse et plus normal. Les tubercules ou mamelons ont presque disparu. Croûtes et suintement nuls. La rougeur de la lèvre supérieure a disparu. L'intérieur du nez a toujours des croûtes ; injections chlorurées au vingtième. — 29 juin. Les progrès de la guérison sont manifestes. Nez à peine plus volumineux qu'auparavant, rougeur diminuée. A la place des mamelons existent de légères cicatrices du volume d'une tête d'épingle ; les bords des ailes du nez, non plus que la cloison, n'ont subi *la moindre perte de substance.*

Affection syphilitique du nez. Photographié. — Poulain (Madeleine), vingt-six ans, rue de Grenelle, 148, dixième arrondissement, née à Chailly-lès-Sunery (Moselle) ; fille. — Tempérament lymphatique bilieux. La malade n'indique aucun antécédent syphilitique chez ses parents et ses frères ou sœurs. Elle assure n'avoir eu jamais de maladies vénériennes et même n'avoir jamais eu de rapports sexuels. Ses règles sont peu abondantes et irrégulières, difficiles. Du reste, santé générale bonne ; elle a eu des glandes au cou dans sa jeunesse ; intelligence obscure et bornée. — Il y a deux ans, elle s'aperçut qu'à l'intérieur du nez, qui jusqu'alors était parfaitement sain, poussait un petit bouton du volume d'une tête d'épingle. Il était situé sur l'aile du nez à droite, plus haut que le bord libre, mais cependant à portée du doigt, car il occasionnait des démangeaisons, et la malade le grattait et le faisait saigner. Il n'a pas fourni de pus, mais presque en même temps que parut ce bouton, le bord libre de la narine droite suppura. Peu après le bouton guérit. La rougeur et la sécrétion du pus s'étendirent alors

du bord libre à la peau du nez, dans une [largeur d'environ 2 ou 3 centimètres à droite et à gauche, jusqu'à la moitié de la circonférence de
la narine. Trois mois après le début de la maladie, P..... vint à Saint-
Louis, chez M. Devergie, pour se faire soigner. Au bout de trois mois de
traitement, elle sortit. Son nez était revenu à son état normal, il ne sup-
purait plus, mais était encore rouge (le traitement se composait d'huile de
foie de morue, vin de gentiane, sirop d'iodure de fer et bains sulfureux).
— Cet état de santé dura un an. Après ce temps la maladie recommença
par le bord libre de l'aile du nez à droite et s'étendit, mais plus loin que
la première fois. Le nez reprit un volume considérable. Elle rentra à l'hôpital. — 27 mars 1856. A son entrée, on constate une augmentation considérable du volume du nez, il a doublé de volume, il est rouge, élargi,
couvert de croûtes et de boutons, et une plaque malade comme la peau du
nez couvre une partie de la joue à droite. Sur le nez l'affection occupe le
bord libre de la narine droite, de la cloison et d'un quart du bord libre de
la narine gauche. Sur le dos du nez existe une zone malade de 3 centimètres de hauteur, et qui monte de la partie gauche à la partie droite où
elle atteint presque l'angle de l'œil, occupant ainsi l'aile du nez de ce côté.
Sur la joue l'affection occupe un parallélogramme dont une base a l'étendue
de la maladie sur l'aile du nez et l'autre une ligne d'environ 3 centimètres. Toutes ces surfaces sont recouvertes de croûtes jaunâtres, peu
épaisses, de pustules grosses, indurées à leur base, ressemblant à des
tubercules situés dans la partie superficielle de la peau et se distinguant
des tubercules de lupus franc par leur volume et la sensation qu'ils donnent
au doigt. Leur sommet est recouvert d'une croûte plus dure que celle qui
occupe les intervalles ; elle est noirâtre, adhérente, ressemblant au sommet
des tubercules de la syphilide cornée. Quelques-uns des boutons ne sont
pas pustuleux, mais simplement papuleux, et ont aussi le sommet
dur des premiers. La saillie de tous ces boutons est peu considérable.
Leur volume varie de celui d'une tête d'épingle à celui d'une lentille. Entre
ces boutons existent des croûtes molles, jaunâtres, dont nous avons parlé,
et enfin un fond rouge sombre d'une couleur très-foncée, assez nettement
limité au nez, mais se continuant peu à peu sur la joue avec la coloration
de la pommette. Ce fond est suintant, mais d'une façon presque insensible,
lisse, exhalant une odeur désagréable, ne présentant pas d'injection en
vaisseaux distincts, mais des fentes ou gerçures au bord libre de la narine
droite ; là la sécrétion du pus séreux est manifeste. L'intérieur de la narine
droite est tapissé de croûtes dans l'étendue de 2 centimètres. La gauche
est saine. Toutes ces parties sont le siége de picotements qui augmentent à
l'air et deviennent assez désagréables. — Prescription : Huile de foie de
morue, de 20 à 80 grammes ; vin de gentiane, 45 grammes ; sirop composé, 45 grammes (iodure de fer, de potassium, iode, bichlorure d'hydrar-

gyre, solution de Fowler); salsepareille avec sirop sudorifique pour tisane; quatre portions. — 15 avril. La rougeur a un peu diminué. Le volume du nez est moins considérable. Même traitement. — 5 mai. La rougeur s'efface de plus en plus : du rouge foncé, elle a passé au rose en quelques endroits, et même au rose tendre sur la joue, dans le sillon qui la sépare du nez. La limite entre la peau saine et la peau malade est moins tranchée. Il ne reste plus de véritables pustules, mais des boutons papuleux. Plusieurs se sont aplatis et quelques-uns ont perdu leur sommet corné. Les surfaces malades sont à peine suintantes, moins tendues, moins dures. Le volume du nez a diminué sensiblement, quoique l'aile droite soit toujours épaissie comparativement à l'aile gauche. Plus de picotements; santé générale bonne. — 10 juin. Plus de suintement, ni de croûtes. Les papules qui ont succédé aux pustules s'affaissent et ont toutes perdu leur sommet corné. Les surfaces malades ne sont plus tendues, luisantes, mais ont peu de rougeur. Légères cicatricules sur la place qu'occupaient les pustules. Pas de perte de substance aux bords des ailes du nez ou à la cloison, mais l'aile droite est plus relevée et non parallèle à la gauche, ce qui peut tenir à la tension résultant de l'hypertrophie qui subsiste. — La malade est légèrement indisposée, fièvre, abattement, etc.; diète, suspension du traitement. — 24 juin. Santé générale bonne; reprise du traitement. — 8 juillet. L'amélioration continue ses progrès. Rougeur et gonflement presque nuls. Fin juillet, guérison.

Scrofule syphilitique de la peau. — Pagot (Catherine), soixante-cinq ans (Aube), entrée le 11 février 1854, morte le 11 avril 1854, à la suite d'une pneumonie terminée par suppuration. — La malade, d'un tempérament lymphatique, a perdu il y a vingt-cinq ans. — Elle a toujours été bien portante, n'a jamais eu aucune maladie antérieure. — La maladie qu'elle porte occupe l'extrémité nasale, les deux narines, et se prolonge un peu sur la joue droite. — Voici l'aspect que la malade présente à son entrée à l'hôpital : une croûte épaisse, rugueuse, irrégulière à sa surface, à bords légèrement contournés vers la peau, arrondis, recouvre une altération de même étendue et qu'elle nous cache. En dehors de cette croûte se voient des tissus ayant l'aspect ramolli dans une étendue de 3 millimètres, à couleur rouge sombre, peu sensibles et n'offrant point une hypertrophie notable. Cette lésion et les croûtes qui la recouvrent en forme de couvercle occupent le nez, le bord libre des narines et la joue droite. En un point du nez la croûte soulevée et cassée laisse voir dans un espace fort rétréci un bord dentelé qui lui sert de limite et un fond gris mamelonné; enfin, en dehors de la commissure buccale se voit une croûte de même aspect, grande en tout comme une pièce de 20 centimes fortement adhérente et nummulaire. — Il y a huit ans que la malade porte cette affection; elle ne se rappelle

36

point avoir eu ni affection scrofuleuse ou syphilitique et ne peut dire si elle en a vu quelques traces chez ses parents. Le début en a été marqué par une série de petits boutons que la malade compare aux pustules de la variole, qui ont percé sans donner presque de pus, puis se sont ulcérés, ont donné lieu à une sécrétion sanieuse roussâtre, et enfin à des croûtes qui à plusieurs reprises sont tombées. Deux ans après l'invasion de la maladie, les ulcérations ont été cautérisées avec un fer rouge, puis pansées avec une pommade dont la malade ne peut dire le nom, mais qui était jaune et cuisait. Une année plus tard, elle a été cautérisée avec de l'acide azotique. A cette époque, de nouvelles ulcérations sont survenues au cou, aux lèvres, et se sont cicatrisées. Enfin, à Troyes, elle a encore été cautérisée à l'acide azotique ; mais jamais de traitement interne. — Entrée à Saint-Louis le 11 février, la malade fut soumise au traitement suivant ; Huile de foie de morue, vin de gentiane, sirop composé. — Du 11 février au 11 mars, point de changement bien notable, couleur moins obscure, affaissement léger des tissus, les croûtes commencent à se détacher. — Du 11-26 mars, chute de la croûte qui recouvre la joue, qui laisse voir un espace rouge lie de vin clair, recouvert par un épiderme mince qui paraît presque transparent et sous lequel les tissus semblent encore ramollis. — Le 5 mars, la malade est prise de frissons, de pneumonie. — Le 11, elle est morte d'une pneumonie terminée par suppuration ; pendant ces quelques jours la coloration avait complétement disparu, la peau même semblait déprimée en cet endroit. Le même phénomène s'était produit pour le nez, et la croûte qui le recouvrait était peu adhérente.

Scrofule syphilitique héréditaire ayant son siége à l'extrémité du nez et autour des narines. — Le nommé Helluin (Félix), vingt-deux ans, serrurier, entré le 5 janvier 1854, à l'hôpital Saint-Louis, n° 70, salle Saint-Louis. Le sujet porte l'affection dont il est atteint depuis dix-huit mois; elle consiste en une dégénérescence de nature scrofuleuse occupant l'extrémité nasale : le tissu est rouge violacé, ramolli, et s'ulcère au niveau du bord tranchant des narines. Ces ulcérations forment une espèce de feston dont les bords sont taillés à pic et se recouvrent de croûtes jaunâtres. Le traitement antérieur, qu'il avait subi et qui est le même que celui d'à présent, avait amélioré son état. Sorti trop tôt, il y a deux mois, les mêmes accidents se sont manifestés de nouveau. Le malade a tout l'aspect des scrofuleux : peau blanche et blafarde; blépharo-conjonctivite chronique; santé d'une apparence chétive. Le malade n'a jamais eu de maladies vénériennes, mais sa mère en a eu ; de ses deux sœurs, une seule a eu quelques manifestations scrofuleuses; du reste, le malade n'a eu, dans son enfance, qu'un impétigo du cuir chevelu. Depuis quelque temps, il commence à perdre ses cheveux ; les désordres dont le nez du malade est le

siége sont peu douloureux, et aux environs on ne trouve point d'engorgement ganglionnaire. (Huile de foie de morue ; vin de gentiane ; sirop composé ; bains sulfureux.) De jour en jour la coloration a diminué ; les tissus se
sont affaiblis et les bords, aujourd'hui cicatrisés, sont minces et presque
tranchants. 26 mars, décoloration successive des tissus, amincissement,
encore une légère ulcération à gauche. Sorti guéri le 6 avril 1854.

Scrofule syphilitique héréditaire. — *Nez.* — Pannetur (Léonard), vingt-
cinq ans, journalier (Nièvre). Entré, le 2 mars 1854, à l'hôpital Saint-
Louis, n° 80, salle Saint-Louis, le malade, d'un tempérament lymphatique,
scrofuleux, porte son mal depuis dix ans. Il lui est survenu à la suite d'une
chute, qui a déterminé une plaie profonde dont on voit encore la trace sur
la partie latérale droite du nez. Le malade a eu des manifestations scrofuleuses, ganglions, abcès, et il lui reste encore autour du cou quelques
ganglions formant un chapelet peu saillant. Point d'antécédents syphilitiques chez le malade dont l'intelligence est bien obtuse, et ne peut rendre
compte de l'état de santé ou de maladie de ses parents ; le malade a eu la
gale il y a trois ans et l'année dernière, et enfin un érysipèle au mois de
février 1854. Le nez est aplati à sa partie moyenne, globuleux et élargi
vers son extrémité ; sa coloration est d'un rouge tendre, et la consistance
de la peau un peu moins molle que dans le lupus ordinaire ; les os paraissent augmentés de volume, et une ulcération qui a profondément creusé
l'aile droite du nez et un peu moins l'aile gauche, règne sur tout le bord
libre, et occupe à environ 5 millimètres en hauteur la muqueuse nasale. Du
reste, des croûtes légères, jaunâtres, la recouvrent, et parfois les mucosités que le malade rend acquièrent une odeur fort désagréable. La sécrétion qui se forme à la surface de l'ulcération est sanieuse et jaunâtre. Depuis que ce malade a mal au nez, l'œil droit est le siége d'une ophthalmie
chronique scrofuleuse. Jamais dans les parties malades le sujet n'a éprouvé
de sensations, jamais de chaleur, jamais de douleurs ; ce n'est que depuis
peu qu'il sent un peu de céphalalgie et des picotements dans le cuir chevelu. Depuis deux mois, il s'est formé à la joue droite un tubercule peu
coloré au centre, dur, insensible, du volume d'un gros pois, entouré d'une
auréole rouge sombre semblable pour sa coloration à celle des bosses
voisines malades, que le malade a traversées il y a quelque temps avec une
épingle. Ce tubercule occupe l'épaisseur de la peau seulement.— 25 mars.
Depuis son entrée, point de changement notable encore. Seulement il y a
une coloration un peu moins foncée des tissus malades. Il a été soumis au
traitement suivant : huile de foie de morue ; sirop composé ; vin de gentiane, — 26 mars-22 mai. Un peu de diminution dans le volume des parties molles, qui sont un peu moins ramollies, un peu moins colorées
à la périphérie. Touché tous les trois jours avec la solution d'azotate

d'argent au dixième. — Depuis le 22 mai jusqu'au mois de décembre, le malade n'a plus fait d'autre traitement que son huile de foie de morue; vin de gentiane; sirop composé. Son état est bien meilleur. Les tissus sont moins gros; la coloration lie de vin, moins sombre, n'occupe plus que l'extrémité nasale. Enfin le malade a acquis un certain degré d'embonpoint, cependant le tubercule de la face persiste encore.

Scrofules syphilitiques (juillet 1856). — *Forme spéciale*. — Mademoiselle M..., qui m'a été adressée par le docteur Cornet (de Gray), est atteinte, depuis 1850, d'une affection toute spéciale. Elle a vu se développer, d'abord vers le haut de la cuisse, des rougeurs avec indurations globuleuses, arrondies, dont la peau s'est recouverte de squames très-larges et très-discrètes, paraissant formées par une seule lamelle épidermique, à bords légèrement détachés, sans que la lamelle se sépare de la peau. La rougeur était d'ailleurs plutôt rose que d'un rouge sombre. Les plaques s'élargissaient peu à peu; le tissu sous-cutané s'endurcissait; les vaisseaux lymphatiques s'engorgeaient; quelques ganglions s'induraient. Tout d'abord, il s'est montré une de ces plaques qui a suivi des périodes d'accroissement et de décroissement dans un laps de temps très-long, sans amener aucune perturbation dans la santé générale. Mais avant la terminaison de la première plaque, il s'en est manifesté une seconde au-dessous, et ainsi de suite en longeant toute la partie interne du membre, de manière à s'étendre aujourd'hui au cou-de-pied. Chaque plaque, en se guérissant, et sans avoir été accompagnée de plaie, de sécrétion, ou de croûte, a laissé un tissu analogue à une cicatrice, et une peau blanche décolorée, ganglionnée au toucher, à forme ronde et d'une étendue de 5 à 7 centimètres. Entre les plaques guéries, le trajet des vaisseaux lymphatiques est resté engorgé, parsemé de petits ganglions indurés. Mais la maladie n'a jamais monté; elle a toujours descendu; de sorte que le pli de l'aine est parfaitement libre et exempt de tout ganglion. — Aujourd'hui, 16 juillet, la maladie, à l'état aigu en ce qui est visible, consiste dans une surface de peau, espèce de lanière de 5 à 6 centimètres de largeur, qui sort de huit travers de doigt au-dessous du genou pour gagner le cou-de-pied, où elle s'arrête. Elle est là sous la forme d'une rougeur rosée, avec ces apparences de squame de 4 à 5 centimètres de hauteur sur 2 à 3 de largeur, à bords légèrement détachés, longeant toute la face interne du tibia. La peau sur l'os est très-amincie et comme parcheminée, l'os lui-même est malade en ce sens que la surface qui, ordinairement est en dos d'âne, ou plate, est creuse à l'instar d'une gouttière visible à l'œil, et par conséquent très-appréciable au toucher; la peau, dans tous les points malades, n'a pas perdu de sa sensibilité. La marche amène un peu de fatigue, mais mademoiselle M... fait cependant encore de longues courses sans être incommodée. — D'ailleurs, aucun antécédent d'accident scrofuleux dans l'enfance. Constitution forte, mais lymphatique ; excellente santé ; menstruation régulière. Elle a été formée à quinze ans, ce qui n'a amené aucun changement dans l'état de la maladie. — Traitement composé.

Rupia scrofuleux et syphilitique de la poitrine. Photographié. — Rodet (Laurentine), dix-sept ans, couturière, rue Amelot, 54, huitième arrondissement, née à Argenton (Indre) ; fille. — Tempérament lymphatique. Les parents jouissent d'une bonne santé. Ses frères ou sœurs ont eu des glandes au cou et des abcès scrofuleux, mais ils sont guéris. La scrofule est commune dans le pays qu'elle habitait. — R... n'est pas encore réglée, elle a eu des flueurs blanches il y a environ un mois, mais elles ont duré quelques jours seulement et ont disparu sans laisser de traces. Il n'y a pas eu de rapports sexuels, pas d'affections syphilitiques, l'hymen existe, la gorge est saine. Il y a environ dix ans, parurent sur le cou des glandes qui, d'abord dures, devinrent bientôt fluctuantes et furent ouvertes par un médecin. La suppuration ne tarit pas, et il se forma des ulcérations recouvertes de croûtes. Ces ulcérations s'établirent au cou il y a sept ou huit ans. Il y a trois ans, c'est-à-dire un peu avant son arrivée à Paris, des tumeurs apparurent sur la partie antérieure de la poitrine, s'abcédèrent et s'ouvrirent spontanément. Elles donnèrent lieu à des ulcérations recouvertes de croûtes semblables à celles du cou. Enfin, il y a trois mois, à la suite d'un coup, le sein droit devint douloureux, et après des abcès superficiels, il se forma les mêmes ulcérations. Tout cela n'influait en rien sur la santé générale. — 19 mars 1856. A son entrée, on constate que la partie antérieure du cou, de la poitrine et le sein droit sont le siége d'ulcérations recouvertes de croûtes d'un jaune noirâtre, épaisses, adhérentes. Au pourtour existe un cercle inflammatoire d'un rouge intense dont le tissu est épaissi, dur, comme cela a lieu dans les engorgements scrofuleux. Ces croûtes, éloignées de 5 à 6 centimètres les unes des autres, présentent une disposition générale en arcs de cercle constitués chacun par trois ou quatre de ces croûtes. Entre les plaques du cou on remarque des cicatrices anciennes, froncées et qui sont des traces de scrofules guéries. Les plaques croûteuses rappellent par leur aspect les croûtes de rupia, mais elles n'ont pas été précédées de la lésion qui caractérise cette maladie. Voici du reste avec plus de détails la position de ces plaques et leur aspect. — Les plaques du cou ou sous-maxillaires occupent, la première l'angle de la mâchoire à droite, la deuxième la moitié de l'espace qui sépare le menton de l'angle de la mâchoire à droite, la troisième occupe la partie médiane d'une ligne qui unirait l'angle de la mâchoire et le niveau de la clavicule à gauche. — Des cicatrices blanches, irrégulières, déprimées, unissent ces deux dernières plaques et se prolongent jusqu'à l'oreille et au bord antérieur

du trapèze à gauche. Les plaques sternales forment un arc de cercle ouvert
en haut. Les deux plaques supérieures occupent les extrémités internes
des clavicules, l'inférieure le sternum un peu au-dessus de son extrémité
supérieure. — Les plaques du sein peuvent aussi être rattachées au même
système de courbes ; elles occupent l'une la partie supérieure, une autre
la partie médiane, deux la partie inférieure, la dernière la partie externe
au niveau du bord inférieur du muscle grand pectoral. — Toutes ces plaques sont constituées par une surface dont le milieu est une ulcération recouverte d'une croûte et les bords par un cercle rouge et inflammatoire.
Les croûtes sont épaisses, noirâtres, brunâtres et jaunâtres, proéminentes,
dures, adhérentes, inégales. L'ulcération est peu profonde, sécrète une
sérosité purulente abondante qui sort au pourtour des croûtes et se concrète en partie pour les former. La couleur de la plaie est grisâtre, il n'y
a pas de véritables bourgeons charnus. Chacune des ulcérations est entourée, comme nous l'avons déjà dit, par un cercle rouge sombre dont la
teinte foncée diminue à mesure qu'on s'éloigne de la croûte. — Quelques-
unes des croûtes, entre autres celles de la partie médiane du sternum, reposent sur une partie tuméfiée, légèrement fluctuante ; il paraît que cet
état était commun à toutes les plaques au début. Enfin dans la paroi pec-
torale de l'aisselle droite, existe depuis un mois une tumeur ganglionnaire
fluctuante que la malade compare aux tumeurs de début des plaques que
nous voyons. — Les plaques sont le siége de démangeaisons assez vives,
et les tumeurs, avant leur ulcération, causent des élancements et des douleurs diverses fort désagréables. La forme du sein a été profondément modifiée ; il est ratatiné, diminué, le mamelon a disparu. L'autre sein au
contraire est volumineux. — Prescription : houblon ; huile de foie de
morue, de 20 à 80 grammes ; vin de gentiane, de 20 à 40 grammes ; sirop
composé, 45 grammes (iodure de fer, de potassium, bichlorure de mercure, solution de Fowler) ; quatre portions. — 15 avril. Quelques étouffements et maux de tête, qui semblent indiquer l'approche de la menstruation. Les plaques sont à peu près dans le même état que lors de l'entrée,
il n'y en a pas de nouvelles. La petite tumeur de la partie supérieure du
sternum a un peu augmenté ; celle de l'aisselle, après avoir augmenté,
semble diminuer. Quelques croûtes sont tombées par accident et se reproduisent avec rapidité. La surface des ulcérations est plus rouge, plus saignante, composée de bourgeons charnus et plus élevée au-dessus de la
surface de la peau saine. La coloration de la circonférence n'a pas éprouvé
de grands changements. — Depuis l'entrée de la malade, il s'est formé à
la jambe droite, vers la partie inférieure et postérieure, une petite eschare
au milieu d'une partie enflammée, et cela consécutivement à un coup que
la malade se serait donné peu de jours avant son entrée. Aujourd'hui la
partie inférieure des deux jambes présente en outre de l'érythème noueux

à un degré très-marqué. Son existence remonte à trois semaines environ.
— Prescription : même médication ; quelques cataplasmes sur la jambe et
sur le sein malade, mais ils sont mal supportés.— 5 mai. Le cercle rouge
qui environne les croûtes a généralement diminué d'intensité et de largeur.
Les croûtes du sein se sèchent et ont meilleur aspect; celles du sternum
sont toujours soulevées par une suppuration sanieuse abondante.—28. On
fait tomber une des croûtes du cou avec un cataplasme ; pansement avec le
cérat créosoté. — 3 juin. La cicatrisation commence sur l'ulcération pansée
à plat. Les autres croûtes s'amincissent et il y a moins de suppuration.
L'état général est meilleur. — 18. On a fait tomber toutes les croûtes du
cou, et déjà la première est cicatrisée grâce au cérat créosoté et à de légères
cautérisations avec l'azotate d'argent. — 8 juillet. La guérison est opérée.

Efficacité des traitements composés. — M. X... a eu une première go-
norrhée il y a..., qui a duré six mois, puis trois autres de trois à quatre
mois de durée. — La deuxième, il y a quinze à dix-huit mois. — Jamais de
traitement antisyphilitique pour les guérir. — Resté douze ans sans aucun
indice vénérien. — Marié depuis treize à quatorze ans. — Il y a cinq ans,
fissure à l'anus, sans cause appréciable. — A la même époque, apparition
d'une roséole syphilitique. — Tisane de Feltz et pilules de protoiodure.—
M. X... a pris ces pilules pendant trois mois, puis l'iodure de potassium.
— Neuf ou dix mois après le développement de la roséole, M. Cazenave
envoie le malade aux eaux de Kreuznach. Il y avait alors quelques taches
à la pommette gauche, au sourcil et au front. Elles disparurent par les
eaux. — Deuxième et troisième année, à Kreuznach, et pendant ces deux
ans, usage de vingt-cinq à trente bouteilles de rob Boyveau-Laffecteur. —
Il y a deux ans, développement de quelques tubercules au menton. — Il y
a quatorze mois, à la joue droite et au dos.—Il y a un an, M. Ménière attaque ces tubercules par la cautérisation au deuto-nitrate acide de mercure.
Quarante-cinq à cinquante cautérisations. Les tubercules avaient en partie
disparu au menton et à la partie inférieure de la plaque de la joue droite.
— Il y a quatre mois et demi, je suis appelé à voir le malade avec
M. Hervez de Chegoin, son médecin ordinaire. — M. X... est un homme
très-impressionnable, d'un tempérament lymphatique, nerveux. Il est déses-
péré de son état, au point que lui viennent quelquefois des pensées de
suicide. Allié à une femme charmante, père de quatre enfants, à la tête
d'une grande maison commerciale, possesseur d'une grande fortune, il a
tout pour être heureux, et dans ces conditions, il pleure de désespoir en
présence d'une maladie rebelle à des traitements de cinq ans de durée. —
Voici son état : Sur le dos, au niveau de l'angle inférieur de l'omoplate,
existe une surface de 5 centimètres de long sur 2 de large, de forme ovalaire, épaissie, rougeâtre, induré, à tissu lardacé, et sur laquelle se trou-

vent deux points ulcérés elliptiques, d'un 1/2 à 1 centimètre de large,
ayant un mauvais aspect. — Sur la joue droite, au voisinage de l'aile du
nez; mais tout à fait indépendants de cet organe, six à sept tubercules
groupés, dont deux d'entre eux sont recouverts de croûtes et donnent un
léger suintement. Ces tubercules figurent une plaque ovalaire un peu ellipsoïde; ils sont indolents, mais durs, rouge violacé, lisses et coniques; sur
le devant du menton, dans la barbe, une série de tubercules analogues,
coupés çà et là par des cicatrices provenant de cautérisations assez profondes. Ici, comme à la peau du dos, quelques croûtes d'un jaune grisâtre
et de mauvais aspect. — La gorge est sans ulcération, mais légèrement
rougeâtre ; les cheveux ne sont pas tombés; pas de douleurs nocturnes.
— L'ensemble de ces tubercules annonce, par leur aspect, la physionomie
à la fois scrofuleuse et vénérienne. M. X... avait eu des glandes au cou
étant jeune. — Je n'hésitai pas à diagnostiquer la nature syphilitique et
proposai le traitement composé de : tisane sudorifique, huile de foie de
morue, eau ferrée aux repas, sirops d'iodure de fer, de potassium, de mercure, d'arsenic ; un bain sulfo-salin par semaine. Rien à l'extérieur. —
Après deux mois, ce qui était ulcéré était cicatrisé, il y avait affaissement
très-notable des tubercules. — A trois mois, il ne restait de la plaque de
la joue que quelques petites productions circulaires de peu d'importance.
— A quatre mois, tout avait disparu. — J'envoie M. X... à Bagnères-de-
Luchon pour contrôler sa guérison tout en continuant son traitement. —
Celui-ci n'a jamais été interrompu, M. X... a même engraissé, et il a continué son travail d'affaires, très-occupé depuis sept heures du matin jusqu'à six du soir, ne prenant que deux heures pour se promener après le
déjeuner et après le dîner. — Revenu de Bagnières, la guérison s'est entièrement soutenue depuis quinze mois.

Le traitement qui est prescrit dans tous ces faits a pour but
d'atteindre et la syphilis et la scrofule à la fois. Nous donnons
aux enfants qui en sont atteints, d'une part l'huile de foie de
morue associée au vin de gentiane, d'une autre part un sirop dans
lequel entrent pour 500 grammes, 2 grammes d'iodure de fer,
6 à 8 grammes d'iodure de potassium, de 5 centigrammes à 1 décigramme de bichlorure de mercure et de 5 décigrammes à
1 gramme 5 décigrammes de solution de Fowler. L'huile de foie
de morue n'est d'ailleurs portée qu'à la dose de trois à quatre
cuillerées au plus par jour. Le sirop est donné d'abord par dose
d'une demi-cuillerée matin et soir, et plus tard à celle d'une
cuillerée à bouche : nous varions les doses suivant l'âge ; nous
ajoutons à ce traitement la tisane de noyer ou celle de houblon.

Les idées que nous venons d'émettre ne semblent-elles pas expliquer les succès que l'on a obtenus de l'usage des mercuriaux dans le traitement de la scrofule? Pour moi, toutes les fois que celle-ci est arrivée à produire des gonflements, des caries ou des nécroses des os, je n'hésite pas à prescrire ces préparations. Les malades supportent d'ailleurs très-bien cette médication si complexe. Je puis affirmer que plus j'entre dans cette voie, plus mes convictions deviennent fortes et ma confiance entière. Les Anglais nous ont d'ailleurs devancés. Chose importante à signaler, c'est que bon nombre de ces malades peuvent suivre ce traitement sans entrer à l'hôpital, en leur procurant les médicaments et tout en se livrant d'une manière modérée, soit à leur éducation, soit à leur état.

DIXIÈME GROUPE.

Syphilides.

J'aborde un sujet qui tous les jours se présente aux méditations du médecin, en raison des exemples si nombreux que l'on observe dans la pratique. Je veux parler des accidents secondaires et tertiaires de la syphilis qui ont leur siége à la peau, et que l'on a désignés sous le nom de *syphilides*. Ces maladies sont tellement communes qu'elles se trouvent constamment en plus grand nombre peut-être à l'hôpital Saint-Louis, tant chez l'homme que chez la femme, que dans deux hôpitaux consacrés exclusivement au traitement de la syphilis où les accidents primitifs sont au contraire beaucoup plus multipliés.

Tout en ne voulant pas embrasser ici l'histoire de la syphilis, je ne puis cependant pas isoler les syphilides de quelques considérations préliminaires qui s'y rattachent et qui s'y lient assez intimement, pour diriger le praticien dans le diagnostic et le traitement de ces affections.

Établissons d'abord que l'on doit désigner sous le nom de *syphilide* tout phénomène morbide de la peau qui a pour point de départ un symptôme primitif de la syphilis ; cet état morbide ne saurait être complétement guéri que par les traitements généraux que l'on dirige ordinairement en vue de la maladie vénérienne.

Mais en présence des opinions aujourd'hui si divergentes sur les symptômes primitifs que l'on doit qualifier de syphilitiques, c'est-à-dire des phénomènes morbides qui ont pour cause l'*inconnu* que l'on est convenu de qualifier par les mots *virus vénérien*, il faut dire notre pensée à cet égard, en raison des convictions que nous avons pu acquérir par l'expérience et l'observation des faits.

D'une opinion exagérée par les anciens, et qui consistait à considérer comme phénomènes morbides syphilitiques tout état maladif des parties génitales qui pouvait être une conséquence du coït ou même des *circonstances du coït*, on a passé à l'opinion opposée, c'est-à-dire à ne plus considérer comme vénérien qu'un *seul symptôme*, le *chancre*, et même à la condition que ce chancre reproduira un autre chancre au moyen de l'inoculation ; de sorte qu'il n'a pas suffi de réduire à un seul phénomène morbide les symptômes primitifs : les caractères physiques de ce symptôme ont été considérés comme de nulle valeur, et l'inoculation suivie de la reproduction identique du chancre en est devenue la seule démonstration : telles sont les opinions que M. Ricord a professées avec beaucoup de talent. Ses doctrines ont fait école, et bon nombre de jeunes médecins portent dans leur pratique ces idées que je regarde comme tout aussi funestes que l'ont été les idées exclusives de Broussais, idées rendues plus exclusives encore par les élèves qui les ont adoptées et le plus souvent exagérées. La discussion qui a eu lieu il y a deux ans à l'Académie, a fait, il est vrai, justice de ces idées exagérées ; elle a prouvé de plus que certains accidents secondaires pouvaient se communiquer, contrairement aussi aux opinions de M. Ricord.

Il nous faut donc chercher à démontrer : 1° qu'il existe d'autres symptômes primitifs de la maladie vénérienne ; 2° que l'inoculation du chancre ne prouve rien au delà de ce fait, quand elle réussit, que le chancre était de nature vénérienne ; et quand elle ne réussit pas, qu'on ne peut pas tirer cette induction que le symptôme n'était pas syphilitique.

Et d'abord quel est le praticien de quelques années qui n'a pas vu de symptômes secondaires de la syphilis se produire consécutivement à une blennorrhagie ? Cette cause est si fréquente que, pour nous, nous ne chercherons pas à en donner la preuve. Mais, dit-on selon la doctrine actuelle, la blennorrhagie qui est suivie de phénomènes secondaires, soit à la peau, soit aux membranes muqueuses, était primitivement une blennorrhagie avec chancre dans l'intérieur de l'urèthre, lequel chancre n'avait pas pu être constaté.

Ainsi, déjà on avoue que la blennorrhagie peut être la source d'accidents secondaires, sauf à supposer un phénomène dont l'existence ne peut jamais être constatée ; on fait par conséquent une supposition toute gratuite. C'est évidemment un moyen de ne pas ruiner une doctrine par sa base : aussi est-ce encore de cette manière que l'on explique les cas où l'inoculation du pus blennorrhagique ou muco-pus vient à reproduire un chancre. D'où, au point de vue pratique en dehors de toute doctrine exclusive, il faut tirer cette conséquence que la blennorrhagie comme le chancre peut être un antécédent de syphilis. Il faut convenir que cette épithète *larvé* appliquée soit au chancre, soit aux autres maladies, a été fort heureusement inventée !

Mais la syphilis peut se manifester primitivement par d'autres phénomènes ; le bubon d'emblée, les pustules muqueuses ou pustules plates, les fissures de l'anus, du sein et des lèvres, les ulcérations au sein et à l'angle de la bouche, etc., sont autant de symptômes qui peuvent s'observer primitivement et qui résultent de l'infection par contact, car je ne saurais considérer ces phénomènes comme secondaires, ils sont tout aussi primitifs que le chancre. Il y a plus, tout individu porteur de l'un de ces phénomènes morbides peut communiquer par le contact la maladie vénérienne à une autre personne, et par conséquent aussi ces phénomènes sont vénériens, ils peuvent donc être, comme le chancre, la source de syphilides.

Telle est l'opinion que nous n'avons pas cessé de professer et à laquelle on est revenu. Nous admettons que le chancre n'est pas le seul symptôme capable de donner lieu à l'infection ; que l'infection a des bases beaucoup plus larges ; qu'elle peut se faire par certains points de la peau ; par le tissu intermédiaire à la peau et aux membranes muqueuses ; par les membranes muqueuses ; par le corps muqueux de la peau ou la peau dépourvue de son épiderme dans les cas d'excoriation, et enfin par les plaies.

L'infection peut se faire par certains points de la peau, je veux parler du pourtour de l'anus et notamment des mamelons. Qui n'a vu de pustules plates se développer au pourtour de l'anus à la suite de l'acte de la pédérastie, chez des enfants où la disproportion d'âge n'avait pas pu permettre l'introduction du membre viril ? J'ai été chargé pendant longtemps de la visite des nourrices à la direction des nourrices des hôpitaux, et j'ai souvent observé des familles entières, femme, mari et enfants, tous affectés de symptômes syphilitiques principalement extérieurs par suite d'une infection par succions dépendantes d'un enfant né avec la maladie vénérienne. Ces ulcérations s'étaient primitivement montrées aux seins de la nourrice, celle-ci avait peu à peu offert des phénomènes consécutifs à la gorge et aux parties génitales, elle avait infecté son mari ; plus tard les enfants de la nourrice étaient tombés malades en se servant des verres qui servaient au père et à la mère, car les commissures des lèvres étaient le siége de fissures, d'ulcérations ou de tubercules plats. Qui ne sait que l'infection vénérienne a souvent eu lieu par des baisers ? Lagneau rapporte même l'exemple d'une personne qui portait une ulcération au nombril, laquelle ulcération provenait du dépôt de sperme dans ce cul-de-sac. Je crains, il est vrai, que les circonstances de ce fait aient été mal rapportées par les malades, mais, quant aux autres, ils ont été reproduits par beaucoup d'auteurs. Ainsi, d'une part, le chancre n'est pas le seul symptôme vénérien capable de communiquer la maladie vénérienne ; d'une autre part, les modes d'infection sont divers et toute sécrétion purulente ou muqueuse infectée est capable de transmettre la syphilis sur le tissu intermédiaire à la peau, aux membranes muqueuses et à ces membranes elles-mêmes. Et comment pourrait-il en être autrement lorsque la mère transmet par le sang à son enfant l'affection dont elle est atteinte?

A plus forte raison cette infection doit-elle s'entendre de la peau excoriée ou des plaies. On sait, en effet, que l'absorption s'opère beaucoup plus rapidement par les surfaces cutanées dépourvues d'épiderme que par la peau. Il en est de même des plaies sur lesquelles les matières vénéneuses insolubles sont absorbées ; à plus forte raison un virus, du genre du virus vénérien. Au surplus, ces doctrines que j'ai consignées dans la première édition de cet ouvrage, ont reçu en grande partie une sorte de sanction dans la discussion qui a eu lieu à ce sujet à l'Académie de médecine en 1855.

J'aborde maintenant le second point que je voulais traiter dans cet article, celui de prouver que l'inoculation ne démontre rien d'absolu par rapport à la nature du chancre, et que par conséquent, au point de vue pratique, cette opération, immorale de sa nature, ne doit jamais être employée. Mieux vaut cent fois supposer l'hypothèse d'une forme mordide syphilitique et soumettre un malade à un traitement inutile pendant un temps donné d'essai, que de produire par l'inoculation des surfaces malades nouvelles que l'on ne cicatrise pas toujours à volonté, et qui, dans certains cas, se perpétuent et contribuent à augmenter l'infection générale, sans tenir compte de l'influence qu'elles exercent sur le moral des malades.

Et d'abord ou l'inoculation réussit ou elle ne réussit pas ; c'est-à-dire qu'elle reproduit un chancre en tout semblable à celui qui a fourni le pus, ou elle n'en donne pas un semblable, mais seulement elle développe une inflammation du genre de celle que produit l'inoculation d'une matière morbide étrangère à la syphilis, un bouton ou même une pustule, qui, chez des sujets d'un tempérament lymphatique et d'une mauvaise constitution, tendent à devenir plaie suppurante ; ou enfin l'inoculation ne développe rien.

Dans le premier cas, on a la preuve que le chancre était syphilitique. Mais est-ce que, dans la grande généralité des cas, le praticien un peu exercé a besoin d'inoculer le pus d'un chancre pour reconnaître qu'il est vénérien ? D'ailleurs, à quoi le reconnaît-il, si ce n'est aux caractères du chancre même dont il a inoculé le pus ? Or si ces caractères l'ont conduit à une vérification qui ne lui retrace aucun nouveau phénomène, pourquoi la pratiquer ?

Dans le second cas, il peut y avoir doute sur la nature du chancre dont on a inoculé le pus, car il a fait naître une pustule et parfois une ulcération, mais sans caractères syphilitiques bien tranchés, et alors l'inoculation n'a servi à rien.

Dans le troisième, où l'inoculation n'a eu aucune suite, où elle n'a développé aucun phénomène morbide, quelle preuve en déduire? Rien, suivant nous. En effet, quand on inocule le virus-vaccin, est-ce que la pustule vaccinale se montre nécessairement? L'opération n'a-t-elle pas pu être mal faite? Ne voit-on pas des personnes rebelles à deux, quatre, six vaccinations, présenter une superbe pustule à la septième? Ce qui a eu lieu pour le vaccin peut donc avoir lieu pour le virus syphilitique, et par conséquent le résultat négatif d'une inoculation vénérienne ne prouve rien d'une manière absolue, au moins quant à la nature du chancre. Mais il y a plus. M. Ricord admet que le pus du chancre ne reproduit pas le chancre dans toutes les phases de sa durée; il y a un certain moment qu'il faut choisir, une certaine date d'invasion dont il faut tenir compte, pour que l'inoculation réussisse. Cette date et ces caractères que doit avoir le chancre, on ne les spécifie pas. Mais ce chancre, quelle que soit la date de son invasion, infectera tout individu et transmettra néanmoins la vérole! Ainsi voilà un produit morbide, vénérien, qui ne peut se reproduire qu'à un certain temps de son existence, et qui cependant est la source d'une infection à quelque époque que ce soit!

Évidemment l'inoculation doit être rejetée comme moyen de reconnaître les caractères d'un chancre ou de toute ulcération douteuse, parce que l'opération elle-même ne donne de résultats certains que dans quelques cas, et des résultats toujours incertains dans tous les autres.

J'ai voulu démontrer: 1° que plusieurs des symptômes primitifs pouvaient développer consécutivement des syphilides, et que le chancre n'était pas le seul symptôme qui fût dans ce cas; 2° que l'inoculation était tout à fait incertaine dans ses résultats pour reconnaître la nature syphilitique d'une sécrétion morbide primitive. Je vais maintenant rechercher s'il est possible de préciser une époque à laquelle un symptôme primitif ne saurait plus développer d'accidents secondaires.

Doit-il, en d'autres termes, s'écouler deux, quatre ou dix ans, pour être à l'abri de l'apparition de syphilides lorsqu'un individu a été affecté d'un chancre, d'une blennorrhagie, ou de tout autre accident primitif? Je déclare que la question est tout à fait inso-

luble, et qu'il est impossible de préciser une date un peu certaine
à cet égard. Ainsi une personne a eu une blennorrhagie ; vingt ans
se sont écoulés ; une blessure est accidentellement faite, un état
morbide général se déclare, la santé se rétablit, mais la blessure
se cicatrise difficilement ; peu à peu elle prend les caractères
d'une ulcération syphilitique, ses bords s'arrondissent, se relèvent,
s'excavent, le pus sécrété est de mauvaise nature, et un traitement
antisyphilitique seul peut guérir cette affection. Sous l'influence
de la même cause, une personne est prise de fièvre générale, une
éruption s'opère à la peau, elle a d'abord les caractères d'une affection aiguë, puis cette affection persiste au delà du terme ordinaire, prend une forme chronique et revêt les caractères des syphilides. Tout cela se passe après cinq, dix, vingt ou trente ans
d'une blennorrhagie. Mais, dira-t-on, il faut supposer que le virus
vénérien a séjourné dans l'économie sans y manifester sa présence pendant de longues années, puis que par une cause accidentelle il manifeste sa présence. On fera à cet égard toutes les
suppositions possibles, peu m'importe ; mais c'est un fait si journalier, si commun pour les personnes qui traitent les maladies de
la peau, qu'il n'est pour elles l'objet d'aucun doute.— Ainsi, en
résumé, non-seulement plusieurs symptômes primitifs peuvent développer des phénomènes cutanés secondaires, mais encore leur
influence peut se faire sentir à une époque très-éloignée de leur
invasion, lorsque ces symptômes n'ont pas été primitivement
traités convenablement. Aussi, toutes les fois qu'une personne
atteinte de blennorrhagie vient réclamer mes soins, je me borne à
traiter la maladie par des antiphlogistiques et des révulsifs balsa-
miques, si cette personne ne doit pas se marier et si elle peut
être exposée à contracter une maladie nouvelle. Je n'hésite pas,
au contraire, à prescrire un traitement antisyphilitique, lorsque
cette personne doit contracter un mariage.

Disons cependant qu'il est très-commun de voir se développer
les syphilides dans les six premiers mois qui suivent la manifestation des accidents primitifs, c'est la règle la plus générale, ainsi
que l'a fait remarquer M. Ricord ; il n'y a rien de plus.

Syphilides. — Ces préliminaires établis, abordons nettement
l'histoire succincte des syphilides. On désigne sous ce nom toute

éruption, papule, tubercule ou ulcération de la peau, qui a pour cause l'inconnu que l'on appelle *virus vénérien*. Mais les maladies de la peau sont très-variées, et, chose remarquable, la plupart des formes morbides de la peau peuvent se montrer sous la forme de syphilides, depuis l'efflorescence cutanée jusqu'à l'ulcération la plus profonde. Aussi Biett a-t-il fait autant de classes de syphilides qu'il y a de classes de maladies cutanées. Ainsi, dans la classe des exanthèmes on trouve la roséole et l'érythème syphilitiques ; dans les maladies vésiculeuses, les syphilides varicelleuse, herpétique et eczémateuse ; dans les dermatoses bulleuses, le pemphigus et le rupia syphilitiques ; dans les pustuleuses, l'ecthyma, l'acné et l'impétigo. Il existe deux formes d'affection papuleuse vénérienne, le lichen simple et le lichen pustulo-papuleux. Suivant nous, ces formes diverses de syphilides sont une conséquence du tempérament de l'individu, ainsi que les formes des maladies de la peau. Jamais un individu d'un tempérament éminemment nerveux n'aura d'impétigo, d'ecthyma, d'eczéma syphilitiques, mais il aura des syphilides papuleuses ou tuberculeuses, etc.

Les syphilides squameuses sont assez communes et correspondent aux variétés de psoriasis et de lèpre. Quant à la classe des maladies tuberculeuses de la peau, elles comprennent un grand nombre de syphilides sous forme de tubercules non ulcérés ou ulcérés, en groupe ou disséminés, de sorte, que, ainsi que nous le disions, les formes de syphilides correspondent aux diverses formes anatomo-pathologiques des maladies de la peau, et sont presque aussi variées qu'elles.

Chacune de ces formes vénériennes a deux ordres de caractères : des caractères communs et des caractères propres. Pour le praticien, ce qu'il est bien important de connaître, ce sont les caractères communs, car qu'une syphilide soit eczémateuse, papuleuse ou ulcéreuse, cela importe beaucoup moins que de savoir que l'on a affaire à une syphilide ; puisque, à part des variétés dans la marche, la durée de la maladie, quelques modifications dans le traitement, la base de la thérapeutique est la même. Les auteurs ne se sont pas assez attachés à bien faire connaître ces caractères communs : c'est un tort, car c'est par eux que notre attention est appelée et que nous portons un diagnostic sur la maladie. Nous allons essayer de les peindre et de les reproduire d'une manière circonstanciée, afin de remplir ce vide.

Ces caractères sont au nombre de trois: ils se déduisent 1° du siège de l'affection cutanée ; 2° de la coloration de la maladie; 3° de la disposition que l'éruption cutanée a prise sur la surface de la peau.

Siége de l'éruption.— Chose remarquable, quoique les syphilides puissent se montrer à toute la surface de la peau, elles ne se développent le plus souvent qu'à certains points de cette surface et toujours sur les mêmes. On conçoit tout d'abord l'importance de ce siége pour le diagnostic ; aussi faut-il l'avoir toujours présent à la pensée, c'est un des signes les plus concluants. Voici quels sont ces lieux d'élection, dans l'ordre de leur fréquence : Pourtour des ailes du nez et des angles de la bouche ; racine des cheveux sur le front et à la partie postérieure du cou; angle interne des yeux, centre de la poitrine, partie interne des membres, voisinage des aisselles et des aines. Je répète que toute la surface de la peau peut être envahie, mais, quatre-vingts fois sur cent, la maladie sera limitée aux parties que je viens d'indiquer, et de toutes ces parties, c'est à la figure que se montrent principalement les syphilides.

Voici au surplus quelques données statistiques qui ont trait au sujet qui nous occupe. Sur 121 cas on trouve la face atteinte 64 fois, le cou 43, la poitrine 47, le ventre 41, les bras, les cuisses, les avant-bras et les jambes 50, le cuir chevelu 50 fois, les mains 29, les pieds 19 ; ce qui tient à ce que les syphilides sont presque toujours générales. Elles se développent de 25 à 35 ans, 45 fois; 33 fois de 15 à 25 ; 29 fois de 35 à 45 ; 7 fois de 45 à 55, et 5 fois à 55 et au delà. C'est en été et en hiver qu'elles se montrent le plus communément : 36 en été, 21 en hiver, 8 au printemps et 19 en automne.

Forme. — Une éruption syphilitique n'est que bien rarement limitée à une seule papule ou pustule ou tubercule. Quel que soit le peu d'étendue de l'affection, la forme morbide élémentaire se répète plus ou moins. Chose remarquable, c'est dans un ordre, un arrangement symétrique que les produits morbides se dis-

37

posent, et c'est cette disposition qui constitue le second caractère essentiel des syphilides.

Il est d'observation que, dans tous ces cas, que ce soient des papules, des pustules, des plaques squameuses, elles sont toujours arrangées de manière à représenter des lignes courbes elliptiques. Ces lignes auront des proportions relatives au volume des parties où la maladie se développe ; elles seront très-petites quand elles circonscriront les ailes du nez, l'angle de l'œil, un des angles de la bouche ; elles seront très-étendues et les productions morbides très-espacées quand elles viendront à se montrer au voisinage des aisselles ou des aines, et plus étendues encore si elles se montrent au milieu du tronc. Mais dans tous les cas, la disposition elliptique est le cachet de la cause morbide ; elle a une très-grande valeur comme moyen de diagnostic.

Je ne saurais toutefois avancer qu'on ne puisse pas trouver d'analogie à cette forme dans quelques affections de la peau qui ne reconnaissent pas pour cause la syphilis ; mais alors cette analogie n'est qu'une exception, elle ne s'observe que dans quelques psoriasis invétérés très-étendus, par exemple, dans lesquels il y a une affluence de plaques squameuses. C'est surtout dans le *psoriasis guttata* général que l'on remarque cette analogie ; mais je le répète, c'est l'exception. On ne saurait donc apporter trop d'attention à ce caractère qui vient se joindre au premier pour dénoter la cause vénérienne de l'affection ; les simples taches érythémateuses de la peau, quoique d'une étendue assez notable, ne font pas exception à cette règle.

Coloration. — Le troisième caractère que nous assignons aux syphilides, c'est la coloration. On sait quelle importance la généralité des auteurs ont attachée à la teinte cuivrée des productions morbides syphilitiques. Pour moi, c'est un caractère d'une valeur bien moindre que les deux précédents. Et d'abord quelle est cette teinte ? Ce n'est d'ailleurs celle ni du cuivre jaune, ni du cuivre rouge ; en sorte que l'expression de teinte cuivrée ne saurait rendre cette coloration. On peut dire qu'en fait de syphilides, il s'agit d'une teinte particulière, d'un mélange de jaune, de rouge et de brun, couleur fauve, que l'on ne peut pas spécifier et que l'habitude seule de voir des phénomènes syphilitiques apprend à connaître. Faisons d'ailleurs observer que ce caractère manque pour certaines formes morbides, des pustules, des ulcérations, des plaques de rupia ; c'est donc avec raison que, prenant en considération ces dernières circonstances, je n'ai assigné que le troisième rang à ce phénomène comme moyen de diagnostic.

Mais en groupant les trois caractères que je viens d'indiquer, il est rare que l'on ne soit pas conduit à se demander si l'on n'a pas affaire à une syphilide, et dès lors si l'on ne doit pas questionner le malade sur ses antécédents. Il est vrai que chez les femmes on obtient rarement des aveux, mais je n'hésite jamais, malgré la négation, à prescrire un traitement antisyphilitique, lorsque je réunis l'ensemble de phénomènes sur lesquels je viens de fixer l'attention.

J'ai établi les caractères généraux à l'aide desquels on pouvait reconnaître l'existence d'une éruption syphilitique de la peau, de manière à fixer l'attention du praticien sur l'aspect commun qui caractérise les éruptions cutanées de cette nature. S'il est vrai qu'il n'y ait pas d'exception à ces caractères généraux, il est vrai aussi que chaque forme morbide de syphilide présente des différences dans l'invasion, la marche et l'aspect spécial qui leur est propre. Je vais m'attacher à peindre ces nuances.

J'ai dit que les diverses formes de syphilides pouvaient être rattachées aux diverses classes de maladies cutanées, et non-seulement elles peuvent être rattachées à ces classes, mais encore à la plus grande partie des espèces. Abordons d'abord la catégorie des syphilides exanthémateuses.

Syphilides exanthémateuses. — On en admet deux formes : la roséole et l'érythème papuleux syphilitiques. Elles se distinguent entre elles :

1° *Par le mode d'invasion :* la roséole syphilitique, comme la roséole simple, est presque toujours précédée des symptômes ou prodromes qui accompagnent la roséole ordinaire. Ainsi, lassitude générale, anorexie, malaise, souvent mal à la gorge ; puis, tout à coup, éruption à la peau dans les vingt-quatre heures, de taches de largeur diverse, depuis une pièce de cinquante centimes et au-dessous, avec rougeur assez claire, disparaissant sous la pression du doigt. L'érythème syphilitique est, au contraire, rare-

ment précédé de symptômes précurseurs ; il apparaît plus lentement sans malaise, et d'une manière lente et successive.

2° *Par le siége :* c'est surtout au cou, à la racine des cheveux,
au-devant de la poitrine, au voisinage des aines et des aisselles,
que se montre la roséole ; l'érythème se manifeste plutôt sur les
membres et à leur partie interne.

3° *Par l'aspect spécial à l'éruption :* dans la roséole, les taches
ne présentent pas d'élévation sensible au-dessus du niveau de la
peau. Dans l'érythème, cette élévation est plus ou moins marquée ; aussi a-t-on désigné cette forme sous le nom d'*érythème
papuleux*.

4° *Par la marche et la terminaison :* la roséole syphilitique est
persistante ; la coloration, rosée d'abord, se fonce peu à peu, tout
en perdant de l'intensité de sa coloration, et il arrive un moment
où les taches semblent disparaître tout à fait, surtout si la température de l'atmosphère est très-élevée ; mais au moindre refroidissement du corps, qui amène la pâleur générale de la peau, on
voit s'établir un contraste entre la nuance propre à la peau et la
coloration ombrée des taches. L'érythème papuleux syphilitique
disparaît quelquefois spontanément et d'une manière lente, en se
déprimant peu à peu, gagnant le niveau de la peau, et y laissant
une coloration à peine sensible ; aussi ces éruptions font-elles
naître dans ce cas beaucoup de doute dans l'esprit du médecin. Mais peu à peu la coloration reprend le dessus, et sa
persistance ne permet plus alors de doute sur la nature de la
maladie.

Quant à la résolution de ces deux maladies d'une manière spontanée, elle est rare, en ce sens que la disparition complète ait lieu
sans le secours d'aucune médication ; mais lorsqu'elle arrive,
c'est pour se montrer plus tard sous la même forme ou sous une
forme nouvelle. C'est, du reste, ce qui a lieu à l'égard de toutes
les syphilides.

Syphilides varicelleuses. — Il est une variété de syphilides que
quelques auteurs modernes ont placée au nombre des syphilides
vésiculeuses et qui, suivant moi, doit faire partie des syphilides
exanthémateuses ; je veux parler de la varicelle syphilitique. En
effet, cette éruption est évidemment un exanthème. D'ailleurs,

elle n'est pas seulement vésiculeuse; elle est encore pustuleuse, puisque, dans la grande généralité des boutons, la liqueur séreuse d'abord se transforme bientôt en pus. — Quoi qu'il en soit, disons que, précédée de prodromes à l'instar de la varicelle, mais cependant généralement moins prononcés, la maladie apparaît à la peau sous forme d'une éruption plus lente à se développer et moins confluente; que, d'ailleurs, les boutons, au lieu d'apparaître simultanément, semblent se succéder à intervalles assez rapprochés, mais cependant de manière à dépasser de beaucoup la somme de temps nécessaire pour l'évolution de la varicelle; ce n'est plus en vingt-quatre heures ou quarante-huit heures que l'éruption est achevée, c'est durant huit, dix, quinze jours que l'éruption s'accroît; de sorte que, dans certains cas, elle devient presque confluente dans l'espace de trois semaines à un mois. Quant aux boutons, ils apparaissent avec des élevures au centre desquelles se développent des vésicules semblables, pour le volume, à celles de la variole; mais, tandis que dans celle-ci l'éruption est entourée d'une auréole d'un rose tendre sous forme d'efflorescence, cette teinte acquiert en peu de temps dans la varicelle syphilitique la couleur sombre et brunâtre que nous avons décrite. En même temps, la sérosité se résorbe plus lentement ou se change en une liqueur d'aspect sanieux, pour se dessécher et former une croûte brunâtre, lente à se détacher, et laissant un engorgement coloré en brun, qui conserve la largeur de la pustule qui s'était primitivement développée.

Syphilides vésiculeuses. — Il en existe deux espèces : l'eczéma et l'herpès syphilitiques; l'eczéma se présente avec ses deux variétés : l'eczéma simple et l'eczéma impétigineux. Mais il est rare que la syphilide soit *primitivement* eczémateuse; il est beaucoup plus fréquent de voir un eczéma prendre les caractères syphilitiques, par suite d'une infection contractée pendant le temps où un individu était affecté d'eczéma ou d'un antécédent plus ou moins éloigné, et j'en ai en ce moment deux exemples sous les yeux; je ne nie pas pour cela la possibilité d'un eczéma syphilitique spontané, mais je n'en ai vu que très-rarement. Je viens de donner des soins à deux dames qui en offraient un exemple. J'ajouterai que je ne trouve pas dans les observations rapportées par les auteurs le cachet d'une syphilide eczémateuse spontanée.

On a, du reste, assigné à cette forme morbide les caractères ordinaires de l'eczéma, sauf la coloration sombre des syphilides et l'absence presque complète des démangeaisons. On ajoute que les plaques ou les groupes sont irréguliers et peu étendus. Mais le siége de l'eczéma autour des ouvertures naturelles, et principalement à la figure et à la racine des cheveux sur le cou, constitue un troisième caractère très-important, auquel il faut joindre l'état rubané des plaques eczémateuses.

Il n'en est pas de même de l'herpès. Cette forme de syphilide est assez commune ; elle comporte les variétés d'herpès circiné ou nummulaire. Rien ne répond à l'herpès phlycténoïde non plus qu'à l'herpès zoster ou zona. Dans la variété d'herpès syphilitique il n'y a rien d'aigu ; on n'aperçoit pas de vésicules. C'est la forme, la couleur et le siége qui établissent l'analogie entre l'herpès circiné simple et la syphilide herpétique. Mais cette forme est tellement tranchée qu'on ne saurait mettre en doute l'existence de cette espèce de syphilide. Voici d'ailleurs quels en sont les caractères.

La maladie apparaît sous forme de petites taches qui s'élargissent rapidement et se transforment en rougeurs circinées, mais le plus souvent à cercles incomplets avec surélévation au-dessus du niveau de la peau ; et tandis que dans l'herpès les vésicules sont manifestes, là elles sont souvent inappréciables, n'amènent pas de démangeaisons sensibles et prennent rapidement la couleur des syphilides. Ces herpès syphilitiques se présentent ou sous la forme discrète, ou sous la forme confluente. Dans le premier cas, les plaques arrondies ou les cercles imparfaits occupent les lieux d'élection que nous avons spécifiés ; dans le second, ils sont souvent disséminés à presque toute la surface du tronc, au cou et sur le front, près de la racine des cheveux. Il est alors très-curieux de voir la peau du corps zébrée de ces plaques. Leur persistance, leur couleur sombre, l'absence de démangeaison, le siége et l'aspect constituent les caractères qui peuvent servir à faire reconnaître cette affection, qui persiste pour s'atténuer pendant certaines saisons, ou sous l'influence de quelques médications externes, mais pour reparaître un peu plus tard.

Herpès syphilitique. — J... (Augustine), vingt-neuf ans, passementière, boulevard de Belleville, 12, à Belleville, née à la Ferté-Gaucher (Seine-et-Marne), mariée à G... (Louis). — La malade ne donne aucun renseignement sur ses parents. Sa santé habituelle est bonne ; tempérament sanguin bilieux. Les règles sont normales, abondantes, précédées et suivies d'un flux blanc qui tache habituellement le linge en jaune. Rien qui puisse mettre sur la voie d'une infection syphilitique. Gorge saine. La malade, mariée depuis trois ans, a eu une fausse couche à six mois, il y a deux ans et demi ; depuis elle ne s'est pas trouvée enceinte. Les fonctions digestives s'accomplissent avec régularité. — Il y a un an et demi, un petit bouton parut à la commissure droite des lèvres ; la malade le gratta, l'écorcha, et peu à peu le mal s'étendit et occupa l'étendue d'un pièce de un franc à la commissure et à la partie droite de la lèvre inférieure. Pour se guérir, elle se mit entre les mains d'un médecin qui fit des applications de miel rosat et cautérisa avec une solution d'azotate d'argent. Il n'y eut pas grande amélioration, cependant au commencement de l'été dernier la maladie disparut complétement. Elle recommença au début de l'hiver, et s'agrandit très-rapidement de manière à occuper tout l'espace que nous voyons envahi actuellement. — 24 janvier 1856. A l'entrée de la malade à l'hôpital, on constate que toute la lèvre supérieure et une plaque à la commissure droite offrent une couleur rouge qui semble mélangée d'un peu de jaune. Sur ce fond apparaissent des vésicules très-petites, réunies en groupes et constituant des segments de cercle ou d'anneaux par leur réunion. La plaque de la commissure représente un cercle complet. A la lèvre supérieure, les portions d'anneaux empiètent les unes sur les autres comme les rides à la surface de l'eau quand on y a jeté des pierres. Les lignes de vésicules se continuent sur la portion muqueuse des lèvres, mais ne dépassant pas l'endroit où les deux lèvres viennent à se rencontrer. Des poils follets assez abondants existent sur la lèvre supérieure, ils ne sont jamais tombés. Pas de démangeaison, ni cuisson, ni chaleur. — Prescription : chicorée ; bains sulfureux. — 6 février. Aucun changement notable, ni en bien, ni en mal. — Tisane sudorifique ; iodure de potassium 0,50 ; deux pilules de sublimé à 6 milligrammes ; pommade soufrée ; bains sulfureux. — 24 février. La lèvre supérieure est moins roide qu'il y a un mois et la malade peut lui faire exécuter tous les mouvements avec facilité, tandis qu'auparavant ils étaient un peu gênés. La rougeur est moins vive, surtout à la partie gauche de la lèvre supérieure. Les groupes disparaissent et s'éteignent ; il devient plus facile de saisir la disposition circulaire, excepté à la commissure gauche. Toute la surface est recouverte de petites furfures ténues et adhérentes. Les vésicules ont disparu, elles sont remplacées par des surfaces un peu élevées, plus rouges que le fond général et autour desquelles adhèrent les furfures. — La santé générale est bonne.

La malade désire continuer son traitement chez elle. On lui accorde son exeat. — 13 mars. J... revient à la consultation. La rougeur paraît avoir augmenté. Cependant les surfaces malades sont moins élevées au-dessus de la peau saine, mais elles semblent s'être élargies plutôt que rétrécies. Jusqu'alors elle n'a subi que peu de modifications de la part du traitement (usage des sulfureux). — 22 mai. Amélioration très-sensible. Continuation du traitement jusqu'à la guérison, obtenue après deux mois et demi.

Syphilides bulleuses.— Là, nous retrouvons le pemphigus et le rupia syphilitiques; mais le pemphigus est d'observation récente. Il a été principalement décrit par Krauss, en 1834, et plus tard M. Paul Dubois a appelé l'attention sur cette forme de syphilide. On ne l'observe que chez les nouveau-nés. Il siége aux mains, et plus souvent encore à la plante des pieds. L'enfant, au sortir du sein de la mère, présente deux ou trois bulles à la paume des mains ou à la plante des pieds. Ces bulles sont larges comme un haricot et quelquefois plus; elles renferment une sérosité citrine d'abord, qui devient ichoreuse ensuite; elles se crèvent, se dessèchent et forment une croûte superficielle noirâtre, qui persiste avec ulcération sous la croûte, et qu'un traitement antisyphilitique peut guérir. Chez l'adulte, on n'a pas encore observé de pemphigus syphilitique.

Le rupia est, au contraire, très-commun, mais principalement à un âge assez avancé de la vie, quoiqu'on puisse aussi l'observer dans la jeunesse.

On admet généralement deux formes de rupia syphilitique, mais on peut en établir quatre espèces.— Première espèce : c'est la plus connue et la plus caractérisée. Elle apparaît sous forme de petites bulles confluentes formant bientôt une bulle unique, qui se remplit d'une sérosité ichoreuse et semi-purulente. Cette sérosité se concrète ; une croûte se forme, se dessèche de plus en plus, prend un aspect grisâtre et adhère à la partie sous-jacente. Peu à peu elle fait saillie à son centre, en même temps qu'elle s'élargit successivement par la circonférence, comme si de nouvelles bulles s'étaient formées sous la première croûte, et se fussent desséchées pour étendre par une lanière uniforme la croûte première ; de sorte qu'après un certain temps on dirait des croûtes sèches superposées, de plus bombées au centre, et figurant parfaitement une valve d'écaille d'huître.

Si l'on fait tomber cette croûte au moyen d'un cataplasme, on voit un ulcère sanieux de la largeur de la croûte. Ses bords sont plus ou moins taillés à pic, et le pus qui s'en échappe est ichoreux et fétide. Ainsi dénudé, il est très-sensible et douloureux pour le malade. L'élargissement de ces croûtes n'a lieu d'ailleurs que d'une manière très-lente, très-graduée, et les points du corps sur lesquels elles se montrent peuvent être très-nombreux ; elles persistent et se multiplient par le temps, et peu à peu elles conduisent le malade au tombeau, par les sécrétions qu'elles entraînent, l'odeur fétide qu'elles répandent, et la cachexie qui résulte de cet état.

La seconde forme de rupia est tout opposée. Comme dans la précédente, des bulles se développent et se transforment en croûtes ; mais en croûtes très-minces, noirâtres, et d'aspect sanguinolent. C'est qu'en effet, dans cette variété, la moindre pression exercée sur les croûtes, la moindre excoriation amène un écoulement de sang qui, parfois, est assez considérable pour affaiblir notablement le malade ; et comme ces écoulements de sang se répètent assez fréquemment, ces malades deviennent bientôt anémiques, pâles, décolorés et blafards. Les croûtes peuvent se montrer sur toute la surface, du corps à la fois ; mais, en général, elles se développent d'une manière discrète. Cette variété de rupia est très-grave, attendu qu'elle est accompagnée d'une altération du sang. Ce liquide, dans cette maladie, a une fluidité tout à fait anormale : aussi est-ce l'une des formes les plus graves de rupia syphilitique.

Dans la troisième espèce de rupia, les croûtes qui se montrent surtout à la figure, au cou, représentent des champignons noirâtres plus ou moins saillants et dont quelques-uns paraissent comme pédiculés ou rétrécis à leur origine. Mêmes ulcères d'ailleurs, mais beaucoup moins larges. La croûte noirâtre fournit à sa base de la suppuration ichoreuse et noirâtre ; et quant aux ulcérations, elles offrent l'aspect des ulcères vénériens.

Enfin, la quatrième espèce présente ces caractères particuliers : 1° qu'elle semble subir ces évolutions d'accroissement dans le

même point ou dans deux ou trois points seulement de l'économie;
2° qu'elle s'accroît de plus en plus sur les mêmes parties sans se
reproduire et se répéter ailleurs ; 3° qu'elle repose souvent sur
une exostose ; 4° que la croûte, irrégulière dans sa forme, est composée d'une sécrétion plus purulente, toujours un peu élevée au-
dessus du niveau de la peau et fournissant souvent du pus.

Telles sont les quatre variétés de rupia que j'admets. J'ajouterai qu'à part la dernière que je viens de décrire, toutes sont plus
ou moins liées à un état cachectique de l'économie, de sorte
qu'elles réclament des modifications en ce sens dans le traitement.
Ce sont là les syphilides les plus graves, celles qui résistent souvent à plusieurs médications antisyphilitiques et qui exigent parfois six, huit et dix mois de traitement. Elles sont d'ailleurs souvent liées à des exostoses, des caries, des nécroses, et par conséquent nous appellerons plus tard toute l'attention du praticien sur
les médications qui leur sont spécialement applicables.

Syphilides papuleuses. — Il en est deux variétés : l'une peut correspondre au lichen *simplex,* par le volume de ses papules et par
son siége ; l'autre au prurigo par son siége seulement. Dans la première variété, il se développe à la partie interne des membres, sur
le cou, sur la figure, sur le devant de la poitrine, une série de petites papules coniques, dures au toucher, acuminées, d'un rouge
violacé dès l'abord, mais sans démangeaison notable, ce qui n'a
jamais lieu avec le lichen, à moins qu'il ne soit aigu et dans le
moment de son éruption. Ces papules, qui se caractérisent par
leur couleur sombre, se disposent pour la plupart en lignes elliptiques très-dessinées. L'éruption syphilitique se montre quelquefois en vingt-quatre heures dans tous les points qu'elle doit occuper ; mais une fois développée, elle persiste là sans changer
d'aspect pendant plusieurs septénaires. Seulement, quelques-unes
des papules se recouvrent d'une petite pellicule, qui, adhérente
au centre, est détachée et libre à la circonférence. En voici un
exemple :

Syphilide papuleuse. — Acné chronique simple. — B..... (Marie), blanchisseuse, demeurant rue de Vendôme, 75, 6° arrondissement, née à
Paris, entrée le 12 février 1856. Cette fille, née de parents sur lesquels
on n'a point de renseignements fâcheux et qui n'ont point eu de maladies

de peau, est d'une bonne santé habituelle, d'un tempérament sanguin. Ses frères se portent bien; elle a toujours été réglée régulièrement et abondamment. — La peau de la face est grasse, huileuse; depuis l'enfance elle est le siége de pustules d'acné en petit nombre; mais il y a un an cette maladie prit de l'extension, et le front, le nez, les joues, le menton se couvrirent d'acné pustuleuse à pustules de divers volumes, séparées par des intervalles rosés. Sur ces parties existent des cicatrices blanchâtres caractéristiques d'une acné déjà ancienne. Le lendemain du jour de l'an de cette année, il lui survint à la lèvre supérieure un bouton qu'elle écorcha, qui grossit, s'étendit en surface de façon qu'il comprît l'étendue d'une pièce de 20 centimes sur le bord libre; au niveau de la partie médiane elle n'a pas remarqué d'engorgement bien notable des ganglions sous-maxillaires. Quinze jours après l'apparition de ce bouton, qui donnait peu de liquide mais qui avait amené un gonflement considérable de la lèvre, il fut cautérisé deux fois avec l'azotate d'argent. — Vers le 1er février apparurent aux parties génitales, sur la partie muqueuse des grandes lèvres, deux pustules qui occasionnèrent des démangeaisons considérables. Elles disparurent au bout de dix jours sans avoir causé d'engorgement à l'aine. La malade assure n'avoir jamais eu d'écoulement vaginal, ou de flueurs blanches considérables. — Dans le temps où ces accidents apparaissaient, B..... souffrit de la gorge plus que d'habitude. Elle était en effet sujette à des gonflements des amygdales et on lui en avait enlevé une à l'âge de dix ans. Des coryzas fréquents l'avaient également tourmentée. Depuis le mois de janvier elle a le nez habituellement bouché et la respiration en est gênée. — Vers le 1er février elle s'aperçut que des boutons apparaissaient dans le dos d'abord, puis sur diverses parties du corps, ils n'étaient le siége d'aucune démangeaison; elle se détermina alors à entrer à l'hôpital.— On constate, outre l'acné que nous avons notée et dont la marche n'a pas été modifiée, que la lèvre supérieure supporte une croûte noire considérable reposant sur un fond un peu induré. Du sang suinte par suite des explorations. Les pustules des parties génitales ont presque entièrement disparu. Les piliers du voile du palais et les amygdales sont le siége d'ulcérations irrégulières à fond grisâtre. — Sur le dos, la poitrine, le ventre, les bras et la partie supérieure des cuisses, existent de nombreuses papules rouge brun, peu saillantes, sans induration ni démangeaisons, recouvertes à leur sommet qui est aplati de légères furfures blanches. On peut saisir en certains endroits des dispositions en arc de cercle produites par l'arrangement de trois ou quatre papules. Les plus volumineuses occupent le dos et le ventre. La partie interne des membres supérieurs en présente un grand nombre, la partie externe très-peu; sur les cuisses, c'est le contraire. Elles diminuent de nombre à mesure que l'on se rapproche des jambes et cessent presque entièrement au niveau des genoux. — Prescription : salse-

pareille, sudorifique ; iodure de potassium, 0,50 ; 2 pil. Dupuytren ; 2 portions. — 4 mars. La croûte de la lèvre supérieure est tombée depuis peu,
on observe à sa place une ulcération grisâtre qui se rétrécit et saigne
quand on presse la lèvre. L'induration a presque entièrement disparu. Les
règles n'ont pas cessé d'apparaître en même quantité qu'auparavant. La
plupart des papules ont disparu. Quelques-unes subsistent encore dans le
dos, sur la poitrine, le ventre, les fesses et la partie supérieure et externe
des cuisses. Du reste elles ne sont presque plus saillantes. La rougeur est
infiniment moindre, et au doigt on ne les distingue guère qu'à une légère
rugosité produite par les furfures. L'acné n'a subi aucun changement, il y
a toujours apparition successive de pustules et formation de points nombreux d'*acne punctata*. Bains simples, pommade au sulfate de fer.—27 mars.
Les papules ont complétement disparu. La lèvre est très-nette, sans indu
ration. La malade sort de l'hôpital. — 10 avril. B..... se présente à la
consultation ; l'acné est toujours la même ; les papules ont reparu, mais
moins rouges quoique presque aussi abondantes que lors de la première
éruption ; elles ont les mêmes caractères. La malade, qui avait un peu négligé son traitement, est arrivée à le reprendre exactement.

Dans la variété de syphilide papuleuse qui correspond au prurigo, l'éruption siége en dehors des membres et sur le dos, les
papules sont beaucoup plus grosses que dans la forme précédente, elles sont aussi moins acuminées et moins confluentes. Du
reste, même persistance et absence de démangeaison, en même
temps qu'elles ont une teinte cuivrée ou sombre beaucoup plus
prononcée encore.

Syphilides pustuleuses. — Une première variété correspond à
l'*acné.* Comme l'acné, elle se montre par tout le corps, mais
principalement à la poitrine, au dos, au visage ; comme lui, elle a
une marche successive, de sorte qu'un bouton apparaît alors
qu'un autre est sur le point de se cicatriser ; comme lui, c'est
d'abord une sorte de grosse papule ; au sommet de cette papule
se forme peu à peu un petit point blanchâtre de suppuration qui
se termine de deux manières : ou la suppuration se résorbe en
quarante-huit heures, ou elle se fait jour au dehors pour laisser
une cicatrice qui se guérit très-rapidement ; dès lors les phénomènes de suppuration apparaissent et disparaissent très-rapidement, tandis que les phénomènes d'induration de la pustule
paraissent lentement et persistent longtemps : il résulte de là que

la maladie est souvent prise pour une affection papuleuse. Enfin, pour compléter l'analogie ou plutôt la correspondance intime qui existe entre cette syphilide et l'acné, c'est que, comme dans cette dernière maladie, les boutons dont le pus s'échappe laissent une cicatrice *indélébile*. J'insiste sur ces rapprochements, parce qu'ils n'ont été faits par personne, et je nomme cette maladie *acné syphilitique*.

Vient ensuite l'éruption qui correspond à la maladie désignée sous le nom d'*impétigo*. On en peut trouver deux variétés, l'une correspondant plus ou moins imparfaitement à l'impétigo *sparsa* ou disséminé, l'autre tout à fait analogue à l'impétigo *figurata* ou confluent. J'avoue qu'il y a presque identité entre cette seconde espèce de syphilide et l'impétigo; qu'il n'y a, au contraire, que des analogies assez éloignées entre la première et l'impétigo *sparsa*. En effet, la syphilide impétigineuse disséminée a plus de rapports avec la variole qu'avec l'impétigo. Les pustules sont beaucoup plus larges; elles ont beaucoup plus d'engorgement à la base que dans l'impétigo où la vésicule purulente forme ordinairement les cinq sixièmes au moins de la pustule. Comme dans la varicelle, le début de l'affection est souvent précédé de symptômes généraux.

Dans la seconde variété d'impétigo syphilitique, dont personne ne peut contester l'existence, la maladie apparaît ordinairement sur un point assez limité et dans une superficie de quelques centimètres, formée de pustules confluentes qui donnent une sécrétion plus ou moins rapprochée de l'aspect du miel concret. Mais ce qui distingue l'impétigo syphilitique de l'impétigo ordinaire, c'est que cette croûte repose toujours sur une base plus ou moins engorgée, à teinte cuivreuse très-prononcée, dont la forme tend à la ligne courbe, et qui est située au pourtour des ouvertures naturelles. Enfin, il est rare que l'impétigo syphilitique ne soit pas lié à quelque gonflement d'os, quelque carie ou ulcération ayant son siége dans les fosses nasales ou dans la gorge.

On trouve en troisième lieu une espèce de syphilide pustuleuse qui correspond à l'ecthyma syphilitique, maladie beaucoup plus commune chez les enfants au voisinage de la naissance ou en bas âge, que chez les adultes; on peut même dire qu'elle est rare chez l'adulte et très-fréquente chez les nouveau-nés. Il est peu de médecins qui n'aient eu occasion d'observer cette affection. Elle apparaît un mois ou six semaines après la naissance, par une série de taches rouges placées aux fesses; au centre de ces taches s'élèvent de petites pustules à larges vésicules qui se remplissent rapidement de pus et qui, en s'ouvrant, laissent à nu une surface ulcérée superficiellement. Puis, çà et là sur les cuisses et les jambes, à la plante des pieds, à la paume des mains, se montrent des pustules nouvelles. Quelquefois un certain nombre se guérit pour faire place à d'autres, mais dans les points qui ont été malades, il reste une tache d'un rouge cuivré qui ne disparaît pas, qui indique tous les points qui ont été le siége du mal. Cette forme de syphilide est très-insidieuse et j'ai souvent été consulté par des confrères sur l'étiologie du mal. D'ailleurs, les parents sont peu portés à faire connaître leurs antécédents, surtout lors-qu'il s'agit des parents du côté maternel.

Ainsi, comme on le voit, on retrouve encore dans la classe des affections pustuleuses les variétés de syphilides correspondant aux variétés de maladies cutanées.

Syphilides squameuses. — Le psoriasis et la lèpre syphilitique sont généralement plus rares que les autres formes, en ce sens qu'elles occupent une aussi grande étendue et qu'elles s'observent avec des plaques malades aussi larges. Ces syphilides ont de plus leur cachet particulier, qui se déduit des trois caractères com-muns sur lesquels j'ai appelé l'attention dans mon article précé-dent. Ainsi, les affections squameuses ont généralement leur siége en dehors des membres et à la partie postérieure du tronc, si la maladie est générale; et, si elle est locale, elle est toujours très-circonscrite; tels sont les psoriasis palmaire, plantaire et celui de la tête. La syphilide squameuse occupe moins la partie externe des membres que leur partie interne. — En second lieu, jamais les plaques de syphilide squameuse ne sont d'une grande largeur; quand elles atteignent la dimension d'une pièce de cinquante cen-times ou d'un franc, ce sont de larges plaques. Troisièmement, la couleur de la peau est d'un rouge beaucoup plus sombre. Qua-trièmement, les squames sont peu abondantes; elles ne sont pas nacrées comme dans le psoriasis et la lèpre, elles sont plus ternes.

et ont une couleur et un aspect qui virent vers la couleur et l'aspect de la corne. Cinquièmement, quelle que soit l'étendue des plaques, elles sont toujours disposées en lignes elliptiques. Sixièmement, le développement du psoriasis se fait en général sur plusieurs points à la fois qui *sont toujours les mêmes*; mais, tandis que les autres formes de syphilides, la roséole exceptée, sont très-communes à la figure, celle-ci l'est beaucoup moins; elle siége principalement sur les membres à l'instar du psoriasis. Il a donc ses lieux d'élection, ce qui ne s'observe pas pour la syphilide squameuse.

Il résulte de la réunion de toutes ces circonstances une sorte de cachet général pour le praticien, cachet qui éveille son attention et la dirige tout naturellement sur la cause première du mal. Il en est de même pour le *lepra vulgaris;* toutefois, je n'hésite pas à déclarer que le diagnostic est beaucoup plus difficile dans ce cas. En effet, la lèpre n'a pas, comme le psoriasis, son point de départ aux coudes et aux genoux. Dans la lèpre franche, au début, c'est sur le dos et sur les côtés du tronc qu'elle se montre. Ajouterai-je que, dans quelques lèpres déjà anciennes, aux caractères ordinaires de cette maladie vient se joindre un des caractères généraux des syphilides? je veux parler de la disposition en lignes elliptiques. J'avoue que, dans un certain nombre de cas, j'ai souvent suspendu mon jugement à cet égard et que parfois je suis resté dans le doute.

Syphilide squameuse. — Gallie (Rosalie), âgée de vingt-sept ans, blanchisseuse, entre le 29 mars 1855 à l'hôpital Saint-Louis, service de M. Devergie, pour y être traitée d'une affection psoriasiforme datant d'un mois environ. Rien dans les antécédents de la malade qui puisse éclaircir le diagnostic. — Rosalie s'est toujours bien portée; son hygiène est bonne. Pas un membre de la famille n'est affecté de maladie de ce genre. Elle a eu trois grossesses. Avortement à la seconde; à la troisième, accouchement à huit mois, le 7 février 1855. L'enfant paraît bien portant, et ne présente rien de particulier à la peau. Il meurt quinze jours plus tard. Le 19 février, douze jours après ce dernier accouchement, la malade est prise de symptômes généraux, tels que malaise, inappétence, céphalalgie, mouvement fébrile. Éruption papuleuse qui acquiert, au bout de trois jours, son summum de développement. Elle se montre successivement à la tête, au cou, sur le tronc et les membres. En même temps, apparition au pourtour de la bouche et du nez d'une série de pustules qui ne tardent pas à donner lieu, par leur rupture, à la formation de croûtes jaunâtres. A en croire la malade, l'éruption a d'abord été franchement papuleuse, et ce n'est que huit jours plus tard que les papules ont pris un aspect squameux. Rosalie nie toute espèce d'accidents syphilitiques. — Pas de traitement jusqu'au moment de son entrée à l'hôpital, le 29 mars 1855. Examinée dans son ensemble, l'éruption se montre à nous sous forme de papules plus ou moins larges, plus ou moins saillantes, de couleur rosée, et couronnées de squames blanchâtres. Nous retrouvons en un mot tous les éléments du psoriasis, à part cet état papuleux qui souvent, même ici, est marqué par l'affaissement ou l'élargissement de certaines papules. — L'éruption est générale. Comme caractère dominant, nous signalerons la disposition de certaines papules en une ligne courbe elliptique. L'éruption présente en outre un cachet particulier suivant qu'on l'examine dans telle ou telle région.—Au cuir chevelu, et principalement à la partie médiane, ce sont des plaques presque toutes confondues, et recouvertes de squames plus épaisses que partout ailleurs. Les cheveux sont comme saupoudrés de cette sécrétion épidermique. A la face, les petites plaques squameuses sont groupées autour des ouvertures naturelles, au pourtour des yeux, du nez, aux commissures labiales, à la base de la lèvre inférieure. On trouve de plus, dans cette dernière région, des croûtes impétigineuses assez minces, d'un jaune sale, reposant sur une base légèrement engorgée. Sur les membres, l'éruption est exclusivement bornée aux plicatures. Rien à signaler du côté de l'extension. Quant aux caractères que présentent les squames, tantôt ce sont de petites pellicules adhérentes au centre et libres à leur circonférence, tantôt de petits bourrelets épidermiques limitant la base de la papule et laissant le sommet découvert. La malade se plaint depuis son entrée de mal à la gorge. A l'examen on ne trouve qu'une légère ulcération de l'amygdale gauche, l'autre est un peu boursouflée ; M. Devergie diagnostique une syphilide squameuse. Il prend pour base de son diagnostic : 1° cette disposition des papules en une légère courbe elliptique, disposition que l'on ne rencontre pas dans le psoriasis de cause non spécifique ; 2° leur siége à la face ; 3° leur tendance à se montrer au pourtour des ouvertures naturelles ; 4° leur confluence ; 5° leur présence aux plicatures des membres ; 6° le peu de densité des squames, leur couleur d'un blanc mat et corné, leur mode d'insertion. Traitement : tisane sudorifique, iodure de potassium, 0,5 ; deux pilules de sublimé à 6 milligr.; bains sulfureux. Quinze jours plus tard, le diagnostic se trouve doublement confirmé : 1° par l'aveu même de la malade, qui nous raconte qu'au troisième mois de sa grossesse, huit jours après un dernier coït, elle a vu apparaître un écoulement jaunâtre assez abondant. De plus, l'éruption a été précédée et suivie pendant quelque temps de douleurs névralgiques siégeant dans la région temporale ; 2° par les modifications que le traitement antisyphi-litique a produites dans l'état général de l'éruption. Les papules affaissées ont pris à leur base une couleur cuivrée caractéristique. — 12 mai 1855. Aujourd'hui l'état papuleux a complétement disparu et ne laisse pour trace que des macules cuivrées. Le cuir chevelu est à peu près sain, à part sa teinte violacée. Il n'existe presque plus de sécrétion épidermique. Quelques papules à la région frontale, et à la commissure labiale gauche, l'impétigo, ont laissé des traces noirâtres et comme ecchymotiques. — Il nous reste à signaler une nouvelle poussée de papules, datant de huit jours, sur les parties latérales du pli du bras. — 14 juin. Les papules se sont affaissées, et il ne reste plus que des macules. La malade quitte l'hôpital et continue son traitement chez elle.

Psoriasis syphilitique. — Hédieu (Jeanne), vingt-neuf ans, cuisinière, rue Saint-Maur, 150, 6e arrondissement ; née à Bunbronde (Puy-de-Dôme), fille. — Tempérament sanguin-bilieux ; cheveux noirs ; a été réglée à quinze ans. Depuis ce temps les menstrues ont toujours paru régulièrement. Petite vérole à six ans, fièvre typhoïde à vingt-huit ans. Ses parents, ses frères ou sœurs n'ont jamais eu de maladies de peau et se portent bien. Elle habite Paris depuis neuf mois. Aucun renseignement qui puisse mettre sur la voie d'une infection syphilitique. La gorge est saine, ainsi que les parties génitales. Flueurs blanches de temps en temps, ne tachant pas le linge en jaune ou en vert. — Il y a quatre mois une petite plaque de psoriasis apparut sur chacun des genoux. Peu à peu elle s'étendit et d'autres se montrèrent aux bras et aux jambes, mais en petit nombre ; cet état dura environ deux mois. Alors eut lieu l'apparition de toutes les plaques que nous voyons maintenant. Elles débutaient par un bouton gros comme une tête d'épingle qui s'accroissait avec rapidité. Depuis, d'autres petits points ont paru, mais ils n'ont pas acquis de développement. La malade en a remarqué qui sont stationnaires depuis quinze jours et plus. Elle n'a pas quitté son travail parce qu'elle ne pouvait plus s'y livrer, mais sur les avis d'un médecin qui l'a traitée quelque temps par des bains sulfureux, des lotions avec la décoction de feuilles de noyer et des tisanes. — 14 février 1856. On constate à son entrée un psoriasis discret, mais présentant quelques particularités. Les plaques siègent sur les membres inférieurs, sur le pubis, sur le ventre, mais en petit nombre ; quelques-unes existent sur le dos, enfin sur les bras. Elles existent sur les membres du côté de la flexion et de l'extension, à la partie interne, comme à la partie externe, mais un peu plus nombreuses à la partie externe. La peau restée saine aux coudes est rude. Les plaques sont généralement arrondies, du volume d'une pièce de cinquante centimes à celui d'une pièce de cinq francs ou davantage. Quelques-unes n'ont plus la forme arrondie, mais on voit

manifestement qu'elles résultent de la fusion de deux ou trois plaques voisines. Entre ces plaques existent des points écailleux gros comme une tête
d'épingle et irrégulièrement disséminés. Il n'en est pas de même des plaques que l'on peut presque toutes rattacher à des systèmes de courbes à
rayon variable. Cette disposition arquée est remarquable sur les bras, sur
les jambes et les cuisses, et est encore facile à apercevoir pour les plaques
réunies. Au niveau des plaques la peau perd subitement sa couleur et son
aspect normal. Elle devient d'un rouge foncé vif, ridée et couverte de
squames épaisses, d'aspect plus corné que nacré. Elles sont jaunâtres,
opaques, assez adhérentes, mais faciles à soulever avec l'ongle sans produire de douleur et sans laisser apercevoir d'érosion ou d'ulcération. Jamais les plaques n'ont exhalé de liquide. Elles ne sont pas le siége de
démangeaisons, excepté celles du pubis qui sont confluentes, mais la malade
ressent souvent dans toutes une sorte de chaleur. La peau est légèrement
épaissie à leur niveau. Le doigt apprécie facilement leur relief. Les écailles
se reproduisent en deux ou trois jours, et sur les plaques réunies indiquent
pendant environ dix jours la trace des plaques primitives par leurs rayons.
Aux genoux les squames sont très-épaisses, fendillées, et l'on n'y trouve pas
la forme arrondie que nous avons signalée ailleurs. On remarque sur le
sujet, sur le dos de la main gauche, quelques traces de brûlures datant de
trois semaines, qui se sont couvertes de squames et ressemblent à des
plaques de psoriasis primitif, mais à fond moins rouge.—Prescription: tisane sudorifique; iodure de potassium 0,50; deux pilules de sublimé 0,006;
trois portions. — 14 mars. La couleur a diminué d'intensité, pas de nouvelles plaques. Celles des genoux occasionnent de la souffrance en se fen-
dillant. — 13 avril. La couleur est maintenant rose pâle. Les squames se
reproduisent en petite quantité et lentement. Le centre de la plupart des
plaques est sain et la peau y a repris son aspect normal. Les plaques sont
peu élevées au-dessus de la peau environnante et elles ne signalent plus
leur présence que par une sorte de liséré circulaire. Huile de cade pure
sur les lisérés squameux.— 3 mai. Les derniers points squameux ont disparu. On peut encore deviner la place qu'occupaient quelques-unes des
plaques psoriasiques à la teinte légèrement rose qu'elles présentent, mais
beaucoup ont complétement disparu sans passer par la couleur bistre ou
brunâtre qui suit le traitement arsenical. La peau a partout repris sa souplesse et son épaisseur normales. Exeat.

Il n'en est pas de même des syphilides locales qui correspondent
aux psoriasis locaux; ici, dans le siége, soit à la main, soit à la
plante des pieds, soit ailleurs, il y a des dispositions toutes particulières de plaques qui contrastent avec l'état normal du psoriasis

circonscrit : elles ont une tendance à l'état corné qui met sur la voie d'un diagnostic exact. J'en dirai autant de la syphilide squameuse de la figure : à part la racine des cheveux, le psoriasis est si rare à la face, que tout d'abord le soupçon d'une syphilide squameuse naît dans l'esprit du médecin. C'est donc, en résumé, un examen d'ensemble qu'il faut faire pour arriver à porter un diagnostic certain.

Syphilides chromateuses. — Les taches syphilitiques ne sont pas rares; elles répondent aux pityriasis *versicolor* et *nigra*. C'est encore là une variété de syphilides qui présentent assez fréquemment des difficultés de diagnostic. Ici il faut appeler à son aide plusieurs circonstances dont je vais faire mention. Le pityriasis est souvent lié à une peau brune, à un tempérament plus ou moins bilieux; la syphilide chromateuse affecte tous les individus indépendamment de ces deux conditions. L'évolution des taches de pityriasis se fait d'une manière lente, graduée, elle emploie beaucoup de temps pour se multiplier et s'étendre; dans la syphilide chromateuse ou *pityriasis versicolor* et *nigra* syphilitiques, l'éruption des taches est rapide, et tout d'abord elles se montrent en général dans les points qu'elles doivent occuper. Dans le pityriasis ordinaire, ces taches, quand elles surviennent vite, sont accompagnées de démangeaison; le malade est porté à opérer des grattages, et, quand ils ont lieu, la surface tachée se recouvre bientôt d'une poussière farineuse adhérente à la surface malade. Rien de semblable dans la syphilide chromateuse : la tache se montre sans démangeaison, elle ne se couvre pas de pellicules. Quant au siége des taches, il est souvent le même dans les deux cas; mais ce qui facilite surtout le diagnostic, c'est la circonstance de pityriasis à la figure, car dans ce cas les taches occupent le pourtour des ouvertures naturelles.

Faut-il rapporter au *pityriasis nigra* syphilitique la lèpre noire de Willan? Biett était tout à fait de cet avis, et j'avoue que je le partage, car il est constant que la coloration des taches est beaucoup plus foncée dans le pityriasis syphilitique que dans le pityriasis ordinaire.

Syphilides tuberculeuses. — Il me faut encore parler des syphilides tuberculeuses qui sont si communes. J'insiste sur les moyens

de diagnostic, parce que c'est là l'élément et le point de départ
du traitement, et malgré le soin que je cherche à apporter dans
ces descriptions, je crains bien d'être encore tout à fait insuffisant.
Il est des faits que l'on ne peut pas peindre, ou pour lesquels il
faut un talent de description qu'il n'est pas donné à tout le monde
de posséder.

Cette forme de syphilide est très-grave sous un autre point de
vue : c'est qu'elle affecte le plus souvent le visage et le voisinage
des ouvertures naturelles, en sorte que, même après la guérison,
elle laisse des traces indélébiles de son passage. Au surplus, les détails dans lesquels nous allons entrer feront mieux connaître les
conséquences de cette maladie.

Disons tout d'abord que s'il y a lieu de la comparer à une autre
affection non syphilitique, c'est avec le *lupus* qu'elle a le plus d'a-
nalogie, et cette analogie est telle, que l'on confond souvent ces
deux maladies entre elles, surtout quand elles ont leur siége sur
le tronc. Aussi est-ce la forme scrofuleuse des syphilides. Or, dans
la classe des maladies tuberculeuses on comprend encore la
mentagre. Celle-ci peut être syphilitique comme toutes les autres
maladies cutanées, ainsi que nous en citons un exemple ; mais
la syphilide tuberculeuse est quelque chose de tout spécial. Voici
toutefois une observation de mentagre syphilitique spéciale :

Mentagre syphilitique. — Depuis un an qu'il a sa maladie, X..., conducteur de voitures de remises au voisinage de MM. Ricord, Natalis Guillot,
Tardieu, a pu les consulter sur son affection ; mais on n'a pas reconnu la
physionomie de cette mentagre. — Série de tubercules sur les deux joues,
la lèvre, le menton ; mais je fus frappé de la disposition elliptique de ces
tubercules. Pommades, cataplasmes, bains, douches de vapeur, rien
n'avait fait. — Traitement : tisane sudorifique ; sirop d'iodure de fer,
d'iodure de potassium, de bichlorure. — Après un mois, 29 juillet, les
trois quarts de l'affection sont guéris sans aucune application extérieure. Ce
traitement a été continué pendant trois mois. Ainsi, s'il y a eu dans cette
mentagre un cryptogame, le traitement spécifique l'a entièrement détruit
par sa seule influence de l'intérieur à l'extérieur. La guérison du malade
a été parfaite dans le laps de temps indiqué.

Quoi qu'il en soit, les syphilides tuberculeuses présentent plusieurs formes. Il en est deux principales : la forme tuberculeuse

sans ulcération et la forme ulcéreuse. Dans la première, la maladie parcourt toutes ses périodes sans donner lieu à aucun produit morbide, si ce n'est quelques squames; dans la seconde, au contraire, le tubercule s'excorie à son centre, s'ulcère, et cette ulcération fournit une sanie purulente qui découle continuellement de la plaie, ou donne lieu à une sécrétion morbide, sanieuse et purulente, mais qui se concrète sous forme de croûtes. Dans le premier cas, il en résulte des ulcérations *térébrantes* ou perforantes, et dans le second des ulcérations serpigineuses. (Voy. planche V, SYPHILIDES.)

Quoi qu'il en soit de ces divisions, sur lesquelles nous reviendrons tout à l'heure, toujours est-il que la marche de l'affection est bien différente. Néanmoins, dans ces diverses formes, c'est l'engorgement qui fait le cachet du mal et qui en établit la distinction. Or l'engorgement se montre toujours primitivement sous la forme d'un bouton induré plus ou moins large, isolé, ou suivi de l'éruption d'un ou de plusieurs autres boutons auxquels on donne le nom de *tubercules*.

Dans l'hypothèse où la forme tuberculeuse n'est pas ulcéreuse, rarement il existe un tubercule isolé. Le plus souvent plusieurs tubercules se développent soit successivement, soit en même temps, et ils se disposent alors sous la forme elliptique, comme dans toutes les syphilides.

On a cherché à établir des variétés par rapport au volume de ces tubercules, les uns se rapprochant de celui d'un pois, les autres de celui d'une noisette et plus. Mais le volume importe peu et ne nous paraît pas suffisant pour constituer des variétés ; ce sont tout au plus des nuances de volume, sans intérêt d'ailleurs au point de vue pratique.

Ces divers tubercules sont d'un rouge brun, leur couleur ne varie pas; ils siégent au pourtour du nez, de la bouche et des yeux, ou bien ils se montrent sur le dos et sur le devant de la poitrine; ils persistent là d'une manière indolente pendant des mois entiers sans faire de progrès sensibles; ils se recouvrent seulement de quelques squames ou écailles fort adhérentes d'ailleurs, qui paraissent ne pas se renouveler ou dont la chute est très-lente : de sorte que des malades gardent quelquefois cette affection pendant des mois et même plus d'une année. sans que la maladie ait fait des progrès très-rapides, soit en surface, soit en épaisseur.

Comme le voisinage du nez et le nez lui-même sont fort souvent affectés, on est porté à rapporter le mal à une cause scrofuleuse. C'est l'idée de *lupus* qui frappe tout d'abord dans quelques cas, parce que les soupçons de syphilis ne naissent presque toujours qu'en dernier.

Dans la forme tuberculeuse et ulcéreuse à la fois, il y a lieu d'établir une grande différence entre les variétés de tubercules térébrants ou perforants et les tubercules serpigineux. Parlons d'abord des premiers.

C'est la variété la plus terrible par les désordres qu'elle cause; elle se montre, le plus souvent sur le nez ou sur la lèvre supérieure ou dans le voisinage de l'un et de l'autre, quelquefois sur le front; elle apparaît par une élévation arrondie plus ou moins large, et au centre de laquelle se manifestent une ou plusieurs vésicules ou pustules qui se crèvent et sont la source d'une ulcération. Cette ulcération fait des progrès, s'élargit et gagne de la profondeur ; elle détruit les parties molles, s'étend aux os et en détermine la carie. Alors on voit, soit une aile du nez, soit l'extrémité de cet organe, déformée, diminuée de volume par la perte de substance. Peu à peu le mal fait des progrès en profondeur, la carie s'étend à la cloison du nez, aux cornets, à la voûte palatine ; elle établit bientôt une communication entre les fosses nasales par une perforation de la voûte palatine, postérieure à la perforation de la cloison du nez; en un mot, tous les ravages que les affections cancéreuses peuvent produire.

Dans la syphilide tuberculeuse et ulcéreuse, mais serpigineuse, ce n'est plus ordinairement le même siége. C'est presque toujours sur des parties saillantes, arrondies, pourvues de graisse, que la maladie se développe: ainsi, les deux joues, le front, le menton, le dos ou les lombes, le devant de la poitrine et notamment les seins. La forme tuberculeuse se montre d'abord, puis l'ulcération survient et s'étend en ellipse, toujours en s'agrandissant, et en laissant naître parfois à son centre des cicatrices comme dans le lupus qui ronge en surface. Cette circonstance rend le diagnostic très-difficile dans ces sortes de cas ; et souvent on a vu des médecins prendre pour syphilides ce qui n'était qu'un lupus, et *vice versâ.*

Quelle influence les syphilides exercent-elles sur la constitution et sur le moral des individus, et quelle en peut être l'issue lorsqu'elles sont abandonnées à elles-mêmes ? Cette question est importante au point de vue des conséquences des syphilides. Bon nombre de ces affections peuvent disparaître sans traitement, mais elles laissent alors presque toujours des taches ou une coloration plus ou moins foncée de la peau, telle, en un mot, que cette enveloppe ne reprend pas sa blancheur primitive ; c'est ce qui a lieu pour les syphilides exanthémateuses et eczémateuses. Les syphilides papuleuses qui disparaissent après un traitement antisyphilitique, laissent souvent des taches à la place occupée par les papules, à plus forte raison quand la syphilide disparaît spontanément, ce qui n'a guère lieu que par suite d'un état morbide général, une fièvre grave ou toute maladie de ce genre.

Le rupia syphilitique et les syphilides tuberculeuses ne guérissent jamais spontanément. La première de ces affections exerce sur l'économie deux sortes d'influences : l'une s'exerce sur le physique et l'autre sur le moral, tandis que la seconde ne s'exerce que sur le moral. Tous les individus atteints de *rupia* plus ou moins général tombent, après un certain laps de temps, dans un état de faiblesse et de prostration marqué. Ce n'est cependant pas l'abondance de la suppuration qui amène ce résultat, car dans le plus grand nombre de cas la suppuration est assez peu considérable pour se concréter et se former en écailles. Faut-il admettre qu'il existait chez l'individu affecté une prédisposition au rupia qui a fait que la syphilide venant à surgir à la peau, elle s'est montrée sous cette forme ? J'avoue que je ne saurais expliquer autrement ce qui fait que chez tel sujet la syphilide est papuleuse, tuberculeuse chez un autre, pustuleuse chez un troisième, et que sous ce rapport toutes les conditions de développement auxquelles sont soumises les maladies de la peau doivent aussi exercer leur influence, lorsque doit apparaître une syphilide. Toujours est-il que l'on peut regarder comme constant le dépérissement rapide des individus affectés de *rupia* syphilitique, si l'on ne porte pas remède à cette affection.

Quant à l'influence morale, elle est généralement très-puissante; la surface de la peau a pris un aspect tellement hideux, qu'il faut une abnégation de soi-même qui se rapproche de l'incurie ou de l'abrutissement pour ne pas souffrir moralement plus encore que physiquement.

Ces deux sortes d'influence ne se font pas sentir au même degré pour les syphilides tuberculeuses. D'abord elles sont en général très-limitées, très-circonscrites ; ensuite elles affectent de préférence des sujets d'un tempérament lymphatique, et par conséquent plus phlegmatiques et plus insouciants; ensuite elles ne donnent que peu ou point de suppuration. Mais d'un autre côté, elles siégent principalement à la figure ; elles changent profondément la physionomie ; elles vouent sous ce rapport à une séquestration complète l'individu qui en est atteint, et l'on conçoit combien chez la femme, par exemple, c'est une cause de chagrin.

J'ai insisté sur ces diverses circonstances parce que le médecin, dans le traitement de ces affections, doit les prendre en considération, d'une part pour proportionner la dose et le choix de ses médicaments à l'état du malade, d'une autre part pour l'hygiène à faire observer durant un traitement si long.

Enfin, pour compléter ce qui concerne les syphilides au point de vue du diagnostic et de la marche de la maladie, nous rappellerons que, conjointement avec elles, se montrent souvent un ou plusieurs des quatre phénomènes suivants : 1° des douleurs nocturnes; 2° la chute des cheveux; 3° une certaine coloration toute particulière du voile du palais et des amygdales; 4° un engorgement des ganglions de la région postérieure du cou près la racine des cheveux. Quant aux douleurs nocturnes, je ne m'y arrêterai pas, j'énoncerai seulement ce fait que, si elles accompagnent le plus souvent les exostoses, elles peuvent se montrer indépendamment de cette maladie des os.

La chute des cheveux a cela de remarquable qu'elle s'opère sans douleurs, sans démangeaison, sans pellicules; elle survient peu à peu et ne fait que s'accroître. Tous les matins en se peignant, même au démêloir, des cheveux tombent ; ils s'enlèvent même en passant la main dans la chevelure. C'est là un phénomène très-communément observé chez les personnes atteintes de syphilides.

L'état de la gorge est tout particulier ; il semble que l'extrémité de la luette et le bord libre des piliers du voile du palais soient le point de départ d'une rougeur sombre qui va en s'irradiant sur les parties latérales, de sorte qu'il en résulte une arcade d'un rouge brunâtre, persistante, sensible à l'œil à tous les moments de la journée, n'incommodant pas le malade, n'amenant pas de difficultés dans la déglutition et ne produisant, en fait de sensation, que le sentiment d'une sécheresse plus ou moins grande.

M. Ricord a fortement insisté dans ces derniers temps sur l'engorgement de quelques ganglions dans la partie correspondante à la syphilide localisée. J'y attache, pour mon compte, moins d'importance, parce que j'ai trop souvent observé ce phénomène chez des individus qui n'étaient pas syphilisés, quoique d'ailleurs la coïncidence soit commune.

Ces divers caractères, existant isolément ou dans leur ensemble, contribuent puissamment, dans quelques cas douteux, à fixer l'opinion du médecin sur la nature du mal.

Enfin, il me reste à dire quelques mots sur l'issue et les conséquences des syphilides avant d'en aborder la thérapeutique. Il est constant qu'aujourd'hui on ne voit plus de désordres graves aussi fréquemment qu'on l'observait autrefois, et par ce mot je n'entends pas une époque bien éloignée de nous, je veux parler de trente à quarante ans au plus. Alors il n'était pas rare de rencontrer dans les salles exclusivement destinées au traitement des maladies vénériennes bon nombre de malades chez lesquels on retrouvait tubercules, ulcérations, exostoses nombreuses, caries, nécroses, phénomènes qui siégeaient plus particulièrement à la face, mais que l'on voyait aussi très-souvent sur les membres. La plupart de ces malades périssaient au bout de quelques années dans un état d'amaigrissement, de faiblesse et d'épuisement, parce qu'il arrivait une époque où, après des traitements répétés, l'estomac et les intestins ne remplissaient plus leurs fonctions ; c'est encore la fin de quelques malades affectés de syphilides graves, et notamment de *rupia* ou de tubercules ulcérés avec nécroses sur une certaine étendue du corps. Il arrive chez quelques-uns de ces malades, qui ont ordinairement subi de nombreux traitements, soit au mercure, soit à l'iodure de potassium, mais principalement au mercure, il arrive, dis-je, un épuisement général en vertu duquel aucun médicament ne peut plus être supporté, si surtout ces médicaments sont donnés à doses qui ne sont pas assez fractionnées, et alors surviennent l'anorexie, la diarrhée, qui conduisent peu à peu le malade au tombeau.

Si les exemples de résultats aussi fâcheux sont aujourd'hui très-rares, cela tient, je crois, à deux causes : c'est que le mercure est administré moins souvent, et que surtout il est donné à dose beaucoup moins élevée. J'aurai cependant à signaler dans le cours de la thérapeutique un abus du même genre, qui semble renaître avec l'emploi d'un nouveau composé mercuriel, mais je ne veux pas anticiper à cet égard. A ces deux causes, il faut joindre une hygiène aujourd'hui mieux appropriée aux traitements mercuriels. On peut ensuite considérer les doctrines de Broussais comme ayant conduit les médecins de notre époque à une thérapeutique plus rationnelle des affections syphilitiques.

Thérapeutique. — Nous abordons actuellement la partie la plus importante de l'histoire des syphilides, c'est la thérapeutique. Elle exige quelques développements. Nous ne croyons pas devoir nous borner à retracer la méthode ou les moyens que nous mettons le plus souvent en usage dans le traitement des syphilides ; il faut que la généralité des moyens conseillés jusqu'à ce jour soit de notre part l'objet d'un contrôle qui justifie notre méthode thérapeutique. Nous ferons donc une revue des principaux d'entre eux en leur assignant une valeur donnée, puis nous indiquerons ceux auxquels nous donnons la préférence, avec les modifications que nous leur faisons subir dans les applications journalières de notre pratique.

Toutes les fois qu'il s'agit de thérapeutique en fait de maladie syphilitique, le premier médicament qui se présente à la pensée, c'est le mercure. Mais ce médicament peut être employé sous des formes bien différentes, et d'ailleurs il est rejeté par un certain nombre de praticiens, lorsqu'il s'agit d'accidents tertiaires et même d'accidents secondaires de la syphilis. Pour nous, nous déclarons tout d'abord que, loin de le répudier dans ces sortes de cas, nous l'employons presque constamment, à moins qu'il ne nous soit démontré que le malade en a usé pendant un temps suffisant et à des doses telles, qu'il ne serait plus rationnel de le mettre en usage. C'est assez dire qu'il forme la base de tous les traitements que nous faisons suivre à nos malades lorsqu'il s'agit de combattre des syphilides.

Or, on peut avoir usé du mercure de beaucoup de manières. Ainsi un malade s'est adressé à une mauvaise préparation, dont les effets sont incertains ; il en a pris tout à coup une dose élevée ; des accidents de salivation sont survenus ; on a interrompu le traitement. On y est revenu plus tard ; mais plus tard aussi la salivation se reproduisant, on a abandonné le mercure, se fondant sur ce principe combattu d'ailleurs par Cullerier oncle, que la salivation est l'indice de la saturation mercurielle ; que c'est elle qu'il faut atteindre pour obtenir une guérison, principe qui était en faveur parmi les médecins des siècles précédents.

C'est là, pour dire tout de suite notre manière de voir, une idée tout à fait fausse : suivant nous, la salivation ne prouve pas la saturation mercurielle ; c'est un phénomène local résultant de l'influence particulière que ce médicament exerce sur les organes salivaires. Il est, en effet, démontré aujourd'hui que la salive de ces sortes de malades ne contient pas de mercure, et que ces expériences, qui tendaient à constater sa présence dans ce liquide, sont fausses dans leurs résultats ; que les malades ne blanchissent pas les pièces d'or parfaitement décapées que l'on fait séjourner de douze à vingt-quatre heures dans la bouche. D'ailleurs, la salivation se montre au début du traitement, et ce devrait être le contraire. C'est donc une action toute spéciale ; mais cette action exerce une telle influence sur l'économie, qu'elle porte atteinte à la santé, qu'elle prédispose à une salivation nouvelle par la moindre dose de mercure, et qu'elle s'oppose ainsi à la continuation d'un traitement devenu nécessaire.

Tel autre malade aura pris du mercure pendant huit à dix jours, il aura cessé ce médicament durant un laps de temps plus ou moins long pour le reprendre ensuite ; en un mot, il n'aura pas fait un traitement régulier.

Un troisième aura vu disparaître les accidents après un mois ou cinq semaines de l'usage des préparations mercurielles, il se sera aussitôt arrêté. Un quatrième aura pris une composition infidèle de sa nature, etc.

Or, il est des accidents syphilitiques secondaires ou tertiaires qui ne peuvent être guéris qu'après trois, cinq, six et huit mois de l'usage du mercure, et ce n'est qu'avec une grande persévérance·dans l'emploi de ce médicament que l'on parvient à obtenir une guérison à l'abri de récidives. Mais il ne suffit pas d'employer longtemps ·cet agent thérapeutique, il faut surtout s'adresser à une bonne préparation. C'est à ce point de vue que nous allons envisager les divers composés mercuriels le plus généralement employés.

Établissons d'abord que le but qu'on se propose c'est de porter dans le torrent de la circulation un agent médicamenteux; que l'on atteindra d'autant plus facilement ce but que cet agent sera de sa nature dans des conditions faciles d'absorption; qu'il pourra être dosé de telle sorte que rien n'échappe pour ainsi dire à l'absorption, et que l'on sache quelle dose de principe médicamenteux on administre au malade.

On a préconisé depuis vingt ans des·composés insolubles de mercure, c'est-à-dire ceux qui sont dans les conditions les moins favorables à l'absorption; exemples : le mercure à l'état d'onguent mercuriel, le calomélas, le mercure soluble d'Hahnemann et le protoiodure de mercure.

Non-seulement ces composés sont insolubles, mais encore plusieurs d'entre eux, loin d'avoir une composition franche et toujours fixe, constituent des mélanges variables dans leur composition. Cette dernière observation est justement applicable au composé qui est aujourd'hui le plus généralement employé, le protoiodure de mercure; ce composé doit probablement sa faveur aux succès que donnent certaines préparations d'iode dans le traitement de la syphilis. Les praticiens ont été portés à attacher une grande importance à cette association de l'iode et du mercure, sans réfléchir que ces deux substances sont solubles et très-facilement absorbables lorsqu'on les donne chacune isolément à certains états de dissolution : à l'état de combinaison, ils forment un composé insoluble dans lequel non-seulement les propriétés de l'iode et celles du mercure sont en grande partie neu-

tralisées, et par conséquent sans effet; mais encore elles constituent un composé insoluble qui, s'il est absorbé comme il y a lieu
de le croire, ne peut l'être que dans une très-faible proportion et
de telle sorte que le médecin ignore absolument dans quel rapport cette absorption s'effectue. La preuve de cette assertion existe
dans ce qui se passe généralement lorsqu'on administre le protoiodure. C'est une des préparations mercurielles que l'on donne à
plus haute dose, et si l'on n'atteint pas cette dose élevée, la médication est sans effet. Or, si l'on est obligé d'administrer de 5 à 10,
et quelquefois 20 centigrammes de protoiodure par jour, tandis
que l'on donne pour obtenir le même effet 8 à 12 *milligrammes*
de sublimé au plus, il est évident que l'absorption est toute différente dans les deux cas.

Mais il y a plus : le protoiodure est un des composés mercuriels qui donnent le plus souvent lieu à la salivation. Cette circonstance tient à deux causes : la première, c'est que l'on est obligé
de donner de fortes doses de protoiodure; la seconde, c'est que
ce médicament, par le fait même de sa préparation, est souvent
mêlé à un sel *soluble* de mercure, s'il n'a pas été parfaitement lavé
et dépouillé de ce sel par le lavage. Quoi qu'on ait dit à cet égard,
je soutiens que la salivation est très-communément observée avec
le protoiodure de mercure, et qu'elle ne se montre que bien rarement lorsqu'on emploie un sel soluble de mercure et qu'on l'emploie avec ménagement.

Il est vrai que le protoiodure de mercure ne saurait encourir
les reproches que l'on a faits à certaines préparations mercurielles,
le sublimé par exemple, celui de donner lieu à des douleurs
d'estomac, d'apporter du trouble dans la digestion, et même
d'exercer une influence fâcheuse sur les poumons. Mais à quelle
époque a-t-on adressé ce reproche au sublimé? Dans un temps où
ce composé mercuriel était prescrit sans ménagement; où il était
donné jusqu'à 25 milligrammes et même jusqu'à 5 centigrammes
par jour; quand il était surtout pris à l'état de liqueur de van
Swieten, de sorte qu'il exerçait directement toute son influence
sur la membrane muqueuse stomacale. Mais aujourd'hui que les
praticiens sont plus sobres de mercure, aujourd'hui qu'ils en atténuent les doses, on ne voit que bien rarement les accidents qu'on

reprochait autrefois au sublimé. Ainsi le protoiodure de mercure n'offre plus aucun avantage sur le sublimé sous le rapport des
accidents gastriques ; il présente des inconvénients très-marqués
au point de la salivation qu'il fait naître souvent, et surtout en
raison des variétés qu'il offre dans sa composition, et qui par cela
même en constituent un remède d'un effet incertain entre les
mains du médecin. Pour nous, nous n'employons jamais le protoiodure de mercure, parce que la matière médicale a à sa disposition des composés mercuriels plus sûrs et ne présentant pas les
mêmes inconvénients que lui.

J'adresserai une partie des mêmes reproches aux autres composés insolubles de mercure. Ainsi le mercuro métallique donné
à l'état de pilules mercurielles, le calomélas administré par les
praticiens, soit en pilules, soit en frictions, et dont l'emploi est
d'ailleurs presque abandonné, etc.

Ce qui, suivant moi, doit guider le praticien lorsqu'il s'agit d'un
médicament destiné à être absorbé et à entrer dans le torrent de
la circulation, et notamment du mercure dont l'excès exerce sur
l'économie une influence fâcheuse, ce sont les règles suivantes.
Il est constant qu'il suffit de doses excessivement faibles de mercure introduites dans la circulation pour obtenir des effets puissants ; mais il est impossible de préciser, même par l'observation,
la dose de mercure qui doit être absorbée. D'une autre part, le
mercure n'exerce pas seulement des effets fâcheux sur l'économie
en général, il en exerce encore sur les organes dans lesquels on
l'introduit, de sorte que, pour faire pénétrer le mercure dans le
torrent de la circulation, il faut éviter deux écueils, l'administration d'une trop grande quantité de mercure à la fois, et l'emploi
d'un composé mercuriel et d'un excipient qui le laisse à nu sur
les surfaces avec lesquelles il se trouve en contact par le fait de
son administration. Nous avons rejeté les composés mercuriels
insolubles, parce qu'on sait qu'ils sont peu absorbés, qu'on est
obligé d'en administrer de trop fortes doses, et que, dans le cas
de préparations mal faites ou dans certaines conditions accidentelles de l'estomac et des intestins, ces composés insolubles peuvent être transformés en combinaisons solubles.

Nous rejetons aussi les composés solubles, administrés dans un véhicule inerte qui leur sert de dissolvant sans diminuer leur intensité d'action et sans s'opposer à leur effet local ; restent donc les composés solubles que l'on enveloppe de telle sorte qu'ils sont en état de parcourir peu à peu le tube intestinal de manière à n'être mis à nu que graduellement. Ainsi, aux composés mercuriels insolubles, tels que le mercure métallique à l'état d'onguent, le protoiodure, le deutoiodure de mercure, le calomélas, nous joignons comme devant être rejetée la liqueur de van Swieten. Nous admettrions plus volontiers les sirops mercuriels, et notamment le sirop de Larrey, parce que le sublimé y est enveloppé et associé à des extraits amers ; mais nous préférons de beaucoup le sublimé associé à des extraits amers et donné à l'état pilulaire, comme l'ont formulé Dupuytren et plusieurs autres praticiens, parce que dans l'état pilulaire nous trouvons la condition d'une action qui n'est pas limitée à l'estomac, mais qui s'étend à une surface plus ou moins grande du tube digestif. Et quant à cette idée d'action multiple d'iode et de mercure, soit dans un composé insoluble, soit dans un composé soluble de mercure, nous dirons qu'elle est *tout entière imaginaire* ; que le praticien qui veut obtenir les deux effets doit administrer isolément les deux substances, parce qu'une fois à l'état de combinaison, les propriétés de l'une et de l'autre sont plus ou moins neutralisées, et les effets sont, par conséquent, de nulle valeur ou à peu près.

Il me reste, en terminant l'exposé de mes idées sur l'emploi des préparations mercurielles dans le traitement des accidents syphilitiques, à établir un principe dont le praticien sage ne doit jamais se départir : c'est d'associer constamment l'opium au mercure, quelle que soit la combinaison mercurielle que l'on emploie. Comment agit l'opium ? Nous l'ignorons, mais il est constant qu'il modifie l'influence du mercure et qu'il s'oppose aux effets fâcheux de ce médicament ; on en trouve la preuve dans cette circonstance que l'on guérit quelquefois les accidents qui ont résisté à de fortes doses de mercure, surtout ceux qui ont été accrus par des doses exagérées de ce métal, en administrant l'opium seul : c'est ce que bon nombre de praticiens sont à même d'observer tous les jours.

Après les préparations mercurielles vient naturellement s'offrir l'*iodure de potassium.* Nul ne saurait contester à ce médicament son efficacité dans un bon nombre de cas, et notamment lorsqu'il est employé après un traitement mercuriel prolongé, ou qui n'a pas complétement guéri les accidents. Tous les praticiens sont d'accord sur ce point, que l'efficacité de l'iodure de potassium se dessine d'autant plus qu'un traitement mercuriel antérieur a donné moins de résultats.

C'est ce fait si généralement admis qui m'a dirigé dans le choix d'un traitement *mixte*, traitement devenu presque banal dans mon service à l'hôpital et dans ma clientèle, parce qu'il me donne les résultats les plus satisfaisants. J'y ai joint pour le compléter les sudorifiques, et voici comment je prescris son usage.

Le matin à jeun, et le soir, trois heures après le repas, un verre de tisane sudorifique fait à raison de 4 à 5 grammes de chacun des quatre bois pour 1000 grammes d'eau à faire bouillir pendant dix minutes à un quart d'heure. Ajouter dans le verre de tisane du matin et dans celui du soir une cuillerée à bouche d'une liqueur composée d'eau : 500 grammes, et d'iodure de potassium, 8 à 10 grammes. En même temps que le verre de tisane du matin et que celui du soir, prendre une pilule contenant: extrait de gaïac, 20 centigrammes ; extrait thébaïque, 10 milligrammes ; sublimé, de 4 à 5 ou à 6 milligrammes, suivant la force des sujets. Il est même des cas où je ne prescris que 3 milligrammes de sublimé par pilule. Aujourd'hui je fais même prendre la pilule en même temps que le verre de tisane additionnée d'iodure de potassium. Je m'occupe fort peu de la théorie clinique de décomposition du sublimé par l'iodure de potassium, il ne peut, d'ailleurs, en former qu'un sel plus soluble encore.

Je sais bien qu'on a préconisé l'iodure de potassium à haute dose; qu'on a porté ce médicament jusqu'à 4 et 6 grammes par jour et même plus. Mais interrogez les malades qui ont subi ces traitements. Si dans un certain nombre de circonstances, il a été inoffensif à l'égard de l'estomac, dans beaucoup de cas il a amené des gastralgies dont l'intensité et la durée ont porté une atteinte fâcheuse à la constitution du malade. J'ai vu bon nombre de personnes qui avaient pour ce médicament une telle répulsion, que le nom seul, la pensée de le prendre de nouveau leur faisait manifester la plus vive répugnance. Je n'ai jamais eu besoin de porter la dose d'iodure de potassium à plus de 2 grammes par jour, et il est rare que je dépasse cette dose lorsque j'emploie l'iodure seul.

Du reste, je ne gradue mes doses, soit d'iodure, soit de sublimé, que chez les malades déjà affaiblis par la maladie ou par des traitements antérieurs. Le plus souvent je n'élève que la dose de sublimé. Si le sujet est en bon état de santé, je débute par 6 milligrammes matin et soir, et je ne vais pas au delà.

Dirai-je que ce traitement guérit indistinctement tous les malades; que je n'ai jamais eu recours à aucun autre traitement? Non, sans doute; mais les exceptions sont tellement rares, que je compte à peine une circonstance dans l'année où je suis obligé d'agir autrement : or, j'ai toujours dans mon service d'hôpital douze ou quinze syphilides en traitement.

Je puis donc préconiser cette méthode avec toute confiance, convaincu du succès qu'elle procure, et certain de ne pas induire mes confrères en erreur.

C'est ici le cas de dire quelques mots des sudorifiques. J'avoue qu'à l'état de tisane et employés seuls, je n'en ai jamais rien obtenu; j'ai retiré quelques avantages marqués de la tisane de Feltz ; j'ai peu employé le rob Laffecteur, parce que je n'en ai jamais eu besoin et que j'ai pu voir ses insuccès, car j'ai vu beaucoup de malades qui l'avaient mis en usage sans aucun résultat, et je crains bien que l'on y ait ajouté du sublimé dans les cas où il a réussi. En sorte que je considère les sudorifiques comme des adjuvants, et des adjuvants utiles, mais impuissants à guérir une affection constitutionnelle contre laquelle il n'aurait pas été dirigé de traitement mercuriel. C'est surtout lorsque les médications mercurielles variées ont été mises en usage, lorsque l'on a fait alterner ces médications avec d'autres, lorsque l'affection constitutionnelle est arrivée à l'état de produire des accidents tertiaires, c'est-à-dire de ceux qui engendrent les exostoses, les caries, que les sudorifiques et l'iodure de potassium deviennent inutiles isolément.

Mais les sudorifiques ne sont guère supportés qu'à l'état de rob ou de sirop. En décoction, ils fatiguent l'estomac, amènent l'anorexie, l'état saburral de la bouche, et donnent des malaises qui troublent la digestion et empêchent la nutrition. Il résulte de leur

39

emploi prolongé une faiblesse marquée, un amaigrissement auquel un régime succulent associé aux ferrugineux peut seul parer.

Je formule aussi un sirop dans lequel entrent, pour 500 grammes, 8 à 10 grammes d'iodure de potassium et 10 à 12 centigrammes de bichlorure de mercure, en remplacement des deux médicaments donnés isolément; mais les malades supportent moins bien cette préparation.

Dans les accidents tertiaires où l'économie et surtout les forces digestives sont souvent affaiblies, j'introduis dans ce sirop 2 grammes d'iodure de fer selon ma formule (voy. *Formulaire*), et dans les accidents tertiaires où les os sont atteints, où des traitements nombreux ont été faits, j'y joins souvent la solution de Fowler à la dose de 5 décigrammes à 1 gramme pour la même quantité de sirop (voy. *Formulaire*). Ce sont ces médications que j'ai préconisées sous le nom de médications mixtes. (Voy. ces médications dans la *Pathologie générale.*)

L'expérience a fait justice de certains composés antisyphilitiques, le chlorure d'or, le chlorure d'argent, l'iodure de fer : nous ne nous y arrêterons pas. Quant aux liqueurs d'Arnould, de Pollini et de Zittmann, on sait qu'elles ont amené des résultats remarquables, mais dans les cas seulement où les autres médications antisyphilitiques avaient échoué. Enfin la méthode externe, soit à l'aide des frictions mercurielles, soit surtout à l'aide des bains de sublimé à la dose de 4 grammes pour commencer, en augmentant de 2 grammes tous les deux bains de manière à arriver quelquefois à 30 grammes, est souvent très-utile dans les cas où les organes digestifs ne peuvent pas supporter un médicament.

Après cette appréciation sommaire de ces diverses médications, je me hâte d'aborder les préceptes qui sont relatifs aux modifications que les traitements antisyphilitiques doivent subir en raison de l'espèce de syphilide et surtout de l'état général du malade. J'exposerai ces indications sous forme de propositions.

1° *En thèse générale, une syphilide, quelle que soit sa forme, doit être guérie par une médication générale, et non pas par une médication générale aidée d'une médication locale.*

J'établis cette proposition en principe, non pas qu'on ne puisse guérir de l'extérieur à l'intérieur, puisque les bains de sublimé produisent, par exemple, cet effet, mais parce que l'on ne sait jamais à quoi s'en tenir sur le résultat de la médication. Je sais qu'on ne saurait affirmer qu'il faudra un traitement de deux, de trois ou de quatre mois pour être certain d'une guérison à l'abri d'une récidive; de même qu'on ne saurait préciser la dose de mercure ou d'iodure de potassium qu'un malade devra prendre dans le même but; mais on peut établir en règle générale, qu'un traitement, continué pendant un temps double de celui qui est nécessaire pour obtenir la disparition des accidents secondaires et tertiaires de la syphilis, est en général suffisant pour donner de la sécurité au médecin. Or, je suppose que l'on n'applique pas à l'extérieur d'agent propre à favoriser la disparition des symptômes, et par conséquent que la guérison s'opère complétement de l'intérieur à l'extérieur : eh bien ! je trouve dans le précepte que j'avance plusieurs avantages : le premier, c'est d'être sûr que le traitement agit avec efficacité; le second, c'est que j'ai la mesure de son action, et que je puis proportionner la durée du traitement au temps qui a été nécessaire pour amener la guérison du symptôme.

Par rapport à la durée du traitement, il est, sous ce rapport, des praticiens d'un très-grand mérite qui pensent qu'un traitement antisyphilitique doit être prolongé pendant six à huit mois pour donner toute sécurité au malade. Chomel, par exemple, était un de ceux qui n'accordaient de confiance qu'à des traitements de longue durée.

Cette manière de voir a certainement été justifiée par l'observation dans bon nombre de cas, et notamment lorsqu'il s'est agi d'accidents tertiaires avec carie, gonflement des os, exostoses et ulcérations; car alors c'est moins la dose élevée du médicament que la durée prolongée de son emploi qui a amené des résultats avantageux. Mais il ne faut pas partir de quelques cas particuliers et peu nombreux, relativement à la masse des autres faits, pour établir un précepte général.

Il est cependant des cas où une médication locale est nécessaire, mais où alors son emploi n'est que momentané : ce sont ceux où d'abord il y a doute. L'application des mercuriaux, venant à modifier heureusement l'affection, lève toute incertitude

.et permet d'aborder franchement le traitement général. En second lieu, il est des symptômes tertiaires; des ulcérations, par
exemple, dont la marche est rapide, détruit et ronge les parties
molles dans un court espace de temps soit avec sa nature rongeante,
soit par une altération de la plaie voisine de la pourriture d'hôpital; alors il faut enrayer la marche du mal, et les applications
locales deviennent nécessaires. Nous pouvons encore citer les cas
dans lesquels l'affection de forme ulcéreuse attaque une partie du
corps habituellement à découvert et tend à détruire l'harmonie
des formes. Ainsi pas de règle sans exception; mais j'ai tenu à
faire sentir, pour me résumer sur ce point, qu'il y a tout avantage à ne pas employer des remèdes à l'extérieur en même temps
que des agents médicamenteux à l'intérieur. On guérit plus sûrement; on peut suivre les progrès de la guérison et arriver à mesurer approximativement quelle sera la durée du traitement. On
oblige, pour ainsi dire, le malade à persister avec persévérance
dans un traitement suffisant, parce qu'il n'est arrivé que pas à
pas à la période de mieux. Cette considération est puissante dans
la pratique, beaucoup de malades ayant une tendance à ne plus
persévérer dans une médication de si longue durée.

2° *Ce sont moins les doses de médicaments qui guérissent que la
persévérance dans le traitement à dose à peu près initiale.*

On compte quelques succès de maladies syphilitiques fort anciennes par l'usage seul des sudorifiques à haute dose, soit sous
forme de tisane, soit sous celle de rob et d'essence ou extrait. Ces
cas sont, on peut le dire, exceptionnels par rapport aux guérisons nombreuses que donne l'association des sudorifiques aux
autres agents médicamenteux. Il y a plus, les sudorifiques employés seuls n'ont réussi qu'autant que les mercuriaux avaient été
employés souvent avec abus.

D'une autre part, si l'iodure de potassium, mis en usage à doses
progressives et successivement de plus en plus élevées, a procuré des guérisons assez remarquables pour que ce médicament
ait été rangé au nombre des antysiphilitiques, c'est qu'alors aussi
l'iodure de potassium a été donné après l'emploi du mercure. Et
cela est si vrai, que, de l'aveu même de ceux qui ont préconisé
l'iodure de potassium, on a dit que ce composé ne guérissait

qu'imparfaitement les accidents primitifs, qu'il était plus efficace quand il s'agissait de combattre des accidents secondaires, et d'un effet plus certain encore quand on avait affaire à des accidents tertiaires.

Cet exposé de l'historique de l'iodure de potassium démontre évidemment la justesse de l'observation que nous venons d'énoncer à son égard. Mais on a cru devoir, encouragé par de premiers succès, élever l'iodure de potassium à des doses très-fortes dans le but d'obtenir des effets très-puissants. De quelques centigrammes on est arrivé à 3, 4, 6, 8 et même 30 grammes par jour en un mot, on est arrivé à l'*abus*. Lorsque ces doses ont été tolérées, elles l'ont été sans plus de résultats qu'à des doses moins élevées. On a fatigué l'estomac des malades sans plus de succès pour le traitement de la maladie. A cet égard, non-seulement l'observation vient démontrer qu'il y a inefficacité et abus, mais encore les phénomènes physiologiques qui se passent alors prouvent que la médication est surabondante : c'est ce que je vais chercher à démontrer par l'analogie.

L'iodure de potassium ne guérit pas par son action locale, mais bien par l'influence générale qu'il exerce sur les liquides et les solides de l'économie. Il est absorbé, porté dans la circulation, excrété avec les matières fécales quand il est pris surabondamment, et rejeté par les sécrétions dans le même cas. Or, il résulte d'expériences bien faites, que du moment que la dose d'iodure de potassium administrée journellement est de 50 centigrammes à 75 centigrammes, on retrouve cette substance dans les matières fécales et dans les urines, on la rencontre dans la salive et probablement dans tous les liquides des sécrétions. Qu'est-ce que ce fait démontre, si ce n'est que l'économie se débarrasse d'un excédant? On objectera que cette circonstance ne prouve rien, que l'iodure de potassium n'est pas assimilable, que l'économie doit le rejeter dans tous les cas. Erreur! Toute substance réputée non assimilable s'assimile parfaitement, à moins qu'elle ne nuise au point d'amener la maladie et la mort. Que l'on arrose de la vigne avec de l'eau salée, et l'on aura du raisin salé; que l'on arrose une plante avec de l'arsenic, et l'on aura une plante arsenicale sans que pour cela elle meure. Il en sera de même si, au lieu de sel ou d'arsenic, on se sert de cuivre ou de toute autre dissolution saline. Mais lorsque la dose absorbée sera suffisamment élevée, alors l'élimination commencera, et il y a tout lieu de croire que l'élimination commence là où l'influence de la médication ou de l'absorption de la matière, quelle qu'elle soit, devient nuisible.

Avant les recherches que j'ai faites au lit du malade sur la médication arsénicale au moyen de la solution de Fowler, on en élevait la dose jusqu'à 20, 25, 30 et même, a-t-on dit, 40 gouttes par jour. Nous avons prouvé par des faits qu'en thèse générale il suffisait de porter la dose de solution à 14 ou 16 gouttes par jour, pour obtenir tout ce que l'on peut obtenir de ce médicament, ce dont nous avons donné la preuve en montrant les colorations brunes qu'il amène dans les points occupés par la maladie (*psoriasis, pityriasis, eczéma chronique*, etc.). Or, à partir de la médication portée à 10 gouttes par jour, le malade rend de l'arsenic et par les urines et par les matières fécales.

J'ajouterai que jamais je n'ai obtenu de succès plus marqué de l'iodure de potassium à 3 ou 4 grammes qu'à celle de 1 gramme 5 décigrammes par jour à 2 grammes, et qu'à dose plus élevée j'ai souvent remarqué les effets fâcheux du médicament sur l'estomac, dont les fonctions ont été plus ou moins profondément altérées. Ainsi, ni sous le rapport des sudorifiques, ni sous celui de l'iodure de potassium, le succès n'a eu pour base la dose élevée du médicament, mais la durée de la médication.

Abordons maintenant le sublimé ou toute autre préparation mercurielle. On se rappelle l'abus qu'on faisait autrefois de ce médicament. Commençant son administration par un demi-grain, on l'élevait successivement jusqu'à 2 grains par jour dans quelques cas. Qu'arrivait-il? On voyait surgir des salivations abondantes; alors on faisait des traitements incomplets; ou bien par la dose et la durée d'un pareil traitement on jetait bientôt le malade dans un état très-prononcé de marasme et de dépérissement. On signalait à cette époque la phthisie comme la conséquence commune de l'usage des préparations mercurielles. Plus tard, la grande généralité des accidents tertiaires, exostoses, caries, ulcérations profondes, a été regardée, et il faut le dire avec raison, par les antagonistes du mercure, alors partisans des doctrines de Broussais, comme une conséquence de cet abus du mercure. L'observation, de nos jours, où l'on trouve ces accidents bien moins fréquents qu'ils ne l'étaient autrefois, semble donner à cette assertion une valeur réelle. Dirai-je que depuis vingt-cinq ans que j'emploie le sublimé avec réserve, je n'ai jamais eu à déplorer de pareils accidents? Ajouterai-je que depuis dix-sept ans surtout où je suis journellement appelé à prescrire le sublimé sur une grande échelle, je n'ai eu qu'à me louer de ses effets, mais en ne dépassant pas la dose de 12 milligrammes par jour?

Et cependant il ne s'agit pas ici d'accidents primitifs, je n'en vois que rarement, mais bien d'accidents secondaires et tertiaires.

Résulte-t-il de ces faits et de ces réflexions qu'il ne faille jamais doser un médicament et qu'on ne doive jamais obtenir des résultats meilleurs d'une dose plus élevée que d'une dose faible? Loin de moi cette pensée. S'il faut soutenir une médication par sa durée, il faut encore lui maintenir son efficacité par un certain accroissement dans la dose des médicaments, parce que l'économie s'habitue à tout, aux mauvaises comme aux bonnes influences, dans une certaine limite. Mais c'est chose différente d'augmenter la dose d'un médicament pour contre-balancer l'influence de l'habitude, ou d'augmenter cette dose dans des proportions de plus en plus fortes en vue d'une médication de plus en plus active.

3° *La dose des médicaments doit être proportionnée à la force ou à la faiblesse du sujet ainsi qu'à son âge.*

C'est un principe de saine thérapeutique de proportionner la dose des médicaments aux deux conditions que je viens d'énoncer. Ce principe doit surtout être appliqué lorsqu'il s'agit de médicaments aussi actifs que le sublimé et l'iodure de potassium. Lorsqu'on administre les mêmes doses d'un agent thérapeutique à deux sujets de force opposée, on voit se développer chez le sujet faible une énergie de médication que l'on ne rencontre pas chez le sujet fort. Souvent même le sujet faible ne peut supporter longtemps cette dose primitive, et l'on est bientôt obligé de l'abandonner à cause des accidents qu'elle développe. Voilà ce que démontre l'observation journalière. N'est-il pas dès lors rationnel de doser le mercure et l'iodure de potassium proportionnellement à la force ou à la faiblesse du sujet, ainsi qu'à son âge?

C'est ce qu'il faut faire lorsqu'un traitement antisyphilitique devient nécessaire et ne pas abandonner le sublimé sous ce prétexte
que le malade ne serait pas en état de le supporter. Il est bien
vrai qu'il ne le tolérera pas à la dose ordinaire, mais il le supportera parfaitement à une dose notablement atténuée. A cette dose,
le sublimé agira comme il agit à dose élevée, il produira les
mêmes résultats; il guérira le malade, et tout en faisant un traitement ainsi proportionné à ses forces, la santé de ce malade s'amé-
liorera parce que la cause virulente sera détruite : non-seulement
cette cause virulente exerce son influence comme élément de
symptômes syphilitiques appréciables à nos sens, mais encore
comme cause d'altération de la santé générale.

J'ai donné des soins à un jeune homme du Mans qui avait au
début fait plusieurs traitements incomplets, et qui m'est arrivé
avec les apparences d'une phthisie : la physionomie altérée, de la
toux, de la faiblesse, de l'anorexie; une poitrine étroite; les
traits effilés du visage; et avec cet ensemble d'une constitution
plus ou moins menaçante, des ulcérations dans la gorge, une
odeur fétide du nez avec enchifrènement, avant-coureurs des symptômes graves des cavités nasales. Il a pris pendant six mois du
sublimé, de l'iodure de potassium et de la tisane sudorifique;
l'appétit est revenu, les forces se sont rétablies, la figure a bientôt
porté le cachet de la santé, les symptômes du côté du nez et de
l'arrière-gorge ont disparu. Mais la tisane sudorifique a été prescrite à la dose de 20 grammes seulement d'un mélange des quatre
bois sudorifiques pour 1,000 grammes d'eau; l'iodure de potassium a été donné à raison de 40 centigrammes tous les jours; et
le sublimé n'entrait que pour 3 milligrammes dans les pilules
dont il prenait deux par jour. Plus tard, je suis arrivé à 5 décigrammes d'iodure de potassium, à 4 et même à 5 milligrammes
de sublimé par pilule; mais je n'ai pas eu besoin d'atteindre la
dose de 6 milligrammes que l'on peut même dépasser sans grands
inconvénients. Les cas de ce genre sont très-communs, ils ne
doivent pas arrêter le médecin dans la prescription du traitement
antisyphilitique, sous ce prétexte que l'individu est trop faible
pour le supporter. C'est une grande erreur que celle-là.

Voici un fait analogue et beaucoup plus grave, dans lequel le

traitement à dose atténuée a, été suivi de résultats fort remarquables, après cinq années d'affections syphilitiques permanentes. —
Après cinq années passées dans des hôpitaux civils ou militaires,
un garde municipal est réformé comme incurable. Il entre dans
mon service à l'hôpital Saint-Louis, avec une large carie des os du
front ; un séquestre dans toute la longueur de l'un des tibias ; des
ulcérations à la figure, sur les membres ; des douleurs ostéocopes, etc. ; amaigri d'ailleurs par le séjour dans les hôpitaux, par
le défaut de nourriture, il était réduit à prendre un peu de lait
pour aliment. Il est mis au traitement par les sudorifiques, l'iodure
de potassium, le sublimé, et au bout de sept mois il sort de l'hôpital, obligé de se faire faire un pantalon, le sien étant trop étroit
par l'embonpoint qu'il a pris ; il quitte l'hôpital pour prendre les
fonctions de *gardien de nuit* d'un des cimetières de Paris, et
depuis sept ans cet homme n'a pas vu paraître d'accident. Or, il
avait subi à l'hôpital une opération grave, celle de l'application
de quatre couronnes de trépan pour l'ablation du séquestre du
tibia ; pendant sept mois il avait été mis à l'usage du mercure, de
l'iodure de potassium et des sudorifiques, mais dans ces pilules le
sublimé n'a pas dépassé 4 à 5 milligrammes, et il a fallu pendant
longtemps ne l'administrer qu'à 3 milligrammes, traitement dans
lequel entraient d'ailleurs les préparations ferrugineuses à dose
assez élevée.

Je pourrais multiplier ces faits, car ils sont journaliers ; ils suffiront, je l'espère, pour porter la conviction dans l'esprit des médecins sur la nécessité de proportionner les médicaments à la
force et à l'âge des sujets.

4° *La médication antisyphilitique n'exclut pas l'emploi des toniques,
des ferrugineux et du régime animal tonique ; souvent même ces agents
peuvent être considérés comme des adjuvants très-puissants de la médication.*

En thèse générale, il est indispensable de prescrire aux malades qui font un traitement antisyphilitique des conditions hygiéniques basées sur une sobriété hors des habitudes de la vie ordinaire. On le fait surtout dans les cas où la médication s'adresse
à des personnes dont la santé générale est bonne, qui vivent
de la vie commune, et chez lesquelles la syphilis est un accident

qui n'a pas altéré les fonctions digestive et assimilatrice. On diminue alors les aliments, on supprime le vin pur, le café, les liqueurs, parce que de deux choses l'une, ou la médication antisyphilitique serait sans effet, ou elle apporterait un trouble notable dans la santé.

Mais lorsqu'il s'agit de syphilides qui existent depuis longtemps dont les symptômes ont une certaine gravité; dont la forme de rupia, de carie, d'exostose, de douleurs nocturnes a exercé une influence fâcheuse sur l'économie, altéré les forces digestives, diminué la nutrition, soit par ces accidents mêmes, soit par la répétition de traitements mal administrés, alors, loin de diminuer l'alimentation et de la choisir parmi les viandes blanches, le poisson et le laitage, il faut donner des viandes noires rôties, du bouillon et du vin vieux légèrement étendu d'eau.

Il y a plus, l'expérience nous a démontré que l'association du fer à l'état pilulaire, ainsi que l'extrait de quinquina à la dose de 20 à 25 centigrammes pris en mangeant la soupe, viennent singulièrement contribuer au succès du traitement. Je donne le plus ordinairement quatre pilules de Vallet ou de Blaud par jour, espacées dans le cours de la journée.

A l'aide de ces moyens toniques, les forces digestives se relèvent, l'appétit renaît, la pâleur générale et la faiblesse se dissipent peu à peu, malgré l'emploi des antisyphilitiques, de sorte qu'on est conduit à atteindre une dose de sublimé plus élevée, de fractions médicamenteuses primitivement employées au point de départ, lorsqu'on arrive aux derniers temps du traitement. Je ne saurais trop recommander cette association dans tous les cas ordinaires de syphilides à forme cachectique.

5° *Il est quelques symptômes locaux dont la gravité est telle qu'il y a lieu d'en arrêter les progrès par une médication externe.*

Cette proposition n'est pas en opposition avec la première que j'ai établie : c'en est l'exception, et si je la traite d'une manière spéciale, c'est qu'il me faut indiquer les moyens particuliers qui m'ont le mieux réussi pour combattre des phénomènes dont la persistance peut compromettre des organes essentiels et en modifier ou la forme ou les fonctions.

A la tête de ces sortes de phénomènes morbides, je placerai les ulcérations dont le siége existe sur des parties apparentes du corps. Ces ulcérations sont simples ou compliquées : *simples*, et alors elles n'affectent qu'un tissu mou ; *compliquées*, et dans ce cas on les voit coïncider avec des exostoses et plus souvent avec des caries des os ou des cartilages, quelquefois avec des nécroses.

Toute ulcération qui siége à la figure amènera tôt ou tard une difformité dont l'importance sera en raison de la durée de l'ulcération et de sa marche progressive plus ou moins rapide. De là la nécessité d'en opérer le plus tôt possible la guérison. Est-elle avec forme inflammatoire, c'est à l'aide d'émollients qu'on en arrête les progrès ; mais il arrive quelquefois que les émollients sont insuffisants ; qu'il devient nécessaire d'enrayer la marche du mal en modifiant la surface malade au moyen de caustiques légèrement appliqués. L'expérience a démontré que le nitrate d'argent, le chlorure d'antimoine, le chlorure de zinc, le caustique de Vienne, étaient moins efficaces que les caustiques qui ont pour base un sel de mercure, et à cet égard on sait quelle importance on a donnée au nitrate acide de mercure du Codex. Dans ce composé, c'est ordinairement le deutonitrate que l'on emploie ; l'acide nitrique qu'on y ajoute en double ou en triple l'activité. Il y a plus : c'est, suivant moi, plutôt en vertu de l'acide nitrique qu'en vertu du sel de mercure que ce caustique agit ; ou au moins la dose d'acide nitrique qu'il renferme est si considérable, proportionnellement à celle du composé mercuriel, qu'il doit exercer une influence au moins aussi grande que celle du corps qu'il tient en dissolution. Ce sont ces considérations qui m'ont déterminé à formuler et à essayer un caustique du même genre dans lequel l'effet inverse doit être produit, c'est-à-dire dont la causticité ou la modification locale provient plutôt de la préparation mercurielle. Les essais que j'ai tentés à cet égard depuis onze ans ont mis pour moi hors de doute l'utilité de cet agent, et je n'hésite pas à en donner la formule :

Protonitrate de mercure cristallisé.......... 4 grammes.
Eau.................................. 8 —
Acide nitrique........................ 2 —

Réduisez en poudre le protonitrate de mercure ; mettez-le dans l'eau, chauffez celle-ci jusqu'à une température voisine de l'ébullition, sans l'atteindre, et ajoutez-y l'acide nitrique goutte par goutte, en agitant le mélange. On obtient ainsi une dissolution limpide du sel, qui ne s'effectuerait pas sans la chaleur et sans l'addition d'acide nitrique. .

Que si l'on faisait bouillir le mélange, on obtiendrait un deuto-nitrate au lieu d'un protonitrate. Or, le sel de mercure dans le protonitrate est bien plus facilement attaqué par les matières animales que le deutonitrate : résultat qu'il importe d'obtenir.

Pour employer cette substance, on se sert d'un pinceau de charpie que l'on promène légèrement sur les surfaces malades. Celles-ci prennent aussitôt une teinte grisâtre toute particulière. Quant à l'eschare, elle est superficielle, et elle se détache facilement par la suppuration. On répète la cautérisation deux ou trois fois à deux ou trois jours d'intervalle, et l'on obtient en définitive une plaie qui tend vers la production de bourgeons charnus et la cicatrisation.

Il est des ulcérations syphilitiques qui prennent une telle habitude d'exister, qu'il faut des applications d'un caustique puissant pour parvenir à les guérir. Tel était le cas d'un malade qui est entré dans mon service dans le cours de l'année 1856 ; il portait à l'aine une ulcération syphilitique de 4 centimètres de longueur sur 2 centimètres de largeur. Il avait été soumis à toutes les formes possibles de traitement. M. Osias Turenne, qui vit ce malade, me dit que je ne le guérirais qu'en lui faisant pratiquer 150 à 180 inoculations. En effet, un traitement composé très-régulier ne fit que réduire l'étendue et l'épaisseur des surfaces de l'ulcère. Voyant que je n'arrivais pas à bien, quoique la cause fût détruite, je me décidai à attaquer les bords et la surface de l'ulcère par le caustique de Canquoin, et une fois la vitalité du tissu modifiée, la guérison fut rapide.

Toutefois on n'est pas toujours maître d'arriver à ce résultat. Il est des ulcérations qui ne cèdent qu'avec le concours du traitement interne, mais dans ce cas-là même on arrête au moins les progrès du mal.

Lorsqu'une ulcération n'a qu'une marche fort lente, je tiens à la respecter, et à la voir guérir par le traitement interne ; la guérison est pour moi le gage assuré de la persévérance du malade dans le traitement et dans l'observation de l'hygiène qui lui est appropriée. Il n'en saurait être de même pour les ulcérations qui reposent sur des os et sur des cartilages, et qui peuvent les dé-truire par la carie, et notamment pour les ulcérations du nez, des fosses nasales et de la voûte palatine. Remarquons, en effet, que leurs progrès sont rapides et que les cloisons sont très-prompte-ment détruites.

Que les deux fosses nasales communiquent entre elles par une petite ouverture, cela a peu d'importance ; mais lorsqu'il s'agit de la perforation de la voûte palatine, alors il en résulte plusieurs sortes d'inconvénients. D'abord les aliments et surtout les bois-sons passent ou tendent à passer dans les fosses nasales. La voix et la phonation surtout sont altérées, les individus parlent du nez. Si la luette est détruite, c'est un son guttural particulier qui se produit.

Les ulcérations envahissant de plus en plus les cornets des fosses nasales et des lames de l'ethmoïde, le nez se déforme par la destruction des portions cartilagineuses, et porte après la gué-rison l'empreinte indélébile d'une affection syphilitique. D'une autre part, on est obligé de remédier à la perforation de la voûte palatine par des moyens mécaniques ; de sorte que, dans ces cas, l'attention du médecin ne saurait trop être éveillée par ces ulcé-rations rongeantes des parties molles et des os.

C'est alors qu'il faut chercher à en arrêter les progrès par les cautérisations au moyen de l'agent que j'ai préconisé ; par des injections répétées d'eau chlorurée dans les fosses nasales. Je commence ordinairement par des injections contenant 1/25ᵉ de chlorure de soude, et je rends la liqueur graduellement de plus en plus forte en la portant à 1/10ᵉ de chlorure. Cet agent est d'un résultat très-efficace. J'introduis parfois des mèches de charpie dans les narines pendant la nuit, après avoir imprégné la charpie d'onguent mercuriel simple.

Il est rare que l'on ait besoin de cautériser les ulcérations qui existent sur les piliers du voile du palais ; le plus souvent elles guérissent avec le traitement général.

Toute ulcération avec exostose, carie et séquestre, doit être abandonnée à elle-même, si elle ne fait pas de progrès rapides. Il faut alors laisser agir la médication générale ; mais il est un point sur lequel je veux appeler l'attention : c'est celui qui est relatif à l'ablation du séquestre. Si cette opération est faite trop tôt, il en résulte de larges ulcérations ; la transformation en ulcères sanieux suppurants, des plaies qui ont été pratiquées pour enlever l'os nécrosé et des couronnes de trépan qui ont pu être appliquées. A cet égard, je poserai le précepte qu'il faut attendre deux mois de traitement interne avant d'opérer.

J'ai eu sous les yeux, à l'hôpital, une jeune fille de dix-neuf ans, qui a été victime d'une erreur de diagnostic et qui en a subi toutes les conséquences. Née de parents probablement syphilitiques, elle a vu se développer à la tête, il y a trois ans, des tumeurs indolentes qui plus tard sont devenues fluctuantes, de très-dures qu'elles étaient.

Elle est entrée dans deux hôpitaux de Paris, et dans l'un d'eux on a cru voir une affection des os et des tumeurs non syphilitiques qu'il fallait opérer. Non-seulement on a ouvert, mais encore on a enlevé les tumeurs à l'aide de la gouge et du maillet et en appliquant des couronnes de trépan. La dure-mère a été mise à nu, dans une étendue assez considérable. Mais la plaie ne s'est pas cicatrisée, en sorte qu'il s'est produit en arrière et en haut de la tête une surface sanieuse avec production imparfaite de bourgeons charnus, sous laquelle se sont dessinés les mouvements d'expansion et de retrait du cerveau. Depuis le traitement mercuriel employé, les douleurs nocturnes ont disparu, la santé générale s'est améliorée, et la plaie a présenté un développement de bourgeons charnus de bonne nature. Ainsi on enlèverait en vain un séquestre ; l'os malade autour de lui continuerait à l'être, si déjà le traitement n'avait été fait depuis un temps assez long pour favoriser la cicatrisation des plaies.

Il est une sorte d'ulcération syphilitique qui devient la source d'accidents parfois assez graves pour le malade, et auxquels il faut parer en cherchant à hâter la cicatrisation des ulcérations. Je veux parler des ulcères qui se trouvent sur les croûtes du rupia syphilitique à forme cachectique. D'abord les croûtes qui les recouvrent sont sanieuses, noirâtres et de peu de solidité ; le malade les fait souvent tomber par les mouvements et les frottements qui se produisent dans le lit ; ensuite, ces ulcérations donnent souvent lieu à des hémorrhagies qui affaiblissent le malade. J'ai pour habitude de chercher à les cicatriser successivement peu à peu ou au moins à les modifier. Dans ce but, je fais tomber les croûtes au moyen de cérat ou d'un cataplasme, et je fais panser les ulcères avec de la charpie enduite de cérat créosoté, cérat que je formule à raison de *huit à dix gouttes* de créosote pour 30 *grammes* de cérat. La créosote change le mode de vitalité de la plaie. Si elle ne guérit pas l'ulcération, elle donne lieu à des plaies moins sensibles, à la surface desquelles se forment des croûtes plus solides, et le traitement général fait le reste.

Il me faut, pour compléter le tableau de la thérapeutique des affections syphilitiques, parler d'une complication sur laquelle les auteurs ne se sont peut-être pas assez étendus et qu'il est assez fréquent de rencontrer dans la pratique : c'est la liaison de la forme ou du symptôme syphilitique avec le symptôme scrofuleux. Cette liaison n'est pas rare chez les sujets à prédominance du système lymphatique ; elle est telle souvent, que les antisyphilitiques sont insuffisants pour guérir complétement la maladie. J'aborde ce sujet à l'occasion de ce que je nomme les scrufulo-syphilides de la peau. (Voy. ce chapitre.)

Les symptômes sont d'ailleurs assez variés, et pour justifier cette liaison, il suffira d'une exposition simple des faits.

Chacun sait que le bubon est un accident qui coïncide souvent avec le chancre ou la blennorrhagie ; il constitue le premier degré de la complication scrofuleuse : et si on le regarde comme un accident isolé, il n'en est pas moins vrai que c'est le premier degré, la première liaison de l'inflammation syphilitique avec l'inflammation lymphatique. Cela est si vrai, qu'aujourd'hui quelques praticiens ne considèrent le bubon comme syphilitique, que lorsqu'il a pour point de départ le chancre, qu'au début du chancre le bubon n'est à leurs yeux qu'une inflammation accidentelle du système ganglionnaire, véritable scrofule aiguë.

Maintenant il est très-commun de rencontrer dans le cas de chute syphilitique des cheveux, de douleurs nocturnes à la tête, du rupia au cuir chevelu, les ganglions de la partie postérieure et supérieure du cou à l'état d'engorgement.— On voit aussi naître sur diverses parties du corps, les pommettes, le bout du nez, le milieu des cuisses, des espèces d'engorgements ou tubercules d'un rouge violacé, sans limite bien tranchée, et affectant des enfants ou des sujets essentiellement lymphatiques. — Le lupus, maladie essentiellement scrofuleuse, est aussi parfois de nature syphilitique; et ces sortes de cas sont communs.

Des exostoses sous forme héréditaire peuvent se montrer à la tête, être accompagnées de carie, de plaies qui s'étendent en surface, qui sont blafardes, indolentes, et que les antisyphilitiques ne guérissent pas seuls.

Ainsi il n'est pas douteux que la syphilis, soit dans les accidents primitifs, soit dans les accidents consécutifs, mais surtout lors de l'existence de ces derniers, ne se lie à la scrofule pour former une variété de syphilide très-importante à connaître au point de vue de la thérapeutique.

Ce sont ces liaisons entre la syphilis et la scrofule qui ont fait avancer à certains médecins que la scrofule était une modification de la maladie syphilitique, et que les enfants nés de parents syphilitiques étaient scrofuleux quand ils n'étaient pas eux-mêmes atteints de syphilis, opinion que je soutiens.

Comment reconnaître cette complication? Il est très-difficile de la dépeindre, et il faut de l'habitude pour la reconnaître En effet, ce n'est qu'une nuance dans le symptôme, ce n'est qu'un aspect plus blafard, un engorgement plus pâteux, plus diaphane, moins limité, moins nettement dessiné, un siége qui n'est pas celui des syphilides communément observées, qui peut faire soupçonner la coïncidence des deux affections, et mettre sur la voie. Or, si déjà le praticien éprouve des difficultés à reconnaître certaines syphilides, à plus forte raison échouera-t-il plus souvent dans cette complication; ajoutons cependant que si les syphilides ordinaires ont pour caractère essentiel la multiplicité des symptômes sur divers points du corps, dans la syphilide scrofuleuse ces symptômes sont beaucoup moins nombreux, sont beaucoup plus limités. Je regrette de ne pouvoir faire plus au point de vue du diagnostic, mais les descriptions ne peuvent pas toujours remplacer la nature, et, à ce point de vue, j'avoue dans ce cas toute mon insuffisance. (Voy. SCROFULO-SYPHILIDES DE LA PEAU.)

Quoi qu'il en soit, voici maintenant la conséquence thérapeutique. Je ne change rien à mon traitement ordinaire, je ne fais qu'y ajouter : j'y associe d'une part les ferrugineux, d'une autre part l'huile de foie de morue. Mais je ne porte pas cette huile à la dose énorme de douze cuillerées par jour, comme dans le lupus; j'en fais prendre alors de deux à quatre cuillerées seulement, et cette dose associée à la médication syphilitique, est suffisante pour amener la guérison, et de la maladie, et de sa complication.

J'ai toujours plusieurs malades en traitement de cette manière, et je puis assurer que tous les jours la maladie fait des progrès sensibles vers la guérison. Ne sait-on pas d'ailleurs que le mercure est un des résolutifs puissants des engorgements scrofuleux? Ne retirons-nous pas fréquemment des avantages signalés de l'onguent mercuriel, des pommades mercurielles employées à l'extérieur contre les engorgements scrofuleux? Pourquoi le mercure à l'intérieur n'agirait-il pas plus encore, lorsque la scrofule a pour cause un élément syphilitique?

Au surplus, laisons de côté toute théorie ; c'est un résultat pratique que je viens d'énoncer, et j'ai la conviction que son application ne fera pas défaut.

ONZIÈME GROUPE.

Maladies exotiques.

Ce groupe comprend sept maladies dont les noms seuls justifient le rapprochement que nous avons fait. Ce sont la *pellagre*, la *lèpre*, le *pian d'Amérique*, le *molluscum*, le *frambœsia*, le *bouton d'Alep*, la *kéloïde* et la *plique*. Ce n'est pas à cause des analogies de caractères morbides que nous les avons réunies, mais parce que ce sont ordinairement des affections étrangères à nos climats, et si rares, que beaucoup de praticiens n'ont jamais occasion de les observer durant le cours de leur pratique médicale. Quoique la pellagre ait été observée en France depuis quelque années, elle n'en est pas moins une maladie exotique.

PELLAGRE.

On doit à Francesco Frapoli, médecin du grand hôpital de Milan, la première description de la pellagre, qui, en 1771, faisait des progrès effrayants dans la Lombardie. Mais, dès 1730, D. Gaspar Casal, médecin espagnol, observait les ravages que causait une maladie qui régnait dans les campagnes voisines d'Oviédo, et en donnait la description, sous le nom de *mal de la rosa*, dans un ouvrage sur les Asturies qui a été publié en 1762, après la mort de Casal. Cependant Thierry, médecin français, qui avait eu occasion de fréquenter Casal et d'observer cette maladie, en parla dès l'année 1755 dans le journal de Vandermonde. Sauvages la rangea parmi les *lèpres* (*lepra asturiensis*). Vingt ans plus tard, Antonio Rijati décrivait dans ses leçons une maladie qui régnait dans les États de Venise, et qu'il désignait sous le nom de *scorbuto alpino*. La pellagre de Lombardie, le mal de la rosa de l'Espagne, le scorbut alpin, étaient la même affection. Quelques années après, Francesco Zanetti signalait l'existence de la même affection dans les environs du lac Majeur. En 1784, on fonda à Milan un hôpital destiné à recevoir soixante pellagreux ; Strambio dirigea le traitement de ces malades. Plus tard, l'existence de la pellagre fut constatée sur la presque totalité du territoire du Piémont, et l'on s'assura qu'elle existait dans le royaume de Naples et dans la Grèce.

Jusqu'alors cette maladie à noms divers ne paraissait exister qu'au delà des Alpes ; la France, à cet égard, était en pleine sécurité, lorsqu'en 1829, M. Hameau (de la Teste-de-Buch) lut à la Société royale de Bordeaux une notice sur une maladie qu'il observait depuis 1818 dans toute la vallée d'Arcachon ; elle fut désignée sous le nom de *maladie de la Teste*. Bientôt MM. Gintrac et Bonnet en reconnurent l'existence dans les villages du nord de la Gironde. Enfin, en 1842, au retour d'un voyage en Italie, M. Roussel, alors élève interne de M. Gibert à l'hôpital Saint-Louis à Paris, fut à même d'observer une maladie qui lui retraçait les caractères de ce qu'il avait vu au delà des Alpes. La maladie fut d'abord méconnue, on considérait l'affection locale comme une éruption érythémateuse ; mais bientôt un ensemble de symptômes généraux des plus graves ne put faire illusion plus longtemps, et M. Roussel n'hésita pas à en porter le diagnostic sous le nom de *pellagre*. Rien d'ailleurs de plus naturel après le voyage qu'il avait fait, comme aussi rien de plus naturel que l'erreur de M. Gibert en présence d'une maladie qu'il n'avait jamais vue, et dont on était loin de supposer l'existence dans nos climats. La femme atteinte de cette maladie succomba, et l'on ne put constater que les quelques désordres que la pellagre laisse ordinairement à sa suite.

Un an s'écoula sans que l'attention eût été éveillée par ce fait, lorsqu'un nouveau pellagreux entra dans le service de M. Gibert. Nous ne le vîmes pas, mais il en fut parlé, et dès ce moment l'attention fut appelée sur cette affection. Aussi pûmes-nous à première vue reconnaître, à notre consultation publique de l'hôpital Saint-Louis, le troisième cas de pellagre qui fut observé à Paris, et que nous présentâmes à l'Académie. La maladie était encore à sa première période. Elle laissa subsister des doutes sur sa nature dans l'esprit de quelques médecins; mais durant les années suivantes, le même malade, reçu dans notre service à chaque printemps, parce qu'à chaque printemps l'affection faisait des progrès, vint confirmer notre diagnostic primitivement porté.

C'est en juillet 1843 que cet homme avait été montré à l'Académie, et c'est quelques jours après que M. Léon Marchand vint lire devant cette société un mémoire sur la pellagre des Landes, qu'il observait depuis six ans. Bientôt les faits se multiplièrent; on reconnut que la pellagre était beaucoup plus communément répandue qu'on ne le pensait, et qu'elle pouvait se développer au voisinage de Paris même. Depuis cette époque, quelques faits rares se sont montrés chaque année à l'hôpital Saint-Louis, et dans ces derniers temps des faits plus nombreux ont été constatés dans le département de la Marne par M. Landouzy (de Reims). Bon nombre, il est vrai, ne portent pas le véritable cachet de la pellagre.

Il y a dans la pellagre deux ordres de faits très-distincts, qui doivent appeler l'attention: les phénomènes d'éruption, ou locaux, et les phénomènes généraux. Tout d'abord la pellagre débute par un érythème, un coup de soleil exerçant son influence sur les parties du corps habituellement découvertes, le dos des mains, le devant de la poitrine chez les individus qui portent habituellement la chemise ouverte, et la figure. Mais les mains et la poitrine sont primitivement et le plus généralement affectées tout à coup. L'expérience apprend que le dos des mains est très-sensible à l'impression solaire. Pour peu que l'on n'ait pas l'habitude du contact

du soleil en pleine campagne, on y éprouve des sensations de picotement et de cuisson qui invitent ou à mettre des gants ou à reporter les mains derrière le dos. Dans un coup de soleil ordinaire,
à la figure par exemple, il est rare qu'il ne survienne pas un état
érythémateux accompagné de phénomènes du côté du cerveau,
qui de la céphalalgie peut être porté jusqu'au délire. Eh bien ! dans
la pellagre, s'il y a coup de soleil au début, il y a aussi prédisposition à le contracter. Les vignerons robustes, et suffisamment
nourris, n'auront jamais de pellagre, ils pourront avoir un ou plusieurs coups de soleil ; mais un homme des champs, qui dans sa
vie aura reçu plusieurs coups de soleil sans autres accidents que
ceux qui résultent de cette sorte d'érythème de cause externe,
pourra être frappé d'un nouveau coup de soleil avec pellagre,
s'il est depuis un certain temps dans des conditions de mauvaise
alimentation, de misère, en un mot, s'il existe chez lui un état de
prédisposition que nous croyons être dû à la mauvaise alimentation, à l'état cachectique du sujet.

Ainsi la différence entre la pellagre et le coup de soleil consiste
en ce que le coup de soleil peut être indépendant de tout phénomène général ; par contre, les phénomènes généraux, la maladie
d'ensemble constituent essentiellement la pellagre, l'érythème
pellagreux n'étant que l'accident de la cause déterminante. Et
tandis que dans le coup de soleil, s'il se montre des accidents généraux, ils ont la forme aiguë dès le début et se dissipent sans
laisser de traces, dans la pellagre, au contraire, ces symptômes généraux sont le plus souvent très-légers au début, ils persistent et
ne décroissent que dans une période de plusieurs mois. Il y a plus :
le pellagreux ne s'aperçoit probablement pas du premier coup de
soleil qu'il reçoit, au moins dans les pays où la pellagre est endémique. C'est surtout d'après ce que nous avons observé à Paris
que nous donnons une certaine importance à ce mode d'invasion,
et cependant, chez plusieurs pellagreux que nous avons observés,
le phénomène a été tellement marqué, que nous pensons être
dans le vrai (1).

(1) Depuis la publication de notre seconde édition, beaucoup de médecins
se sont occupés de la pellagre, mais il en est peu qui aient envisagé son étude
avec plus d'autorité, de jugement et d'indépendance que M. Henri Gintrac

Quoi qu'il en soit, nous croyons devoir, pour la netteté de la description de cette maladie, distinguer, à l'instar des auteurs, trois périodes distinctes. La première, marquée par les phénomènes locaux auxquels viennent se joindre des symptômes encéphaliques et intestinaux très-légers; la deuxième, où les phéno-

(de Bordeaux) qui a lu à la Société des médecins des hôpitaux de Paris un mémoire très-complet à ce sujet. Notre collègue M. Hillairet en a fait l'objet d'un rapport à la Société, qui constitue un complément au mémoire par la manière dont M. Hillairet a envisagé le travail de M. H. Gintrac. Nous sommes heureux de voir, après tant d'opinions émises depuis la publication de notre dernière édition, que nous n'avons rien à changer à nos idées; les faits sont venus justifier nos prévisions, on en jugera par l'analyse du mémoire que nous donnons ici.

Les deux rives de la Gironde sont dans des conditions tout opposées : d'un côté, sol fertile, aisance du paysan, nourriture animalisée, usage du vin; de l'autre, sol sablonneux, aride, immenses plaines de bruyères et de joncs, marais et eaux croupissantes , habitants d'une constitution chétive, pauvres, mal nourris : ici endémie pellagreuse dans toute son intensité ; là pas de pellagreux. Dans toutes les landes qui s'étendent de l'embouchure de la Gironde à l'embouchure de l'Adour, même infertilité, mêmes conditions hygiéniques : *pellagre*. — En allant au sud se trouvent les plaines fertiles du Lauraguais; mais habitants mal logés, mal nourris, malpropres, abrutis par un travail précoce et profondément débilités : *existence de la pellagre*. — Dans les trois départements des Hautes et Basses-Pyrénées et des Pyrénées-Orientales, mêmes conditions du sol, mêmes conditions déplorables des habitants : *pellagre*. — En Espagne, dans les Asturies, en Italie, en Hongrie, mêmes causes prédisposantes de la pellagre.

L'hérédité *nécessaire* ne lui paraît pas démontrée, tout en tenant compte de la prédisposition directe et immédiate; mais elle peut être chiffrée à 50 pour 100.

La pellagre paraît affecter la femme de préférence à l'homme, elle est plus fréquente de trente à cinquante ans, sans exclusion de tous les âges, même de la plus tendre enfance.

Il admet l'action directe des rayons solaires comme une cause de second ordre, mais exerçant une certaine influence sur son développement. Toutefois les cas de pellagre en hiver ou ceux de pellagre sans érythème pellagreux sont parfaitement démontrés aujourd'hui. (M. Hillairet considère l'insolation comme une cause déterminante d'une grande valeur, mais il faut que le sujet y soit préparé par les conditions hygiéniques dans lesquelles il vit.)

La question du maïs comme cause est résumée par M. Gintrac dans ces deux ordres de faits : 1° la pellagre est rare dans beaucoup de pays où l'on fait usage du maïs; 2° la pellagre est très-fréquente dans certains pays où le maïs est inconnu. Les faits qu'il cite à l'appui de ces deux propositions sont très-nombreux et se comptent par centaines. Quant au maïs verderamé, si beaucoup de faits tendent à le faire regarder comme une des

mènes rachidiens se montrent, et la troisième, où se développent des symptômes encéphaliques les plus prononcés.

Strambio, qui nous a donné une des meilleures descriptions de la pellagre, la distingue en *intermittente, rémittente* et *continue.* Dans la première espèce, il comprend les pellagres qui se traduisent par des phénomènes passagers, au printemps, durant cette saison, et restent pendant neuf mois de l'année à l'état de disparition complète, pour se renouveler au printemps suivant. Dans la seconde, ou *pellagre rémittente*, les accidents sont plus graves au printemps; ils diminuent notablement dans le reste de l'année, mais sans disparaître entièrement, pour reparaître au printemps suivant. Enfin, dans la *pellagre continue*, l'affection fait des progrès incessants, quelle que soit la saison. — Ces périodes ne sauraient exprimer que des degrés de la même affection : la pellagre est une. C'est le propre de cette maladie de n'apparaître d'abord qu'au printemps, et de disparaître pour se montrer aux printemps suivants en progressant, de manière qu'il arrive un moment où il n'est plus possible de débarrasser complétement les malades des accidents, soit cérébraux, soit intestinaux, qu'elle a fait naître, et alors se montre l'état continu. Il vaut donc mieux dire : pellagre au premier, au deuxième, au troisième degré.

Le début de la pellagre est-il précédé de phénomènes généraux, ou les phénomènes généraux sont-ils consécutifs aux phénomènes locaux? L'opinion des auteurs est très-variée à cet égard. La prédisposition à contracter le coup de soleil, qui est le phénomène apparent et sensible de l'affection, doit se manifester par quelques dérangements dans les fonctions nutritives. Aussi M. Brierre de Boismont dit-il, probablement avec raison, que l'inappétence, le

causes prédisposantes de la pellagre, ce ne serait là qu'une condition de mauvaise alimentation, et non pas la *cause* de pellagre.

Quant à la pellagre des aliénés, il n'y a pas lieu de considérer l'aliénation comme la cause, mais comme une prédisposition.

M. H. Gintrac résume son opinion en disant : « Je crois être beaucoup plus près de la vérité en admettant que l'influence héréditaire, certaines professions, l'action de la chaleur et de la lumière solaire, une alimentation insuffisante, la misère, certaines conditions climatériques et topographiques constituent un ensemble de circonstances qui, se trouvant réunies, impriment à l'organisme une débilitation profonde et peuvent déterminer le développement de la pellagre.

dégoût, les pesanteurs d'estomac, la sécheresse de la bouche, sont des signes précurseurs de cette maladie. Ces prodromes doivent cependant être très-variables et de très-peu d'importance, puisque la généralité des pellagreux déclarent qu'ils étaient en parfait état de santé lorsque l'affection s'est brusquement montrée avec ses symptômes extérieurs. Certains praticiens pensent qu'il peut exister des pellagres sans état érythémateux (1).

Le plus généralement apparaît à l'équinoxe du printemps, sous l'influence de l'insolation, un état érythémateux du dos des mains et des pieds, aux avants-bras, au-devant de la poitrine, et plus rarement à la figure, avec sensation de cuisson, plutôt qu'avec démangeaison. Cette sensation est constamment exaspérée par l'insolation. Cet érythème, qui peut avoir lieu par plaques dissémi-nées ou uniformément répandues, n'est pas généralement accom-

---

(1) Il existe en ce moment à l'hôpital Saint-Louis quatre pellagreux. Un dans le service de M. Alph. Guérin : la pellagre remonte à trente ans ; elle a été méconnue jusqu'alors ; c'est un ancien charretier. Il a tous les printemps un érythème avec état parcheminé des mains, épiderme des-séché, quelques écailles, et les symptômes de l'état de demi-ébriété avec marche vacillante. La santé générale est ordinairement bonne, sauf l'obli-gation de cesser son travail tous les printemps pendant trois semaines ou un mois.

Dans le service de M. Hardy, une chiffonnière de cinquante-cinq ans environ qui, depuis deux ans, est atteinte des phénomènes cérébraux légers avec érythème des mains et des doigts, accompagné de productions épider-miques qui se détachent ; mais l'état érythémateux est avec hypertrophie ou *turgescence* des tissus dans le genre des érythèmes ordinaires. C'est là une exception ; ce n'est pas l'érythème pellagreux ordinaire.

J'en ai un dans mon service, chez lequel l'érythème des mains manque, quoique l'affection remonte à quatre ans, époque à laquelle ce malade, jardinier de son état, s'étant mis à travailler sans chemise pour être plus à l'aise, reçut un coup de soleil sur toute la partie supérieure du corps jusqu'à son pantalon. Resté cinq mois malade (c'était en juillet), il est re-pris à chaque printemps de phénomènes cérébraux, ressemblant à ceux que présente un homme ivre, qui amènent un affaiblissement général, suspen-dent toute alimentation et l'obligent à entrer à l'hôpital.

Dans le service de M. Hillairet est un pellagreux qui va sortir de l'hô-pital après avoir éprouvé des symptômes analogues, mais avec érythème des mains.

Ce sont là les pellagres de nos climats. La plus curieuse est sans con-tredit le premier fait que j'ai cité, où, malgré trente ans de date, l'individu s'est conservé sans accidents du côté du tube digestif ou du côté du rachis.

pagné de gonflement, ou bien ce dernier n'est que passager; le plus souvent, au contraire, la peau tend à s'amincir, en même temps que le tissu cellulaire sous-cutané perd une partie de son état graisseux dans un espace de temps de douze, quinze ou dix-huit jours, de manière que la peau tende à se parcheminer et à brunir. La rougeur érythémateuse disparaît d'ailleurs sous la pression du doigt. Parfois il s'en détache, mais d'une manière lente, des écailles épidermiques; en même temps, le malade est frappé d'inappétence, de diarrhée, de sentiment d'ardeur à la gorge ou à l'estomac; parfois aussi, au début, le malade a quelques vertiges et quelques étourdissements. Tous ces phénomènes sont loin de se produire instantanément au début; ils ne s'opèrent que d'une manière successive dans une période d'un mois à six semaines.

L'ensemble de ces symptômes cède peu à peu au régime, à l'usage de quelques bains. La santé générale s'améliore durant la saison chaude; les forces renaissent au fur et à mesure que celle-ci décroît, et lorsque l'automne arrive, les malades se croient entièrement débarrassés. Mais ce qui ne reprend jamais d'une manière complète, c'est l'embonpoint du dos des mains et des parties frappées d'érythème.

Au printemps suivant, retour des mêmes phénomènes, avec une intensité variable suivant le climat et le pays que le malade habite. Ainsi la marche de la pellagre dans le centre de la France ne sera jamais aussi rapide que dans la Lombardie, par exemple. Mais à cette récidive les phénomènes des voies digestives sont plus marqués et déjà accompagnés de quelques vertiges. Leur ténacité est plus grande, la peau des mains est plus colorée, plus amincie, plus tannée.

Arrive le second degré de l'affection qui se dessine par des phénomènes locaux et des phénomènes généraux plus graves : amincissement de plus en plus prononcé de la peau, état plus ou moins parcheminé de ce tissu; coloration brune; disparition complète du tissu graisseux; état très-dessiné des tendons qui se prolongent sur la face dorsale des mains, aussi quelques auteurs ont-ils comparé la peau des mains à celle des pattes de l'oie, d'où ils l'ont désignée sous le nom de *peau ansérine ;* écailles épidermiques plus marquées, mais adhérentes; elles ne tombent qu'à la fin du printemps; chez quelques sujets, vésicules, phlyctènes, pustules ou croûtes.

Du côté de l'état général, éblouissements, vertiges, sorte d'état d'ivresse qui fait que le malade a une démarche vacillante et parfois des tendances à tourner sur lui-même. Passe-t-il de l'ombre au soleil, il est tout à coup frappé d'étourdissements, et aussi rapidement que par la foudre. En même temps le malade perd toute sa gaieté et son énergie; il arrive peu à peu à un état de tristesse véritablement effrayante. Chez beaucoup de malades se montre de la *diplopie*. Les nuits se passent sans sommeil, ou le sommeil est accompagné de rêves plus ou moins effrayants; déjà se dessinent quelques douleurs vagues le long de l'épine, un commencement de rachialgie. Quant aux fonctions digestives, elles s'accomplissent fort mal. Il y a peu d'appétit, de la diarrhée plus ou moins permanente. Puis se montrent, suivant les individus, une série de phénomènes variables. Celui-ci éprouve dans le cerveau la sensation d'une meule de moulin qui tourne; celui-là croit sentir les battements d'un marteau, ou entendre le son d'une cloche, le chant d'une cigale. Chez quelques-uns se montrent parfois le dégoût de la vie et la pensée du suicide.

Dans un troisième degré de l'affection, la peau des parties atteintes est devenue réellement malade : elle se couvre de croûtes noirâtres; il y naît des fissures et même quelquefois des ulcérations d'aspect sanieux, tout en se colorant de plus en plus, de manière que les mains ressemblent un peu à celles des lépreux.

Les facultés intellectuelles se troublent de plus en plus et s'affaissent : la pensée du suicide devient dominante, et c'est toujours vers l'eau qu'elle est dirigée. La rachialgie devient convulsive; elle entraîne souvent l'*opisthotonos*, des contractions convulsives des muscles du cou latéraux ou postérieurs; un affaiblissement croissant de la circulation; de l'*amblyopie crépusculaire*, des soubresauts partiels des muscles, des crampes, des spasmes cyniques; un état douloureux de toute une moitié du corps que M. Roussel a désigné sous le nom d'*hémiopalgie*, et qui paraît plus particulièrement se dessiner sur le côté gauche du corps; une puanteur qui se répand autour des pellagreux qui tombent dans le délire; une diarrhée colliquative que rien ne peut arrêter; un amaigrissement

en rapport avec cet ensemble de phénomènes; puis un état de dé-
mence continuel qui s'empare de ces malheureux et les amène
à une sorte de stupidité. La face terreuse, à traits effilés, porte
l'empreinte de la vieillesse. Des sueurs fétides se montrent, et les
malades ne tardent pas à succomber, soit à la diarrhée incessante,
soit à des maladies intercurrentes, des états typhoïdes, la tuberculisation pulmonaire, une dysenterie, une hydropisie générale,
ou le développement du scorbut, de là le nom de *scorbut alpin* que
la pellagre avait reçu à Milan. Enfin, chez des sujets jeunes et vigoureux, le délire va jusqu'à la méningite, qui amène la mort.

Cette maladie parcourt ses périodes durant un espace de temps
variable : huit, dix, vingt années. On a vu des pellagreux vivre
soixante ans, au milieu des tourments physiques et moraux qu'entraîne une pareille affection. C'est ce que Calderini a observé à
l'hôpital de Milan. Tel est l'ensemble des phénomènes locaux et
généraux qui sont propres à la pellagre. Les observations que
nous relatons à la fin de cet article donnent des exemples de cas
de pellagre qui se sont présentés à notre observation à Paris. Il est
rare qu'il s'écoule une année sans que nous en observions un ou
deux du même genre à l'hôpital.

Quant aux altérations pathologiques que l'on remarque à l'ouverture des corps, elles ne sont le plus souvent pas spéciales à la
pellagre, car c'est par des complications de maladies que la mort
survient. Chez tous ou presque tous, altération du canal digestif
que l'on peut rattacher à la gastro-entérite à forme plus ou moins
aiguë; péritonite chez quelques malades; membranes du cerveau,
arachnoïde et pie-mère injectées, infiltrées, adhérentes, épaisses,
opalines; augmentation dans la consistance du cerveau et de la
moelle épinière; substance cérébrale et cérébro-spinale sablée.
Chez quelques-uns, absence complète de liquide.

Que si l'on compare l'ensemble de ces phénomènes à ceux qui
ont été signalés dans le *scorbut alpin*, le *mal de la rosa* des Asturies,
le *mal de la Teste*, ou pellagre des Landes, la *pellagre des Landes*,
la *pellagre du Lauraguais* (département de la Haute-Garonne et de
l'Aude), et celle observée dans le centre de la France, on trouve
l'analogie la plus complète dans ces maladies, à des degrés divers
suivant les pays.

Reste la question de la cause de cette singulière maladie, point à la recherche duquel s'est surtout attaché M. Théophile Roussel dans son excellent ouvrage sur cette affection (*De la pellagre*, Paris, 1845) ; elle nous conduirait à des détails intéressants, sans doute, mais inutiles au point de vue pratique. Il a voulu rattacher exclusivement à l'alimentation par le maïs le développement de cette affection. Il a été facile de prouver que la pellagre existait d'abord dans des contrées où l'on ne faisait pas un usage habituel du maïs, mais encore qu'elle n'existait pas dans des pays où les habitants en faisaient un usage exclusif. Certes, l'alimentation doit entrer pour beaucoup dans le développement de cette affection, mais c'est la mauvaise alimentation, due d'ailleurs à d'autres causes débilitantes qui se rattachent aux divers actes de la vie et surtout aux positions sociales des individus.

Quant au traitement, c'est ici le cas ou jamais de faire une médecine des symptômes : c'est celle qui réussit le mieux. Rarement des émissions sanguines ; un régime simple, doux, émollient, dans le cas de l'existence de phénomènes qui dénotent l'activité de la circulation ou qui se rattachent à une surexcitation nerveuse ; sous ce rapport aussi l'emploi des calmants, mais celui des opiacés à petite dose. S'attacher surtout à combattre la diarrhée, à soutenir les forces du malade, mais autant avec les toniques proprement dits que par une nourriture succulente et en petite quantité.

Le 5 juillet 1843, un homme se présente à ma consultation : c'était le nommé Guéret (François), âgé de trente-quatre ans. Dès l'abord, à la vue de ses mains, à l'aspect de sa physionomie et de son allure, que l'on me passe l'expression, je diagnostiquai immédiatement une pellagre. Il était charretier, conducteur de plâtre de Pantin à Paris, sans cesse sur la grande route, exposé à l'ardeur du soleil. Fort d'ailleurs, très-trapu, bien constitué et n'ayant jamais craint personne dans une lutte, ainsi qu'il le dit. Sa vie est régulière ; il boit, mais sans excès, sans jamais se griser ; il se nourrit parfaitement. Levé à trois heures du matin, il charge son plâtre, mange un morceau et boit un verre de vin ; il fait dans le cours de la journée trois repas de viande, et prend deux fois de la soupe. Un jour, nous dit-il, j'étais endormi sur ma voiture, le dos étendu sur mes sacs de plâtre vides, exposé d'ailleurs à l'ardeur du soleil ; je revenais à Pantin. Je suis tout à coup éveillé en sursaut par un vif sentiment de cuisson ; je porte mes mains à ma figure et je frotte en même temps le dos des mains ;

j'éprouve des éblouissements, et j'arrive chez ma bourgeoise comme un homme ivre : je n'avais pas pris plus de vin que de coutume.

La nuit se passe agitée ; le matin la figure est rouge, animée : j'avais reçu un coup de soleil.

Je garde plusieurs jours de repos. Cependant l'appétit ne revint pas; je fus pris de diarrhée, ma démarche resta vacillante, les membres devinrent faibles, je perdis toute énergie.

Mais loin de se dissiper, l'espèce d'état d'ivresse dans lequel il se trouvait fit des progrès ; de temps en temps des éblouissements; le passage de l'ombre au soleil était surtout marqué par un malaise instantané, qui le forçait à s'arrêter pour se maintenir sur le sol les deux jambes écartées. L'appétit était nul, aussi l'amaigrissement était survenu. Six semaines s'étaient ainsi écoulées dans des variations de bien et de mal, c'est alors qu'il fut admis dans notre service. La figure était rouge, animée, les yeux saillants, très-brillants et se rapprochant de l'expression d'un homme ivre ; les bras étaient sans cesse en mouvement comme dans l'état de demi-ivresse; la parole brève, jetée avec abandon; les réponses saccadées. Le dos des mains était d'un brun rougeâtre, la peau sèche, plissée, amincie et un peu parcheminée. Il s'y montrait un sentiment de picotement et de cuisson qui devenait surtout très-intense lorsque les mains recevaient l'ardeur du soleil. Quant à la poitrine, elle ne présentait aucune plaque érythémateuse ; mais il faut dire que cet homme tenait constamment sa chemise fermée par une agrafe au col.

Je montrai ce malade à l'Académie : c'était le troisième cas que l'on observait à Paris. Quelques-uns reconnurent avec moi la pellagre; mais le plus grand nombre mit en doute ce diagnostic.

Le malade fut traité par la médecine expectante, il sortit guéri au bout de six semaines, me promettant bien de changer d'état. Cependant il n'en fit rien, et le printemps suivant il fut repris des mêmes symptômes, mais plus intenses, et avec des phénomènes cérébraux plus marqués.— Quand de nouveau il crut changer de profession en se bornant à conduire des charrettes de charbon dans les rues de Paris, il fut peu incommodé le printemps suivant, et ne vint pas à l'hôpital ; mais il s'y présenta l'année d'après avec des phénomènes cérébraux des plus marqués. Il ressemblait tout à fait à un homme ivre : sa démarche était vacillante ; il était quelquefois obligé de tourner plusieurs fois sur lui-même, en rejoignant le mur de la rue pour s'y appuyer. D'ailleurs toujours de la diarrhée. Les mains s'étaient de plus en plus desséchées, et l'amaigrissement général était plus marqué. Il sortit encore bien rétabli, mais il fallut un séjour de deux mois et demi à l'hôpital.

Depuis cette époque je ne l'ai plus revu. A-t-il changé de pays ? cela est probable, car il est douteux que la pellagre lui ait fait défaut pendant plusieurs années, et il serait certainement revenu me trouver. Il avait déjà un penchant au suicide par le dégoût de la vie que lui inspirait sa position.

Observation recueillie par M. GOIÉ, interne de mon service.— Pellagre. État érythémateux de la face sans altération des mains.— Le 16 juin 1847, un malade se présente à la consultation de l'hôpital Saint-Louis avec un faciès assez remarquable pour que M. Devergie, sans autre question préalable que celle de connaître la profession de cet individu, le reçût dans son service, et portât immédiatement pour diagnostic : *pellagre*. Nous fûmes vivement impressionné de ce diagnostic, ainsi que les élèves présents à la consultation, et nous recueillîmes bientôt les détails suivants sur ce malade, qui durant son séjour à l'hôpital, fut examiné avec une scrupuleuse attention par un grand nombre de médecins et d'élèves.

Delaunay, charretier, âgé de vingt-cinq ans, demeurant rue de la Bourrette, à la Villette, vit apparaître au printemps de 1845, sur chaque joue, une petite plaque rouge, irrégulière, qui augmenta de plus en plus en étendue au point de recouvrir bientôt les deux joues ; il y avait en même temps, au soleil et pendant les grandes chaleurs, une démangeaison vive qui, ainsi que la rougeur, diminuait lorsque le malade restait à l'ombre. Quelques symptômes généraux, mais peu intenses, tels que malaise, lassitude générale, inappétence, etc., se remarquaient seulement de temps à autre. Il n'existait donc alors aucun trouble digestif, aucun désordre cérébral bien marqués.

Les chaleurs cessèrent et avec elles tout disparu. Cet homme jouit d'une bonne santé pendant l'hiver de 1845 à 1846, mais il éprouva au printemps de cette dernière année les mêmes symptômes que ceux précédemment énoncés. Bien que ces phénomènes, si l'on ajoute foi au rapport du malade, aient dû être plus prononcés que la première fois, il n'y eut encore ni désordre cérébro-spinal, ni trouble digestif assez intenses pour le forcer de quitter ses occupations habituelles.

Il en fut autrement cette année. Pour la troisième fois, la maladie éclata en affectant une marche bien différente de celle des années précédentes. Les phénomènes cutanés, qui s'étaient jusqu'alors montrés à peu près seuls, ne prirent pas un grand développement ; mais en revanche des troubles digestifs et cérébro-spinaux assez intenses se manifestèrent pour la première fois et vinrent éclairer le diagnostic.

De la plupart des causes que l'on puisse soupçonner en pareil cas, telles que la misère, une mauvaise alimentation, la consommation de céréales altérées, l'excès de travail, une habitation malsaine, etc., il n'en est aucune qui ait pu exercer son influence sur notre malade. Une seule cause occasionnelle, mais la plus puissante de toutes, l'insolation, a paru agir dans ce cas; cet homme, en effet, obligé par sa profession de rester la plus grande partie du jour dans les champs ou sur les routes, se trouve exposé à l'ardeur des rayons du soleil.

Mais laissons de côté, pour le moment, l'étiologie et sa valeur dans ce cas relativement au diagnostic, et racontons ce que cet homme éprouva cette année.

Ce fut seulement le 10 juin que Delaunay fut pris, au milieu de ses occupations et sans cause appréciable, de violents maux de tête et d'étourdissements. Les jours suivants, il continua de travailler ; mais le 13 juin, il fut obligé de quitter ses chevaux et sa voiture. Il éprouvait alors un malaise général, de l'abattement, de la tristesse, de l'éloignement pour le travail ; en même temps céphalalgie plus intense, étourdissements plus fréquents. Ces symptômes, loin de disparaître, ne faisant qu'augmenter en intensité, il entra à l'hôpital Saint-Louis dans l'état suivant :

La figure revêt un cachet tout particulier ; elle est amaigrie, tiraillée, empreinte de tristesse mélancolique ou hypochondriaque, en même temps que les yeux sont brillants et comme saillants dans leurs orbites. La peau des joues, un peu amincie et sèche, présente çà et là des plaques d'un rouge brun, parsemées d'écailles épidermiques adhérentes, qui tranchent d'autant plus sur les parties voisines, que celles-ci offrent une teinte terreuse. Cette couleur sombre des pommettes était accompagnée d'une sensation de chaleur, de tension et de prurit, surtout au soleil. Cependant la figure était amaigrie et non pas tuméfiée.

La peau du reste du corps, du dos des mains et des pieds, n'offrait aucune altération. A la paume des mains et à la plante des pieds, l'épiderme est jaune et très-épais, ce qui rend la peau très-épaisse et calleuse. Quant à cette dernière altération, due sans doute à la profession pénible de notre malade, elle datait d'années antérieures à la maladie de la face.

On observait d'ailleurs de l'anorexie, de la soif ; la langue était saburrale, blanchâtre au milieu, rouge écarlate à la pointe et sur les bords ; les lèvres étaient rosées ; les gencives, un peu tuméfiées, offraient à leur bord libre, près du collet des dents, un liséré d'un rouge vif ; la salive était plus abondante et de saveur salée ; enfin, quelques douleurs à l'épigastre et dans l'abdomen, quelques garderobes liquides à de longs intervalles.

Malgré ces symptômes, le malade conservait de l'appétit, et celui-ci était assez dessiné pour qu'au quatrième jour de son entrée, ayant été mis à des potages pour aliments, il menaçât de sortir de l'hôpital si on ne lui donnait pas à manger. D'ailleurs il était assez triste, abattu, la face hébétée, se plaignant de céphalalgie avec vertiges, amblyopie, rêvasseries pendant la nuit, douleurs et fourmillements siégeant aux reins et le long de la colonne vertébrale, mais ne s'étendant pas aux extrémités ; faiblesse des membres ; marche incertaine, chancelante, analogue à celle d'un homme ivre ; crampes dans les doigts et les pieds. La peau est douce, le pouls est un peu fréquent (84), sans résistance. Le malade se plaint par-dessus tout de ses maux de tête : son amaigrissement ne date que de huit jours. — Orge et chiendent pour tisane ; deux bouillons, deux soupes.

Le 19 juin, le malade a eu trois selles liquides dans la journée, un sommeil agité, rêvasseries pendant la nuit. La langue est sèche et rouge à la circonférence ; malaise général, affaissement, mais pas de fièvre. — Riz gommé pour tisane ; cataplasmes laudanisés sur l'abdomen ; lavements laudanisés ; bouillons.

Cet état se prolonge jusqu'au 21 juin, époque à laquelle le pouls se relève, devient plus fréquent ; de la sensibilité se montre à la pression du ventre. Aussi le malade, qui faisait l'objet de l'attention des élèves et des médecins qui assistent à la clinique de M. Devergie, était-il considéré par les uns comme un pellagreux, par les autres comme ayant une fièvre typhoïde. M. Devergie fait appliquer quinze sangsues à l'anus en recommandant de les faire peu couler. A partir de ce moment, il s'opère un changement et une amélioration progressive si notables, que toute pensée de fièvre typhoïde disparaît, et que chacun se range au diagnostic qui avait été primitivement porté.

En effet, le lendemain, plus de céphalalgie, langue un peu moins rouge, pas de coliques, deux garderobes.

Le 24, le malade n'a eu qu'une garderobe sans dévoiement, et l'appétit est si prononcé, qu'il veut manger ; du reste, la peau est moite et la figure meilleure. M. Devergie lui accorde une portion.

Le 28 juin, on remarque que la sécrétion salivaire est diminuée et que la saveur salée n'existe plus. Enfin, il n'y a plus de diarrhée, plus de coliques ; les douleurs de tête, du dos et des lombes diminuent chaque jour avec la prostration. — Deux portions.

Le 2 juillet, l'amélioration est de plus en plus notable ; la figure bien, quoique encore amaigrie ; elle n'est plus aussi empreinte de mélancolie, les traits sont épanouis. Le malade mange deux portions d'aliments et n'éprouve aucun malaise, aucun trouble digestif ou nerveux ; appétit excellent, digestions très-bonnes, sommeil paisible.

De tous les symptômes dont nous avons constaté l'existence à l'entrée du malade, deux seulement persistent encore aujourd'hui : ce sont la faiblesse dans les jambes et le liséré rouge des gencives.

Malgré cet état, on peut regarder comme complétement guéri le nommé Delaunay, qui sort de l'hôpital Saint-Louis le 10 juillet 1847, promettant d'abandonner la profession de charretier.

LÈPRES.

Lèpres avec hypertrophie :	Lèpres avec atrophie :
Éléphantiasis des Grecs.	Lèpre anesthésique de l'Inde.
Éléphantiasis des Arabes.	Lèpre de Holstein.
Mal rouge de Cayenne.	Radesyge.
Jambe des Barbades.	Mal de Crimée.
Andrum du Malabar.	Lèpre des Hébreux.
Pedarthrocace.	Mal-mort.
Senki du Japon.	Lèpre de France.
Labri sulcium d'Irlande, ou chilocace.	

Jusqu'alors on a décrit isolément chaque espèce de lèpre sans chercher à les rattacher directement entre elles par des caractères *spéciaux* communs à certaines variétés. M. Rayer a cependant commencé ce rapprochement en décrivant les unes à côté des autres les variétés qui ont entre elles de l'analogie et en formant ainsi plusieurs groupes. Je crois qu'on peut aller plus loin et dire que la lèpre est une maladie générale de l'économie, plus spéciale à certains pays, à certaines contrées qu'à d'autres, mais qui peut naître sous tous les climats. Je relaterai ici plusieurs exemples de lèpre française, qui a toujours une marche lente, chronique, menaçante pour la vie, et qui est caractérisée par les principaux phénomènes d'hypertrophie ou d'atrophie des parties malades, et dans lesquelles on observe l'existence de tubercules plus ou moins nombreux et plus ou moins volumineux, celle de taches ou décoloration de la peau avec *insensibilité* de la partie affectée, cette dernière condition se remarquant surtout dans la lèpre avec atrophie. Quant aux sécrétions, aux ulcérations et à la gangrène, elles ne se voient qu'accidentellement, et ne constituent pas un phénomène commun comme ceux que je viens de signaler.

Quoi de plus propre à jeter de la confusion que ces dénominations de lèpres par le pays où on les rencontre ; elles ne laissent rien à l'esprit, elles n'apprennent rien. Certes la lèpre des Grecs, qui affecte principalement la figure, de manière à lui donner de la ressemblance avec le facies du lion, se distingue de la lèpre des Arabes qui atteint spécialement les jambes ; mais ces deux sortes de lèpres ne se relient-elles pas entre elles par les variétés qui amènent l'hypertrophie de la figure, des bourses, des seins, du ventre ou des membres; de même pour les lèpres avec atrophie, qui, au lieu d'augmenter le volume des parties, ne font que le diminuer progressivement au point d'amener l'émaciation, la maigreur générale. Nous croyons donc être plus logique en groupant sous ces deux chefs toutes les lèpres, et en établissant ensuite les différences qu'elles peuvent présenter entre elles.

Un autre inconvénient de la dénomination employée par les dermatologistes, c'est celui de faire croire que telle lèpre propre à un pays ne peut se montrer que dans ce pays-là seulement. C'est là une erreur qu'il faut détruire, et puisqu'on observe assez fréquemment encore des lèpres en France, il est bien probable qu'il peut s'en rencontrer dans tout pays, sauf à réserver à certaines contrées le berceau de telle ou telle variété de lèpre.

Caractères des deux catégories de lèpres. — *Hypertrophie des parties molles.* — Ce phénomène est commun à toutes les lèpres de la première catégorie, mais l'augmentation de volume ne s'opère pas de la même manière dans chacune d'elles. Ainsi, dans l'éléphantiasis des Grecs, c'est par une hypertrophie du tissu cellulaire sous-cutané et par des tubercules, qui se montrent principalement au front, aux sourcils, que la maladie débute; c'est par la multiplicité et l'augmentation de volume de ces tubercules, qu'il s'opère une prédominance des sourcils, en même temps que les joues, le nez et les lèvres prennent aussi de l'accroissement; mais c'est surtout le volume du front et celui des sourcils qui augmentent, en même temps que la forme de ces parties est conservée ainsi que les rides ou plicatures naturelles qui s'y trouvent; de là l'enfoncement des yeux qui conservent leur volume, et la physionomie léonine que prend la figure. La peau, d'ailleurs, tout en devenant plus ferme, plus consistante, conserve une grande partie de sa souplesse. Le tissu cellulaire, tout en prenant de l'accroissement, ne s'engorge pas comme dans la lèpre des Arabes.

Dans celle-ci, ce sont principalement les membres abdominaux qui sont affectés. Ce ne sont plus des tubercules qui amènent l'accroissement de volume des parties, mais bien l'hypertrophie de la peau et du tissu cellulaire sous-cutané. En effet, les descriptions qui en ont été données par les observateurs français semblent empreintes de la pensée de la préexistence d'une phlébite à l'engorgement des jambes; mais si cela se passe ainsi pour l'éléphantiasis des Arabes, que l'on peut observer sur des sujets d'origine française, il n'en saurait être de même pour la maladie prise dans la localité où elle est endémique. Le même antécédent ne saurait plus être invoqué pour la même affection qui se montrera aux seins, aux bourses ou au ventre. Il est vrai de dire que, d'après les observations de Hendy qui a décrit cette maladie sous le nom de *jambe des Barbades*, le début de l'affection peut prendre une forme aiguë, la peau devenir érythémateuse, des chapelets de ganglions sous-cutanés se dessiner le long de la partie interne du membre abdominal affecté, en même temps que le tissu cellulaire se prend, et qu'il se manifeste un ensemble de phénomènes généraux, comme frissons, soif, malaise, efforts de vomissement, délire parfois et chaleur intense accompagnée de fréquence du pouls, bientôt suivie de sueurs prolongées, générales ou partielles ; que ces phénomènes paraissent sous forme d'accès, à retours assez éloignés, qui peuvent varier de trois à quatorze par an, ou se renouveler seulement au bout de sept ans. A cette seconde période, les ganglions lymphatiques de l'aine et du jarret, devenus plus volumineux, sont quelquefois *sains* et *indolents;* mais ce qui caractérise cette espèce d'éléphantiasis, c'est surtout le développement du tissu cellulaire et celui de la peau. Le tissu cellulaire distend la peau outre mesure en augmentant de volume dans des points très-variables, et cependant en conservant au membre des formes sphériques, douces, moulées, qui donnent à la totalité des muscles une conformation bizarre, et qui au toucher ne produit pas du tout la sensation de tubercules, comme dans l'éléphantiasis des Grecs ; d'une autre part, la peau, qui, dans les premiers temps, pouvait être lisse, se recouvre bientôt de lames épidermiques et d'écailles grisâtres, alors que la peau s'épaissit de plus en plus. Ces phénomènes se produisent d'une manière plus ou moins marquée dans l'*andrum* du Malabar, ou éléphantiasis des bourses. Dans ces diverses maladies, c'est aussi sous forme d'accès qu'elle se montre, ordinairement tous les mois; il se fait une turgescence des bourses ou du pied, parties qui restent successivement de plus en plus engorgées. Dans l'affection du Japon, désignée sous le nom de *senki*, maladie d'ailleurs

très-commune, qui attaque un adulte sur dix, après des phénomènes généraux fébricitants et nerveux, il se montre sur la
surface du corps une série de tumeurs, avec un engorgement
prodigieux des sourcils chez l'homme, et un développement plus
ou moins considérable de tubercules dans les grandes lèvres chez
la femme.

Dans toutes ces affections il arrive une époque où, soit que la
peau reste saine, soit qu'elle ait été malade, il se manifeste des
points où des espaces plus ou moins étendus, où ce tissu perd sa
sensibilité quand on vient à le toucher, circonstance qui semble
établir une corrélation très-directe avec la seconde variété de lèpre
que nous appelons tuberculeuse ou anesthésique. Ajoutons que
des ulcérations se montrent çà et là sur les mains, les poignets
et sur les diverses parties des membres, de sorte qu'il arrive un
moment où il y a fusion par les symptômes des deux principaux
genres de lèpre que nous avons cherché à grouper.

Atrophie des parties et anesthésie. — Toutes les lèpres comprises
dans la deuxième catégorie ont ces deux caractères communs
très-nettement dessinés. Toutes se manifestent à la surface du
corps et en dehors des phénomènes généraux qui constituent une
maladie d'ensemble, par le développement de taches ou de décolorations de la peau, en général très-limitées, *avec insensibilité
tellement prononcée, que l'on peut piquer ces taches avec une épingle
sans que le malade en ait conscience.* Dans la lèpre désignée sous le
nom de *radesyge*, elles débutent à la face et elles s'étendent ensuite à la surface du corps; c'est le contraire dans la *lèpre de
Crimée* (lèpre taurique ou lèpre des Cosaques); toute la surface du
corps est couverte de ces taches qui débutent aux poignets et sur
le côté radial des avant-bras, pour s'étendre ensuite de bas en
haut, les mains seules exceptées. Il est vrai qu'elles sont accom-
gnées d'ulcères mous, plats, indolents; qu'elles prennent une
teinte sombre et brunâtre. Ces tubercules et tumeurs augmentent
légèrement d'année en année, de manière à se transformer en
ulcères, qui eux-mêmes finissent par amener la chute de toutes
les phalanges des doigts; ces ulcères existent aussi bien aux joues,
au palais, à la langue, qu'à la surface des membres; ils s'étendent
à l'intérieur des fosses nasales et dans la trachée. C'est ordinai-

rement dans une période de six ans que s'accomplissent ces faits, et la mort arrive avec les désordres concomitants qui se manifestent du côté du tube intestinal.

Dans la lèpre anesthésique de l'Inde, au contraire, ces décolorations très-bien circonscrites de la peau se montrent aux mains et aux pieds, quelquefois le long des membres, et çà et là sur le tronc, mais beaucoup plus rarement. Elles sont insensibles, accompagnées seulement de ganglions engorgés, très-rarement disséminés sur le trajet des vaisseaux, aux aisselles et aux aines. Elles sont bientôt accompagnées d'un amaigrissement qui donne aux doigts un aspect effilé. Plus tard ces parties deviennent comme engourdies par le froid ; puis des gerçures dures et sèches se forment à la paume des mains et à la plante des pieds ; une matière squameuse et furfuracée est disposée sous les ongles, les soulève, les décolle, les ronge, les atrophie, et détermine même leur ulcération. Cet état des ongles dans les lèpres très-discrètes peut même exister uni avec la faiblesse d'un membre, au début de la maladie. Plus tard la peau devient plus malade, se gerce sur les avant-bras et y reste écailleuse ; elle finit par se détacher en lambeaux sans tuméfaction ni douleurs, et dans cet état les individus qui sont atteints deviennent un sujet d'horreur pour tous ceux qui les entourent. C'est par la diarrhée et la dysenterie que périssent ces individus.

La lèpre des Hébreux (*saraat*) présente des phénomènes assez analogues. Moïse, dans ses lois sur le discernement de la lèpre (chap. XIII et XIV du Lévitique), indique les signes auxquels les prêtres hébreux peuvent les reconnaître. Ces signes sont : taches blanches, allant en s'accroissant à ce point que, lorsque l'individu était tout à fait décoloré, on le considérait comme atteint de lèpre pure ; tumeurs blanchâtres sur diverses parties du corps, ces taches et tumeurs entraînant la décoloration ou la chute des cheveux. Quant au mal-mort (*malum mortuum*), observé au moyen âge, il consistait, d'après Jean de Vigo, en des ulcérations des jambes et des bras, allant en s'accroissant ; et en de l'insensibilité la plus complète, au point de pouvoir les inciser sans que le malade s'en aperçoive.

A ces divers caractères locaux des lèpres, il faut ajouter dans

tous ces cas un ensemble morbide qui est tantôt sous forme aiguë
dès le début, le plus souvent sous forme chronique, qui laisse
dans l'économie une empreinte de faiblesse de plus en plus marquée, et finit par amener une mort plus ou moins lente. Chose
remarquable, toutes les lèpres qui portent une certaine atteinte
à la figure exercent une influence assez marquée sur la voix; elles
la rendent rauque, profonde, et le type de cette altération se fait
principalement observer dans l'éléphantiasis des Grecs. Il faudrait
détailler chaque espèce de lèpre pour décrire leur mode d'être
et suivre leur marche et leur terminaison; nous ne saurions entrer dans ces détails que ne comporte pas notre ouvrage et que
M. Rayer a reproduits avec tant de soin dans le sien.

La distinction que nous venons d'établir entre les deux formes
principales de la lèpre, celle avec hypertrophie, celle avec atrophie, est bonne surtout pour l'étude, elle ne saurait exister
d'une manière absolue pour tous les cas de lèpre. C'est surtout
pendant les premières années qui coïncident avec le développement des états lépreux que l'on peut observer ces deux formes
d'une manière tranchée : mais plus tard, dans la lèpre anesthésique ou avec prédominance de taches, d'hypertrophie des parties
affectées, on voit surgir des tubercules, des engorgements ou
hypertrophies des parties malades et des ulcérations; de même
aussi les phénomènes opposés se montrent dans le cas contraire.
Il faut néanmoins convenir que dans les lèpres des divers pays il
y a en général prédominance d'un symptôme, soit des taches,
soit des tubercules, soit de l'hypertrophie des parties, soit des
ulcérations.

Mais il est un fait sur lequel nous devons spécialement appeler
l'attention, c'est que les deux espèces de lèpres, celle avec hypertrophie, celle avec anesthésie et atrophie, peuvent naître dans nos
climats, et les cas n'en sont pas très-rares; nous avons pu en
observer quelques exemples; MM. Andral, Larrey, Rayer, etc.,
en ont rapporté plusieurs : M. Bergeron a fait de l'éléphantiasis
du scrotum le sujet de sa thèse inaugurale. Du IXᵉ au XVIᵉ siècle,
on comptait en France, comme en Europe, un grand nombre
d'hospices destinés aux lépreux. A une époque beaucoup plus
rapprochée de nous, Vidal, Valentin et Fodéré l'ont vue aux Mar-

tigues et à Vitrolles. Delpech cite la maladie comme étant commune dans le Roussillon; il en est de même des plaines de l'Aragon; mais M. Rayer se pose la question de savoir où la maladie a pris primitivement naissance.

Pour moi, je suis convaincu qu'elle peut naître sans avoir été importée ou transmise par des parents à leurs enfants et petits-enfants. Voici au surplus quelques exemples de lèpres, parmi ceux que nous avons observés, et dont le cachet ne saurait être douteux, sauf le fait suivant, qui m'a paru être un éléphantiasis partiel du cuir chevelu.

Éléphantiasis du cuir chevelu. — Mademoiselle X..., âgée de dix-huit ans, habitant une ferme dans le département de Seine-et-Oise (Franxeville), lieu sain, d'ailleurs sans humidité, me fut adressée par le docteur Charaudet, le 13 avril 1850. Il me demandait mon avis sur une maladie du cuir chevelu, avec invitation d'en établir le diagnostic et le traitement.

Cette jeune fille, très-grande, très-forte, bien constituée, avait les apparences de la santé; seulement elle offrait, quoique colorée, les caractères du tempérament lymphatique : peau blanche, cheveux blonds, assez d'embonpoint; étant plus jeune, elle avait eu des glandes au cou, et des poux s'étaient montrés dans ses cheveux. Réglée à l'âge de quatorze ans, la menstruation a été parfaite depuis cette époque, les fonctions digestives s'exécutent bien; rien d'anormal dans l'état des organes.

Il y a trois ans ses cheveux étaient longs et bien venus, lorsqu'elle crut sentir que la peau de la partie postérieure de la tête s'épaississait; elle y faisait peu d'attention; mais par une gradation insensible, elle devint de plus en plus pâteuse, épaisse, sans douleurs, sans démangeaison; peu à peu quelques plicatures légères se dessinèrent; elles devinrent de plus en plus profondes en même temps que le cuir chevelu formait bourrelet à leur voisinage. Ces plicatures sont aujourd'hui au nombre de cinq, trois du côté droit et deux du côté gauche; elles sont disposées de haut en bas parallèlement, semi-elliptiques; deux d'entre elles, les plus déclives, tendent à prendre la forme d'une S. La peau qui les sépare offre une saillie très-notable, produite par une sorte d'empâtement qui occupe le tissu cellulaire et la peau; cet empâtement est assez souple au toucher, quoique plus dense que le tissu graisseux. Dans les plis se trouvent des cheveux poussés très-serrés les uns contre les autres, de manière à dessiner des mèches qui ont le trajet des sillons. Ces cheveux sont parfaitement sains et paraissent plutôt plus forts que moins forts que les autres; la peau n'est pas adhérente au périoste; on déplace ces plicatures avec assez de facilité.

Il y a quelques mois cette jeune fille ayant consulté le docteur Charaudet, il prescrivit diverses pommades, et notamment une dans laquelle entrait le deutonitrate de mercure. Cette pommade amena de la douleur, ce fut la seule que la malade ressentît depuis l'origine de sa maladie.

La peau elle-même paraît tout à fait saine ; le tissu cellulaire sous-cutané paraissait hypertrophié comme dans l'éléphantiasis.

Lèpre tuberculeuse d'origine française. — Marchand (Henri), âgé de qua-rante-trois, ans, laboureur, né à Vorly (Cher); admis à l'hôpital Saint-Louis, le 16 septembre 1844, et couché salle Saint-Louis, n° 18, service de M. Devergie.

Ce malade arrive de son village, qu'il a quitté pour la première fois, afin de venir se faire traiter à Paris. Son père vit encore et se porte bien ; sa mère était chétive, souvent malade ; elle est morte fort jeune, emportée par une maladie rapide. Il a un frère et une sœur qu'il n'a jamais vus malades ; il est marié et père de trois enfants bien portants, dont le plus jeune a sept ans. Personne dans sa famille n'est sujet aux maladies de la peau ; jusqu'à ces dernières années il jouissait lui-même d'une fort bonne santé, et pas-sait, dit-il, pour un bon ouvrier ; il ne sait pas ce que c'est que la vérole.

Il a toujours habité les champs ; sa maison était assez saine, mais située dans une contrée peu fertile, marécageuse. Comme tous les paysans du Berry, il vivait de pain d'orge et de seigle, auxquels on mêlait un peu de froment pendant les bonnes années ; il ne mangeait de viande que fort rarement, et c'était ordinairement du porc salé. La famille, du reste, ne souffrait pas de la misère, et il n'était pas plus pauvre que ses voisins.

Il y a environ cinq ans, il ressentit pour la première fois de la déman-geaison au cou, puis aux bras, puis aux jambes. Des *boutons* se montrèrent sur ces parties, puis disparurent, laissant quelques écailles à leur place, mais rien de cette disposition noire et sèche qu'on observe aujourd'hui; le visage restait sain.

Il y a trois ans, une tumeur se forma à l'aine droite et acquit en deux ou trois mois le volume d'un œuf de pigeon ; il n'y avait pas de rougeur, pas de douleur vive, mais le malade ressentait dans son membre une lour-deur insolite. Bientôt de nouvelles grosseurs se formèrent dans les deux aines ; elles ne suppurèrent pas, ne rougirent pas la peau, mais apportè-rent une certaine gêne dans la marche ; après six ou huit mois de durée, elles finirent par diminuer de volume, mais ne disparurent jamais complé-tement.

En même temps que ces tumeurs suivaient leur cours, le malade aperçut sur ses bras et sur ses cuisses d'autres tumeurs de nature tout à fait diffé-rente. Celles-ci, au nombre de cinq ou six, avaient déjà le volume d'un ha-ricot, lorsqu'il y fit attention ; elles étaient rouges, assez dures, ne causaient ni gêne ni douleur ; leur nombre s'accrut en peu de mois jusqu'à douze ou quinze, dont quatre ou cinq sur le visage.

Pendant environ deux ans ces tumeurs persistèrent ainsi ; les unes grossissant jusqu'au volume d'une noix, les autres disparaissant et étant remplacées par de nouvelles. Cependant la santé restait bonne, l'appétit persistait, lorsqu'il y a près de dix-huit mois il survint de l'amaigrissement, du trouble dans les digestions et bientôt un affaiblissement tel, que le travail devint tout à fait impossible.

Pendant ces quinze ou dix-huit derniers mois, le malade est resté dans sa chaumière, à la charge de la famille, comme il dit, et faisant le travail d'un enfant de dix ans ; ne souffrant pas du reste, mangeant un peu sans en être incommodé, mais ayant de temps à autre une diarrhée qui durait cinq ou six jours et augmentait rapidement son état de faiblesse. A la peau, l'éruption et la disparition des tumeurs continuèrent, leur volume était surtout énorme pendant l'hiver ; elles laissaient en guérissant un état écailleux, mais aucune ne suppura, aucune ne se creva.

Le malade s'était habitué peu à peu à cet état, et attendait sans demander aucun secours. Mais pendant le dernier mois la faiblesse et la maigreur ayant beaucoup augmenté, il se décida à consulter un médecin, lequel, sans prescrire aucun traitement, lui conseilla de venir à Paris se présenter à l'hôpital Saint-Louis.

A son entrée il est dans l'état suivant :

La maigreur est extrême, les yeux sont caves, le regard éteint, les pommettes saillantes et recouvertes d'une peau jaune-serin, unie, fortement appliquée sur les os. Le sujet est faible, fatigué au moindre effort, ne serre la main qu'avec une force très-médiocre ; il est très-inquiet de n'avoir pas pu venir à pied du chemin de fer d'Orléans, car il marche encore d'un pas assez ferme et se tient assez droit.

Il n'éprouve jamais d'oppression, jamais de battement de cœur, n'est pas enrhumé, ne crache pas. Le bruit respiratoire s'entend parfaitement normal dans toute l'étendue des deux poumons ; il n'y a pas eu de diarrhée depuis quelques jours ; le malade se sent assez d'appétit, n'éprouve pas de soif vive, urine naturellement.

Depuis plus de six mois, il n'a pas eu d'érection et n'a pas désiré approcher sa femme ; il était cependant avant sa maladie fort porté au coït.

Son intelligence est saine ; il s'exprime même fort nettement et demande avec insistance combien il faudra de temps pour le guérir ; mais sa voix est rauque, d'un timbre dur et pénible à entendre, quoiqu'il n'éprouve ni gêne ni douleur, soit en parlant, soit en avalant. L'inspection de l'arrière-gorge ne montre, au reste, aucune lésion appréciable.

Les paupières sont rouges et à peu près complétement dépourvues de cils. Dans toute l'étendue de la tête, les cheveux sont rares, courts, lanugineux ;

le front et les tempes sont complétement chauves; des écailles blanches, sèches, dures, couvrent le cuir chevelu et les sourcils.

Sur le visage, les mêmes écailles dures, sèches, adhérentes, sont dispo- sées sans ordre; elles abondent surtout dans les favoris, qui sont restés assez bien fournis. Sur le front, on voit quatre tubercules rosés, durs, ayant chacun environ 4 à 5 lignes de diamètre et 1 ligne et demie de saillie.

Sur les bras, la peau est uniformément écailleuse et noirâtre; les mains, qui offrent un état analogue, mais porté à l'extrême, ont assez l'aspect du dos d'une écrevisse crue. Cet état s'est développé peu à peu, sans éruption vive. Cette disposition est interrompue de temps en temps par des espaces de peau blancs, non écailleux, se terminant par fusion avec les parties voi- sines; et l'on se demande si c'est là de la peau encore saine ou bien une altération particulière. La sensibilité est, du reste, parfaitement conservée sur ces points. Les bras et les avant-bras sont en outre le siége de tuber- cules de divers volumes, rosés et recouverts d'un épiderme léger et lisse. Le plus gros de tout le corps existe sur l'avant-bras gauche, vers le milieu de sa face palmaire; il a environ 15 lignes de diamètre et 6 lignes de saillie; il est très régulièrement demi-sphérique; il est, comme les autres, rosé, ferme, solide, sans fluctuation. Sur la paroi antérieure de l'aisselle du même côté, se voient plusieurs autres tubercules, dont un a 10 lignes, et deux autres de 7 à 8 lignes de diamètre.

Sur les cuisses, sur les jambes, sur le dos des pieds, sur la poitrine, sur les épaules, on remarque pareillement : 1° cet état rude, squameux et brunâtre de la peau; 2° ces espaces arrondis, mal limités, où la peau est d'un blanc de cire, lisse et sans aucune altération de sensibilité; 3° des tubercules peu saillants, répandus çà et là, ayant le volume de pois, de haricots, etc.

La peau du ventre est très-brune, très-dure, très-écailleuse; son épi- derme semble fendillé, et est hérissé de rugosités comme au dos des mains; mais jamais il n'y a eu de tubercules sur cette partie, non plus que sur les fesses, sur la plainte des pieds, ni sur la paume des mains. On sent dans les deux aines des engorgements volumineux, durs, sans trace de fluctuation, qui existent depuis plusieurs années, dit le malade; il n'y a aucune cica- trice à leur niveau.

Prescription. — Bain, deux portions.

13 septembre. — Le malade a pris trois bains prolongés qui n'ont rien changé à l'état de la peau; il mange ses deux portions, se lève dès le matin, et est descendu quelques moments dans la cour; mais, presque toujours, il reste assis dans la ruelle de son lit.

22. — Diarrhée depuis deux jours; on cesse les bains; riz gommé pour boisson, crème de riz; lavement amidonné.

26. — La diarrhée continue; il y a eu hier huit selles liquides exhalant

une odeur extrêmement fétide, putride. Les urines sont rendues naturellement, sont claires, sans odeur. La faiblesse est grande ; le malade ne peut plus quitter son lit. Lavement avec dix gouttes de laudanum.

29. — Hier, dix selles toujours très-fétides ; le malade peut à peine répondre ; mais il est plein d'espérance, et assure ne pas souffrir.

Mort le 1er octobre, à cinq heures du matin.

Autopsie. — La peau a une coloration un peu moins foncée que pendant la vie ; les tumeurs sont un peu affaissées, moins saillantes ; elles ont complétement perdu leur couleur rosée, et offrent la teinte cadavérique ordinaire. Plusieurs tubercules incisés offrent tous la même disposition suivante : la limitation est fort brusque, fort nette ; mais la tumeur adhère à la peau ambiante, et il est impossible de l'en séparer. Sa couleur est grisâtre, uniforme, sans aucune vascularisation ; sa texture est résistante, comme lardacée, sans aucune disposition fibreuse ; elle ne donne aucun liquide, soit qu'on la presse, soit qu'on la racle avec le tranchant du bistouri ; elle ne se laisse déchirer que très-difficilement ; elle est recouverte d'une couche d'épiderme impossible à enlever. On ne reconnaît en aucun point les autres parties constituantes de la peau. Dans tous les points où il n'y a pas de tubercule, le derme n'a éprouvé aucune altération ; le tissu sous-cutané est aussi intact et à peu près complétement dépourvu de graisse.

La mâchoire étant sciée, la bouche, le pharynx, le voile du palais, sont examinés avec soin ; le pharynx est détaché et ouvert ; les poumons sont enlevés et incisés en plusieurs points : toutes ces parties sont saines et n'offrent rien à noter. Le cœur est petit, mou, flasque ; il contient, ainsi que l'aorte, des caillots abondants, fort adhérents, grisâtres, analogues à de la gelée de pomme.

Le foie est foncé en couleur, plutôt petit que gros, résistant, et difficile à déchirer. Incisé, il laisse écouler une quantité de sang fort épais et noir. La coupe est uniformément brune, sans mélange de jaune ; la vésicule est gorgée de bile ; la rate est saine. Les reins n'ont de notable qu'une rougeur assez marquée. L'estomac est rétracté, sa cavité est rétrécie ; la muqueuse forme des plis nombreux, couturés, régnant en divers sens. L'intestin grêle est mince, son calibre est fort étroit, mais la muqueuse est saine. La muqueuse du côlon est en tous les points épaissie, tomenteuse, d'un rouge assez foncé ; mais, çà et là, on voit des plaques plus saillantes, d'un rouge plus fort et comme lie de vin. Le rectum, à sa partie supérieure, est uniformément rouge violacé, et la muqueuse est très-épaisse. En outre, il existe à cette partie un grand nombre d'ulcérations nettement arrondies, ayant de 1 à 4 lignes de diamètre, à bords découpés à pic, comme avec un emporte-pièce ; les bords sont adhérents, durs, tandis que le reste de la muqueuse est flasque. Les plus larges de ces ulcérations ont environ trois quarts de ligne de profondeur ; toutes se posent sur un fond dur, résistant, d'un jaune soufré, qui ne disparaît que difficilement par le grattage, et qu'un filet d'eau même assez fort ne peut enlever. La partie inférieure du rectum redevient saine.

L'encéphale n'offre rien à noter.

La peau des deux aines étant incisée, on tombe sur des ganglions engorgés, disposés en chapelet, non adhérents entre eux, enveloppés d'une coque fibreuse dont on les sépare facilement. Incisés alors, ils se présentent avec une consistance dure, partout la même, de couleur grisâtre, et sillonnés de stries fibreuses, sans arrangement particulier ; dans l'aine gauche, un de ces ganglions a environ un pouce de diamètre, et plusieurs autres ont de 6 à 10 lignes.

Les deux bras sont détachés, et l'on pousse dans les artères brachiales une injection d'essence de térébenthine mêlée d'un peu de suif fondu, et colorée à l'aide du vermillon. La dissection des parties injectées est faite le lendemain. L'injection n'a pas été suffisamment pénétrante, surtout au bras gauche ; même au bras droit, on ne la trouve dans la peau qu'en de rares arcades assez déliées et d'une étendue assez grande. En aucun point, ces arcades ni aucun filet injecté ne pénètrent dans les tumeurs nombreuses examinées pour les rechercher ; en certains endroits, ces filets cessent brusquement, et les arcades sont interrompues au point où commencent ces tubercules. On ne saurait donc rien conclure d'une manière absolue de l'absence de l'injection dans les parties malades.

Nous avions, il y a peu de temps, dans nos salles un homme du département de l'Eure, qui avait une lèpre tuberculeuse avec hypertrophie, affectant le front, le nez et les doigts. Nous joignons à ces faits trois exemples de lèpre que nous avons aussi observés, et nous plaçons immédiatement celle d'une lèpre anesthésique du département de l'Indre.

Lèpre tuberculeuse anesthésique. — Paparati, vingt-huit ans, négociant, constitution bonne, tempérament biloso-nerveux, né à Metelin (Lesbos) ; il séjourne chaque année six semaines à peu près dans son pays ; le reste de l'année, il le passe à Constantinople où le retiennent ses affaires. Son père et sa sœur jouissent d'une excellente santé ; sa mère est morte à la suite d'une couche ; aucun d'eux n'a été touché par son affection, pas plus que ses aïeux et ses parents éloignés. Le lieu de sa naissance est distant de douze lieues de quatre villages entièrement et exclusivement remplis de lépreux ; jamais il n'a eu de communication avec eux. Les premières taches qu'il a offertes à la peau se sont développées, il y a six ans et demi, à la

partie postérieure de l'avant-bras droit, à la partie postérieure et interne
du poignet gauche, et plus tard à la face. Ces taches se sont montrées sans
influence de causes à lui appréciables. Toutefois, dans son pays et à Constantinople, les personnes de sa profession font abus de substances ali-
mentaires très-stimulantes et alcooliques. Les taches qui parurent les premières prirent un accroissement lent, et leur développement s'accompagna
de l'éruption de nouvelles taches, mais moins grandes ; il avait même déjà
quelques tubercules, mais fort peu prononcés, quand, il y a deux ans et
demi, il fut atteint d'une blennorrhagie qui fut traitée par des bains et des
potions dont il ne connaît pas la nature ; il ajoute qu'un autre médecin lui
prescrivit, un peu plus tard, contre cet écoulement qui n'avait pas complétement disparu, de l'acide arsénieux dont il ne peut préciser la dose ;
il en a pris pendant treize jours dans du lait. Pendant ce traitement, les taches, qui primitivement se développaient avec assez de lenteur, prirent une
marche plus rapide ; les légers tubercules déjà existants s'accrurent et se
multiplièrent ; tout resta alors dans l'état stationnaire. Mais, deux mois plus
tard, il fit, comme traitement de la lèpre, usage d'une préparation mercurielle qu'il ne peut définir, qui fut continuée pendant vingt-cinq jours, et
suivie d'un accroissement des tubercules et des taches. On cessa alors cette
médication, qu'on lui conseilla de reprendre plus tard, et les accidents restèrent stationnaires. Il demeura alors quatre mois sans traitement, prit de
nouveau le mercure, sur l'indication d'un médecin italien, pendant quinze
jours : nouveaux accidents, nouvelle suspension. Il fit alors usage de l'iodure de potassium pendant cinquante jours, il ne sait à quelle dose. Ce
traitement avait été précédé de quatre purgations et de quatre saignées dans
l'espace d'un mois. L'iodure de potassium fut porté à des doses de plus en
plus élevées ; on y joignit l'usage de pilules mercurielles. La maladie ne fit
qu'augmenter, les forces s'amoindrirent. Le traitement fut suspendu, et
repris après trente jours de repos ; il amena de nouveaux accidents, qui
déterminèrent son médecin à l'envoyer à Paris.

Jamais ce malade, depuis sa blennorrhagie, n'a éprouvé d'accidents du
côté de la gorge ni de douleurs ostéocopes.

État actuel. — A la face se voient des tubercules disséminés, de différentes grosseurs, offrant une coloration fauve et une sensibilité presque
nulle dans quelques-uns, complétement nulle dans d'autres. Les plus volumineux siégent au-dessus des sourcils, à la joue droite et au menton ; ceux
de la joue gauche présentent moins de volume, et la peau y conserve à peu
près sa coloration normale ; quelques tubercules même, dans ce point, sont
tout à fait sous-cutanés, et ne peuvent être perçus qu'au toucher. Les bras
sont le siége de taches fauves, disséminées, insensibles ; lorsqu'on les attaque avec une épingle, le malade n'éprouve aucune douleur ; il ressent seulement la pression qui se transmet aux parties sous-jacentes à la peau. Sur

la partie postérieure du bras droit se voient des cicatrices, traces d'ulcérations qui ont été la suite d'applications de pommades douées d'une grande énergie, mais dont l'action n'a pas été ressentie par le sujet. L'affection, de ce côté, se termine au-dessous de l'articulation radio-carpienne, en obliquant vers le petit doigt, qui aussi est atteint. A l'avant-bras gauche, les taches sont plus rares, disséminées, et dans leurs intervalles la sensibilité se conserve à l'état normal. A la partie postérieure, inférieure, interne de l'avant-bras gauche, existe une tache large, fortement colorée, qui se lie à un épaississement de la peau; dans ce point, elle est d'une insensibilité absolue. Les cuisses et les jambes sont parsemées de taches analogues, insensibles ou moins sensibles qu'à l'état normal; la peau, au-dessous d'un certain nombre, est indurée et tuberculeuse. Des tubercules profonds, sous-cutanés, forment comme des chapelets; à la partie postérieure des jambes, ils ont un volume assez considérable; la peau qui les recouvre n'a point subi d'altération de couleur; ils sont doués d'une exquise sensibilité. La pression exercée sur la partie inférieure des jambes du malade y détermine de la douleur. Les pieds et les mains se gonflent spontanément, et le gonflement disparaît de même; du reste, l'état général est satisfaisant, l'appétit est bon, les fonctions s'exécutent bien.

Lèpre tuberculeuse. — Gautier, quarante-neuf ans, manouvrier (département de l'Indre). Son père n'a jamais eu d'affection cutanée, est mort à quarante-neuf ans; sa mère est morte à vingt-quatre ans, d'un purpura; un frère du même lit que lui est faible, mais a la peau saine; un autre frère et une sœur d'un second lit sont faibles aussi, mais sains du côté de l'organe cutané; cinq enfants dont il est le père, et sa femme, jouissent d'une santé parfaite.

Pendant toute sa vie, il a fait un usage à peu près exclusif de l'alimentation végétale et des boissons aqueuses.

Atteint de variole à l'âge de quatorze ans, il était soumis déjà depuis sa plus tendre enfance à des démangeaisons perpétuelles, qui s'exaspéraient lorsqu'il se livrait à quelque exercice violent, ou sous l'influence des variations atmosphériques. Ces démangeaisons et leurs exacerbations offraient leur maximum d'intensité pendant l'été, à l'époque des fortes chaleurs, et alors elles étaient portées si loin, qu'elles forçaient le malade à exercer des frictions sur les diverses parties du corps, mais principalement sur la poitrine; toutefois, à cette époque, elles n'existaient ni à la tête, ni à la face, ni aux extrémités; elles s'amoindrirent sur les parties pendant l'accroissement du sujet, sans pourtant disparaître complétement, en sorte qu'elles se perpétuèrent, quoique avec une moindre intensité, jusqu'à l'époque à laquelle commença à se dessiner d'une manière nette et tranchée l'affection qu'il porte aujourd'hui. En mars 1841, apparurent au front, au-dessus de la région sus-orbitaire, de petits tubercules plombés, de là grosseur d'une forte lentille, dont le nombre est évalué à vingt ou vingt-cinq par le malade. Le développement de ces tubercules, en tout analogues à ceux qu'il porte aujourd'hui sur la poitrine, fut suivi de l'apparition au front de la démangeaison qui jusque-là avait respecté cette partie. Cette première poussée resta d'abord stationnaire sous le rapport du nombre et du volume. En juin 1842, une nouvelle poussée donna naissance à une série nouvelle de tubercules de même dimension et de même coloration, disséminés dans les intervalles qui séparaient les premiers; ceux-ci prirent alors un développement plus considérable. Par trois ou quatre nouvelles éruptions successives, ils envahirent le front et les sourcils; dans ce dernier point, ils prirent un développement rapide et devinrent promptement confluents. Il y a quinze mois environ, la maladie, toujours successivement envahissante, attaqua les autres parties de la face, d'abord les joues et les oreilles, puis le nez et le menton. Le malade fit alors une tentative pour s'en débarrasser, et s'appliqua pendant une demi-heure un masque de chaux éteinte: sous l'influence de ce moyen, dit-il, il vit complétement disparaître sa maladie: les tubercules se détachèrent en eschares brunâtres, et il eut, pendant quelques jours, l'espoir d'une guérison parfaite; mais le soulagement fut passager, car, trois jours après, nouvelle poussée générale de tubercules là où ils avaient été détruits, avec marche plus rapide cette fois dans leur développement; enfin, la tuberculisation se propagea bientôt plus loin, gagna le cou, puis la poitrine, le dos, les épaules, les bras; aujourd'hui, elle atteint le ventre et ne paraît pas devoir s'arrêter là.

État actuel. — L'appétit est bon, les fonctions digestives s'accomplissent régulièrement; la peau offre une teinte légèrement jaunâtre. Le malade dit que, sans souffrir beaucoup, il a pourtant subi un amaigrissement notable. La musculation est effectivement peu développée; les tissus présentent une mollesse assez prononcée; toutes les parties du corps, sauf les pieds, les mains et le cuir chevelu, sont le siége d'une démangeaison qui est plus prononcée là où existent les tubercules. La poitrine, le dos, les épaules et les bras représentent l'affection à son premier état de développement. C'est un semis de tubercules très-rapprochés et quasi-confluents sur la poitrine, plus rares et disséminés sur le dos et les autres parties. Chaque tubercule offre une teinte grise comme ardoisée ou plombée, élastique et comme résistant sous la pression du doigt; il égale en volume un petit pois. Là où la maladie paraît se limiter, les tubercules sont plus rares et offrent moins de volume. A la face, la maladie a grandi, et, bien qu'on y retrouve la lésion élémentaire tout à fait caractérisée, les tubercules, en général, y ont un volume beaucoup plus considérable que sur les autres parties: on en voit au menton, au front, qui ont déjà dépassé le volume du plus gros pois; à mesure qu'ils s'accroissent, ils semblent se détacher plus nettement de la peau qui leur sert de base. Très-durs au menton, bien qu'offrant une certaine élasticité, ils sont, au contraire, assez dépressibles au front, et donnent à la pression la sensation d'un tissu fongueux à mesure qu'ils croissent en volume. Jusqu'à la teinte que nous venons d'indiquer, la teinte grise primitive qu'ils offraient d'abord se transforme en une coloration rouge plus ou moins vive. Le nez, l'extrémité droite de la lèvre supérieure, sont le siége de deux tubercules énormes, qui paraissent dus à la fusion d'un certain nombre, et dont la surface, lisse et polie, mais un peu brunâtre, est sillonnée de rameaux vasculaires, veineux, multiples. C'est surtout aux sourcils que la maladie présente son plus complet développement : ils sont le siége de deux demi-arcs tuberculeux faisant saillie d'un centimètre et demi environ et se réunissant vers la racine du nez ; ils sont formés par la juxtaposition de gros tubercules devenus confluents à leur base, de manière à ne former plus qu'une tumeur aplatie de haut en bas, et couchée en travers sur les sourcils. Cette tumeur est parcourue verticalement et transversalement par des sillons profonds qui donnent à sa surface un aspect mamelonné, et qui indiquent la limite primitive des tubercules actuellement réunis entre eux ; les mamelons, gros, rouge foncé, bruns, et même quelquefois presque noirs, sont festonnés au-dessous de l'épiderme aminci qui les revêt par une arborisation veineuse très-riche. Cette masse offre une dureté caractéristique et comme squirrheuse.

La sensibilité paraît exagérée dans une partie des tubercules, pris surtout parmi les plus volumineux ; pourtant il en est qui semblent frappés d'anesthésie quasi-complète là où règnent les tubercules à leur état primitif ; la sensibilité est à peu près normale, et même en certains endroits diminuée.

Le malade, pendant le bref séjour qu'il a fait à l'hôpital, a été soumis à l'usage de l'iodure de potassium ; mais l'efficacité du traitement n'a pu être convenablement appréciée. Il sort sur sa demande, le 3 juin 1845.

Lèpre anesthésique occupant la face, le cou, les aines, le ventre et le dos. — Le nommé Jean Lallemand, soixante-quatre ans, cultivateur. Entré le 2 janvier 1854 à l'hôpital Saint-Louis, n° 22, salle Saint-Louis. Le malade qui fait le sujet de cette observation est d'un tempérament sanguin lymphatique, court, gros et trapu. L'aspect général que présente ce sujet frappe tout d'abord, de manière à ne point permettre de confondre la maladie qu'il porte avec aucune autre : aussi vais-je essayer d'en esquisser d'une manière générale la physionomie, avant d'entrer dans les détails des régions pathologiques qui se trouvent sur lui. — Il faut vous représenter un homme à face plissée, plus large que longue, empreinte d'un air d'hébétude et de stupidité qui est aussi le résultat de la dégradation de l'intelligence

que l'on observe chez tous les sujets atteints de lèpre ; sur laquelle se voient
au front, aux paupières, aux joues, aux lèvres et au menton une série de
masses tuberculeuses, dont le diamètre longitudinal varie de 2 à 4 centimètres et qui sont rangées suivant la direction des plis de la peau. Insensibles au plus haut degré, ces tubercules sont récents, les uns d'un diamètre
plus petit, lisses, ayant une couleur rouge fauve, et siégent au cou et au-
devant du sternum ; d'autres plus gros, plus âgés, déprimés à leur centre,
donnent au toucher la sensation de lipomes encore petits, sont livides, et
en certains points, au front, à la joue gauche, ils sont ulcérés et laissent
écouler un liquide jaune sale et poisseux, auquel succèdent des croûtes
noirâtres fortement adhérentes. Cet ensemble de tubercules soit isolés, soit
agglomérés, donne à la peau de ce malade l'aspect du plastron tuberculeux
de quelques pachydermes, et à sa face la ressemblance la plus parfaite et
l'expression de l'*Ignama tuberculata* de Laurenti. — Entre ces masses tuberculeuses la peau est ridée, épaissie, blafarde. Puis, si l'on vient à découvrir
successivement le malade, on rencontre une série moniliforme. L'étiologie
paraît assez difficile à établir : il ne semble pas avoir contracté cette maladie, car, peu nomade, il ne s'est jamais éloigné de son département, jamais il n'a eu de maladies vénériennes et s'est toujours bien porté ; c'est
seulement à la suite d'un érysipèle dont il fut atteint, il y a quatre ans,
que cette maladie s'est déclarée : ainsi donc développement de cette maladie sans contagion, spontanément ; sous le rapport de l'hérédité, nous ne
trouvons chez aucun de ses parents qui l'ont précédé dans l'échelle gé-
néalogique ni lèpre, ni affection vénérienne chez son père et sa mère, etc. Un
fait fort remarquable vient confirmer les idées de non-contagion émises par
les auteurs modernes et principalement par Fernel et par Forest : ce malade a tout le temps cohabité avec sa femme sans que celle-ci ait été atteinte
en aucune manière de cette affection.

Lèpre tuberculeuse. — Dréard, soixante-huit ans, cultivateur (Yonne).
Entré, le 23 janvier 1854, à l'hôpital Saint-Louis, n° 23, salle Saint-Louis,
mort le 11 mars 1854. Ce malade, d'un tempérament sanguin lymphatique, grand, maigre, n'ayant aucune maladie antérieure, a été atteint de
l'affection qu'il porte, il y a seulement quatre ans. Voici les seuls antécédents qu'il a été possible de recueillir : l'étiologie et le point de départ de
la maladie sont assez obscurs ; ainsi le malade dit n'avoir eu aucune
maladie vénérienne et n'en avoir pas vu de trace dans sa famille ; l'interrogation du malade, du reste, n'en démontre point. Sous le rapport de l'hérédité, point de maladies analogues sur les parents qui l'ont précédé. L'habitation du malade ne paraissait ni malsaine, ni sale ; sa nourriture était
bonne. Enfin, sous le rapport de la contagion, rien d'analogue, ni sur ses
parents ou ses sœurs avec lesquels le malade se trouvait en contact ; rien

non plus de semblable dans la localité ; il n'a jamais quitté son pays. Cette maladie est survenue, il y a quatre ans, à la suite d'une rougeur érythémateuse générale, qui a envahi le corps de la partie supérieure vers la partie inférieure, et à la suite de laquelle se sont développées sur quelques points du corps des saillies rouges, qui bientôt ont un peu pâli, puis se sont agglomérées et ont fait prendre à la peau l'aspect chagriné et tuberculeux que nous lui voyons aujourd'hui. Ces tubercules sont plus nombreux à la face antérieure du tronc et à la face interne des membres. Leur volume varie depuis la grosseur d'un pois jusqu'à celui d'une noisette. Les plus petits sont moins colorés que la peau qui les entoure et qui est brune ; les plus gros sont rougeâtres ou bleuâtres : ils ont une base large, sont généralement assez rapprochés les uns des autres et, ainsi agglomérés, ils donnent à la peau un aspect mamelonné qui la fait ressembler à une peau de chagrin dont les granulations seraient volumineuses et inégales. De ces tubercules, il en est, et ce sont les plus volumineux, qui sont profondément ulcérés ; l'ulcération est profonde, la peau est décollée sur les bords dans l'espace d'un millimètre, livide et frangée sur les bords ; le fond en est gris et rugueux, on semble voir un petit cratère, et si l'on prend l'empreinte de la cavité ulcérée, elle forme un cône à base plus large, correspondant au fond de l'ulcération à sommet tronqué plus étroit. Les croûtes qui se forment en quelques points sont d'un gris noirâtre. Ces ulcérations, peu nombreuses, se rencontrent çà et là sur toutes les parties du corps. Une vaste plaque ulcéreuse et sanguine, formée par la réunion de plusieurs tubercules ulcérés, occupe les deux tiers externes de la cuisse droite et a son plus grand diamètre suivant l'axe du membre ; ces ulcérations ont l'aspect qu'offrent ces excoriations que l'on voit sur la peau des chevaux que le harnais a déchirée. On dirait qu'un emporte-pièce y a taillé d'une manière irrégulière une série de trous qui, s'étant réunis, forment un bord irrégulièrement découpé. Enfin, au centre, se trouvent par-ci, par-là des points qui ne sont pas encore ulcérés et qui forment des îlots violacés ; le fond de cette vaste ulcération est rougeâtre et donne une sanie roussâtre d'une odeur infecte : tel est l'aspect que présente le malade. Depuis qu'il est atteint de cette maladie, il a maigri d'une manière notable ; de temps en temps, il a un peu de diarrhée qui cesse facilement, mais cependant se montre plus rebelle depuis quelque temps. Il sent ses forces s'affaiblir, les cheveux tombent également depuis quelque temps ; du reste point d'autres symptômes généraux. Comme symptômes locaux, point de douleurs, point de démangeaisons, les sueurs sont moins abondantes, c'est-à-dire que la peau est généralement sèche et moins sensible. En effet, les tubercules sont pour la plupart insensibles, ce qui n'a duré que quelques jours, car à peine le malade a-t-il été en traitement que la sensibilité est devenue moins obtuse. Depuis le 30 janvier jusqu'au 7 février, affaiblissement notable des tuber-

cules, rétrécissement des ulcérations, tendance générale à la cicatrisation.
Depuis le 7 février, le malade a senti ses forces diminuer de plus en plus ;
il fut pris d'une diarrhée fétide et éprouva des borborygmes, des coliques
sourdes, jamais aiguës ; le pouls est devenu faible, petit, lent ; la langue
pâle d'abord, puis sèche ; le ventre mou, indolent ; la peau a pris généralement une température peu élevée, puis elle devint sèche, la face jaune
bistre ; les yeux s'excavèrent, etc. Le malade tomba dans le marasme le
plus complet. Durant tout ce temps, il fut soumis à la médication antidiar-
rhéique complète : opiacés, astringents, lavements au carbonate de plomb,
carbonate de soude 1 décigramme, acétate de plomb c. 2 décigrammes.
Rien ne peut l'arrêter pendant les huit derniers jours. Il se manifesta
un subdelirium qui ne le quitta plus qu'à son dernier moment. Pendant que
ces phénomènes se passaient du côté du tube digestif, il s'en passait d'analogues du côté de la peau. Les tubercules non ulcérés semblaient s'être
affaissés, les bords de ceux qui étaient ulcérés semblaient s'être affaissés,
de telle sorte que les ulcérations paraissaient moins profondes, on aurait
dit qu'elles s'étalaient. Elles devinrent blafardes comme le sont les ulcères
chez les sujets atteints de diarrhée chronique ; puis se recouvrirent de
croûtes noires, sanguines, peu adhérentes, légères, comme l'est la croûte
noire qui se forme sur la surface desséchée de certaines tourbes noires ;
en frappant dessus, elles donnent la même sensation que fait éprouver un
corps léger, spongieux et desséché ; enfin une eschare gangréneuse se formait sur le grand trochanter droit, mais elle était superficielle et peu profonde. Face : tubercules peu nombreux et non ulcérés. *Autopsie :* la peau
est moins colorée que pendant la vie ; elle semble amincie et plissée longitudinalement comme si on l'avait tirée et allongée par ses deux extrémités.
L'enveloppe cutanée, le tissu adipeux sous-cutané ont disparu presque complétement. Les tubercules sont un peu affaissés, légèrement décolorés ; la
peau dans les intervalles est brunâtre. Les tubercules sont arrondis, leur
diamètre varie, en procédant du plus petit au plus gros, de 5 à 15 millimè-
mètres, leur épaisseur au centre est de 3 à 10. Le tissu cellulaire sous-
cutané est parfaitement sain. Le tissu musculaire est plus dense qu'à l'ordinaire, plus fortement coloré en violet. Si l'on vient à fendre les tubercules,
ils crient sous le scalpel, comme se fend le tissu fibro-plastique ; fendus,
on voit que la lésion occupe exclusivement l'épaisseur de la peau, elle présente l'aspect suivant : hypertrophie générale du tissu fibreux de la peau
aux points où se trouvent les tubercules ; intégrité parfaite de ce tissu dans
leurs intervalles. — Division des tubercules en trois couches colorées différemment en ces trois points : 1° couche profonde ayant 1 millimètre
d'épaisseur avec sa coloration normale ; 2° noyau central gris ardoisé
éclairé, d'aspect lardacé, ayant 3 millimètres ; 3° couche superficielle de
1 millimètre, vascularisée, rouge et recouverte par une couche d'épiderme

fortement adhérente. Les tubercules ulcérés et ramollis présentent le même aspect ; mais la substance centrale ardoisée a envahi la couche vasculaire superficielle, et la vascularisation de son côté a fait des progrès vers la substance centrale qui, coupée, présente un aspect sablé mélangé de rouge et de gris. La coupe de la portion ulcérée représente un cône à base tournée vers la partie profonde de la peau, à sommet tronqué plus étroit, racorni vers la face superficielle de la peau. Tel est l'aspect que présentent ces différents tubercules non ulcérés ; puis à leur période d'ulcération, du côté des autres organes, voici ce que l'on observe : muqueuse des neuf dixièmes supérieurs du tube digestif dans un état parfait d'intégrité, seulement, dans les deux derniers tiers du côlon on trouve des ulcérations tantôt arrondies, tantôt serpigineuses, n'occupant que la muqueuse, en tout semblables à celles de la peau et d'autant plus nombreuses qu'on s'avance vers le rectum, recouvertes d'une exsudation membraniforme analogue à celle qui recouvre les ulcérations cutanées ; ce n'est qu'au niveau de l'S iliaque que la muqueuse se trouve tellement vascularisée dans la portion supérieure ; c'est à peine si un cercle rougeâtre les entoure, leur fond est rose. — Du côté des poumons, rien ; du côté du cœur, rien ; du côté du foie, cet organe a son volume normal, mais il est très-dense, la substance rouge prédomine, sa surface est rugueuse, irrégulière et comme chagrinée par la substance jaune qui est devenue plus dense, la vésicule est remplie de bile et un peu distendue ; du côté des autres organes, rien de remarquable.

Observation de lèpre tuberculeuse dans sa période la plus avancée.

Lèpre tuberculeuse. — Buchy (Antoine), entré le 19 avril 1854, salle Saint-Louis, n° 60, âgé de vingt-huit ans, ancien marin, né dans l'île de la Réunion (Inde), est atteint depuis huit ans d'une lèpre tuberculeuse anesthésique. — L'affection occupe la face et les membres supérieurs. La base du front, les arcades sourcilières et le menton sont couverts de tubercules blanc jaunâtre, lisses, durs, irréguliers, confluents par leur base, séparés entre eux par des sillons sinueux et profonds qui donnent à la peau de ces parties un aspect mamelonné. Sur les oreilles, les joues et au voisinage des commissures des lèvres, tubercules agglomérés et ouverts ne formant plus qu'un ulcère ou plutôt une réunion de petits ulcères à circonférence arrêtée ; mais on trouve disséminées au pourtour de ces plaies un grand nombre de petites éminences sous-épidermiques, isolées et différemment circonscrites, qui rappellent la forme morbide de l'affection. Le bord libre des paupières est dépourvu de cils et couvert de tubercules. — Les lèvres sont épaisses, tuberculeuses ; la bouche déformée, continuellement ouverte ;

la langue, envahie par les tubercules, est dure, marronnée et d'une couleur violette très-foncée. Le nez, couvert d'éminences tuberculeuses, porte à sa face supérieure un ulcère large, profond et sanieux, dont l'étendue est à peu près de 2 à 3 centimètres carrés. Toutes les parties envahies par la maladie sont dépourvues de poils, sillonnées par de nombreux capillaires sanguins et privées de sensibilité. — Aux membres supérieurs, tubercules semblables à ceux de la face, isolés ou réunis en petit nombre sur les bras, agglomérés en grand nombre à la partie postérieure de l'articulation du coude, disséminés sur les avant-bras, mais plus nombreux que sur les bras, très-confluents à la face dorsale des phalanges, lesquelles sont déformées, volumineuses au niveau des articulations et profondément endommagées par la maladie. Un grand nombre de ces tubercules, recouverts par un épiderme aminci, plus ou moins ulcéré, laissent couler une sanie purulente qui nécessite plusieurs pansements par jour. — L'ensemble du malade est affreux. Qu'on se figure un homme aveugle, d'une maigreur extrême, la peau livide, terreuse et lâchement appliquée sur les muscles atrophiés, les orbites profondes, les yeux d'un blanc mat, peu mobiles et imparfaitement recouverts par les paupières ; la face longue, maigre, couverte d'un masque dégoûtant de tubercules, d'ulcères et de concrétions purulentes ; la bouche continuellement béante ; la voix rauque, sourde et profonde ; la tête peu mobile sur un cou très-long ; les bras décharnés recouverts d'ulcérations ; les mains déformées ; les doigts couverts de plaies suppurantes ; enfin une odeur fétide qui s'exhale de toute sa personne, et l'on comprendra que cet homme, sorte de spectre hideux, soit un objet d'horreur pour tous ceux qui l'approchent. — Voici les détails que nous avons pu rassembler sur les antécédents du malade. Élevé à Calcutta et à Pondichéry (Indoustan), il entra dans la marine à l'âge de dix-neuf ans ; d'une constitution robuste, il supporta sans peine les fatigues des longs voyages maritimes. Dans sa jeunesse, pas de scrofules, pas de maladies graves. Son père et sa mère vivent encore et jouissent d'une bonne santé ; ses frères et sa sœur n'ont jamais été malades : personne dans sa famille n'est atteint de maladies de la peau ; son père a eu la gale il y a quinze ans, à bord d'un navire où l'équipage tout entier était atteint de cette affection. Son hygiène a toujours été bonne, il n'a jamais éprouvé de chagrins ni de privations. Comme tous les marins, il a été exposé aux intempéries des saisons et à des variations de température assez notables. — A vingt et un ans il quitta l'Inde en parfaite santé, revint en France, séjourna quelques mois à Marseille et vint ensuite habiter Saintes (Charente-Inférieure) où il contracta la vérole en 1847, maladie qui ne fut pas traitée. — Le malade se portait bien quand, un jour d'hiver, ayant été fortement impressionné par le froid, il s'exposa devant un grand feu et ressentit aussitôt une vive démangeaison à la figure, et immédiatement apparut une éruption considérable de tubercules, gros comme des lentilles, durs, mamelonnés, sans coloration autre que celle de la peau, disséminés sur la face, principalement au front, au menton, sur les sourcils et les pommettes des joues. La démangeaison disparut d'elle-même et les tubercules conservèrent leur aspect primitif pendant près d'une année. Traitement ferrugineux, bains de Baréges, incision des tubercules, pas d'amélioration. — Le malade vint à Paris dans le service de M. Cazenave, qui le traita par la strychnine et l'huile de foie de morue ; mais, loin de se modifier sous l'influence de cette médication, l'affection continua sa marche : au bout de six mois, nouvelle poussée de tubercules, les premiers s'ulcèrent et l'état du malade devient des plus alarmants. Après un séjour de plus d'un an, il quitta l'hôpital pour y rentrer bientôt se livrer aux soins de M. Gibert. Cette fois on le soumit aux antiscorbutiques et aux mercuriaux : amélioration apparente pendant quelque temps, mais bientôt récidive de la maladie avec plus d'intensité que jamais ; les ulcérations se multiplient, la tuberculisation envahit les membres supérieurs qui jusque-là étaient restés sains. La cornée se couvre de taches blanches opaques et le malade est réduit à une cécité complète dans l'espace de quelques mois. Il quitta le service et resta en province sans faire aucun traitement. — Aujourd'hui il se présente dans le service de M. Devergie dans l'état où nous l'avons décrit il y a un instant. Nous ajouterons seulement qu'en outre de la période fort avancée de la maladie, les forces sont épuisées, les ganglions sous-maxillaires engorgés, et qu'il existe des troubles très-grands du côté de la digestion : diarrhée abondante qui dure depuis plus d'un an. L'appétit est cependant assez bien conservé.

— *Traitement.* Le malade a d'abord été soumis au traitement suivant : tisane sudorifique, six pilules de Vallet, pansement avec du cérat simple, une portion. Ce régime, continué jusqu'au premier mai, n'a produit aucun effet ; la suppuration était toujours abondante et les ulcères se multipliaient. A cette époque M. Devergie a fait remplacer le cérat simple par un cérat au sulfate de fer (0,50 pour 30 gr.) ; et voici dans quel état nous retrouvons le malade le 1er juin, c'est-à-dire un mois après l'emploi du cérat au sulfate de fer : — La faiblesse est toujours très-grande, pas d'appétit ; voix excessivement faible, toux quinteuse, crachats blancs, visqueux, d'une expectoration difficile ; la diarrhée dure toujours. Mais d'un autre côté l'affection cutanée s'est beaucoup modifiée : sur le front il ne reste plus de traces de tubercules ; les sourcils sont beaucoup moins volumineux, on n'y trouve plus ces nombreuses ulcérations que nous y avons décrites ; la surface des joues commence à se débarrasser, les ulcères que l'on y remarque encore sont réunis les uns aux autres et disposés de manière à représenter un polygone très irrégulier dont la surface est occupée par des masses blanches, lisses, inégales, sous-épidermiques, qui semblent formées par la réunion d'un certain nombre de tubercules à leur première période. La guérison semble marcher du centre à la périphérie. Sur les autres parties de la face, les ulcérations ont presque toutes disparu et le petit nombre que l'on y retrouve encore ne sécrètent plus une sanie aussi abondante. L'ulcère de la face dorsale du nez est moins profond et présente quelques bourgeons charnus qui font espérer la cicatrisation prochaine. Sur les bras on ne retrouve plus que de larges taches brunâtres, irrégulières, qui sont les derniers vestiges des ulcérations que nous avions signalées. Les phalanges sont presque entièrement guéries et les articulations des doigts beaucoup moins volumineuses. Enfin l'état de la peau s'est beaucoup amélioré et nous sommes frappés chaque jour des progrès rapides de la cicatrisation. Plus tard ce malade fut pris d'une diarrhée que rien ne put arrêter, et il succomba après huit à dix mois de séjour à l'hôpital. Ce fut lui qui nous fit connaître les publications faites par M. Boileau dans le *Journal des colonies*. La mort survint avant que nous ayons pu nous procurer le remède expérimenté par ce médecin.

La lèpre ne se montre pas toujours avec les caractères de généralisation que nous avons décrits. Il n'est pas rare qu'elle consiste seulement en quelques plaques tuberculeuses localisées à une jambe ou disposées sous forme de rubans sur la surface d'une cuisse, mais alors pour caractériser cet état de lèpre il ne suffit pas de l'état tuberculeux indolent, il faut l'insensibilité des tissus. Nous avons vu plusieurs cas de ce genre ; ceux-là sont curables dans ces conditions, au moins avons-nous été assez heureux pour les faire disparaître, chez des personnes qui avaient contracté la maladie a l'île Maurice par exemple.

Une particularité qui m'a frappé dans ma pratique et sur laquelle les auteurs n'ont pas encore appelé l'attention, c'est le développement de la lèpre en dehors des pays dans lesquels elle existe habituellement, et longtemps après avoir quitté ce pays. J'ai observé plusieurs exemples de ce genre. Chez l'un il s'agissait d'un jeune homme de dix-sept ans, qui était venu des colonies à Bordeaux pour s'y livrer aux études commerciales. Il y était depuis dix-huit mois, lorsqu'il se montra des taches avec insensibilité de la peau et des tubercules disséminés sur les membres. Je me demandai si, en présence de cette pensée très-rationnelle, d'ailleurs, et très-générale, qu'il y a lieu de transporter les lépreux dans un autre climat, tel que celui de la France, pour arrêter les progrès de la lèpre, on ne serait pas conduit à une indication opposée à l'égard de ce jeune homme, ou si le climat de Bordeaux ne serait pas plus favorable qu'un autre au développement de cette maladie.

J'en étais à ce point lorsque je fus appelé en consultation par le docteur Laroque avec mon collègue Bazin, pour une jeune dame de vingt-deux ans, qui, depuis deux années, était atteinte de la lèpre ; elle habitait les environs de Bordeaux, elle avait quitté la Nouvelle-Orléans depuis trois ans, elle en était sortie sans aucune atteinte de cette affection, et elle avait une lèpre des Grecs des mieux accusée. M. Bazin avait aussi observé plusieurs cas analogues et se posait la même question.

Que dire maintenant du traitement? On sait que toutes les ressources de l'art sont impuissantes à guérir cette affection, même lorsqu'elle a pris naissance en France : énumérer par conséquent les moyens qui ont été employés, c'est tracer la série des médications les plus énergiques et les plus actives que l'on préconise ordinairement contre les maladies de la peau, et cela fort inutilement, puisqu'elles sont connues de tout le monde. Soutenir le malade, combattre les symptômes que l'on peut atteindre, sans nuire à la santé, telle doit être la première idée du médecin. Il est difficile de rester spectateur oisif d'une maladie aussi grave et aussi pénible : aussi faut-il tenter l'effet de quelques agents puissants en raison de l'intensité de la lèpre et du tempérament et de la constitution de l'individu; mais ce qu'il y a lieu de faire surtout dans l'intérêt du malade, c'est de prescrire une hygiène bien entendue et un régime alimentaire aussi fortifiant que possible.

Telle était la manière dont nous nous exprimions dans la première édition de cet ouvrage. Depuis cette époque, le hasard nous a mis à même de donner nos soins assidus à plusieurs lépreux, et de vérifier jusqu'à quel point telle ou telle médication peut être plus utilement employée. Et d'abord il est constant que les médications mixtes ou composées sont plus efficaces que les médications simples. Ainsi l'administration simultanée de l'huile de foie de morue, des amers et d'un sirop dans lequel entrent les préparations de fer, l'iodure de potassium, le bichlorure de mercure et la solution de Fowler, en petites doses, m'a amené à des résultats fort remarquables et a singulièrement amélioré la position des lépreux, en arrêtant les progrès de la lèpre. Chose notable et dont il faut que le praticien se pénètre, c'est que les lépreux ne supportent que des doses très-peu élevées de médicaments ; qu'ils sont surexcités par les doses ordinaires d'iodure de potassium, ou de fer, ou d'arsenic, ou de mercure.

En avril 1854, je reçus dans mon service, à l'hôpital Saint-Louis, le malheureux jeune homme dont je viens de retracer l'histoire ; il avait déjà été traité par mes collègues Cazenave et Gibert, mais sans succès, pour une lèpre tuberculeuse de l'Inde. Ce jeune homme, qui avait une certaine instruction, m'informa un jour que l'on avait publié dans un numéro du *Journal des colonies*, les bons résultats obtenus par M. le docteur Boileau (de l'île Maurice) sur lui-même et sur un certain nombre de lépreux, de l'usage de l'*hydrocotyle asiatica*. Je fis immédiatement, au ministre de la marine, la demande d'une certaine quantité de cette substance sous diverses formes, et je reçus, très-peu de temps après, de l'hydrocotyle à l'état de feuilles, d'extrait aqueux et d'extrait alcoolique, le tout préparé à la pharmacie du gouvernement à Pondichéry.

Quelque empressement que Son Excellence ait mis à acquiescer à ma demande, ces préparations arrivèrent trop tard pour les utiliser en faveur du jeune marin qui m'en avait indiqué l'efficacité présumée. Singulièrement amélioré d'abord par la cicatrisation des nombreux ulcères qui recouvraient toute la surface du corps, il succomba à un épuisement et à un amaigrissement général, dernier degré de cette terrible affection.

Mais le hasard mit bientôt à ma disposition trois malades atteints de la lèpre : un à l'hôpital, Grec d'origine ; deux en ville. Celui de l'hôpital était atteint d'une lèpre tuberculeuse éléphantiasique, développée à la figure et plus tard aux mains, aux pieds et sur le corps. Même forme, mais plus ancienne et plus avancée sur un des deux lépreux de la ville, et chez lui ulcérations assez nombreuses sur les mains, les pieds, les membres et le corps. Quant au troisième malade, c'était un jeune enfant de onze à douze ans, qui m'a été amené de l'île Bourbon par ses parents pour recevoir mes soins. La lèpre chez lui consiste principalement dans l'existence de taches ou décolorations de la peau, avec perte de sensibilité (lèpre anesthésique), dont quelques-unes étaient entourées d'une auréole brunâtre. Quelques petits tubercules s'observaient çà et là sur le corps et à la figure.

Or, il résulte des faits consignés dans le *Journal des colonies* par M. Boileau, et dans un Mémoire publié en 1853 par M. Lépine, pharmacien de première classe de la marine, sur l'*hydrocotyle asiatica*, que cette plante a été employée pour la première fois par M. le docteur Boileau (de l'île Maurice) sur lui-même, qui était atteint de la lèpre, et essayé plus tard aussi par lui sur une soixantaine de lépreux. Depuis, plusieurs médecins à Pondichéry, à Port-Louis, à Madras, ont expérimenté les effets de cette plante. Les résultats obtenus n'ont pas toujours été les mêmes quant au degré d'efficacité de l'*hydrocotyle asiatica*; et je remarque que plusieurs d'entre eux l'ont administré en même temps que d'autres agents aussi très-actifs.

Je ne veux pas émettre ici une opinion définitive sur l'hydrocotyle comme médicament. Il faut laisser au temps à se prononcer sur ce nouvel agent thérapeutique; mais comme je l'ai employé depuis plusieurs années, comme il a développé sous mes yeux sur plusieurs malades des effets toxiques qui m'ont obligé à en suspendre l'usage, j'ai voulu faire connaître les résultats de mes essais, qui sont les premiers qui aient été faits en France.

Employant pour la première fois un agent que je ne connaissais pas, et ayant à ma disposition environ 500 grammes seulement de la plante, je ne crus pas devoir me servir de l'hydrocotyle en sirop, comme le recommande surtout M. Boileau, non plus qu'en poudre. J'avais d'ailleurs à ma disposition une grande quantité d'extrait aqueux et d'extrait alcoolique qui devaient me représenter les éléments d'un sirop, et que je pouvais donner en pilules.

Je m'arrêtai donc à l'usage d'une tisane et d'un extrait. Cette plante étant très-aromatique, je fis faire pour essai de la tisane par infusion et de la tisane par décoction. Je m'aperçus tout de suite que dans la décoction, on perdait tout le principe aromatique de la plante : je n'employai pas cette préparation, et je m'arrêtai à l'usage de l'infusion. Quant à la dose, le goût et la force de la tisane, aidé de son influence sur l'estomac de mon premier malade, me guidèrent seuls; car dans son mémoire M. Boileau n'a fait connaître aucune dose. J'appris plus tard, par le mémoire de M. Lépine, que la poudre était préférée, et qu'on la donnait au plus à 50 centigrammes, dose que beaucoup de malades ne pouvaient même supporter.

Pour moi, j'ai commencé par une infusion de la plante non pulvérisée, à la dose de 15 grammes pour un litre d'eau, que j'ai dû réduire par l'usage à 8 grammes. A cette dose mes malades l'ont généralement bien tolérée, à raison d'un litre par jour, excepté le lépreux adulte de la ville. Il est vrai qu'il était dans un tel état de débilité, que tous les médicaments, quels qu'ils fussent, devaient être considérablement fractionnés pour son estomac.

Plus tard j'ai été conduit, en raison de la propriété essentiellement aromatique de la plante, à remplacer l'extrait aqueux par l'extrait alcoolique, que je crois beaucoup plus actif. L'analyse chimique, dont je donnerai tout à l'heure quelques indications, conduit naturellement à cet emploi.

Le malade lépreux que j'avais, au début de mes essais, à l'hôpital était un homme bien constitué, dans la force de l'âge, d'une santé très-peu altérée par la maladie, je le mis le premier à l'usage journalier de la tisane et de pilules d'extrait aqueux de 5 centigrammes, en commençant par une et augmentant d'une pilule tous les cinq jours, c'était le 1ᵉʳ août 1855. Arrivé à sept pilules par jour, il fut pris de phénomènes très-remarquables, et tout à fait semblables à ceux que produisent les poisons narcotico-âcres: étourdissements, éblouissements, regard incertain, plus ou moins fixe, vacillation des membres, physionomie plus ou moins analogue à celle de l'ivresse, malaise général, anorexie, affaiblissement, démarche incertaine, céphalalgie, tendance au sommeil.

Cet état ne fut pas passager chez notre malade, malgré la suspension des médicaments ; il dura cinq à six jours, en perdant peu à peu de son intensité, mais en laissant une prostration des forces qui persista, et un dégoût pour les aliments qui fut assez prononcé pendant une quinzaine de jours.

Le malade sorti de là assez amaigri, mais il reprit bientôt son traitement.

Quant à l'action du l'hydrocotyle sur l'*état lépreux*, il fut peu marqué. Le malade y gagna cependant une diminution notable de l'empâtement des mains et de la figure, de sorte que les tubercules en devinrent plus saillants, car ils n'avaient pas perdu de leur volume. Les arcades sourcilières et le nez se trouvaient moins volumineux. Mais il s'était développé quatre ou cinq tubercules, et la sensibilité des mains était plus obtuse, au dire du malade. C'est alors qu'étant arrivé au 3 novembre, le traitement fut cessé. Le malade avait supporté 20 centigrammes d'extrait alcoolique par jour dans cette seconde période du traitement.

Ce phénomène d'intoxication dut me rendre plus circonspect à l'égard des lépreux de la ville auxquels je donnais des soins. L'un d'eux, homme de quarante ans, vint me trouver après avoir reçu sans succès les soins de M. Cazenave pendant dix-huit mois. Il était hideux à voir, affaibli, à parole lente, à voix cassée. Sa maladie était beaucoup plus ancienne. (Je donnerai plus tard l'observation détaillée de ces divers malades.) Je le mis à l'usage de l'hydrocotyle en tisane et en pilules d'extrait alcoolique de 25 milgrammes chacune, en débutant par une pilule et augmentant d'une tous les quatre jours. Dans les premiers temps de l'emploi du médicament, le malade annonçait se trouver mieux, mais il avouait qu'il en avait été ainsi toutes les fois qu'il changeait de remède, et il en avait pris de toute sorte. Cependant cette amélioration dans l'état général ne fut pas de longue durée, et je dois néanmoins dire qu'une grande partie des ulcérations qu'il portait avaient paru se cicatriser ; arrivé à 5 pilules par jour, c'est-à-dire à 25 centigrammes d'extrait alcoolique d'hydrocotyle, il fut pris de tous les accidents observés sur le premier malade, et comme ce dernier était beaucoup plus gravement atteint de la lèpre, et dans une période plus avancée ; que d'ailleurs il était déjà très-affaibli, ces effets de l'*hydrocotyle asiatica* le jetèrent pendant six semaines dans un état de prostration extrême. C'était d'ailleurs la similitude la plus complète entre les deux malades quant aux effets toxiques, et il ne saurait exister aucun doute à cet égard.

Chez le jeune enfant D..., je ne dépassai pas la dose de 4 pilules d'extrait alcoolique à 25 milligrammes chacune. Mais après six

semaines de son usage et de celui de la tisane, dont il prenait jusqu'à trois verres par jour, ne voyant aucune amélioration survenir,
remarquant, d'ailleurs, que l'enfant perdait l'appétit et les forces,
je dus abandonner son emploi. Les effets à la fois nuls, et plutôt
fâcheux comme influence générale, furent appréciés par les parents
eux-mêmes, qui m'engagèrent à supprimer l'usage d'un moyen
dont ils avaient cependant entendu vanter l'efficacité à l'île Bourbon.

Il résulte de ces faits, dont nous avons donné les observations
détaillées dans la deuxième édition de cet ouvrage, que l'*hydrocotyle asiatica* ne nous a pas fourni de résultats réellement utiles
chez les trois malades sur lesquels nous l'avons employé, tant à
l'hôpital qu'en ville; que sous son influence, cependant, la guérison d'une partie des ulcérations chez l'un des malades a paru
s'opérer, et que l'état d'engorgement de la figure et des mains
chez le malade de l'hôpital a paru diminuer. Je dis *a paru*, car
ces résultats ont été temporaires, et nous nous demandons, surtout en ce qui concernait l'*empâtement* des tissus, si cet effet est
le résultat de l'action thérapeutique de l'*hydrocotyle asiatica*, ou
si la secousse et l'amaigrissement consécutifs aux effets toxiques
du médicament n'ont pas été pour quelque chose dans ce genre
de résultat obtenu. Ajoutons que, pendant le traitement par cet
agent, il est survenu un certain nombre de tubercules.

S'ensuit-il qu'il faille renoncer à l'emploi de l'*hydrocotyle asiatica?* Je suis loin d'être de cet avis. Depuis mes premiers essais,
j'ai traité avec avantage plusieurs lépreux par cet agent, et je crois
devoir en recommander l'emploi.

Mais il ressortait évidemment de ces observations : 1° que l'*hydrocotyle asiatica* était une substance très-active; 2° qu'elle devait
surtout ses propriétés à des principes volatils et à des principes
principalement solubles dans l'alcool ; 3° qu'à une dose assez faible, elle était vénéneuse à la manière des poisons narcotico-âcres.

Or, M. Lépine, à la page 25 de son mémoire, s'exprime ainsi :
« Nous pouvons assurer que l'*hydrocotyle asiatica* n'exerce aucune
» action délétère sur l'économie. »

D'une autre part, il regarde la vellarine comme le principe
actif de l'*hydrocotyle asiatica*. Tout en considérant l'œuvre de

M. Lépine comme très-exacte en fait d'analyse, il fallait nous procurer de la vellarine pour en étudier les effets. Nous avons donc prié M. Lefort, pharmacien à Paris et chimiste habile, de répéter les expériences analytiques de M. Lépine et de les contrôler au burin. Il s'occupe de ce travail depuis deux mois, et voici à quel résultat il a été conduit jusqu'à présent. La minime proportion de vellarine qui existe dans l'*hydrocotyle asiatica*, 1 pour 100 suivant M. Lépine, 1 pour 300 suivant M. Lefort, a porté M. Lefort à penser qu'une autre substance partage ou possède les propriétés actives de la plante. Ce serait, suivant lui, la résine verte. Il croit que la résine brune de M. Lépine n'est autre que la résine verte ; de là les effets plus marqués sur l'économie des préparations obtenues au moyen de l'alcool.

N'ayant pas, à cette époque, d'autres lépreux sur lesquels je pusse essayer l'*hydrocotyle asiatica*, j'ai recherché si cette substance pourrait être de quelque efficacité dans le traitement d'une maladie rebelle, l'eczéma. Cinq malades, dont je donne ici l'observation, ont été traités par ce médicament en tisane et en pilules d'extrait alcoolique. J'ai dû suspendre tout traitement chez l'un des malades, à son début, par suite de causes accidentelles ; mais chez les quatre autres l'hydrocotyle a été employé régulièrement et *seul*, sans aucune application notable de pommade à l'extérieur et sans bains médicamenteux. Dans un cas, et lorsque l'affection était tout à fait voisine de la guérison, j'ai terminé la maladie par l'usage de pommade de sulfate de fer ; mais j'ai tenu à soumettre uniquement ces malades à l'influence de l'hydrocotyle, afin que l'on pût mieux apprécier ses effets.

Les eczémas pour lesquels je l'ai mis en usage sont des eczémas localisés, en général très-rebelles. Il a amené la guérison dans les quatre cas et dans un espace de temps assez court ; c'est donc là un résultat remarquable : le médicament n'a développé aucun accident, soit du côté de l'estomac, soit du côté de la santé générale. La dose, chez ces malades, n'a pas dépassé 25 centigrammes d'extrait alcoolique par jour, en débutant par 25 milligrammes et augmentant tous les trois ou quatre jours de 25 milligrammes, plus trois à quatre verres d'une tisane préparée par infusion, avec 40 centigrammes de plante desséchée pour 1000 grammes d'eau.

BOUTON D'ALEP.

La maladie désignée sous ce nom sévit sur l'universalité des habitants des contrées où elle trouve les conditions de son développement ; elle n'épargne pas certains animaux domestiques, tels que le chien et le chat ; sa cause serait, suivant M. Willemin, parfaitement connue et facilement évitable, toutes circonstances fort rares dans l'histoire des endémies.

M. le docteur Willemin s'est trouvé favorablement placé pour étudier et observer cette maladie, dont il a tracé la description. Il a passé un mois dans la capitale de la Syrie ; il a trouvé des médecins instruits qui, par suite d'un long séjour dans le pays, ont pu lui fournir des documents nombreux et précieux ; il a vu un très-grand nombre de malades ; il a pu recueillir soixante observations détaillées ; il a dessiné les principales formes de la maladie ; il s'est livré à de nombreuses recherches microscopiques ; il a tenté, sur seize individus, l'inoculation du bouton ; il a recueilli de l'eau du fleuve dont l'usage est, selon lui et selon plusieurs autres médecins, la cause de cette étrange affection, et c'est dans ces conditions et avec ces chances heureuses qu'il a rédigé un mémoire dont M. le docteur Amédée Latour a fait un extrait très-substantiel dans un journal, l'*Union médicale*, auquel nous empruntons les faits qui suivent.

Le nom de *bouton d'Alep* est une expression vicieuse, non-seulement parce que le mot *bouton* est un mot vague qui ne peut indiquer le véritable caractère de l'affection de la peau, mais encore parce que cette maladie se rencontre ailleurs qu'à Alep, dans tous les villages des environs baignés par le Coïq, fleuve d'Alep, à Antab, où ce fleuve prend sa source ; ailleurs encore, à Orfa, Diarbekir, Mossoul, Bagdad, etc.

A Alep même, le bouton *attaque sans exception tous les indigènes*. C'est principalement dans la première enfance que la maladie apparaît. Il est rare qu'un enfant né à Alep, de père et mère alepins, ait atteint sa septième année sans avoir eu le bouton. Quant aux étrangers, M. Willemin cite des exemples qui prouvent qu'ils peuvent rester indemnes de la maladie, malgré un séjour à Alep de treize et de quatorze ans. Un médecin, M. le docteur Tomasini, est dans ce cas. D'après un relevé de dix observations, la maladie s'est déclarée chez des étrangers après une durée de séjour qui a varié entre un mois et trois ans.

Mais, fait singulier qui, du reste, n'est pas sans analogue dans la science, M. Willemin cite des cas authentiques qui prouvent que la maladie peut se développer chez des étrangers plus ou moins de temps après qu'ils ont quitté Alep. L'auteur rapporte six observations dans lesquelles on voit la maladie apparaître un mois et demi, un an, deux ans, trois ans, et jusque trente-cinq ans après le départ d'Alep.

M. Willemin a voulu rechercher quel est le tempérament qui prédispose le plus les étrangers à contracter la maladie, ou qui la rend plus grave chez les indigènes ; il croit être arrivé à ce résultat, que c'est le tempérament lymphatique.

Abordant l'examen des caractères particuliers du bouton, M. Willemin expose qu'il est difficile d'en donner une idée qui s'applique à tous les cas ; car, ainsi qu'il le fait remarquer plus loin, cette affection peut revêtir, même dans sa première manifestation, des formes très-diverses, déterminées, sans doute, le plus souvent par la constitution propre du sujet, ou par la maladie dont il est atteint.

« Cependant on peut dire, ajoute l'auteur, qu'en général le bouton d'Alep est constitué par un ou plusieurs tubercules qui se manifestent le plus communément à la face ou aux extrémités. Le tubercule apparaît d'abord sous la forme d'un bouton de la grosseur d'un pois ou d'une fève, le plus souvent indolent et accompagné de peu de rougeur. Le développement en est lent ; il emploie plusieurs mois à doubler ou à tripler de volume et à passer au ramollissement. Quand cette nouvelle période est arrivée, il se forme, à sa surface, une croûte quelquefois humide et facile à détacher, le plus souvent sèche et fortement adhérente. Celle-ci tombe, soit spontanément, soit arrachée par le malade ; mais elle ne tarde pas à se reformer, pour se détacher de nouveau, et ainsi de suite, jusqu'à ce que, l'inflammation ayant diminué, une nouvelle croûte se forme et persiste jusqu'à la guérison.

» Pendant toute cette période, quand la croûte est tombée, ou, ce qui est plus commun, lorsqu'elle s'est crevassée et séparée en plusieurs fragments, on aperçoit au-dessous d'elle un fond en général lisse, uni, tantôt au niveau des téguments voisins, tantôt et généralement plus bas. Ce fond est dépourvu de bourgeons charnus, tels que nous les observons dans les plaies ou les ulcères ordinaires. Le liquide qui en suinte a rarement le caractère d'un pus bien lié ; il est le plus souvent séreux ou séro-purulent, parfois très-limpide, et presque toujours inodore ; dans un ou deux cas seulement, j'ai appris qu'il exhalait une odeur fétide. Cette lymphe est très-plastique ; aussi, comme je l'ai dit, la croûte ne tarde-t-elle pas à se reformer.

» Lorsque la période de cicatrisation est arrivée, à l'ulcération croûteuse succède un tissu inodulaire, de teinte d'abord rosée, qui pâlit ensuite. Quelquefois elle doit à un dépôt abondant de pigment une coloration brunâtre ; j'en ai observé deux ou trois cas. Une fois formée, la cicatrice, dont les bords sont plus ou moins irréguliers, dont la surface est généralement au niveau des téguments, quelquefois un peu plus profonde, la cicatrice ressemble assez exactement à celle que laisse une brûlure ; elle est indélébile. Ajoutons, enfin, que la durée moyenne de la maladie est d'une année à peu près. »

Quant au siège, la maladie se développe presque exclusivement à la face et aux extrémités. Elle est aussi plus grave dans le premier cas que dans le second, et celui-ci se rencontre plus fréquemment chez les étrangers que chez les indigènes. A la face, c'est plus particulièrement le milieu de la joue et souvent les deux joues, le côté du nez, la paupière supérieure, le front, qui en sont atteints ; aux avant-bras, c'est l'extrémité inférieure, plus spécialement le poignet, et toujours à la face dorsale ; c'est également à la face externe de l'avant-bras, de même à la jambe ; au pied c'est encore le dos du membre qui est exclusivement le siège de la maladie. M. Willemin ne connaît pas un seul cas de bouton développé sur le tronc.

Quant au tissu anatomique envahi par le bouton, c'est originairement, dit M. Willemin, le tissu cellulaire sous-cutané. Après y être longtemps renfermée, l'affection s'étend au tissu même de la peau, qu'elle finit par perforer et ulcérer. Sans nier que les cartilages soient quelquefois attaqués, comme le lui ont dit les habitants et les médecins du pays, M. Willemin n'a pas vu de cas semblables, pas plus que la destruction complète des paupières et de l'œil, dont on lui a aussi rapporté des exemples.

« Pour le nombre des boutons, il est très-variable : les gens du pays nomment le bouton *mâle*, quand il est unique ; *femelle*, s'il est multiple (distinction parfaitement oiseuse) : c'est le dernier cas qui est le plus commun. Mais il n'est pas exact de dire qu'un tubercule unique est plus grave que chacun de ceux qui forment une agglomération...... On a parlé d'individus atteints de 60 boutons et plus. Durant mon séjour à Alep, il était question d'un religieux d'Antab qui en aurait eu à la fois 75. Je ne l'ai pas vu. Mais j'ai pu visiter le neveu de l'évêque grec, un Chypriote âgé de dix-sept ans, qui a été attaqué de la maladie huit mois après son arrivée. La rumeur publique lui attribuait, si je ne me trompe, 40 boutons ; il en avait 15, présentant la plupart, il est vrai, des dimensions insolites. Une jeune dame d'origine allemande en a eu 21. — On en observe le plus ordinairement 2, 3 ou 4. »

Quant à l'étendue du bouton, ou plutôt de l'ulcère qui succède au ramollissement du tubercule, elle est encore très-variable. M. Willemin en a mesuré qui avaient jusqu'à 4 et 5 centimètres de diamètre. Mais il cite d'autres cas assez nombreux de jeunes filles d'Alep, qui portent simplement à la lèvre, sur la joue ou sur l'avant-bras, de petites cicatrices arrondies de la grandeur d'une pièce de 50 centimes, à peine plus pâles que les téguments voisins, dont elles atteignent presque le niveau.

A côté de la forme type dont il a été donné la description, tubercule dur, rosé, indolent, auquel succède une croûte épaisse, entourée d'une auréole d'un rouge plus ou moins vif, présentant, quand elle s'est détachée, un fond lisse et uni, d'une coloration variable, sorte d'ulcère dont les bords élevés, inégaux, offrent une disposition tuberculeuse caractéristique ; ces tubercules varient depuis la grosseur d'une tête d'épingle jusqu'à celle d'une petite lentille, ce qui n'empêche pas les bords de l'ulcère de se relier ordinairement par une pente insensible avec le fond ; à côté, disons-nous, de ces caractères généraux et en quelque sorte pathognomoniques du bouton d'Alep, très-importants pour le diagnostic, M. Willemin a observé un grand nombre d'autres formes qu'il indique avec soin : car, dit-il, il n'est pas une maladie de la peau dont le bouton d'Alep ne puisse emprunter les caractères. Ainsi, il l'a vu prendre une forme semblable à celle de l'impétigo, de l'ecthyma, de l'acné, de l'eczéma, de l'herpès circiné, du cancer épithélial, de quelques dermatoses syphilitiques. Mais à travers ce masque étranger emprunté à la constitution des malades ou à la diathèse, il reste toujours quelques signes qui permettent de reconnaître la nature primitive de la maladie.

Quant à la marche de la maladie, son lent développement, sa période d'augment et de décroissance : la saillie du bouton s'affaisse peu à peu ; la plaque colorée qui lui succède pâlit par le centre; de sorte que, parfois, le milieu du cercle est déjà revenu à une teinte presque normale, quand subsiste encore la bordure de petits tubercules dont il a été question ; et ceux-ci, contigus d'abord, finissent par se séparer, par suite du retrait de quelques-uns d'entre eux.

Du reste, pendant toute la durée de la maladie, la santé générale ne semble nullement altérée, et la maladie débute sans prodrome et sans mouvement fébrile.

Quant à la durée, son nom arabe, qui veut dire bouton d'un an, exprime bien ce qui se passe dans la généralité des cas. Cependant M. Willemin a vu ou on lui a rapporté des cas où l'évolution de la maladie s'était faite tantôt dans sept ou huit mois, tantôt dans plusieurs années.

En général, le bouton d'Alep ne récidive pas. Cependant M. Willemin rapporte plusieurs cas qui prouveraient, contrairement à l'assertion des auteurs, que le bouton contracté à Orpha ou à Bagdad ne préserve pas de celui de Mossoul ou d'Alep et réciproquement, quoique la maladie soit dans ces différents lieux identique. Néanmoins, dit M. Willemin, on ne voit pas à Alep un individu prendre deux fois le bouton, ou du moins le bouton tel qu'il vient de le décrire. Il est vrai qu'il existe dans cette même ville un second exanthème qui semble être la miniature du premier, et qu'on observe surtout chez les personnes lymphatiques affaiblies, exanthème ayant d'ailleurs le même siége géographique, la même durée, les mêmes caractères anatomiques, mais ne constituant, en définitive, pour l'auteur qu'une seconde et moins puissante manifestation de la maladie. Cette similitude des deux exanthèmes paraît avoir échappé jusqu'ici à tous les observateurs. Les habitants eux-mêmes attribuent ce second exanthème à la piqûre du cloporte. M. Willemin a fait de vains efforts pour détruire cette croyance. En présence d'une famille entière, il a mis un claporte sur son bras, et, quoique à la pression il ait senti une sorte de piqûre déterminée par le bord tranchant de la carapace de l'animal, inutile de dire qu'aucune éruption n'est survenue. C'est avec raison, du reste, que l'auteur insiste sur l'identité de ces deux exanthèmes; car il serait bien extraordinaire, en effet, ainsi qu'il le fait remarquer, que le même pays présentât deux exanthèmes spécifiques différents.

PIAN D'AMÉRIQUE, *frambœsia, yaws, micosis* d'Alibert.

Le *pian*, ou *frambœsia* de Willan, que l'on observe principalement à Saint-Domingue, à la Guadeloupe, au Brésil, à la Jamaïque, est considéré comme identique avec une autre affection désignée sous le nom de *yaws*, qui existe principalement dans les Indes occidentales, et notamment dans le royaume de Guinée. Cependant, il y a dans le début de ces deux affections des différences assez tranchées : ce qui les a fait rapprocher ainsi, c'est que, dans toutes deux, à une certaine période, il se montre à la peau de petites tumeurs fongueuses, rouges, granulées, ressemblant à une framboise.

La maladie n'est pas exclusive à ces climats d'une manière absolue. Raulin a décrit, sous le nom de *pian de Nérac*, une affection épidémique qui a régné dans le département de Lot-et-Garonne en 1752, et qui a de l'analogie avec celle que l'on nomme *yaws*. Biett a eu dans ses salles une affection tuberculeuse du genre du pian, chez une jeune fille française. J'ai traité et guéri une demoiselle du département de l'Allier, qui avait des tubercules nombreux de pians sur la figure et le cou, ce qui prouve que les maladies étrangères à nos climats peuvent aussi s'y montrer spontanément, mais accidentellement, il est vrai; c'est d'ailleurs ce que nous faisions observer à l'occasion de la lèpre. Voici quelle est la physionomie de ces deux maladies.

Dans l'une et dans l'autre, l'affection cutanée est précédée ou non de symptômes généraux : faiblesse, lassitude générale, amaigrissement, anorexie, etc. ; puis, dans le pian, apparaît à la surface un nombre plus ou moins considérable de petites taches ou boutons rouges, sur diverses parties du corps, avec fièvre, douleurs dans les membres et dans les os. Ces symptômes diminuent d'intensité, et le malade entre alors dans la seconde période de la maladie ; alors aussi l'éruption caractéristique se manifeste sous trois formes différentes : 1° des *gros pians* ou *pians blancs*, 2° des *petits pians*, 3° des *pians rouges*.

Les pians blancs sont quelquefois aussi larges que la main ; leur chair est fongueuse et blafarde ; il s'en écoule une humeur épaisse et sanieuse. Les *petits pians* sont rouges, beaucoup moins fongueux, et sans sécrétion marquée. Les *pians rouges* constituent, à proprement parler, le *frambœsia*, par leur couleur et leur volume ; ils se développent très-lentement, mais ils représentent la forme la plus grave de la maladie ; l'un d'eux, plus considérable que les autres, s'excorie, s'ulcère, prend un mauvais aspect, se guérit très-difficilement, et constitue ce que l'on nomme la *mère pian* ou *mama pian*.

On a de plus rattaché à cette maladie diverses productions morbides consécutives, telles que les *guignes*, ou excroissances de chair qui se montrent à la paume des mains, au bout des doigts, à la plante des pieds ; 2° les *crabes*, ou excroissances blanchâtres sur les mêmes parties ; les *saouaouas*, ou épaississement de la peau de la plante des pieds et de la paume des mains ; 4° enfin, le *mal aux os*, ou douleurs ostéocopes ambulantes, avec tuméfaction des os spongieux, des exostoses, la carie, etc. On conçoit qu'avec de tels symptômes, certains auteurs aient pu considérer cette maladie comme étant de nature syphilitique : la physionomie de la maladie désignée sous le nom d'*yaws* est différente. Les prodromes sont à peu près les mêmes, langueur, faiblesse, douleurs dans les articulations et fièvre ; apparition d'une sorte de poussière blanche, farineuse, avant l'éruption ; quelques jours après, apparition sur la peau, et notamment sur le front, de taches semblables à des piqûres de puce ou à de petites papules. Accroissement de ces phénomènes pendant huit à dix jours, après lesquels se forment des croûtes qui cachent un pus sanieux et mal élaboré. Ces sortes de pustules croissent en nombre ainsi qu'en largeur, et prennent la dimension de 1 à 2 centimètres; si on les enlève, on aperçoit un ulcère de mauvais aspect. Ce n'est qu'après un, deux ou trois mois, et quelquefois plus tard, que se montre l'état fongoïde, encore est-il souvent précédé de plusieurs éruptions à ulcère croûteux du genre de ceux que nous venons de décrire, et les tubercules fongueux sont-ils presque tous ulcérés. Ils occupent principalement la face, les aines, les aisselles, la marge de l'anus et les grandes lèvres de préférence. Comme dans le pian, il existerait toujours une pustule plus large qui constituerait la *mère pian* ou répondrait à ce que l'on désigne sous ce nom dans le *pian d'Amérique*. Enfin, ces malades sont sujets aussi à des douleurs nocturnes, à des gonflements dans les os et à des ulcérations dans le pharynx.

On voit, par cette description succincte, qu'il existe beaucoup d'analogie entre l'*yaws* et le *pian d'Amérique*, la forme seule diffère; aussi pourrait-on dire avec quelque raison qu'il existe deux espèces de pians, le *pian non ulcéreux*, ou *frambœsia, pian d'Amérique*, et le *pian ulcéreux*, dit *yaws*.

C'est de cette dernière variété qu'il faut rapprocher l'épidémie de *pian de Nérac* qui a eu lieu en 1752. Les sujets qui en étaient atteints commençaient à maigrir, puis il survenait des pustules au visage, à la bouche, au cou, aux fesses et aux cuisses. Les enfants à la mamelle en étaient les premiers atteints; ils communiquaient cette maladie à leur nourrice par la succion des seins, et bientôt l'infection devenait générale chez ces dernières. D'abord à l'état de pustules dures et calleuses, la maladie passait à l'état de pustules croûteuses, et, plus tard, plus ou moins largement ulcérées. Les pustules et les ulcères, se réunissant bientôt, compromettaient les jours de ces petits malades, dont quelques-uns succombèrent.

Chez le malade de Biett, l'affection était entièrement tuberculeuse; elle occupait principalement la partie interne et inférieure des cuisses, où les tubercules, réunis en cercle, formaient une

espèce de bourrelet comme fongueux, fort adhérent aux parties
sous-jacentes et entouré de tous côtés de cicatrices qui avaient
succédé à d'anciens tubercules ; quelques-uns se rencontraient
aussi sur le dos et sur la face dorsale du pied. Voici maintenant
le fait que j'ai été à même d'observer.

Mademoiselle D..., âgée de dix-huit ans, est réglée seulement depuis
une année ; sa bisaïeule était une créole de la Guadeloupe ; sa grand'mère
est née à Nantes, elle est allée dans les colonies, elle s'y est mariée, et y
est restée peu de temps, pour revenir en France ; sa mère est née dans le
Bourbonnais. Jamais maladie semblable n'a été observée dans la famille.
Il y a cinq ans, apparition d'un bouton au-dessus de l'œil gauche et sur le
sourcil ; plus tard, il en apparut un deuxième sur le lobule de l'oreille gauche, et successivement à des intervalles plus ou moins éloignés : un troisième au milieu du front, un quatrième sur le sourcil droit, un cinquième
à la joue gauche, un sixième sur l'aile droite du nez ; plusieurs autres au
menton, au voisinage de la bouche, et près de l'un des deux angles de la
mâchoire inférieure ; puis l'autre oreille s'est prise ; de nouveaux tubercules
se sont formés et groupés à côté des premiers.

Ces tubercules sont d'un rouge sanguin, se décolorant par la pression ; ils
font à la peau une saillie de 25 millimètres, en forme de bourrelet. Quand
ils sont rassemblés en plaques, leur surface est hérissée çà et là de petits
points blanc jaunâtre, qui paraissent contenir du pus sous-épidermique ;
mais, quand la malade excorie ces surfaces, il ne s'en échappe que du sang
en quantité plus ou moins grande. Les diverses tumeurs sont nettement
circonscrites, de sorte que l'on passe brusquement de la peau malade à la
peau saine ; leur coloration ressemble à celle de la framboise. Tous les
tubercules n'ont pas, cependant, cet aspect aussi dessiné : il en est de
pâles et de flétris ; ajoutons que leur surface est hérissée généralement
d'aspérités qui donnent à ces tumeurs l'aspect de ce fruit.

C'est en mars 1850 que j'ai commencé le traitement de cette affection.
Cette jeune fille était d'un tempérament lymphatique sanguin. Elle a été
mise à l'usage de l'huile de foie de morue mêlée à du sirop d'iodure de
fer et aux pastilles soufrées. Elle recevait tous les deux jours des douches
sulfureuses sur les tumeurs ; celles-ci étaient enduites d'huile de cade tous
les trois jours ; des ablutions générales d'eau froide sur tout le corps tous
les matins en été. Sous l'influence de ce traitement, j'obtins un affaissement gradué des tubercules, et, au bout de trois mois, lorsqu'ils étaient
réduits à un très-petit volume, j'ai commencé une cautérisation partielle à
l'aide du caustique de Canquoin. J'ai obtenu ainsi, par l'ensemble de ces
moyens, dont l'emploi a été prolongé pendant cinq mois, une guérison par-

faite et exempte de cicatrices à la figure, si ce n'est dans deux ou trois points très-circonscrits où la malade avait arraché les croûtes.

A la description sommaire que nous avons faite de l'*yaws* et du *pian d'Amérique*, nous ajouterons que c'est principalement chez les nègres malpropres et mal nourris que se développe l'*yaws*. Cette affection est contagieuse; elle ne peut être communiquée qu'une seule fois chez l'homme. La maladie, quant au traitement, est livrée aux seuls efforts de la nature, unis à une bonne alimentation. On a préconisé aussi l'usage du soufre, des préparations mercurielles et des sudorifiques. C'est aussi et surtout aux pommades mercurielles, aux préparations mercurielles à l'intérieur alliées aux sudorifiques, que l'on attribue le plus de succès dans le traitement du pian, qui est aussi contagieux, mais que l'on peut avoir plusieurs fois. — J'ai eu dans mes salles, à l'hôpital, un homme qui avait contracté le pian en Amérique. Il me montra une cicatrice assez semblable à celle d'un rupia, qui existait vers le tiers inférieur d'un tibia, et qui avait été surmontée d'une petite tumeur que le malade assimilait à une framboise.

KÉLOÏDE.

Entrevue d'abord par Retz et désignée par lui sous le nom de *dartre de graisse*, cette maladie n'a réellement été bien décrite que par Alibert, qui en a admis deux espèces, d'après les formes sous lesquelles elle pouvait se présenter : *kéloïde cylindracée*, ou tumeur étendue en longueur ; *kéloïde ovalaire*, ou tumeur ramassée sur elle-même et sans prolongements.

Le siége de cette affection est le plus ordinairement sur le sternum ou au bas du sternum et en travers de la région épigastrique. Ce siége, s'il est le plus commun, n'est pas exclusif de toute autre partie du corps. La tumeur se développe sans cause connue, aussi bien sur une plaque de cicatrice de brûlure que sur une peau tout à fait saine ; elle se montre par un petit noyau charnu ne produisant aucune sensation, sans changement de couleur à la peau, seulement avec une sorte d'induration des chairs. Le noyau charnu fait peu à peu des progrès, mais d'une manière très-lente, et prend alors dans sa forme deux dispositions différentes : l'une cylindrique, avec des espèces de prolongements de même forme qui s'étendent en se digitant, en même temps que la peau se plisse en travers sur la surface de ces cylindres ; tandis que dans l'autre variété, au lieu de gagner en longueur, la tumeur s'élargit dans tous les sens ; elle prend une forme irrégulièrement quadrilatère, à bords renflés et inégaux, tout en envoyant cependant de sa circonférence quelques prolongements irréguliers en forme et en étendue. Ainsi, dans cette maladie, il existe une sorte d'hypertrophie, avec induration du tissu de la peau, sans aucune sensation, avec des progrès extrêmement lents, au point que presque tous les malades, en général, préfèrent garder ces tumeurs plutôt que de se soumettre à aucun traitement ; elles acquièrent d'ailleurs un petit volume, celui d'un très-petit œuf au plus, et cela après un grand nombre d'années. Il faut ajouter qu'on ne les guérit pas, et qu'elles ne portent aucune atteinte à la santé.

Molluscum ; *mycosis fongoïdes* d'Alibert ; *élevures folliculeuses* de Rayer.

Il existe une grande divergence d'opinions parmi les auteurs sur ce que l'on doit désigner sous le nom de *molluscum*, dénomination primitivement adoptée par Bateman, qui le premier a bien décrit deux variétés de cette maladie. Alibert a évidemment décrit sous le nom de *mycosis fongoïde* une sorte de *pian* ou d'*yaws*. Il en est de même de la maladie décrite par Bontius, car il est question de l'ulcération consécutive à presque toutes les tumeurs. Quant à Bateman, il a décrit deux espèces de *molluscum*, celui qui est contagieux, et celui qui n'est pas contagieux. Le premier n'est autre chose que l'*acné tuberculoïde* dont nous avons donné la description (voy. Acné tuberculoïde), et dont nous avons rapporté un exemple de transmission douteuse de l'enfant à la mère ; mais à l'égard de cette transmission ou contagion, les faits cités par Bateman et Rayer ne sauraient laisser de doute. On a fait dans ces derniers temps revivre cette maladie sous les noms de tumeurs d'*ecdermoptosis*, d'*acné varioliforme*, d'*acné tuberculeuse ombiliquée* ; mais il faut bien reconnaître que tout ce que l'on a écrit à ce sujet se trouve dans les traités de Bateman et de M. Rayer.

Quant au *molluscum* non contagieux, il consiste dans le développement sur diverses parties du corps, et notamment à la face, de tubercules nombreux, de peu de sensibilité, se développant avec lenteur, et dont le volume varie depuis la grosseur d'une vesce jusqu'à celle d'un œuf de pigeon. Ces tubercules contiennent une matière athéromateuse ; leur forme est diverse, quelques-uns sont sessiles, globuleux ou aplatis ; quelques autres présentent un pédoncule. Leur accroissement n'est lié à aucun dérangement fonctionnel interne ; ils ne sont disposés, ni à s'enflammer, ni à s'ulcérer ; mais ils subsistent *pendant toute la vie*. Ils ne demandent aucun traitement. En présence de ces considérations et de ces faits, je crois qu'il faut réserver le nom de *molluscum* seulement à cette dernière maladie.

DOUZIÈME GROUPE.

PRODUCTIONS ANORMALES ET ACCIDENTELLES DE LA PEAU.

Changement de couleur. — Lorsque ces changements dans la couleur de la peau se montrent à la naissance, ils rentrent dans la catégorie des *nœvi* pigmentaires. Telles sont d'abord les taches de *café au lait* qui peuvent porter sur un point quelconque de la surface de la peau des enfants nouveau-nés, et que l'on considère comme le résultat d'envies non satisfaites pendant la grossesse de la mère. Leur étendue, l'intensité de leur couleur sont très-variables. Ces taches sont indélébiles. Dans quelques cas, elles sont foncées, d'une teinte brune ou même bronzée ; dans d'autres circonstances, c'est une teinte bleuâtre tout à fait semblable à celle que produit sur la peau l'explosion de la poudre ; tantôt ces taches diminuent avec l'âge ; tantôt elles restent stationnaires, ou elles augmentent. On peut les faire disparaître en modifiant le corps muqueux par l'application de vésicatoires, que l'on met en suppuration : mais la nuance qui en résulte est quelquefois plus désagréable que la tache elle-même.

En fait de coloration accidentelles et maladives, rien n'est plus curieux que le cas de coloration accidentelle en bleu de la majeure partie de la figure et du cou, rapporté par Billard dans un mémoire sur la cyanopathie cutanée (*Arch. génér. de méd.*, t. XXVI, p. 453). Il s'agit d'une personne de seize ans, bien réglée, qui vit peu à peu apparaître cette affection. Chose remarquable, la peau suintait et laissait suinter cette couleur, que l'on pouvait enlever avec un mouchoir, et on en retrouva des traces dans du sang qu'elle vomit à plusieurs reprises. Cette maladie ne céda qu'à l'usage des alcalins.

En fait de coloration *ab ingestis*, on sait que l'usage longtemps prolongé du nitrate d'argent à l'intérieur fait naître une teinte ardoisée de la peau, effet qui se produit aussi sur les membranes muqueuses.

Verrues; porreau; acrochordon. — Ce sont de petites tumeurs arrondies, lisses ou granuleuses, qui se montrent à la surface de la peau, principalement sur les doigts, et qui tantôt sont uniques, tantôt sont multiples, et qui poussent avec une rapidité effrayante. Elles sont formées par une exubérance d'épiderme au centre, ou à la base desquelles existe une vascularisation quelquefois considérable; aussi arrive-t-il que lorsqu'on coupe ces dernières, elles fournissent une proportion très-notable de sang. Parfois elles prennent la forme de traînées ou de bandes verruqueuses. Elles sont contagieuses; on a été même jusqu'à citer un fait d'extension de verrues par le sang qui s'en écoulait après leur coupure. M. Cruveilhier rapporte à ce sujet que Barruel lui a montré une traînée de verrues développées sur sa main sous l'influence de cette cause. Le cachet de l'affection est donc l'hypertrophie de l'épiderme, et probablement aussi du derme. Divers moyens ont été proposés pour les guérir: la ligature avec une soie, la cautérisation par l'acide nitrique ou tout autre caustique, avec ou sans la section préalable de ce que l'instrument tranchant peut enlever; les frictions avec le sel ammoniac, les sucres âcres de feuilles de chélidoine, d'euphorbe, de sabine, de figuier. Il est un moyen que j'ai employé plusieurs fois avec succès: il consiste à recouvrir les verrues de feuille de joubarbe, en macération depuis plusieurs jours dans du vinaigre. Il faut que ce moyen soit mis en usage toutes les nuits pendant quinze jours ou trois semaines.

Il existe des exemples de *nævi* verruqueux. A. T. Thomson (*Atlas of delineation of cutaneous eruptions*, Londres, 1849, p. 100) cité deux observations de ce genre où des éminences papillaires, fongoïdes, granulées à leur surface, saignantes quand on la déchirait, existaient en plus ou moins grand nombre ; or, c'est à cette sorte de *nœvi* qu'il faut rapporter ces éminences que l'on a comparées à des fraises ou à des framboises.

Productions cornées. — Le fait le plus remarquable en ce genre est celui cité par Dubois père, d'une femme qui portait au front une corne ovoïde, dont la base avait six à sept pouces de diamètre sur six pouces de hauteur. Astley Cooper pense que ces productions, dont le volume varie infiniment, ont leur origine dans les follicules de la peau ; aussi naissent-elles principalement sur le cuir chevelu. Ces productions cornées peuvent d'ailleurs se montrer sur toutes les parties du corps. Au rapport de M. de Villeneuve, sur 71 cas, 9 s'observaient à la tête, 14 au front, 12 à la cuisse, 3 à la tempe, 5 au nez, 2 à la joue, 1 à la mâchoire, 4 à la poitrine, 4 au dos, 3 à la verge et au gland, 4 à l'ischion, 2 au genou, 2 aux jarrets, 1 à la jambe, 2 au pied, 1 au talon. Il est remarquable que les cicatrices en sont souvent le siége, ce qui est opposé à l'opinion d'Astley Cooper. Ces productions cornées finissent par tomber seules, mais elles se reproduisent le plus souvent.

On a compris sous la dénomination de *nœvi* des altérations de couleur ou des productions organiques, toutes deux congénitales, qui peuvent se montrer à la naissance et sur la surface de la peau, mais d'une manière limitée et plus ou moins discutée. On en admet trois espèces : les *nœvi* pigmentaires, ou simples changements de coloration de la peau ; les *nœvi* vasculaires, ou développement patent et anormal des vaisseaux capillaires sanguins limités, et, comme troisième espèce, une série de tumeurs ou hypertrophies cutanées congénitales.

Les *nœvi* pigmentaires varient de couleur et d'étendue : tantôt c'est une tache d'aspect vineux, tantôt une tache jaune verdâtre semblable à celle du *pityriasis vernicolor:* ce sont les taches dites de café ; dans d'autres cas, une tache brune du genre de celles que l'on observe dans le *pityriasis nigra ;* puis des nuances intermédiaires. Dans tous ces cas, ces taches sont considérées dans le monde comme le résultat d'envies non satisfaites pendant la grossesse de la mère. Quoique quelques-unes d'entre elles ressemblent à des maladies connues curables, elles s'en distinguent parce qu'elles sont indélébiles. Elles varient d'ailleurs tellement de forme, de siége et d'étendue, qu'il est impossible de les décrire. Elles sont toutes plus ou moins superficielles. On peut encore en détruire un assez grand nombre par l'application de vésicatoires ou par la cautérisation. Toutefois, les taches vineuses, évidemment formées par une dilatation des vaisseaux les plus superficiels de la peau, sont les plus difficiles à faire disparaître ; elles tendent à s'agrandir avec l'âge et à prendre de la saillie à la surface de la peau. Il est rare que ces taches disparaissent ; elles peuvent s'atténuer par l'âge et par le développement que prend la peau sous l'influence de l'accroissement en volume du corps ; mais elles ne s'effacent jamais. Billard, *Mémoire sur un cas de cyanopathie cutanée* (*Archives générales de médecine*, t. XXVI, p. 453), a rapporté l'exemple d'une jeune fille de seize ans qui présentait au visage, au cou, à la partie supérieure de la poitrine une belle teinte bleue, mais elle sécrétait une matière blanche qui teignait le linge.

Quant à la seconde espèce de *nævi*, elle a une étendue très-variable, depuis le volume d'une tête d'épingle jusqu'à occuper la moitié de la surface du corps. Nous avons vu un enfant dont la presque totalité du côté droit, membre compris, offrait cette dilatation vasculaire capable d'amener une couleur rouge très-foncée, avec saillie à la surface cutanée. Lorsque les *nævi* sont très-limités, ils constituent ce que l'on appelle dans le monde une fraise, une framboise, etc. On compare ces productions à toute espèce de fruit, et, il faut bien le dire, il en est qui se bourgeonnent à leur surface de manière à donner lieu à cette assimilation. Ces altérations innées de la peau peuvent rester stationnaire ou prendre tout à coup un certain accroissement par des frottements ou des grattages. Quand ces tumeurs sont excoriées, elles donnent un écoulement de sang qu'il est quelquefois difficile d'arrêter.

Aucun agent thérapeutique ne les guérit efficacement. On parvient quelquefois à les flétrir en tannant pour ainsi dire la peau par des ablutions avec une dissolution de sublimé, par l'application de poudres ou de corps astringents. Des caustiques seuls peuvent en faire justice ; mais il faut alors que les *nœvi* soient très-limités et qu'il y ait nécessité de les mettre en usage par l'accroissement que la tumeur a pu prendre dans un moment donné. Ainsi, lorsqu'elles siégent à la figure, elles deviennent parfois d'un aspect désagréable, et c'est alors que l'on a recours aux lumières du médecin.

Lorsque l'on veut cautériser ces petites tumeurs, il faut avant tout s'adresser à des caustiques qui produiraient une *eschare sèche*, afin d'éviter tout écoulement ultérieur de sang. Dans des cas de ce genre, je me suis servi avec avantage du chlorure d'or tombé en déliquescence au contact de l'air, et, par des applications répétées, j'ai fait disparaître complétement ces petites tumeurs. On peut aussi se servir de chlorure de zinc, qui attaque profondément les tissus. Ce qui est remarquable dans ces tumeurs, c'est le développement du corps papillaire à la peau. Au fur et à mesure que l'on cautérise, on aperçoit des chapelets de papilles qui se dessinent à la surface du tissu attaqué. En général, il faut agir avec beaucoup de modération dans ces sortes de cas, sauf à mettre plus de temps pour obtenir la guérison, et répéter les cautérisations jusqu'à ce que toute trace d'état papuleux ait disparu, sans quoi on court le risque de voir reparaître la tumeur.

PATHOLOGIE GÉNÉRALE.

Des causes des maladies de la peau.

Dès la première édition de cet ouvrage, nous avons cherché à rapprocher intimement les maladies cutanées des maladies des autres tissus. Nous nous sommes attaché à les assimiler ; nous nous demandions, en effet, *pourquoi cette catégorie de maladie ainsi isolée de la pathologie générale ?* — Pourquoi des doctrines toutes spéciales pour ce groupe de maladies ? — Pourquoi cette cause unique toujours cachée qui les ferait naître ? — La peau est-elle donc une enveloppe isolée du reste du corps ? — A-t-elle donc sa vie indépendante ? — N'est-elle plus le reflet au dehors du bien-être et des souffrances du dedans ? — Y a-t-il quelque virus qui, sous mille formes diverses, la travaille et la dévore ? — Est-ce que ses formes morbides diffèrent des formes des autres maladies autrement que par la structure qui est propre à son tissu ? — N'est-ce pas toujours, *au moins quant à l'aspect*, l'élément inflammatoire qui nous impressionne ? Cet élément inflammatoire ne subit-il pas à la peau des modifications en raison du tempérament, de la constitution de l'individu, ainsi que de la cause qui l'entretient, comme on l'observe à l'égard des autres organes de l'économie, etc. ?

Pour nous, nous cherchions à prouver, par des faits, qu'il existe une assimilation complète entre les causes, la forme, la marche et la terminaison des maladies cutanées, comparées à toutes les autres maladies qui peuvent affecter nos organes.

Si donc ces analogies existent, pourquoi de telles distinctions ? Pourquoi cet isolement des affections cutanées ? Y aurait-il des motifs puissants qui s'opposeraient à ce que ces maladies rentrassent dans le cadre de la pathologie générale ?

Selon nous, ces raisons d'être n'existent pas et nos doctrines en dermatologie sont précisément basées sur cette pensée que nous formulons de la manière suivante :

Les maladies de la peau, communément désignées sous le nom de dartres, ne sont autres que des états morbides tout à fait identiques avec ceux des autres tissus. Même origine, mêmes causes, même marche, même terminaison, même liaison, enfin, avec tous les autres organes de l'économie.

La conséquence de ces idées est, au point de vue thérapeutique, toute une révolution dans les principes qui dirigent depuis cinquante ans les praticiens.

Comme eux, nous allons rechercher la cause du mal pour la combattre et la détruire, si elle existe encore ; mais, au lieu de la chercher dans un élément morbide propre aux dartres, *un virus, un être à part, une cause toujours la même*, agissant sur toute l'économie, *être le plus souvent inconnu* que l'on combat au hasard par des *modificateurs* dont l'administration est tout aussi hasardée, nous la cherchons, nous, dans le tempérament du sujet, sa constitution, l'hérédité à laquelle il a été soumis, le climat qu'il habite, la profession qu'il exerce, les causes morales qui ont agi sur lui, les privations auxquelles il a pu être soumis ; dans l'état de tel ou tel organe intérieur en souffrance, et enfin dans les agents externes qui, suivant les conditions sociales où l'homme se trouve placé, ont pu faire naître les mêmes altérations cutanées qu'une cause interne aurait produites.

Toutefois, en dehors de ces conditions les plus généralement observées, il faut convenir que lorsque la même affection se généralise à la peau sans cause appréciable, il y a là dans le sang, dans les tissus, dans toute l'économie, une influence occulte, un principe morbide dont la nature nous fuit, nous échappe, et que nous attaquons quelquefois avec bonheur par un seul et même agent. Ce principe, qui constituait le virus des anciens, est appelé diathèse par les médecins modernes qui se rattachent volontiers à ces anciennes idées.

Cependant il faut y prendre garde, si l'on ne revient pas à la doctrine des virus, on revient à celle des diathèses ; or, avec ce mot, on peut aller fort loin et remplacer une même idée par un autre mot.

Or, rien de plus dangereux en médecine que les mots. Pour nous, tout disposé que nous sommes à admettre des diathèses, nous ne sous-entendons pas par ce mot un état occulte né d'un principe général morbide donné *toujours le même*, qui aura son antidote, comme le pourrait être un virus. La disposition morbide pourra avoir ses sources diverses, et se rattacher à des conditions de tempérament, d'âge, de constitution, d'hérédité : ainsi la disposition strumeuse n'est que la conséquence de la prédominance exagérée du système lymphatique ; de même que la diathèse lichénoïde n'est que le résultat de la prédominance exagérée du système nerveux général et de celui de la peau en particulier ; de même encore, en dehors de ces conditions, il peut exister des diathèses dont la nature et la cause ne peuvent pas être saisies et que nous apprécions seulement par l'agent propre à la combattre, agent dont l'expérience nous a montré l'efficacité. Mais il y a loin de ces idées à la pensée qui rattache toujours à une seule et même cause le principe morbide de plusieurs maladies. Le plus grave de tous les inconvénients, c'est d'avoir un mot qui satisfasse à l'esprit et qui l'éloigne de l'effort propre à reconnaître la nature d'un inconnu qui nous a jusqu'alors échappé.

Depuis quelques années, les choses ont bien changé de physionomie. Un grand réformateur de *mots* et par suite de *choses*, a fait de toute la pathologie un ensemble nouveau, en donnant à la *maladie*, à l'*affection*, au *symptôme*, une signification que personne ne leur donne, et il faut bien ajouter que tout le monde repousse. Puis, il a rattaché toutes les maladies à cinq causes différentes : l'*herpétisme*, l'*arthritisme*, la *scrofule*, la *syphilis* et le *parasitisme*. De sorte, qu'aujourd'hui, il n'est pas nécessaire de poser un diagnostic pour traiter une affection cutanée ou autre, il suffit d'en rechercher la cause, car la cause étant connue, la thérapeutique en découle naturellement ; qu'importe qu'un malade ait un *eczéma*, un *herpès*, un *lichen*, un *rupia* ou un *pemphigus*, la question n'est pas là : le tout est de savoir si la cause en est *herpétique*, *arthritique*, *parasitaire*, etc., et dès lors à chaque classe se rattachant un *agent thérapeutique*, le médecin applique cet agent.

Il n'est même pas nécessaire d'étudier les maladies de la peau. Il suffit que l'on constate une maladie ou une affection *à la peau* ;

alors on rattache l'affection à l'une des cinq causes, et *le tour est fait*. Ce n'est pas que M. Bazin en agisse ainsi. Loin de nous cette pensée ; il pose parfaitement et fortement un diagnostic. Mais ce que je viens de dire est une conséquence forcée de ses doctrines.

Notre collègue, M. Hardy a adopté les mêmes idées, il les professe, à l'exclusion de l'*arthritisme*, dont il n'admet pas l'existence. Seulement, la *dartre de M. Hardy* n'est pas la *dartre de M. Bazin*, comme l'*arthritis* de M. Bazin n'est pas l'*arthritis* aux yeux de M. Hardy. Voilà les doctrines du jour, doctrines *très-heureusement homogènes !* Elles servent d'enseignement à la génération actuelle.

Ainsi, tandis qu'Alibert s'est efforcé de chercher à établir des groupes de maladies plus ou moins homogènes, d'en spécifier les caractères et de donner une forme scientifique et pratique à tout ce que l'on désignait avant lui sous le nom banal de *dartre ;* tandis que Biett, en introduisant en France la méthode de Willan, a cherché à faire reposer sur l'anatomie pathologique les caractères de chacune des maladies de la peau ; alors qu'il s'est appliqué à rechercher si ces formes morbides ne nécessitaient pas chacune une médication spéciale, et il faut bien le dire, contrairement aux assertions de MM. Bazin et Hardy, qui ont fait fi de Biett et l'ont traité de Willanniste, Biett était le plus fort thérapeutiste de son époque ; c'est à lui que l'on doit les grandes médications de notre temps : l'arsenic, la teinture de cantharides, l'aconit, etc., et MM. Bazin et Hardy n'y ont rien ajouté ; c'est, dis-je, lorsque ces résultats acquis ont été étendus depuis ces grands maîtres par leur successeur, que MM. Bazin et Hardy viennent ramener la science à son point de départ, et la conduisent peu à peu à l'état d'enfance, d'ignorance même, où elle était plongée avant ce siècle.

Le tout, pour avoir fait revivre des mots oubliés, qui jettent une perturbation morale dans l'esprit des malades qui, à l'instar du mot *dartre*, primitivement employé par eux, impriment une sorte de réprobation sur l'individu malade. Aussi M. Bazin s'est-il bientôt aperçu de ce résultat fatal, et s'est-il empressé de remplacer la dartre par l'*herpétide*, son synonyme, comme autrefois *dartre* et *herpès* signifiaient la même chose.

44

Pénètre-t-on plus avant et recherche-t-on les grands caractères généraux qui sont propres à ces cinq classes d'affections, dont pas une n'est nouvelle et dont une seule est généralisée, l'arthritisme, on est étonné de leur peu de valeur. Voici, par exemple, ceux qui sont donnés par M. Hardy, pour caractériser la dartre.

Le mot *dartre* comprend les maladies qui prennent leur origine dans un *vice particulier* de l'économie, la *diathèse dartreuse.*

Les personnes dartreuses *ont tous les attributs de la santé* et cependant elles sont dans *un état particulier, qui n'est pas la santé parfaite.* Démangeaisons *à l'anus*, plus particulièrement; appétit très-développé; susceptibilité extrême de la peau; sous l'influence des excès alcooliques, veilles, usage du café, de certains aliments qui révèle une prédisposition particulière de l'économie et l'existence d'un *vice latent*, etc.

Enfin, la diathèse dartreuse éclate par des éruptions *diverses,* qui se généralisent. Elles se montrent avec symétrie, avec des démangeaisons; souvent avec des ulcérations étendues en surface, mais sans laisser de cicatrices, ou en laissant des taches qui ne sont que passagères; puis, de la peau, la maladie s'étend aux membranes muqueuses; en donnant lieu à des bronchites, des entérites, dont on ne peut triompher; la marche de ces affections est très-lente, avec récidive et le plus souvent sans guérison.

Voilà ce qu'est la dartre de M. Hardy. Y a-t-il là, je le demande, un caractère un peu sérieux qui puisse servir à distinguer un individu dartreux, de celui qui ne l'est pas?

Puis, écoutez M. Bazin : « En définitive, il n'existe pas, pour nous, comme pour M. Hardy, une famille naturelle d'affections cutanées que l'on puisse appeler *dartres.* Ces dartres se rattachent à trois principes, à trois maladies constitutionnelles et forment trois groupes différents, et pour les caractères objectifs des affections qui les composent, et par le *traitement* qu'ils réclament... S'il fallait absolument donner la définition de l'expression dartres, qu'il est préférable de ne pas employer, je dirais : les *dartres* sont des affections cutanées, non contagieuses, pyrétiques ou apyrétiques, récidivant avec opiniâtreté, survenant sous l'influence de trois maladies constitutionnelles, l'*arthritis*, la *dartre*, et la *scrofule.* » On pourrait demander à M. Hardy (ajoute M. Bazin) pourquoi il n'admet pas aussi bien cinq et six espèces de dartres que quatre? (page 15). (Je souhaite que le lecteur soit plus avancé après avoir lu la définition de M. Bazin.)

Combattant ensuite les opinions de Chomel, adoptées par M. Hardy, M. Bazin dit (page 10, *Affections cutanées, arthritiques et dartreuses*), en parlant de la *diathèse :* en réalité, il y a une prédisposition latente, une et indivisible pour *chaque espèce morbide*, et il n'y a point de prédisposition latente, commune à plusieurs maladies; il est donc inutile d'admettre la diathèse comme une cause naturelle de maladie distincte de la prédisposition latente.

Ici, M. Bazin se sépare entièrement de M. Hardy et se rapproche singulièrement de nos opinions.

M. Bazin complète sa pensée, en définissant la diathèse (pag. 17), une maladie aiguë ou chronique, pyrétique ou apyrétique, continue ou intermittente, contagieuse ou non-contagieuse, caractérisée par la formation d'un seul produit morbide. Exemple : diathèse tuberculeuse, cancéreuse, etc.

M. Baumès (de Lyon), avant MM. Bazin et Hardy, avait cherché à établir des généralisations du même genre. Il a défini la diathèse « un besoin anormal de la vie végétative, très-souvent héréditaire, quelquefois acquis, devant nécessairement, fatalement, spontanément se produire au dehors par des manifestations morbides qui paraissent, puis disparaissent dans un point pour reparaître dans un autre, à des époques séparées, par des intervalles plus ou moins longs, qui affectent partout une forme identique ou révèlent des formes diverses, mais toujours dérivant du même principe, et étant, par conséquent, de la même nature. »

Il admet l'existence : 1° de diathèse d'organe ; 2° de diathèse de tissus; 3° de diathèse d'ensemble.

Pour lui, toutes les maladies dérivent de la *fluxion.* Il en admet sept espèces : 1° fluxion de cause externe; 2° fluxion réfléchie ou sympathique de la fluxion d'un autre organe primitivement malade ; 3° fluxion déplacée; 4° fluxion excentrique, tenant à un trouble introduit tout à coup ou plus ou moins lentement dans le système nerveux, dans l'ensemble de l'organisation; 5° fluxion par diathèse ; 6° fluxion idiopathique ; 7° fluxion complexe.

Toutes les maladies peuvent être la conséquence d'une ou plusieurs de ces fluxions, il suffit donc de reconnaître la nature et
l'espèce de fluxion qui cause la maladie, pour appliquer le moyen
curatif... Malheureusement, quand on est au lit du malade, la
découverte du fait est le plus souvent impossible...

Quant à nous, nous établirons les propositions suivantes, afin
de traduire notre pensée tout entière.

PREMIÈRE PROPOSITION. — *La généralité des maladies de la peau* a
pour forme morbide ordinaire *l'élément inflammatoire.*

Parcourez l'échelle de ces maladies, depuis les exanthèmes,
où la forme inflammatoire est la plus prononcée, jusqu'aux maladies de l'épiderme et des ongles, où elle l'est le moins, et vous
trouverez des traces évidentes de cette forme pathologique. Dans
le *favus* même (teigne) enlevez le godet, et vous trouverez la peau
rouge, enflammée.

Il est maintenant des exceptions dans les maladies de la peau
comme il en existe pour les maladies des autres organes. L'*ichthyose* de naissance ne présente jamais aucun caractère inflammatoire. Les *productions cornées* sont dans le mêmes cas. Certaines
formes de *molluscum* rentrent encore dans ces exceptions.

Nous ne voulons déduire de cet énoncé qu'une seule chose,
c'est l'identité morbide entre les formes pathologiques de maladies de la peau et celles des maladies des autres organes, sans
rien préjuger à cet égard pour la thérapeutique de ces maladies;
il n'implique en rien une thérapeutique antiphlogistique.

DEUXIÈME PROPOSITION. — *Les maladies de la peau peuvent être
déterminées par toutes les causes qui produisent les maladies des autres tissus ou organes: causes physiques, causes morales, hérédité,
climat sous lequel vit l'individu, tempérament, constitution du sujet,
âge, organisation spéciale de la peau, etc.*

Il est de principe généralement admis en médecine, que toute
cause morbide venue du dehors porte son influence plus spéciale
sur l'organe de l'économie qui est plus impressionnable à cette
cause; c'est alors cet organe qui devient malade, si la cause agis-
sante s'exerce assez puissamment pour produire une maladie. La
peau ne saurait être séparée, sous ce rapport, des autres tissus ou
organes, exemple : les états érythémateux ou fluxionnaires de la

face, qui, chez certains sujets, se reproduisent si fréquemment
sous l'influence de l'impression de l'air, indépendamment, d'ailleurs, de l'état général de la santé. Il n'est pas rare de voir des
maladies sécrétantes, *impétigo*, *ecthyma*, *érythème*, sécrétant de
la sérosité et du pus, survenir après la suppression de la transpiration.

Il est des agents physiques dont le contact constant avec la peau
développe des maladies spéciales de ce tissu ; de là un certain
nombre d'affections cutanées propres à certaines professions.
Ainsi la *gale* dite *des épiciers* (*eczéma lichénoïde des mains*) ; l'*herpès*
phlycténoïde et le *pemphigus* de cause externe, assez communs
chez les teinturiers ; les *ulcères* et l'*eczéma* des jambes que l'on
voit se développer chez les débardeurs de bateaux, l'*érythème chro-*
nique des mains des filles de comptoir, des liquoristes, etc.

Les causes morales qui agissent sur l'ensemble de l'économie
pour développer des maladies générales peuvent aussi devenir la
source d'affections cutanées. Il est fréquent de voir surgir tout à
coup, et à la suite d'un violent accès de colère, un *érythème*, un
érysipèle, un *impétigo*, un *herpès phlycténoïde,* un *purpura*, une
syphilide, comme sous l'influence de la même cause on voit se
manifester un ictère ou une fièvre quelconque. De même que les
chagrins, l'abstinence, les privations, la misère, engendrent des
fièvres graves ; de même ces causes développent le *rupia*, l'*ecthyma*
cachecticum, le *purpura chronique* et le *scorbut.*

L'*hérédité*, qui propage la phthisie, les maladies du foie, les affections intestinales, développe à la peau l'*ichthyose blanche, brune*
ou *cornée*, le *psoriasis* ou la *lèpre vulgaire*, la scrofule, etc. Le
climat sous lequel vit l'individu fait naître la *lèpre* des régions
équatoriales ou celle des *tropiques*, la *pellagre :* comme il fait
naître la fièvre jaune et la peste.

Au *tempérament* il faut rattacher le *lichen* et le *prurigo*, chez les
individus éminemment nerveux; l'*impétigo*, l'*ecthyma*, *certains*
lupus, pour les individus chez lesquels le tempérament lymphatique prédomine ; le *pityriasis versicolor*, les *taches hépatiques* et
l'*herpès*, aux personnes dont le tempérament bilieux est très-dessiné; comme on rattache à chacun de ces tempéraments certaines
maladies, soit du tube digestif, soit de tout autre appareil d'or-

ganes, parce que ces maladies coïncident le plus généralement
avec ces conditions de tempérament prononcées à un très-haut
degré. Il en est de même de la *constitution forte* du sujet, qui développe des maladies cutanées franchement inflammatoires de la
peau avec marche aiguë très-intense, maladies qui se guérissent
au moyen de quelques émissions sanguines générales et d'applications émollientes locales, s'assimilant en cela aux affections inflammatoires des autres organes de l'économie qui cèdent à un
traitement analogue.

Par rapport à l'*âge*, n'y a-t-il pas à la peau des maladies de l'enfance, de l'adulte et du vieillard, ainsi qu'on en décrit dans l'histoire de la pathologie interne ? Les affections cutanées, communément désignées sous le nom de *croûtes de lait*, *eczéma* et *eczema
impetiginodes*, le *strophulus* ou feu de dents, les *favus* ou *teignes*,
sont autant de maladies qui se guérissent le plus souvent au fur
et à mesure que l'enfant prend de l'accroissement. La vieillesse a
des maladies cutanées qui lui sont propres, le *prurigo pédiculaire*, l'*ecthyma cachecticum*, le *rupia*, le *scorbut des jambes*. Chez
l'adulte, le *psoriasis* et les autres affections *squameuses*; le *sycosis*
ou *mentagre*, l'*eczéma des organes génitaux*, le *prurigo de l'anus*,
l'*intertrigo*, etc.

Enfin, l'*organisation spéciale de la peau* devient elle-même la
source de maladies cutanées, comme celle d'un organe interne
devient la source d'affections de ces organes. Rien de plus commun que de voir la membrane muqueuse intestinale dans un mauvais état de santé par suite de l'accomplissement imparfait des
fonctions de la peau, sous l'influence d'une organisation toute spéciale de ce tissu; et qui nous échappe. C'est sur ce fait bien démontré que reposent les succès de l'hydrothérapie, et il en est
d'incontestables. De même, c'est à certaines conditions, soit d'organisation acquise ou modifiée par le temps, qu'il faut attribuer
quelques affections cutanées, dont la forme et le développement
sont soumis à ces conditions. Ainsi, un *impétigo* va se montrer
chez deux sujets de même âge, il sera survenu dans les mêmes
conditions. Chez l'un, il suffira de quelques applications émollientes pour en arrêter les progrès; chez l'autre, impossible de
tarir la source du pus: c'est un écoulement qui traverse d'heure

en heure les pansements dont on le recouvre. Mais dans ces derniers cas, la peau est épaisse, blafarde et opaline, elle transsude
la sécrétion huileuse ; chez l'autre, la peau est sèche, ferme,
épaisse et consistante.

Un individu est sain, sa santé générale a toujours été bonne,
mais sa peau a développé une odeur plus ou moins forte ; cette
odeur est devenue tellement infecte, que cette personne, de la
haute société même, ne peut rester une demi-heure dans un salon
sans que tout le monde en soit chassé, et cependant aucune altération pathologique, aucune apparence morbide à la peau ! La
cause, vous la demanderiez en vain ; elle est tout entière dans certaines conditions d'organisation de la peau inappréciables à nos
sens. La maladie s'est développée lentement, et tous les traitements préconisés par les hommes les plus expérimentés dans le
traitement des affections cutanées ont été sans succès. L'analogue
en pathologie est, à cet égard, dans la membrane muqueuse des
voies respiratoires qui exhalera pendant toute la vie d'un individu une respiration fétide, odeur dont la formation ne porte aucune atteinte à la santé. J'ai connu une personne qui avait cette
infirmité portée au plus haut degré dès le jeune âge, et qui est
morte à quatre-vingt-sept ans.

Ainsi, analogie parfaite de *causes et d'effets* entre les maladies de
la peau et les maladies des autres organes ; y compris ces états
qui nous sont encore inconnus dans quelques cas, et que nous
sommes portés à appeler diathésiques.

TROISIÈME PROPOSITION. — *Les maladies de la peau suivent dans
leur évolution la même marche, et présentent les mêmes terminaisons
que les maladies des autres organes.*

Toutes les affections cutanées ont leur période d'invasion et
d'accroissement, leur période stationnaire et leur période décroissante ; comme toutes les autres maladies elles se présenteront à
votre observation, ou avec une marche aiguë, ou avec une marche
chronique ; elles peuvent, comme elles, se terminer par résolution, suppuration, gangrène, etc. Quant à ces circonstances, que
les maladies de la peau ont en général une durée qui n'est pas
en rapport avec leur peu d'importance ; qu'elles se perpétuent
des années ; que parfois elles sont incurables ; que leur récidive

est très-communément observée, et que sous ces divers rapports elles se différencient, en apparence au moins, de la généralité des maladies des autres tissus.

Remarquons que la peau est non-seulement exposée au contact de l'air, mais encore on y rencontre la mobilité permanente dans les mouvements d'extension et de flexion, les frottements incessants des vêtements, le contact continuel avec les corps qui nous environnent, les congestions nées des mouvements musculaires durant la marche, ainsi que l'extension du tissu de la peau durant ces contractions : toutes causes qui tendent à entretenir la maladie cutanée.

Il faut y ajouter que l'affection de la peau n'est souvent qu'un reflet de la maladie d'un organe interne, puisque souvent il suffit de traiter l'organe interne malade pour voir céder l'affection cutanée ; que les maladies de la peau sont, comme nous l'avons démontré, le plus souvent liées au tempérament et à la constitution de l'individu ; qu'elles ne peuvent guérir qu'à la condition de modifier l'un et l'autre par les médications prolongées ; qu'elles peuvent être héréditaires, ou tenir à une cause générale inconnue que l'on nomme *diathèse;* et en groupant ainsi toutes ces circonstances, on explique facilement leur durée qui, eu égard aux autres maladies, semble faire une exception, quoiqu'elle ne soit réellement qu'apparente.

QUATRIÈME PROPOSITION. — *Si les formes morbides sont beaucoup plus variées dans les maladies cutanées, c'est que le tissu de la peau est le plus complexe de tous les tissus de l'économie.*

Il suffit de jeter un coup d'œil sur la description succincte que nous avons faite de la peau pour voir combien est fondée cette proposition.

La conséquence à tirer de ces analogies au point de vue de la thérapeutique ? C'est : 1° Qu'il faut appliquer au traitement des affections cutanées les règles de la thérapeutique qui dirigent le médecin dans le traitement des maladies des autres organes;

2° Qu'il y a lieu de répudier cette sorte d'empirisme, que l'on tend à faire revivre, en spécifiant un agent donné comme agent thérapeutique exclusif d'une catégorie de maladies.

Que demandons-nous depuis longtemps ? Qu'une maladie de la

peau soit envisagée au même point de vue que les maladies des autres organes ; que le médecin en cherche avant tout l'origine et la cause ; qu'il étudie surtout les rapports qui peuvent exister entre l'affection cutanée et la lésion d'un organe interne ou l'état général de l'économie. — Qu'il examine si la maladie est une conséquence du tempérament, de la constitution, de la profession, des habitudes et de la manière de vivre du sujet, ou si elle dépend d'une cause spéciale de l'organisme qui nous est inconnue. — Qu'il respecte son début et sa marche, comme il le fait à l'égard des autres maladies, et qu'il emploie, dans ces premières périodes, un traitement général ou local en rapport avec la forme aiguë ou chronique du mal.

Que les sudorifiques, les amers, les préparations sulfureuses, antimoniales, arsenicales, iodées, mercurielles, etc., soient encore des armes puissantes entre les mains du praticien : mais que le médecin en dispose seulement en raison des conditions dans lesquelles se trouve le sujet ; de l'expérience qu'il a acquise de l'efficacité de ces moyens dans telle forme de maladie cutanée, et lorsqu'une sorte d'*inconnue*, pour ainsi dire, vient à se révéler au médecin par l'impuissance des moyens ordinaires.

Les causes prédisposantes des affections cutanées doivent donc être rattachées : 1° au climat ; 2° à l'hérédité ; 3° au tempérament ; 4° à l'âge ; 5° à l'organisation de la peau ; 6° aux agents extérieurs mis en contact avec elle ; 7° aux affections morales ; 8° aux maladies, infirmités ou états acquis ; 9° à un état soit des liquides, soit des solides de l'économie, que nous ne pouvons pas saisir, et qui à nos yeux doit constituer un huitième ordre, auquel nous donnons le nom de *diathèses* dans l'acception simple de ce mot.

II. INVASION, MARCHE, TERMINAISON DES MALADIES CUTANÉES. — Les maladies de la peau se développent avec la forme aiguë ou avec la forme chronique. Ce n'est pas que je prétende que toutes les affections cutanées puissent toujours présenter l'une et l'autre forme ; cependant il en est bien peu qui fassent exception à cette règle si généralisée à l'égard des maladies des autres organes : je ne connais que l'*ichthyose*, la *pellagre*, le *pityriasis nigra*, le *vitiligo* et quelques *lèpres* qui fassent exception. Si les affections cutanées se

montrent souvent à l'état chronique aux yeux du médecin, c'est
que le malade a le plus souvent aussi recours à ses soins quand
l'état aigu est passé. Tandis que les transitions brusques de
température, le passage du chaud au froid, la suppression de
la transpiration, sont des causes puissantes de maladies aiguës
pour les organes parenchymateux, elles ont peu d'influence
sur la peau elle-même qui n'est pas de cette nature ; la peau
est une enveloppe avec des fonctions de transsudation nécessaire à la régularité des fonctions des organes internes ; lorsque
des influences extérieures se font sentir brusquement, elles
ne surexcitent pas la peau et ne font naître l'état morbide que
peu à peu ; la maladie du tissu cutané se développe avec une
marche plus ou moins subaiguë et même chronique. Ainsi,
d'une part, les médecins ne sont consultés que fort tard,
parce que l'affection cutanée n'est pas compromettante pour
la santé ; d'une autre part, les maladies de la peau reflétant
souvent un organe interne souffrant, la maladie est lente à s'y
manifester, comme est lente aussi l'action qu'exerce sur la peau
la cause déterminante.

   Cependant il est des affections cutanées qui se rapprochent
beaucoup sous ce rapport des maladies que nous venons de citer.
Ainsi : le zona, qui a toujours trois ou quatre jours de prodromes ;
l'herpès phlycténoïde, précédé de deux jours de douleurs dans la
partie qui sera le siége de l'éruption ; l'*herpès multiple*, dont
l'anorexie, l'inappétence, la lassitude générale, sont les avant-coureurs. L'*érythème*, quelle qu'en soit la forme, est dans le même cas.
Nous citerons encore l'*urticaire*, le *rupia*, l'*ecthyma cachecticum*,
le *scorbut*, le *purpura*, qui sont précédés depuis six à huit jours de
fatigue générale, de courbature, de lassitude dans les membres.
Quant à préciser d'une manière plus complète cette incubation
des maladies de la peau, l'observation du passé ne permet pas de
le faire ; c'est là un sujet d'observation qui constitue une certaine
lacune à remplir. Ainsi aujourd'hui, que l'on ne voit qu'observations microscopiques, bonnes sans doute puisqu'elles éclairent
sur la nature des maladies, mais qui ont l'inconvénient de conduire leurs auteurs à faire découler, *dans tous les cas*, de ces observations la thérapeutique des maladies, on ignore le temps d'in-

cubation nécessaire soit aux productions végétales, soit aux productions animales. Combien de jours faut-il pour qu'une sporule
de teigne développe le godet teigneux? De même aussi pour
l'*herpès tonsurant*, le *pityriasis* et la *mentagre*, selon certains micrographes. Combien de temps l'insecte de la gale met-il à opérer ce
que j'appelle l'*évolution de la gale?* On sait bien qu'en deux ou
trois jours il peut tracer un sillon, même parfois en vingt-quatre
heures; mais un sillon isolé, ce n'est pas là l'évolution galeuse. De
même pour la maladie pédiculaire.

Quant aux affections de cause externe, tantôt elles se manifes-
teront dans un espace de temps court, comme les érythèmes produits par le soleil ; ceux produits par le contact de matières irritantes avec la peau à la suite de l'emploi des acides, de l'eau de
Javelle, de l'eau sédative, des liquides alcooliques ; leur apparition dépend de l'intensité d'action des corps irritants et de la
susceptibilité de la peau avec laquelle ils ont été en contact. Un
épicier, un maçon, un teinturier peuvent rester des années sans
voir se développer d'*eczéma impétigineux et lichénoïde* des mains,
puis la maladie se manifester assez brusquement sous des influences qu'il est bien difficile d'apprécier. Mais n'en est-il pas
de même pour toutes les causes qui produisent les maladies des
organes internes ?

*Une maladie de la peau a-t-elle ses périodes régulières, son temps
limité d'évolution et de décroissance, comme les maladies des autres
organes ?*

Avant de résoudre cette question, je pourrais poser la suivante
et dire : Si, parmi les maladies qui affectent les autres organes de
l'économie ou l'économie en général, il en est un certain nombre
qui parcourent des périodes régulières, n'en existe-t-il pas un
nombre bien plus considérable où la durée ne saurait être limitée
et où les phases de la maladie ne pourraient être précisées par
des septénaires ou par un nombre de jours donné? Il y a plus,
l'observation de ces maladies à septénaires réguliers n'a-t-elle
pas pris naissance dans les affections cutanées mêmes? N'est-ce
pas dans les fièvres éruptives qu'on en a fait en premier la remarque? Et Hippocrate, qui a tant insisté sur telle ou telle maladie qui se juge dans une période donnée de temps, n'a-t-il pas

appliqué aux autres maladies ce qu'il observait pour les éruptions cutanées?

Les maladies de peau qui se jugent dans un temps donné sont nombreuses : nous citerons comme exemples tous les *exanthèmes,* les *érythèmes,* l'*urticaire,* l'*impétigo,* l'*ecthyma,* le *zona,* le *purpura aigu,* le *pemphigus aigu,* l'*herpès phlycténoïde,* le *lichen urticans.* Ce qui ne veut pas dire que ces diverses maladies ne puissent passer à l'état chronique, mais ce qui signifie qu'abandonnées à elles-mêmes avec des conditions de repos et d'hygiène convenables, elles peuvent suivre une certaine régularité dans leur marche, et guérir sous l'influence de moyens simples. Mais nous allons plus loin, et nous n'hésitons pas à déclarer que si, pour guérir une maladie de la peau, le malade se plaçait dans les conditions où il se place lorsqu'il s'agit de traiter une affection d'un autre organe, on verrait beaucoup moins de maladies chroniques, on ne rencontrerait pas si souvent de récidives, et ces affections ne feraient pas le désespoir et du malade et du médecin.

Et d'abord, elle sert d'enveloppe : à ce titre, elle est en contact avec l'air extérieur; elle est recouverte de vêtements; elle doit se prêter à tous les mouvements d'extension, de flexion, d'expansion et de resserrement. En vain dirait-on que l'air extérieur, et par conséquent aussi les variations atmosphériques, ne sauraient avoir d'influence sur la peau parce qu'elle est habituée au contact de l'air. D'abord la peau, n'est pas habituée au contact de l'air d'une manière absolue quand elle est saine; cette habitude n'est que relative : d'ailleurs la peau n'y est plus habituée lorsqu'elle est malade. On a l'exagération de cette influence de l'air par la souffrance que cause l'excoriation de la peau, même longtemps après qu'elle a été opérée. Les variations atmosphériques d'humidité, de froid, de sécheresse, etc., sont très-puissantes à l'égard de la peau malade; et cela est si vrai, que, dans les moments où le temps passe subitement de l'humidité au sec, nous voyons nos malades tenir le lendemain un langage tout opposé à celui qu'ils avaient tenu la veille : tous accusent une grande amélioration dans leur état, soit sous le rapport de la sécrétion morbide, soit sous celui de la démangeaison. Le contraire a lieu dans des conditions opposées. Il y a plus, du moment que l'on fait tomber à l'aide d'un bain ou d'un cataplasme certaines concrétions morbides qui recouvrent la surface affectée, on amène de la douleur, et une douleur si vive, que le malade la témoigne quelquefois par des souffrances aiguës, ainsi que cela a lieu dans le pemphigus ou le rupia.

La peau saine est un tissu souple, extensible, qui se prête sans douleur aux efforts de tension et de relâchement, d'extension et de retrait ; mais aussitôt qu'elle devient malade et enflammée, même d'une manière chronique, il n'est pas possible de se refuser à admettre que son extension et son relâchement ne contribuent puissamment à entretenir et à perpétuer la maladie dont elle est atteinte par la douleur qu'ils développent. Il est des affections qui ne guérissent qu'à la condition de repos absolu ; les maladies du larynx en sont l'exemple par excellence. Pourquoi donc vouloir qu'une maladie de la peau guérisse *quand même*, et comment ne pas tenir compte de cet usage de nos malades, de vaquer à leurs occupations habituelles, quoique l'affection cutanée existe, et d'exiger cependant du médecin une guérison que l'exercice ne fait que reculer. Nous en dirons autant des vêtements et d'autres circumfusa. Enfin, aliments, boissons, genre de vie, fatigues de profession, sont autant de causes de durée auxquelles aucun malade ne peut se soustraire.

THÉRAPEUTIQUE GÉNÉRALE.

Au début d'une exposition des principes généraux de thérapeutique, il est une question qu'il faut d'abord résoudre : *Existe-t-il des maladies qu'il faut savoir respecter, ou dont le traitement doive être différé, dans la crainte de porter atteinte à la santé générale ?*

Les maladies de la très-jeune enfance, comme celles de la vieillesse, se touchent au point de vue qui nous occupe, dans l'une et dans l'autre faiblesse d'organe et d'organisme. Dans un cas, organisation encore imparfaite ; dans l'autre, absence des organes, que l'on me passe cette expression. La guérison d'une affection cutanée peut, dans l'un et l'autre cas, compromettre la santé et quelquefois la vie ; de là, quelques préceptes.

Durant l'allaitement, on voit naître à la tête des enfants ou sur la figure, et plus rarement sur le corps, des maladies que l'on désigne communément sous les noms de *croûtes de lait* (acné sébacée, eczéma ou *achor mucifluus*, etc.) ; des soins minutieux de propreté, les agents les plus simples, comme des cataplasmes, une pommade très-légèrement résolutive, suffisent pour faire disparaître ces affections. Alors peuvent se développer tout à coup les accidents les plus graves, soit du côté du cerveau, soit dans l'économie en général, qui mettent aussitôt la vie de l'enfant en danger, et causent parfois la mort. Et cependant il n'est que trop fréquent de voir des parents, des mères surtout, solliciter le médecin pour faire disparaître ce qu'ils regardent comme pouvant imprimer une tache à la beauté de leur enfant. Il faut que le médecin sache respecter ces maladies, qu'il fasse entrevoir tous les dangers d'une guérison et qu'il résiste aux obsessions, fussent-elles les plus impérieuses, par cela même qu'elles sont compromettantes. Le temps, dans la généralité des cas, fera justice du mal, ou si la maladie ne guérit pas par le bénéfice de l'âge, le médecin obtiendra une guérison facile et non dangereuse lorsque le développement de l'enfant aura pris assez d'accroissement.

Toutefois, il ne faudrait pas pousser trop loin ce conseil, et aller jusqu'à attendre l'époque de la menstruation pour les jeunes filles, leur mariage ou leur grossesse, ainsi que le conseillent quelques praticiens : c'est là une exagération trop souvent préjudiciable ; mais il suffit d'attendre l'âge de six, sept ou huit ans pour agir. Il y a plus, il est des eczémas impétigineux chroniques, plus ou moins circonscrits de la tête, qui forment des croûtes tenaces, adhérentes aux cheveux, ne tombant qu'à des intervalles très-éloignés ; et comme ces croûtes s'accroissent sur la surface du cuir chevelu ; comme elles ont pris point d'appui sur lui au milieu des cheveux avec lesquels elles forment une sorte de feutre, il en résulte qu'elles compriment la peau et les bulbes pileux, et qu'elles finissent par amener une véritable alopécie.

En résumé, toutes ces affections de l'enfance que l'on évite de guérir dans le bas âge doivent être traitées à partir de l'âge de six à sept ans, c'est-à-dire à une époque où l'organisation de l'enfance permet l'emploi de médicaments sans nuire à la santé. Il y a faute à différer le traitement et à compter sur l'avenir.

Les maladies de la vieillesse réclament souvent de grandes précautions dans leur thérapeutique, et quelquefois l'abstention la plus absolue de toute médication. A cet égard, c'est l'âge d'une part, l'état sain ou maladif d'un des organes de l'économie de l'autre qui doivent être les règles du traitement. Mais dans ces maladies, il faut établir des distinctions. Les unes, comme le *purpura*, le *scorbut*, le *rupia*, doivent être traitées *quand même*. Elles sont une conséquence d'un état général du sang que l'on a intérêt à faire cesser, parce que la maladie de la peau n'en est qu'un reflet, et que cet état du sang influence d'une manière fâcheuse toute l'économie. Mais il n'en est plus de même du prurigo général et de la maladie pédiculaire, comme aussi d'un prurigo local ou d'une plaque d'eczéma localisée. On ne saurait prendre trop de précautions pour diminuer la démangeaison que procure ces maladies, ou la sécrétion légère que l'une d'elles amène. Dans ces états morbides, la santé générale est parfaite, l'appétit est augmenté, les forces sont plus grandes. Tout ce bien-être disparaît si la maladie est guérie. Aussi lorsqu'on cherche à opérer cette guérison, lorsque des raisons toutes spéciales y conduisent, faut-il employer des moyens qui, tous, tendent à faire fonctionner la peau.

Restent les maladies qui se développent entre ces deux périodes extrêmes de la vie. Le médecin est naturellement conduit à chercher les moyens de les guérir ; toutefois, il ne doit jamais perdre de vue l'état général du malade et ses antécédents. Il faut qu'il interroge son passé comme son présent ; qu'il pèse les inconvénients qui pourraient résulter d'une suppression de maladie cutanée, car ces maladies peuvent se relier avec toutes les autres affections. Ainsi je fus consulté pour une demoiselle jeune encore, c'est-à-dire de trente ans environ, et qui avait un acné à la figure depuis plusieurs années. La faiblesse de l'intelligence me frappa tout d'abord, et je ne tardai pas à apprendre qu'elle avait donné les signes d'une aliénation passagère. Je m'opposai à tout traitement, je résistai à fournir toute indication qui aurait pu la débarrasser de cette maladie.

Une seconde question préliminaire à résoudre est celle de savoir *s'il convient d'appliquer un traitement purement externe aux maladies de causes externes, ou au moins réputées telles.* Ici, trois ordres de maladies : celles qui résultent uniquement du contact peu prolongé de matières reconnues irritantes et caustiques de leur nature ; celles qui se rattachent à une profession exercée depuis un temps plus ou moins long ; enfin celles dans lesquelles on trouve des productions végétales ou animales que l'on considère comme ayant été transmises d'individu à individu, ou par l'intermédiaire d'un milieu tel que l'air.

La première catégorie de maladies ne saurait faire question. Il n'en est pas de même de la seconde. S'il est vrai, par exemple, que la gale des épiciers soit très-commune chez ceux qui exercent cette profession, il faut autre chose que la profession pour la faire naître, sans quoi tous les épiciers auraient cette maladie. Il faut donc un terrain, un sol propice, comme le disent les naturalistes, ce qui peut se traduire en médecine par une prédisposition née d'une organisation, d'un tempérament donné. D'où la conséquence que si le traitement est plus externe que dans une autre affection qui n'est pas survenue dans de semblables conditions, il n'est pas indifférent de combattre la prédisposition morbide lorsqu'on peut l'atteindre. Et il faut bien le dire afin de combattre les tendances trop marquées du jour, ce raisonnement peut et doit s'appliquer à toutes les affections dans lesquelles il se développe ou dans lesquelles existent des parasites végétaux ou animaux. Si dix enfants sont en contact avec les spores du cryptogame de la teigne, il n'y en aura peut-être qu'un chez lequel la germination s'opérera ; ainsi de suite pour les maladies parasitaires.

Nous ne saurions trop combattre cette opinion, qu'il suffit de détruire le parasite pour voir guérir l'affection ? De sorte qu'il n'y a plus à se préoccuper de la cause qui a fait naître ce parasite, ni de celle en vertu de laquelle il a pu germer sur les parties affectées. Les micrographes ne sont donc pas conséquents avec eux-mêmes ; car s'il faut un sol spécial pour favoriser la germination d'un cryptogame, et si, comme ils l'admettent, ce sol doit être malade, il semble naturel en saine pathologie que le médecin traitant s'occupe de deux choses, la destruction du parasite, et celle de la cause qui, en rendant la partie affectée malade, a ainsi favorisé le développement du cryptogame. Eh bien, les idées que je cherche à combattre prennent tous les jours de l'extension ; elles sont acceptées avec faveur par les jeunes médecins et les élèves, comme tout ce qui est simple de raisonnement et comme tout ce qui mène à une pratique facile. C'est là un *leurre*, et je n'hésite pas à employer cette expression.

Hâtons-nous d'ajouter qu'en présence d'une maladie tout externe, le médecin doit diriger les trois quarts du traitement sur cette cause, et qu'une fois le malade guéri, il doit l'engager à se soustraire de nouveau à la cause première et permanente qui a déterminé le développement de son affection.

Maintenant, dans les autres maladies, il y a toujours deux ordres de causes : des causes prédisposantes et des causes déterminantes. Le médecin doit donc dans sa thérapeutique se préoccuper : 1° de la maladie en elle-même et des phénomènes généraux qu'elle développe ; 2° de la cause qui l'a fait naître.

Relativement à la cause morbide, en pratique, la cause déterminante a cessé d'être dans les quatre-vingt-dix-neuf centièmes des cas, lorsque la maladie est développée ; et s'il n'y a plus lieu de combattre cette cause, au moins faut-il en tenir compte en raison de ses effets sthéniques ou asthéniques. Quant à la cause prédisposante, il est bien rare que l'on puisse l'attaquer dès l'abord, lorsqu'il s'agit d'une maladie aiguë ; mais on le fait presque toujours dès le moment où l'on traite le malade, quand il s'agit d'une affection chronique. Ces principes, qui nous paraissent avoir reçu la sanction de l'expérience de tous les temps, sont tout à fait applicables aux maladies de la peau. C'est, il faut le dire, pour ne pas les avoir observés, que bon nombre de praticiens ont aggravé ou aggravent des affections cutanées à l'état aigu par l'administration intempestive de dépuratifs, d'antiscorbutiques, de sulfureux, moyens qui ne sont propres qu'à combattre la cause éloignée de ces maladies ; ils les auraient guéries avec ces mêmes agents, s'ils avaient été mis en usage après l'emploi préalable des antiphlogistiques.

Ce n'est pas seulement par les émissions sanguines que l'on

45

combat un état inflammatoire de la peau ; les émissions sanguines dans ces maladies sont l'exception et non pas la règle : c'est au moyen du repos et des émollients à l'èxtérieur ; de la cessation des occupations ; d'une diminution dans les aliments ; de l'usage des viandes blanches et des légumes, chez des sujets même qui conservent habituellement tout leur appétit ; il faut entrer ensuite dans la voie des résolutifs, et au besoin dans l'emploi de modificateurs propres à changer le mode de vitalité des tissus malades : de là un ensemble de moyens qui constitue à nos yeux ce que nous désignons sous le nom de *médication antiphlogistique*. Nous la détaillerons ci-après, et nous la diviserons en quatre catégories d'agents, applicables à l'état aigu, stationnaire ou décroissant de l'affection cutanée.

Reste une grande série de causes qui se rattachent à un état morbide acquis et dont l'affection de la peau n'est qu'un reflet, de sorte qu'en guérissant la maladie interne, la maladie de la peau disparaît souvent seule ou à l'aide de quelques agents locaux de peu d'importance.

Sous ce rapport, nous ne saurions trop appeler l'attention des médecins sur la liaison des affections cutanées avec les gastralgies et les entéralgies, les gastralgies surtout, et enfin une diathèse dont la nature nous est connue, lorsqu'elle est scrofuleuse, rhumatismale, etc., et dartreuse quand elle nous reste inconnue.

Comme on le voit, la thérapeutique des maladies cutanées est loin de devoir être empirique ; nul n'est praticien dermatologiste, s'il n'est essentiellement médecin.

Il ne s'ensuit pas qu'il n'y ait un certain empirisme en dermatologie comme dans toute autre branche de l'art de guérir : à quoi serviraient l'expérience et la pratique médicale, si elles n'apprenaient qu'il est des médicaments qui guérissent plus rapidement et plus complétement que d'autres ? Cet empirisme existe pour toutes les maladies, l'émétique dans la pneumonie, les purgatifs dans la fièvre typhoïde, l'opium dans les névroses, etc., etc. Nous reconnaissons donc, avec les médecins qui nous ont précédé, la valeur des médications empiriques, et nous plaçons à leur tête les médications arsenicale et antimoniale, celle par la teinture de cantharides, etc. ; nous aurons le soin de les faire connaître indépendamment des autres médications générales.

Mais un fait sur lequel nous tenons à appeler l'attention, c'est
la conséquence des principes généraux que nous avons posés à
l'égard des causes ; à savoir, que telle ou telle forme morbide est
presque toujours liée avec tel ou tel tempérament, et que tel ou
tel tempérament réclame telle ou telle médication : c'est là la
base de notre thérapeutique. Ces idées neuves et d'une application importante au traitement des maladies de la peau, que nous
avons émises depuis longtemps, justifieront les détails dans lesquels nous allons entrer pour chacune des médications qu'il nous
faut exposer dans leur ensemble, et auxquelles nous renverrons
fréquemment le lecteur dans le cours de cet ouvrage. Cette exposition d'ensemble nous épargnera d'ailleurs bien des redites, car
nous n'aurons plus qu'à faire connaître pour chaque maladie les
moyens particuliers qu'elle réclame.

I. Médication antiphlogistique.

Dans les maladies de la peau, comme dans les autres maladies,
l'état inflammatoire doit être envisagé, au point de vue thérapeutique, dans sa période aiguë, dans sa période stationnaire et dans
sa période décroissante. A ces trois états différents correspondent
divers ordres de moyens. L'état aigu doit toujours être combattu
par les antiphlogistiques proprement dits ; à l'état stationnaire
s'adressent les résolutifs faibles, les dérivatifs ; et à la période
décroissante, les résolutifs puissants, les révulsifs et les agents
perturbateurs ou modificateurs, que nous regardons, contrairement aux habitudes classiques, comme faisant partie de la méthode antiphlogistique, puisque leur emploi a pour objet de terminer le traitement de l'inflammation.

1° *Médication antiphlogistique pure.* — Les agents sont internes
et externes. Les premiers comprennent les tisanes émollientes,
acidules, etc. ; les seconds sont la saignée, les sangsues, les
applications émollientes locales, etc.

Il est peu de cas qui réclament la saignée, il faut un ensemble
inflammatoire bien tranché pour la mettre en usage. Il en est de

même des sangsues, dont les piqûres tendent à étendre les affections cutanées. Les applications et lotions émollientes se pratiquent, comme dans toutes les autres maladies, et sont souvent
plus utiles, parce que leur action est plus directe, quant aux irrigations.

On ne doit presque jamais les mettre en usage en hiver, dans
la crainte de provoquer une répercussion de la maladie cutanée et
le développement consécutif d'une affection interne. En été, ce
danger n'est pas à craindre. Pour les appliquer, on place à un
mètre environ au-dessus du lit un vase contenant de l'eau; le fond
est percé d'un ouverture à laquelle s'ajuste un robinet qui se continue par une bande de linge qu'on divise à sa partie inférieure
en deux lanières ; ces lanières sont étendues sur les jambes ou sur
les bras malades, seules parties qu'on soumette aux irrigations.
On les continue pendant une, deux, trois heures, une fois ou
même deux fois par jour. C'est, par ce moyen, que nous avons
employé le premier, qu'on voit tomber en quinze jours ou trois
semaines l'*eczema rubrum*, si rebelle aux traitements ordinaires.

Un fait assez singulier, mais que nous observons constamment,
c'est que, suivant les individus, la même maladie se trouve bien
ou mal des cataplasmes. L'eczéma, par exemple, sera guéri chez
l'un par ce moyen, tandis qu'à côté on verra la même maladie,
dans des conditions tout à fait identiques, exaspérée par son
application.

Ce fâcheux effet des cataplasmes sera annoncé par l'augmentation de la sécrétion et des démangeaisons, et par l'extension de
la maladie en surface; supprimez-les alors, et avec eux toute
espèce d'application aqueuse, pour en venir aux poudres, aux
fécules sèches ou aux corps gras, alors l'inflammation décroîtra
comme par enchantement. Il est des affections qui ne peuvent
supporter que des poudres, ainsi l'*herpès phlycténoïde*, le *zona*, le
pemphigus, le *rupia*; elles sont aggravées par tout autre agent. Il
en est de même des érysipèles et des érythèmes. Pour citer un
fait observé de tout le monde et qui vienne à l'appui de nos assertions, il suffit de rappeler ce que tout praticien a pu remarquer,
à savoir : qu'un cataplasme de farine de graine de lin peut faire
naître en sept ou huit heures un érythème sur la peau saine de

certaines personnes. D'où, en résumé, la conséquence que, dans une affection cutanée qui exige l'emploi des émollients, le médecin ne saura dire à première vue si les cataplasmes, les lotions ou les poudres pourront être efficaces ; il faut nécessairement qu'il en fasse l'essai.

Graisses. — Il en est de plusieurs espèces : le suif, la graisse de porc, le saindoux, le *cold-cream*, la glycérine. Le suif est pour certaines éruptions le médicament par excellence. Le contact de l'air, en effet, a une grande influence sur beaucoup d'entre elles ; s'il est nécessaire à quelques maladies, il est très-nuisible à d'autres. Il en résulte qu'indépendamment de sa nature, l'agent qui abritera le mieux la peau du contact de l'air produira l'effet le plus salutaire sur beaucoup de maladies cutanées, en évitant ce contact le plus souvent défavorable ; il faut en excepter les maladies du cuir chevelu. Or, le plus dense de ces corps gras est le suif. Les onctions de suif produisent merveille sur le lichen, et en général sur les affections squameuses. Le saindoux est moins dense que le suif, mais c'est néanmoins une bonne graisse. Dans la forme aiguë du *pityriasis rubra*, du *psoriasis aigu*, du *lichen*, les onctions sur toutes les surfaces malades avec le saindoux font cesser presque subitement les démangeaisons et favorisent ainsi singulièrement la guérison. En effet, le grattage, en activant l'irritation cutanée qui le provoque, détermine l'extension continuelle de la maladie.

Le cold-cream, formé d'un mélange de blanc de baleine et d'huile d'amandes douces, quoique moins dense et par suite moins efficace que les graisses précédentes, est cependant très-avantageux dans les éruptions qui siégent à la figure, surtout chez les dames, à cause de l'absence de toute mauvaise odeur ; mais on doit recommander aux malades de faire usage du cold-cream simple, et non de celui que vendent la plupart des parfumeurs, qui y ajoutent des substances plus ou moins irritantes, et quelquefois même de l'extrait de Saturne ou du sublimé.

On a beaucoup préconisé dans ces derniers temps un corps gras déjà essayé depuis une dizaine d'années en Angleterre, où il avait eu peu de faveur : je veux parler de la *glycérine*. Depuis quelques années, tout est à la glycérine, pansements, applications

locales, etc. J'ai employé la glycérine sur une grande échelle ; j'en
ai fait connaître les effets dans le *Bulletin de thérapeutique.* Ce
corps gras se produit toutes les fois qu'on saponifie des graisses ;
mais on ne l'obtient pur que de la saponification des graisses par
la litharge. Or, il est assez difficile de la préparer de cette manière
pour les besoins du commerce ; et comme c'est un des résidus
des fabriques de savon, c'est là où la droguerie va le chercher.
On la prépare très-pure et en grand au moyen des huiles de
palme en Angleterre.

Cependant c'est un corps gras qui, en vertu de ses propriétés très-
liquides et de la faculté qu'il a d'absorber l'humidité de l'air ainsi
que d'être légèrement résolutif, peut être employé avec avantage
dans certains cas, et qui doit être repoussé dans d'autres. Il entretient une humidité permanente ; il abrite peu les surfaces malades
du contact de l'air. Les linges sont très-difficiles à laver. Là où il
doit être surtout rejeté, c'est pour l'usage de la tête. Il agglutine
les cheveux d'une manière désolante, et par suite il en amène la
chute ; il faut alors toujours le proscrire comme excipient.

Poudres. — L'amidon de blé est la poudre émolliente par excellence. On sait qu'en chirurgie on parvient souvent à enrayer les
érysipèles traumatiques en les saupoudrant d'amidon. Quant à la
manière de l'employer, ce ne sont pas des couches qu'il faut
entasser sur l'éruption ; on doit se contenter de la saupoudrer. Une
quantité considérable d'amidon formerait bientôt, par l'absorption des liquides sécrétés, une pâte qui, en se desséchant, donnerait lieu à des croûtes étendues ; ces croûtes produiraient le resserrement, la crispation de la peau, et par suite s'opposeraient à
une utile sécrétion. La poudre de riz offre les mêmes avantages.

Bains locaux. — Ils sont rarement employés dans les maladies
de la peau. C'est qu'en effet le malade est presque toujours obligé
de tenir pendant longtemps le membre baigné dans une position
déclive qui favorise l'afflux et la stase du sang ; de là presque toujours accroissement de l'inflammation cutanée. Il est cependant un
cas où ces bains sont utiles : c'est dans le *psoriasis palmaire.* Je
prescris alors avec grand avantage les bains d'eau de vaisselle ;
les eaux de lavage les plus grasses sont aussi les plus favorables.
Ces bains, l'observation le démontre, produisent dans ces cas des

effets merveilleux. On emploie aussi dans le même but, mais peut-être avec un peu moins de succès, de l'eau dans laquelle on a fait bouillir des *tripes*.

Bains généraux. — Ce sont les bains gélatineux, ceux d'amidon et de son. Il faut au moins 500 grammes de chacun pour un bain (voyez *Formulaire*, BAINS).

Bains de vapeurs. — Voyez article BAINS EN GÉNÉRAL.

2° *Médication résolutive.* — Ses moyens d'action sont locaux, car il n'existe pas de médication résolutive interne, à moins qu'on ne considère comme telle celle qui a pour base quelques astringents, la décoction de feuilles de noyer, l'orme pyramidal, quelques gommes astringentes, etc., mais peu employés d'ailleurs.

Les médicaments résolutifs sont généralement empruntés aux agents de la médication irritante, et ce n'est qu'en les étendant dans des excipients qu'on leur communique des propriétés résolutives.

L'extrait de Saturne, l'alcool camphré et des eaux dites vulnéraires, le phénate de soude, sont dans ce cas. — Les excipients ordinaires sont l'eau, la graisse et les poudres. *Résolutifs aqueux.* — Quatre substances résolutives employées de préférence : le *sous-acétate de plomb*, l'*alun*, le *sublimé* et le *phénate de soude*. L'expérience nous a démontré que la dissolution de sous-acétate de plomb ne doit pas dépasser 1/300° de son poids d'eau. On devra commencer par une dissolution à 1/400°. Pour l'alun, on peut débuter par une dissolution au 300°, en augmentant jusqu'à 1/200° et même à 1/100°. L'action de l'alun n'est pas identique avec celle de l'extrait de Saturne. Le sublimé est la plus résolutive des quatre substances ; mais il est plus excitant que les autres, aussi on débutera par une dissolution à 1/1500° : 1 gramme de bichlorure d'hydrargyre, par exemple, pour 1499 grammes d'eau, en recommandant au malade de dissoudre le sublimé à l'eau bouillante, car cette substance est peu soluble dans l'eau froide. Quant au phénate de soude (phénol sodique de Boboeuf), c'est un excellent modificateur et résolutif, on emploie sa solution au 25° ou au 20°.

Le *tannin* doit être mis en tête sous ce rapport. Malgré sa bénignité, on fera bien néanmoins de ne pas employer tout d'abord la

formule qui se trouve dans la plupart des livres : tannin, 4 grammes; axonge, 30. Cette pommade est trop active, et ne doit venir
qu'après un usage de quelque temps. C'est, du reste, une remarque qui s'applique à tous les médicaments. Si l'on débute par la
dose *maxima*, le médicament ne sera pas toléré, ou bien l'économie s'y habituera, et alors il ne produira bientôt plus d'effet.
Toutes les fois qu'un remède doit être longtemps continué, il faut
procéder par doses graduellement croissantes. C'est ainsi que
pour le tannin on débutera par 1 gramme pour 30 d'axonge, puis,
2, 3, et l'on dépassera rarement cette dose. J'associe à cette
pommade de 15 à 25 centigrammes de camphre. *Oxyde de zinc.*
— Comme pour le tannin, la dose des formulaires est trop
forte. Ne l'employez jamais au delà de 1, 2 ou 3 grammes pour
30 d'axonge, et ajoutez une petite quantité de chloroforme ou de
camphre. Quelques praticiens font usage du *cérat calaminaire*, qui
est formé d'oxyde de zinc naturel; il est moins actif que l'oxyde
artificiel. *Protosulfate de fer.* — J'ai introduit dans la thérapeutique des maladies de la peau (voy. *Bulletin de thérapeutique*,
janvier 1855) un nouveau résolutif qui me donne les résultats les
plus favorables : c'est le protosulfate de fer, vitriol vert. Après
l'avoir lavé et dissous à l'aide de quelques gouttes d'eau, on l'incorpore à l'axonge à la dose de 5 décigrammes à 1 gramme pour
30 grammes d'axonge. (Voy. Eczéma.) *Camphre* et *chloroforme.* —
Ce sont des résolutifs puissants, et qui, dans les maladies de la
peau, ont l'avantage d'éteindre les démangeaisons. C'est pour cela
que nous les associons presque toujours aux pommades de tannin
et d'oxyde de zinc. Si l'on voulait formuler une pommade au
camphre seul, on en mettrait de 35 à 75 centigrammes pour
30 grammes d'axonge, et pour le chloroforme 2 à 6 grammes.

Huile de cade. — Pour compléter l'histoire des corps gras, nous
devons dire un mot de l'huile de cade préconisée par M. Serre,
d'Alais. C'est une huile empyreumatique obtenue par la distilla-
tion du genévrier. Je l'ai employée sur une grande échelle (voyez
Bulletin de thérapeutique), comparativement à l'huile distillée de
goudron, et j'ai obtenu des succès de l'une et de l'autre ; cependant je donne la préférence à l'huile de cade, pourvu toutefois
qu'elle soit pure.

Voici la meilleure manière d'employer cette huile.

On en étend une couche sur toute la surface malade à l'aide d'un pinceau de charpie; puis, avec du coton sec, on enlève tout l'excédant de l'huile autant qu'on le peut, sans frotter néanmoins la peau : celle-ci reste légèrement colorée, et cette onction si superficielle suffit pour obtenir un bon résultat.

L'effet de l'huile de cade sera d'autant plus salutaire, que la maladie se sera mieux trouvée de l'usage des graisses. Si les poudres ont été mieux supportées, l'huile de cade comptera moins de succès. Ajoutons, malgré l'opinion contraire de M. Serre, qui l'emploie à toutes les périodes de la maladie, que c'est seulement à la dernière période, lorsque l'eczéma ne fournit que des squames, et pour faire disparaître cet état écailleux qu'il laisse quelquefois à sa suite, qu'il me paraît convenable de la mettre en usage. M. Serre recommande encore de l'appliquer tous les jours, je n'en renouvelle l'application que tous les deux ou trois jours.

Poudres résolutives. — Il est des maladies cutanées qui ne se trouvent bien ni des résolutifs liquides, ni des graisses. Ces affections font le désespoir du médecin, car il est difficile de composer des résolutifs pulvérulents. Il faut bien s'y résoudre cependant, et voici les choix que nous recommanderons.

Parmi les poudres résolutives, les unes le sont de leur nature, comme le *lycopode*, le *tan*, la *poudre de vieux bois;* les autres ont pour base une substance très-active mitigée par une poudre inerte qui sert d'excipient. Le lycopode, dont on saupoudre avantageusement les érythèmes, si fréquents chez les nouveau-nés, sera également employé avec succès contre l'*érythème*, l'*herpès circiné*, l'*eczéma des bourses, des seins*, etc. La poudre de *tan* est moins rude, plus onctueuse que le lycopode; quand on l'a tamisée, elle est fine, impalpable. Mais ce qu'il y a encore de meilleur dans ce genre, c'est la *poudre de vieux bois*. La poudre de vieux bois ou bois de chêne vermoulu et bien préférable à tout ce que l'on a fait depuis. L'amidon est le tan mêlés à parties égales donnent une poudre résolutive excellente.

Le tannin, l'alun, l'oxyde de zinc, le sous-nitrate de bismuth, le coalthar, etc., forment la base de poudres résolutives plus actives. Le meilleur excipient de ces poudres, c'est l'amidon. Si

ces substances ne sont pas employées seules comme poudres résolutives, c'est qu'elles sont trop énergiques et que leur contact
produirait une irritation dont l'intensité croîtrait en proportion de
l'étendue et de la contiguité avec la surface affectée, ce que l'on
évite en les associant à de l'amidon.

La présence de l'amidon diminue sans doute cet inconvénient,
mais elle est loin de le détruire. Quelque étendue, en effet, que
soit la poudre active, il y aura toujours 100, 200, 1000 molécules,
par exemple, qui agiront comme si elles étaient seules sur la
partie de surface cutanée avec laquelle elles sont en rapport, et
qui l'irriteront dans la proportion de leur contact : car le mélange
n'atténue l'effet immédiat de la poudre qu'en rendant les contacts
moins multipliés. Voilà pourquoi il est si difficile d'avoir une
poudre résolutive qui ne soit pas nuisible, l'irritation en étant
presque toujours la conséquence. Aussi est-on quelquefois obligé
de renoncer aux mélanges pulvérulents. Il faut donc débuter par
des doses faibles, un 1000e par exemple. Le coalthar, associé à
l'amidon dans la proportion d'un 8e, d'un 7e, d'un 5e, constitue
des mélanges que l'on approprie le plus facilement à la sensibilité de la partie malade.

Résolutifs généraux, ou appliqués à toute la surface cutanée. — On
comprendra qu'il s'agit ici des bains. Les plus simples sont composés avec 125 à 300 et même 400 grammes d'alun dissous dans
la quantité d'eau nécessaire pour un bain ordinaire. Les malades
les supportent très-bien. Les bains de sublimé sont plus difficiles
à manier. On doit commencer par 2 grammes, augmenter de
1 gramme tous les deux ou trois bains, et s'arrêter à 12 grammes,
dose *maximum* qu'on ne devra jamais dépasser. Si l'on voit quelquefois prescrire des bains avec 10, 20, 30 grammes de bichlorure de mercure, c'est dans les affections syphilitiques, lorsque le
malade ne veut ou ne peut prendre le mercure à l'intérieur;
mais, dans ce cas, la peau est saine et joue le rôle d'absorbant de
la substance médicamenteuse, sans être irritée par elle. Toutes les
fois que la peau sera malade, on devra bien se garder de porter
la dose à ce chiffre. — Les bains aromatiques peuvent être considérés comme résolutifs ; on les prépare de deux manières. Au bas
d'une boîte cubique dans laquelle se place le malade, la tête

seule au dehors, se trouve un petit fourneau avec une plaque de fonte où l'on fait brûler des plantes aromatiques ou des résines, ordinairement du benjoin. La vapeur provenant de cette combinaison circule dans la boîte et constitue un bain qui a la chaleur pour auxiliaire; ou bien dans l'eau d'un bain simple, on verse une forte infusion ou décoction de plantes aromatiques, et l'on obtient ainsi la deuxième espèce de bain. Tel est l'ensemble du second élément de la méthode antiphlogistique, l'élément résolutif.

3° *Médication dérivative.* — C'est le troisième ordre de moyens que nous considérons comme faisant partie de la médication antiphlogistique ; c'est une des plus puissantes méthodes de traitement de certaines maladies de la peau. Nous avons, en effet, divisé ces maladies au point de vue thérapeutique en deux grandes classes : maladies *sécrétantes* et maladies *non sécrétantes*. Dans les premières, la peau malade est par la durée de la sécrétion une sorte d'émonctoire que la guérison va supprimer. Or, si cette suppression a lieu sous l'influence de topiques résolutifs, le mouvement fluxionnaire qui s'était établi à la surface cutanée sera, sinon répercuté, au moins tellement atténué, qu'il tend à se porter ailleurs, c'est-à-dire vers un organe interne, ce qui n'est pas sans danger. Pour enrayer, ou mieux pour prévenir les fâcheux effets de cette répercussion, on établit à l'aide des purgatifs une dérivation sur le tube intestinal.

Par conséquent, lorsque se montrera dans une maladie de peau la période où les résolutifs seront indiqués, il faut y joindre concurremment l'usage des dérivatifs sur le tube intestinal; aussi, dans les cas où le canal intestinal est malade, qu'il ne permet pas cette dérivation, ne faut-il pas se hâter de guérir l'affection cutanée; il faut même quelquefois la laisser subsister ; car alors elle est, vis-à-vis de l'affection intestinale, un moyen d'en obtenir la guérison, ou de s'opposer à son accroissement. On ne devra, dans aucun cas, établir une dérivation sur la peau. En effet, dériver d'un point malade d'un tissu sur le même tissu, c'est porter un nouveau point d'irritation ailleurs sans bénéfice aucun; c'est appeler vers ce point la maladie que l'on cherche à détruire, et c'est ce qui a lieu : de sorte qu'au lieu d'un seul point malade, on en a deux, sans bénéfice pour le premier; aussi est-ce ce qui survient dans l'application d'un vésicatoire pour combattre une affection cutanée. Il n'en est pas de même de la dérivation sur un autre tissu (les muqueuses). Mais, pour user des purgatifs, il faut que l'estomac et les intestins soient en bon état et capables de les supporter. Il y a des personnes habituellement constipées et qui usent sans mesure de toutes les pilules purgatives exploitées par les charlatans. Toutes ces pilules ont pour base les drastiques (jalap, aloès, scammonée). Loin de détruire la constipation, elles ne font, au contraire, que la rendre plus tenace, leur effet étant purement momentané. Les purgatifs huileux, au contraire, favorisent dans ces cas la sécrétion muqueuse du canal alimentaire, et attaquent ainsi la constipation dans sa cause première, qui est la trop grande sécheresse habituelle du tube digestif et surtout du gros intestin. Toutefois, les purgatifs huileux ne conviennent pas à tous les malades. Les personnes brunes, chez lesquelles il y a souvent prédominance des fonctions de l'appareil biliaire, manifestée par les selles dites bilieuses, se trouveront mieux du purgatif des Anglais, du calomel. Chez d'autres, enfin, les purgatifs salins seront mieux appropriés. Notre honorable confrère, M. Hardy, fait un usage fréquent de la méthode dérivative dans les affections sécrétantes de la peau ; il fait prendre à ses malades 4 grammes de séné en décoction dans deux verres de pensée sauvage tous les matins pendant une quinzaine de jours et même plus. Nous avons souvent mis en usage cette méthode, qui est en général suivie de succès, mais qui ne peut être supportée que par des personnes fortes et bien constituées. En ville, par exemple, il est beaucoup de malades qui ne peuvent pas supporter plus de 2 grammes de ces follicules, et encore est-on souvent obligé d'en suspendre l'emploi. En général, il faut obtenir deux ou trois garderobes par jour, sans aller au delà.

Nous venons de spécifier la période des maladies de la peau dans laquelle il convient d'employer les purgatifs. Dans quelle mesure faut-il en user ? En thèse générale, il faut prescrire deux purgations par semaine en hiver et une en été ; au delà on fatiguerait l'estomac et les intestins ; quant aux laxatifs, on les donne tous les deux jours.

Il est trois affections qui, quoique sécrétantes, excluent absolu-

ment les purgatifs : ce sont le *pemphigus*, le *pityriasis rubra aigu*
et le *rupia*. Ces maladies, en effet, et ce sont peut-être les seules
parmi les affections cutanées, peuvent être mortelles par elles-
mêmes. Si les personnes qui en sont atteintes éprouvent le plus
léger refroidissement, soit à la sortie du bain, soit à la promenade, la sécrétion cutanée diminue aussitôt, les intestins se
prennent, et il survient une diarrhée tellement liquide, pour le
cas de *pemphigus* surtout, qu'Alibert croyait qu'il s'établissait à
l'intérieur une véritable sécrétion pemphigoïde qui fournissait les
éléments de cette diarrhée ; il disait même avoir vu des bulles de
pemphigus dans le côlon. Dans certains cas de répercussion, les
malades atteints de cette diarrhée ont jusqu'à dix, vingt, trente
garderobes par jour, et rendent huit, dix litres de liquide dans les
vingt-quatre heures. Ce flux séreux si abondant conduit bien vite
le malade au tombeau. On doit donc, chez les malades atteints de
pemphigus ou de rupia, surveiller avec soin le tube digestif, en
évitant tout ce qui pourrait l'irriter ; de là l'exclusion absolue des
purgatifs dans le traitement de ces maladies, d'autant plus que le
pemphigus se développe toujours à la suite d'un état asthénique
plus ou moins prononcé.

4° *Médication modificatrice ou perturbatrice.* — Les maladies
cutanées chroniques peuvent, par leur durée et leur siége permanent sur la même surface de la peau, changer à tel point la vitalité
du tissu, qu'il en résulte une habitude morbide ; semblable, en
cela, à ces vieux ulcères que l'on ne guérit qu'à la condition d'en
modifier la vitalité par des caustiques ; de là la partie de la médication antiphlogistique que nous appelons *perturbatrice*.

Ce sont les charlatans qui usent surtout de cette méthode, et, il
faut l'avouer, ils ont quelques succès. Les agents de leur médication perturbatrice sont les pommades ; il y en a un grand nombre :
les principales ont pour base le cinabre, le sulfate de cuivre, le
sous-nitrate de mercure, l'oxyde rouge de mercure, quelques-unes
le sulfate de fer à haute dose. Ces pommades produisent, en général, une suppuration sur les parties où on les applique, en vertu
du principe irritant qui les compose ; puis, la suppuration se tarit,
et la guérison de l'affection cutanée en est souvent la conséquence, lorsque la maladie est ancienne. Si cette méthode est

mauvaise en thèse générale, elle est bonne quelquefois, et l'on peut dire même qu'elle n'est pas nouvelle. Les anciens avaient vanté le vésicatoire contre certaines dartres; or, les pommades agissent d'une manière analogue, mais plus lente : elles transforment la surface malade en une plaie ordinaire par la modification profonde qu'elles impriment au mode de vitalité des tissus.

Les agents modificateurs que j'emploie d'ordinaire sont surtout la solution de nitrate d'argent cristallisé à trois degrés de concentration différents; jamais ou presque jamais la pierre infernale, c'est-à-dire le nitrate fondu, excepté dans la *mentagre*, quand il existe des boutons indurés, stationnaires, indolents : ici, la cautérisation légère au crayon de nitrate d'argent provoque la résolution rapide de ces engorgements. Pour en revenir aux solutions, la plus concentrée dont je fasse usage contient parties égales de nitrate d'argent et d'eau distillée; la deuxième est au cinquième, la troisième au dixième, de nitrate d'argent. Mais, tandis que quelques médecins font usage de la méthode perturbatrice au début de la maladie et pour la faire avorter, nous ne l'employons que lorsque l'affection a résisté à tous les traitements rationnels.

La solution de nitrate acide de mercure a produit quelquefois d'heureux effets. Récamier a beaucoup insisté sur son usage pour combattre les ulcérations du col de l'utérus et celles que détermine au sacrum le décubitus dorsal prolongé. Je substitue à cette solution, dont on trouve la formule dans le *Codex*, un composé d'acide nitrique et de proto-nitrate acide de mercure, dont la formule est spéciale (voy. *Formulaire*).

D'autres agents de la médication modificatrice peuvent être employés, tels que l'huile de marron d'Inde, l'huile de croton tiglium, l'iodure de chlorure-mercureux.

Enfin, il est des modificateurs d'une grande activité que nous appliquons surtout aux formes tuberculeuses des maladies cutanées; les pommades ne suffisent pas, en effet, pour résoudre les engorgements tuberculeux. Les agents dont il s'agit sont à la fois caustiques et modificateurs. Plusieurs composés chimiques jouissent de ces propriétés; celui que je préfère, c'est le caustique de Canquoin, chlorure de zinc cristallisé. Ce chlorure, dissous dans

l'eau, est peu actif ; mais si on laisse ouvert le flacon qui le renferme, il absorbe peu à peu l'humidité de l'air, devient déliques-
cent, et c'est alors un excellent caustique. On fait une pâte avec le
chlorure de zinc ainsi liquéfié et de la farine de froment de première qualité (la farine de qualité inférieure s'allie assez mal avec
le chlorure de zinc pour que ce sel puisse être un moyen de reconnaître la farine de bonne qualité) ; on applique cette pâte sur la
surface malade. On la préparera plus ou moins molle, suivant
qu'on voudra obtenir une cautérisation et une modification plus
ou moins profondes. On pourra même quelquefois employer le
chlorure pur. Le contact de cette pâte développe autour de la
partie cautérisée une irritation érythémateuse assez intense, mais
qui est passagère, car au bout de vingt-quatre ou quarante-huit
heures l'inflammation tombe, et il reste une croûte sèche, non
suppurante. Les avantages de ce caustique sont donc de ne pas
amener de suppuration, mais bien une croûte qui se sèche et
tombe au bout de quinze jours sans laisser au-dessous d'elle la
moindre trace de cicatrice, pourvu que le malade n'y touche pas
avant sa chute. Il faut, en outre, que le mélange soit fait par
l'opérateur lui-même au moment où il veut s'en servir, car la pâte
s'épaissit très-vite.

Mais parmi les caustiques et les modificateurs, en général, il y
a des nuances très-variées. Le moins énergique est la suspension
du bi-iodure de mercure dans une solution concentrée de gomme
adragante dans l'eau (voy. *Formulaire*). A côté de ce caustique,
il faut placer le chlorure d'or préconisé, il y a six ans, par
M. Pétrequin (de Lyon) ; mais ce caustique a ses nuances d'action
en raison de son mode d'emploi. Son plus grand degré d'énergie
réside dans le sel tombé en déliquescence au contact de l'air, et
associé ainsi liquide à de la farine sous la forme d'une pâte,
comme le chlorure de zinc. A cet état, il enflamme les tissus
comme tous les caustiques, et cause une douleur plus ou moins
vive, quoique l'on ait écrit qu'il produisait peu de douleur et qu'il
amenait peu d'inflammation. L'eschare qu'il produit est sèche,
et après sa chute, qui a lieu du dixième au douzième jour, on
trouve quelquefois une plaie qu'il faut cicatriser, et qui est de la
largeur de l'eschare. Ajoutons que cette cautérisation est loin

d'être aussi profonde que celle du chlorure de zinc, d'antimoine
ou de la pâte de Vienne; de sorte qu'en définitive, comme caustique énergique, nous le plaçons en dernière ligne. Mais il n'en
est plus de même des solutions de chlorure d'or sans addition de
farine; on obtient avec elle des cautérisations superficielles qui
modifient très-avantageusement les surfaces malades. Elles se
dessèchent, forment une petite croûte noire qui tombe peu à peu,
et ne laissent pas de plaie, aussi ce caustique est-il très-facile
à manier et très-commode lorsqu'il s'agit de cautérisations superficielles. Nous ajouterons qu'il a un très-grave inconvénient que
nous avons reconnu depuis que nous avons multiplié son emploi
dans beaucoup de cas d'ulcérations très-superficielles : quand on
touche la plaie à plusieurs reprises avec le chlorure d'or liquide,
ce caustique est absorbé; il s'introduit dans les couches les plus
superficielles de la peau, et alors il en résulte une cicatrice d'un
bleu violacé indélébile, qui provient de l'action de la lumière sur
le chlorure d'or. Le chlorure d'antimoine ou beurre d'antimoine
tombé en déliquium et employé pur ou associé à la farine, produit
presque tous les effets du chlorure de zinc, mais il se prête moins
à des nuances d'action que le chlorure de zinc, parce qu'il s'associe beaucoup moins bien à la farine, et qu'il donne lieu à des
pâtes moins homogènes et de consistance moins variée. Quant à la
pâte de Vienne, dont l'emploi est si répandu en chirurgie, elle a,
comme la potasse caustique et comme tous les cautiques alcalins
en général, l'inconvénient de laisser des plaies qu'il faut panser et
cicatriser ensuite. Leur action est, il est vrai, plus prompte; ils
font souffrir les malades plus vivement, mais beaucoup moins
longtemps; ils ne peuvent pas être gradués et maniés comme les
chlorures; et ils laissent enfin des cicatrices qui, dans quelques
cas, peuvent être plus ou moins difformes. M. Robiquet a proposé
récemment une association du gutta-percha avec le chlorure de
zinc pour en faire des lames d'épaisseurs diverses, que l'on
détrempe avec un peu d'alcool, et que l'on chauffe légèrement
ensuite pour l'appliquer sur la surface malade.

Résumé général de la médication antiphlogistique. — Toute
maladie de la peau à l'état aigu réclame les antiphlogistiques
tant à l'intérieur qu'à l'extérieur; il faut en excepter les exan-

thèmes, dans lesquels l'évolution cutanée, étant toujours en rapport avec les prodromes qui la précèdent, n'est jugée qu'à la condition qu'elle sera parfaite et complète.

Il est des maladies qui, quoique à la période aiguë, et bien qu'elles ne soient pas de la classe des exanthèmes, excluent absolument les émissions sanguines : ce sont celles dont le développement reconnaît pour cause un *apauvrissement* du sang. Les circonstances qui amènent cette débilitation générale de l'économie sont principalement le chagrin, qui, en diminuant l'appétit, rend la nutrition incomplète ; la mauvaise alimentation, un logement humide, malsain ; l'excès de travail, la vieillesse. Le *rupia*, l'*ecthyma cachecticum* et le *pemphigus* sont les principales maladies qui doivent leur origine à ces influences.

A part les maladies exanthémateuses et les quelques exceptions dont nous venons de parler, toutes les autres seront traitées à leur période aiguë par les antiphlogistiques simples, quelle que soit d'ailleurs la forme, vésiculeuse, bulbeuse, papuleuse, pustuleuse, etc. Les émissions sanguines ne trouveront leur application que chez les sujets jeunes, vigoureux, avec état pléthorique ou fébrile marqué. Souvent même, dans ce cas, les boissons rafraîchissantes et acidules, aidées du régime, suffiront pour faire tomber tous les phénomènes de réaction.

Quels sont maintenant, parmi les divers agents de la médication antiphlogistique, ceux qui sont réclamés spécialement par chaque groupe de maladies cutanées en particulier? Généralement tout ce qui est vésiculeux ou pustuleux (herpès, eczéma, herpès phlycténoïde, pemphigus, rupia, impétigo, ecthyma, zona) se trouve à merveille de l'emploi des corps pulvérulents, dont le meilleur est l'amidon en poudre. Il en est de même de quelques inflammations érythémateuses ou érysipélateuses qui ont de la tendance à prendre un certain accroissement. Les corps gras conviennent aux maladies squameuses, lichénoïdes, tuberculeuses, même dans l'état aigu : ainsi le pityriasis, le psoriasis, les mentagres, les lupus, etc. C'est la graisse seule qu'on doit employer et non associée à des substances résolutives, car il s'agit ici de la période aiguë de ces maladies.

La médication antiphlogistique pure sera continuée jusqu'à la période stationnaire de la maladie et jusqu'au moment où se montre un commencement de résolution. C'est pour vouloir employer trop tôt les résolutifs qu'on perpétue souvent les maladies cutanées, car l'excitation qu'ils produisent fait sans cesse reparaître la période aiguë. Si l'on continuait suffisamment les émollients, l'eczéma lui-même, affection souvent si rebelle, se ugerait en trois semaines, un mois au plus, tandis qu'on le fait durer trois ou quatre mois.

Lorsque l'état aigu d'une maladie cutanée est décidément tombé, et que l'on arrive à l'emploi de la médication résolutive, il faut toujours y joindre les dérivatifs sur le canal intestinal. Si la maladie reconnaît une cause générale, c'est aussi le moment de prescrire un traitement général.

Une précaution importante pour retirer des résolutifs tout le bénéfice qu'on peut en attendre, c'est de mettre la puissance résolutive du médicament en rapport avec le degré d'acuité de la maladie. A mesure que celle-ci avance vers la guérison, l'énergie de l'agent médicamenteux doit augmenter.

Toutes les fois que l'on emploie un agent résolutif, de deux choses l'une : ou il produit une stimulation à la peau, ou son effet paraît négatif. Dans le premier cas, il faut le cesser tout de suite; dans le second, continuer et augmenter progressivement la dose. Cette stimulation, qu'on doit éviter dans toute circonstance, sera annoncée par des picotements, un sentiment de brûlure que le malade accusera. Lors même qu'il vous dirait que ces excitations sont passagères, ne durent qu'un quart d'heure, cessez le résolutif pour y revenir plus tard ; le moment n'est pas encore venu, car il reste un peu d'acuité : loin de retirer un bénéfice des résolutifs, dans ce cas, on rappellerait l'état aigu et l'on prolongerait ainsi la durée de la maladie.

Nous avons dit précédemment que la médication dérivative devait marcher de front avec les résolutifs. C'est, qu'en effet, la répercussion d'une maladie cutanée peut entraîner les conséquences les plus graves, la mort même en très-peu de temps. Un individu a une maladie de la peau ; une portion plus ou moins grande de la surface de cet organe est depuis quelque temps le siége d'une sécrétion habituelle assez abondante. Un médecin inexpérimenté ou bien un charlatan cherche à tarir au plus vite cette sécrétion par des résolutifs. Or, un matin, en arrivant auprès de son malade qu'il a laissé bien portant la veille, le médecin le voit oppressé, la figure anxieuse, les traits profondément altérés. Il se demande ce qui s'est passé; il examine la maladie de la peau et il n'y trouve plus de sécrétion. S'il ausculte la poitrine, il constate un peu de tumulte dans les battements du cœur et des râles sibi-lants et muqueux dans les poumons. Puis quelquefois, au bout de quarante-huit heures, le malade est mort sans autres symptômes qu'un accroissement dans les premiers phénomènes. Si le mouve-ment fluxionnaire supprimé ne se porte pas sur la poitrine, ce sera sur les intestins, et c'est alors qu'on verra le malade rendre par jour vingt-cinq, trente garderobes liquides, séreuses, et mourir souvent d'épuisement. Il faut donc, en employant la médication résolutive, user de grandes précautions afin de ne pas s'exposer au développement de pareils accidents. Si, nonobstant ces pré-cautions, la maladie se répercute, on ne devra pas songer aux antiphlogistiques, car ils ne peuvent rien dans l'espèce. Tous les efforts devront tendre à rappeler à la peau la sécrétion sup-primée. Les excitants, les stimulants les plus prompts dans leurs effets seront mis en usage. On fera des frictions avec l'huile de *croton tiglium* et la pommade à 6 grammes d'iodure de chlorure mercureux; des sinapismes seront promenés sur la poitrine, des vésicatoires ammoniacaux appliqués aux extrémités. On donnera en même temps les stimulants à l'intérieur. Ces observations et ces préceptes s'appliquent aussi à la suppression des maladies non sécrétantes, qui sont accompagnées de vives démangeaisons ou de démangeaison habituelle.

Les purgatifs sont l'agent principal de la médication dériva-tive. Cette médication aura d'autant plus de succès que le malade sera habituellement plus constipé. Si le canal intestinal est dé-licat, usez de précautions. Abstenez-vous de purgatifs pendant les épidémies de diarrhée, de choléra, dans la crainte de disposer vos malades à contracter ces affections. Traitez alors avec plus de lenteur la maladie cutanée par les moyens appropriés, de manière à ne la supprimer qu'à la longue, et sans que l'écono-mie en reçoive d'influence.

II. Médication antilymphatique.

Une foule de maladies de la peau sont liées à la prédominance du tempérament lymphatique et dérivent de ce tempérament. Si, en effet, nous consultons la statistique que nous avons faite à l'hôpital Saint-Louis, on verra que sur cent *eczémas* impétigineux, quatre-vingt-cinq se sont montrés chez des individus dont le tempérament se trouve qualifié de lymphatique ; à plus forte raison, si l'on prend cent *impétigos* francs, maladie liée par excellence à ce tempérament. Or, l'ezcéma impétigineux et l'impétigo simple constituent près de la moitié des maladies de la peau qu'on observe *au printemps* et à *l'automne*. Il suit de là que, si le changement de saison et les variations de température qui l'accompagnent peuvent être regardés comme une des *causes déterminantes* de ces maladies, il est rationnel de se reporter au tempérament lymphatique pour en trouver la cause prédisposante. Et, en effet, après l'âge de trente ans, quand la prédominance de ce tempérament cesse de se faire sentir, que l'individu est devenu plus fort, plus énergique, plus sanguin par suite du développement de ses muscles au moyen de l'exercice et du travail, on observe plus rarement ces affections cutanées, et principalement l'une d'elles, l'*impétigo*. D'où cette conséquence pratique, que le médecin doit s'efforcer de faire, par les moyens hygiéniques et médicamenteux, chez les sujets lymphatiques jeunes, ce que font plus tard chez eux l'âge et la nature; que la véritable cause à combattre est réellement la prédisposition : ce que l'on atteint en cherchant à modifier le tempérament et la constitution, ainsi que les effets auxquels ils donnent lieu. De là la médication que nous appelons antilymphatique, spécialement applicable aux maladies que ce tempérament fait naître.

Les anciens n'employaient contre la prédominance lymphatique, portée dans quelques cas jusqu'à la maladie, qu'un nombre assez limité de principes médicamenteux, les amers, les antiscorbutiques et le soufre; les formules en étaient, d'ailleurs, très-composées, et il ne nous est guère resté dans la pratique que quelques-unes d'entre elles, sous forme de tisanes, de vins, de sirops. De là, les décoctions de houblon, bardane, fumeterre, chicorée sauvage, etc.; les sirop et vin antiscorbutiques, le vin de gentiane et les formules des préparations sulfureuses. Ce n'est pas que d'autres agents n'aient été mis en usage, car le calomel et diverses préparations mercurielles, le sous-carbonate de potasse, le chlorure de cuivre ammoniacal, le chlorure de calcium, le chlorure de baryum, ont, à des époques plus ou moins rapprochées de nous, été tour à tour employés.

Mais ce n'est réellement que vers 1820, époque à laquelle Coindet (de Genève) introduisit l'iode dans la thérapeutique du goître d'abord, de la scrofule ensuite, que ces anciens médicaments furent abandonnés, puis successivement remplacés par l'iode, la décoction des feuilles de noyer, l'hydrochlorate de baryte, le chlorure d'or, le chlorure de calcium, et enfin l'huile de foie de morue et de squale. Nous ne pouvons relater ici toutes les phases par lesquelles ces diverses préparations ont passé. Elles ont été chaudement préconisées chacune par leurs auteurs; mais quand ces préparations ont été employées par des praticiens autres que ceux qui les avaient préconisées, ou elles n'ont eu que peu de valeur, ou elles ont été considérées comme jouissant d'une grande énergie et comme devant amener d'immenses résultats dans la pratique médicale. Il nous suffira de prendre l'une d'elles comme exemple. L'hydrochlorate de baryte, annoncé par Adair Crawford, en 1784, comme guérissant la grande généralité des scrofuleux, est porté aux nues par Hufeland jusqu'en 1825; Fournier, Hébréard Verdier (de Bordeaux) et Mollet, en signalent les excellents effets, tandis que cet agent médicamenteux ne produit aucun résultat avantageux entre les mains de Chaussier, de Pinel et d'Alibert. Il n'en a pas été de même pour l'iode et la décoction de feuilles de noyer, soumis au contrôle de la pratique par Baudelocque et Guersant père; ces deux savants observateurs ont été conduits, comme pour la plupart des médicaments d'une certaine valeur, à la statistique finale suivante : un tiers de guérisons, un tiers de soulagés, un tiers d'insuccès. Ce sont les résultats que donnent aussi, et assez généralement, le fer, le soufre, l'huile de foie de morue.

Mais cette statistique d'un tiers de guérisons, d'un tiers de soulagés, d'un tiers d'insuccès, tout en prouvant qu'on s'est livré à une administration impartiale d'un agent donné, démontre que cet agent a une certaine valeur; car si, au lieu de l'employer dans les phases les plus avancées de la maladie pour laquelle tout est alors impuissant, on ne l'eût donné qu'à des malades réellement curables, on aurait eu seulement deux catégories : individus guéris, individus soulagés : aussi je considère comme des antilymphatiques réels ceux qui peuvent conduire à un pareil résultat. Ils ne guérissent pas toutes les scrofules, mais ils en guérissent une grande partie et soulagent l'autre.

A ce point vue, il est deux agents principaux que nous pouvons citer en première ligne, ce sont l'iode et les huiles de poisson. Nous les regardons comme des médicaments par excellence, et cependant nous n'accordons pas à l'iode, par exemple, toute la portée d'action que Lugol lui a donnée. Mais, à côté de ces deux médicaments, nous trouvons le fer, les antiscorbutiques propre- ment dits, les amers, la décoction de feuilles de noyer, le soufre, auxquels il est difficile de ne pas reconnaître une part d'action puissante sur l'économie.

C'est en raison de ces grandes données d'observation générale que nous appliquons, depuis plusieurs années, au traitement de toutes les formes de maladies qui ont pour cause prédisposante le tempérament lymphatique, porté dans bon nombre de cas jusqu'à l'état morbide qualifié de scrofule, une médication que nous appelons mixte ou composée, parce qu'elle réunit dans ses éléments les agents qui comptent le plus de succès.

Ce n'est pas seulement de cette époque que nous avons employé des médications composées ou mixtes; il y a plus de vingt-cinq ans que nous unissons l'iodure de potassium au mercure pour combattre les accidents secondaires et tertiaires de la syphilis. Nous y associons, dans quelques cas de forme cachectique, le fer à assez haute dose; nous y ajoutons l'huile de foie de morue, quand la forme lymphatique est prédominante; et enfin l'arsenic dans certaines circonstances où le malade a fait usage de presque tous les antisyphilitiques, mais d'une manière isolée et quand il s'agit surtout d'affections des os. De sorte que nos médications mixtes sont parfois assez compliquées, puisque nous donnons à la fois et au même individu des sudorifiques, du mercure, du fer, de l'iode, de l'iodure de potassium, de l'huile de foie de morue, et de l'arsenic ; tout cela sans qu'il en résulte aucun trouble pour l'économie : c'est ce que nous exposerons sous le titre de médications *mixtes* ou *composées*.

Quoi qu'il en soit, il faut, avant tout et suivant nous, établir une distinction tranchée entre la généralité des médicaments qui constituent la médication antilymphatique, et les sulfureux qui peuvent aussi y être rangés à juste titre. Ceux-ci sont essentiellement excitants ; ils ont une action toute particulière qui en constitue des spécifiques. Ils n'agissent pas sur les ganglions et le système lymphatique, comme l'iode et l'huile de foie de morue, par exemple ; mais ils exercent une influence marquée sur certaines maladies cutanées. Aussi scindons-nous en deux catégories distinctes la médication antilymphatique : la première, qui comprend l'ensemble des antiscrofuleux proprement dits, ou médication antiscrofuleuse ; et la seconde, qui comporte seulement des sulfureux, médication excitante qui est plus spécialement applicable aux diverses formes d'herpès et que l'on peut nommer aussi anti-herpétique.

1° *Médication antiscrofuleuse.*—Je la compose de tisanes amères, d'un vin ou d'une liqueur spiritueuse amère, d'iodure de fer avec plus ou moins d'excès d'iode, d'iodure de potassium et d'huile de foie de morue. Le houblon, la décoction de feuilles de noyer sont les deux tisanes que je préfère ; elles sont toutes deux bien supportées par l'estomac : l'une d'elles, la décoction de feuilles de noyer, me semble même avoir une action toute spéciale sur le système lymphatique. C'est qu'en effet ces deux tisanes ont deux principes tout différents : dans l'une c'est le principe amer, dans l'autre c'est le principe astringent, le tannin, qui agit. Cette différence d'action est même telle, que M. Psorpson (de Chambéry), qui a préconisé cette décoction, en a obtenu des effets fort remarquables durant sa seule administration, résultat que le houblon n'a jamais amené. On doit prescrire aux malades trois verres de l'une ou de l'autre, dans la journée. Je donne, matin et soir, un mélange : 1° de sirop d'iodure de fer plus ou moins iodé ou de sirop antiscorbutique (voy. *Formulaire*) ; 2° de vin de gentiane ou de liqueur amère antiscrofuleuse de M. Demaulon, pharmacien à Compiègne, et de l'huile de foie de morue, le tout battu et mêlé. Enfin, j'ajoute parfois l'iodure de potassium au sirop d'iodure de fer. Arrêtons-nous un moment sur la valeur de cha-cun de ces médicaments.

Lorsque l'iode fut employé à l'intérieur de prime abord, on le donna à l'état de liberté, soit en substance sous forme pilulaire, soit en teinture, ou en dissolution dans l'eau additionnée d'un peu de chlorure de sodium (sel marin); dans tous ces modes d'admi-nistration l'iode libre irritait l'estomac, amenait de l'anorexie, faisait maigrir les malades et finissait par ne plus être supporté. L'iodure de potassium fut découvert par la chimie; on s'empara aussitôt do oo nouveau composé pour remplacer l'iode, sans te-nir compte de ce fait, que l'iode à l'état de combinaison n'était plus qu'un sel sinon inactif, au moins dans lequel l'iode ne jouait plus qu'un rôle secondaire, eu égard à l'iode donné à l'état de liberté, semblable en cela aux combinaisons des acides et des sels. L'engouement pour ce médicament fut complet et d'autant plus marqué que les malades pouvaient supporter des doses très-fortes d'iodure de potassium, comparativement à celles d'iode, sans en être incommodés. Mais bientôt on ne tarda pas à s'aper-cevoir que l'iodure de potassium ne guérissait pas comme l'avait fait l'iode.

D'une autre part, personne ne nie l'efficacité du fer comme modificateur avantageux du sang des scrofuleux. J'ai eu la pensée de l'associer à l'iode à l'état d'iodure, combinaison beaucoup moins fixe et beaucoup moins stable, et par conséquent suscep-tible de mettre peu à peu de l'iode à l'état de liberté, soit dans le tube digestif, soit dans le sang, sauf à faire même prédominer l'iode dans certains cas; j'ai introduit l'iodure dans du sirop de sucre, comme étant l'excipient le plus favorable à l'administra-tion des médicaments en général, parce qu'il les enveloppe et qu'il atténue notablement les effets qui résultent de leur contact immédiat avec l'estomac : de là les deux formules de sirop que l'on trouve dans notre Formulaire sous les numéros 1 et 2, ainsi que le sirop composé d'iodure de fer et d'iodure de potassium. Je donne de chacun de ces sirops une cuillerée le matin, une cuille-rée le soir. Cette préparation agit sur les dents de quelques personnes en même temps qu'elle semble leur irriter les gencives, mais ce sirop est très-bien supporté par l'estomac. Il suffit de le mettre dans de la tisane pour voir disparaître ces inconvénients.

L'huile de foie de morue ou l'huile de squale sont des médicaments par excellence, qui nous paraissent agir d'une manière toute spéciale sur les ganglions engorgés, en même temps qu'ils modifient la constitution. Elles n'augmentent pas l'appétit, elles le diminuent; elles n'activent pas la circulation comme l'iode, le fer, les liqueurs amères, et cependant elles font engraisser, parce qu'elles accroissent la force assimilatrice; sous leur influence, les ganglions engorgés diminuent de volume et finissent par disparaître, On a dit, il y a trois ans, que l'huile de foie de morue agissait en vertu de l'iode qu'elle renferme ; et l'on s'est mis à préparer un mélange d'huile d'olive et d'iode que l'on vend sous la dénomination de son auteur, M. Personne. C'est là une grave erreur qu'un fait tout récent est venu démontrer. M. Despinois (de Lille) a conçu la pensée d'analyser les *eaux* qui s'écoulent pendant la fermentation des foies de morue. Il y a trouvé plus de phosphore, de soufre, d'iode que dans les huiles. Il a ramené ces eaux à l'état d'extrait dont il fait des pilules dont cinq à six pilules par jour représentent environ la plus grande proportion d'huile de foie de morue que les malades peuvent prendre par jour. Ayant fait connaître ces faits à l'Académie, j'ai été chargé de préciser la valeur de ces pilules ; comme plusieurs médecins de Lille l'avaient déjà observé, elles ont heureusement modifié l'état général des malades, mais elles n'ont pas eu la même valeur sur l'affection scrofuleuse locale ; tandis que l'huile en a amené la guérison. Quoi qu'il en soit, ces pilules doivent être recommandées à tous les malades qui ne peuvent pas supporter les huiles, et les médecins en tireront d'heureux résultats. M. Despinoy a donc rendu un double service en prouvant que ce n'est pas dans les seuls éléments chimiques connus que réside la vertu des huiles de poisson, et en donnant à ces huiles un succédané d'un emploi facile inconnu jusqu'à lui. C'est qu'en effet, s'il y a dans l'huile de foie de morue des traces d'iode, ce ne sont que des traces ; il y existe d'autres principes dont l'analyse démontre l'existence, et aussi d'autres éléments que nous ne pouvons reconnaître par l'analyse, malgré les progrès de la chimie. Il faut bien avouer qu'il est bon nombre de matières animales qui nous échappent : peut-on compter pour rien cette saveur et cette odeur toutes particulières à l'huile de foie de morue *brune ?* Les praticiens reconnaissent que cette huile, purifiée par la filtration et décolorée par le charbon, n'a plus les mêmes propriétés, ou qu'elle possède des propriétés beaucoup moins actives : ainsi l'odeur et la matière colorante que l'analyse ne saurait éliminer jouent déjà un rôle très-puissant dans son mode d'action, à plus forte raison pour d'autres éléments qui ne nous sont pas connus. Je vais même plus loin, en disant qu'alors même que nous les connaîtrions, leur mélange *artificiel* ne saurait remplacer l'huile naturelle.

Quant à la dose, elle doit varier en raison des conditions lymphatiques que l'on a à combattre. Trois ou quatre cuillerées par jour suffisent pour agir sur tout le système lymphatique. Il faut élever la dose jusqu'à six ou sept cuillerées, quand on veut obtenir la résolution d'engorgements; et pour le lupus, nous en portons la dose jusqu'à dix cuillerées par jour ; nous avons été jusqu'à seize, mais cette dose nous paraît actuellement exagérée et inutile. Quelle que soit la dose, mieux vaut la prendre moitié le matin et moitié le soir, et commencer par une cuillerée matin et soir, sauf à augmenter tous les deux ou trois jours d'une cuillerée par jour, jusqu'à atteindre la dose la plus élevée.

La médication antiscrofuleuse doit être très-limitée dans ses doses et dans sa forme composée, lorsqu'il s'agit de modifier très-légèrement la constitution. Ainsi pour les enfants le sirop antiscorbutique ou le vin de gentiane suffisent comme moyens excitants de l'appareil digestif et un peu aussi de l'état général. On joint plus tard à ces moyens l'huile de foie de morue à petite dose, ou un peu de sirop d'iodure de fer, lorsque quelques ganglions du cou, par exemple, sont le siége d'un léger engorgement.

Je n'hésite pas à donner le vin de gentiane, le sirop d'iodure de fer à la dose d'une cuillerée matin et soir, et l'huile de foie de morue portée à quatre cuillerées par jour en commençant par deux, quand l'affection cutanée a une forme lymphatique locale qui se dessine toujours par un épaississement des tissus, un empâtement, un état anormal, eu égard à la forme morbide ordinaire.

Enfin, j'entre franchement dans les doses plus élevées de chacun de ces agents quand il s'agit d'un état scrofuleux très-prononcé. Mais ce que le médecin ne doit jamais perdre de vue, c'est
qu'il faut doser les médicaments par rapport aux âges : ainsi,
c'est par cuillerées à café que l'huile, le vin et le sirop doivent
être donnés dans l'enfance, et ainsi successivement.

Quelques-uns des médicaments que nous venons de citer contribuent puissamment aux résultats que l'on obtient de la médication antilymphatique, si on les emploie à l'extérieur conjointement
avec l'usage intérieur : telles sont surtout les préparations d'iode.
L'iode a été préconisé à l'état libre pour rendre les bains médicamenteux, et pendant longtemps Lugol a fait prendre tous les
deux jours des bains iodés aux malades scrofuleux qui étaient
confiés à ses soins. Ces bains sont très-dispendieux. (Voy. BAINS
IODÉS, *Formulaire.*) Il ne faut pas cependant se dissimuler que
c'est là un des modes les plus avantageux pour faire pénétrer
l'iode libre ou combiné dans l'économie, à la condition que l'enfant y reste un temps suffisant. Ces bains ne sont d'ailleurs pas
affaiblissants comme les bains ordinaires; ils stimulent la peau
et les organes respiratoires, car il se fait toujours à leur surface
une émanation iodée que l'on respire avec avantage. Ils peuvent
donc être prescrits lorsque la fortune des malades en permet
l'emploi.

Un effet médicamenteux analogue à celui que procurent les
bains   roduit lors des applications de solution iodée sur la
peau, quand même l'iode est incorporé à l'axonge; on retrouve
alors l'iode dans l'urine et dans les autres produits de sécrétion,
mais la solution iodée agit de plus comme résolutif. Toutefois
l'absorption, et par conséquent l'action de l'iode, est bien
plus énergique quand cet agent est appliqué en solution que
lorsqu'il est incorporé à l'axonge. Sous ce rapport, la généralité
des pommades exige des doses bien plus considérables de médicaments pour produire les mêmes effets. La plus active est sans
contredit celle dans laquelle l'iode se trouve à l'état de liberté;
déjà la préparation en peut être dix fois moins active, si au lieu
d'iode on se sert d'iodure de potassium. L'effet en devient presque
nul si l'on emploie l'iodure de plomb, sel tout à fait insoluble.

Aussi faut-il sans contredit donner la préférence aux solutions aqueuses d'iode, alors même que l'application ne pourrait pas avoir la même durée. Le seul inconvénient de l'usage de ce médicament, c'est celui qui résulte de l'emploi d'une préparation trop chargée d'iode. Celui-ci agit alors comme caustique, il tanne la peau, la dessèche, détermine l'exfoliation de l'épiderme, et cette circonstance s'oppose à l'absorption d'une manière absolue. Ces lotions doivent contenir depuis 1/1000e d'iode jusqu'à 1/5000e. (Voy. *Formulaire*, LOTIONS et POMMADES IODÉES.) Au surplus, la lotion doit varier dans les doses des éléments qui la constituent, suivant l'âge et la peau du sujet. Ces applications locales jouissent d'une grande puissance résolutive dans les engorgements, et nous ne saurions trop en recommander l'emploi. Il faut prendre la précaution de recouvrir les compresses imbibées de solution d'un morceau de taffetas gommé ou de gutta-percha, non-seulement pour éviter le desséchement du linge et l'évaporation de l'iode, mais encore la transformation de cet agent en acides iodique et iodhydrique.

L'axonge ne sert pas seulement d'excipient à l'iode et à l'iodure de potassium. Les praticiens, formulant en général des pommades trop actives, ont eu la pensée d'employer des pommades à l'iodure de plomb, dans l'hypothèse probable où, réunissant deux agents résolutifs, ils obtiendraient un effet marqué. C'est là une de ces erreurs si nombreuses commises par la généralité des médecins qui n'appliquent pas leurs connaissances chimiques à la thérapeutique, au moins dans l'art de formuler. L'iodure de plomb est une substance tout à fait insoluble et qui n'est pas absorbée : aussi ne trouve-t-on pas de traces de ce sel dans les produits des sécrétions. C'est au moins ce qui résulte d'un travail très-consciencieusement fait sur l'absorption des diverses préparations d'iode par M. le docteur Titon, ancien interne des hôpitaux de Paris. La pommade à l'iodure de plomb n'a pas les inconvénients locaux des pommades iodées; elle ne développe aucune irritation de la peau, mais c'est un résolutif d'une très-faible énergie. (Voy. *Formulaire*, POMMADES.)

Il n'en est pas de même du protoiodure de mercure incorporé à l'axonge : c'est là une pommade trop active, et que l'on trouve indiquée à dose élevée dans les formulaires. Elle est très-résolu-tive, mais nous pensons qu'elle doit la presque totalité de ses propriétés au mercure. En effet, elle amène la salivation aussi souvent que les onguents mercuriels. La dose d'iodure de mercure que l'on fait entrer dans sa composition doit varier en raison de l'usage auquel on la destine. Elle doit être formulée à dose beaucoup plus élevée s'il s'agit d'amener la résolution d'un engorgement, et au contraire l'iodure doit y entrer à dose très-faible quand on emploie cette pommade contre une maladie de la peau. (Voy. *Formulaire*, POMMADES.)

Quant au deutoiodure de mercure, c'est une combinaison très-fixe et très-insoluble, mais qui devient très-soluble dans l'iodure de potassium ; de sorte que si l'on ajoutait ce dernier sel au premier dans une pommade, on aurait une formule très-active. C'est d'ailleurs un excellent résolutif, un modificateur puissant de certaines surfaces depuis longtemps malades, et dont il est nécessaire de changer la vitalité pour en amener la guérison. (Voy. *Formulaire*, POMMADES.)

2° *Médication sulfureuse ou antiherpétique*. — Il est peu de médicaments qui aient joué un plus grand rôle dans la thérapeutique des maladies de la peau que le soufre et ses composés. Que l'on reporte ses souvenirs à une époque qui n'est pas encore fort éloignée de nous, et l'on conviendra qu'alors le soufre était le médicament par excellence de la dartre, c'est-à-dire de toutes les maladies cutanées, puisque toutes recevaient cette dénomination banale. Biett est, dit-on, celui qui a le premier combattu ces tendances : les dermatologistes modernes l'ont suivi dans cette voie, et cependant, encore aujourd'hui, un grand nombre de médecins n'hésitent pas à prescrire cet agent, quel que soit l'état aigu ou chronique de l'affection, et quelle que soit aussi la forme morbide.

Je suis loin, pour ma part, de rejeter les préparations sulfureuses, je les emploie tous les jours; je tiens seulement à limiter leur usage aux maladies qui les réclament. Or, le soufre et ses composés exercent sur les fonctions digestives et sur toute l'économie une excitation plus ou moins marquée en raison de la préparation que l'on prescrit et de la dose que l'on administre. Cette

stimulation toute spéciale, nous en traduisons l'effet en disant:
c'est un médicament excitant, mais nous ne pouvons pas encore
établir de différence entre le mode d'action que le soufre exerce
et celui de l'iode, par exemple; dès lors nous nous trouvons conduit à l'employer par une sorte d'empirisme, parce que l'expérience nous apprend qu'il guérit telle ou telle maladie de préférence à telle autre que l'iode guérit moins ou même ne guérit
pas. Ce qui ressort cependant de notre expérience, c'est que les
sulfureux ne conviennent dans le traitement des affections cutanées que dans les cas où le sujet affecté de la maladie a un tempérament lymphatique plus ou moins dessiné. C'est la condition
principale que nous posons à son administration, indépendamment de la maladie elle-même. Nous ne comprenons pas ici les
maladies qui en réclament plus particulièrement l'emploi; un
eczéma, un herpès, peuvent survenir chez des personnes de tempéraments différents. S'il y a une certaine liaison du tempérament avec la forme morbide dans la généralité des cas, cette circonstance n'est pas absolue, elle souffre des exceptions qui justifient ce que nous venons d'avancer à l'égard du soufre.

La médication sulfureuse peut être *artificielle* ou *naturelle*, en
ce sens que l'on s'adresse au soufre et à ses préparations, ou bien
aux eaux minérales sulfureuses. — Le soufre peut être administré
à l'intérieur et à l'extérieur. La pharmacie présente peu de ressources pour son emploi intérieur. La fleur de soufre en poudre,
en pilules ou à l'état de tablettes, et le foie de soufre, sont les
seuls composés que l'on puisse prescrire. Or, on ne donne guère
le soufre à l'état de fleur de soufre lavée; ce médicament à l'état
pilulaire ne contient pas assez de substance active, car il en faut
une certaine dose pour produire des effets. Chaque tablette ne
renfermant qu'un décigramme de fleur de soufre, il faut donc
donner 5 à 12 décigrammes pour obtenir une action stimulante;
le malade est ainsi obligé de prendre chaque jour dix à douze tablettes soufrées. On aurait, il est vrai, une action plus énergique
si l'on se servait de soufre dit *anglais*, ou soufre précipité des hy-
drosulfates par des acides, car, dans cette préparation, le soufre
est dans un état de division extrême et son action a beaucoup
plus d'énergie; elle doit certainement être trois ou quatre fois

plus active que celle de la fleur de soufre : aussi ai-je eu la pensée
de faire formuler des pilules au soufre précipité, qui peuvent être
prises soit le matin, soit le soir, soit dans le cours de la journée,
entre les repas, à l'instar des tablettes. (Voy. *Formulaire*, TABLETTES
et PILULES.)

Reste donc le sulfure de potassium, que Chaussier a mis en évidence dans son sirop formulé au Codex ; mais ce sirop est composé de telle manière qu'il constitue un médicament repoussant,
et par son odeur, et par son aspect. Il s'altère à l'air avec une rapidité extrême ; le sulfure se décompose, donne lieu à un sirop
d'un blanc jaunâtre qui perd peu à peu de son énergie. Un pharmacien de Paris, M. Crosnier, obtient cette préparation limpide
et capable de se conserver : son sirop renferme le quart du sulfure de potassium du sirop du Codex. A la dose d'une cuillerée
matin et soir, trois cuillerées au plus par jour, il donne lieu à
une action médicamenteuse très-suffisante pour les adultes. L'eau
de goudron sert d'ailleurs d'excipient à la dissolution, ce qui
n'est qu'un avantage. J'emploie souvent ce sirop et j'en obtiens
d'excellents effets. (Voy. *Formulaire*.)

Nul doute que les eaux sulfureuses naturelles ne doivent avoir
la préférence sur tous les médicaments artificiels, mais c'est à la
condition que les malades en feront usage à la source même. En
effet, elles sont alors prises dans des conditions toutes différentes ;
elles sont tièdes, dans toute leur pureté, sans aucune altération
de séjour.

Les agents sulfureux externes doivent venir en aide à la médication sulfureuse et la compléter ; sous ce rapport, les formes
d'administration sont beaucoup plus variées : uni à l'axonge, on
fait avec le soufre seul, ou le soufre et les carbonates de potasse
et de soude, des pommades soufrées et sulfo-alcalines. Nous pensons que les formulaires ont préconisé ces agents à doses généralement trop élevées. La fleur de soufre ne doit pas dépasser
1 à 4 grammes pour 30 grammes d'axonge, et quant aux carbonates de potasse et de soude, il faut établir à leur égard une distinction : l'un de ces sels est plus actif que l'autre, de là les doses
de 5 décigrammes à 2 grammes de carbonate de potasse, et
1 gramme à 3 grammes de carbonate de soude pour produire le

même effet. Ce fait, que nous avions signalé, vient d'être mis en évidence par les agents que M. Wleminsk met en usage en Belgique pour combattre la gale. On sait combien les lotions de Dupuytren au sulfure de potassium sont irritantes : M. Wleminsk leur a substitué des lotions au sulfure de calcium, et ce changement de base a suffi pour éviter ces stimulations de la peau. (Voy. *Formulaire*, POMMADES.)

On associe encore les *sulfures de potassium*, de *sodium*, de *calcium*, à l'axonge, pour en faire des pommades, ou à l'huile, pour en composer des liniments. (Voy. *Formulaire*, POMMADES et LINIMENTS.) Ces préparations sont surtout employées contre la teigne ou la gale. On fait aussi des lotions avec ces mêmes substances : telles sont celles de Baréges artificielles, de Dupuytren, de Barlow (voy. *Formulaire*, POMMADES, LINIMENTS, LOTIONS); elles ont l'inconvénient de se décomposer rapidement au contact de l'air, elles sont par cela même peu employées.

Enfin, les bains artificiels de Baréges au sulfure de potassium soit seul, soit associé à un carbonate alcalin, et même au sel commun, constituent des bains excitants d'une grande efficacité. Toutefois ces bains ont surtout pris faveur par rapport aux affections rhumatismales, pour lesquelles ils jouissent d'une grande vertu. Mais les praticiens commettent la faute de les donner à la même dose, c'est-à-dire à raison de 125 grammes par bain, dans le traitement des maladies de la peau. Or il faut établir ici une grande différence entre la peau saine que l'on désire surexciter pour l'affection rhumatismale des muscles ou des ligaments, et la peau malade dont il s'agit seulement de modifier la vitalité morbide. D'ailleurs un bain excitant ne jouit de cette propriété que pendant un certain laps de temps; peu à peu la sensibilité des tissus s'y habitue, et tel bain qui était fortement excitant devient bientôt presque de nul effet par l'usage. Par ces diverses considérations, il faut débuter par des bains sulfureux faibles, 30 grammes d'abord, augmenter de 15 en 15 grammes la dose de sulfure tous les quatre ou cinq bains, et, en tout cas, ne jamais dépasser 60 grammes.

Telle était la manière dont nous nous exprimions dans la première édition de cet ouvrage. Un mémoire de M. Soubeiran sur

les bains, dans le *Bulletin de thérapeutique* pour le mois de mai
1856, est venu confirmer toutes nos assertions et répandre une
vive lumière sur la préparation des bains sulfureux artificiels.
Après avoir fait remarquer que la prétention de ceux qui ont
composé des bains artificiels a toujours été de se rapprocher de
la composition des eaux naturelles, Soubeiran fait remarquer
qu'à cette époque on ignorait la composition réelle des eaux minérales, ce que des analyses plus récentes ont fait connaître depuis. En conséquence, ce savant chimiste établit : 1° Que le *sulfure de sodium* (monosulfure de sodium, sulfure sodique) est
l'agent minéralisateur des eaux des Pyrénées ; qu'Anglada a démontré que les eaux artificiellement préparées avec ce sel sont
les seules qui se rapprochent des eaux minérales sulfureuses ;
qu'Anglada a publié une formule qui correspond à la moyenne
de sulfuration des diverses sources des Pyrénées ; que les formules
données par M. Félix Boudet et par le Codex constituent une eau
aussi forte que les sources les plus fortes des Pyrénées. D'où nous
croyons devoir tirer les formules suivantes, sauf à ce que les médecins les appliquent suivant les cas :

♃ Sulfure de sodium cristallisé......	32 à 42	grammes.
Carbonate de soude.............	32 à 42	—
Sulfate de soude	8 à 16	—
Eau	200 litres.	

D'où la preuve de ce que nous avançions plus haut, puisque aujourd'hui, dans les bains sulfureux artificiels ordinaires on fait
entrer 125 grammes de foie de soufre.

On voit par ce qui précède combien la médication sulfureuse
est variée, combien elle offre de ressources au praticien quand il
sait s'en servir et en graduer les effets en raison des doses et des
formes de la médication. Bornons-nous, quant à présent, à établir d'une manière générale les maladies qui en réclament l'usage
et les conditions principales dans lesquelles elles peuvent convenir.

A la tête de toutes les maladies de la peau, je citerai sous ce
rapport les *herpès* à forme subaiguë ou chronique ; les *pityriasis
versicolor* et *nigra ;* les *eczémas* chroniques, chez les sujets d'un tem-

pérament éminemment lymphatique. Toute forme composée, soit eczémateuse, soit lichénoïde, qui dérivera de l'herpès, qui se reliera avec lui, se trouvera à merveille de cette médication, et cela va si loin, que le *psoriasis*, qui ne reçoit en général aucune influence des eaux minérales sulfureuses, guérit parfaitement par les pommades sulfo-alcalines et les bains sulfureux, si le psoriasis est *herpétiforme*, c'est-à-dire s'il se dessine par des plaques à bourrelet avec dégagement de peau au centre ; et c'est pour cela que j'insiste tant sur les formes composées des maladies de la peau, que les auteurs n'ont pas décrites, car ces formes mêmes deviennent la source d'indications thérapeutiques. Voici un fait entre cent qui prouve l'utilité de ces distinctions dans les formes composées. Un malade me fut adressé à l'hôpital Saint-Louis par un médecin de Strasbourg. Entré par accident dans un autre service, après avoir d'ailleurs été soumis à l'usage des préparations arsenicales, du goudron et d'autres moyens propres à combattre les affections squameuses, il fut traité par l'huile de cade, mais sans succès. Peiné de ne pas se trouver sous la direction du médecin auquel il avait été adressé, il parvint à se faire admettre dans mes salles. Il avait un psoriasis herpétiforme ; il fut soumis à la médication sulfureuse externe et interne, et il sortit deux mois après parfaitement guéri.

III. MÉDICATION ANTINERVEUSE OU ANTIPAPULEUSE.

Nous donnons à cette médication la dénomination d'antinerveuse, car elle est dirigée surtout contre des affections papuleuses dans lesquelles les phénomènes et les troubles nerveux sont dominants; elles sont d'ailleurs l'apanage exclusif des tempéraments secs, nerveux, soit que le tempérament nerveux existe comme type, soit qu'il se trouve lié, chez l'individu, aux tempéraments sanguin, lymphatique ou bilieux. Les agents de cette médication comprennent les antiphlogistiques et les antispasmodiques, les *alcalins*, le plus souvent seuls, et quelquefois associés au soufre, et pour une forme spéciale l'*hydrothérapie* et la *teinture de cantharides*. Il est d'autres moyens accessoires qu'on ne doit pas négliger et qui acquièrent parfois une importance majeure :

ce sont le *chloroforme* et le *camphre*, sédatifs puissants d'une complication de ces dermatoses, la *démangeaison*, et du système nerveux en général. En fait d'eaux minérales, elle comprend celles de Vichy, de Néris, de Bourbon-Lancy, Plombières, qui sont plus spécialement applicables aux affections lichénoïdes.

La médication antipapuleuse est donc complexe; nous allons successivement aborder chacune de ses parties.

1° *Antiphlogistiques.* — Les affections papuleuses, le strophulus, le lichen, le lichen urticans et l'eczéma lichénoïde en particulier, peuvent offrir très-fréquemment à leur début un état aigu qui ne réclame d'autre médication que les antiphlogistiques ordinaires, tant à l'extérieur qu'à l'intérieur. C'est ainsi que chez les enfants, chez les femmes et chez quelques jeunes gens on arrête facilement ces éruptions à l'aide de ces moyens simples, et on les conduit souvent à la guérison sans le secours d'aucune autre médication.

2° *Antispasmodiques.* — L'extrait d'aconit est considéré, par M. Cazenave principalement, comme un des agents généraux les plus propres à guérir le lichen chronique et les autres affections papuleuses. Il est vrai qu'il regarde ces éruptions comme étant tout à fait symptomatiques de l'état du système nerveux. Pour moi, je n'en ai pas toujours obtenu des effets marqués. Je crois que le système nerveux est souvent tout aussi secondairement affecté, qu'il l'est primitivement. C'est alors l'éruption cutanée et surtout les grattages qu'elle entraîne, qui amènent la démangeaison, et celle-ci entraîne à son tour la surexcitation nerveuse. Pour mieux en juger, il faut procéder du simple au plus composé. Or, quand on observe ce qui se passe dans un lichen diffus des membres, par exemple, on le voit souvent sans aucune surexcitation nerveuse. Plus tard, lorsque l'affection prend de l'étendue, et lorsque les démangeaisons deviennent plus vives, l'insomnie, passagère d'abord, soutenue ensuite, commence à exercer de l'influence sur l'état général; et les malades, arrivés à cet état où la maladie de la peau est déjà très-avancée, vous disent très-bien qu'ils deviennent plus excitables, plus impressionnables, plus irascibles. Le contraire devrait avoir lieu si le système nerveux était affecté primitivement, et le développement de l'éruption devrait suivre cet état général. Mais il n'en est ainsi que dans les prurigos sans papules, et c'est ce qui nous fait dire que ces sortes d'éruption sont aussi bien primitives que les autres, ce qui n'exclue pas l'emploi des antispasmodiques dans la période où le système nerveux est généralement affecté.

3° *Alcalins.* — L'observation a démontré que bon nombre d'affections papuleuses étaient avantageusement modifiées par les alcalins, à la condition qu'il s'agira d'un individu d'un tempérament bilioso-nerveux et d'une médication d'ensemble, c'est-à-dire de l'usage des alcalins à l'intérieur et à l'extérieur; mais il importe de les employer convenablement. Parmi les alcalins, on n'administre guère que le *bicarbonate de soude,* le *carbonate de soude* et le *carbonate de potasse.* Le premier et le dernier sont trop irritants pour l'usage interne ; mais le bicarbonate de soude peut être pris sans inconvénient à doses assez élevées.

Pour instituer une médication alcaline complète, il faut, dans l'usage interne, chercher à associer le bicarbonate de soude à une boisson. Or il y a des plantes qui contiennent de la soude, ou au moins une matière savonneuse. De ce nombre est la saponaire. On prescrira donc le bicarbonate de soude dans la tisane de saponaire, en ayant soin de doser graduellement le sel. Ainsi on débutera par 1 gramme, et l'on pourra aller jusqu'à 2 et même 4 grammes par litre de tisane, que le malade boira en totalité ou en partie dans les vingt-quatre heures, soit entre les repas, soit aux repas. Toutefois, pour ne pas saturer les malades de tisane, on la remplace par de l'eau de Vichy naturelle aux repas, ou de l'eau artificielle faite à raison de 2 grammes de bicarbonate de soude par litre d'eau, que l'on rougit de vin, sauf à faire usage de vin blanc qui ne change pas de couleur par son mélange.

L'eau de Vichy contient par litre plus de 5 grammes de bicarbonate de soude ; or certains malades en boivent quelquefois jusqu'à trente verres par jour, ce qui fait une dose considérable de bicarbonate. Ne croyez pas cependant qu'on pourrait sans inconvénient faire prendre à un malade dans un jour trente verres de tisane de saponaire ou d'une eau alcaline artificielle à raison de 5 grammes de bicarbonate par litre, il n'en saurait être ainsi ; et ce fait vient à l'appui de ce que nous disions précédemment, que les eaux naturelles ont, dans les éléments qui les constituent, des combinaisons toutes particulières que nous ne pouvons réaliser dans nos laboratoires : les principes actifs y sont *minéralisés*, tandis que dans nos tisanes artificielles ils ne sont que mélangés et conservent une action plus irritante.

Pour compléter la médication alcaline, on joindra aux moyens internes les pommades alcalines et les bains alcalins. Ceux-ci sont employés concurremment avec les antispasmodiques dans la période où le systène nerveux général est affecté : on les compose de carbonate de potasse ; mais comme ce corps est plus actif que le carbonate de soude, ce dernier est préférable. Ajoutons encore qu'il est moins cher, nouveau motif de préférence. On prescrira donc des bains avec le carbonate de soude à la dose de 50 à 100 grammes. Si l'on voulait user du carbonate de potasse, il ne faudrait pas dépasser 60 à 80 grammes. Le séjour dans le bain devra se prolonger une heure, une heure et demie, si le malade peut le supporter, car il faut songer à l'absorption pour en obtenir tout l'effet désirable, et il est bon de donner à celle-ci le temps de se faire ; d'ailleurs ces sortes de malades, en raison de leur tempérament, supportent parfaitement les bains prolongés. A Vichy on compte peu sur l'effet des bains, à cause de la grande quantité d'eau que les malades boivent.

Les pommades alcalines des formulaires sont composées de : carbonate de potasse, 4 grammes ; axonge, 30 ; plus un peu de chloroforme ou de camphre. Nous ferons observer d'abord que cette dose de carbonate est trop forte, et en second lieu qu'on doit en exclure le carbonate de potasse, à moins toutefois qu'on ne l'emploie comme moyen empirique dans quelque cas de lèpre vulgaire, dans certains psoriasis invétérés et qui ont résisté à tous autres moyens de traitement, même à l'usage interne des solutions arsenicales. Dans les cas de lichen, on ne doit pas dépasser 5 décigrammes à 1 gramme de carbonate de soude pour 30 grammes d'axonge ; cette dernière dose ne sera prescrite que dans les lichens chroniques : en agissant autrement, on s'exposerait à surexciter la maladie qui commence à s'éteindre. Une précaution pratique qu'on ne devra pas omettre en formulant la pommade, c'est de recommander au pharmacien de dissoudre le

carbonate de soude dans quelques gouttes d'eau avant de l'incorporer à l'axonge; s'il se bornait à l'incorporer en poudre, il y
aurait contact direct des molécules du sel libre avec la peau, et
par suite irritation plus ou moins vive de ce tissu.

Les agents de la médication alcaline, que nous venons de faire
connaître d'une manière sommaire, peuvent être appliqués à trois
ordres différents de maladies de la peau : l'état papuleux principalement, ou les diverses variétés de lichen chronique, le *lichen
agrius* excepté; au moins réclame-t-il de préférence un autre
agent médicamenteux; en second lieu, certaines formes de psoriasis; en troisième lieu, la teigne.

Survenant presque constamment sur des sujets nerveux et sanguins, ou nerveux et bilieux, se montrant tantôt sous la forme
aiguë, tantôt sous la forme chronique, le lichen est souvent lié à
des gastralgies avec productions acides, qui guérissent sous
l'influence des alcalins en entraînant la guérison de l'affection de
la peau qu'elles ont fait naître. C'est là, il faut bien le dire, la
cause la plus commune des succès de cette médication, mais en
dehors même de ces conditions les alcalins réussissent encore.

On sait d'ailleurs qu'en thèse générale les alcalins conviennent
parfaitement aux sujets de tempérament nerveux et bilieux, les
opiacés exaspérant à la longue ces démangeaisons. L'aconit peut
aussi être employé dans ces sortes de cas.

Dans certaines formes squameuses de psoriasis ou de lèpre vulgaire qui ont résisté au goudron, ou pour lesquelles les malades
répugnent à l'usage de cet agent, on emploie avec avantage la
médication alcaline; mais, tandis que dans le lichen la peau est
d'une irritabilité extrême, dans les affections squameuses, au contraire, elle est épaisse et presque insensible. L'affection squameuse n'amène aucune démangeaison, de sorte que les doses
alcalines peuvent être fort élevées sans inconvénients; ce n'est
même qu'à cette condition que l'on obtient la guérison de la maladie de la peau.

Quant à la teigne, on sait que les alcalins forment la base de
la poudre, ou cendre, ainsi que de la pommade employées par les
frères Mahon.

Parmi les sédatifs les plus puissants de la démangeaison dans les affections papuleuses, on peut citer le chloroforme, l'éther et le camphre. Le médecin retire des avantages immenses de l'emploi de ces agents, en les associant à l'axonge dans la proportion de 1 à 4 grammes pour les deux premiers, et de 25 centigrammes à 5 décigrammes pour le dernier. Mais ces trois médicaments ne doivent pas agir de la même manière : les deux premiers sont, en effet, très-volatils ; le second est fixe comparativement aux deux autres. Or le chloroforme et l'éther, en se volatisant, amènent un refroidissement de la peau, entraînant une soustraction très-grande de calorique qui doit exercer une influence très-puissante sur la démangeaison ; d'une autre part, ils doivent agir aussi par leur influence sédative sur le système nerveux, quand le malade est couché et placé dans une atmosphère de chloroforme. Aussi est-il bon de recommander l'usage de la pommade, le malade étant au lit et parfaitement couvert.

Quant au camphre, il a certainement un autre mode d'action, mais il nous échappe. Quoi qu'il en soit, nous ne saurions trop préconiser ces médicaments qui s'associent parfaitement aux alcalins, et, en général, à tous les agents que l'on incorpore aux graisses.

Teinture de cantharides. — Biett est celui qui a surtout mis en vigueur l'emploi de ce médicament, et nous devons lui en savoir gré, car il rend de grands services. C'est dans les *lichens chroniques* à forme lymphatique ou *lichens scrofuleux* qu'on en tire des avantages. Je le prescris fort souvent. Je le donne aux enfants comme aux jeunes gens, et loin d'en redouter les effets, je n'ai qu'à m'applaudir tous les jours de son usage.

Le mot *teinture de cantharides* impressionne généralement d'une manière fâcheuse les parents et les malades qui sont en âge d'en connaître les effets aphrodisiaques possibles. Une mère craindra d'éveiller dans sa fille des plaisirs précoces, ou de voir surgir des accidents durant son emploi. C'est pour remédier à cette opposition si grande que l'on trouve auprès des malades ou auprès des personnes qui les entourent, que je prescris cette teinture sous le nom de *teinture de meloe vesicatorius.* Je la donne par gouttes en commençant par 1 goutte le matin, 1 goutte le soir, augmentant d'une seule goutte pour la journée et pour chaque jour, de manière à arriver à 10 gouttes pour les enfants de sept ou huit ans, 15 gouttes pour un âge plus avancé, et 20, 25 et même 30 pour l'âge de vingt-cinq à trente ans. C'est dans un julep simple, ou dans un verre d'eau sucrée, ou dans une tasse de tisane, que je fais prendre ce médicament; la dose de la journée toujours en deux fois, moitié le matin, moitié le soir. Ces sortes de gastralgies en vertu desquelles un enfant a, comme on le dit communément, l'estomac capricieux, ne s'accommodant que de friandises ou de mets qui excitent l'appétit, cessent comme par enchantement sous l'influence de cet agent. Un appétit franc se dessine, et l'usage des viandes et des aliments ordinaires devient un besoin pour le petit malade. En même temps, s'il s'agit d'un enfant lymphatique, pâle, décoloré, porteur d'ailleurs d'un *lichen agrius* si souvent lié à un pareil état, l'affection lichénoïde diminue peu à peu et se guérit à merveille.

Je ne nie pas les accidents possibles qui peuvent résulter de l'emploi de doses exagérées de ce remède, même de son usage continué à 20 ou 25 gouttes, tels que de la difficulté à uriner, allant parfois même jusqu'à rendre un peu de sang avec les urines; mais cet effet est tellement passager, en même temps qu'il est si peu fréquent, qu'il ne saurait arrêter dans l'administration de cette teinture. Au surplus, ce n'est pas l'éréthisme qu'il amène, mais la dysurie douloureuse allant jusqu'à la suppression de l'urine. Il suffit de cesser tout à coup son emploi pour voir disparaître en quelque temps tous ces accidents, surtout si l'on enduit les parties génitales d'un peu de pommade camphrée. En résumé, c'est un de nos moyens les plus héroïques et dont je ne saurais trop préconiser l'usage dans les affections papuleuses à forme chronique, et surtout quand il s'agit de jeunes gens et de jeunes filles.

IV. Médication antisquameuse.

Préparations arsenicales. — Les préparations arsenicales sont pour le médecin dermatologiste une source très-puissante de médications. Elles s'appliquent à un grand nombre de maladies; il en est certaines qui les réclament d'une manière spéciale : ce sont les affections à forme squameuse, *psoriasis, lèpre vulgaire*, *pityriasis*, que ces maladies soient à l'état chronique ou à l'état aigu, mais dans ce dernier cas à une période décroissante. A l'égard des autres affections de la peau, c'est ordinairement l'*ultimatum* de la généralité des médecins, c'est-à-dire que lorsque les autres agents médicamenteux ont échoué, on a recours en dernier ressort aux préparations arsenicales, et l'on ajoute : *J'ai tout employé, voire même l'arsenic.* Il faut convenir que si ces préparations sont le médicament par excellence pour combattre les affections squameuses, elles sont aussi d'une grande ressource dans certaines formes morbides cutanées, notamment dans celles *eczémateuses*.

Nous croyons avoir contribué, pour notre part, à préciser et à régulariser le mode d'emploi des préparations arsenicales par l'expérimentation que nous avons faite de ces préparations sur une grande échelle. C'est en solution qu'on les donne ordinairement, et deux surtout sont usitées : la solution de Fowler, la solution de Pearson. La première est un *arsénite de potasse ;* la seconde, une *arsénite de soude*.

La solution de Fowler se compose de :

Acide arsénieux........................	5 grammes.	
Carbonate de potasse...................	5	—
Eau	500	—
Alcoolat de mélisse composé............	12	—

La composition de celle de Pearson est telle qu'il en faut 5 gouttes pour faire l'équivalent d'une goutte de solution de Fowler. Il en résulte un inconvénient pour son administration, car on est obligé de pousser la dose jusqu'à 40, 50, 60, 80 gouttes par jour, et il est difficile et long de compter un si grand nombre de gouttes. C'est une raison de préférer la solution de Fowler, puisque d'ailleurs elle a les mêmes propriétés que l'autre. Mais un autre motif de préférence pour nous, c'est que nous n'avons jamais pu porter la solution de Pearson à des doses proportionnellement aussi élevées que l'autre, sans provoquer des accidents; aussi nous n'employons plus que la solution de Fowler. 18 gouttes de solution de Fowler contiennent 1/6e de grain d'acide arsénieux, environ 8 milligrammes; or, en règle générale, un malade ne peut supporter plus de 15 à 18 gouttes de solution par jour, c'est-à-dire plus de $1/6^e$ de grain d'acide arsénieux en combinaison avec la potasse, ce qui est tout différent de l'acide arsénieux solide ou même en dissolution dans l'eau : voilà donc une dose qu'on ne devra pas dépasser. En effet, toutes les fois que nous avons été au delà, les sujets les plus forts n'ont pas tardé à en être incommodés. Certes, il y a quelques exceptions, mais elles sont rares, et cependant M. Boudin, qui a préconisé l'acide arsénieux contre les fièvres intermittentes, a pu donner jusqu'à 1/4 de grain, 1/2 grain, 1 et même 2 grains d'acide arsénieux par jour. On peut s'expliquer une pareille tolérance en ayant égard à deux circonstances : 1° que l'intoxication paludéenne apporte dans l'économie une modification particulière en vertu de laquelle le malade supporte des doses d'arsenic qui le tueraient s'il était bien portant; modification analogue, sans doute, à celle qui, dans la pneumonie, produit la tolérance du tartre stibié à haute dose; 2° que c'est l'acide arsénieux libre, substance peu soluble, que M. Boudin donne à ses malades, et non l'arsénite de potasse, qui est très-soluble. Or nous devons faire cette remarque générale, connue depuis longtemps du reste, que les médicaments agissent d'autant mieux qu'ils sont mieux dissous. Ainsi, que sur le derme dénudé chez deux animaux de même espèce, on applique, chez l'un de l'arsénite de soude, chez l'autre de l'acide arsénieux : le premier mourra rapidement, tandis que non-seulement le dernier sera plus lentement atteint, mais encore il faudra des doses d'acide arsénieux six à huit fois plus fortes pour amener la mort. C'est que l'arsénite, très-soluble, est bien plus promptement absorbé que l'acide arsénieux, qui l'est moins. Il se peut donc, quand on ingère de l'acide arsénieux dans l'estomac à dose élevée, qu'une partie non dissoute soit expulsée avec les selles, tandis que l'arsénite de soude ou de potasse, très-solubles, sont absorbés en totalité.

La solution de Fowler est connue depuis longtemps, mais son mode d'administration actuel n'a pas une date aussi ancienne. Du temps de Biett, ce qui n'est pas bien loin de nous, on la donnait encore de la manière suivante : on commençait par 1 goutte par jour et l'on augmentait de 1 goutte tous les six ou huit jours seulement. Biett dit être arrivé ainsi jusqu'à l'administration de 40 gouttes par jour. On voit combien le traitement devait être long, et, en effet, il ne durait quelquefois pas moins de huit à dix mois. Désireux de fixer notre opinion sur la rapidité de progression avec laquelle on pourrait arriver à des doses réellement médicamenteuses, nous avons fait, il y a dix-huit ans, des expérimentations à ce sujet à l'hôpital Saint-Louis. Nous avons reconnu d'abord qu'on pouvait rapprocher l'augmentation des doses de manière à arriver à 12 gouttes en onze jours, à 15 en seize jours, sans accidents pour l'estomac du malade. Nous donnons en conséquence 2 gouttes le premier jour, 3 le deuxième, 4 le troisième, ainsi de suite. Nous gagnons donc ainsi beaucoup de temps.

Le second résultat important auquel nous sommes arrivé, c'est qu'il faut un homme fort, doué d'un bon estomac, pour supporter habituellement par jour 18 gouttes de liqueur de Fowler. On ne saurait dépasser cette dose sans s'exposer à voir survenir, après un laps de temps, des accidents graves ; c'est pour cela, que nous ne pouvons nous empêcher de conserver un peu d'incrédulité au sujet des 40 gouttes que les malades pouvaient prendre sans inconvénient pendant des mois entiers, fait que certains médecins de nos jours regardent comme parfaitement authentique. Les prescriptions n'auraient-elles pas été exactement remplies à la pharmacie? Le malade prenait-il le médicament, du temps de Biett? C'est ce que nous ignorons; mais nous avons si souvent été trompé par la négligence de nos élèves en pharmacie, ou par l'incurie de nos malades, que l'une et l'autre suppositions sont très-admissibles.

Nous avons motivé la préférence que nous accordons à la solution de Fowler sur celle de Pearson. Quant aux autres préparations arsenicales à l'état pilulaire, telles que les pilules asiatiques, par exemple, nous ne les employons jamais, par la raison que l'acide arsénieux y est donné en substance, à cause de leur insolubilité. Au contraire, une préparation soluble, telle que les arsénites de potasse ou de soude en solution dans un liquide, et prise à jeun, sera absorbée dans l'espace de trois quarts d'heure ou

d'une heure au plus, et par suite on connaîtra d'une manière certaine la dose qui va passer dans les secondes voies.

J'emploie cependant, depuis quatre mois, une préparation
pilulaire, et je crois pouvoir la recommander. Ce sont des pilules
d'arséniate de fer. Cette préparation a été préconisée à nouveau
par M. le docteur Papilloud qui en a fait l'objet d'une communication à l'Académie. J'ai dû pour l'expérimentation que doit
précéder un rapport, me livrer à des essais comparatifs. A cet
effet, j'ai fait doser l'arséniate de fer dans chaque pilule, de manière à être proportionnel à une goutte de solution de Fowler,
ainsi que le démontrent les calculs suivants, revus par M. Lutz,
pharmacien en chef de l'hôpital (1).

Or, je suis arrivé à ce résultat que l'arséniate de fer à égale dose
de solution de Fowler, c'est-à-dire à $0^{gr},0007$, donne lieu aux
mêmes résultats thérapeutiques.

J'ajouterai que l'arséniate de fer est mieux supporté par beau-

(1)   *Liqueur de Fowler.*

℞ Acide arsénieux...................   5 grammes.
   Carbonate de potasse...............   6   —
   Eau distillée....................... 500 —
   Alcool de mélisse................... 16   —

Faites dissoudre à chaud de manière à ce que le produit pèse en tout
500 grammes (Codex).

Cette liqueur contient un centième de son poids d'acide arsénieux; 1 gramme
contient 0,01 centigrammes d'acide arsénieux ; le gramme contenant 22 gouttes,
contient $0^{gr},000454$ — ASO^3. L'équivalent de $ASO^3 = 99$. L'équivalent
de $ASO^5 = 115$. La quantité d'acide arsénique correspondant à $0^{gr},000454$
d'acide arsénieux est expérimentée par la formule suivante : $\dfrac{0^{gr},000454 + 115}{99}$

$= 0^{gr},000527,115$ de ASO^5 pour former FeO,AsO^5 exige 36 de protoxyde
de fer.

La quantité d'oxyde de fer nécessaire pour saturer $0^{gr},000527$ d'acide arsénique est donc égale à $\dfrac{0^{gr},000527 + 36}{115} = 0^{gr},000165$.

$$0^{gr},000527 + 0^{gr},000165 = 0^{gr},000692$$

$$\underbrace{(AsO^5)} \qquad \underbrace{(FeO)} \qquad \underbrace{FeO,AsO^5}$$

quantité d'arséniate de fer que doit contenir chaque pilule. Une pilule d'arséniate de fer, pour contenir la même quantité d'arsenic dans une goutte de
liqueur de Fowler, doit contenir $0^{gr},0007$ dix milligrammes d'arséniate de fer.

coup de gastralgiques et d'entéralgiques que la liqueur de Fowler ;
fait qui vient justifier la recommandation que nous avons faite
depuis longtemps de donner du fer aux malades qui prennent de
l'arsenic.

Dans les hôpitaux, en raison du nombre de malades qui peuvent
prendre la solution de Fowler, et du temps qu'exige le dosage de
ces gouttes, il y a souvent des erreurs volontaires ou involon-
taires. Ainsi, un élève peut se tromper de 2 ou 3 gouttes, il peut
même, s'il fait sa distribution de gouttes dans une série de juleps,
mettre dans la même fiole deux fois la dose, dans la supposition
où il croirait n'avoir rien mis. On conçoit dès lors la source de
ces accidents d'empoisonnement que l'on voit se développer ino-
pinément. C'est pour obvier à ces dosages résultant de la négligence, que j'ai formulé une solution tout à fait identique avec la
solution de Fowler, quant à la composition, sauf les doses respec-
tives des éléments (voy. *Formulaire*, SOLUTIONS) : elle est telle,
que 1 gramme correspond à 1 goutte de la solution de Fowler.
Pour la mesurer, on prend une petite éprouvette graduée à intervalles de 1 gramme et pouvant contenir 18 grammes. Il suffit alors
de verser la liqueur arsenicale, sans la mesurer autrement que
d'emplir le vase jusqu'à atteindre le point de repère qui correspond à la dose.

Mais une objection plus sérieuse à l'emploi de la solution de
Fowler, c'est celle-ci : Qu'est-ce qu'une goutte ? La goutte varie
suivant les dimensions du tube ou du goulot du vase avec lequel
on la fait tomber ; de sorte que dans 18 gouttes retirées d'un
large flacon et 18 gouttes d'un très-petit flacon, il y a en poids
une différence énorme. Aussi chaque praticien dermatologiste
a-t-il sa formule de préparation arsenicale. Toutefois, il ne faut
pas exagérer cet inconvénient ; la goutte pharmaceutique est à
peu près uniforme, et aujourd'hui un pharmacien est parvenu à
faire un pèse-goutte qui donne des gouttes représentant exactement le poids de 5 centigrammes. C'est, je crois, M. Salomon.

Nous avons dit plus haut que si l'on dépassait la dose de
18 gouttes de solution de Fowler, on s'exposait à voir se manifester des accidents ; mais ces accidents sont bien différents de
ceux que produit l'arsenic à haute dose, avalé par imprudence

ou administré par une main criminelle. Dans ces derniers cas, en effet, l'empoisonnement se manifeste par des nausées, des vomissements, des coliques, de la diarrhée, des convulsions, la petitesse, la lenteur du pouls, la suppression des urines. La solution de Fowler à petites doses graduées ne produit rien de tout cela; ce sont des phénomènes tout nerveux qui peuvent passer inaperçus si le malade et le médecin ne sont pas très-attentifs. Voici ces phénomènes. Quand le malade est arrivé à la dose la plus élevée qu'il puisse supporter, si l'on augmente encore, il vous dira : j'ai ressenti un peu d'engourdissement dans une main ; un autre aura eu une crampe à une jambe ; un troisième, la respiration gênée; un quatrième aura senti sa tête lourde, étourdie, etc. Mais pas de vomissements, pas de diarrhée chez aucun d'eux, pas de suppression d'urine; seulement parfois un peu de gastralgie ; et ces phénomènes se seront montrés un quart d'heure, une demi-heure, une heure après la dernière dose administrée. (Il est remarquable que les phénomènes de gastralgie, de colique, de diarrhée se manifestent au début de l'administration de cette solution, c'est-à-dire à la dose de 4 à 8 gouttes, lorsque les malades ont l'estomac et les intestins assez délicats pour ne pouvoir pas supporter l'emploi de l'arsenic.) Bien que légers, ces symptômes ont une grande signification, car si l'on ne suspend pas tout de suite le médicament, le lendemain, quoiqu'on n'en ait donné que la même dose, on verra se manifester l'ensemble de tous les symptômes de l'empoisonnement par l'arsenic à haute dose, moins tous les phénomènes d'action directe de l'arsenic sur l'estomac et les intestins : ce sont les symptômes graves de l'absorption de ce poison. Il semble donc qu'il arrive un moment où l'économie est en quelque sorte saturée d'arsenic; et alors l'addition d'une dose nouvelle, quoique extrêmement faible, produit l'effet de la goutte d'eau sur le vase plein. Qu'ainsi le malade ait négligé de signaler à son médecin une crampe légère, un peu d'engourdissement qu'il aura éprouvé, ou que le médecin, peu expérimenté, n'ait pas eu soin de le questionner à cet égard, et le lendemain il sera tout étonné de trouver son malade dans l'état le plus grave : il est prostré, abattu, la figure profondément altérée ; la respiration anxieuse, difficile ; la peau froide ; le pouls petit, fréquent, se relevant par moments, s'affaissant aussitôt ; l'urine est supprimée ; d'ailleurs pas de coliques, pas d'évacuations alvines.

Quel traitement faut-il opposer à ces accidents? D'abord le médecin devra, par une surveillance attentive de son malade, en prévenir la manifestation. Mais enfin s'il était assez malheureux pour les voir apparaître, il faudrait qu'il sût comment les combattre. La première fois qu'ils se sont présentés à notre observation, c'était dans le temps de la discussion entre MM. Orfila et Rognetta au sujet de la thérapeutique de l'empoisonnement par l'arsenic. Le premier voulait qu'on saignât les malades ; le second, qu'on leur donnât des excitants, du punch, etc. Le malade que nous eûmes occasion d'observer avait la figure altérée, le corps couvert d'une sueur froide ; le pouls se relevait par moments, d'autres fois il devenait filiforme ; les urines étaient supprimées. Dans cet état nous tirâmes une palette de sang ; une potion cordiale fut ensuite administrée, et les symptômes d'intoxication ne tardèrent pas à disparaître. Nous pensons donc qu'on devra, dans ces circonstances, se conduire d'après les symptômes offerts par le malade. S'il y a de l'excitation, prescrivez une petite saignée d'abord ; si la prostration, au contraire, était le phénomène dominant, il faudrait débuter par les cordiaux. Le malade ne sera hors de danger que lorsque l'émission des urines se rétablira ; cette émission recommence habituellement au bout de trois ou quatre heures, et alors le malade entre en convalescence. A propos de cette suppression de l'urine, MM. Orfila et Rognetta n'étaient pas d'accord. M. Orfila prétendait qu'elle était supprimée, M. Rognetta qu'elle continuait. Ils avaient raison tous deux. La *sécrétion* de l'urine n'est pas suspendue, mais seulement son *émission ;* on peut en acquérir la preuve en sondant les malades.

Un grand nombre de praticiens et plusieurs de nos collègues de l'hôpital Saint-Louis ont la mauvaise habitude de doser tout d'abord une préparation arsenicale, d'en faire prendre une cuillerée à café ou à bouche par jour selon leur formule plus ou moins étendue, et d'y laisser les malades toujours à la même dose.

Ils n'obtiennent le plus souvent que des résultats incomplets ou nuls. On doit donner l'arsenic à dose minime au début, puis atteindre la dose médicamenteuse et continuer à cette dose élevée à laquelle on a habitué l'économie : 1 goutte matin, 1 soir de solution de Fowler, par exemple, le premier jour ; 3 gouttes le second, 4 gouttes le troisième, et jusqu'à 12, 14 et 16 gouttes par jour, moitié le matin, moitié le soir, et continuer à cette dose. S'il survient quelque accident, reprendre la moitié de la dose à laquelle le malade était arrivé après quelques jours de repos, et augmenter à nouveau comme par le passé. A cette seule condition, on obtiendra les taches arsenicales qui doivent faire cesser l'emploi du médicament.

Sous l'influence de cette médication, il peut apparaître une *éruption secondaire* sur les taches arsenicales ou sur les parties de la peau où siége encore la maladie qui est en traitement. Elle consiste en quelques boutons rouges, isolés, papuleux, de la grosseur d'une lentille, qui se multiplient lentement. Ce phénomène, que nous avons signalé le premier, est commun aussi à l'usage des pommades au goudron et aux alcalins. Si l'on continue alors l'emploi des arsenicaux ou de ces pommades, cette éruption fait des progrès. C'est donc une indication de cesser les uns et les autres. Si le médecin, trompé par une vaine apparence, croit au renouvellement ou à une recrudescence de la maladie qu'il traite, et qu'il veuille augmenter les doses d'arsenic ou de goudron, suivant qu'il emploie l'un ou l'autre, cette éruption intercurrente sera vivement exaspérée. Il devra cesser toute médication active, recourir aux émollients, et en prolonger l'emploi, car la guérison exige un certain laps de temps. On pourrait aussi prendre cette éruption pour des papules syphilitiques, mais il n'en est rien. Enfin nous devons ajouter qu'il n'est pas rare de voir succéder une éruption papuleuse syphilitique dans le cours du traitement des affections squameuses sous l'influence des bains de vapeur et des pommades, et que le diagnostic en devient plus difficile en présence du développement des larges papules dont nous avons signalé l'existence.

Faut-il administrer indistinctement les arsenicaux chez toutes les personnes atteintes de maladies squameuses ? Non, sans doute, car ce traitement n'est pas sans inconvénients; il agit sur l'estomac et en général sur l'ensemble de l'économie d'une manière fâcheuse, et tout malade qui l'a suivi s'en va plus ou moins amaigri, le teint jaunâtre et terreux. Il en résulte que tous les malades ne sont pas aptes à supporter cette médication, et qu'il faut un individu fort, doué d'une bonne constitution, d'une bonne poitrine, d'un estomac qui digère bien. En l'absence de ces conditions, on verra survenir de l'anorexie, de la répugnance, du dégoût pour la plupart des aliments, et, par suite, un amaigrissement plus ou moins prononcé.

Une autre remarque à faire dans l'usage de cette médication, c'est que l'arsenic doit être dosé suivant la force du malade. Chez tel individu, 12 gouttes de solution de Fowler produiront autant d'effet que 16 chez un autre. Un homme délicat, faible, quoique jouissant d'une bonne santé, sera influencé par une dose inférieure d'arsenic, laquelle sera sans effet notable sur un sujet robuste, vigoureux. Nous avons cru remarquer que les femmes supportent au moins aussi bien l'arsenic que les hommes.

Enfin, le régime des malades soumis à l'arsenic doit être réglé avec soin. Ils devront s'abstenir de toute espèce d'aliments acides, de ragoûts épicés, de crudités, etc., et faire usage principalement de viandes rôties et de légumes. De plus, au début de la médication, on diminuera la dose des aliments, du pain et de la viande surtout, afin de pouvoir ensuite donner l'alimentation ordinaire lorsque le malade sera habitué à l'arsenic. L'eau ferrée aux repas est un auxiliaire très-favorable.

Quels sont les effets immédiats et successifs de l'arsenic sur la maladie cutanée? Supposons qu'il s'agisse d'un psoriasis et qu'on le traite exclusivement par les préparations arsenicales. Un psoriasis est généralement constitué par des plaques disséminées, et sur ces plaques sont des écailles recouvrant des surfaces rouges au niveau desquelles la peau est épaissie. Si l'arsenic seul guérit ce psoriasis, ce qui arrive le plus souvent, ces écailles épidermiques tombent d'abord pour être remplacées par d'autres moins épaisses; la peau diminue aussi d'épaisseur; la couleur rouge tend à devenir moins foncée; bientôt il ne se forme plus d'écailles épidermiques, et la peau s'amincit peu à peu; elle devient lisse et revêt une coloration brun grisâtre. Cette couleur brune arsenicale se montre quelquefois lorsque la peau n'a pas encore, aux points qui étaient malades, la même souplesse que sur les parties

48

saines ; alors la guérison n'est pas assurée; il faut continuer encore jusqu'à ce qu'on ait obtenu cette souplesse de la peau.

*De quelques autres médications employées dans les affections
squameuses.* — L'une d'elles a pour base l'antimoine. Ce métal
fournit peu de composés pharmaceutiques, ou du moins les uns
sont peu solubles, et, partant, peu actifs; les autres sont caustiques et ne peuvent être administrés à l'intérieur. Le plus usité
et le plus actif, c'est l'émétique; mais on sait qu'il est difficile
de l'administrer sans provoquer le vomissement. On le donne
cependant dans les maladies de la peau de la manière suivante :
tous les matins le malade prend 25 milligrammes de tartre stibié
avec 2 grammes de crème de tartre entre deux confitures, en
même temps qu'il boit un peu d'eau. Cette médication provoque
souvent, les premiers jours, quelques nausées, mais la tolérance
s'établit en général assez promptement, en ce sens que les vomissements cessent; cependant il est rare que le malade n'ait pas une
ou deux garderobes par jour, ce qui prouve que le médicament
est peu absorbé. On donne cette préparation aussi longtemps que
l'arsenic, c'est-à-dire deux ou trois mois, et quelquefois elle guérit quand l'arsenic a été impuissant : c'est même seulement alors
qu'il convient de l'employer, car la méthode antimoniale généralisée réussit peu. Nous l'avons souvent mise en usage : les succès que nous en avons obtenus sont assez peu nombreux pour que
nous ne la préconisions qu'à défaut de succès des préparations
arsenicales. On ne peut l'administrer qu'à des sujets forts, bien
constitués et chez lesquels il n'existe pas d'affection intestinale
chronique ou même de susceptibilité des intestins.

*Médications externes très-usitées dans les affections squameuses.—
Goudron. — Huile de cade.* — Le goudron est un des moyens les
plus propres à faire disparaître les affections squameuses; aussi
est-il très-fréquemment employé. Il ne procure que des guérisons
superficielles. Les malades ne sont que *blanchis*, ainsi qu'ils le
disent, et la récidive est presque inévitable dans un délai assez
court. Il faut autre chose qu'une médication topique pour obtenir
une guérison un peu durable. Il faut, par un traitement interne,
imprimer à toute l'économie une modification profonde, afin de
détruire, s'il est possible, la cause inconnue de ces éruptions cu-

tanées. Cependant le médecin est heureux, dans un très-grand nombre de cas, et lorsque l'état général du malade ne permet pas un traitement interne, d'avoir à sa disposition un agent aussi puissant que le goudron. Voici comment on l'administre. On commence par une pommade au 20ᵉ de son poids de goudron, puis au 10ᵉ ; après un mois, six semaines, on la fait préparer au 5ᵉ. Chez quelques malades on arrive à se servir de parties égales de goudron et d'axonge, et même du goudron pur dans des cas de psoriasis très-anciens.

Par l'action de ces pommades, largement étendues, l'épiderme se ramollit, les écailles tombent, la peau épaissie devient plus mince; puis, s'il s'agit d'un psoriasis nummulaire ou circiné, c'est le centre qui guérit le premier; s'il est diffus, c'est le contraire. Le traitement ordinaire par le goudron dure de six semaines à deux mois et demi. Si, en même temps qu'on emploie le goudron à l'extérieur, on donne l'arsenic intérieurement, il faut moins de temps pour obtenir la guérison. Le traitement sera encore plus efficace si l'on y joint, trois fois par semaine, des bains de vapeur à une température simplement suffisante pour faire transpirer le malade. Mais avec l'association du traitement interne au traitement externe on a des *guérisons moins sûres*.

J'ai voulu savoir si le goudron pouvait guérir les affections squameuses par son administration à l'intérieur. Je me suis servi d'un sirop préparé par M. Dublanc qui, à l'aide d'une certaine manière d'opérer, obtient un sirop très-chargé de goudron. Ma tentative a eu lieu chez une jeune fille qui était atteinte de psoriasis de date assez récente, et qui se trouvait, par conséquent, dans les conditions les plus favorables de guérison. Or, je n'ai rien obtenu, et l'arsenic a fait justice de sa maladie. L'action du goudron est donc toute locale. Elle a pris par jour jusqu'à 80 centigrammes de goudron.

L'huile de cade produit les mêmes effets que le goudron. Elle est employée dans les mêmes conditions et à même dose; cependant à l'égard de celle-ci nous avons remarqué qu'il fallait souvent débuter par des pommades moins fortes.

Nous avons reconnu, l'un des premiers, que cette huile guérissait aussi bien que le goudron. Quelques médecins, frappés des bons effets de ce médicament à l'extérieur, ont eu la pensée de l'administrer à l'intérieur sous forme pilulaire ; mais en même temps qu'ils le donnaient intérieurement, ils le prescrivaient aussi à l'extérieur, de sorte qu'ils se sont fait illusion. J'ai en vain cherché à obtenir la guérison des affections squameuses par l'administration *intérieure et seule* de cette huile ; j'ai dû renoncer à son emploi de cette manière et la regarder comme inutile.

Le goudron et l'huile de cade ne peuvent guérir qu'à la condition d'être employés très-largement ; il faut que le malade conserve longtemps la même chemise et les mêmes draps, afin qu'il reste constamment dans une atmosphère de goudron ou d'huile.

Il n'est pas très-rare de rencontrer des cas de psoriasis ou de lèpre vulgaire qui, loin de se guérir, sont au contraire exaspérés par le goudron et l'huile de cade ; alors les pommades alcalines, celle au précipité blanc à la dose de 4 grammes pour 30 d'axonge, produisent quelquefois les meilleurs résultats. La pommade au précipité blanc a néanmoins un inconvénient : c'est que si on l'emploie sur une large surface, elle est absorbée en quantité notable et produit une salivation d'autant plus abondante que la pommade reste longtemps sur la peau, car l'absorption continue, même après qu'on a cessé d'en faire usage, si l'on ne prend pas soin de faire laver la peau au savon noir aussitôt que les accidents se montrent. Chez ces malades, il faut se hâter de donner des bains de Baréges, des bains alcalins ou savonneux.

Ajoutons que les pommades, quelles qu'elles soient, ne guérissent qu'à la condition de graisser largement, non-seulement les plaques malades, mais toute la peau. Le malade doit coucher longtemps avec la même chemise et les mêmes draps. Ceci est désagréable en hiver ; car, indépendamment de la mauvaise odeur qu'ils répandent, les chemises, les draps, sont toujours froids, la graisse étant un bon conducteur du calorique. En outre, les pommades tachent le linge : les taches de goudron ne sont jamais enlevées à la lessive. Enfin, un malade graissé de goudron ou d'huile de cade répand autour de lui une forte odeur de ces substances, et il lui devient difficile d'aller dans le monde pendant toute la durée de son traitement ; ce qui fait souvent repousser l'emploi de ces agents.

Quand un malade a été guéri d'une affection cutanée de ce genre, il importe, pour le mettre à l'abri des récidives, qu'il se soumette à un hygiène convenable. Les auteurs, moins pénétrés que nous peut-être de l'importance des préceptes hygiéniques, ou peu confiants dans leur efficacité, n'ont pas, à notre avis, assez insisté sur ce point. Nous sommes convaincu, pour notre compte, que, dans la classe aisée surtout, on peut, à l'aide d'un traitement prophylactique, éviter souvent le retour d'une maladie cutanée. Voici les moyens que nous conseillons de mettre en usage contre les affections squameuses.

Si c'est en hiver, le malade prendra un bain de vapeur par semaine. S'il n'a pas la facilité de prendre des bains de vapeur, il les remplacera par des bains savonneux ou des bains alcalins. De plus, le soir en se couchant, et une fois par semaine, il se graissera la peau avec du saindoux. Quand la saison le permettra, on devra faire usage de quelques moyens hydrothérapiques. Ainsi, le matin, dès que le malade est éveillé, on le fait placer pieds nus dans un baquet de quelques centimètres de profondeur seulement; à côté de lui, une large cuvette remplie d'eau à la température ordinaire de la chambre, et une forte éponge. Il promène cette éponge largement mouillée sur son corps, des pieds vers le ventre, des mains vers la poitrine; il mouille la poitrine et le ventre; puis il fait couler de l'eau le long du dos, en exprimant l'éponge derrière le cou. Tout cela doit être fait dans l'espace de quelques secondes. Le malade s'essuie rapidement avec une serviette rude, s'habille et fait une course pour provoquer la réaction.

C'est par ces moyens fort simples qu'on entretient les fonctions de la peau, et, en les continuant durant longtemps et en y revenant souvent, il est rare qu'on voie survenir une récidive.

V. MÉDICATIONS COMPOSÉES OU MIXTES.

Je désigne sous ce nom des médications dans lesquelles je fais entrer plusieurs éléments médicamenteux qui tous concourent à un but commun, tout en agissant isolément, en raison de leur nature propre. Les anciens faisaient grand cas de ces mélanges, mais ils en ont porté l'emploi jusqu'à l'abus ; et comme la chimie n'était pas encore à l'état de science, ils associaient des substances qui, par leur combinaison, changeaient de nature et devenaient le plus souvent inertes. Il est vrai de dire que les anciens, qui avaient une grande confiance dans les mixtures ou mélanges de médicaments tirés du règne végétal, n'ont eu le plus souvent d'inconvénients réels de ces associations que par le nombre des agents employés avec lesquels ils formulaient des apozèmes, des électuaires, etc.

L'école de Broussais, en posant les bases d'une médecine nouvelle, contribua puissamment à détruire l'art ancien de formuler. Cette école a eu son temps ; comme elle avait fait table rase, on a cru devoir réédifier la médecine et la faire reposer sur la statistique, en ne tenant aucun compte des observations recueillies dans les siècles passés. Bientôt aussi il a fallu refaire la thérapeutique, et l'on est ainsi arrivé à un excès opposé en expérimentant les agents médicamenteux les uns après les autres, et en repoussant leur administration simultanée. L'art de formuler est alors tombé dans l'oubli le plus complet. Depuis quelques années seulement les médecins reviennent à des formules un peu plus composées ; malgré les progrès de la chimie, ils retombent parfois encore aujourd'hui dans les fautes reprochées aux anciens, car il n'est pas rare de trouver dans nos formulaires bon nombre de substances qui sont alliées entre elles et qui se décomposent.

Quoi qu'il en soit, la tendance *du jour* est aux médications composées, et je suis heureux d'avoir été des premiers à entrer dans cette voie. Mais ce ne sont pas les médicaments composés que j'emploie. Ainsi prenant pour point de départ ce fait que l'iode est un antisyphilitique comme le mercure, comme représentant les deux éléments et comme devant agir en vertu de l'iode qu'il renferme et du mercure qu'il contient, de même pour l'iodure de potassium et pour le bichlorure de mercure dont on fait une combinaison dans la pensée que ce sel agira par ses deux éléments, etc., et l'on ne réfléchit pas que ce sont là des combinaisons semblables à celles des acides et des bases dans lesquelles les éléments se neutralisent plus ou moins complétement ; quant à nous,

nous mêlons les substances ensemble, nous les formulons dans leur état primitif de manière à ce qu'elles agissent isolément quoique mêlées, différence énorme et qui n'a pas de rapports avec ce que l'on fait aujourd'hui. Voici quelle est, à cet égard, notre manière de voir. Une substance donnée combattra avec avantage une maladie, mais elle ne la guérira pas toujours. Une autre, d'une nature différente, employée contre la même affection, amènera des résultats semblables. Toutes deux ont donc une certaine valeur. Nous nous sommes demandé si les deux substances réunies ne pourraient pas avoir plus d'action que lors de leur administration isolée, et l'expérience a confirmé nos prévisions. Mes premiers essais en ce genre ont été faits à l'égard des accidents syphilitiques secondaires et tertiaires ; et, tandis que les praticiens donnaient d'abord le mercure, puis, en cas d'insuccès, l'iodure de potassium, j'administrais, il y a vingt-trois ans environ, l'un et l'autre, et j'arrivais à ce résultat fort remarquable, qu'il me fallait des doses beaucoup plus faibles de ces deux agents réunis pour obtenir des guérisons plus promptes. C'est surtout à mon entrée à l'hôpital Saint-Louis, que j'ai pu mettre cette idée en pratique sur une grande échelle. Pour les maladies syphilitiques, j'ai associé les préparations mercurielles à l'iode, au fer, à l'arsenic, aux sudorifiques et à l'opium.

Bientôt j'ai étendu ces sortes d'association à des affections plus rebelles encore, les maladies scrofuleuses ; et tandis que l'on employait isolément l'iode, l'huile de foie de morue, les amers, les antiscorbutiques, je suis arrivé à réunir ces substances en un traitement composé qui, depuis cinq ans, est suivi de succès si nombreux, qu'aujourd'hui je ne désespère d'aucun scrofuleux, surtout d'aucune affection scrofuleuse de la peau. Je vais poser ici les principes de ces médications composées dont, j'en suis sûr, les praticiens pourront tirer grand parti.

Dans les éruptions simples secondaires de la syphilis, je me borne à administrer les tisanes sudorifiques, l'iodure de potassium et le sublimé associé à l'opium. A cet effet, je fais préparer une solution de 10 grammes d'iodure de potassium pour 500 grammes d'eau, dont je fais mettre une cuillerée à bouche dans une tasse de tisane sudorifique prise le matin et le soir. Je fais prendre en même temps au malade le sublimé à l'état pilulaire, associé à l'extrait de gaïac et à l'opium, chaque pilule contenant de 4 à 6 milligrammes de sublimé, suivant l'âge et la force du malade ; jamais je ne dépasse cette dernière dose : d'où il suit que le malade prend par jour 5 décigrammes d'iodure de potassium et 8 à 12 milligrammes de sublimé. Il est rare que je sois obligé d'interrompre le traitement à cause d'accidents. Jamais de salivation. Si l'anorexie survient, c'est par la concentration de la tisane qui fatigue l'estomac, et non par les doses d'iodure ou de préparation mercurielle. Mais, dira-t-on, le sublimé de vos pilules va être transformé en iodhydrate de chlorure mercurique par l'iodure de potassium de la tisane, cela est vrai. Mais d'abord la décomposition va se faire dans l'estomac ou dans l'intestin au moment de l'absorption ; le sel qui en résultera sera soluble et facilement absorbé ; ensuite il n'y aura peut-être que la centième partie de l'iodure de potassium qui servira à la combinaison, les neuf dixièmes restant agiront comme iodure de potassium. Voilà la différence énorme qui sépare nos formules de celles que je combats et qui ont fait naître l'engouement si fâcheux et si généralement partagé pour le proto-iodure de mercure.

C'est d'après les mêmes idées que je formule encore un sirop dans lequel entrent pour 500 grammes, 10 grammes d'iodure de potassium, 10 à 15 centigrammes de sublimé, et 35 centigrammes d'extrait thébaïque. Le malade prend une cuillerée à bouche de ce sirop matin et soir, dans un verre de tisane sudorifique.

S'agit-il d'une forme syphilitique scrofuleuse, je donne l'huile de foie de morue préalablement à un verre de tisane additionnée d'une cuillerée à bouche de sirop mercuriel et ioduré. Le sujet est-il débilité, je fais prendre des pilules ferrugineuses dans le cours de la journée et je fais boire de l'eau ferrugineuse aux repas. Enfin, dans les accidents tertiaires de la syphilis où les os sont malades, je joins l'arsenic à ces préparations, en faisant composer un sirop dans lequel entre l'iodure de fer, l'iodure de potassium, le bichlorure de mercure et la solution de Fowler. (Voyez *Formulaire.*)

Ces médicaments composés se prêtent merveilleusement au traitement de la scrofule et des maladies de la peau à forme scrofuleuse et syphilitique à la fois. Ainsi, dans la scrofule, je ne donne jamais l'huile de foie de morue sans vin de gentiane et sans sirop d'iodure de fer, le tout battu ensemble, mélange après lequel je fais prendre une tasse de tisane de houblon ou de décoction de feuilles de noyer. Souvent aussi j'introduis dans la composition du sirop d'iodure de fer que je fais préparer extemporanément, c'est-à-dire en combinant directement le fer à l'iode (voy. *Formulaire*, PRÉPARATION), une certaine quantité d'iode libre et d'iodure de potassium : ainsi, 5 à 10 centigrammes d'iode pour 500 grammes de sirop, et 6 à 8 grammes d'iodure de potassium pour la même dose. La base de mon traitement de la scrofule, c'est la réunion des tisanes amères, du vin de gentiane, de l'huile de foie de morue et de l'iodure de fer, une cuillerée à bouche, matin et soir, de chacun d'eux. J'augmente la dose de l'huile en laissant subsister celle du vin de gentiane et du sirop d'iodure de fer ; je porte la dose de l'huile à 4 et 6 cuillerées par jour, en progressant d'une cuillerée tous les trois jours pour les engorgements ordinaires avec ou sans abcès. S'il s'agit d'une carie, j'y ajoute l'iodure de potassium et l'iode ; s'il s'agit d'un lupus, j'augmente la dose d'huile jusqu'à 8 à 10 cuillerées par jour. J'ai renoncé à ces doses exagérées d'huile que j'employais autrefois, 12, 16 cuillerées par jour ; elles n'amènent pas de résultats plus prompts, elles fatiguent l'estomac, elles causent des diarrhées qui obligent à suspendre l'emploi des médicaments.

Cette thérapeutique d'ensemble, dans laquelle je suis entré depuis nombre d'années, me donne des succès. C'est aussi celle que j'emploie pour guérir certaines maladies que les chirurgiens ont qualifiées de *noli me tangere*.

VI. BAINS, EAUX MINÉRALES, BAINS DE MER, DOUCHES.

Nous croyons devoir consacrer un chapitre spécial à l'ensemble des bains, des eaux minérales et des bains de mer, comme les agents les plus puissants pour combattre les maladies de la peau ; et non-seulement nous le ferons sous ce rapport, mais encore parce qu'il a été fort peu écrit sur les bains de vapeur, les douches ; que la généralité des médecins se borne à prescrire l'usage des eaux sans pouvoir donner à leurs malades aucune indication précise, laissant ainsi aux médecins de chaque établissement d'eau minérale la direction entière du mode d'administration.

1° *Bains aqueux.* — Un bain aqueux agit de trois manières, par le liquide qui le constitue, par la température de ce liquide, et par la durée du bain. Sous le premier rapport, l'eau est absorbée ainsi que les éléments qu'elle tient en dissolution. L'absorption est démontrée par ce fait, que quelques personnes urinent six, sept ou huit fois dans un bain d'une heure à une heure et demie, quoiqu'elles aient vidé la vessie avant d'y entrer. Toutefois ce phénomène est très-variable suivant les sujets, parce qu'il est telle organisation de la peau dans laquelle l'absorption est très-rapide, tandis qu'il est des peaux sèches qui n'absorbent que peu, comme elles ne transpirent presque jamais.

L'absorption des substances mises en dissolution dans l'eau est évidente dans les bains médicamenteux, comme dans ceux au sublimé corrosif à l'aide desquels on peut faire faire un traitement mercuriel très-complet et guérir une syphilis constitutionnelle, tout aussi bien qu'en administrant le sublimé à l'intérieur. Les bains alcalins, ceux de Vichy par exemple, en fournissent encore une preuve très-tranchée ; de sorte que l'on peut établir en thèse générale, que toute eau composée, artificielle ou naturelle, comme les eaux minérales sulfureuses, alcalines, salines, ferrugineuses, etc., ne borne pas ses effets à l'action qu'elle exerce sur la peau comme sédatif, astringent, excitant ou tonique du tissu cutané, mais qu'elle étend son action à toute l'économie par le transport dans le sang des éléments médicamenteux qu'elle renferme.

On trouve dans les plantes une analogie d'absorption qui vient appuyer cette proposition. Prenez une plante, quelle qu'elle soit ; arrosez-la avec une solution saline ajoutée à l'eau dans des proportions telles qu'elle ne puisse pas nuire à la végétation, et vous retrouverez dans le végétal et dans tous ses produits, feuilles, fleurs et fruits, la substance avec laquelle vous l'avez arrosée. C'est ainsi qu'on obtient du raisin salé, en arrosant la terre où végète la vigne avec de l'eau et du sel. Le sulfate de fer, si préconisé pour la végétation, agit sur les végétaux, que j'appellerai chloroliques ou végétant mal, comme il agit sur l'homme. Les poisons solubles sont eux-mêmes absorbés par les végétaux.

Ainsi tout médecin qui compose un bain, qui prescrit une eau minérale, doit, avant tout, se pénétrer de ces idées et tenir compte de la composition de l'eau au point de vue de l'absorption.

Mais un bain aqueux n'agit pas seulement en raison de la composition de l'eau, il agit encore en raison de sa température, et celle-ci a une influence très-puissante sur le sujet qui en fait usage. Entre un bain très-chaud dans lequel on immerge un enfant menacé de congestion cérébrale, et le bain froid dans lequel se jette l'individu en pleine sueur dans le traitement hydrothérapique, il y a une distance immense et des effets tout différents.

Tout bain d'eau qui a une chaleur agréable pour celui qui y est immergé, c'est-à-dire à une température de 32 à 35 degrés (26 à 28 degrés Réaumur), est un bain émollient, antiphlogistique ; plus chaud, il active la circulation ; plus chaud encore, il donne une grande impulsion aux battements du cœur et amène une certaine congestion à la tête et aux poumons, de sorte que l'individu qui meurt dans un bain trop chaud succombe à une congestion pulmonaire et cérébrale.

Le bain plus froid que la température moyenne indiquée ci-dessus est un bain sédatif pour les sujets chez lesquels il existe une grande activité de la circulation ; aussi ces personnes réchauffent leur bain par leur température propre, ainsi qu'elles le disent communément et avec beaucoup de sens.

Le bain plus froid encore, c'est-à-dire à une température de 20 à 25 degrés centigrades, devient tonique, excitant, à la condition qu'on y reste peu de temps ; à une plus basse température il amène, comme le bain chaud, des congestions pulmonaires et cérébrales, mais par un autre mode d'action, c'est-à-dire en supprimant la circulation capillaire excentrique et en refoulant pour ainsi dire le sang au dedans.

Si ces bains froids sont employés pour un individu en pleine sueur, c'est que la sueur provoquée par les linges mouillés et l'eau froide a une action sédative, et que par l'immersion de quelques secondes dans l'eau froide on procure une réaction qui ranime les forces des malades. Le contact instantané de l'eau froide procure ce résultat; le contact prolongé pourrait amener la mort en refoulant vers les poumons et le cerveau le sang porté à la périphérie.

La température d'un bain ne peut être que très-difficilement prescrite par un médecin quand il s'agit d'un bain tempéré, que j'appelle bain antiphlogistique: elle est toujours relative au sujet. Le bain est, suivant moi, réellement antiphlogistique quand sa température est *agréable* à celui qui en fait usage.

Un bain froid de rivière, par exemple, de quinze à vingt minutes de durée, est un bain tonique, à la condition que l'individu sait nager; car il suffit d'un séjour de cinq à dix minutes dans l'eau de rivière pour obtenir le même résultat dans le cas contraire.

Les bains froids de rivière prolongés pendant deux et trois heures, même avec natation, sont essentiellement débilitants, et, chez les personnes d'un tempérament lymphatico-sanguin, ils prédisposent aux rhumatismes, si même ils ne les procurent.

Toutes ces données subissent nécessairement des modifications quand il s'agit de bains composés artificiels ou de bains de sources minérales. La durée moyenne d'un bain minéral est de trois quarts d'heure à une heure, mais dans quelques cas on prolonge ce temps en raison de la nature de l'eau et des habitudes de la localité, dernière circonstance qui est née de l'expérience acquise. En thèse générale, on supporte beaucoup plus longtemps un bain de *piscine* qu'un bain de baignoire, puisque dans les piscines de Louesche, par exemple, on y reste tous les jours durant trois, cinq et sept heures consécutives.

Les bains à eau courante permettent toujours un séjour plus long que les bains à eau dormante; les bains à eau courante ont une action toute spéciale sur la peau que n'ont pas les bains à eau dormante. Quelle est cette action? Nous ne saurions la préciser d'une manière positive. S'exerce-t-elle par le fait du frottement de l'eau sur la peau ou par la soustraction plus rapide de calorique, en multipliant les points de contact du liquide? C'est ce que nous ne saurions dire; mais toujours est-il que cette action est beaucoup plus énergique. Ainsi il n'y a pas de comparaison à établir entre un bain de siége ordinaire et un bain de siége hydrothérapique ou à irrigation circulaire. Il en est de même pour les bains en baignoire comparés à ceux en piscine ou en rivière. A Bagnères-de-Bigorre il existe une piscine dans laquelle l'eau se renouvelle presque à flots. Cette piscine est constamment occupée par les baigneurs, et si cette préférence est si marquée, c'est que cette sorte de bains combat avec beaucoup plus d'avantage les névralgies contre lesquelles on dirige son emploi. L'eau qui s'y écoule est d'ailleurs de même nature que celle du grand établissement.

En résumé, quand le médecin prescrit un bain à un malade, il faut, en raison de l'espèce de bain et en raison de l'état du malade, qu'il précise les conditions du bain. Nous aurons le soin de rappeler quelques-unes de ces conditions quand nous ferons l'histoire particulière de chacune des affections de la peau.

2° *Douches liquides.* — Elles sont de deux sortes: douches en jet, douches en arrosoir. La douche en jet est celle qui s'écoule d'un ajutage en jet unique ; mais son volume peut varier depuis le diamètre le plus fin jusqu'au diamètre de 8 à 10 centimètres, et alors la douche prend le nom de *flot*, ainsi qu'on le dit en hydrothérapie.

En général, le jet d'une douche varie entre un diamètre de 2 à 3 millimètres et un diamètre de 1 centimètre.

Les douches en arrosoir constituent une série de jets plus ou moins fins qui s'échappent à la fois du même ajutage.

Il existe, soit dans les établissements d'eaux minérales, soit dans les établissements créés à Paris, dans les hôpitaux ou dans la ville, bien peu de douches en jet ou en arrosoir qui remplissent les conditions que l'on devrait y trouver, c'est-à-dire un jet non vrillé, non divisé, conservant toujours son même diamètre à une distance de 1 mètre et dont la circonférence représente par son poli la netteté du miroir. Cela tient à la difficulté de percer la douille du robinet, et à la forme que l'on donne au trou d'écoulement. Quand on voit s'écouler l'eau des tonneaux des porteurs d'eau de Paris, on est émerveillé de la pureté du jet d'écoulement, et si l'on entre dans un établissement de bains, on n'y trouve que des douilles mal faites et loin d'atteindre la perfection des ajutages annulaires de ces tonneaux. Ceci peut paraître bien puéril ou au moins bien minutieux à l'égard de l'administration des

douches, et cependant nous allons en faire sentir toute l'importance, afin d'engager les médecins inspecteurs d'eaux minérales
à apporter des perfectionnements dans leurs instruments d'administration des eaux.

Une douche liquide a deux genres tout à fait différents d'action :
1° Elle exerce une influence donnée, par la nature de l'eau qu'elle
écoule. 2° En dehors de cette circonstance, son action est toute
différente, suivant qu'il s'agit d'une douche en jet ou d'une douche en arrosoir.

Il faut avoir fait usage de ces agents thérapeutiques pour en bien
sentir l'importance. La douche en jet produit sur la peau la sensation du *marteau* qui la percuterait ; sous ce rapport, elle est destinée à éteindre la sensibilité : aussi convient-elle dans les névralgies et dans la surexcitation nerveuse de la peau, comme celle qui
résulte d'une phlébite. — La douche en arrosoir stimule, au contraire, la peau, elle la pique, la larde ; quand elle est forte, c'est
autant de coups d'épingle qui surexcitent la peau au point d'y
amener de la douleur. Cette sorte de douche convient donc surtout dans les paralysies. Cette distinction, qui jusqu'alors n'a jamais
été faite dans les effets des douches, est d'une grande importance,
et l'on conçoit qu'il faille de bons instruments pour la produire :
car si le jet crache, comme on le dit ; si les petits jets qui sortent
de l'arrosoir s'entre-croisent, s'entre-détruisent, se rompent et se
réunissent dans leur trajet, il n'y a plus rien de semblable, la
douche est inutile. On se figure généralement que l'arrosoir doit
avoir un grand diamètre pour donner beaucoup de jets, c'est une
erreur ; avec une très-petite surface, celle de 2 à 3 centimètres, on
peut satisfaire à tous les besoins.

En supposant les ajutages bien faits, il faut qu'une douche ait
une grande hauteur et que son réservoir ait une forme donnée.
Une douche dont le réservoir est à 6 mètres de hauteur est une
douche d'une puissance ordinaire : mais aussitôt que l'on dépasse
cette distance, on acquiert tout de suite une grande force : 10 mètres constituent déjà une grande action. Ce qui importe surtout,
c'est que le réservoir ait sa capacité en hauteur et non pas en largeur.

Au surplus, avec les douches les plus fortes on peut donner les

douches les plus faibles; il suffit pour cela d'ouvrir au quart ou à
moitié le robinet de la douche : de sorte qu'il y a un grand avantage à établir un réservoir à une grande hauteur. Le médecin a si
souvent occasion de prescrire l'usage de ces moyens, que nous
avons cru devoir lui faire connaître ces détails. Il y a d'ailleurs
plusieurs manières de les prescrire. Ou on les donne seules et sans
bain, c'est-à-dire le malade étant nu et assis sur une chaise, ou
étendu dans une baignoire dont on laisse écouler l'eau, et alors on
doit faire habiller immédiatement le malade et lui faire faire une
marche un peu rapide, s'il peut l'exécuter, afin de soutenir l'action excitante de la douche. Ou, au contraire, on a affaire à des
sujets nerveux, excitables, et l'on craint de développer chez eux une
surexcitation trop vive; dans ce cas, il faut les faire doucher, recevoir l'eau de la douche dans la baignoire, et faire couler aussitôt
un bain simple dans lequel le malade séjourne une demi-heure pour
diminuer la surexcitation causée par la douche. En effet, toute
douche donne toujours lieu à un certain ébranlement du système
nerveux, que le bain calme immédiatement.

3° *Bains et douches de vapeur.*—Les médecins, en général, connaissent peu la puissance des bains et les douches de vapeur.
Nés à l'hôpital Saint-Louis, installés sous la direction de Darcet,
ces bains ont pris à Paris une grande extension, car il existe peut-
être dans la ville une vingtaine d'établissements de ce genre. On
peut mesurer l'efficacité de ces bains par ce qui s'est passé autrefois
à l'hôpital Saint-Louis et par ce qui s'y passe encore aujourd'hui.
Autrefois de nombreux équipages stationnaient à la porte de
l'hôpital, y conduisant les personnes les plus riches de la ville,
qui venaient chercher dans ces bains le soulagement à leurs souffrances. Aujourd'hui sur plus de cent cinquante mille bains que
l'on délivre seulement aux personnes du dehors, sur ce nombre
cent mille peut-être sont des bains de vapeur; ajoutons que huit
cents malades de l'hôpital prennent leurs bains dans cet établissement où ils séjournent. Si à ce chiffre énorme on joint celui des
bains de vapeur que l'on délivre à la Maison de santé, à l'hôpital
de la Charité, à l'hôpital Beaujon et à Lariboisière, tant aux malades de ces hôpitaux qu'aux personnes du dehors, puis ceux que
l'on prend dans les établissements publics de la ville : Tivoli, les

Néothermes, bains Sainte-Anne, bains d'Alger, etc., etc., on arrive à un chiffre considérable relativement à la population. Ces bains sont aujourd'hui si répandus, qu'ils sont préférés par beaucoup de personnes aux bains d'eau. On sort en effet d'un bain russe dans un état de bien-être que ne procure pas un bain simple ; en hiver surtout, où il fait fonctionner la peau, amène la souplesse des membres, relâche les tissus engourdis et contractés par le froid. Eh bien, en présence de cette révolution qui s'est opérée dans les bains, la province est restée stationnaire, et ceci est tellement la faute des médecins, que nous pourrions citer deux des principales villes de France, parmi les plus commerçantes, où l'on a créé des bains de vapeur et où il ne s'en prend qu'une proportion si faible que ce bain ne coûte pas moins de 6 francs, alors que, dans quelques établissements à Paris, il revient à 60 centimes. Qu'on me permette donc d'entrer ici dans quelques détails qui fassent comprendre toute leur importance, toute leur efficacité. Heureux si je puis conduire nos confrères des départements à préconiser leur emploi, à favoriser leur fondation, car j'aurai rendu d'immenses services à la population !

Et d'abord qu'est-ce qu'un bain de vapeur ? Quels sont ces variétés de bains de vapeur portatifs, en étuve, bains russes, bains ottomans ? Un bain de vapeur a pour but de faire naître une sudation artificielle abondante. Cette sudation, quand elle est opérée par la chaleur sèche, constitue une fumigation en boîte que l'on peut rendre aromatique, sulfureuse, cinabrée ou simple. On fait les fumigations dans des boîtes cubiques dites *à la Darcet*, où le malade est assis, ayant la tête seule dehors qui passe par une ouverture pratiquée à cet effet, de sorte qu'il ait la respiration libre. Ici la sudation se fait par la peau stimulée au moyen du calorique de l'atmosphère dans laquelle elle se trouve.

Dans certains établissements d'eaux minérales il existe quelque chose d'analogue, au moyen de l'eau qui s'échappe de la terre à une température élevée de 50, 60 et 70 degrés. Ainsi, à Néris, à Plombières, à Aix en Savoie et dans d'autres localités, on a construit autour de la source, qui est enveloppée par des murs disposés comme ceux d'un puits, une série de cabinets dans lesquels se répand un air échauffé par l'eau, air qui procure rapidement une sudation abondante. Ces étuves naturelles des eaux minérales prennent en général le nom d'*enfer*. Mais ici les conditions sont bien meilleures ; et avec une température beaucoup plus basse, on peut avoir une sudation plus rapide, tout aussi abondante et moins fatigante que dans les boîtes. Toutefois les détails dans lesquels nous allons entrer serviront à faire comprendre la supériorité des bains de vapeur en étuve sur les bains précédents et sur ceux de vapeur dits portatifs. — Dans les boîtes à fumigation on n'obtient de sueur que par la chaleur que l'on porte à la peau : plus celle-ci est excitée, plus le malade transpire ; mais cette chaleur artificiellement répandue autour de la peau active fortement la respiration, porte le sang aux poumons et à la tête, amène des palpitations et de la céphalalgie. Quand, au contraire, le malade respire l'air échauffé qui doit le mettre en sueur, alors la sudation pulmonaire facilite singulièrement la sudation cutanée, et la circulation en est moins excitée. Cela est si vrai, qu'il suffit de placer la figure au-dessus d'un vase contenant de l'eau chaude pour mettre tout le corps en sueur. Or, puisque la sudation pulmonaire entraîne très-rapidement la sudation cutanée et sans incommodité aucune, il s'ensuit par conséquent que le concours d'action et sur la peau et sur la membrane muqueuse pulmonaire, doit être beaucoup plus avantageux pour le malade et pour la production de la sueur.

Les bains de vapeur sont dits *portatifs* ou *en étuve*. Les premiers ont pris dès l'abord une certaine extension, en ce sens qu'ils peuvent être donnés, ou dans le lit du malade, ou sur une chaise dans sa chambre. On peut même acheter à bas prix un de ces petits appareils. Ici, comme dans l'appareil Adam, c'est une sphère de cuivre terminée par un tube de 25 à 30 centimètres, sphère dans laquelle on met de l'eau que chauffe une lampe à esprit-de-vin, et dans cette eau on peut introduire des plantes aromatiques. Là c'est le même système, mais avec des modifications de forme. Ailleurs une petite marmite de tôle, de 2 à 4 litres de capacité, placée sur un fourneau à charbon et entrant en ébullition sous une pression un peu plus forte que celle de l'atmosphère, de manière à fournir, par un tube très-long, de la vapeur à volonté et dans un point donné de l'appartement. Le réchaud a un tuyau

49

d'évent qui s'introduit dans la cheminée. Ce dernier appareil répand autant de vapeur qu'il en est besoin, mais tous les autres
laissent souvent le malade à court ou le chauffent trop. Il est plus
dispendieux, car son prix s'élève à 80 ou 100 francs, les autres
variant de 20 à 50.

Tous ces appareils ne sont que des très-imparfaits bains de vapeur ; tous amènent la sudation par la température à laquelle ils
élèvent la peau, et par conséquent c'est une sudation difficile,
plus ou moins fatigante, qui n'est pas comparable à celle du bain
d'étuve.

Le bain d'étuve exige un ensemble d'appareils propres, non pas
à servir un seul bain, mais un certain nombre de bains dans la
journée. Et d'abord il faut un générateur de vapeur ou chaudière
à pression, de manière à mettre l'eau à 120 degrés de température. De ce générateur part un tube qui se rend dans une petite
chambre ordinairement de bois blanc, qui peut cuber 10 à 12 mètres. Sur un des côtés de cette pièce existe un lit de camp de bois
ou de jonc, sur lequel se couche le malade ; c'est sous ce lit de
camp et au voisinage des pieds que doit s'ouvrir le robinet de vapeur. Il ne doit jamais être laissé à la disposition du baigneur ; il
doit être ouvert par un garçon de bain qui ne quitte pas le malade.
A la portée de la vue du malade se trouve un thermomètre cen-
tigrade ; il est bon qu'il soit à alcool coloré en rouge sur un
émail blanc, de manière que les degrés qu'il marque soient très-
apparents. On doit aussi mettre à la portée de la main du baigneur
une cuvette où l'eau ne séjourne jamais ; dans cette cuvette à
tuyau d'écoulement, une grosse éponge, et au-dessus un petit robinet d'eau froide. Cette éponge ainsi imbibée d'eau renouvelée
est destinée à mouiller fréquemment le front et la figure du baigneur pour éviter la congestion à la tête.

Dans un point de la salle opposé au lit de camp, et vers le pla-
fond, se trouve un arrosoir large, capable de fournir une pluie
d'eau un peu étendue en surface. Dans cet arrosoir se rendent un
tuyau d'eau chaude et un tuyau d'eau froide que l'on peut ouvrir
isolément, au moyen de leviers coudés munis de poignées de bois,
leviers qui descendent à la portée du baigneur ou du garçon de
bain, de manière que l'on puisse donner à volonté une douche

d'eau chaude, une douche d'eau froide, ou une douche d'eau tempérée par le mélange de l'eau froide et de l'eau chaude. C'est moins une douche qu'une pluie d'eau; aussi suffit-il de deux réservoirs peu élevés, l'un à l'eau chaude, l'autre à l'eau froide.

L'ensemble de ce système porte le nom d'*étuve*. La porte de l'étuve doit s'ouvrir en dedans comme en dehors, sans serrure ni clôture aucune, de manière qu'en cas d'accident le baigneur puisse sortir en poussant la porte devant lui. Cette porte a d'ailleurs un large carreau poli qui permet au garçon de bain de voir ce qui se passe dans l'étuve alors qu'il en est momentanément dehors. L'étuve doit cuber 15 mètres de capacité.

Enfin, auprès de l'étuve doit exister un cabinet avec lit de repos pour le malade, et un nombre de couvertures suffisant pour développer et entretenir la sueur. Dans les hôpitaux, au lieu d'avoir une étuve qui ne contienne qu'un seul malade, on a une étuve plus grande où l'on dispose des gradins demi-circulaires sur lesquels s'asseoient les malades; au fur et à mesure qu'un malade s'élève dans cette espèce d'amphithéâtre, il y trouve une température plus forte, la vapeur la plus chaude tendant à gagner la partie supérieure de la salle. Ceci posé, indiquons de quelle manière le bain de vapeur peut être pris. A cet égard, nous distinguerons les variétés désignées sous les noms de: *bains simples, bains russes, bains avec massage, vergeture, onctions*, dits *bains ottomans*.

Modes divers d'administration des bains de vapeur. — Le bain le plus simple consiste à étendre le malade nu sur le lit de camp, l'étuve, par l'émission préalable de la vapeur, étant chauffée à 35 degrés centigrades. Après quelques minutes, on élève peu à peu et graduellement la température en ouvrant le robinet de vapeur à moitié, de manière à monter successivement à 38, à 40 ou à 42 degrés. Cette température est suffisante pour les personnes qui suent facilement. Une fois atteinte, on peut l'entretenir en ouvrant de temps en temps le robinet ou en le laissant ouvert au sixième ou au huitième de son diamètre. C'est aussi la température qui convient pour tous les malades atteints d'affections cutanées sécrétantes. En l'élevant au delà, on irrite la peau et les surfaces malades que l'on aggrave au lieu de les guérir.

Une personne qui sue plus difficilement a besoin d'une température plus forte ; mais à cet égard je préfère n'obtenir la sueur qu'au troisième ou quatrième bain, sauf à maintenir une basse température. Quand il s'agit d'affections rhumatismales, où il ne faut pas seulement procurer de la sueur, mais où il convient de porter une certaine excitation à la peau, on peut faire monter l'étuve à 50 et 55 degrés ; c'est même la routine de tous les bains de vapeur à Paris. Elle est très-fâcheuse pour les maladies de la peau, et j'ai beaucoup de peine à obtenir un abaissement de température pour mes malades. Au surplus, il en doit être de même d'un bain de vapeur comme d'un bain d'eau : il faut qu'il soit agréable au malade, et du moment qu'il amène des palpitations notables, du mal de tête, la sensation de battements dans la tête, c'est qu'il est trop chaud.

La durée du bain est généralement de vingt à vingt-cinq minutes.

Ce bain, pris de cette manière, est moins favorable que lorsqu'on le modifie comme il suit. Après les dix premières minutes, on fait placer le malade sous la pluie d'eau que l'on donne d'abord tempérée et que l'on rafraîchit peu à peu, le tout pendant une ou deux minutes ; puis le malade se replace sur son lit de camp. Une pareille douche lui est donnée dix-minutes après ; enfin il reçoit sur les pieds une douche d'eau très-chaude avant de quitter l'étuve.

Alors on le couvre d'un peignoir brûlant et d'un manteau de laine ; on lui enveloppe la tête et les oreilles avec une serviette brûlante. On le couche sur le lit de repos. On l'y étend, les bras allongés le long du corps ; on enveloppe les pieds et les cuisses d'une serviette très-chaude, on emmaillotte le corps de plusieurs couvertures, et on l'abandonne à lui-même. Là il entre en pleine transpiration, et après vingt minutes écoulées on lui recommande d'écarter un peu les jambes et les bras du corps pour affaiblir la sudation. Il reste ainsi trois quarts d'heure dans le lit ; après quoi il s'habille, sort de l'établissement, et fait une course à *pas rapides* pour entretenir la moiteur, ou, s'il ne peut agir, il est convenable de le faire rentrer chez lui en voiture.

Dans le bain russe, on chauffe brusquement le malade en faisant arriver de la vapeur jusqu'à 55 degrés de température ; après quelques minutes, on met le malade sous la douche *froide*. On recommence la sudation et la douche quatre ou cinq fois dans l'espace de vingt à vingt-cinq minutes. On prend un balai de feuilles et de lignes fines de bouleau avec lequel on frappe toute la surface du corps pour stimuler la peau ; le malade n'est pas placé dans un lit ; en sortant de l'étuve, il s'essuie, s'habille et fait une promenade à pas rapides.

Dans le bain oriental, non-seulement on pratique ces opérations, mais on y joint le massage de tous les muscles après avoir enduit de savon toute la surface du corps, puis des lavages successifs de la peau, et enfin des frictions avec des essences.

Ce qui doit préoccuper le médecin dans l'emploi de ces bains, c'est l'activité qu'ils peuvent faire prendre momentanément à la circulation ; de là, chez certaines personnes, des battements plus ou moins violents à la tête, chez d'autres des palpitations, chez quelques-unes une certaine oppression. Les deux premiers phénomènes sont presque toujours tempérés : 1° par des bains moins chauds ; 2° par l'usage répété de l'éponge froide appliquée sur la tête ou sur la région du cœur. Quant à l'oppression, elle n'est que temporaire, et il est d'observation que ces mêmes personnes, qui ne supportent que difficilement les bains de vapeur, supportent encore plus difficilement le poids de l'eau dans les baignoires. Toutefois, comme on peut diminuer la hauteur de l'eau dans celles-ci, ce que l'on ne peut pas faire à l'égard du bain de vapeur, il s'ensuit qu'il faut chez ces personnes user de beaucoup de modération à l'égard de ce dernier bain. Je n'ai jamais vu d'accidents graves survenir dans un bain de vapeur, à moins qu'ils n'aient été le résultat d'imprudence ou de négligence.

Quant aux douches de vapeur, elles se donnent à l'aide d'un tuyau d'ajutage enté sur le tuyau de conduite. Elles sont toujours en jet. Il est d'usage de les prendre aussi chaudes que possible.

4° *Hygiène des bains.* — Je consacre quelques lignes à l'hygiène des bains dont je trouve peu de chose dans les auteurs qui ont écrit sur ce sujet, et cependant j'ai vu tant d'accidents survenir par défaut de soins, qu'il me paraît utile de rassembler ici quelques conseils généraux à ce sujet.

Tout bain chaud et aqueux doit être pris à jeun ou au moins après un temps suffisant pour que la digestion stomacale soit accomplie.

Tout bain aqueux et froid exigeant une certaine réaction, il n'est pas convenable de les prendre à jeun, mais il y a danger à les prendre immédiatement après un repas. On compte un certain nombre de décès survenus lors des bains de rivière pris immédiatement après un repas copieux ; la mort arrive alors par une congestion pulmonaire et cérébrale. Le mieux, dans les bains de rivière, consiste à favoriser la réaction par une petite quantité de vin généreux prise pendant sa durée, si l'on est à jeun surtout.

Une fois en baignoire, on peut faire usage d'aliments légers sans aucun inconvénient. Il y a plus, dans les piscines où l'on séjourne plusieurs heures, il est convenable d'y manger pour éviter de se laisser débiliter par ces sortes de bains.

Les bains de mer sont peu favorables à jeun. Chez les enfants surtout, il faut avoir le soin de faire prendre un potage une heure avant le bain.

On peut entrer dans un bain de vapeur ou recevoir une douche peu de temps après avoir pris des aliments, et par cette expression nous n'entendons pas des aliments copieux ; de sorte que nous pouvons traduire d'une manière générale ces préceptes hygiéniques, en disant que tout bain qui exige de la réaction ne veut pas un estomac exclusivement à jeun.

Il est un certain nombre de bains qui exigent le repos immédiat pendant une ou deux heures ; d'autres demandent, au contraire, un certain exercice. Dans la première catégorie se placent tous les bains en baignoire, soit les bains simples, soit les bains d'eau minérale. Rien n'est plus favorable aux bains de ce genre que le repos amenant une certaine moiteur qui provient, ou de ce que le bain était émollient, ou de ce qu'il était excitant de la peau par sa nature saline ou sulfureuse. Tout bain qui, par sa nature, amène de la sudation, veut un séjour convenable au lit pour la favoriser et l'accroître.

Il est, en général, sans inconvénient de manger immédiatement après le bain, excepté pour ceux qui amènent une transpiration abondante ; l'estomac ne supporte alors que des aliments légers.

Il faut cependant en excepter le bain russe proprement dit; mais celui-ci n'entraîne qu'une sudation momentanée, et les ablutions d'eau froide amènent une réaction que ne procurent pas les autres bains.

L'effet le plus général des eaux minérales, c'est de procurer tout d'abord un surcroît d'appétit : d'une part, parce que la peau fonctionne mieux ; d'une autre part, parce que la personne a généralement quitté la ville pour le séjour à la campagne et au milieu des montagnes. Il est convenable de ne pas trop y satisfaire, sous peine d'amener un trouble de la digestion et un malaise général. Ceci est, en général, soumis non-seulement à l'eau dont on fait usage, mais encore au climat dans lequel l'eau se trouve.

Sous ce dernier rapport, rien de moins innocent que le climat de la mer, et cependant, aujourd'hui, chacun se rend aux bains de mer par une sorte d'entraînement qui est devenu une mode, une habitude. Il est peu de personnes qui n'éprouvent pas quelque incommodité de leur séjour à la mer.

Si d'abord un bain de mer est loin d'être aussi innocent qu'on le croit généralement, il ne convient qu'à certaines natures ; d'autres y sont influencées de la manière la plus fâcheuse. Qu'on nous permette donc quelques observations à ce sujet. — Les bains de mer ne sont réellement utiles qu'aux individus d'un tempérament plus ou moins lymphatique. S'ils conviennent à l'enfance, c'est que la prédominance lymphatique est l'apanage de cet âge. Mais dès qu'il s'agit d'un enfant nerveux, le bain de mer peut développer les indispositions les plus fâcheuses. Ces influences sont de deux sortes et dérivent de la nature du bain et de l'état moral de l'enfant. Il y a deux espèces de bains de mer. Ou la mer est calme, et l'enfant joue et *barbote* dans la mer, qu'on me passe cette expression ; il peut rester ainsi cinq ou six minutes, et même huit à dix, si la mer est très-calme. Mais si l'on fait prendre à un enfant un bain à une mer tant soit peu agitée, de sorte qu'il faille un baigneur pour l'y conduire et l'y maintenir, alors le bain, qui ne doit avoir que trois minutes à trois minutes et demie de durée, n'est plus un bain innocent. A plus forte raison si, comme on le dit, on prend le bain à la *lame;* alors deux minutes et demie suffisent, et beaucoup d'enfants ne peuvent même pas supporter ce bain sans qu'il en résulte une lassitude, une courbature plus ou moins marquée, et souvent un état fébrile avec symptômes congestionnels au cerveau et dérangement dans les fonctions intestinales. Il y a donc déjà, sous le rapport du bain, de grandes précautions à prendre. Mais il y a deux manières d'entrer dans la mer: ou on le fait en marchant peu à peu jusqu'à ce qu'on ait de l'eau jusqu'à la poitrine ; ou le baigneur saisit l'enfant sur ses bras, le plonge la tête la première en le redressant sur les pieds. Ces deux méthodes se pratiquent pour tout le monde, enfants ou adultes. Le premier mode a quelques inconvénients pour les personnes sujettes aux palpitations et aux étouffements, mais on les évite en prenant la précaution de jeter sur la tête de la personne qui prend le bain un seau d'eau avant de faire entrer dans la mer. Le second mode prévient toute congestion accidentelle, mais il a sur tous les enfants une influence morale *fâcheuse* qu'il faut éviter, et cette influence, quoique moins fâcheuse d'ailleurs pour les grandes personnes, existe toujours pour elles. Il serait donc nécessaire que les deux modes fussent employés suivant les besoins dans tous les ports de mer, et que le médecin, interrogeant à cet égard le naturel des malades, prescrivît l'un ou l'autre, car l'un des deux n'a pas d'avantage sur l'autre.

En thèse générale, la durée d'un bain de mer médicamenteux, et quand il n'y a pas de natation, ne doit pas dépasser cinq à six minutes. Si la personne nage, ce n'est plus le bain de mer ordinaire, c'est un exercice dans une eau fortifiante, sans sensation du froid et du choc de la lame. Après tout bain de mer il est bon de prendre un bain de pieds chaud, surtout les enfants, et recevoir, en sortant de la mer comme en y entrant, un seau d'eau sur la tête. Un bain de mer doit être suivi de réaction ; il faut donc s'essuyer très-rapidement en se frictionnant, s'habiller très-vite et faire une course à pas rapides.

Il existe un autre bain de mer qui n'est pas moins important que le bain de mer à l'eau. Beaucoup de médecins envoient à la mer des convalescents qui ne peuvent pas prendre de bains, mais qui viennent respirer l'air de la mer. Ces malades sont amenés dans des chaises à porteurs au bord de la mer et y séjournent deux, trois ou quatre heures sur les galets : c'est l'habitude des ports de mer. Nous regardons cette habitude comme une des plus fâcheuses. Un malade convalescent placé au bord de la mer reçoit, il est vrai, toutes les émanations de la mer; mais il reçoit aussi toutes les influences d'humidité, de ventilation, d'insolation alternatives, qui, loin de remettre la santé, renouvellent souvent des affections rhumatismales disparues, amaigrissent le malade au lieu de le fortifier, troublent les digestions, en un mot, ne représentent plus ces conditions atmosphériques qui tendent au rétablissement de la santé.

D'ailleurs, qu'est-ce donc que l'atmosphère de la mer? Est-ce qu'elle borne son influence à sa surface? est-ce qu'elle ne se fait pas sentir à plusieurs lieues de distance? Pourquoi donc exposer à des conditions fâcheuses d'humidité, de ventilation, des convalescents qui ont besoin d'un air généralement pur et exempt autant que possible des variations qui exercent sur tous les hommes une influence si pernicieuse? Ce qu'il faut pour ces malades, c'est de leur faire respirer l'air de la mer à l'abri du vent et en plein soleil. A cet effet, envoyez-les dans un port en amphithéâtre, comme le Tréport, par exemple, sur une plage limitée, petite; faites-les asseoir le long des maisons, à l'abri de toute ventilation, et surtout à l'abri des vents d'ouest qui sont si communs du côté de l'Océan. Aussi les ports du sud de l'Océan sont-ils bien préférables aux ports du nord.

Il existe aussi des bains de mer chauds dans un grand nombre de ports de mer; on les donne à l'eau pure ou mitigée d'eau ordinaire, à moitié, au quart, etc. : ces bains sont évidemment fortifiants. On trouve aussi dans ces établissements des douches qui exercent une influence excitante sur la peau, et qui peuvent être favorables aux affections rhumatismales. Depuis quelque temps on y a introduit l'hydrothérapie à l'eau de mer.

Terminons en parlant un peu de l'influence de l'air de la mer sur la santé des baigneurs. La personne qui, de l'intérieur des terres d'un pays, est transportée au bord de la mer, y trouve un air vif, salin, d'une nature toute nouvelle pour elle. Cet air stimule, excite tout d'abord, amène une soif continuelle, procure de l'appétit les premiers jours, cause de la constipation; puis, comme on est généralement porté à aller admirer un spectacle grandiose et tout nouveau, on est sans cesse sur les jetées, sur les galets, sur les falaises. On trouve avec abondance le poisson de mer, des coquillages, et l'on en use souvent avec excès. Cette pratique est des plus funestes; il en résulte un trouble des voies digestives plus ou moins prononcé. Cette surexcitation d'appétit cesse très-vite pour faire place presque à de l'anorexie. La constipation est remplacée par des coliques avec évacuations abondantes, et quelquefois des vomissements, de sorte qu'il est peu de malades qui ne payent leur tribut à l'air de la mer.

Suivant nous, la personne qui se rend à la mer doit peu à peu s'y acclimater, s'observer surtout sous le rapport du régime alimentaire, éviter dans les huit ou dix premiers jours le poisson de mer, et rechercher au contraire le poisson d'eau douce, ne pas faire usage surtout de tout ce qui est coquillage, crabe, homard, langouste. Ce ne sera que graduellement qu'elle arrivera à leur emploi comme aliment; les repas doivent être réglés, peu abondants, ayant pour base des viandes rôties et les légumes.

Ce qu'il faut ensuite, c'est de savoir se vêtir même dans la plus belle saison, le matin et surtout le soir; les habitants des ports de mer ne quittent presque jamais le drap, et ils font souvent usage du manteau le soir. On ne saurait croire combien sont communs les accidents qui proviennent d'une hygiène mal entendue à cet égard.

Ce qu'il faut rechercher, c'est une promenade journalière dans l'intérieur des terres, de manière à sortir de ces champs arides qui bordent l'Océan et à trouver dans l'influence des émanations des végétaux de la campagne un contre-poids à cet air sec et âpre de la mer.

FIN.

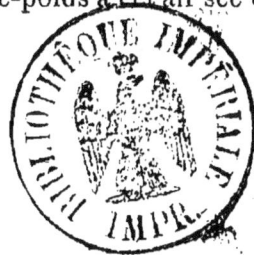

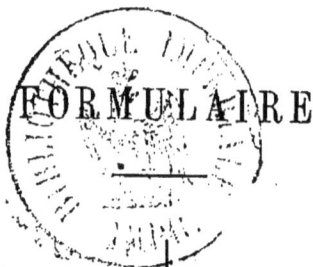

FORMULAIRE

BAINS.

Alcalins.

Eau . . . . 200 litres.
Carbonate de potasse 80 à 100 gram.
ou carbon. de soude 80 à 125 —

Les bains alcalins sont ordinairement donnés à la dose de 125 grammes de carbonate de potasse; c'est une dose généralement trop élevée. Je préfère le carbonate de soude au carbonate de potasse, parce que ce sel est moins caustique.

Alunés.

℞ Eau . . . . 200 litres.
Alun . . . . 125 à 500 gram.

Au sublimé.

Depuis 4 grammes jusqu'à 10 et même 20, en augmentant progressivement par 2 grammes de la dose la plus faible à la plus forte.

Baréges artificiel ou sulfureux (voy. BAINS SULFUREUX.)

Baréges dit inodores ou artificiels.

℞ Sulfure de sodium cris-
    tallisé . . . . 30 à 60 gram.
Carbonate de soude cris-
    tallisé . . . . 30 à 60 —
Chlorure de sodium . . 50 —
Gélatine . . . . 100 gram.

Émollients.

℞ Eau . . . . 200 litres.
Gélatine . . . . 125 à 500 gram.

Autre.

Eau . . . . 200 kil.
Amidon . . . . . . 500 à 1000 gram.

Iodés.

N° 1.

℞ Iode . . . . 8 gram.
Iodure de potassium . . 15 gram.
Eau . . . . 120 —

N° 2.

℞ Iode . . . . 10 gram.
Iodure de potassium . . 20 —
Eau . . . . 120 —

N° 3.

℞ Iode . . . . 15 gram.
Iodure de potassium . . 30 —
Eau . . . . 125 —

N° 4.

Iode . . . . 10 gram.
Iodure de potassium . . 25 —
Eau . . . . 125 —

Sulfo-alcalin et gélatineux.

℞ Foie de soufre . . . . 30 gram.
Carbonate de soude . . 50 —
Gélatine . . . . 125 —

Sulfo-alcalin salin et gélatineux.

℞ Foie de soufre . . . . . 45 gram.
Carbonate de soude . . 50 —
Sel commun . . . . 500 —
Gélatine . . . . 125 —

Sulfo-gélatineux.

℞ Eau . . . . 200 litres.
Foie de soufre . . . . 50 à 90 gram.
Gélatine . . . . . . 125 à 250 —

Sulfo-savonneux.

℞ Foie de soufre . . . . 45 à 60 gram.
Savon blanc . . . . 500 —

Bain imitant les eaux sulfureuses naturelles (Soubeiran).

℞ Sulfure de sodium crist. 30 gram.
Carbonate de soude . . . 45 —
Chlorure de sodium . . 15 —
Eau . . . . 200 litres.

Bain avec une partie d'acide sulfhydrique libre (Soubeiran).

℞ Sulfure de sodium . . . 40 gram.
Acide tartrique cristall. 13 —
Eau . . . . 200 litres.

Bain acide hydrosulfurique libre (Soubeiran).

℞ Sulfure de sodium crist.   40   —
Acide tartrique......   35   —
Eau ....   200 litres.

Sulfureux.
Bain blanc d'hydrosulfure de potasse.

℞ Sulfure de potasse du
com..............   50 gram.
Acide tartrique......   16   —

Bain blanc hydrosulfurique.

℞ Sulfure de potasse....   50 gram.
Acide tartrique......   32   —

CAUSTIQUES

℞ Bi-iodure de mercure.   15 gram.
Mucilage de gomme
adraganthe ....   q. s.
pour tenir le sel en suspension.

Pâte antimoniale.

℞ Chlorure d'antim. tombé en déliq.
Ajoutez de la farine.

De Canquoin.

Chlorure de zinc cristallisé tombé en déliquium au contact de l'air, et associé à de la farine.

Du frère Côme.

℞ Acide arsénieux....   5 décig.
Cinabre ....   2 gram.
A appliquer en pâte à l'aide d'eau gommée.

De Dubois.

℞ Acide arsénieux.....   2 gram.
Vermillon de Hollande.   30   —
Sang-dragon ....:   16   —
En faire une pâte avec une solution de gomme pour appliquer.

Au protonitrate de mercure.
(A. Devergie.)

℞ Protonitrate de mer-
cure cristallisé.....   4 gram.
Eau..............   8   —
Réduisez en poudre, et faites dissoudre dans l'eau, portée jusqu'à la température de l'ébullition.
Ajoutez, goutte à goutte :
Acide nitrique... ...   2 gram.

Autre (Codex).

℞ Acide nitrique......   30 gram.
Deutonitrate de merc.   30   —

De Rousselot.

℞ Sulfure de mercure..   30 gram.
Sang-dragon   45   —
Acide arsénieux   2   —
Triturez et mêlez exactement.

De Vienne.

℞ Potasse à la chaux⎱ aa. part. égal.
Chaux vive en poud. ⎰
Mêlez à de l'alcool pour faire une pâte molle que l'on applique sur la peau et que l'on recouvre de sparadrap.

Au chlorure d'or.

℞ Chlorure d'or tombé en déliquium associé à de la farine, ou employez-le seul.

DOUCHES.
à raison de 200 litres d'eau.

Alcaline.

℞ Carbonate de soude. 80 à 125 gram.

Alcalino-gélatineuse.

℞ Carbonate de soude.   80 à 125 gram.
Gélatine........   125 à 250   —

Alcalino-saline.

℞ Carbonate de soude. 80 à 125 gram.
Sel commun... 1000 à 2000   —
Gélatine..........   250   —

Artificielle de Plombières.

℞ Carbonate de soude..   45 gram.
Sulfate de soude.....   45   —
Sel de cuisine......   30   —
Chlorure de calcium..   30   —
Gélatine...........   100   —

De Baréges artificielle.

℞ Sulfure de sodium crist.   60 gram.
Carbon. de soude crist.   60   —
Chlorure de sodium..   60   —

Savonneuse.

℞ Savon blanc... 500 à 1000 gram.

Sulfo-alcaline.

℞ Foie de soufre......   30 gram.
Carbonate de soude..   50   —
Gélatine...........   250   —

Sulfo-gélatineuse.

♃ Foie de soufre... 30 à 60 gram.
Gélatine......... 125 à 250 —

Sulfo-savonneuse.

♃ Foie de soufre.... 30 à 60 gram.
Savon blanc... .... 500 —

Sulfo-savonneuse et gélatineuse.

♃ Foie de soufre. .. 45 à 60 gram.
Savon blanc........ 500 —
Gélatine........... 125 —

Sulfureuses.

♃ Foie de soufre.... 50 à 90 gram.

EAUX MINÉRALES ARTIFI-
CIELLES.

Sulfureuse.

♃ Sulfure de sodium crist. 0,135 gram.
Chlorure de sodium.. 0,135 —
Carbonate de soude
cristallisé........ 0,125 —
Eau privée d'air..... 625 —

Vichy.

♃ Carbonate de soude crist. 1 gram.
Chlorure de sodium.. 7 cent.
Chlorure de calcium.. 6 décig.
Sulfate de soude.... 83 cent.
— de magnésie.. 16 —
— de fer....... 1 —
Eaux privé d'air..... 625 gram.
Gaz acide carboniq. 3 vol. 4 —

LAVEMENTS.

Au carbonate de plomb (Devergie.)

♃ Carbonate de soude.. 1 à 4 décig.
Acétate de plomb crist. 2 à 8 —
Dissolvez séparément les deux sels chacun dans la huitième partie d'un lavement; mêlez au moment de l'administration, et ajoutez laudanum de Sydenham, 10 gouttes.

LINIMENTS.

Au sulfure de potassium, dit de Jadelot.

♃ Savon en poudre.... 125 gram.
Ramollissez le savon à la chaleur à l'aide de quelques gouttes d'eau.
Ajoutez : huile d'olive
ou d'œillette...... 250 gram.
Sulfure de potasse... 22 —
Le savon vert donne un mélange parfait.

LOTIONS.

Alcaline.

♃ Carbonate de potasse.. 10 gram.
Eau............. 500 —

Autre.

♃ Carbonate de soude.. 10 gram.
Eau............. 500 —

Alunée.

N° 1.

♃ Eau............. 1000 gram.
Alun............. 5 à 15 —
Alcoolat de menthe... 10 gout.

N° 2.

♃ Eau............. 500 gram.
Alun............. 5 à 30 —
Alcoolat de menthe.. 5 gout.

De Barlow.

♃ Sulfure de potasse.... 8 gram.
Savon blanc........ 10 —
Alcool rectifié..... . 8 —
Triturez le tout dans un mortier de porcelaine, et ajoutez.
Eau de chaux....... 250 gram.

Au borax.

♃ S.-borate de soude... 4 à 6 gram.
Émulsion d'amandes
douces.......... 125 —

Antiputride au chlorure de soude.

♃ Eau............. 500 gram.
Chlorure de soude.. 15 à 20 —

Au cyanure de potassium.

♃ Cyanure de potassium. 60 cent.
Émulsion d'amandes
amères.......... 200 —
Essentiellement sédatives des démangeaisons

De Dupuytren (contre la gale).

N° 1.

♃ Sulfure de potasse.... 125 gram.
Acide sulfurique..... 15 —
Eau commune....... 1 kil.

De Dupuytren.

N° 2.

♃ Sulfure de potasse... 90 gram.
Eau............. 500 —
Ajoutez : acide sulfuriq. 4 —

A la dextrine (eczéma variqueux).

℞ Eau chaude........ 1000 gram.
Dextrine..........., 125 —

Dite eau noire.

℞ Calomel........... 4 gram.
Eau de chaux...... 180 —
Agitez.

A l'usage des lupus et de la syphilis (en Allemagne).

Iodée.

N° 1.

℞ Iode............... 25 cent.
Sel commun........ 30 gram.
Eau .... 1250 gram.

N° 2.

℞ Iode............... 25 cent.
Sel commun........ 30 gram.
Eau .... 625 —

N° 3.

℞ Iode............... 5 cent.
Iodure de potassium.. 10 gram.
Eau .... 500 —

Lotions d'iodure de soufre de M. Cazenave contre la gale.

N° 1

℞ Iodure de soufre..... 8 gram.
Eau .... 1000 —
Iode.............. 2 —
9 jours de traitement.

N° 2.

℞ Iodure de soufre..... 15 gram.
Eau .... 1 litre.
8 jours de durée.

N° 3.

℞ Iodure de soufre..... 6 —
Iodure de potassium.. 6 —
Eau .... 1000 gram.
6 à 7 jours de durée.

Lotions de Wieminsck au sulfure de chaux contre la gale.

℞ Fleurs de soufre..... 20 gram.
Chaux vive......... 10 gram.
Eau .... 155 gram.

Faire bouillir jusqu'à combinaison parfaite; passez à l'étamine pour obtenir 100 grammes environ de liqueur.

Au bichlorure de mercure.

N° 1.

℞ Eau .... 1000 gram.
Bichlorure de mercure. 7 à 10 cent.
Essence de menthe.. 10 gout.

N° 2.

℞ Eau............. 500 gram.
Bichlorure d'hydrarg. 1 à 5 décig.
Alcoolat de menthe... 5 gout.

Résolutive et plus ou moins caustique au nitrate d'argent.

N° 1.

℞ Eau distillée........ 9 gram.
Nitrate d'argent cristall. 1 —

N° 2.

℞ Eau distillée........ 4 gram.
Nitrate d'argent cristall. 1 —

N° 3.

℞ Eau distillée........ 1 gram.
Nitrate d'argent cristall. 1 -

Ces lotions s'emploient à l'aide d'un pinceau de charpie que l'on promène légèrement sur les surfaces malades, en laissant sécher; elles ne sont faites qu'extemporairement, et en général, à plusieurs jours d'intervalle.

Au sous-acétate de plomb.

℞ Eau.............. 1000 gram.
S.-acétate de plomb.. 30 —

Salée.

℞ Eau.............. 500 gram.
Sel commun..... 50 à 10 —

Saturnée.

℞ Sous-acét. de plomb. 1 à 3 part.
Eau.............. 300 —

Savonneuse.

℞ Eau .... 500 gram.
Savon blanc......... 60 —

Au sulfure de potassium, dite de l'hôpital Saint-Louis.

℞ Sulfure de potassium. 1 part.
Eau .... 16 —

Au vinaigre.

℞ Eau.............. 1000 gram.
Vinaigre .... 20 à 40 —

Au perchlorure de fer.

℞ Solution de perchlorure de fer 30°...... 1 part.
Eau .... 100 —

Au coalthar saponiné.

℞ Coalthar saponiné.... 1 partie.
Eau.............. 100

(De même pour injection).

PILULES.

D'aconit.

℞ Extrait hydro-alcooli-
que d'aconit...... 5 décig.
Mêlez et divisez en 20 pilules.

1 à 2, matin et soir contre les douleurs ostéocopes, dans les syphilis constitutionnelles.

D'arséniate de fer (Devergie.)

℞ Arséniate de fer..... 0,0025
Extrait de houblon...⎫
Poudre de guimauve. ⎬q. s.
Sirop de fl. d'oranger.⎭

Ces pilules correspondent à 1 goutte
de solution de Fowler.

Asiatiques.

℞ Acide arsénieux..... 5 cent.
Poivre noir pulvérisé. 6 décig.
Gomme arab. en poud. 1 gram.
Eau.............. q. s.

Divisez en 12 pilules ; 1 à 2 par jour.

De Blaud.
Ferrugineuse de Vallet.
D'iodure de soufre (A. Dev.)

℞ Iodure de soufre non
altéré.......... 1 à 2 gram.
Sucre ....⎫
Gomme arabique......⎬ aa. q. s.
Huile d'amand. douces.⎭

Pour amener à l'état pilulaire et
faire pilules n° 20.

De Plummer.

℞ Soufre doré d'antim...⎫part. égal.
Protochlor. de mercure.⎭
Mucilage de gomme adragante, q. s.

Faites des pilules de 15 centigrammes, et prendre 1 à 2 par jour.

De soufre précipité.

℞ Soufre précipité et lavé.. 1 gram.
Sucre ....⎫
Gomme arabique......⎬ aa. q. s.
Sirop de sucre.......⎭

Chaque pilule doit contenir un décigr.
de soufre.

POMMADES.

Alcaline.

N° 1.

℞ Axonge............ 30 gram.
Carbonate de potasse, 5
décigr. à........ 2 —

N° 2.

℞ Axonge............ 30 gram.
Carbon. de soude. 1 à 3 —

Les carbonates doivent être préalablement dissous dans l'eau, avant de
les incorporer à l'axonge.

A la belladone et à l'opium.

℞ Axonge............ 30 gram.
Extrait de belladone.. 5 —
Extrait aqueux d'opium. 2 —

Au sous-nitrate de bismuth.

℞ Axonge............ 30 gram.
Sous-nitr. de bismuth. 3 à 6 —

A l'huile de cade.

℞ Axonge............ 49 gram.
Huile de cade....... 1 —

On fait aussi des pommades au 40e,
au 30e, au 20e, 10e et parties égales.

Au camphre.

℞ Axonge............ 30 gram.
Camphre........ 15 à 50 cent.

Cérat calaminaire.

℞ Cérat simple........ 30 gram.
Calamine.......... 1 à 3 —
Camphre.......... 20 cent.
Ou chloroforme...... 2 gram.

Au chloroforme.

℞ Axonge .... 30 gram.
Chloroforme .... 2 à 6 —

Au chlorure de chaux.

℞ Chlorure de chaux. 4 gram.
Axonge .... 30 —
Huile d'am. douces.. 10 —

Au sulfate de cuivre (A. Dev.).

℞ Axonge .... 30 gram.
Oxyde de cuivre obtenu
par précipitation. 5 déc. à 2 —

Au sulfate de fer (Dev.).

♃ Axonge............ 30 gram.
 Protosulfate de fer cristallisé....... 5 déc. à 1 gram.
 Lavez; dissolvez à l'aide de quelques gouttes d'eau avant incorporation
à l'axonge.

Au cyanure de potassium.

♃ Cérat simple.....}
 Cold-cream......} aa 15 gram.
 Cyanure de potass.. 30 à 60 cent.

Épilatoire.

♃ Carbonate de soude... 8 gram.
 Chaux............. 4 —
 Axonge............ 30

Au goudron.

♃ Axonge............ 49 gram.
 Goudron........... 1 —
 Autres formules comme pour l'huile
de cade.

D'Helmerich.

♃ Soufre............. 15 gram.
 Carbonate de potasse... 8 —
 Axonge............. 50 —
 Mitigée (moitié dose).

A l'iode.

♃ Iode.......... 10 à 50 cent.
 Axonge............. 30 gram.
 Dissolvez l'iode à l'aide de quelques
gouttes d'alcool.

A l'iode et à l'iodure de potassium.

♃ Iode............... 5 cent.
 Iodure de potassium, 4 à 6 gram.
 Axonge............. 30 —
 Dissolvez l'iode dans l'iodure de po-
tassium, préalablement dissoute dans un
peu d'eau, et incorporez.

A l'iodure de potassium.

♃ Iodure de potassium... 4 à 8 gram.
 Axonge............. 30 —
 Dissolvez l'iodure de potassium dans
quelques gouttes d'eau, avant de l'incorporer à l'axonge.

Au bioxyde de mercure.

♃ Bioxyde de mercure.... 2 gram.
 Axonge............. 30 —

Au deuto-iodure de mercure.

N° 1.

♃ Axonge............. 30 gram.
 Deuto-iodure de mer-
  cure............. 1 à   2 —
 Contre les maladies cutanées.

N° 2.

♃ Axonge............. 30 gram.
 Deuto-iodure de mer-
  cure.......... 2 à   4 —
 Contre les engorgements scrofuleux.

Au deuto-iodure de mercure et à l'iodure de potassium.

♃ Axonge............. 30 gram.
 Deuto-iodure de mer-
  cure...... 5 déc. à   1 —
 Iodure de potassium 2 à   4 —
 Contre les engorgements scrofuleux.

Au proto-iodure de mercure.

N° 1.

♃ Axonge............. 30 gram.
 Proto-iodure de mer-
  cure...... 5 déc. à   1 —
 Contre les affections cutanées.

N° 2.

♃ Axonge............. 30 gram.
 Proto-iodure de mer-
  cure.......... 2 à   4 —
 Contre les engorgements scrofuleux.

A l'oxyde rouge de mercure.

♃ Axonge............. 30 gram.
 Oxyde de mercure.. 2 à   4 —

A l'iodure de chlorure mercureux (sel de Boutigny).

♃ Axonge............. 30 gram.
 Iodure de chlorure mer-
  cureux... 25 cent. à   1 gram.

A l'iodure de plomb.

♃ Axonge............. 30 gram.
 Iodure de plomb, de 4 à   6 gram.

Au carbonate de potasse ou de soude.

N° 1.

♃ Axonge............. 30 gram.
 Carbonate de potasse ou
  de soude, 5 déc. à   1 gram.

Nº 2.

℞ Axonge .... 30 gram.
Carbonate de potasse ou
de soude....... 1 à   4 —

Dans ces deux pommades il faut, pour ainsi dire, dissoudre l'un ou l'autre carbonate à l'aide de quelques gouttes d'eau, avant de les incorporer à l'axonge.

Au perchlorure de fer (A. Dev.).

℞ Solution de perchlorure
de fer à 30°....... 5 décig.
Axonge .... 30 gram.

Au précipité blanc.

℞ Axonge .... 30 gram.
Précipité blanc .... 1 à   4 —

Au sous-acétate de plomb.

Nº 1.

℞ Axonge .... 30 gram.
Sous-acétate de plomb.. 10 gout.

Au sous-acétate de plomb et à la créosote.

℞ Axonge .... 30 gram.
S.-acét. de plomb. 10 à   15 gout.

A l'iodure de soufre.

℞ Iodure de soufre... 1 à   2 gram.
Axonge .... 30 gram.

A la fleur de soufre.

Nº 1.

℞ Axonge .... 30 gram.
Soufre précipité et lavé
5 déc. à.......... 2 —

Nº 2.

℞ Axonge .... 30 gram.
Fleur de soufre lavé. 1 à   4 gram.

A la suie.

℞ Suie............... 8 gram.
Axonge .... 30 —

Sulfo-alcaline.

Nº 1.

℞ Axonge .... 30 gram.
Carbonate de potasse ou
de soude, 5 décigr. à   1 —
Fleur de soufre... 1 à   2 —

Nº 2.

℞ Axonge .... 30 gram.
Carbonate de potasse ou
de soude....... 1 à   3 —
Fleur de soufre.... 3 à   6 —

Au sulfure de potassium, foie de soufre.

℞ Axonge .... 30 gram.
Sulfure de potassium,
5 décigr. à........ 2 —

Idem, pour celle au sulfure de sodium ou au sulfure de calcium.

Au tannin.

℞ Axonge .... 30 gram.
Tannin .... 1 à   4 —
Camphre .... 20 cent.
Ou bien chloroforme... 2 gram.

A l'oxyde de zinc.

℞ Axonge .... 30 gram.
Oxyde de zinc...... 1 à   3 —
Camphre........... 20 cent.
Ou chloroforme....... 2 gram.

POUDRES.

Astringentes.

Poudre de vieux bois.
Poudre de tan tamisé.
Poudre de lycopode.

Au coaltar (A. Dev.).

℞ Amidon en poudre.... 7 part.
Poudre de coaltar tamisée.......... 1 à   3 —

Autre.

℞ Poudre de tan........ 30 gram.
Alun calciné...... 2 à   4 —

Autre.

℞ Poudre de tan........ 30 gram.
Oxyde de zinc..... 2 à   4 —

Émollientes.

Amidon non aromatisé.
Poudre de riz.

SIROPS.

Alcalin.

℞ Sirop de sucre........ 500 gram.
Bicarbonate de soude. 15 à 20 —

Au chlorure de calcium.

℞ Chlorure de calcium cristallisé......... 8 à   15 gram.
Eau distillée......... 30 —
Sirop de sucre........ 500 —
Une ou deux cuillerées matin et soir.

À l'Iodure de fer (A. Devergie).

N° 1.

℞ Limaille de fer non oxy-
déc ....   40 cent.
Iode........ 1 gram.   70 —
Eau..............   2 gram.

Combinez à froid par trituration dans un mortier, en ajoutant l'eau goutte à goutte et incorporez à :

Sirop de sucre........   500 gram.

N° 2.

℞ Limaille de fer non oxy-
déc ....   40 cent.
Iode... 1 gram. 75 ou   80 —
Eau..............   6 gram.

Le reste de la formule comme ci-dessus.

Autre, à l'iodure de fer et à l'iodure de potassium.

℞ Limaille de fer non oxy-
déc ....   40 gram.
Iode.. 1 gram., 70, 75 ou 80 cent.
Eau ....   6 gram.

Combinez comme pour la préparation des sirops d'iodure de fer. Dissolvez dans la plus faible quantité d'eau possible :

Iodure de potass.. 6, 8 ou 10 gram.

Mêlez les deux dissolutions, et incorporez à :

Sirop de sucre........   500 gram.

Autre, à l'iodure de fer, de potassium et de mercure.

Ajoutez dans la formule précédente :
Bichlor. d'hydrarg. 5 à   10 cent.

Autre, à l'iodure de fer, de potassium, de mercure et d'arsenic.

Ajoutez dans la formule précédente :
Solution de Fowler.... 1 à 2 gram.

Sirop Iodé.

℞ Teinture d'iode ....   8 gram.
Sirop de sucre........   500 —

D'écorce d'orme pyramidal, de M. A. Devergie.

℞ Écorce d'orme ....   500 gram.

Faites digérer par macération dans un litre d'alcool à 32° pendant vingt-

quatre heures Distillez l'alcool, de manière à obtenir un extrait. Reprenez par l'eau ; faites une décoction, passez, additionnez de sucre, et rapprochez de manière à faire :

Sirop ....   1000 gram.

Aujourd'hui on se borne en pharmacie à dissoudre 30 grammes de l'hydro-alcoolique du commerce à 500 grammes de sirop.

Au sulfure de potassium (Codex).

N° 2.

℞ Foie de soufre pur....   45 cent.
Sirop de sucre........   30 gram.
Sirop beaucoup trop fort.

Au sulfite sulfuré de soude.

℞ Sirop de fumeterre....   375 gram.
— de pensée sauvage.   125 —
Sulfure de sodium.....   8 —

SOLUTIONS.

Arsenicale de M. A. Devergie.

℞ Acide arsénieux... $\}$ aa   225 mill.
Carbon. de potasse. $\}$
Eau distillée........   500 gram.
Alcoolat de mélisse....   16 gram.

Teinture d'orcanette, q. s. pour colorer. 1 gramme correspond à une goutte de solution de Fowler.

De Fowler.

℞ Acide arsénieux... $\}$ aa   5 gram.
Carbon. de potasse. $\}$
Eau distillée. ....   500 —
Alcoolat de mélisse....   16 —

Commencer par une goutte, et porter successivement jusqu'à 16 ou 18 gouttes. 22 gouttes de liqueur représentent un 5° de grain ou 10 milligr. d'acide arsénieux.

De Pearson.

℞ Arséniate de soude.....   5 cent.
Eau distillée..........   32 gram.

Depuis 5 gouttes, en augmentant progressivement jusqu'à 100. Cinq gouttes de solution de Pearson répondent à une goutte de solution de Fowler.

SUCS D'HERBES.

℞ Feuilles de chicorée.
— de fumeterre..
— de bourrache.
— de cerfeuil...
— de laitue.....

aa. part. ég.

100 à 125 grammes le matin à jeun.
On l'étend quelquefois d'un quart ou d'un tiers d'eau.

TABLETTES.

Soufrées.

℞ Soufre lavé............. 16 gram.
Sucre en poudre...... 125 —
Mucil. de gomme adrag. q. s.

Chaque tablette de 90 centigr. contient un décigr. de soufre.

TEINTURES.

D'iode.

℞ Iode.......... 2 gr. 5 déc.
Alcool............... 30 gram.
De 5 à 20 gouttes à l'intérieur.

TISANES ET BOISSONS.

Tisane de Feltz.

℞ Sulfure d'antimoine.... 125 gram.

Mettez dans un sachet de linge, et faites bouillir pendant une heure dans l'eau. Retirez le sachet. Mettez dans le liquide :

Salseparcille concassée.. 90 gram.
Ichthyocolle.......... 20 —
Eau................ 3000 —

Faites bouillir jusqu'à réduction de moitié, et passez.

3 verres par jour, matin, midi et soir.

Boisson ferrugineuse alcaline gazeuse.

℞ Eau................ 1000 gram.
Tartrate de potasse et de fer.............. 30 à 40 cent.
Carbon. de soude..... 1 à 2 gram.

Ces substances seront mises dans le compartiment supérieur d'un appareil à eau de Seltz artificielle.

Boisson ferrugineuse no 1 gazeuse (A. Dév.).

℞ Eau............. 1000 gram.
Tartrate de potasse et de fer.............. 15 à 20 cent.
Rougir de vin.

De gentiane.

℞ Eau............... 1000 gram.
Rac. de gentiane incisée. 4 —
Faites bouillir 10 minutes, et ajoutez :
Espèces amères....... 4 gram.

De houblon.

℞ Sommités de houblon, 10 à 15 gram.
Eau................ 1000 —
Ebullition, 5 à 10 minutes.

De pensée sauvage.

℞ Eau............... 1000 gram.
Pensée sauvage....... 4 à 8 —
Faites infuser.

Sudorifique.

℞ 4 bois réunis..... 20 à 25 gram.
Eau............... 1000 —
Ebullition, 5 à 10 minutes.

Le défaut de cette tisane est généralement d'être trop concentrée. L'estomac la supporte mal.

Autre.

℞ Gaïac râpé.......... 30 gram.
Eau............... 1000 —
Ébullition, 15 minutes ; ajoutez à la fin de l'ébullition.

Daphne mezereum..... 1 gram.

Tisane laxative.

℞ Infusion de chicorée sauvage........ 500 gram.
Sulfate de soude ou séné. 2 à 8 —

Tisane ou décoction de Zittmann.

N° 1.

℞ Salsepareille.......... 375 gram.
Eau............... 12 kilog

Suspendez dans le liquide en ébullition un sachet composé de :

Sulfate d'alumine..... 45 gram.
Mercure doux....... 15 —
Sulfure de mercure.... 4 —

Vers la fin de l'ébullition, ajoutez :

Bois de réglisse........   45 gram.
Feuilles de séné........   50 —
Semences d'anis........   15 —

Retirez du feu, et laissez infuser.

Passez, pour obtenir 8 kilogr. de décoction.

N° 2.

♃ Résidu de la première
    décoction.
Racine de salseparcille..   200 gram.
Eau................   12 kilog.

Faites bouillir pendant 2 heures;
ajoutez à la fois :

Écorce de citron...⎫
Cannelle.........⎬ aa.   12 gram.
Cardamome mineur⎭
Réglisse.............   25 —

Laissez infuser pendant une heure.

Passez pour huit kilogr. de décoction n° 2.

Mode d'administration. — Le malade prend la veille 6 des pilules suivantes :

♃ Résine de jalap........   10 cent.
Gomme-gutte.........   2 —
Aloès.............   20 —

Prendre une pilule.

Chaque pilule est prise d'heure en heure. Le lendemain, le matin, moitié d'une bouteille de décoction q. s., par verre à demi-heure d'intervalle. A midi une bouteille de décoction n° 2, de demi-heure en demi-heure.

Le soir, trois heures après le repas, la fin de la bouteille n° 1. On prend cette décoction pendant vingt-deux ou quarante-cinq jours.

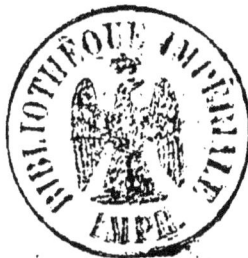

FIN DU FORMULAIRE.

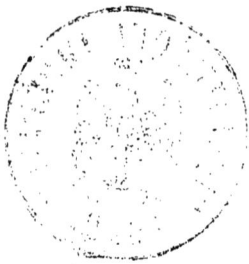